2nd Edition

순환·호흡기계
중환자간호

중환자전문간호교육과정협의회 옮김

Critical Care Nursing
Cardiovascular and Respiratory System

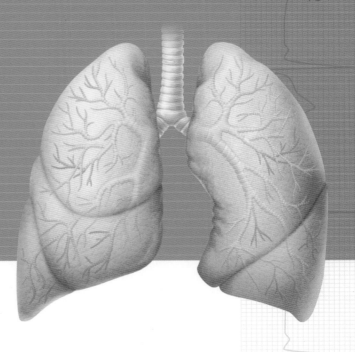

군자출판사

순환 · 호흡기계 중환자간호

Critical Care Nursing; Cardiovascular and respiratory System

둘째판 1쇄 인쇄 2015년 11월 5일
둘째판 1쇄 발행 2015년 11월 15일

지 은 이   Patricia Gonce Morton
　　　　　 Dorrie K. Fontaine
옮 긴 이   중환자전문간호교육과정협의회
발 행 인   장주연
출 판 기 획   김봉환
편집디자인   박상군
표지디자인   군자출판사
일 러 스 트   문승호
발 행 처   군자출판사
　　　　　 등록 제 4-139호(1991. 6. 24)
　　　　　 본사 (110-717) 서울특별시 종로구 창경궁로 117(인의동 112-1) 동원회관 BD 6층
　　　　　 전화 (02) 762-9194/5 팩스 (02) 764-0209 홈페이지 | www.koonja.co.kr

This is translation of Critical Care Nursing and copublished by
arrangement with Wolters Kluwer Health, inc., USA

ISBN 978-89-6278-464-0
정가 38,000원

역자소개

편집위원 : 이영희, 김기연, 손연정, 송라윤, 송영숙, 허혜경

강지연
동아대학교 간호학과 교수

고진강
서울대학교 간호대학 교수

구미지
양산부산대학교병원 수간호사

김기연
연세대학교 원주의과대학 간호학부 교수

라진숙
충남대학교 간호대학 교수

배선형
아주대학교 간호대학 교수

손연정
중앙대학교 적십자간호대학 교수

송경자
서울대학교병원 간호본부장

송라윤
충남대학교 간호대학 교수

송영숙
경북대학교 간호대학 교수

유문숙
아주대학교 간호대학 교수

이영희
성균관대학교 임상간호대학원 교수

이윤미
인제대학교 간호학과 교수

정영선
서울아산병원 병동간호팀장

조용애
중앙대학교 적십자간호대학 교수

최은옥
인제대학교 간호학과 교수

최혜란
울산대학교 의과대학 임상전문간호학전공 교수

하이경
부산대학교 간호대학 교수

허혜경
연세대학교 원주의과대학 간호학부 교수

황선경
부산대학교 간호대학 교수

머리말

오늘날 중환자는 더 이상 중환자실에만 머무르는 것이 아니라, 응급실, 회복실 또는 가정에서도 필요한 간호가 제공되고 있으며, 점점 고령화되고 질병의 중증도가 심해져 그들의 복잡하고 다양한 요구에 맞는 적절한 간호를 제공하기 위해서는 광범위한 지식이 요구되고 있습니다. 그러므로 빠른 속도로 변화하는 중환자 간호실무에 발맞추어 중환자 간호사는 중환자와 가족을 위한 포괄적인 간호를 제공하기 위해 과거 어느 때 보다 훨씬 더 많은 지식을 갖추어야 합니다.

2004년 국내에서 처음으로 중환자전문간호사 교육이 시작됨에 따라 중환자전문간호사 교육과정을 운영하고 있는 교육기관의 교수들로 구성된 본 중환자전문간호교육과정협의회에서는 중환자전문간호사의 교육에 필요한 교재 개발을 위한 첫 걸음으로 2007년 Critical Care Nursing: A Holistic Approach (8판) 중 순환기계와 호흡기계 부분을 번역하여 「순환·호흡기계 중환자간호」를 출간하였습니다.

이번 개정판 「순환·호흡기계 중환자간호」도 Critical Care Nursing: A Holistic Approach (10판) 중 순환기계와 호흡기계 부분을 번역한 것으로, 크게 순환기계와 호흡기계의 두 부분으로 나뉘어져 있으며, 순환기계 및 호흡기계 질환을 가진 환자의 간호에 중점을 두어 각 계통별 해부 및 생리, 환자 사정과 관리에 대한 설명과 관련 질환 및 질환에 따른 최신 진단검사와 치료법에 대한 설명 등으로 구성되어 있습니다. 또한 이 개정판에는 중환자 간호사를 위한 가장 중요한 지식과 실무에 초점을 두어 원서에 추가된 유전학적인 특성과 근거중심실무의 내용이 새롭게 포함되었습니다.

이 책을 만들면서 가능한 이전 판에서의 미비한 부분을 보완하고, 변하는 임상실무를 반영하는 내용을 포함시키고자 노력하였습니다. 앞으로 중환자전문간호 교육과 임상실무에 한층 더 활용되기를 바라며, 이 책이 나오기까지 수고하신 여러 역자 분들과 출판에 큰 도움을 주신 군자출판사 여러분께 진심으로 감사드립니다.

2015년 10월
중환자전문간호교육과정협의회 역자 일동

목차

Chapter 1

심혈관계 해부 및 생리

Objectives

- 심장근육세포의 특징을 간략하게 기술할 수 있다.
- 심장의 기계적 현상과 전기적 현상을 구분할 수 있다.
- 탈분극과 재분극을 설명할 수 있다.
- 심장의 정상적인 전도계를 기술할 수 있다.
- 심박출량 산출공식을 서술할 수 있다.
- 심박동을 조절하는 교감신경과 부교감신경의 역할을 비교할 수 있다.
- 1회 심박출량 조절에 관여하는 3가지 요소를 설명할 수 있다.
- 심방/심실과 심장전도계의 기능을 위한 관상동맥 혈액공급원을 설명할 수 있다.
- 혈액량과 혈압이 말초순환에 미치는 영향을 설명할 수 있다.

일반적인 사람의 수명인 70년 동안 심장은 대략 분당 5.7리터, 시간당 340리터, 1일 약 9천 리터, 일생 동안 2억 3천 8백 5십만 리터의 혈액을 박출한다. 심장의 펌프활동은 혈액을 전신으로 순환하게 함으로써 세포에 산소와 영양분을 공급하고 노폐물을 제거한다. 이러한 활동이 없으면 세포는 죽는다. 심장문제가 발생되는 사람에게 있어 그 결과는 매우 급격한 변화를 초래할 수 있다. 이 장은 심맥관계의 해부 및 생리 원리를 검토한다.

1. 심장의 미세구조

현미경적으로 심장근육은 골격근에서 볼 수 있는 것과 유사한 가시적 줄무늬 또는 횡문을 포함하고 있어(그림 1-1) 형태적으로 횡문근이나 기능은 불수의근이다.

심근세포들은 다양하게 분지되고 연결되어 삼차원적이고 복잡한 연결망을 형성한다. 평활근의 핵과 같은 장핵(elongated nuclei)은 세포 내 깊은 곳에 위치하며 횡문근의 핵과 같이 세포막에 연결되어 있지 않다.

심근세포는 주로 세포막 또는 횡문근 형질막(sarcolem-ma)의 특징들이 있다. 심근은 효율적으로 펌프기능을 수

행하기 위해 단일단위로 수축을 시작해야 하며 이를 위해 세포막이 동시에 탈분극되어야 한다. 심장은 다량의 신경조직을 사용하지 않으면서도 자극을 빠르게 세포에서 세포로 개재원반(intercalated disks)을 통해 전달하므로써 이를 수행한다. 각 심근세포 말단의 연접 세포막들은 정교하고 강하게 밀착되어있다. 이 부분들이 개재원반을 형성하며 탈분극이 세포에서 다음 세포로 매우 빠르게 전달되는 곳이다(그림 1-1).

심근세포의 또 다른 특징은 주로 세포막에서 보이는 자동성(automaticity)이다. 심근세포의 일정부분은 외부의 호르몬이나 신경의 자극이 없어도 주기적인 활동전위와 그에 따른 수축파를 일으킬 수 있다. 심근조직의 기능을 설명하는데 사용되는 용어들이 Box 1-1에 있다.

심근세포 내에는 수축에 관여되는 수천 개의 액틴과 마이오신 필라멘트가 있다. 그림 1-2는 이들 요소들이 이완기와 수축기에 변화하는 모습을 보여준다. 그림에서는 굵은 마이오신 필라멘트에 정렬된 노와 같이 뻗쳐진 많은 교차 교(cross-bridges)들은 보이지 않는다. 이완기 동안 마이오신의 교들은 액틴 필라멘트에서 분리된다. 액틴과 마이오신 필라멘트의 정렬로 인해 심근에 횡문 모양이 나타

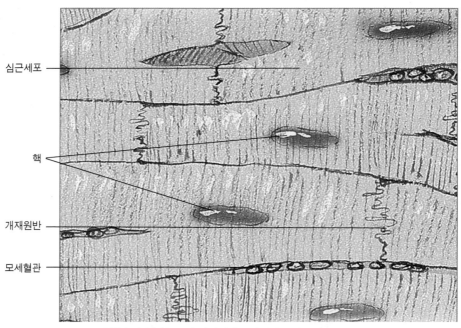

심근세포

핵

개재원반

모세혈관

그림 1-1 분지구조와 개재원반을 나타내는 심근섬유

난다. 액틴과 마이오신 필라멘트의 한 개 단위를 근절(sarcomere)이라 부른다.

2. 심장수축의 기계적 현상

기계적 수축 전에 활동전위가 각 세포막위로 빠르게 이동하여 세포의 근육세포질 세망(sarcoplasmic reticulum) 속으로 전달된다. 활동전위가 근육세포질 세망으로부터 심근세포의 세포질(cytoplasm)으로 이동하여 액틴 필라멘트의 트로포닌 분자(troponin molecules)와 결합한다. 칼

슘과 결합된 트로포닌은 액틴의 결합부위를 노출시키기 위해 약간 움직이고, 그 결합부위로 마이오신 필라멘트가 부착된다. 아데노신 트리포스페이트(adenosine triphosphate, ATP)에 저장된 에너지 방출로 이들 결합부위는 이동하여 액틴과 마이오신이 서로 교차하여 액틴과 마이오신 간의 새로운 결합이 일어난다. 신속하고 지속적으로 비결합 교차교에 새로운 액틴 특정부위가 재부착하여 빠르고 극적인 근절(sarcomere) 수축을 일으킨다(그림 1-2). 이 근절 수축은 심근 수축기의 중요한 부분이다. 수축은 칼슘이온이 근육세포질 세망 저장부위로 되돌아올 때 중지된다. 액틴 필라멘트의 결합부위가 가려지게 된다. 그후 분리된 액틴과 미오신 필라멘트는 서로 반대방향으로 교차하여 근절을 이완상태로 길게 한다.

수축은 칼슘과 에너지를 필요로 한다. 적절한 ATP 저장량과 칼슘이동이 심장에서 탈분극의 전기적 활동과 수축이라는 기계적 현상 간의 연계를 가능케 한다.

3. 탈분극의 전기적 현상

인간의 모든 세포막은 전기를 띤다. 즉, 분극되어 있으며 따라서 전기적 전위를 가진다. 전위는 막을 경계로 분

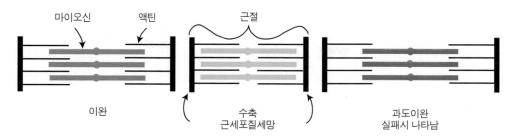

그림 1-2 심근세포의 근절 내부에 위치한 수축요소

리되어있다. 인간은 세포막 유형에 관계없이 모든 세포막은 휴식 시에 양전하를 띠며 세포막의 바깥쪽 표면에 안쪽보다 더 많은 양전하 분자들이 위치한다. 그림 1-3A는 "휴식기"를 나타낸다.

세포막은 탈분극상태에서 음전하를 띠며 세포막의 바깥쪽 표면에 안쪽보다 더 많은 음전하 분자들이 위치한다. 그림 1-3B는 "탈분극기"를 나타낸다. "흥분성"은 세포가 주어진 자극에 대한 반응으로 탈분극할 수 있는 능력을 서술하기 위해 사용되는 용어이다.

심장근육 세포막은 분극되고 인체의 다른 세포처럼 전위를 측정할 수 있다. 전위는 세포안과 세포바깥 사이 전해질의 농도차이에 의해 나타난다. 다양한 염분복합물이 물에 용해되면 이온이라 불리는 전하를 띤 분자로 해리된다.

휴식기의 심장근육 세포의 경우, 세포 바깥보다 세포 안에 칼륨이온이 많고, 세포 안보다 세포 바깥에 나트륨이온과 결합되지 않은 칼슘이온이 더 많이 존재한다. 이들 세 가지 양이온은 세포막의 구멍 또는 채널을 통해 확산된다. 각 이온은 자유롭게 확산의 법칙에 따라 칼륨은 세포 바깥으로 확산되고 나트륨과 칼슘은 세포내로 확산될 것이다. 즉시 세포내와 세포 바깥의 각 이온 농도가 균형을 이루게

되고 휴식기 전압은 존재하지 않을 것이다. 휴식기 전압이 유지되기 위해서는 세포안과 바깥의 이들 이온농도에 대한 선택적 조절이 필요하다. 이러한 조절에는 첫 번째 세포막의 나트륨-칼륨 펌프이다. 이 펌프는 나트륨을 세포밖으로, 칼륨을 세포내로 각 이온의 농도차이에 역행하여 이동시킨다. 두 번째 나트륨의 세포안으로 수동적 확산에 대한 반응으로 농도차이에 역행하여 세포밖으로 칼슘의 능동적 이동이다. 세 번째 칼슘이온이 휴식 시 심장근육세포로 들어갈 수 있는 세포막 채널의 조절이다. 네 번째는 크기가 커서 세포 밖으로 나올 수 없는 세포내 음이온(음전하를 띤 분자)의 존재이다.

4. 안정전위의 생리적 근거

심장세포는 세포 밖으로 이동할 수 없는 큰 음이온을 포함하고 있다. 이러한 음이온은 나트륨과 칼륨 양이온을 세포 안으로 유인하여 양이온 세포막의 통로를 통해 세포 안으로 확산시킨다. 음이온은 세포의 휴식 시 세포막의 유입통로가 차단될 때를 제외하고는 칼슘이온도 유인한다. 칼륨이온은 세포 안에 남아있으나 나트륨이온이 유입되

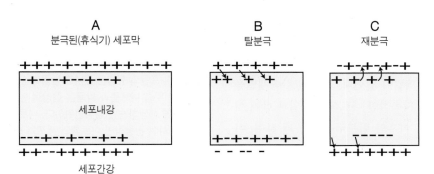

그림 1-3 이완기와 수축기의 전기적 현상

는 속도와 거의 비슷하게 세포 바깥으로 배출된다. 세포 밖으로 나트륨을 배출하는 동시에 펌프는 칼륨이온을 그 농도차이에 역행하여 세포 안으로 능동적으로 이동시킨다. 세포내 칼륨의 이러한 증가는 세포내 모든 음이온을 상쇄하기에는 부족하다. 따라서 심장근육세포 내부는 외부와 비교하여 펌프가 기능하는 한 음전하 상태이다. 그 결과 휴식 시 전위는 대략 -80 mV을 유지한다. 세포에서 펌프 되는 각 이온 분자에 대해 이온과 운반물질 간의 화학적 결합을 가능하게 하는데 필수적인 에너지를 제공하기 위해 한 분자의 ATP가 요구된다. 즉, 휴식기 전위를 유지하기 위해 에너지가 필요하다. 심장근육세포의 안정막 전위를 유지하는 인자들이 Box 1-2에 제시되어 있다.

BOX 1-2
심근세포의 안정막 전위를 유지하는 요소

- 세포막 나트륨-칼륨(Na-K) 펌프
- 세포내로의 나트륨이온 수동적 확산에 대한(농도차에 반하는) 세포밖으로의 칼슘이온의 능동적 이동
- 칼슘이온이 안정된 심근세포로 유입될 수 있기 위한 세포막 채널 조절
- 세포밖으로 나갈 수 없는 큰 음이온

---

5. 활동전위의 생리적 근거

자극이 분극된 세포막에 주어지면 평상시 나트륨에 대해 약간의 투과성을 지녔던 세포막은 나트륨이온이 세포 내로 빠르게 확산되도록 한다. 이러한 빠른 확산은 나트륨의 능동 이동효소(펌프)의 불활성화에 기인하여 발생한다. 그 결과 평균전압이 역전된다. 세포 바깥표면은 더욱 음전하를 갖게 되며 이러한 세포막을 탈분극 되었다고 한다(그림 1-3B). 나트륨의 유입은 전위를 -80 mV에서 약 -35 mV로 변화시키고 이러한 전위변화로 심장 근육 세포막에 있는 닫혔던 칼슘채널이 열린다. 개방된 칼슘채널을 통해 칼슘이 유입된다. 지속적인 나트륨의 유입과 함께 이들 양이온의 유입은 그 이후의 탈분극을 가능케 하며, 이는 세포밖의 전위가 대략 +30 mV로 평형을 이룰 때까지 지속된다. 이와 같은 최고의 탈분극은 인접한 세포막에 있

는 나트륨-칼륨 펌프를 불활성화 시킨다. 탈분극이 이러한 방식으로 자가전파 될 때 이를 활동전위라 한다. 심장근육 세포에서 활동전위는 근육세포에 저장되어 있던 칼슘을 세포내로 방출하게 한다. 이러한 칼슘의 방출과 근절의 칼슘 유입은 세포내 칼슘 수준을 높이고, 앞에서 설명한 근육 수축을 시작한다.

만약 탈분극이 일정 수준(역치)이하로 유지되면 칼슘통로를 개방시키지 못하거나 연접한 나트륨-칼륨 펌프를 불활성화시키지 못하고 소실된다. 이러한 탈분극은 자가 전파되지 않고 국소적으로 존재하기에 국소적 탈분극이라 한다.

탈분극 동안 세포내에 증가된 나트륨농도로 인해 칼륨이온은 농도차이에 따라 세포밖으로 확산된다. 그러나 칼륨이 유출되는 동안 나트륨-칼륨 펌프가 재활성화 된다(펌프는 단지 일시적으로 비활성화될 수 있다). 펌프가 재활성화되면 이전의 안정 전위로 회복되기 시작하며 이 과정을 재분극이라고 한다(그림 1-3C). 재분극의 초기에 카

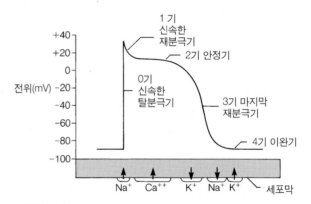

그림 **1-4** **심장의 활동전위.** 0기는 신속한 탈분극기. 세포막에 있는 나트륨채널이 자극을 받아 열리면서 나트륨의 빠른 유입이 일어나고 탈분극 후 심근 수축이 일어난다. 1기는 신속한 재분극기로 활동전위가 최고조에서 일어난다. 나트륨 투과도의 갑작스런 저하와 나트륨 채널의 활동저하를 나타낸다. 2기는 활동전위의 안정기를 나타낸다. 칼륨의 투과도는 낮아 2기 동안 세포막이 탈분극되어 있도록 돕는다. 칼슘의 유입은 나트륨의 유입보다 훨씬 느리며 더 오랜 시간 지속된다. 3기는 마지막 재분극기로 활동전위 곡선의 하강기로 시작된다. 칼슘과 나트륨의 유입은 끝나고 칼륨의 신속한 배출이 일어난다. 3기가 끝날 무렵 나트륨과 칼륨은 정상적 안정상태로 돌아간다. 4기는 이완기에 해당하는 안정막전위이다. 나트륨-칼륨 펌프(Na-K pump)가 작동하여 활동적인 나트륨의 세포외 배출과 칼륨의 세포내 유입이 일어난다. 도표 밑 화살표는 세포막 전위에 영향을 미치는 각 이온의 시간과 이동방향을 나타낸다. 칼슘이 세포 밖으로 이동하는 단계는 잘 알려지지 않았지만 4기에 일어난다고 추측되고 있다.

칼륨과 나트륨이온의 유출이 유입보다 많고, 세포내 나트륨이온이 세포밖으로 제거됨에 따라 칼륨이온이 주요 양이온으로 되면서 세포안쪽이 음이온으로 되는 전기학적 상태로 된다. 이러한 상태는 칼륨의 유출을 중지시킨다. 그 이후 재분극은 세포내 칼륨을 증가시키고 나트륨을 감소시키는 펌프의 작용에 의해 유지되며 안정전위가 재형성된다. 재분극 시작 시기에 나타나는 전기적 현상은 칼슘 유입통로를 재폐쇄하여 칼슘의 유입이 중지된다. 세포내로의 나트륨의 확산은 농도차에 역행하여 칼슘을 세포밖으로 이동하게 하므로 세포내 칼슘수준이 감소된다. 활동전위의 단계가 그림 1-4에 나타나있다.

6. 심장의 육안적 구조

심장은 주먹만한 크기이며 흉강의 종격 공간에 양쪽 폐 사이에 위치한다. 심장의 오른쪽이 왼쪽 앞으로 거의 전체

적으로 놓여져 우심실이 심장 전면의 대부분을 차지한다 (그림 1-5). 좌심실의 작은 부분만이 심장의 정면에서 보인다. 좌심실은 심첨부라 불리는 하부 꼭지와 함께 좌외측 가장자리를 형성한다.

심장은 4개의 층으로 심내막, 심근, 심외막, 심막으로 구성된다. 심내막으로 알려진 내층은 심장내부표면과 심장판막을 덮고 있는 상피조직으로 구성된다.

심근은 중간층으로 심장이 펌프의 기능을 수행할 수 있도록 근육섬유로 구성된다. 외층인 심외막은 심장과 대혈관의 기저에 단단히 밀착되어 있다. 심막은 얇고 섬유성 이중층의 주머니로서 심장을 둘러싸고 있다. 외층을 벽측심막이라하며 내층을 장측심막이라고 한다. 이 두 층의 심막 사이에는 소량의 심낭액(30~50 mL)이 있어 두 층 사이의 윤활제의 역할을 한다.

심장은 좌우 심방과 좌우 심실 4개의 공간으로 구성된다. 심방은 작고 얇은 벽으로 압력이 낮다. 심실로 유입되

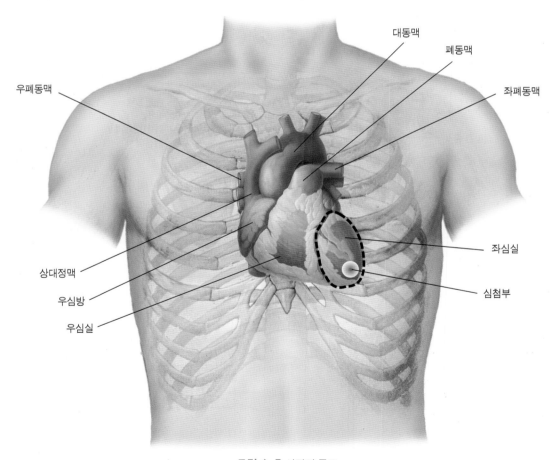

그림 1-5 심장의 구조

는 혈류의 약 30%는 심방 수축(atrial kick)에 의한다. 나머지 70%의 혈액은 심방과 심실간의 압력차이에 의해 심실로 유입된다. 심실은 심방보다 더 크며 더 두꺼운 벽으로 된 압력이 높은 공간이다. 좌심실은 대동맥으로 혈액을 분출하기 위한 큰 힘을 생성해야 하므로 좌심실벽은 우심실벽보다 더 두껍다. 산소가 적게 함유된 혈액이 상하 대정맥으로부터 우심방으로 유입된다. 혈액은 삼첨판막을 지나 우심실로 유입되며 우심실은 혈액을 폐동맥판을 통해 폐순환으로 펌프한다. 폐에서의 가스교환 후 산화된 혈액은 좌심방으로 귀환하며 승모판막을 통과하여 좌심실로 유입되고, 대동맥판을 지나 대동맥으로 들어간다(그림 1-6).

심장판막은 섬유성 조직으로 구성되며 혈류를 일 방향으로 흐르도록 한다. 판막의 개폐는 혈류와 압력 차이에 의해 일어난다. 삼첨판막과 승모판막은 심방과 심실사이에 위치하므로 방실판막이라 한다. 건삭과 유두근이 방실

판막에 부착되어 심실 수축 동안 판막이 뒤집히는 것을 방지하고 닫힌 상태를 유지하도록 도와 혈액이 심방으로 역류하지 않도록 한다. 폐동맥판과 대동맥판은 반달과 같은 모양의 3개의 첨판으로 구성되어 반월판막이라고 한다.

7. 심장의 전도

펌프기능을 효율적으로 수행하기 위해 대부분의 심장 근육이 동시에 활동전위를 받아야 한다. 심장에 활동전위를 정확하게 전도하는 특별한 세포들이 경로를 형성하고 있다. 이들 모든 세포들은 자동성을 지니고 있다(Box 1-2).

심방과 심실과 특수한 조직이 그림 1-7에 나타나 있다. 동방결절은 우심방벽의 하대정맥과 상대정맥의 개구부 사이에 위치한다. 동방결절 세포들은 자동성을 지닌다. 정상적으로 동방결절은 자동성을 지닌 다른 심장세포들

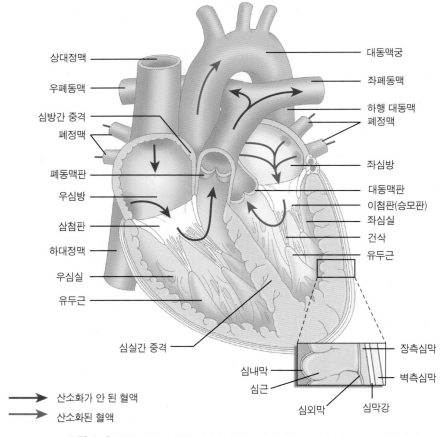

상대정맥
우폐동맥
심방간 중격
폐정맥
폐동맥판
우심방
삼첨판
하대정맥
우심실
유두근

대동맥궁
좌폐동맥
하행 대동맥
폐정맥
좌심방
대동맥판
이첨판(승모판)
좌심실
건삭
유두근

심실간 중격

심내막
심근

심외막

장측심막
벽측심막
심막강

→ 산소화가 안 된 혈액
→ 산소화된 혈액

그림 1-6 **심장구조**. 화살표는 각 심방과 심실간의 혈류의 흐름 방향을 나타낸다.

보다 가장 빠르게 흥분되므로(60~100회/분), 이 특수한 조직은 정상 심장 페이스메이커로 기능한다. 심방 내에 일부 특수한 전도조직이 있음에도 심방의 활동전위가 개재원반(intercakated disks)에 의해 심방세포로 전달된다.

방실결절은 심장중격의 우하부에 위치하며 방실연접부라고도 한다. 이 조직은 심방의 활동전위가 심실로 전달되기 전에 다소 지연을 시키면서 전달한다. 활동전위는 방실결절에 각기 다른 시간에 전달된다. 방실결절은 심방을 흥분시켰던 활동전위가 방실결절에 도달할 때까지 활동전위의 전달 속도를 늦춘다. 이러한 약간의 지연 후에 방실결절은 모든 심실세포가 거의 동시에 수축될 수 있도록 활동전위를 한번에 심실의 전도조직으로 이동시킨다. 또한 방실결절의 지연은 심실수축을 준비할 수 있도록 심방 내 충분한 양의 혈액을 심실로 박출할 수 있도록 시간적 여유를 갖도록 한다.

방실결절로부터 자극은 심실간 중격의 히스속을 따라 좌 우측의 속지로 전도되며 그 다음 퍼킨즈 섬유를 통해 심실의 심장조직에 전도된다. 활동전위는 심실의 근육을 통한 이동보다 전도조직을 통해서 3~7배 빠르게 이동할 수 있다. 따라서 히스속지와 퍼킨즈 섬유는 심실의 모든 부분을 거의 동시에 수축시켜 통합된 펌프활동을 가능케 한다.

1) 심전도

심장을 통한 활동전위의 전도는 심전도를 통하여 볼 수 있다(그림 1-8). 심전도는 다음 장에서 광범위하게 논의될 것이므로 본 장에서는 간단히 언급하도록 한다. 심전도는 심장의 기계적인 현상을 보여주지는 않으나 정상 심장에서 전기적 현상과 기계적 현상의 연결을 예측할 수 있게 한다.

그림 1-8에서 1은 심방과 심실의 휴식기에 초기 심실이완을 나타낸다. 대정맥으로부터의 혈액은 수동적으로 양

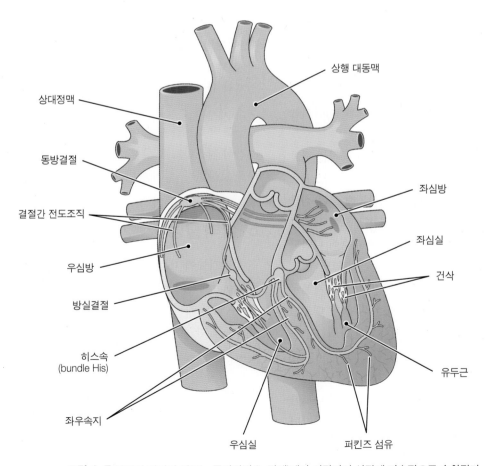

상행 대동맥

상대정맥

동방결절

결절간 전도조직

우심방

방실결절

히스속
(bundle His)

좌우속지

우심실

좌심방

좌심실

건삭

유두근

퍼킨즈 섬유

그림 1-7 심장의 전기적 전도는 동방결절 (노란색)에서 시작되어 심장에 지속적으로 순환된다.

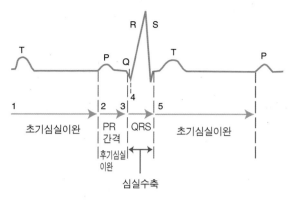

그림 1-8 정상 심전도 흐름을 통한 심장주기의 전기적/ 기계적 비교

쪽 심방을 채운다. 심방이 채워지면 심방의 압력은 심실의 압력을 초과하고 방실판막이 압력 차이에 의해 열리게 된다. 심방의 혈액은 수동적으로 심실을 채우게 된다.

2는 후기 심실이완의 시작이며 양쪽 심실은 이완된 상태이며 약 3/4이 채워진다. 동방결절이 자동성에 의해 저절로 흥분되어 양쪽 심방이 탈분극되며 P파가 형성된다. 심방이 수축하고 혈액이 능동적으로 심방에서 심실로 이동한다. 이러한 심방 수축에 의해 심실 혈액량의 대략 20~30%를 공급된다.

3은 PR간격의 후기로서 동방결절에서 시작된 활동전위가 방실결절에 집결되어 지연되어 히스속으로 이동하는 것이다. 심방과 심실은 안정상태이다.

4에는 활동전위가 심장중격으로 이동하여 중격을 탈분극시키고 Q파를 형성한다. 중격의 탈분극 후에 바로 활동전위는 좌우의 속지를 지나 퍼킨즈섬유를 통해 모든 심근세포에 전달된다. 이러한 전기적 현상은 심전도상 RS파로 나타나며 그 후 바로 양쪽 심실의 기계적인 수축이 나타난다. 방실판막이 닫히고 대동맥판과 폐동맥판이 열린다.

5에는 심장이 초기 심실이완기로 되며 심실이 재분극된다. 이러한 재분극은 크고 넓은 T파를 나타낸다. 대동맥판과 폐동맥판은 재분극의 중간지점에서 닫힌다.

2) 율동성과 조율

자동성은 심장근육전도세포의 고유한 특성이며 나트륨펌프의 자연적이고 율동적인 비활성화의 결과로 나타난다. 비정상상태에서도 심장근육세포는 자동성을 갖게 되며 고유의 율동적인 일련의 활동전위를 생산할 수 있으며

이는 심장의 수축을 유발 한다. 자동성의 통합은 심장 수축의 율동성에 중요 부분으로 심장부위 조직이 나타내는 자동성의 다양한 비율에 따라 조정된다.

성인의 경우 동발결절은 정상적으로 안정시 분당 60~100회 탈분극 된다. 나머지 전도계와 심실은 점진적으로 느린 비율로 흥분된다.

방실결절은 분당 40~60회 탈분극된다. 심실에 있는 전도조직은 분당 약 20~40회 탈분극된다. 가장 빠른 비율의 자동성을 가진 세포군이 심장을 조율하는데 정상적으로 이는 동방결절이다.

동방결절이 기능을 못하면 심장의 자동성으로 인해 더 낮은 부위의 페이스메이커가 조절해야만 한다. 새 페이스메이커는 흔히 방실결절이 되는데 심박수가 느려질 것이다. 동방결절에서 전도가 차단되면 가장 빠른 페이스메이커 조직이 심방과 심실을 지배하게 되어 심전도 상에는 심방과 심실의 리듬이 독립적으로 보일 것이다. 대부분 심실에 혈액이 충만되는 것은 수동적이고 초기 이완기에 이루어지므로 심실충만을 위해 심방수축이 필요하지 않게 된다. 임상적으로 중요한 리듬은 심실의 리듬으로 심실은 폐와 신체기관에 혈액을 공급하는 곳이다. 심실의 수축률은 실제의 관류를 결정하는데 도움이 된다. 박동률이 저하될수록 심실 운동시 또는 일상생활 동안 신체에 필요한 관류요구를 충족시킬 수 없다. 이완기가 짧아질수록 심실 충만시간이 감소하므로 심실리듬을 매우 빠르게 하여 관류 요구를 보상한다. 심실 충만감소는 심박출량을 감소시킨다.

8. 심박출량

심장기능에 대한 전통적인 측정도구인 심박출량(cardiac output)은 매 분 좌심실로부터 박출되어 나오는 혈액의 양(단위 리터)을 말한다. 심박출량은 심박수와 1회 박출량을 곱한 것으로 심실의 수축 시에 박출되는 혈액의 양이다.

심박출량(CO)=심박수(회/분) × 1회 박출량(리터/회)

성인의 경우 정상적인 심박출량은 4~8L/분으로 조직관류를 위해 신체요구도의 변화에 맞게 조정된다. 그러나 심

박출량을 산출하는 공식은 신체크기를 고려하지 않은 공식이다. 분당 5L의 심박출량은 몸무게가 50kg인 사람에게는 적절하나 120kg인 사람에게는 불충분하다. 관류는 신체크기에 영향을 받으므로 심장기능에 대한 보다 정확한 측정법은 심장지수(cardiac index)이다. 심장지수는 체표 면적(m²)에 대한 매 분 좌심실에서 박출되는 혈액량(심박출량, 단위 리터)이다.

1) 심박동의 조절

심장은 외부 영향에 대해 독자적으로 박동하는 능력을 가지고 있으나 심박동 수는 자율신경과 부신의 카테콜라민에 의해 조절된다. 교감, 부교감신경이 동방결절과 방실결절을 자극한다. 또한 일부 교감신경섬유가 심장근육조직에서 종결된다.

부교감신경의 자극으로 결절세포 주위에 아세틸콜린을 분비시킨다. 이는 탈분극 횟수를 감소시켜 심박동을 느리게 한다. 교감신경섬유의 자극은 노르에피네프린을 분비시켜 탈분극 횟수를 증가시키고 심장근육섬유의 수축강도에도 영향을 미친다(표 1-1). 부신수질도 노르에피네프린과 에피네프린을 혈중으로 분비하며 순환하는 카테콜라민도 교감신경의 자극과 같은 방법으로 심장에 영향을 미친다.

대동맥반사와 Bainbridge 반사가 혈압과 심박수와의 관계를 조정한다. 대동맥반사는 동맥압의 증가가 대동맥과 경동맥동의 압력수용체를 자극시켜 감각자극을 연수의 심장조절중추로 전달한다. 그 결과 부교감신경이 항진되거나 교감신경의 자극이 감소된다. 따라서 동맥압의 증가는 반사적으로 심박동수를 느리게 한다. 심박동수의 감소는 심박출량을 감소시켜 동맥압을 감소시킬 수 있다. 반대로 쇼크와 같은 동맥압의 감소는 반사적으로 심박동수를 증가시킨다. 이러한 대동맥반사는 동맥압의 항상성을 유지하는 조절기전이다.

Bainbridge 반사(그림 1-9B)는 대정맥의 수용체를 이용한다. 정맥귀환의 증가는 이들 수용체를 자극하여 감각자극을 심장조절중추에 전달한다. 이는 반사적으로 부교감신경의 심장자극을 감소시키고 교감신경의 심장자극을 증가시켜 심박동수를 증가시킨다. 정맥귀환의 감소는 심박동수의 감소를 일으키다. 따라서 Bainbridge 반사가 정맥귀환을 조정하기 위해 심박동수를 조절한다.

2) 1회 박출량의 조절

1회 박출량은 수축기 동안 좌심실에 의해 박출되는 혈액량을 말하며 정상적으로 60~100 mL이다. 1회 심박출량은 3가지 요인(전부하, 후부하 또는 혈관 벽의 긴장도, 심실의 고유한 수축력)이 관련된다.

(1) 전부하

전부하는 수축기 직전의 심장근육섬유에 가해지는 긴

표 1-1 심혈관계에 대한 자율신경계의 알파, 베타 영향

효과장기	콜린성 충동 반응 (부교감 신경흥분)	노아드레날린성 충동(교감신경흥분)	
		수용체 종류	반응
심장			
동방결절	심박동 저하; 미주신경 마비	β_1	심박동 증가
심방	수축력 저하와 (흔히)전도속도 증가	β_1	수축, 전도속도 증가
방실결절과 전도계	전도속도의 저하; 방실결절 차단	β_1	전도속도 증가
심실	-	β_1	수축, 전도속도 증가
세동맥			
심장, 근골격, 폐, 복막, 신장	이완	α	수축
		β_2	이완
피부, 점막, 뇌, 침샘	-	α	수축
전신 정맥	-		
		α	수축
		β_2	이완

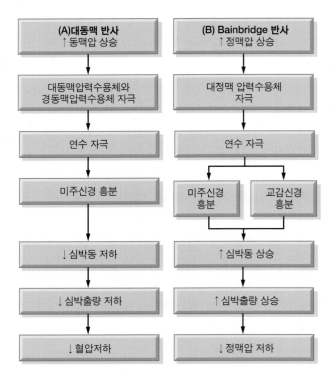

그림 1-9 심박동에 대한 **(A)** 대동맥 반사와 **(B)** Bainbridge 반사 효과

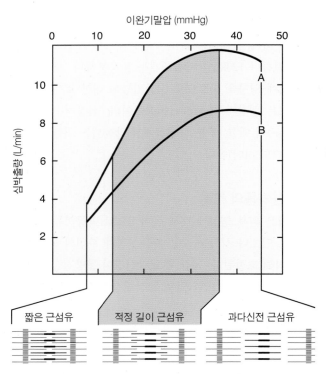

그림 1-10 **위:** Starling 심실기능은 정상 심장에서는 커브를 그린다. 이완기말압 증가는 Frank-Starling 기전에 의해 심박출량을 증가시킨다(B 커브). 최대 수축력과 일회 심박출량 증가는 이완기 충만이 심실 근육 섬유의 길이를 휴식 시보다 2배 반 길게 하였을 때 일어난다. A 커브에서 심장 수축력 증가는 이완기말 압력과 부피에 변화 없이 심박출량을 증가시킨다. **아래:** 다양한 이완기말 충만 압력에 따른 액틴과 마이오신의 스트레칭

장량을 말한다. 보통 심실의 긴장은 수축기 직전, 이완기 말에 심실이 보유한 혈액량에 비례한다. 그러나 어떤 경우에는 심실압력의 변화가 거의 없이 많은 혈액을 보유할 수 있다.

전부하는 심장의 Frank-Starling 법칙과 관련된다. 스타링 법칙은 심장근육의 수축력이 근육세포섬유의 길이에 의해 결정된다고 설명한다(그림 1-10). 일정범위 내에서 근섬유길이의 증가는 수축력을 증가시키나 최적의 섬유 길이 이상일 경우 적절한 수축력을 제공하는 액틴-마이오신 결합부위의 중첩이 오히려 줄어들 것이라고 추측한다. 최적의 단축길이 이하에서는 필라멘트가 미끄러져 들어갈 공간이 없어지며 세포벽이 이를 제한한다. 또한 액틴 필라멘트는 중첩되기 시작하여 마이오신 섬유에 부착될 결합부위 수가 감소된다.

수축력이 감소되면 심실은 약하게 펌프하며 심실이 적절하게 비워지지 않는다. 수축기 말에 심실에 많은 혈액이 남게 된다. 이완기동안 심실이 채워질 때 이러한 과도한 혈액은 심실의 과충만을 야기하고 심실의 팽창을 증가시

킨다. 매 이완기동안 전부하가 증가됨에 따라 다음의 수축은 더 약해질 것이다.

전부하는 이완기말 혈액량에 영향을 받으므로 이완기 말 혈액량 또는 압력과 동일시된다. 따라서 좌심실의 전부하는 좌심실의 이완기말 압력을 의미한다.

전부하의 변화에 대하여 빠르게 정상적인 적응을 보여주는 일례는 발살바수기(valsalva maneuver)시에 나타난다. 발살바의 첫 부분은 대변을 보거나 무거운 물건을 들어 올릴 때와 같이 호흡을 참고 배에 힘을 주는 것이다. 배에 힘을 주면 복강내압과 흉강내압이 증가하고 우심방과 심실로의 정맥귀환은 감소하게 되어 우심장의 전부하는 감소한다. 배에 힘을 주는 것은 또한 미주신경을 자극하고 심박동수를 느리게 한다.

발살바수기의 그 다음 부분인 호기 시에는 흉강내압이 빠르게 감소하고 이는 정맥귀환을 증가시킨다. 우심방과

우심실의 전부하는 빠르게 증가하고 긴장이 증가하며 우심실의 1회 박출량이 증가한다. 또한 심방의 긴장수용체가 연수에 신호를 보내 교감신경을 활성화시킴에 따라 심박동수를 증가시킨다.

(2) 후부하

후부하는 심장이 수축기동안 혈액을 박출할 때 대항하는 힘 또는 압력이다. 후부하를 결정하는 가장 중요한 요인은 전신혈관과 폐혈관의 혈관저항이다. 후부하는 보통 전신 혈관저항 또는 폐혈관의 저항과 동일하다.

후부하는 수축기 동안 심실을 비우는 용이성 정도를 증감시키므로 써 1회 박출량에 영향을 미친다. 혈관확장을 통한 전신혈관저항의 감소는 좌심실이 상대적으로 넓고 이완된 동맥들로 혈액을 박출하게 되어, 좌심실은 쉽게 비워지며 1회 박출량은 증가하게 된다.

카테콜라민의 동맥수축작용으로 인해 전신혈관저항이 증가하게 되면 좌심실은 좁아진 혈관계로 혈액을 박출하기 위해서 더 많은 힘을 필요로 하며 1회 박출량이 감소된다.

(3) 수축력

수축능력과 심장의 부하를 수축력이라 한다. 심장근육의 힘은 신경자극과 혈중 카테콜라민의 수준에 반응하여 변화한다. 아데노신인산(cyclic adenosine monophosphate, cAMP) 기전을 통해 심장세포는 세포내 칼슘과

ATP 수준을 변화시킨다고 생각되며 그 기전은 불명확하나 이러한 변화는 수축작용을 강화한다.

증가된 수축작용은 심장세포의 산소소비를 증가시키며 이러한 증가된 산소 소비를 부하의 증가 또는 산소요구도 증가라 한다.

심박출량은 심박동수와 1회 박출량에 의해 결정된다. 1회 박출량의 증가에 대한 초기 원인(전부하 증가, 후부하 증가 또는 수축력 증가)과 관계없이 증가된 1회 박출량은 부하를 증가시킨다. 이와 마찬가지로 원인에 관계없이 심박동수의 증가는 산소요구도를 증가시킨다.

9. 관상순환

심장근의 혈액공급은 좌측과 우측 주관상동맥에 의해 이루어진다(그림 1-11). 이들 동맥은 대동맥판 바로 위 부분에서 기시된다. 좌측 주관상동맥은 좌측전하행관상동맥(left anterior descending, LAD)과 좌측 회선관상동맥(left circumflex artery, LCA)으로 분지된다. LAD는 심첨을 향해 좌심실의 전방벽을 따라 내려오며 심실중격의 전방 2/3, 전방좌심실, 심첨, 대부분의 속지에 혈액을 공급한다(표 1-2).

좌측 주관상동맥의 다른 가지인 LCA는 좌심방과 좌심실사이의 패인 홈에 위치하며 심장의 후방벽을 둘러싸고 있다. LCA는 좌심방, 좌심실의 측벽과 후방벽에 혈액을 공급한다. 인구의 10%에서 LCA는 후하행관상동맥(poste-

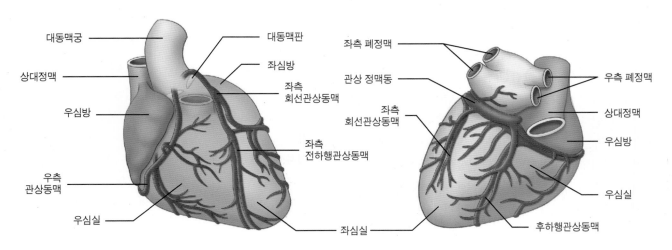

그림 1-11 관상동맥과 관상 정맥동

| 표 1-2 | 관상동맥의 심근과 전도계의 혈액공급 |

관상동맥	혈액 공급되는 심근	혈액 공급되는 전도조직
좌관상동맥		
좌측전하행 관상동맥	전방 심실중격	속지
	전방 좌심실	
	심첨	
좌측회선 관상동맥	좌심방	인구 45%에서 동방결절
	좌심실측벽	
	좌심실후벽	인구 10%에서 방실결절
우관상동맥		
	우심방	인구 55%에서 동방결절
	우심실	
	심실후부위	인구 90%에서 방실결절
	좌심실 하부 중격	

rior descending coronary artery, PDA)에 혈액을 공급한다. 이러한 혈액공급의 유형을 지닌 환자를 좌측우세라고 한다. 약 45%의 인구에서 LCA가지가 동방결절에 혈액을 공급하며 약 10%의 인구에서 방실결절에 혈액을 공급한다.

우측관상동맥(right coronary artery, RCA) 역시 대동맥에서 기시하여 우심방, 우심실의 전, 측, 후방과 심실중격의 후방부로 분지한다. RCA는 우심방, 우심실과 좌심실의 내측 벽에 혈액을 공급한다. 인구의 90%에서 RCA는 PDA의 혈액공급원이 되기도 한다(우측 우세). RCA는 인구의 55%에서 동방결절에, 인구의 90%에서 방실결절에 산화혈액을 공급한다.

관상동맥은 심내막에 혈액을 공급하기 위하여, 간헐적으로 심외층에 혈액을 공급한 후 심근층 깊이 혈액을 전달한다. 그러한 과정에서 관상동맥 순환이 약해져 심내막하부위의 산화된 혈액이 고갈된다. 혈류의 장애가 지속되면 감소된 산화의 영향은 두꺼운 심벽을 넘어 심외막하 표면에게까지 미친다.

관상동맥은 대동맥(대동맥 판막 상부)에서 기시하고 심근섬유 사이에 놓여있기 때문에, 관상동맥을 통한 혈류의 흐름은 심실의 수축이 아닌 이완기에 즉, 대동맥 판막이 닫혔을 때 이루어진다. 그러므로 이완기를 감소시키는 것(예, 빈맥)은 관상관류(coronary perfusion)를 감소시킨다.

10. 말초순환

심혈관계의 생물학적 중요성은 조직관류이다. 관류는 세포에 산소와 영양분을 공급하고 이산화탄소를 포함한 대사성 산물을 배출한다. 조직관류는 혈류와 직접적으로 비례하며 몇 가지 요소의 영향을 받는다. 한 가지 요소는 평균 동맥압(MAP)과 우심방압(RAP, 보통 중심정맥압(CVP)으로 표시)의 차이다. 다른 영향요소가 없을 때, 차이가 클수록 혈류속도는 빨라진다. 역으로 동맥압이 떨어지거나 정맥압이 높아지면 혈류가 감소하고 조직관류도 감소된다.

혈류에 영향을 미치는 또다른 요소는 혈관의 저항이다. 혈관의 저항과 혈류의 관계는 크게 2가지 경우로 나누어 볼 수 있다. 한 가지는 다양한 크기의 지름을 가진 혈관(동맥, 모세혈관)들을 통한 혈류 변화와 다른 하나는 세동맥의 지름의 변화(수축, 이완)로 인한 순환 혈류 조절이다. 세동맥 수축은 반지름을 줄여서 저항을 높이고 혈류속도를 감소시킨다. 역으로 세동맥 이완은 혈류속도를 증가시킨다.

혈류속도에 영향을 미치는 다른 두 가지 요소는 총 혈관의 길이와 혈액 점도의 합인데, 이 두 가지 요소는 보통 일정하고 크게 변하지 않기 때문에 혈류 영향요인에서 주로 생략된다. 하지만 그 연관성은 뚜렷하다. 혈관의 길이가 길수록 저항은 높아져 혈류속도는 느려진다. 또한 혈액의 점도가 높을수록 혈류속도가 느려진다. 혈액의 점도는 수분 대 용질과 기타 혈액입자(혈구, 혈소판)로 결정된다. 수분이 적고 용질이 많을수록 혈액의 점도는 높아진다. 4 가지 요소를 모두 포함하는 방정식은 다음과 같다.

$$혈류\ 속도 = \frac{평균동맥압\ -\ 중심정맥압}{(저항 \times 점도 \times 혈관길이)}$$

혈액용량과 혈압은 조직관류에 중요하기 때문에 용적과 혈압의 변화를 야기하는 요소들도 조사되어야 한다.

1) 혈액용량

소변배출량과 용액섭취량이 용적변화의 주된 기전이다. 배출량이 더 많거나 섭취량이 더 적으면 용적은 감소하고 그렇지 않으면 일정하다. 24시간 배출되는 소변의 양을 변화시키는 요인에는 사구체여과율과 신세뇨관 수분(전해질 포함 유/무)재흡수가 있다. 수분손실을 증가시키는 병리학적 상황(화상, 중증 설사, 삼투성 이뇨)이나 혈관에서 간질구획으로의 수분이동은 혈액용적 감소를 일으킬 수 있다.

2) 혈압

혈액순환과 조직관류의 원동력은 동정맥간 혈압차이 때문에 생기는 것으로, 중심정맥압에 영향을 주는 요소에 대한 검사가 먼저 이루어져야 하며 그 후 동맥압을 조절하는 요소들이 관찰된다. CVP는 혈용적의 증가(정맥내 수분과다)로 높아질 수 있고, 심장의 펌프능력 저하(심부전)로 높아질 수 있다. 심장주기의 박동효과가 모세혈관 망으로 인해 없어졌기 때문에 정맥압은 정상, 평균으로 기록되고, 단위는 mmHg를 사용한다.

동맥압은 동맥과 세동맥의 혈압을 말한다. 박동압(pulsatile pressure)은 심장주기에 의한 것으로 수축(최고)과 이완(최저)수치를 mmHg로 나타내는 지표로 사용한다.

동맥압은 동맥과 세동맥의 혈액운동긴장도, 각 수축기 시 동맥내 혈유입량(심박출량)과 혈용적 자체에 의해 조절된다. 혈관운동긴장도가 일정할 때 용적이나 심박출량이 증가할수록 혈압은 높아지고 용적이나 심박출량이 감소할수록 혈압은 낮아진다. 혈관운동긴장도는 신경학적

조절과 호르몬 조절에 의한다.

신경학적 조절은 연수의 혈관운동 조절중주에서 주관한다. 이곳은 혈관수축과 이를 억제하는 부위로 이루어져 있다. 혈관운동 조절중추에서는 경동맥동과 대동맥의 압력수용체, 심장의 이완기 팽창 수용체, 변연계와 시상하부, 중뇌, 폐신장수용체(pulmonary stretch receptor)로부터 신경학적 정보를 전달 받는다. 또한 이 중추는 국소 저산소증이나 고탄산혈증에 즉각적으로 반응할 수 있다. 혈관수축 중추로부터 전달되는 신경학적 정보는 동맥평활근세포의 교감신경흥분을 야기한다. 교감신경은 동맥의 수축과 동맥압 상승을 유발한다. 혈관수축을 억제하는 부위의 자극은 교감신경의 자극을 저하시킨다.

동맥압의 신속한 적응은 압력수용체 반사(baroreceptor reflexes)에 의해 일차적 영향을 받는다. 이 수용체에 가해진 증가된 압(혈압상승이나 수동적으로 가해진 압력에 의해 직접적으로, 혹은 용적증가에 의해 간접적으로)은 반사적으로 혈관수축을 억제하는 부위를 자극한다. 혈관수축을 억제하는 부위의 자극은 주요동맥과 대동맥에 대한 교감신경자극의 저하를 야기하고 결국 동맥압은 감소한다.

동맥압의 저하로 인한 압력수용체 자극의 저하는 반사적으로 혈관수축부위를 자극하여 동맥근육에 교감신경자극을 야기하고 결국 동맥압이 상승한다. 이렇게 동맥압의 평형이 유지된다.

기립성 저혈압에서는 압력수용체 반사가 둔하다. 체위변경 시 동맥압이 충분히 신속하게 상승되지 않아 일시적으로 뇌관류 저하를 야기하여 심한 경우에는 졸도를 일으키기도 한다.

다른 요소들도 혈관운동중추를 통해 동맥압에 반사적인 변화를 줄 수 있다. 변연계와 시상하부의 신경섬유는 감정적인 요인으로 생기는 혈압변화를 주관한다고 알려졌다. 출혈을 보거나 안 좋은(혹은 좋은) 소식을 듣고 기절하는 것이 한 예인데, 이는 상황적 요인으로 혈관확장반응이 신경적으로 전달되어 나타나기 때문에 일어난다. 중뇌와 연수내의 상행척수시상섬유에 신경적 정보가 가해지면, 처음에는 심한 통증을 수반하는 동맥압 상승이 나타나고, 후에 통증이 지연되면 동맥압의 저하가 나타나고, 폐팽창은 폐신장수용체(pulmonary stretch receptor)를 자극한다. 혈관운동 조절중추는 수용체로부터 전달된 정보에

반사적으로 동맥압을 감소시킨다. 혈관운동 신경원의 고탄산혈증과 저산소증은 혈관수축부위를 반사적으로 자극하여 동맥압의 상승을 야기한다. 이와 같은 자극은 일상적인 조절 기전이 분명히 아니지만, 일부 병리적 상황에서는 정상적인 보상기전으로 작용하기도 한다. 두개강내압의 상승은 연수의 고탄산혈증과 저산소증을 야기할 수 있다. 이러한 자극으로 인해 생긴 반사적인 동맥압상승(Cushing's reflex)은 연수의 관류를 증가시킴으로써 연수의 저산소증이나 고탄산혈증을 완화시킬수 있다. 동맥압의 호르몬에 의한 조절은 부신수질의 카테콜라민과 레닌-안지오텐신계의 영향을 받는다. 부신수질 카테콜라민은 동맥(중막)과 근층에 분포하는 교감신경섬유의 작용과 비슷하여 동맥수축과 동맥압상승을 야기한다. 레닌-안지오텐신계는 28장에서 다루어진다. 간단히 설명하자면, 혈액량 저하나 신장관류의 저하로 나타나는 사구체 여과율의 저하는 사구체곁기관(juxtaglomerula apparatus)의 레닌 분비를 자극한다. 이러한 레닌 분비 자극은, 직접적으로 혈관 중막에 작용하여 혈관수축을 도모하는 안지오텐신II의 생성을 야기한다. 그러므로 레닌은 동맥압을 상승시켜 신장

관류와 사구체여과를 증가시킨다.

마지막으로, 동맥압은 중막세포에 있는 비결합된 칼슘 농도변화에 영향을 받는다. 칼슘농도는 근세포막에 있는 칼슘채널을 열고 닫는 요소에 의해 좌우된다. 칼슘통로 차단제(calcium blockers)는 칼슘의 세포내유입을 막는다. 세포내 칼슘농도 저하는 심장근육을 포함한 근육의 수축을 저하시켜 혈관을 확장시키고 동맥압을 저하시킨다.

11. 임상 적용

자가학습: 비판적 사고

1. 김씨는 좌측전하행관상동맥의 90% 폐색 진단을 받았다. 해부학적으로 어느 심벽에 영향을 끼쳤을지 생각해보시오. 동맥폐색으로 인해 심장 전도계의 어떠한 부분이 영향을 받았을지를 설명하시오.
2. 오씨는 중환자실 환자이다. 그의 심박출량이 8L/분에서 4L/분으로 떨어졌다. 심박동에는 변화가 없었다. 심박출량 저하의 가능한 원인에 대해 토론해 보시오.

Chapter 2

심혈관계 건강사정

심혈관계나 심폐기능의 상태를 사정하고 관리하는 기술은 그동안 눈부시게 발전해 왔으며, 이러한 복합적이고 기술적인 발전은 중증 환자를 간호하는데 필요한 중요한 요소이다. 그러나 심혈관계의 건강력이나 건강사정 또한 절대 과소평가되어서는 안될 기본적 요소라 할 수 있다.

본 장에서는 심혈관계 건강력, 건강사정, 심전도 및 혈액학적 모니터링이 포함된 진단학적 검사의 이해를 비롯한 심혈관계 사정요소에 대한 설명을 하고 있다.

I. 심혈관계 병력과 건강사정

심혈관계의 병력은 건강사정, 진단검사, 치료방법 등을 선택하는데 주요한 생리적, 정신사회적 정보를 제공한다.

간호사는 병력 조사 시 현재 증상, 과거력, 현재 건강상태, 위험요인, 가족력, 사회적, 개인적 경험 등을 모두 확인해야 한다. 간호사는 또한 심혈관계 건강을 증진시키거나 위험하게 하는 활동에 대해 문진하고 그 결과를 환자 교육 시 근거로 사용할 수 있다. 또한 간호사는 과거력을 조사하고 건강사정을 하는 동안 환자와 감정을 공유할 수 있는 기회를 가질 수 있고, 환자의 전반적인 정서적 상태를 사정할 수 있다.

1. 환자의 과거력

1) 주호소 및 현병력

환자의 과거력은 주호소를 조사하는 것으로 시작된다. 환자가 자신에게 도움이 필요한 이유와 문제점에 대해 가능한 많이 이야기하도록 격려해야 한다. 간호사는 Box 2-1의 질문표를 사용하여 현 질병에 관해 여러사항을 질문한다. 환자의 대답은 현재의 환자 문제를 이해하기 위해 매우 중요하다. 또한 간호사는 환자에게 흉통, 호흡곤란, 하지부종, 심계항진, 실신, 기침과 객혈, 야뇨증, 청색증, 간헐적 파행증 등 경험한 증상에 대해 충분히 문진해야 한다.

(1) 흉통

흉통은 심혈관계 환자들에게서 가장 흔하게 나타나는 증상 중 하나이므로 환자를 사정할 때 반드시 확인해야 할 사항이다. 흉통은 환자를 두렵게 하거나 놀라게 하기 때문에 환자는 흉통에 대해 말하기를 꺼려 한다.

Box 2-1에 제시된 질문들은 흉통을 사정하는데 매우 유용하다. 흉통은 산소공급과 산소요구도 사이의 불균형에 의해 발생하기 때문에 대체로 오랜 시간에 걸쳐 발현된다.

일반적으로 협심증 통증은 극적인 통증으로 시작하지 않으며, 또한 모든 흉통이 심장에서 시작되는 것은 아니다. 그러므로 통증의 특성과 어떤 행동이 통증을 유발하는지 잘 파악해야 할 것이다. 간호사는 증상이 유발되기 전 환자의 정상적인 상태를 파악해야 한다. 또한 증상이 시작된 날과 시간을 판단하기 위하여 언제 통증이 시작됐는지와 통증의 양상이 갑작스럽거나, 또는 서서히 시작되었는지도 확인해야 한다. 심장질환으로 인한 흉통에서 동반할 수 있는 증상으로는 오심과 구토가 있다. 관상동맥 질환으로 인한 흉통은 신체활동이나 감정적인 활동, 식사, 추위

N(normal: 정상): 당신의 평소 모습을 설명해 보십시오. 증상이 시작되기 전에는 어땠습니까?

O(Onset: 발병): 증상이 언제 시작되었습니까? 어느 날, 어느 시간이었으며, 갑자기 시작되었습니까? 아니면 천천히 나타났습니까?

P(Pracipitating and palliative factors: 악화증상과 완화증상): 무엇이 증상을 나타나게 했습니까? 스트레스, 자세변경, 또는 운동이 증상을 유발합니까? 증상을 처음 느꼈을 때 어떻게 하였습니까? 무엇이 증상을 악화시켰습니까? 통증을 경감시키기 위해 어떤 시도를 해보았습니까? 어떤 시도가 증상을 완화시키지 못했습니까?

Q(Quality and quantity: 증상의 질과 양): 증상은 어떤 느낌입니까? 어떻게 묘사해 보시겠습니까? 지금은 얼마나 경험하고 있습니까? 다른 때와 비교하여 증상이 더욱 심합니까? 아니면 덜한 상태입니까?

R(Region and radiation: 부위와 방사상태): 증상은 어느 부위에 나타납니까? 증상이 나타난 부위를 가르켜 보십시오. 통증이 나타날 경우, 그 통증이 팔이나 등에서도 느껴지십니까?

S(Severity: 심각 정도): 0~10 척도에서 10이 가장 심하다고 할 때 현재 당신의 통증 정도는 어느 정도 입니까? 가장 심할 때 얼마나 심합니까? 통증이 너무 심해서 앉거나 눕거나 행동이 느려지는 증상 등을 경험하십니까? 현재 증상이 나아집니까? 심해집니까? 아니면 똑같습니까?

T(Time: 기간): 증상이 얼마나 오래 갑니까? 증상을 얼마나 자주 느끼십니까? 증상이 어떤 행동과 연관되어 나타납니까? 예를 들면 식전, 식중, 식후 등의 상황이 증상과 연결됩니까?

에 노출되면 더욱 악화된다. 흉통을 감소하기 위한 완화적 접근은 휴식사나 설하용 니트로 글리세린 투여 등의 방법이 선택되기는 하나 이것들은 보통 심근경색에 의한 통증을 완화시키지는 못한다. 흉통의 특성은 대체로 중압감, 긴장감, 쥐어짜거나 질식할 것 같은 기분이 들게 하는 것으로 표현된다. 만약 통증의 특성이 표재성이고, 칼날과 같은 날카로움 또는 두근거림 등이라면 협심증 통증이 아닐 수 있다. 흉통은 흉골하부에서 발생하고, 가끔 목, 왼팔, 등, 턱 등으로 퍼진다. 비록 통증이 다른 곳에서 발생된다고 해도 협심증 통증은 원인부위의 장기에 나타나고, 주로 환자가 호소하는 양상은 내부의 깊숙한 통증이다. 환자에게 통증부위를 지적하라고 하면 대체로 손이나 주먹

만큼의 부위이다. 협심증 통증이 손가락 마디 끝만큼의 부위에 국한되기는 힘들다. 환자에게 통증의 정도를 10점을 가장 심각한 정도로 설명하고 0점에서 10점 사이로 대답하게 하여 확인한다. 통증지속 정도는 보통 30초에서 몇시간까지도 지속된다고 보고되고 있다. 통증은 관상동맥의 기능부전과 관련되지 않은 이차적 심혈관 문제로 야기되는 것일 수도 있기 때문에 간호사는 환자의 과거력을 문진할 때 반드시 다른 원인들을 고려해야 한다. 예를 들어, 환자의 통증이 눕거나, 움직이거나, 깊은 숨을 쉴 때 악화된다면 원인은 심막염이라 할 수 있다. 또한 통증이 흉골 뒤쪽에서 나타나고 갑자기 숨이 차거나 말초혈관에 청색증이 나타난다면 이는 폐색전증이 원인일 가능성이 크다.

(2) 호흡곤란

호흡곤란은 호흡기계 질환과 심혈관계 질환 환자들에게서 발생한다. 심장 질환을 가진 환자들의 호흡곤란은 좌심실이 펌프역할을 비효율적으로 하여 폐 혈관에 울혈이 생긴 결과이다.

과거력에서 호흡곤란은 갑작스럽게 계단을 올라간다든지 하는 신체활동에 따른 무호흡과는 따로 분류되어야 한다. 호흡곤란은 숨이 가쁜 것이 아닌 진짜 호흡하기 어려움의 주관적 호소이다. 또한 호흡곤란 증상이 운동을 할 때만 발생하는지, 휴식시기에도 발생하는지 확인해야 한다. 만일 호흡곤란이 잠이 들고나서 1-2시간 후에 발생하고 반듯이 앉거나, 침대에서 일어났을 때 호전된다면 발작성 야간호흡곤란(Paroxysmal nocturnal dyspnea)을 의미한다.

(3) 발과 발목의 부종

발과 발목에 나타나는 부종은 여러 원인이 있지만, 심부전 역시 하나의 원인이다. 그 이유는 기능이 떨어진 심장이 수분의 이동을 제대로 시키지 못하기 때문이다. 중력은 수분을 혈관 내에서 혈관 외 공간으로 이동시키므로 부종은 시간이 지날수록 더욱 심해지다가 밤에 자려고 누웠을 때 조금 나아진다. 환자와 가족들은 신발이 더 이상 맞지 않는다거나 느슨했던 양말이 낀다거나, 양말의 고무밴드 자국이 없어지는데 평소보다 더 많은 시간이 걸린다고 한다. 간호사는 부종이 진행된 과정(발을 아래로 떨어뜨릴

때 즉각 나타나는지, 밤에만 나타나는지, 염분을 취했을 때 나타나는지 등)과 소멸되는 기간(다리를 잠시 올려놓으면 없어지는지, 계속 올려놓아야 하는지) 등을 파악해야 한다.

(4) 심계항진과 현훈

심계항진은 불규칙하고 빠른 심박동을 말한다. 환자는 숨을 쉴 때 짧게 건너뛰거나(skipping) 심장의 돌발적인 느낌(rushing) 또는 커다란 쿵하는 소리(thudding)로 표현할 수 있다. 간호사는 언제 시작했는지, 기간, 증상, 가족과 환자가 기억하는 전구증상 등이 있었는지 물어보아야 한다. 심부정맥은 부족한 혈액을 뇌에서 만회하려고 하기 때문에 환자에게 심계항진 시 현훈, 어지러움증, 일시적인 실신 등의 증상이 동반되었는지 문진해야 한다.

(5) 기침과 객혈

심부전, 폐색전증이나 승모판 협착증 등의 비정상적인 증상들은 기침이나 객혈을 유발한다. 안지오텐신전환효소억제제(Angiotensin-converting enzyme(ACE) inhibitor)와 같은 약물의 부작용으로 기침이 나타날 수 있다.

간호사는 환자에게 기침이 나는지 물어보고, 기침의 특성(촉촉한지 건조한지)과 빈도(만성 또는 누울 때만 나는지, 운동 후에 나는지)를 확인해야 한다. 기침에 가래가 함께 나타나면 간호사는 색깔, 점도와 양을 기록한다. 만약 환자가 침을 뱉을 수 있으면 출혈의 흔적, 거품이 나는 피가 섞인 객담, 출혈성 여부를 확인한다.

(6) 야뇨증

심장기능저하로 인해 낮 시간 동안 혈액이 신장에 부적절하게 관류하게 되면 밤 휴식기에 신장의 관류가 증가되어 많은 양의 소변이 생성된다. 간호사는 환자가 밤에 얼마나 자주 화장실을 가는지 문진해야 하며, 만약 환자가 이뇨제를 복용한다면 낮 동안 환자가 얼마나 자주 소변을 보는지 사정해야 한다.

(7) 청색증

청색증은 산소섭취와 순환상태를 반영한다. 중추신경계의 청색증은 대체로 광범위하고 색이 어둡거나 변색되

어 있으며 점막층을 사정하는 동안 잘 관찰되며, 산소포화도의 감소를 의미한다. 말초 청색증은 사지와 손, 발, 코, 귀, 입술 등 돌출부위에서 많이 관찰되고 손상된 순환장애를 반영한다.

(8) 간헐적 파행증
간헐적 파행증은 운동성 근육에 혈액공급이 부적절할

때 나타난다. 간헐적 파행증은 하지의 죽상동맥 폐쇄가 가장 중요한 요인이다. 폐쇄가 심각하지 않으면 휴식 시 사지는 큰 증상을 보이지 않는다. 그러나 운동시에는 하체로 혈액공급이 부적절하여 생리적 요구도에 미치지 못해 허혈성 통증을 초래한다, 환자들은 '운동할 때 쥐가 나는' 통증과 같은 경련을 호소하고, 발, 종아리, 허벅지, 엉덩이로 이어지는 통증 및 허약감이 휴식시에 완화되는 양상을

BOX 2-2
심혈관계 건강력

주호소(C,C : Chief Complaints)
- 환자가 호소하는 문제

현병력
- 증상을 NOPQRST 형식을 이용하여 조사(Box 2-1참조)
- 흉통
- 오심/구토
- 호흡곤란
- 부종
- 심계항진
- 실신/어지러움
- 기침/객혈
- 야뇨증
- 청색증
- 간헐적 파행증이나 감각이상

과거력
- 아동기 병력과 예방접종 관련성 : 류마티스성 열, 심잡음, 선천성 기형, 연쇄상구균 감염
- 과거 급성/만성적임 임상문제(입원력, 치료 포함) : 심부전, 고혈압, 관상동맥질환, 심근경색, 고지혈증, 판막증, 심부정맥, 당뇨, 심내막염, 혈전정맥염, 심부정맥혈전증, 말초혈관질환, 흉부 손상, 폐렴, 폐색전증, 갑상선질환, 결핵
- 위험요인 : 나이, 유전, 성별, 인종, 흡연, 고콜레스테롤증, 고혈압, 운동부족, 비만, 당뇨(Box 2-3참조)
- 과거 수술력 : 심혈관계 수술(심장동맥 우회로 이식술), 판막수술, 말초혈관수술
- 과거 진단검사력과 중재 : 심전도, 심초음파, 스트레스 검사, 전기생리적 검사, 심근영상 검사, 혈전치료, 심장카테터삽입법, 경피적 혈관 성형술, 스텐트 삽입, 죽상절제술, 심박동기나 전기 제세동기 이식, 판막성형술
- 약 : 처방된 약, 개인이 구입한 약, 비타민, 허브 등(안지오텐신 전환효소(ACE) 억제제, 항응고제, 항고혈압제, 항혈소판제, 항부정

맥제, 안지오텐신Ⅱ 수용차단체(ARBs), β-blockers, 칼슘채널차단제, 항고지혈증제, 이뇨제, 전해질보충제, 질산염, 근수축 호르몬 보충치료, 피임약)
- 알레르기 반응 : 약, 음식, 염색약, 라텍스, 다른 매개물
- 수혈 : 혈액형, 날짜

가족력
- 부모, 형제자매의 건강상태나 사망원인 : 관상동맥질환, 고혈압, 당뇨, 돌연 심장사, 뇌졸중, 말초혈관질환, 지질장애

개인력과 사회력
- 담배, 술, 기타 남용물질 사용
- 가족구성
- 생활환경
- 일상생활
- 식사 : 섭취제한, 식사보조제, 카페인 섭취
- 수면양상 : 사용하는 베개의 수
- 운동
- 문화적 가치관
- 신앙
- 사회 지지체계
- 여가활동
- 성생활 : 발기부전증 치료약의 사용
- 여행

다른 신체계통 검토
- HEENT : 망막문제, 시력변화, 두통, 경동맥질환
- 호흡기계 : 숨 가쁨, 호흡곤란, 기침, 폐질환, 감염 재발, 폐렴, 결핵
- 위장관계 : 오심, 구토, 체중감소, 배변 습관의 변화
- 비뇨생식기계 : 요실금, 발기부전
- 근골격계 : 통증, 위약감, 정맥류, 감각변화, 말초부종
- 신경계 : 일과성 뇌허혈 발작, 뇌졸중, 의식수준 변화, 감각변화
- 내분비계 : 갑상선질환, 당뇨

보인다. 환자는 통증의 심각 정도와 통증을 느끼기 시작하는 운동의 정도를 설명할 수 있어야 한다.

2) 과거력

환자의 과거력을 사정할 때 간호사는 어린 시절 질병 및 과거에 수술을 받았는지 여부와 관련 진단검사나 시술, 약물사용, 알레르기 여부, 수혈여부 같은 최근 과거력을 파악해야 한다(Box 2-2).간호사는 또한 위험 요인에 대해서도 사정해야 한다(Box 2-3).

3) 가족력

간호사는 부모, 조부모, 형제자매, 자식, 손자 등 가까운 가족들의 나이와 건강상태, 나이와 사망원인들을 문진해야 한다. 간호사는 심혈관계의 문제점, 예를 들면, 고혈압, 고콜레스테롤증, 관상동맥질환, 심근경색, 뇌졸중, 말초혈관 질환 등에 대해 파악해야 한다(Box 2-2).

4) 사회력과 개인력

신체적으로 나타나는 증상들이 심질환의 원인과 범위를 추정할 수 있는 지표이지만 사회력과 개인력도 환자의 건강상태에 기여한다. Box 2-2에 나열된 항목들은 간호사가 환자를 이해하는데 기여하며 환자 교육뿐 아니라 환자와 가족 등과 상호작용을 할 때 좋은 지표가 된다.

5) 다른 신체계통의 평가

건강력 사정에는 관련있는 다른 신체 계통들의 평가가

BOX 2-3
심혈관질환의 위험요인

조절할 수 없는 주요 유발요인

- **나이**: 모든 종류의 죽상동맥질환은 나이가 많아짐에 따라 높은 빈도를 나타낸다. 관상동맥질환으로 사망하는 환자의 85%는 65세 이상이다. 심근경색증을 가지고 있는 고령여성의 경우 몇 주내에 사망할 확률이 남자보다 2배정도 높다.
- **유전**: 죽상경화증은 가족 사이에 나타나는 경향이 있다. 유발요인은 환경적, 유전적 요인의 결합이라고 할 수 있다. 비록 주요 유발요인이 다른 것이고 기타 요인들이 조절되어도 가족력이 있다면 관상동맥질환 유발 확률이 높아진다.
- **성**: 관상동맥질환은 여성보다 남성에서 더 많이 나타난다. 폐경기를 지나면 여성의 사망률이 높아지지만 남성만큼 높지는 않다.
- **인종**: 아프리카계 미국인, 멕시코계 미국인, 미국 원주민, 하와이 원주민, 아시아계 미국인에서 심혈관계 질환이 높게 나타난다.

조절, 치료, 완화가 가능한 주요 유발요인

- **흡연**: 흡연자는 비흡연자에 비해 심근경색에 걸릴 위험이 두배이상 높다. 심근경색을 가진 흡연자는 1시간내에 사망할 수 있는 확률이 비흡연자에 비해 높다. 흡연은 돌연사의 가장 큰 요인 중 하나이다. 흡연자는 비흡연자보다 돌연사의 위험이 2~4배 정도 높다. 만성 간접흡연자도 심장병을 높이는데 영향을 미친다.
- **고콜레스테롤증**: 혈중 콜레스테롤이 증가할수록 관상동맥질환의 위험요인이 증가된다. 다른 유발요인들이 함께 있다면 이 요인은 더욱 증가된다.
- **고혈압**: 조용한 살인자라고 불리기도 하며 특정한 증상이나 선행 경고사인도 없다. 55세까지는 남성이 여성보다 고혈압의 위험이 더 높으며, 55세에서 75세까지는 비슷하고, 75세 이후부터는 여성이 남성보다 더 높다. 아프리카계 미국인이 백인보다 고혈압을 가질 위험이 더 높다. 고혈압은 뇌졸중, 심근경색, 심부전, 신부전의 위험도를 높인다.
- **운동부족**: 운동부족은 관상동맥 질환의 위험도를 증가시킨다. 높은 강도의 꾸준한 운동은 심질환이나 혈관질환 예방에 중요한 역할을 한다. 특히 꾸준히 오랫동안 한다면 매우 효과가 있다. 운동은 또한 콜레스테롤, 당뇨, 비만, 고혈압과 같은 증상을 조절하는데 중요한 역할을 한다.
- **비만**: 비만한 환자들은 관상동맥 질환과 뇌졸중 같은 질환에 사망률이 높아진다. 체중의 증가는 고혈압, 인슐린 저항, 당뇨, 지질대사부전의 요인이 된다.
- **당뇨**: 당뇨병은 심혈관 질환의 중요한 요인이다. 보통 남성보다 여성이 보다 큰 영향을 받는다. 당뇨환자의 3/4은 심장이나 혈관질환에 의해 사망한다.

기타 기여요인

- **스트레스**: 개인이 스트레스에 반응하는 정도에 따라 심장병의 위험요인이 될 수 있다. 스트레스의 정도, 건강행태와 사회경제적 상황은 모두 위험요인이 될 수 있다. 예를 들어 스트레스를 받은 개인은 과식하거나, 흡연을 하거나 운동을 하지 않을 수도 있다.
- **알코올 섭취**: 알코올 과다섭취는 혈압을 높이고 심부전을 야기하며 뇌졸중으로 이어지고, 중성 지방 상승과 비만을 초래하며 부정맥을 유발한다. 알코올을 적당히 섭취하는 사람들은(여자는 1잔, 남자는 2잔) 전혀 마시지 않는 사람보다 심장질환에 걸릴 위험이 낮다고 한다.

포함된다. 이러한 정보들은 간호사가 환자의 전신건강 상태에 대해 더 잘 이해하도록 하고, 다른 신체계통의 기능에서 심혈관질환에 미치는 영향을 알아낼 수 있도록 도와준다.

2. 신체사정

심장의 사정은 신체의 모든 측면에서 검사되어야 하고 시진, 촉진, 타진, 청진 등의 방법을 사용한다. 철저하고 세심한 사정은 확실한 증상은 물론 미세한 비정상 증상까지 발견할 수 있다.

1) 시진

(1) 전반적 외형

시진은 간호사와 환자가 상호작용을 하는 즉시 시작된다. 가장 중요한 첫번째 시진은 환자의 전반적인 외형과 자세이다. 시진은 나이, 영양상태, 자가간호능력, 경계상태와 전체적인 건강상태를 알려준다. 간호사는 환자가 통증 없이 움직이고 말할 수 있는지 기록할 필요가 있으며, 환자의 자세, 걸음걸이, 근골격 기능에 대해 파악해야 한다.

(2) 경정맥의 팽창정도

경정맥의 압력은 우심방의 압력을 의미하며, 간호사에

게 심장의 혈역동학적 상태와 심장기능에 대한 정보를 제공한다. 정맥과 우심방 사이에 판막이나 폐색이 없기 때문에 우측 내경정맥의 혈액 높이는 우심방의 압력을 암시한다. 경정맥은 흉쇄유돌근 아래 깊은 곳에 있어 직접적인 시진은 불가능하다(그림 2-1). 따라서 건강사정은 내경정맥의 맥박이 보이는 가장 높은 곳을 찾아서, 머리의 높이를 높이면서 보이는 흉골각과의 수직거리를 측정하도록 한다. 환자는 앙와위 자세로 침상머리를 30, 45, 60, 90도로 올린다. 환자는 각각의 각도에서 머리를 검사자 반대편으로 돌린다. 간호사는 빛을 사선으로 비추며 맥박이 보이는 가장 높은 곳을 찾는다. 루이의 각(angle of Louise)은 쇄골이 흉골과 만나는 곳에서 촉진된다. 검사하는 손이 흉골의 돌출된 부분이 느껴지는 곳까지 따라 내려온다. 이 돌출된 부분이 루이의 각이다. 수직선 자를 루이의 각에 대고 다른 자를 맥박의 평행이 되는 곳에 댄다. 이 두 자들의 교차점의 길이를 읽는다. 정상적인 경정맥압은 루이의 각에서 3cm를 벗어나지 않는다. 그림 2-2에 설명된 경정맥압 측정방법을 참고한다. 3cm 이상이 확인되었다면 이것은 정맥이 비정상적으로 비대함을 뜻한다. 가능한 원인으로는 우심장 기능부전, 상대정맥의 폐쇄, 심낭 삼출물 또는 기타 심장, 흉부질병들이 있다. 복부에 60초 이상의 압력을 주었을 때 경정맥압이 1cm 보다 높아진다는 것은 혈관이 증가된 정맥환류를 수용할 수 없음을 의미한다.

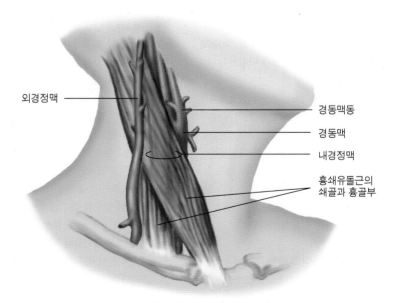

외경정맥

경동맥동
경동맥
내경정맥
흉쇄유돌근의
쇄골과 흉골부

그림 2-1 내경정맥

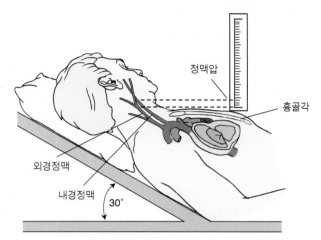

정맥압

흉골각

외경정맥

내경정맥

30°

그림 2-2 경정맥압의 사정. 환자를 반듯이 눕히고 상체를 각각 30°, 45°, 60° 및 90°로 서서히 올린다. 곧은 자를 흉골각에 대고 수직선을 맞춘다. 내경정맥의 최대 박동점을 확인한다. 이 지점과 흉골각 간의 수평적 거리를 측정한다. 이 거리를 cm단위로 기록하고, 침대의 각도도 함께 적는다.

(3) 가슴

가슴은 손상이나 외상여부, 대칭성, 흉곽 상태와 육안으로 보이는 맥박을 시진하기 위해 검사한다. 검진자는 심장부위의 비정상적인 맥박촉진을 유의해야 한다. 시진으로 최대박동점(point of maximal impulse, PMI)의 위치를 확인할 수 있다. 대부분의 환자는 최대박동점이 PMI지

만 병리학적으로는 흉부의 두 군데에서 특징적으로 나타날 수도 있다. 전흉부(Precordium)의 함몰이나 융기도 기록한다.

(4) 사지

환자의 팔과 다리를 자세히 시진하는 것도 심혈관계 건강상태를 파악하는데 도움이 된다. 사지를 검사할 때 외상, 궤양, 잘 낫지 않는 상처나 정맥류 등을 확인한다. 체모의 분포도 검사하는데 털의 분포가 빈약하면 그 부위에 동맥혈이 감소되었음을 예상할 수 있다.

(5) 피부

피부검사시 습도, 건조함, 색깔, 탄력성, 부종여부, 두께, 외상여부, 궤양 등과 혈관의 변화를 확인한다. 손, 발톱 말단에서 만성 심장질환 또는 폐의 비정상적인 소견을 보일수 있는 청색증과 곤봉 형상을 관찰한다. 색깔의 변화와 신체 부위의 체온 차이는 관류장애를 의미할 수 있다.

2) 촉진
(1) 맥박

심혈관계 사정은 손과 손가락을 사용한 촉진으로 이어진다. 손가락을 사용하여 경동맥, 상완동맥, 요골동맥, 대

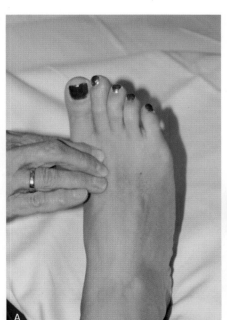

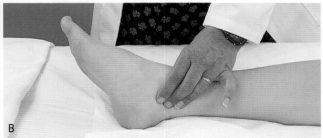

그림 2-3 A: 족배동맥 B: 후경골 동맥

퇴동맥, 슬와동맥, 후경골 동맥과 족배동맥의 맥박을 촉진한다(그림 2-3). 말초맥박은 속도, 리듬, 강도와 대칭성을 알기 위해 양쪽 부위를 비교한다. Box 2-4에 설명되어 있는 0-4 지표는 맥박의 강도를 사정하기 위해 사용된다. 경동맥압의 경우 절대로 양측을 동시에 측정해서는 안되는데 이는 혈액이 뇌로 흐르는 것을 일시적으로 차단할 수 있기 때문이다. 맥박은 맥박의 특성을 서술해야 한다. 예를 들어, 교호맥(pulse alterans)은 좌심실 부전환자에게서 찾아볼 수 있는 박동시 강도가 달라지는 맥박을 말한다. 기이맥(pulse paradoxus)은 흡기시 사라졌다가 호기시 다시 나타난다. 맥박이 병적인 상황인가를 확인하려면 맥박이 호기에서만 들릴 때까지 혈압계 커프를 이완시키고 그 혈압점을 기록한다. 계속 커프를 서서히 이완시켜 호흡시 압력이 모두 들리는 지점을 찾아 확인한다. 정상 호흡시 두번째 수축력이 첫번째보다 10mmHg 이상 크면 이는 병적인 상황으로 간주한다. 맥박을 사정하는 동안 간호사는 촉진되는 혈관부위의 온도와 크기를 파악해야 한다.

3) 흉벽

흉벽은 심첨부위의 최대박동점(PMI), 진동, 비정상적 맥박을 사정하기 위해 촉진한다. 촉진은 심첨부의 최대박동점을 찾는 것으로 시작된다. 대부분의 환자에서 최대박동점은 심첨맥박이 가장 잘 느껴지는 부분을 의미한다. 간호사는 먼저 손바닥을 환자의 가슴에 대고 약간의 힘을 주어 사용하고, 그 다음 손가락의 바닥을 이용해 촉진한다(그림 2-4).

심첨부는 위치, 직경, 넓이, 간격 등을 확인하며 촉진해야 한다. 최대 박동점은 흔히 중앙 쇄골선을 따라 4-5번째 늑간극에 위치한다. 만약 심첨부를 촉진하기 힘들다면 환자에게 왼쪽 모로 누울 것을 요구하도록 한다. 그 다음 간호사는 왼쪽 하측 흉골의 가장자리 부분, 왼쪽 상측 흉골의 가장자리 부분, 흉쇄유돌근 근처, 오른쪽 상측 흉골 가장자리, 오른쪽 하측 흉골의 가장자리 그리고 마지막으로 상복부를 촉진하도록 한다. 간호사는 이 부위에서 진동을 촉진할 수 있다. 진동은 대개 반월판막 결손에 의한 혈액 순환 중단을 의미한다.

4) 타진

심장의 크기는 방사선 검사로 정확히 측정되므로 타진의 유용성은 심장사정에 큰 의미를 부여하지 못하고 있다. 그러나 전반적인 심장의 크기는 심장 가장자리에서 탁음이 들리는 것으로 사정할 수 있다.

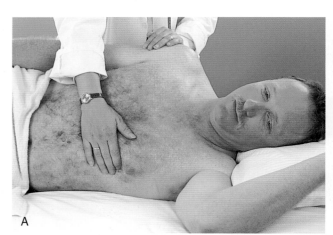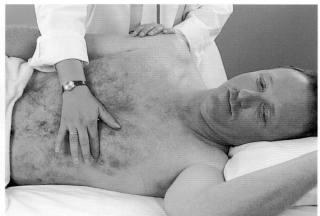

그림 2-4 A: 먼저 손바닥을 대고 약간의 힘을 준다. B: 그 다음 손가락의 바닥을 댄다.

5) 청진

세밀하고, 정확하게 심장을 청진하여 얻은 정보는 중증 환자의 간호계획을 세우는데 매우 중요하다. 심장을 청진하는데 기본적인 원칙, 정상 심음이 만들어지는 구성요소, 그 밖의 소리, 잡음, 마찰음 생성의 병태생리적 조건 등을 파악해야 한다. 정확한 청진을 위해서는 환자가 적당한 조명이 있는 조용하고 따뜻한 환경에서 긴장을 풀고 편안한 상태여야 한다. 환자는 상체를 30-45도 올린 상태로 편하게 기댄 자세가 바람직하다. 심장의 비정상적인 소리를 잘 듣기 위해서 환자는 왼쪽으로 몸을 약간 기울이는 것이 좋

다. 이 자세는 좌심실을 흉벽 가까이에 가져올 수 있다. 또한 앉는 자세에서 몸을 앞으로 기울이며 숨을 내쉬는 자세도 좋다. 이 자세는 대동맥역류로부터 생기는 심잡음을 듣는데 용이하다(그림 2-5).

좋은 품질의 청진기는 필수이다. 귀에 꽂는 부분인 ear-piece는 귀에 잘 들어가도록 자연스러운 각도가 형성되어야 한다. 짧은 거리를 전도하는 음파는 더욱 강하고 자연스럽다. 그러므로 청진기의 관은 12인치 정도의 길이가 적당하며 어느 정도 단단해야 한다. 청진기는 판형과 종형이 모두 있어 사용자가 쉽게 판형과 종형을 바꿀 수 있어야

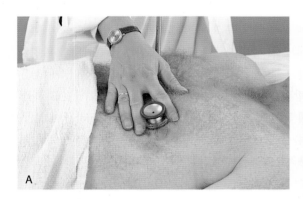

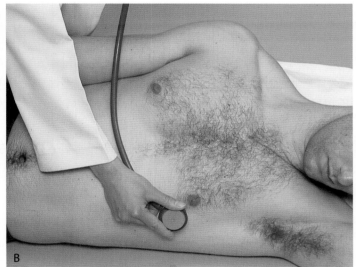

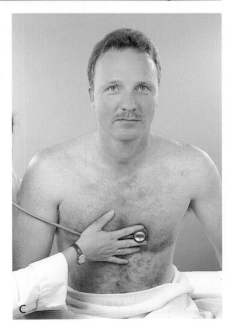

그림 2-5 A: 누워있는 자세에서의 청진 **B:** 몸을 왼쪽으로 기울인 자세 **C:** 앉는 자세에서 몸을 약간 앞으로 기울이며 숨을 내쉬는 자세

한다. 판형은 제1심음이나 제2심음, 마찰음과 수축기 잡음, 확장기의 비효율적 잡음같이 고음을 듣기에 적당하다. 판형을 사용할 경우 흉벽에 밀착되도록 댄다. 제3심음이나 제4심음, 승모판과 삼첨판막 협착의 잡음 등의 저음은 청진기의 종형으로 가볍게 대어 판의 변두리에만 흉벽에 밀착되도록 했을 때 더욱 잘 들린다. 전흉부(명치부위)는 체계적으로 청진해야 한다(그림 2-6). 어떤 전문의는 청진부위를 해부학적 이름으로 사용하길 제안하고 또 다른 전문의는 잡음이 한군데에서만 오는 것이 아니기 때문에 사용하지 않을 것을 권고한다. 일부에서는 늑간극과 흉골막의 관계처럼 해부학적 주요 부위의 이름을 사용하도록 권고하기도 한다.

간호사는 먼저 청진기의 판형으로 우측 2번째 늑간극에서부터 흉골을 따라 청진한다. 이 부위는 종종 대동맥 부위라고 하며 제2심음이 가장 크게 들리는 곳이다. 그 다음 폐동맥을 들을 수 있는 좌측 두 번째 늑간극에서부터 흉골을 따라 5번째 늑간극까지 한 늑간극씩 차례로 청진해 간다. 최하측 흉골 가장자리는 삼첨판 부위라고도 불린다. 마지막으로 간호사는 제1심음이 가장 크게 들리는 심첨부

까지 청진한다. 이러한 청진패턴은 청진기의 종형으로 다시 반복하도록 한다. 간호사는 청진할 때 제1심음 소리의 강도, 호흡 변형음이나 분열음 등을 구별해야 한다. 제2심음 역시 같은 방법대로 청진하고 그 후에는 그 외의 소리, 예를 들어 수축기음과 확장기음을 확인해야 한다. 마지막으로 잡음과 마찰음을 듣기 위해 청진한다.

(1) 제1심음

제1심음은 심실수축기 초반에 승모판과 삼첨판막이 동시에 닫힐 때 발생된다(그림 2-7-A). 승모판막이 거의 모든 소리를 책임지기 때문에 제1심음은 승모판부위에서 가장 잘 들린다. 경동맥박의 상행각은 제1심음과 관련이 있기 때문에 제1심음과 제2심음을 구별하기 쉽게 도와준다. 제1심음의 강도는 심실수축기 초반에 방실판막의 위치와 첨판의 구성(두꺼운지 얇은지)에 따라 달라진다. 제1심음은 방실판막이 심실수축기의 시작에서 크게 열릴 때 가장 크게 들리고, 심전도 의 PR 간격이 길면 부드러운 제1심음의 음이 생성되는데 그 이유는 심실 수축기 전에 판막이 부분적으로 닫히는데 시간이 소요되기 때문이다. 승모판

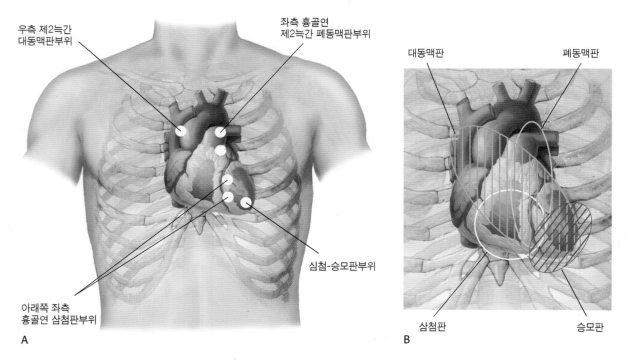

그림 2-6 청진부위. I. 대동맥부위(제 2늑간에서 흉골의 우측부위) II. 폐부위(제 2늑간에서 흉골의 왼쪽부위) III. 삼첨판부위(제 5늑간에서 흉골의 좌측부위) V. 승모판 부위(제 5늑간에서 중앙쇄골선부위)

막 협착 역시 판막의 구조가 두꺼워짐에 따라 제1심음의 소리가 커진다. 일반적으로 제1심음은 단일음으로 들린다. 그러나 만약 우심실 수축이 지연되면 제1심음은 2개의 소리로 나뉜다. 이런 소리의 분열은 우각(right bundle branch, RBB)을 통해 들어온 충격의 전도지연에 의해 생긴다(심전도에서 나타나는 우각차단은 소리의 분리와 연관되어 있다). 제1심음의 분열음은 삼첨판 근처에서 가장 잘 들린다.

(2) 제2심음

제2심음은 대동맥판과 폐동맥판이 닫히면서 생기는 진동으로 인해 나타나고, 심장 아래 부분에서 가장 잘 들린다(그림 2-7-B). 이 소리는 심실확장기의 시작을 알린다. 제1심음과 제2심음은 2가지 다른 요소가 있다. 첫 번째는 대동맥판의 닫힘이고 두 번째는 폐동맥판의 닫힘이다. 흡기 시 우심실 충만이 늘어남으로 인해 우심실 수축이 약간 길어진다. 결과적으로 폐동맥판이 대동맥보다 늦게 닫히고, 제2심음은 두 개로 나누어진다. 이것을 생리적 분열음

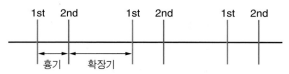

정상: S₁의 발생은 방실판막의 닫힘과 심실수축의 시작에 의해 생긴다. 이 소리는 삼첨판이나 승모판부위에서 가장 잘 들린다.

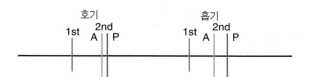

B. 제2심음

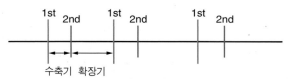

큰소리의 S₁: 제1심음의 강도는 빈맥처럼 PR 간격이 짧아지거나, 승모판 협착증처럼 각각의 판막이 두꺼워질 때 증가된다.

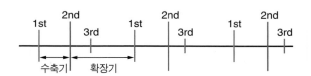

C. 제3심음

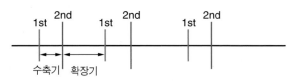

부드러운 S₁: 부드러운 소리는 PR 간격이 길어질 때 발생한다.

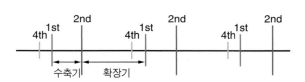

D. 제4심음

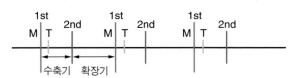

분열음 S₁: 찢어지는 듯한 소리의 S₁은 우심실이 비어있는 상태가 오래되기 때문에 나타난다. 분열음은 승모판의 닫힘과 그 이전의 삼첨판에 의해 나타날 수 있다.

A. 제1심음

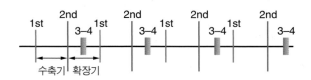

E. 중합성 분마음

그림 **2-7** **A**: 제1심음. **B**: 제2심음. S₂는 반월판(대동맥 또는 폐)의 닫힘에 의해 생성된다. 흡기 시 심장의 우측부위에 정맥혈이 되돌아오는 양이 증가하게 되는데 이는 우심실이 비워지는 시간과 폐동맥판의 닫힘을 연장하게 한다. 이것은 흡기 시 분리되거나 찢어지는 소리를 만든다.
C: 제3심음. S₃나 심실분마음은 확장기 초기에 들린다. S₂ 직후에 들린다. 병리적 S₃는 심부전을 의미할 수 있다. **D**: 제4심음. S₄는 확장기 후반부에서 들리며 S₁의 바로 앞에 나타난다. 청진기의 종형에서 잘 들리며 가장 낮은 저음을 나타낸다. **E**: 중합성 분마음. 빠른 심박동수일 때 동반되며, S₃와 S₄가 중간 확장기 때 커다랗게 하나로 들리게 하는 소리를 중합성 분마음이라 한다.

(physiological splitting)이라고 하고 흡기 시 흉골 좌측의 두 번째 늑간에 청진기를 대면 가장 잘 들린다. 제2심음의 강도 증가는 대동맥이나 폐동맥 협착, 폐 고혈압, 전신성 고혈압에서 반월판막을 닫히게 하는 확장기압이 증가하기때문에 나타난다.

(3) 제3심음

제3심음은 병리적일 수도 있고 생리적일 수도 있다(그림 2-7-C). 생리적으로 나타나는 제 3심음은 소아, 건강한 청년층에서 발생하고 대개 25-35세에 사라진다(중년 이상의 성인에게서 들리는 제3심음은 심실부전을 의미한다). 제3심음은 심실 확장기에서 심실이 빠르게 충만될 때 생기는 저음이다. 제대로 작동하지 않는 심실은 빠른 순환의 혈액을 받아들일 수 있을 만큼 팽창하지 못한다. 이는 거친 혈류를 만드는 원인이 되고 결과적으로 심실 판막구조의 진동이나 혈관들이 낮고 잦은 음을 생성하게 한다. 좌심실 부전과 연관된 제3심음은 청진기 종형 모양으로 들었을 때 심첨에서 가장 잘 들린다. 심음은 환자가 약간 왼쪽으로 돌아 누웠을 때 더 크게 들린다. 우심실의 제3심음은 검상돌기에서나 좌측흉골 가장자리에서 가장 잘 들리고 호흡에 따라 달라지는데 흡기 때 소리가 더 커진다.

(4) 제4심음

제4심음이나 심방 분마음(gallop) 리듬은 저음으로 제1심음 직전인 확장기 말기에서 잘 들린다(그림 2-7-D). 제4심음은 건강한 환자에게서는 잘 들리지 않는다. 이 소리는 심방의 수축에 의한 혈액의 흐름을 불순응하는 심실 즉, 저항이 심한 혈관들을 밀어 넣는 힘 때문에 발생한다. 고혈압, 심근경색, 협심증, 심근병증, 대동맥 협착증은 모두 좌심실의 순응도 감소와 제4심음을 나타낼 수 있다.

좌심실의 제4심음은 심첨에서 청진기의 종형으로 청진할 때 가장 잘 들린다. 폐 고혈압이나 폐 협착증과 같이 좌심실(우심실)에 영향을 미치는 것들은 우심실 제4심음을 생산하는데 좌측 흉골 가장자리에서 가장 잘 들리고 흡기 때 소리가 가장 크다.

(5) 중합성 분마음

심실이완이 짧아지며 심박동수가 빨라져 제3심음과 제4심음이 함께 존재한다면 둘은 합쳐져 1개의 소리로 들릴 수 있는 이완음이 된다. 이것을 중합성분마음(summation gallop)이라고 한다(그림 2-7-E). 이 소리는 심첨에서 청진기의 종형을 사용하여 들을 수 있으며 환자가 약간 좌측으로 돌아 누웠을 때 가장 크게 들린다.

(6) 심잡음

심잡음은 좁아지거나 수축된 판막을 지나 이완된 혈관 또는 방으로 혈액이 흐를 때, 기능부전 판막이나 중격결손에 의해 혈액이 역류하면서 휘몰아치는 소리로 들린다. 심잡음은 심장주기에서 시기에 의해 분류된다(Box 2-5). 수축기 심잡음은 제1심음과 제2심음 사이에서 나타난다. 이완기 잡음은 제2심음과 다음 제1심음의 시작 사이에서 발생한다. 심잡음은 전흉부 중에서도 그 음이 가장 크게 들리는 해부학적 부위에 따라 더욱 자세히 묘사된다. 방사되는 소리 또한 고려하며 들어야 한다. 이렇게 발생된 소리는 바람 부는 소리, 거친 소리, 덜거덕거리는 소리, 음악적 소리로 기술된다. 자세변화나 환기는 심잡음에 영향을 미치는 또다른 주요 속성이다.

① 수축기 잡음

앞에서 언급하였듯이 제1심음은 승모판과 삼첨판의 닫힘으로 생기는 음이고 심실 수축의 시작을 의미한다. 그러므로 제1심음과 제2심음 사이에 나는 잡음을 수축기잡음이라고 분류한다. 심실수축이 일어나는 동안 대동맥과 폐동맥 판막은 모두 열린다. 만약 이 중에 하나라도 협착이 되거나 좁아지면 수축 중기 분출잡음이라고 분류된 소리가 들린다. 방실판막은 혈액이 대동맥과 폐동맥으로 분출되기 전에 닫히기 때문에 제1심음과 잡음시작 사이에 지연이 있다. 대동맥 판막 협착과 폐동맥 판막 협착에 의한 잡음은 점진적으로 강해지는 잡음-점진적으로 약해지는 잡음(crescendo-decrescendo)이나 다이아몬드 모양이라고 한다(표 2-1). 이 말은 소리가 증가 했다가 강도 있게 감소하는 것을 말한다. 이런 잡음들은 거칠고 중간톤의 음조를 나타낸다. 대동맥 판막 협착으로 인한 잡음은 폐동맥 부분에서 가장 잘 들린다. 폐동맥 판막 협착이 심할 경우, 제2심음은 넓게 퍼지는 양상으로 나타난다.

수축 역류성 잡음은 압력이 높은 곳에서 낮은 곳으로

BOX 2-5
심잡음의 속성

- **시기(Timing)** : 수축기 심잡음은 제1심음과 제2심음 사이에서 들리고 이완기에서는 제2심음과 제1심음에서 들린다.

수축기 심잡음은 3그룹으로 분류 된다.
1. 수축중기 잡음(Midsystolic murmur) : 제1심음에서 시작되어 제2심음 전에 소실된다.
2. 범수축기 잡음(Pansystolic murmur) : 제1심음에서 시작되어 심음과 심음 사이에 공백없이 바로 제2심음까지 지속된다.
3. 수축말기 잡음(Late systolic murmur) : 수축중기에서 말기에 시작되어 제2심음까지 지속된다.

이완기잡음 역시 3그룹으로 분류된다.
4. 이완초기 잡음(Early diastolic murmur) : 제2심음 후에 시작되어 다음 제1심음 전에 소실된다.
5. 이완중기 잡음(Middiastolic murmur) : 제2심음이후 재빠르게 시작되었다가 소실되거나 이완말기 잡음과 합쳐진다.
6. 이완말기 잡음(Late diastolic murmur) : 수축말기에 시작되어 제1심음까지 지속된다.

- **위치(Location)** : 심잡음이 가장 잘 들리는 해부학적 위치를 기술한다. 위치는 늑간극을 기준으로 흉골, 심첨, 쇄골 중앙선, 액와선과 관련하여 기술한다.
- **방사/전파(Radiation or transmission)** : 간호사는 소리가 가장 크게 들리는 곳에서부터 소리가 들리는 가장 먼 곳을 알아야 한다. 가장 먼 곳을 해부학적 위치를 사용하여 위와 같이 기술한다.

- **음의 고저(Pitch)** : 잡음의 고저를 고음, 중음, 저음으로 분류한다
- **음의 모양(Shape)** : 잡음의 형상적 특징은 시간에 따른 음의 세기에 의해 결정된다. 점점 세졌다가 점점 약해지고 부드러워지는 심잡음(crescendo-decrescendo)은 수축초기에는 약하게 시작되어 수축 중반에 가장 강해지고 그 이후로는 약해져 다이아몬드 모양을 나타낸다. 고평부 잡음(Plateau murmur)은 내내 같은 세기를 유지한다.
- **음의 세기(Intensity)** : 심잡음의 세기를 설명할 때 등급이 사용된다.
  Grade 1 - 조용한 방에서도 잘 들리지 않고 어느 자세에서도 들리지 않는다.
  Grade 2 - 작지만 들린다.
  Grade 3 - 부드럽고 온화하게 들린다.
  Grade 4 - 촉진되는 진동과 함께 크게 들린다.
  Grade 5 - 진동이 쉽게 촉진되는 아주 큰 소리로 들린다.
  Grade 6 - 진동이 쉽게 촉진되고 눈으로 보이며 청진기를 대지 않아도 큰소리로 들린다.
- **음의 특징(Quality)** : 거친음, 삐걱거림, 진동음, 새는 소리, 음악적인 소리로 분류된다.
- **환기와 자세(Ventilation and position)** : 자세변화나 흡기, 호기에 따라 심잡음이 영향 받는다면 이를 기록한다.

혈액이 역류하기 때문에 생긴다. 승모판과 삼첨판의 기능부전과 심실중격 결손은 거칠게 분출하는 소리인 수축 역류성 잡음을 생성한다. 이 소리는 holisystolic이라고 묘사되는데 이 뜻은 잡음이 제1심음 바로 다음에 시작되어 수축이 제2심음까지 계속된다는 것이다. 승모판의 기능부전은 이러한 종류의 잡음을 생성하는데 심첨부위에서 가장 잘 들리고 왼쪽 액와로 방사된다. 삼첨판의 기능부전에 의해 생성되는 잡음은 좌측 흉골 가장자리에서 가장 잘 들리며 흡기 시 소리가 증가된다. 역류성 잡음 모두 흔히 제1심음 감소를 동반한다.

② 이완기 잡음

이완기 잡음은 제2심음과 그 다음 제1심음 사이에 나타난다. 심실이 이완하는 동안 대동맥 판막과 폐동맥 판막은 닫히고 승모판과 삼첨판 판막은 심실이 채워지도록 열린

다. 대동맥과 폐동맥 판막의 기능부전은 제2심음 이후 바로 시작되는 새는 듯한 소리의 이완잡음을 생성하고 소리는 이완 시 혈액역류량이 줄면 같이 줄어든다. 이런 잡음들은 이완초기에 점진적으로 약해지는 잡음이라고 한다. 대동맥의 기능부전으로 인한 잡음은 대동맥 부근에서 가장 잘 들리고 검상돌기편 우측 흉골 가장자리를 따라 심첨부위로 방사될 수 있다. 폐동맥 판막의 기능부전으로 인해 생긴 잡음은 폐동맥 근처에서 가장 크게 들린다. 협착되거나 좁아진 승모판과 삼첨판 역시 이완잡음을 생성한다. 방실판막은 대동맥과 폐동맥 판막이 닫히고 얼마 있지 않아 이완 중기에 열린다. 이는 제2심음과 승모판-삼첨판에서의 잡음을 지연시키는 원인이 된다. 이 잡음은 처음에는 소리가 작으나 심방 수축에 의해 심실이 채워지면 소리가 커진다. 이것을 decrescendo-crescendo라고 한다.

승모판 협착에 의한 잡음은 환자가 약간 좌측으로 누운

표 2-1 수축기 잡음과 확장기 잡음

유형	원인	청진부위	방사	고저	모양(형상적특징)	특징	환기 및 자세변화
수축기 잡음							
대동맥 협착	석회화, 류마티스 열, 판막 끝의 선천성 기형, 퇴행성 진행	대동맥, 우측 제2늑간극	목, 등 위, 우측경동맥, 우측흉막아래 (심첨부위까지)	중음	Crescendo-decrescendo May be diminished S_1 S_2 S_1	심첨부에서의 거칠고 음악적인	앉아서 앞으로 기대어 호기시 가장 잘 들림
폐동맥 협착	선천성 기형	폐동맥, 제 2,3 늑간극	좌측 목에서 어깨쪽으로	중음	Crescendo-decrescendo S_1 S_2 S_1	거친음	흡기시 가장 잘 들림
승모판 역류	만성 류마티스 열, 급성 세균성 심내막염, 심근허혈/경색, 석회화, 확장성 좌심실(eg.심부전)의 판막팽창, 승모판탈출	승모판, 심첨	좌측 액와, 드물게 좌측흉막	중음에서 고음	Plateau Diminished S_1 S_2 S_1	새는소리, 거친음	좌측위시 가장 잘 들림, 흡기시 크게 들리지 않음
삼천판 역류	우심실부전, 확장성 좌심실의 판막팽창 심내막염(드물게)	삼첨판, 좌측흉막아래	우측흉막, 돌기부분과 액와선이 아닌 좌측정중	중음	Plateau Diminished S_1 S_2 S_1	새는소리, 거친음	흡기시 약간 커짐
이완기 잡음			쇄골선까지				
대동맥판막 역류	세균성 심내막염, 외상, 류마티스 열, 선천성기형	대동맥판, 우측 제2늑간극	흉막, 심첨부	고음	Decrescendo S_1 S_2 S_1	새는소리, 거친음	호기 후 앉아서 앞으로 기댈 때 가장 잘 들림
승모판 역류	류마티스 열, 선천성기형(드물게)	승모판, 심첨부	보통 없음	저음	Loud S_1 S_2 S_1	덜컹거리는	좌측위에서 가장 잘 들림, 호기 동안 약간 움직일 때 들으면 잡음이 쉽게 들림

자세, 그리고 심첨부위에서 가장 잘 들린다. 삼천판 협착은 흡기시 잡음이 커지고 좌측 흉골 가장자리를 따라 5번째 늑간에서 가장 크게 들린다.

(7) 마찰음

마찰음은 심낭 표면에 염증이 있을 때 들린다. 염증이 있는 층끼리 서로 마찰을 일으키며 고음과 긁히는 소리를 만들어낸다. 마찰음은 늑막 부근 어느 부위에서나 청진기를 통해 들을 수 있다. 마찰음은 환자가 앞으로 기대어 호기시에 더 크게 들린다. 늑막의 마찰음은 흉막 마찰음과는 달리 호흡에 따라 소리가 달라지지 않는다.

II. 심장의 임상 검사

급성 심근경색을 진단하고 예후를 관리하는데 있어 임상 검사 수치의 용도와 중요성을 잘 아는 것은 환자에게 양질의 간호를 제공할 수 있도록 한다. 정기적인 혈청검사와 심장 효소 검사 같은 특수 검사는 임상검사에 포함된다. 임상검사에 대한 기본적인 이해를 가진 간호사는 환자에 대한 정보를 이용해 결과를 판독할 수 있으며 이러한 능력은 환자의 치료과정과 예후에 영향을 미친다.

1. 일반적인 임상검사

심혈관계나 관상동맥 질환을 가진 환자에게 적절한 진

단을 내리기 위해 정상과 손상된 심장 기능을 정확하게 사정하는 것이 중요하다. 간호사가 검사에 대한 이해와 그 결과의 의미를 알고 있다면 보다 적절한 간호계획을 세울 수 있고 올바른 간호수행을 할 수 있다. 임상검사에서 혈액학적 구성요소, 응고요소, 전해질과 인지질 등과 같은 의미있는 자료를 얻을 수 있다. 정상과 비정상의 범위는 국제적으로 확립되어 있으며, 일반적으로 많이 사용하는 임상검사의 정상범위는 표 2-2에 정리되었다. 비정상적인 검사 결과에 대해서는 다른 장에서 자세히 설명되어 있다.

1) 혈액학적 검사

심장에 이상증상을 보이는 환자의 정확한 사정은 혈액학적 기능을 평가하여 규명하기가 용이하다. 급성기 간호를 담당하는 간호사가 심장활동에서 혈액세포의 역할과 기능을 이해하는 것은 중요하다. 혈액은 산소나 당질, 전해질, 혈장 단백질, 호르몬, 약물 등의 영양분을 운반하며 대사산물을 제거하는 역할을 한다. 혈액성분의 변화와 세포의 수는 심장계통의 특별한 장애를 반영하므로 전반적인 임상검사 결과를 함께 사정하는 것이 중요하다. 정상 혈액검사 수치를 아는 것은 심장에 이상증상에서 보이는 혈액검사의 비정상적인 수치를 파악하는데 중요하다. 세포의 영양을 평가하는 적혈구 수와 감염, 면역능력을 사정하는 백혈구 수는 항상 알고 있어야 한다. 표 2-2은 혈액검사의 요소에 대해 나열되어 있다.

2) 응고검사

혈액응고검사도 심혈관질환자에게 시행되어야 한다. 혈액응고의 기능수준은 환자의 혈액 응고능력, 유지, 용해에 있어 중요한 정보를 제공하며, 환자 간호를 결정하는데 중요한 지침이 된다. 항 응고제를 투여할 때 특히 응고검사결과를 파악해야 하며, 와파린 같이 심방세동을 치료하기 위해 사용하는 약물이나 급성 심근경색이 나타날 때 응급으로 섬유용해요법을 사용할 때에도 반드시 사전에 확인해야 한다. 표 2-2에 응고검사에 대해 나열되어 있다.

3) 혈액 화학검사

세포와 조직층의 항상성을 보존하는 기전은 세포내외 전해질의 적절한 생성과 조절에 달려있다. 간호사는 정상적인 전해질의 기능, 생명에 위협적이면서 비정상인 상황들에 대해 이해하는 것이 중요하다. 기본적인 혈액 화학검사는 입원환자 또는 외래환자의 심장질환을 파악하는데 반드시 필요하다. 이런 검사들은 주로 초기 임상검진 동안에 이루어진다. 가장 흔히 검사하는 혈액화학검사는 Na, K, Cl, CO_2, Ca, Glucose, Mg, P 등이다. 표 2-2에 전해질의 정상범위가 제시되어 있다.

(1) 일반 전해질

신체에서 소듐(Na)은 가장 풍부한 원소이다. 소듐은 산염기 균형유지, 세포외액의 삼투질 농도유지와 신경자극의 전달에 매우 중요하다. 또 체액균형에 중요한 역할을 하고 농도는 신장에 의해 조절된다. 소듐의 수치가 정상보다 낮거나 높으면 세포기능에 의미있는 변화가 있음을 나타낸다. 포타슘(K)은 세포내 가장 중요한 원소로 세포가 손상되면 방출되기 때문에 심질환 환자를 평가하는데 있어 중요한 역할을 한다. 이는 삼투압을 유지하고 세포내 삼투질 농도, 산염기 균형과 세포반응의 역할을 유지하는데 중요하다. 또한 포타슘은 골격근, 평활근, 심근이 정상기능을 하는데 절대적으로 필요로 하며, 심박동수 조절과 수축력에 영향을 미친다. Cl은 또다른 주요 세포외 원소로서 소듐과 포타슘과 같이 산염기 균형을 평가하는 데 중요하다. 이산화탄소 전해질은 가스상태의 이산화탄소가 아닌 이산화탄소 성분을 반영하는 것으로 중탄산염(HCO_3)으로 표기되기도 한다.

(2) 기타 전해질

칼슘(Ca)은 포타슘과 함께 심장기능에 있어 중요하다. 칼슘은 전기적 충격의 시작과 증진 그리고 심근의 수축에 중요한 역할을 한다. 칼슘은 또한 혈액의 응고, 치아와 뼈의 형성, 세포 내 에너지 생성에도 중요하다. 이온화된 칼슘은 심장과 신경 근육의 흥분을 담당한다. 칼슘은 일반적 결과와 이온화 결과를 모두 파악해야 한다. 당질(glucose)의 농도는 세포의 영양상태를 반영하기 때문에 임상결과의 기준과 잘 비교해야 한다. 당의 변화, 예를 들어 당뇨는 의료진에게 진단과 예후에 대한 정보를 제공한다. 마그네슘(Mg)은 포타슘 다음으로 중요한 세포 내 원소이다. 마그네슘은 많은 대사과정에 관여하고, 신경근육계통이 정

표 2-2 임상검사의 정상범위

혈액검사	정상수치
혈액검사	
Red blood cell count	
Men	$4.6{\sim}6.210^6$
Women	$4.2{\sim}5.410^6$
Hematocrit	
Men	40~50%
Women	38~47%
Hemoglobin	
Men	13.5~18.0g/100mL
Women	12.0~16.0g/100mL
Corpuscle indices	
Mean corpuscular volume	82~98FL
Mean corpuscular hemoglobin	27~31pg
Mean corpuscular hemoglobin concentration	32~36%
White blood cell count	$4,500{\sim}11,000/mm^3$
Total	
Differential (in number of cells /mm³ blood)	
Total leukocytes	5,000~10,000(100%)
Total neutrophils	3,000~7,000(60~70%)
Lymphocytes	1,500~3,000(20~30%)
Monocytes	375~500(2~6%)
Eosinophils	50~400(1~4%)
Basophils	0~50(0.1%)
Sedimentation rate	0~30mm/h
응고검사	
Platelet count	$250,000{\sim}500,000/mm^3$
Prothrombin time	12~15s
Partial thromboplastin time	60~70s
Activated partial thromboplastin time	35~45s
Activated clotting time	75~105s
Fibrinogen level	160~300mg/dL
Thrombin time	11.3~18.5s
혈액화학검사	
Serum electrolytes	
Sodium	135~145mEq/L
Potassium	3.3~4.9mEq/L
Chloride	97~110mEq/L
Carbon dioxide	22~31mEq/L

혈액검사	정상수치
혈액화학검사	
Blood gases	
pH	7.35~7.45
PaO_2	80~105mmHg
$PaCO_2$	35~45mmHg
Bicarbonate	22~29mEq/L
Base excess, deficit	$0{\pm}2.3mEq/L$
SaO_2	98%
$SvCO_2$	75%
Bilirubin	
Total	0.2~1.3 mg/dL
Direct	0~20 mg/dL
Calcium	
Total	8.9~10.3 mg/dL
Free(ionized)	4.6~5.1 mg/dL
Creatiine	
Men	0.9~1.4 mg/dL
Women	0.8~1.3 mg/dL
Glucose(fasting)	65~110 mg/dL
Magnesium	1.3~2.2 mEq/L
Phosphorus	2.5~4.5 mg/dL
Phosphatase, alkaline	35~148U
Protein(total)	6.5~8.5 mg/dL
Urea nitrogen	8~26 mg/dL
Uric acid	65~110 mg/dL
Men	4.0~8.5 mg/dL
Women	2.8~7.5 mg/dL
효소검사	
CK-MM	95~100%
CK-MB	0~5%
CK-BB	0%
LDH-1	Dependen on assay technique ratio
LDH-1: LDH-2 ratio	⟨1.0
Aspartate aminotransferase	⟨50U/L
심근단백	
Troponin-I	0.2 ng/mL
Troponin-T	0~3.1 ng/mL
Mvoglobin	
Men	20~90 ng/mL
Women	10~75 ng/mL

상적으로 기능하는데 필요하다. 마그네슘은 단백질 합성 및 대사를 유지하고 탄수화물, 지질대사와 핵산의 합성을 도와주는 효소활동을 촉진시킨다. 마그네슘 수치의 변화는 신경근육 활동의 파열을 의미하며 특히 부정맥 환자에게서 의미 있게 나타난다. 인(P)은 혈청 인의 수치를 반영한다. 인은 부갑상선에서 억제되고 신장에서 조절된다. 인은 산소 운반과 정상적인 세포의 기능에 기여하며 칼슘과 반비례하며 혈청 내 유지된다. 정상적이지 않은 성분은 심박동수의 변화, 신경근육계 기능을 변화시키고 혈청 칼슘의 상반된 성분변화에서도 이를 파악할 수 있다.

4) 혈청지질검사

심혈관계 질환 환자의 위험성을 평가함에 있어 혈청 지질 수치는 간호사들에게 중요한 정보가 된다. 심혈관계 질환의 병력이 없는 환자는 일차 예방 즉, 심혈관 질환 발생의 예방을 위해 지질분석이 필요하다. 새로이 심혈관계 질환이 발행했거나 과거력이 있는 환자는 심혈관질환 발생 이후 질병의 진행을 막기 위한 이차 예방을 위해 혈청지질 검사가 필요하다. 지질 프로필의 전형적인 구성 요소는 총 콜레스테롤(Total cholesterol), 저밀도 지단백 콜레스테롤(LDL), 초저밀도 지단백 콜레스테롤(VLDL), 고밀도 지단백 콜레스테롤(HDL)과 중성지방이다. 지질에 대한 일차 예방과 이차 예방 치료는 저밀도 지단백 콜레스테롤(LDL)을 대상으로 한다.

2004년 American Heart Association(AHA)과 American Collage of Cardiology(ACC)는 관상동맥과 다른 동맥경화 질환 과거력을 가진 환자들의 치료 가이드라인을 갱신하였다. 이 가이드라인에서는 National Cholesterol Education Program(NCEP) Adult Treatment Panel(ATP)III에 따라 관상동맥질환이 있는 환자와 없는 환자에게 "상승된 콜레스테롤"의 규정과 치료의 표준을 제시하였다. 급성 심혈관 또는 관상동맥 질환이 의심되거나 확인된 환자는 증상 발생 24시간 내에 지질검사를 시행해야 한다.

콜레스테롤은 마치 진주 같은 지방질의 물질로 담즙산과 스테로이드 호르몬의 전구체이다. 체내 콜레스테롤의 대부분은 간에서 합성되나 일부는 식사로부터 흡수된다. NCEP III는 심장질환의 병력이 없는 환자에게 질병의 발생 가능성을 낮추고 심혈관질환의 병력이 있는 환자에게

서는 질병의 진행을 늦추기 위해 총 콜레스테롤 수치를 200 mg/dl 이하로 낮출 것을 권고한다. 심혈관 질환이 있는 환자는 혈중 콜레스테롤 수치를 160 mg/dl 이하로 낮춰야 한다.

저밀도 지단백(LDL)은 혈중 총 콜레스테롤 중 60~70%를 구성한다. 다수의 대규모 연구에 의하면 LDL은 심혈관 질환의 발생 및 취약환자의 심혈관 질환의 재발에 있어 직접적인 상관관계를 갖는다. 일차예방에서 저밀도 지단백 콜레스테롤의 목표치는 130 mg/dl 이하이며 이차예방에 있어서는 100 mg/dl 이하이다. 70 mg/dl 이하로 조절하는 것도 합리적으로 고려된다.

중성지방(Triglycerides)은 초저밀도 지단백(VLDL)으로부터 유래된다. VLDL은 동맥 경화를 유발하지 않는 것으로 생각되지만, 이 수치의 상승은 유전성 콜레스테롤 질환의 표지(Marker)가 될 수 있다. NCEP ATP III는 고중성지방혈증과 췌장염과의 연관성 때문에 500 mg/dl 이상의 중성지방은 치료하도록 권고한다.

표준 콜레스테롤 검사(Standard cholesterol test)는 지금까지 언급한 지질 구성요소의 백분율만을 측정한다. 저밀도 지단백 콜레스테롤과 고밀도 지단백 콜레스테롤의 입자는 다양한 크기로 되어 있으며 입자 크기가 동맥경화 형성 정도에 영향이 있음을 시사한다. 입자의 크기는 심혈관 질환 환자의 치료에 있어 연구적 수단과 치료의 지침으로서 가장 빈번하게 사용되는 소분획물 분석(Subfraction analysis) 이라는 검사에 의해 측정된다. 이 검사는 점점 더 사용이 용이해 지고 있다

표 2-3에 다양한 혈청 콜레스테롤 수치에 대한 요약을, 표 2-4에 지질 이상과 관련된 기전에 대해 설명하였다.

2. 효소검사

효소는 모든 살아있는 세포에서 찾아 볼 수 있고 생화학 반응에 촉진제 역할을 한다. 효소는 건강한 사람의 혈청에는 적은 양만 존재한다. 그러나 세포가 손상되면 혈청 효소의 농도가 평소보다 높아진다. 어떤 효소도 한 장기에 국한되어 있지 않고 각 장기에 여러 종류의 효소가 존재한다. 효소들을 포함하는 장기는 겹치는 것들이 상당하지만 장기의 세포들에서 효소의 분포는 상대적으로 특정 기관

표 2-3	혈청 콜레스테롤 수치

Cholesterol Level(mg/dL)	Description
Low-Density Lipoprotein	
⟨100(⟨70)	Optimal(optional)
100-129	Near or above optimal
130-159	Borderline high
160-189	High
190 or more	Very high
Total Cholesterol	
⟨200	Desirable
200-239	Borderline high
240 or more	High
High-Density Lipoprotein	
⟨40	Low
60 or more	High
Serum Triglycerides	
⟨150	Normal
150-199	Borderline high
240-499	High
500 or more	Very high

표 2-4	지질이상과 관련된 기전

지질이상	기전
상승된 총 콜레스테롤	고 콜레스테롤 식사
	고 포화지방 식사
	LDL 수용체 결핍 or 하향조절
상승된 LDL	LDL 수용체 결핍
	Apoprotein B-100 유전적 결함
	고 콜레스테롤 식사
	고 포화지방 식사
상승된 중성지방	지질 단백질 리파아제의 결핍
	비만
	운동부족
	제 2형 당뇨
	포도당 불내성
	과도한 알코올 섭취
낮은 HDL	Apoprotein A-1 결핍
	초저밀도 지단백(VLDL) 청소율의 감소
	흡연
	운동부족
	제 2형 당뇨
	고 중성지방
	비만
	고 콜레스테롤 식사(총 칼로리의 60% 이상)
	약물(beta-blockers, anabolic steroids, progestational agents)
잔여 지단백 상승 (VLDL은 중성지방이 200mg/dL이상일 때 잔여 지단백의 보조표지자)	가족력의 고지혈증으로 보이는 apolipoprotein E 결함
지단백	유전
작은 LDL 입자	중성지방에 의해 입자 크기가 결정
	LDL 입자는 고 중성지방의 경맥화 정도보다 밀도가 높음
HDL 변종	HDL 2와 3의 낮은 수치는 심혈관 질환 발생 위험 증가
	유전 vs. 생활습관과 다른 지질 수치
Apolipoprotein B	동맥경화 지단백의 잠재적인 표지자
Apolipoprotein A-1	Apolipoprotein A-1이 낮을 때 심혈관 질환 발생 위험 증가
낮은 HDL, 높은 LDL과 중성지방	비만, 운동부족, 고지방식사, 흡연과 같은 환경영향이 공존하는 VLDL, LDL수용체의 결핍

들에 해당한다. 장기가 손상되면 비정상적으로 높은 수치의 혈청 내 효소와 효소의 분포, 발현, 소멸의 시간적 요소가 임상증상과의 연계성을 나타낸다. 심장효소는 심장조직에서 찾을 수 있는 효소이다. 급성 심근경색과 같이 심장이 손상을 입으면 효소는 혈청으로 새어나가 혈청 내 농도를 측정할 수 있다(그림 2-8). 심근 조직 효소는 다른 장기에도 있으므로 이런 효소의 증가는 심장 손상의 특별한 신호가 될 수 없다. 그러나 이런 효소들의 혈청농도가 높으면 심장이 손상을 입기 때문에 진단 검사와 환자의 임상증상과 같이 심장효소 수치는 급성 심근경색과 같은 심장질환을 진단하기 위해 사용된다.

문제는 심장세포의 손상을 정확하게 나타내는 효소나 표지자를 확인하는 것이다. 본래 심장표지자는 관상동맥에서의 혈전형성을 나타내는 것이다. 심장 손상에 대한 이상적인 표지자는 몇 가지 중요한 특징을 가지고 있어야 한다. 이는 쉽게 측정할 수 있어야 하며 비싸지 않고, 심장에 특이적으로 작용하면서 심근손상의 정도와 측정된 표지자의 수치와 직접적인 비례관계가 있어야 한다(심장손상이 없을 때의 혈중농도는 0이다). 그리고 손상이 시작된

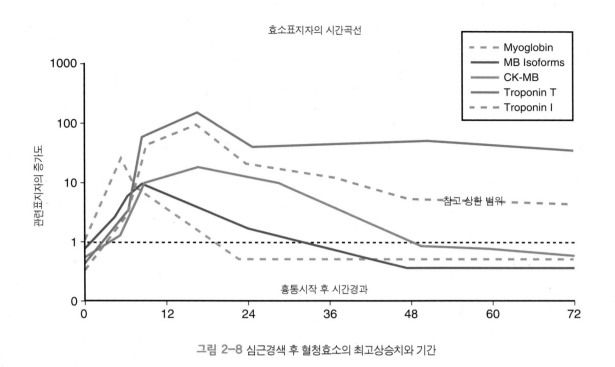

효소표지자의 시간곡선

그림 **2-8** 심근경색 후 혈청효소의 최고상승치와 기간

후 급격한 혈중농도를 갖고 치료방법의 모색이 늦어진 환자에게서 측정할 수 있을 만큼 충분히 오래 혈청에 남아 있어야 한다. 이 기준에 맞는 생체표지자들은 없지만 본 책의 뒷부분에서 설명되는 트로포닌(troponins)은 현재 생체표지자의 가장 유용한 몇 가지 중요한 특징들을 가지고 있다.

1) 크레아틴 키나아제(Creatine Kinase, CK)

크레아틴키나아제(CK)는 심근, 골격근, 뇌조직에서 나타나는 효소이다. CK수치는 심근괴사가 일어난 뒤 4~6시간이 지나면 수치가 오르기 시작하여 18~24시간 내 절정에 이르고 36~40시간에 정상범위로 돌아간다. 이러한 이유로 심근경색의 증상이 나타난 처음 24시간 동안은 매 8시간마다 혈액검사를 한다. 최근 발표된 ACC/AHA의 가이드라인에 따르면 심근경색의 진단을 위해 다양한 조직에 분포되어있는 CK에 대한 일련의 검사는 권고되지 않는다. 하지만 총 CK양은 많은 특정 CK효소들을 계산하기 위한 기초자료를 제공하기 때문에 관련검사로 이용된다.

일반적으로 많이 쓰는 CK의 동위효소로 CK-MM, CK-MB, CK-BB 세 가지가 있다. 이는 각각 골격근, 심장근육, 그리고 뇌에서 특징적으로 나타난다. 총 CK의 5%이상의

CK-MB수치는 보통 심근허혈로 인해 흉통이나 다른 증상들을 동반한 심근 손상을 의미한다. 통증이 발생한지 10~12시간에서는 심근괴사의 부재를 나타낸다. 심근경색 증상이 나타난지 24시간이 지난 환자의 경우 CK동위효소로 증상을 파악할 수 없다. 이는 동위효소들이 24시간이 지나면 정상범위로 회복하기 때문이다(표 2-5). 심근경색 외 다른 심장질환이나 비심장질환도 CK와 CK-MB수치를 상승시킬 수 있다(Box 2-6).

3. 생화학 지표들 : 심근단백

트로포닌은 심근세포의 손상, 괴사이후 분비되는 심근단백질이다. 트로포닌은 troponin-I(cTnI), troponin-T(cTnT), troponin-C(cTnC) 세 개의 아형이 있다. cTnI, cTnT는 심장조직에서 매우 특이적으로 나타나며 둘 다 심근손상에서 매우 민감하고 빠르게 반응한다.

어떤 임상의들은 CK-MB가 나타나지 않았을 때 매우 적은 양의 troponin상승으로 경한 심근손상까지 알 수 있다고 믿는다. 하지만 troponin상승을 야기할 수 있는 다른 질환의 지표일 수도 있다(Box 2-7). 이 중 환자에서 상승된 Troponin은 종합적으로 잘못된 결과를 나타낼 수 있다.

표 2-5	ST 분절이 상승된 심근경색 환자에서의 분자 생화학적 표지자(cTnI:cardiac troponin I, cTnT:cardiac troponin T.)		
생화학적 표지자	초기 상승시간 범위	최고치 도달 시간	정상 회복시간
CK-MB	3-12 시간	24 시간	48-72 시간
cTnI	3-12 시간	24 시간	5-10 일
cTnT	3-12 시간	12 시간-2일	5-14 일

BOX 2-6
CK-MB 상승을 야기하는 다른 원인

- 심막염
- 심근염
- 심장율동전환기
- 제세동기
- 상심실성 빈맥의 연장
- 갑상선기능저하증
- 심근 좌상
- 알코올 중독증
- 심장의 손상

BOX 2-7
Troponin 상승을 야기하는 다른 질환들

- 패혈증/전신성 염증 반응 증후군
- 저혈량증
- 상심실성 빈맥
- 뇌졸중
- 심부전
- 폐색전증
- 심근염
- 폐고혈압
- 심근 좌상
- 신부전
- 좌심실비대
- 만성 폐색성 폐질환

4. 신경체액성 호르몬: 뇌형 나트륨 이뇨펩타이드(Brain-Type Natriuretic Peptide, BNP)

BNP와 pro-BNP는 보상작용반응에 의해 심장에서 분비되는 신경호르몬이다. BNP와 pro-BNP는 때로 심부전 환자 검사에 이용되는데 이는 5장 심부전에서 자세히 다룰 것이다.

5. 새로운 진단 표지자

관상동맥질환으로 인해 환부가 섬유성 조직으로 덮히고 시간이 지나 염증이나 괴사가 생길 경우 C-reactive protein(CRP)과 P-selectin이 진단 표지자가 된다. CRP는 급성기 단백질이자 전신 염증 표지자로 급성 관상동맥질환이 있을 때 수치가 상승한다. 정상 범위는 0에서 2 mg/dL이고 혈청 내 수치가 급성 관상동맥질환자에게서는 3 mg/dL을 넘기거나, 만성기에 있는 환자에게서 5 mg/dL을 넘으면 매우 위험하여 지속적이고 완전한 평가와 모니터링이 필요하다.

D-dimer도 심장질환을 일으킬 수 있는 위험성을 예고하는데 유용한 또다른 생체표지자이다. D-dimer로 급성 관상동맥질환 시 혈전이 형성되고 용해될 때 생성되는 마지막 산물을 알 수 있다. 이러한 과정은 심근세포 손상과 단백질이 방출되기 전에 나타난다. 이 표지자는 또한 심부정맥혈전증 및 폐색전증 진단을 위해 광범위하게 연구되고 있다. D-dimer는 심근경색 및 울혈성심부전에서 상승될 수 있지만 다른 장기의 혈전색전증 발생을 알아내기 위해 일반적으로 사용되고 있다.

III. 심장 진단 검사

심혈관계 진단 검사 중 특히 비침습적 검사 영역은 지난 수년간 비약적으로 발전해왔다. 중환자간호사는 이런 검사를 받은 환자들을 주로 간호한다. 간호사들은 검사절차에 대한 원리를 이해하여 질문에 대답할 수 있고 검사

결과와 환자의 치료 계획을 연결시켜 더 높은 수준의 간호를 제공할 수 있게 된다. 또한 중환자 간호사가 검사에 대한 설명을 제공하여 환자와 가족의 불안을 감소 시킬 수도 있다.

1. 표준 12유도 심전도

표준 12유도 심전도(standard 12 lead electrocardiogram, ECG)는 심장에서 나타나는 전기자극(electrical impulse)을 기록한 것이다. 정상 전도를 나타내는 환자에 있어 매 심장주기에서 첫 전기자극은 동결절에서 시작하고, 전도계(방실내경로, 방실결절, 히스속, 좌우각)를 통해

심장의 나머지 부분으로 퍼져간다. 전기자극이 심장을 통과하면서 주위의 심근을 관통하고 심방과 심실을 수축시키기 위한 전기자극을 생성한다. 전기충격이 지나가면서 특수 전도계의 세포 내 전위가 변화는 매우 작아서 체외에서 전극(electrode)으로 측정할 수 없다. 하지만 심근세포의 전위 변화는 신체 표면에서 기록될 수 있는 전기 신호를 만들어내기 때문에 심전도로 나타나게 된다.

동결절 외의 부위에서 기원되는 전기자극이나 질병이나 약물 때문에 전도를 방해하는 전기자극은 심근의 정상적인 전도순서를 중단한다. 심전도는 이러한 비정상적인 전기자극의 형성이나 전도의 패턴을 기록하기 위해 사용된다. 이러한 시각적으로 나타나는 심전도의 비정상적 패

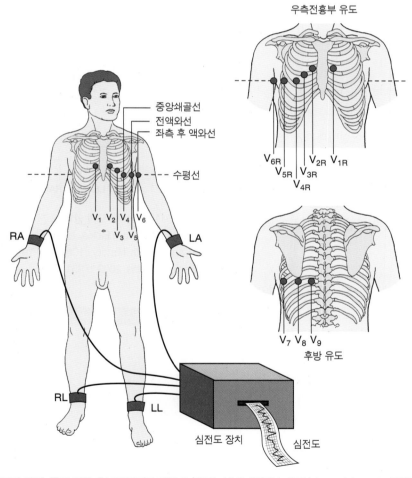

그림 2-9 심전도 전극의 위치. 표준 왼쪽 흉부유도에서 전극의 위치는 V₁은 4번째 늑간강(intercostal space, ICS)과 오른쪽 흉골연이 만나는 지점, V₂는 4번째 ICS와 왼쪽 흉골연이 만나는 지점, V₃는 V₂과 V₄의 중간지점, V₄는 5번째 ICS와 왼쪽 중앙쇄골선이 만나는 지점, V₅는 5번째 ICS와 전액와선이 만나는 지점, V₆는 5번째 ICS와 중앙액와선이 만나는 지점이다. 오른쪽 전흉부유도는 흉벽의 오른쪽에 왼쪽 유도와 대칭의 위치에 전극을 부착한다. 후방유도인 V₇은 왼쪽 후 액와선에, V₈은 왼쪽중앙쇄골선, V₉는 척추의 왼쪽 가장자리에 놓이게 한다. 오른쪽 전흉부유도와 후방유도는 5번째 ICS에 부착하여 V₆와 수평의 위치이다.

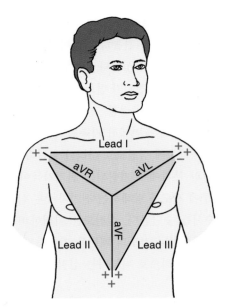

그림 2-10 관상면유도인 표준사지유도는 I, II, III, aVR, aVL, aVF이다. 이 유도는 양팔과 다리에 전극을 부착하여 전기전도를 검사한다.

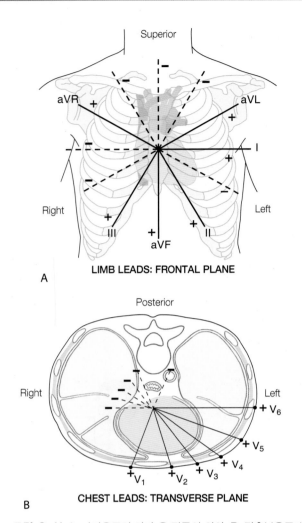

그림 2-11 **A:** 사지유도의 양과 음 전극의 위치, **B:** 전흉부유도에서 양 전극의 위치(From Bickley L: Bates' Guide to Physical Examination and Health History, 10th ed. Philadelphia, PA: Lippincott Williams & Wilkins, 2009, p 331.)

턴을 통해 의료진은 환자의 부정맥을 파악하게 된다.

또한 비정상적 심근세포 때문에 비정상적 심전도 소견이 나타나기도 한다. 예를 들어 좌심실비대가 있는 환자는 커진 좌심실 근육덩어리를 통과하는 전기자극이 정상보다 더 큰 전기적 신호를 만든다. 반대로 전기자극이 심근경색과 같은 가역적 손상을 받은 심근세포는 통과할 수 없기 때문에 좌심실경색세포에서는 어떠한 전기 신호도 없다.

1) 절차

표준 12유도 심전도는 일반적인 전극 위치에서 12개의 다른 시야로 전기 신호를 기록하는 장치이기 때문에 붙여진 이름이다. 그림 2-9와 같이 사지에 4개, 전흉부에 6개의 전극선을 부착한다. 사지유도는 심장에서 나오는 전기 신호를 기록하는 동안 활동하는 전극의 조합을 변화시킨다(그림 2-10). 이 때문에 심장의 관상면에서 기록되는 6개의 표준유도(I, II, III, aVR, aVL, aVF)가 기록되고, 심장의 수평면에서 6개의 전흉부유도(V_1, V_2, V_3, V_4, V_5, V_6)에서 전기 활동이 기록된다(그림 2-9).

중환자실 환자에게는 부정맥이나 심근허혈/심근경색을 평가하기 위해 일상적으로 심전도가 사용된다. 이 경우 심전도는 앙와위 자세의 환자에게 앞서 설명한 위치에 전

표 2-6	심전유도에 해당하는 심장의 부위
유도	**심장의 부위**
II, III, aVF	하벽
I, aVL, V_5, V_6	왼쪽 측면
V_1~V_4	전중격
V_4R ~ V_6R	우심실
V_7~V_9	후벽

극을 부착하여 침상에서 간단히 적용할 수 있다. 환자가 가슴에 붕대를 적용 중이라면 전흉부유도를 부착하는 데 어려울 수 있다. 골격근이 움직여서 전기 신호에 외부잡음이나 허상(artifact)이 나타나지 않도록 심전도기록 중에는

움직이지 않도록 하는 것이 중요하다. 그리고 전흉부유도는 우심실 활동을 보기위해 가슴의 오른쪽에 전극을 부착하거나 좌심실 후벽의 움직임을 보기 위해 등에 전극을 부착할 수도 있다(그림 2-9).

간호사는 12유도 심전도에 해당하는 양극(positive electrode)의 위치를 기억하도록 한다. 양극은 카메라처럼 그 지점에서의 심장의 전기신호를 보여준다.

lead I에서 양극은 환자의 오른팔에 해당하고 심장의 왼쪽 측면이며, leads II와 III에서는 왼쪽 다리가 양극이며 심장의 아래쪽에 해당한다. 증폭유도(augmented leads)는 양극의 위치로 명명되었다. aVR은 심장에서 먼 오른팔이 양극이 되기 때문에 심장에 대한 정보는 약하다. lead aVL에서 양극은 왼팔이고 심장의 왼쪽 측면에 해당한다. lead aVF의 양극은 환자의 왼쪽 다리이며 심장의 아래쪽이다. 환자의 가슴에 부착된 각각의 전극은 양극이다. 따라서 V_1부터 V_4는 심장의 전벽중격벽이고, V_5와 V_6는 심장의 왼쪽 측면에 해당한다. 그림 2-11A과 B는 관상면의 6개 사지유도와 수평면의 6개 흉부유도와 각각의 양극의 위치를 나타낸다. 가슴의 오른쪽에 놓여진 V_{4R}~V_{6R}은 우심실을 가장 잘 보여주는 유도이다. Leads V_7~V_9는 심장의 후방을 가장 잘 나타내는 유도이다(그림 2-9).

2) 사정과 간호

중환자간호사는 환자의 상태가 변화했을때 즉, 부정맥이 발생한 시점을 기록해야 한다. 심전도 결과지(rhythm strip) 판독은 이 장의 뒤에서 설명하기로 한다. 흉통이 있을 때 니트로글리세린 설하정 투약 전후에 심전도를 검사한다. 흉통과 관련하여 심전도에서는 ST 분절이 변화한다.

일부 환자는 심전도 기록장비에 의한 쇼크를 두려워한다. 환자에게 심장의 전기자극을 기록하는 방법에 대해 설명하고 심전도 기록 중에는 어떠한 느낌도 없음을 설명한다.

2. 전기생리학 검사

1) 홀터모니터링

홀터모니터링(Holter monitoring 또는 24시간 모니터링)은 환자의 일상생활 중에 나타나는 심장의 기외활동의 빈도와 복합도를 평가하기 위해 사용되는 심전도 모니터링 검사이다. 이 검사는 부정맥과 항부정맥약물에 대한 반응, 허혈이 의심되는 심전도 변화 여부를 평가하기 위한 비침습적 방법이다. 홀터모니터링은 실신, 전실신, 어지럼증, 심계항진이 있을 때 검사한다. 하루 중에 수차례 부정맥이 발생하는 환자에게 가장 유용한 검사이기 때문에 증상이 자주 나타나지 않는 환자에게는 데이터를 수집하는 데 있어 도움이 되지 않을 수도 있다. 드물지만 홀터모니터링은 원격모니터링을 할 수 있는 입원 중 환자에게도 사용한다. 홀터모니터링에서 전흉벽에 전극을 부착하고 휴대용 기록장치나 홀터모니터에 연결한다.

홀터모니터는 셔츠주머니에 넣어 다닐 수 있을 만큼 작은 기록장치이다. 일반적으로 환자의 가슴에 부착된 4개 또는 5개의 전극을 통해 두 개의 유도가 지속적으로 테이프에 기록된다. 전극은 하나의 유도가 심장의 전벽을 나타내고, 다른 유도는 심장의 후벽을 나타내게 배치된다. 자료는 최종분석에서 허상을 최소화하기 위해 두 개의 유도에서 동시에 수집된다. 심전도 유도의 지속적 기록은 24~48시간 동안 이뤄지며, 검사 기간 중에 전극은 항상 부착되어 있어야 한다. 검사를 마치면 기록장치는 분석을 위해 검사실로 보내진다. 최적의 피부준비와 전극 위치는 최상의 심전도 판독을 위해 중요하다. 환자는 전극을 붙이기 전에 목욕을 해야한다. 전극이 물에 닿으면 접착이 느슨해지기 때문에 전극을 붙이고 있는 중에 목욕은 피해야 한다. 전극 위에 그물망을 덮어두면 접착을 유지하는 데 도움이 될 수 있다. 전기 접촉불량이 부정맥과 비슷해 보일 수 있기 때문에 환자가 전극을 떼어내지 않도록 주의를 주어야 한다.

홀터모니터링은 필수적으로 환자의 참여가 요구된다. 환자에게 모니터링 기간 동안 복용한 약물, 활동, 발생한 증상을 기록하는 일기작성에 대해 알려주어야 한다. 통상적으로 모니터링을 하는 동안 일상활동을 유지하고, 최소 2시간마다 일기에 기록을 남겨야 한다. 환자의 증상 뿐만 아니라 신체적, 감정적 스트레스를 이해하는 것이 기록 분석에 도움이 된다.

환자는 일기 작성 지침에 따라 기록해야 한다. 입원 중인 환자가 일지를 작성할 경우 간호사의 도움이 필요할 수도 있다.

2) 사건 모니터링

사건 모니터링(event monitoring) 또는 지속적 루프 모니터링(continuous loop monitoring)은 환자가 전극과 기록장치를 장착하고 있지만 장비가 지속적으로 기록하지 않는다. 대신에 환자가 증상이 있을 때 기록장치를 작동시키면 기록이 증상이 있는 동안 진행된다. 심전도가 지속적 루프 테이프에 기록되고 사건 발생 전, 발생 중, 발생 후에 대한 정보가 기록된다. 결과는 전화로 모니터링 기관에 전달되고, 환자와 보호자에게 신속한 분석과 피드백을 해준다. 심장사건기록장치는 1개월까지 착용할 수 있다.

심장사건기록장치는 증상을 인지하고 반응할 수 있으며 한 달간 장치를 착용할 의지가 있는, 부정맥이 비교적 자주 발생하지 않는 환자에게 유용하다. 홀터모니터링과 같이 깨끗하고 온전한 피부에 전극을 부착하는 것이 중요하다. 전극의 위치는 검사 중에 유지되어야 하고, 물에 몸을 담그는 목욕은 삼가야한다. 자세한 정보를 제공하는 일기 작성 때문에 환자 참여가 중요하다.

3) 삽입형 루프 모니터링

삽입형 루프 모니터(implantable loop monitor, ILR)는 피하에 삽입되는 장비로 14개월까지 지속적으로 심전도 모니터링이 가능하다. ILR은 전실신이나 실신이 있는 환자를 장기간 모니터링하기 위해 개발되었다. ILR은 피하 삽입이 필요하다는 점과 비용이 주요 제한점이다. 이 장비는 삽입기술과 프로그래밍에 익숙해야 한다. ILR은 홀터 모니터링처럼 저비용의 검사로 진단하는데 실패한 환자에게 사용된다. ILR의 삽입은 환자에게 감염과 출혈의 위험이 있는 외과적 수술이다. ILR을 삽입한 환자는 그 과정에 대한 잠재적 위험을 이해해야 하고, 수술 후 상처관리와 장비 사용에 대한 설명을 들어야 한다.

4) 신호평준화심전도

신호평준화심전도(Signal-averaged electrocardiography, SAECG)는 15~20분 동안 심장의 전기 활동을 모니터링한다는 점을 제외하고는 안정시 시행하는 심전도 검사와 방법은 같다. SAECG의 목적은 잡음을 필터링하여 지연전위(late potential)라고 불리는 매우 낮은 단계의 전기 활동을 기록하는 것이다. 일반 심전도에서 감지할 수 없는 전기 활동은 심장의 기질에서 나오는 것으로 생각된다. 지연전위는 치사에 이르게 하는 심장리듬의 위험을 파악하는 데 유용하다고 보여져왔다. SAECG는 외부전기장치가 없거나 전자기신호제거 장비가 있는 매우 조용한 방에서 특수 훈련을 받은 인력에 의해 이루어진다. 환자가 협조할 수 있어야 하고 검사 중에는 안정상태여야 한다.

5) 진단적 전기생리학검사

진단적 전기생리학검사(diagnostic electrophysiology study)는 대퇴정맥이나 상지정맥(상완정맥, 외경정맥, 쇄골하정맥)을 통해 심장에 접근하여 검사하는 일종의 심도자법이다. 일반적으로 1개 이상의 정맥에 여러 개의 카테타를 삽입한다. 동맥관은 검사동안 혈압을 계속해서 모니터링하기 위해 설치한다. 진단적 전기생리학검사는 광범위한 심장의 부정맥을 평가하기 위해 시행한다. 이 검사는 동방결절과 방실결절, 히스속과 푸르키니예(Purkinje)계의 기능 평가와 회귀성 부정맥의 특성 파악, 전위절제술(potential ablation)을 위한 부정맥 기원 지점의 위치를 지도화, 부정맥 약물과 장비의 효과를 평가를 위해 시행한다.

기본적인 전기생리학 프로토콜에는 기본 전도 간격 측정과 동방결절과 방실결절의 특성을 평가하기 위한 심방조율, 히스-푸르키니예계의 평가, 역방향 전도와 심실부정맥전위를 평가하기 위한 심실조율과 약물평가가 포함된다.

진단적 전기생리학검사는 비교적 안전하다. 검사과정과 관련된 위험은 출혈, 혈전색전증, 정맥염과 감염 등으로 심도자술과 비슷하다. 대부분 진단적 전기생리학검사는 동맥 천자가 필요하지 않기 때문에 심각한 혈관손상의 위험은 매우 낮다. 검사실에 혈역학적으로 불안정한 부정맥을 없애기 위한 장비를 갖추고 있기 때문에 사망에 이르게 하는 부정맥 유발로 인한 사망 위험은 거의 없다.

진단적 전기생리학검사를 진행하는 환자에게 필요한 검사 전 준비는 다음과 같다.

- 의료진은 검사절차를 확인해서 환자가 검사의 목적과 특징을 명확히 이해할 수 있게 설명하고 동의서를 작성하게 한다.
- 진정이 필요하기 때문에 환자는 검사 전 8시간 동안 금식해야 한다.

- 의료진은 검사 당일 투여된 약물을 확인해야 한다. 부정맥 약물은 일반적으로 검사 전에 중단한다.
- 과도한 불안이 카테콜라민 분비를 증가시켜 교감신경 긴장에 영향을 줄 수 있어서 검사전에 불안의 증상과 징후를 파악한다.

검사 후 간호는 다음과 같다.

- 환자의 혈압과 맥박수, 호흡수를 해당기관의 프로토콜에 따라 자주 확인한다.
- 진단적 전기생리학검사가 부정맥을 유도하는 데 실패한 경우 환자는 원격심전도모니터링(telemetry monitoring)이 필요하지 않을 수 있다. 부정맥이 유도되었다면 환자는 계속해서 원격심전도모니터링이 필요하다.
- 정맥관과 동맥관 부위의 출혈을 확인한다. 이에 대한 모니터링에는 헤모글로빈과 헤마토크릿 수치가 안정화된 것을 확인하기 위해 연속적으로 CBC 검사를 포함시킨다.

6) 실신에 대한 기립경사검사

기립경사검사(Tilt table testing 또는 upright tilt table testing)는 환자를 짧은 시간 동안 머리를 위로 한 자세를 취하게 하여 실신이나 서맥, 저혈압을 유발하는 것을 말한다. 기립경사검사에서는 환자는 경사테이블에 앙와위로 눕게 하고, 최대 60-80도 경사로 20-45분간 세워둔다. 검사하는 동안 증상이 나타나지 않는 환자에게 실신이 일어나게 하기 위해 isoproterenol이 사용되기도 한다. 기립경사검사는 혈관억제인자가 있거나 혈관미주신경실신이 있는 환자에게 시행된다. 세운 자세에서 혈액이 중력방향으로 저류되어 중심정맥압과 일회박출량, 혈압을 감소시킨다. 이는 혈압을 유지하기 위한 동맥과 심폐의 압력수용기 반사를 정상적으로 활성화 시키는데 영향을 준다. 혈관미주신경실신이 의심되는 환자에서 이러한 반사는 역전되어 실신을 일으키는 서맥과 저혈압을 초래한다.

기립경사검사 중에 특히 실신이 있는 환자는 불쾌감을 느낄 수 있다. 기립경사검사 중인 환자는 검사 전 8시간 동안 금식사 필요하다. 정맥주사로가 확보되어야 하고 isoproterenol과 같은 혈관작용제가 투여된다는 것을 환자에게 알려줘야 한다.

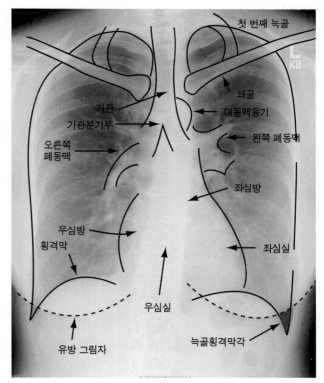

그림 2-12 정상 뒤앞 흉부방사선촬영에서 보이는 구조들의 윤곽 (Adapted from Woods SL, Froelicher ESS, Motzer SU, Bridges EJ: Cardiac Nursing, 6th ed. Philadelphia, PA: Lippincott Williams & Wilkins, 2010, p 268.)

7) 흉부방사선촬영

흉부방사선촬영은 심장질환이 있는 중환자를 사정하기 위한 일상적인 진단검사이다. 이 검사는 상태가 나빠 영상의학과로 이동하기 어려운 환자에게 침상에서 쉽게 검사할 수 있다. 혈관과 심장 모양을 시각화한 방사선영상은 흉곽구조가 밀도가 다양하고 필름에 도달하는 방사선의 양이 다르다는 전제에 근거를 둔 검사이다.

흉부방사선촬영은 심장크기, 폐울혈, 늑막이나 심낭 삼출액, 경정맥박동조율기전극이나 폐동맥카테터와 같은 심장에 삽입된 선을 확인하는 데 사용된다. 그림 2-12는 정상 뒤앞 흉부방사선촬영에서 보일 수 있는 구조들이다.

(1) 검사절차

표준화된 설정 즉, 환자가 선 자세로 약 2미터 거리를 두고 후방 영상과 측면 영상을 얻었을 때 심장의 크기를 평가할 수 있는 최적의 방사선 영상을 얻게 된다. 이동 침상 흉부방사선촬영은 환자가 누웠있거나 앉는 자세에서 앞에서 촬영하고 표준화된 것은 아니다. 흉부 방사선검사를 하는 동안 환자는 움직이지 않도록 한다. 환자 뒤에 방사선판의 적절한 위치는 흉곽구조가 필름에 나란히 놓이도록 하기 위해 중요하다. 금속이 X선 투과를 막기 때문에 옷에 있는 단추를 포함한 모든 금속을 제거한다. 환자에게 숨을 크게 들이쉬고 숨을 참으라고 해서 횡격막이 아래로 내려갔을 때 촬영한다. 이 동작은 최근에 흉곽수술을 한 환자를 불편하게 할 수도 있다.

(2) 간호사정과 간호관리

진단적 흉부방사선검사를 할 때 중환자간호사의 역할은 이동용 방사선필름을 검사하는 중환자실에서는 제한적이다. 불안정한 환자의 경우 간호사는 언제 검사를 할 것인지 결정해야 한다. 적절한 위치에 방사선판을 놓으려고 하는 동안 정맥주사관이 꺾이거나 빠질 수 있어서 주의해야 한다. 임신가능성이 있는 여자 환자는 방사선 분산으로부터 난소를 보호하기 위해 복부를 납으로 된 덮개로 덮어두어야 한다. 같은 이유로 의료인과 가족도 방사선촬영시 병실에서 나와야 한다. 의료진이 환자의 침상을 떠날 수 없다면 납으로 된 앞치마를 입도록 한다.

3. 심초음파검사

심초음파검사(echocardiography)는 심장구조에 대하 정보를 얻기 위해 초음파기술을 사용하는 일련의 검사를 말한다. 변환기(transducer)는 초음파 파장을 방출하고 반사된 음파에서 신호를 받는다. 이것은 소리 전이기(period of sound transmission)와 청취기(period of reception)를 교대시킨다. 음파가 좌심실벽을 통과할 때와 같이 음파가 방출되어 균일 밀도를 가진 조직으로 이동함에 따라 신호는 일직선으로 나타난다. 심실벽에서 좌심실에 차 있는 혈액으로 음파가 이동할 때와 같이 밀도의 구조가 바뀔 때 음파 방향은 변화하고, 이런 차이가 수신기에 기록된다. 이런 밀도 변화를 경계면이라고 하고, 하나의 구조를 다른 구조와 구분하는 기본이 된다. 초음파가 뼈는 통과하지 않아서 검사 중에 뼈가 지나는 곳은 피하도록 한다. 심초음파검사는 박출률(ejection fraction)과 벽운동과 두께, 수축

기와 이완기 심실용적, 판막기능과 질환, 증식(vegetation), 심장내 덩어리나 혈전, 심낭액을 평가하기 위해 가장 흔히 사용되는 검사이다. 급성심근경색의 심각한 합병증이 있거나 급성 심근경색이 의심되는 환자가 갑자기 악화될 때 진단검사로 유용하다. 또한 압력차와 개구부 크기, 심장내 종양, 대동맥박리를 포함한 네 개의 심장판막의 기능을 평가하는 데 사용될 수 있다. 방사조영 심초음파검사(contrast echocardiography)는 심초음파검사 동안의 해상력을 개선하기 위한 기술이다. 흔든 생리식염수(agitated saline solution)를 정맥으로 주사하여 심장내 단락(shunt)를 확인하는 데 사용한다. 그리고 심내막 경계가 보이도록 하는 것을 개선하기 위한 인지질 정맥주사용 조영제가 개발되었다. 이 조영제는 신체 체형이나 인공물로 인해 심내막 경계가 감춰졌을 때 사용된다. 심초음파검사의 질과 유용성은 사용된 장비의 상대 연령(relative age)과 검사자의 기술, 환자의 체형, 검사 판독기술에 따라 다르다. 비만하거나 만성폐쇄성폐질환이나 흉벽이상이 있는 환자에서 정확도는 20%까지 감소될 수 있다. 이러한 물리적 특징은 초음파 파동이 통과해야하는 거리를 증가시켜서 인공물의 가능성을 높인다. 경흉부심초음파검사는 좌심방과 좌심방이(left atrial appendage)가 심장의 뒤에 위치한 구조이기 때문에 이들을 검사하는 데는 제한이 있다.

심초음파검사는 빛이 어둡고 소음이 최소화된 특수화된 검사실에서 이뤄진다. 그리고 검사의 질을 강화시키기 위해 조명을 최적화하여 침상에서 검사할 수도 있다. 환자는 편평하거나 거의 편평한 자세를 견딜 수 있어야 한다. 검사자는 환자에게 주기적으로 자세를 바꾸게 하고 검사 중에 수분간 왼쪽으로 돌아누울 수 있어야 한다. 또한 숨을 깊게 들이쉬거나 숨을 참을 수 있어야 한다. 금식은 필요하지 않다.

1) M형 심초음파검사

M형 심초음파검사(Motion mode echocardiography)는 움직이는 대상의 움직임의 진폭(amplitude)과 움직임 속도(rate of motion)를 매우 정확히 기록한다. 심장의 작은 영역이 당시의 그 지점에 대한 시각화가 되게 하는 싱글빔(single beam)이 사용되기 때문에 M형 심초음파검사는 흔히 '얼음송곳'으로 불린다. 그림 2-13에 그려진 네개의 변

환기 위치에서 M형 심초음파의 대표적인 영상을 얻게 된다. 이는 판막의 움직임과 심방과 심실벽의 두께를 신속하게 평가하게 된다. 변환기는 골격구조를 피해서 가슴 앞쪽의 늑간강이나 늑골아래에 둔다.

2) 2면성 심초음파검사

2면성 심초음파검사(2-dimensional echocardiography)에서 심장 구조의 2면성 영상은 단층영상을 만들어내는 다중결정(multiple crystal)을 사용하여 얻어진다. 초음파 빔은 반사된 초음파가 만들어낸 면이 파이 모양을 만든다. 시각적으로 2면성 심초음파검사는 parasternal(복장옆), subcostal(늑골하), apical(심첨), and suprasternal(흉골상) 위치에서 심장의 단층영상 영상을 만들어낸다. 이 방법은 좌심실벽 두께와 좌심실벽 질량, 벽운동이상을 평가하는 데 유용하다.

3) 3면성 심초음파검사

3면성 심초음파검사는(3-dimensional(3D)echocardiog-

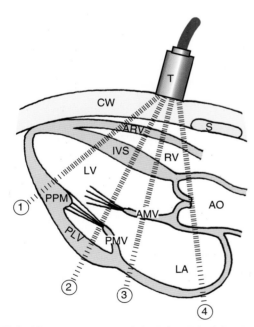

그림 2-13 심장의 심초음파 영상. 심점(1)에서 기저부(4)로 향하는 초음파빔이 통과하면서 보여지는 심장의 절단면(across section)에서의 심장 구조들. AMV, anterior mitral valve; AO, aorta; ARV, anterior right ventricular wall; CW, chest wall; IVS, interventricular septum; LA, left atrium; LV, left ventricle; PLV, posterior left ventricular wall; PMV, posterior mitral valve; PPM, posterior papillary muscle; RV, right ventricular cavity; S, sternum; T, transducer.

raphy)는 시간과 공간의 움직임에 따라 심장 구조의 영상과 분석이 가능하게 한다. 3D 심초음파검사는 좀더 실제와 같은 표상을 만들어내기 위한 전문적인 실시간 재건 기술을 갖고 초음파영상의 원리를 사용한다.

3D 심초음파 검사의 발전 초기에는 검사 후 절차가 길어서 즉각적인 결과를 사용할 수 없었다. 현재의 기술은 실시간 영상이 가능하게 하여 보다 더 가치가 있는 진단 도구와 치료 도구로 사용되고 있다.

4) 도플러 심초음파검사

도플러 심초음파검사(Doppler echocardiography)는 도플러기술을 M형 영상이나 2면성 영상에 결합한 것이다. 변환기 쪽으로 오거나 멀어지는 움직임으로 적혈구에서 반사된 초음파를 측정하여 혈류의 방향을 평가할 수 있다. 이 검사는 특히 판막질환이 있는 환자에게 유용하다. 협착이 있는 판막은 심장으로 혈액이 들어올 때 와류(turbulence)를 일으키고 역류성 판막은 심장 방을 통해 역행되는 혈류에서 와류가 일어나게 한다. 혈류 방향을 색으로 표현했을 때를 칼라도플러심초음파검사라고 한다. 도플러 검사는 음성신호로 기록된다. M형이나 2면성(2D) 심초음파에 조영제를 사용할 수도 있다. 여러 물질이 조영제로 사용되어 왔지만 이 경우 마이크로버블이 포함된 액체를 정맥으로 주사한다. 마이크로버블이 심장을 통과할 때, 다수의 초음파를 형성한다. 이 방법은 좌심방이나 좌심실에서 마이크로버블이 초기에 나타날 수 있어서 심장내 좌우단락을 확인하는 데 특히 유용하다.

5) 경식도심초음파검사

경식도심초음파검사(transesophageal echocardiography, TEE)는 굴곡성 내시경의 끝에 있는 2D 변환기를 통해 고화질의 심장 영상을 얻는 검사이다. 심장은 식도에 직접 닿아 있어서 초음파 신호가 심장에 도달하기 위해 밀리미터 단위로 이동한다. 이것은 신호 인공물의 양과 감쇠를 줄여 더 깨끗한 영상이 나타나게 한다. TEE는 폐기종이나 비만, 흉벽이상이 있는 환자에게 유용하다. TEE는 심장의 후면으로 접근하기 때문에 대동맥, 폐동맥, 심장판막, 양측 심방, 심방중격, 좌심방이와 관상동맥에 있어 더 나은 영상을 얻을 수 있다.

표 2-7	TEE를 시행하려는 환자의 간호항목

간호활동	이론적 근거
검사 전	
1. 금기사항을 확인한다.	연하곤란이나 식도질환에 병력이 있는 환자는 TEE를 할 수 없다.
2. 검사 과정을 환자와 가족에게 설명한다.	검사 동안 불편함이 있을 수 있으므로 검사 동안 진정제를 주사할 수 있으며 모니터를 할 것이라고 환자에게 설명한다.
3. 환자 간호력에서 얻은 정보가 충분한지 확인하고 동의서를 받아야 한다.	거부반응이 있는지 확인하며 절차에 관한 동의서가 필요하다.
4. 검사 6시간 전부터 금식을 한다.	기도흡인에 대해 주의한다.
5. 검사를 위한 환자 준비를 한다.	가능하면 의치를 제거하고 방광을 비운다.
6. 말초정맥로를 확보한다.	일반적인 약물 주입로가 되기도 하며 응급 시에 응급처치를 위한 주입로가 되기도 한다.
7. 혈압, 산소포화도를 측정할 수 있는 심전도 모니터를 부착한다.	검사 동안 환자의 상태는 계속해서 감시되어야 한다.
8. 응급심폐소생술 기구가 준비되어야 하며 응급약물, 제세동기, 흡인기구 등도 포함한다.	심정지에 대한 예방
검사 중	
1. 심전도, 혈압, 맥박, 산소포화도, 기도확보 등 병원정책에 따라 감시한다.	적절한 국소마취에 따른 계속적인 환자 감시
2. 환자검사 시 체위와 내시경의 위치에 따라 검사자를 돕는다.	환자의 두려움을 감소시켜 검사 동안 환자의 협조를 얻어낸다.
3. 합병증을 감시한다.	미주신경의 자극은 혈관미주신경 반응을 일으킬 수 있으며 일시적 빈맥, 서맥, 혈압의 변화등이 나타날 수 있다 또한 저산소증이나 후두경련 등을 경험할 수 있다.
4. 검사 동안 환자를 안심시킨다.	환자의 두려움을 감소시켜 검사 동안 환자의 협조를 얻는다.
5. 검사 동안 환자의 반응을 기록한다.	기관의 원칙 준수
검사 후	
1. 검사 마무리 단계에서 활력징후를 사정한다; 기관의 방침에 따른 기록준수	기준과 비교하여 국소마취제에서 완전한 회복이 될 때까지 감시한다.
2. 환자의 체위를 편안하게 해 주거나 옆 자세로 취해준다.	환자의 편안한 체위와 기도 확보유지를 위한 적절한 체위를 유지한다.
3. 연하반사를 사정할 때까지 환자를 금식한다.	흡인의 위험을 주의한다.
4. 연하반사가 돌아오면 환자에게 기침을 격려하고 인후통이 있으면 정제(lozenges)나 얼음조각을 제공하고 의사의 지시가 있을 때까지 금식한다.	적절한 간호중재는 환자에게 잔여 분비물의 배출과 안위를 얻게 하는 기회를 제공하게 된다.
5. 만일 외래환자일 경우 적어도 검사 후 12시간은 운전하지 않도록 한다.	만일 환자에게 검사 동안 진정제가 투여되었다면 가족구성원이나 다른 운전자가 환자를 집으로 데리고 가는 것이 최상의 방법이다.
6. 호흡곤란, 객혈, 심한 통증 등이 있으면 간호사나 의사에게 알리도록 환자에게 교육한다.	만일 합병증이 생기면 환자의 상태는 재평가되어야 한다.

TEE를 검사하는 환자는 검사 전 6시간 동안 금식해야 한다. 진정제가 정맥주사되고 TEE는 경흉부심장초음파검사보다 검사시간이 더 길고 환자는 불편감이 있을 수 있다. 검사과정과 관련된 식도파열의 위험(1만명 당 1명)이 있다. 표 2-7은 TEE 검사 중인 환자간호 내용을 요약한 것이다.

6) 침상 혈관 검사

중환자에게 혈관통로를 확보하는 것은 임상의가 자주 접하는 어려움이다. 이동용 장비가 정맥관의 위치를 실시간으로 혈관의 해부학적 위치를 상당히 정확하게 확인해서 사용되도록 고안되었다.

7) 혈관내초음파

혈관내초음파(intravascular ultrasound, IVUS)는 관상동맥 내강과 벽 구조를 보기 위해 초음파 기술을 사용한다. 이 검사는 심도자술의 부속 검사이며 심도자술(관상동맥조영술, 관상동맥중재술) 부분에서 자세히 설명하도록 한다.

4. 부하검사

부하검사(stress test)는 허혈성 관상동맥질환이 의심되는 환자를 사정하는데 있어 중요한 검사이다. 부하검사는 예후를 평가하고 기능적 능력을 확인하는 데 사용된다. 부하검사는 심장이 안정상태일 때와 심장이 운동이나 운동을 자극하기 위한 약물로 부하를 가했을 때 다시 혈압과 심전도와 같은 생리적 지표를 모니터링한다. 안정시와 운동시에 심장의 영상을 모두 얻기 때문에 상당히 많은 정보를 얻을 수 있다. 이 영상은 방사능추적자와 심초음파검사 등의 다양한 방법으로 얻을 수 있다. Box 2-8과 2-9은 부하검사의 적응증과 금기사항에 대한 내용이다. 금기사항은 악화된 질병 상태와 크게 연관이 있다. 이런 상태에 있는 환자에게 부하검사는 위기사태(catastrophic event)를 일으킬 수 있다.

1) 운동부하검사

운동부하검사(exercise stress test)를 하는 환자는 반드시 거동할 수 있어야 한다. 체위성, 신경성, 폐, 말초혈관 문제로 인한 기능장애는 운동부하 프로토콜을 수행하는 환자의 능력에 영향을 줄 수 있다.

(1) 검사절차

운동부하검사에 있어 트레드밀이나 자전거로 운동을 하는 내내 지속적으로 박동수를 모니터링한다. 환자는 각 개인의 예상 최대박동수의 85%를 목표로 운동한다. 편의 상 예상 최대박동수는 남자 220회/분(여자 210회/분)-환자의 나이로 계산한다. 최대박동수의 달성은 좋은 예후 징후이다.

혈압과 박동수와 규칙성, 심전도, 증상유무, 수행된 작업부하(workload)를 모니터링한다. 작업부하는 대사당량(metabolic equivalents, METs)이나 심근산소 소모량(double product = 혈압 × 박동수)으로 정한다. METs는 40세의 70kg인 남성이 섭취하는 안정시의 호흡성 산소섭취(resting respiratory oxygen uptake)로 정의되며 1MET는 3.5 mg/min/kg와 같다. 작업활동은 MET라는 용어로 계산된다. 예를 들면 계단 오르기는 약 4METs이다. 가장 활동적인 성인에게 적절한 작업부하는 10METs이다. 심근산소 소모량은 관상동맥질환정도와 상관이 있지만 작업부하 측정에는 덜 사용된다.

초기 심전도 판독은 기준치를 기록하기 위해 운동 전에 하고 운동 중에는 12유도 심전도를 지속적으로 검사한다. 유도는 표준 12유도 심전도 방법과 같다. 그러나 사지유도는 심전도 기록을 이해하는 데 있어 팔이나 다리 움직임을 방지하기 위해 몸통으로 옮겨야 한다. 피부준비와 전극 부착은 최대 운동 동안에 판독 가능한 기록이 되게 하기 위한 주의가 필요하다. 움직임에 의한 허상(artifact)을 줄이기 위해 전극과 케이블 위에 그물망과 같은 물건을 덮어둘 필요가 있다.

동시 영상 방식이 없는 트레드밀부하검사는 여성에게 있어 신뢰성이 낮다. 그래서 여성의 운동부하검사는 일반적으로 방사성핵종이나 심초음파영상과 비교한다. 좌각

BOX 2-8
부하검사의 적응증

1. 흉통의 감별진단(허혈성 심질환이 의심되는 환자의 검사)
2. 허혈성 심질환을 진단받은 환자에게 허혈증상을 일으키는 운동단계 평가
3. 부정맥과 협심증 치료에 대한 평가
4. 판막질환과 같은 구조적 이상에 의한 이차적 심기능장애 평가
5. 허혈성 심질환의 여러 위험인자를 가진 무증상 환자의 위험도 평가

BOX 2-9
부하검사의 금기증

1. 최대이하(submaximal) 프로토콜을 사용할 때를 제외한 최근 심근경색증(4-6주)(최대 예상심박수의 65%나 퇴원전 증상 제한(sympton limited)운동 부하검사)
2. 불안정 협심증 또는 안정 시 협심증이 있는 경우
3. 빈맥성 심방성 또는 심실성 부정맥
4. 만성이 아니라면 중증 방실차단
5. 비보상성 울혈성 심부전
6. 급성 비심장성 질환
7. 중증 대동맥판막 협착
8. 운동을 시작하기 전 혈압이 170/100mmHg 이상

차단과 같은 기존 심전도가 비정상인 경우 운동 유발 심전도 변화의 분석이 좀 더 복잡하다.

트레드밀 프로토콜은 환자의 신체적 능력과 검사의 목적을 반영한 것을 선택해야 한다. 모든 트레드밀 프로토콜은 시간과 속도, 트레드밀 플랫폼의 경사를 증가시키는 다단계이다. 프로토콜은 환자의 상태와 검사의 목적에 따라 선택한다. 예를 들면 Ellestad 프로토콜은 짧은 시간동안 적게 작업부하를 증가시키고 Bruce 프로토콜은 시간이 길어 더 크게 작업부하를 증가시킨다. Ellstad 프로토콜은 운동내성이 적은 환자에게 더 적합하다. Bruce 프로토콜은 적당한 기능을 하는 사람들에게 가장 널리 사용되는 것으로 진단적 자료와 예후 자료의 대부분이 그 프로토콜의 사용을 지지한다.

이전에 운동검사를 하지 않았던 환자는 트레드밀에서 걷거나 자전거를 타는 운동을 가볍게 하도록 한다. 운동을 시작하기 전에 안정시 기준 심전도와 혈압을 앉은 자세와 선 자세에서 검사한다. 심전도와 박동수는 검사 내내 지속적으로 모니터링하고 혈압은 수분마다 모니터링한다 회복까지 최소 6-10분 동안 또는 증상이나 혈압, 심전도 변화가 기준치로 회복될 때까지 모니터링을 지속한다.

운동검사를 하는 장소에서 응급인력과 응급장비를 사용할 수 있게 하는 것이 필수적이다. 운동검사 동안 심근 허혈의 지표는 ST분절 하강이 생기거나 흉통이나 협심증 유사증상이 있는 경우, 운동 단계가 진행해도 혈압이 120mmHg까지 증가하기 않거나 지속적으로 10 mmHg 감소된 경우이다.

이 검사는 다음의 사항 중 어느 하나라도 발생 시 검사를 종료한다.

1. 목표 박동수에 도달했을 때
2. 환자가 호흡곤란, 피로, 파행이나 심한 흉통 때문에 운동을 지속할 수 없을 때
3. 심전도 상 완전방실차단이나 심실빈맥, 심실조기수축이 나타날 때
4. 심전도 상 허혈이나 경색과 관련된 ST분절의 변화가 있을 때
5. 운동 중 환자의 수축기 혈압이 220 mm Hg 이상이거나 이완기 혈압이 120 mm Hg 이상이거나 운동 프로토

콜 중 어느 시기이든 기준치 이하로 혈압이 낮아질 때

심전도 상 허혈이 없거나 치명적인 부정맥이 발생하지 않은 경우 검사의 진단적 정확성을 향상시키기 위해 예상 최대 박동수에 도달하도록 모든 노력을 다해야 한다. 예상 최대 박동수에 도달하지 않았을 때 검사의 진단적 신뢰성은 낮다. 운동부하검사 결과는 환자가 예상 최대 박동수 수준(예상 최대박동수의 85%)에 도달 했을 때만 신뢰할 수 있다.

(2) 간호사정과 간호관리

부하검사를 위해 적절한 환자준비는 검사로부터 얻어지는 정보를 최대화한다. 환자는 위장관계로 혈액이 전환되어 관상동맥 혈액공급을 감소시킬 수 있는 것을 최소화하기 위해 검사 전 4-6시간 동안 금식해야한다. 특히 환자는 박동수에 영향을 줄 수 있는 카페인이 함유된 음료는 마시지 말아야 한다. 베타차단제는 운동에 대한 박동수 반응을 무디게 하고 예상 최대 박동수에 도달하는 것을 막기 때문에 검사 당일에는 복용하지 않도록 한다. 디지탈리스 또한 음성 변시성 효과(negative chrono-tropic effects) 때문에 중단해야 한다. 상태가 나쁘거나 활동 능력에 영향을 주는 동반질환이 있는 환자는 요구된 운동을 다해낼 수 없을 수도 있다. 편안한 신발과 적절한 복장으로 환자가 편안하게 최대한 운동을 할 수 있게 한다.

간호사는 환자와 가족에게 운동검사의 절차를 설명할 책임이 있다. 환자가 왜 검사를 해야하고 검사에서 기대되는 것이 무엇인지를 환자가 이해하는 것은 중요하다. 간호사는 의료진이 검사 과정에서 환자 가까이에서 관찰할 것이고 검사 과정의 어느 때라도 불편감이 있다면 표현할 수 있게 하는 것을 재확인한다.

또한 환자는 협심증이 나타난 후에도 운동을 계속해야 하지만 안전한 정도 이상으로 운동하지 않아야 하는 것을 이해해야 한다.

2) 약물부하검사

약물부하검사(pharmacological stress test)는 자전거를 타거나 트레드밀에서 걸을 수 없는 환자에게 행해진다. 부하검사가 의뢰된 환자는 적절한 신체운동을 수행하기 어

려울 수 있다. 이런 이유로 인해 아드레날린성 약물(dobu-tamine 등), 혈관확장제(adenosine, dipyridamole 등)를 사용하여 심장에 운동 효과를 자극하는 다른 방법이 필요하게 된다. 이러한 검사들은 환자에게 어떠한 활동도 요구하지 않는다. 혈압을 자주 측정하고 심전도를 지속적으로 모니터링한다. 또한 심초음파검사나 핵영상과 같은 영상검사방법이 항상 사용된다.

여러가지 약물이 검사에 사용된다. 도부타민은 수축력과 박동수, 수축기 혈압을 증가시켜 심근산소요구량을 증가시킨다. 일부에서 도부타민이 박동수를 둔화시켜 보조적인 아트로핀이 목표 박동수 수치에 도달하게 하기 위해 필요할 수 있다. 도부타민 주입으로 관상동맥 혈류가 정상 상태의 2배까지 증가하지만 혈류를 제한하는 병변이 있는 관상동맥에는 적게 나타난다. 아데노신과 디피리다목과 같은 혈관확장제도 관상동맥혈류를 증가시킬 수 있다. 이 약물들은 세동맥과 관상동맥을 이완시켜 심장에 운동의 효과가 나타나게 한다. 레가데노손(regadenoson, Lexican®)은 신속하게 최대 효과를 만들고, 관류영상의 지속시간 동안 충혈을 유지시키는 관상동맥 혈관이완을 자극하는 선택적 아데노신 작용제이다. 비록 약물부하검사 중에 기능용량에 대한 정보를 얻을 수는 없지만 신체 활동 중에 얻어지는 것과 같은 것을 제공해 줄 것으로 기대한다. 도부타민, 아데노신, 디피리다몰 주입에 따른 심전도 변화로 유의한 관상동맥질환을 발견하는데 있어서의 민감도는 매우 낮다. 따라서 약물부하검사는 검사의 민감도를 증가시키기 위해서 핵의학 영상이나 심초음파 영상과 함께 이뤄진다.

3) 핵의학영상 부하검사

핵의학영상 부하검사(nuclear imaing with stress test)는 방사성추적자를 사용한 비침습적이고 신속하며 정확한 심장의 구조와 기능에 대한 영상검사로 관상동맥질환을 진단받았거나 의심되는 재원환자를 사정하기 위한 일반적 검사의 하나이다. 넓게 말하면 방사성핵의학 심장영상이다. 단일광자방출컴퓨터화단층촬영술(Single-photon emission computed tomography, SPECT)와 양전자방출단층촬영(positron emission tomography, PET) 검사 모두가 방사성핵의학 영상에 널리 활용된다. SPECT와 PET 카메라는 주입된 방사성추적물질(radiotracers)에서 방출되는

광자를 캡처하여 흡수된 규모와 위치에 대한 정보를 제공한다. 영상은 심전도관문(ECG gated) 또는 진행중인 심전도모니터링과 동시에 수집된 영상으로 전체 심장주기의 수축과 이완의 맥락에서 최종자료가 판독된다. SPECT 영상에서 최종결과를 심근관류영상(myocardial perfusion imaging, MPI)이라고도 한다. PET는 이 장의 뒤에서 자세히 설명하기로 한다.

핵의학영상검사는 여러 프로토콜로 운동이나 약물주입과 함께 시행된다. 프로토콜은 수시간 이상 몇 가지 방사성추적자를 주사하고, 24시간 뒤에 영상을 얻는다. 프로토콜의 목적은 안정 시와 부하 시의 심장에 대한 정보를 얻는 것이다. 프로토콜은 환자의 동반질환이나 환자의 사이즈, 활용가능한 인력과 장비에 따라 다양하다.

(1) 심근관류영상

심근관류영상(myocardial perfusion imaging, MPI)은 심장질환의 위치와 양, 중증도에 대한 정보를 주는 관상동맥혈류를 관찰하기 위해 SPECT 기술을 사용한다. MPI검사에서는 한번 정맥 혈류로 주사하면 특정 부위의 혈류 분포에 따라 생존가능 심근(viable myocardium)에 축적되는 방사성의약품을 사용한다. 추적물질(tracer)을 주사한 후 SPECT 카메라는 전체 심근에서 방사능 계수에 대한 영상을 기록하는 데 사용된다.

심근관류영상 검사에서 안정 시와 부하 시의 심장에 대한 영상이 얻어진다. 일반적으로 정상 심장에서 안정기에 방사성추적물질은 심근에 균등하게 분포하고 카메라는 심근 전체에서 균등하게 계수를 읽는다. 운동 중에는 유의한 관상동맥 협착이 없는 환자에서 심근산소요구에 맞추려고 균등하게 혈류가 증가하기 때문에 유사한 영상을 보인다.

하지만 유의한 관상동맥질환이 있는 환자는 운동시에 얻어지는 영상이 다르다. 협착된 관상동맥은 관상동맥혈류량이 제한되고 협착이 없는 동맥에서 공급되는 분절과 비교했을 때 협착된 동맥에서 공급되는 심근분절의 표지자의 양이 감소하거나 없다. 안정 시와 비교해서 운동 중에 흡수된 표지자가 감소된 영역을 가역적 관류결손(reversible perfusion defect)이라고 한다. 가역적 관류손상은 해당 영역에서의 혈류장애나 허혈을 의심할 수 있다. 과거 심근경색이 있었던 환자는 경색분절에서 안정 시와

운동 시의 스캔 모두에서 흡수감소가 나타날 수 있다. 이러한 형태를 고정 관류결손(fixed perfusion defect)이라고 하고 생존불능(nonviable) 심근을 의미한다. 일부 심근 분절에서 고정 관류결손이 있고, 다른 부분에는 가역적 심근결손과 정상 관류가 남은 부분이 있는 환자가 있을 수 있다. 신체 운동을 할 수 없는 환자가 많기 때문에 약물이 운동과 유사하게 심장에 반응이 일어나게 하기 위해 사용될 수 있다. 디피리다몰, 아데노신, 도부타민과 같은 혈관확장제를 정맥으로 주사하면 협착이 없는 관상동맥을 이환시켜서 심장을 운동상태로 만들 수 있다. 협착이 없는 정상 관상동맥은 우선적으로 혈류가 증가한다. 이 결과로 협착된 관상동맥에 의해 혈액을 공급받는 심근 분절에는 상대적으로 저관류가 된다. 약물의 최대 활동 동안 주입된 방사성추적물질은 운동에서 보이는 것과 유사한 영상을 만들어낸다. 현재로서는 디피리다몰만이 미국식품의약국으로부터 관류영상에 대한 사용 허가를 받았다.

관류영상에 승인을 받은 방사성추적물질에는 thallium-201, technetium (Tc)-99m, sestamibi의 세가지가 있다. 이들 약물의 특징은 다르고 사용된 여러 영상 프로토콜에 따라 반응이 나타난다.

① 탈륨 프로토콜

탈륨(Thallium)의 심장 반감기는 약 7시간 30분으로, 이는 추적물질 투여 후 그 물질의 50%가 심근세포에 7시간 30분 동안 남아 있음을 의미한다. 또한 탈륨은 쉽게 재분포되어 관류가 감소된 영역에 심근관류 요구에 의해 정상적으로 관류가 되는 영역에서 이전에 저관류되었던 부위로 이동한다. 탈륨관류검사에 대한 표준 프로토콜에서 처음은 운동부분부터 시작한다. 탈륨을 운동 최고점에 주사하고 주사 5분 이내에 촬영을 시작한다. 나머지 부분은 2-4시간 후에 얻는다. 재분포 때문에 추가적인 탈륨은 필요하지 않다. 하지만 안정 시와 운동 시 스캔 모두 관류 결손이 있는 환자에게는 유의한 재분포가 나타나지 않을 수도 있어서 이 경우 탈륨을 추가적으로 주사하는 것이 권장된다.

② 세스타미비 프로토콜

세스타미비(sestamibi)를 이용한 관류영상은 일반적으로 안정 시 스캔으로 시작한다. 유의한 흡수가 간에서도 일어나기 때문에 영상은 약 60분동안 지연된다. 이러한 지연은 간에서 세스타미비가 제거되게 하지만 심장에서는 그렇지 않다. 또한 우유 한 컵이나 소량의 기름진 음식은 간청소를 촉진하기 위해 방사성추적물질 주사 후에 짧게 섭취한다. 세스타미비의 다음 용량은 최대 운동 중에 투여하고 운동 스캔은 다시 간 청소를 위한 시간을 주어 주사 후 60분에 촬영한다. 세스타미비 재분포는 매우 느리기 때문에 최대 운동 후 60분에 촬영한 영상은 주사 당시의 관류 상태를 반영한다. 초기에 세스타미비 관류 검사는 이틀간 시행되어졌지만 현재는 하루에 검사의 두 부분을 완료하는 것이 관례화되었다. 운동 세스타미비 심근관류 SPECT는 과거 심근경색이 없었거나 심도자술을 받은 환자 그리고 저위험인 환자에게 더많은 진단 정보를 제공할 수 있다.

(2) 간호사정과 간호관리

운동 심전도와 관련된 모든 지시사항과 주의사항이 운동 방사성핵의학 영상에도 적용된다. 운동을 대신해서 약물을 사용했을 때 안면홍조, 두통, 오심과 같은 경미한 부작용이 나타날 수 있다. 방사성추적물질에 의한 극심한 부작용은 매우 드물다. 심각한 부작용에 대비한 약물은 사전에 준비해야 한다. 세스타미비를 투여한 환자의 일부에서 주사 후 수분 간 금속 맛이 난다는 보고가 있다. 방사선과 장비 외형에 대한 환자들의 불안감은 흔하다. 간호사는 이러한 불안감을 가라앉게 해주는 것이 중요하다. 표 2-8은 심근허혈 여부를 확인하는 데 사용되는 검사에 대한 개요이다.

(3) 방사성핵종 심혈관조영술(radionuclide angiocardiography)

방사성핵종 심실조영술(ventriculogram) 또는 게이트심장혈액풀 스캔(multigated acquisition, MUGA)은 좌우 심실 박출계수를 계산하기 위한 정확한 방법이다. 수년 간 MUGA 스캔이 박출계수를 측정하는 표준 검사법이었지만 현재는 심장자기공명영상(cardiac magnetic resonance imaging)이나 심초음파검사, 혈관촬영술과 같은 다른 기술이 MUGA스캔과 같이 유용한 정보를 제공해 줄 수 있다. MUGA는 방사성추적물질(technetium 99m)을 환자의 적혈구 풀에 표식을 달아서 가슴에 감마카메라를 놓고 방

표 2-8 심근허혈을 확인하기 위한 진단검사

절차	비정상적 결과	고려 사항
표준 12유도 심전도	휴식 시나 오랫동안 흉통을 가진 환자의 일시적 ST분절과 T파의 변화	
홀터 모니터링	휴식 시와 활동 시의 일시적 ST분절과 T파의 변화	2개의 심전도 유도만 감시
부하 심초음파	심초음파와 관련된 분절벽의 비정상적 움직임이 운동하는 동안 얻어진다.	심실전도계 장애를 가진 환자에게서 시행될 수 있다. 운동을 할 수 없는 환자에게 약리학제제를 사용할 수 있다.
운동부하 검사	운동 중 발생하는 일시적 ST분절과 T-wave의 변화	운동을 할 수 없는 환자나 좌각 블록을 가진 환자나 심박조율리듬을 가진 환자는 검사할 수 없다. 관상동맥질환의 위치에 관한 정보에는 유용하지 못하다.
방사선핵종 관류 부하 검사	운동하는 동안 '냉점(Cold spot)' 영상이나 관류장애영상을 얻을 수 있다.	심실전도장애 환자에게 검사 할 수 있다. 운동할 수 없는 환자에게 약물들을 사용할 수 있다.
온라인 허혈 분석	심근허혈역동분석(MIDA) 허혈을 의미하는 ST분절의 정도를 감지하기 위한 8유도의 분석과 경색의 진전과 관련된 QRS 복합체의 변화 분석	비침습적 임상적 의사결정의 촉진 그래프의 온라인 모니터화 재폐색의 조기 발견 비허혈성 증상으로부터 혈성 증상으로부터 허혈성 증상과 관련된 흉통의 분류

사능을 측정하여 검사한다.

시간 단위당 기록되는 계수의 숫자는 심방과 심실에서 나오는 혈액량에 비례한다. 심장벽움직임과 이완 벽두께에 대한 정보를 수집한다.

일차통과 MUGA(first pass MUGA)는 우심실기능에 대한 정보가 필요할 때 시행한다. 이 검사에서 방사성추적물질이 주사되기 전에 계산을 시작하기 위해 감마카메라를 설치한다. 정맥혈이 심장의 오른쪽을 통해서 일차통과하게 할 때 우심실기능에 대한 정보를 제공한다. 표지자가 표식된 혈액이 우심실과 좌심실을 모두 이동하여 순환주기를 끝내면 우심실 기능은 좌심실 때문에 모호해진다.

방사성핵종 영상 검사를 받는 환자를 간호할 때 주의사항을 인식해야 한다. 이 정보는 기관의 방사선 안전 부서에서 얻을 수 있다. 주의가 필요한 시간은 사용된 방사성추적물질의 반감기와 관련이 있다. 일반적으로 임신한 간호사는 검사 후 24-48시간 동안 검사한 환자간호를 피해야 하고 모든 간호사는 24-48시간 동안 환자의 체액을 다룰 때 장갑을 착용해야한다.

(4) 부하 심초음파검사

부하심초음파검사(stress echocardiography)는 부하검사와 심초음파검사 영상을 사용한다는 데 있어 몇 가지 중요한 장점이 있다. 심초음파는 국소적 벽운동 이상을 파악하는데 이는 관상동맥질환에 의한 관류 부족으로 나타나는 심근의 최종적 결과이다.

심초음파검사는 즉시 판독될 수 있고, 이온화된 방사선이 사용되지 않으며 핵의학 영상보다 비용효과적이다. 부하 심초음파검사의 단점은 검사자의 경험에 따라 그리고 환자의 체형 때문에 질적 영상을 얻기 어렵다는 것이다. 영상은 비교를 위해 안정 시와 최대 운동 시에 얻어져야 하다. 부하심초음파검사는 운동부하검사나 약물부하검사와 함께 사용될 수 있다. 운동 전 또는 약물이 주입되기 전에 기준이 되는 2면성 심초음파검사를 실시한다(약물부하심초음파검사에서는 자극을 유발하는 약물로 도부타민이나 디피리다몰이 사용된다).

촬영은 검사 동안 계속해서 진행되고 운동이나 약물 주입을 중단한 후 10분까지 계속된다. 심초음파검사는 부분적 심근관류 장애를 나타내는 벽운동이상을 검사한다. 운동이나 약물 주입 후에 새로운 벽운동이상이 발견되었을 때 검사 결과는 양성을 의미한다.

5. 컴퓨터화 단층촬영

컴퓨터화 단층촬영(computed tomography, CT)은 심장과 심장 주변 구조를 평가하는 데 사용되는 비침습적 검사이다. CT 검사는 X선이 인체를 통과하면서 만들어지는 영상을 모아서 기록한다. 컴퓨터는 해부학적으로 매우 자세한 2차원 또는 3차원 영상을 재구성한다(그림 2-14). 심장 컴퓨터화 단층촬영은 선천성 심질환과 동맥류와 같은 심자의 구조적 질환을 확인하는 데 사용된다.

컴퓨터화 단층촬영에서 관상동맥칼슘(coronary artery calcium, CAC)은 죽상경화증의 지표이다. 죽상경화판(atherosclerotic plaque)은 불안정과 파열이 뒤따르는 석회화 과정의 어떤 단계라도 나타난다. 비록 동맥석회화가 혈관질환의 이후 단계를 나타낸다고 하지만 동맥 석회화가 없다고 파열에 취약한 비석회화의 가능성을 배재할 수 없다. 발견된 관상동맥칼슘이 없음을 의미하는 관상동맥칼슘점수(CAC score, CACS) '0' 점의 경우 아직 석회화되는 중인 죽상판을 발견하지 못해 잘못 측정될 수 있다. 관상동맥칼슘점수와 죽상경화 병변의 협착 정도 간에는 직접적인 연관이 없다. 다시 말하면 혈관내 병변에 의한 혈

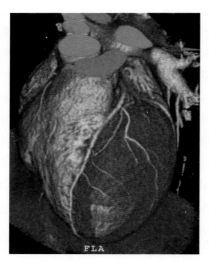

그림 2-14 심장의 CT 영상(64-slice 심장의 컴퓨터 단층촬영영상, 전두면)

류제한이 없이 관상동맥칼슘수치가 매우 높을 수도 있고, 현저한 혈관내 혈류제한이 있지만 관상동맥칼슘점수가 매우 낮게 나타날 수도 있다. 총관상동맥 죽상경화증 부담과 상당한 연관성이 있는 장점 때문에 관상동맥칼슘점수는 환자의 혈관질환 발생 위험을 결정하는 데 가장 유용하다. 관상동맥 컴퓨터화 단층촬영에서 발견된 칼슘의 양을 측정하기 위해 아가츠톤 점수(Agatston score)가 사용된다. 점수 영역은 10 이하, 11-99, 100-400, 400 초과로 나누고 각각을 미미한(minimal), 중등도의(moderate), 증가된(increased), 광범위한(extensive)으로 석회화의 양을 구분한다. 관상동맥질환의 발견과 측량의 표준지침인 관상동맥혈관조영을 대신하지는 못하더라도 위험도 평가 알고리즘(Framingham risk score 등)과 함께 사용했을 때 관상동맥칼슘점수는 모든 원인의 사망에 대한 독립적 예후에 대한 추가적인 정보가 된다.

관상동맥 컴퓨터화 단층 혈관조영술(coronary computed tomography angiography, CCTA)은 실제적인 관상동맥 내경을 가시화하기 위한 비침습적 검사법이다. 관상동맥 컴퓨터화 단층 혈관조영술은 석회침착 유무와 상관없이 관상동맥의 협착을 파악할 수 있다. 심전도 동기 관상동맥 컴퓨터화 단층 혈관조영술(ECG-gated CCTA)을 검사하는 환자는 박동수 조절이 필요하다. 적정 박동수는 분당 55-60회이고, 베타차단제와 같은 약물로 대부분의 환자에게 안전하게 박동수를 조절할 수 있다. 환자는 조영제 투여를 위한 정맥주사관을 확보한다. 조영제에 의한 알레르기 반응과 신독성에 대한 모니터링도 중요하다.

6. 자기공명영상

자기공명영상(magnetic resonance imaging, MRI)로 심혈관에 대한 구조와 기능, 혈류, 대사, 관류에 대한 고해상도 평가가 가능하다. 안정 중이거나 운동/약물부하검사 중의 심장 구조와 기능에 대한 평가가 가능하다. 자기공명영상은 관상동맥질환과 관상동맥우회술 이상, 심근병증, 판막질환, 선천성 심질환, 심장 종괴, 심장내 혈전, 심낭질환을 진단하는 데 사용된다. 자기공명영상으로 심근생존력검사를 할 수 있다. 이렇게 하여 생존가능한 조직과 허혈 조직을 반흔이나 경색 조직으로 구분될 수 있다. 전기

BOX 2-10
자기공명영상의 금기

절대적 금기	상대적 금기
박동조율기	인공관절
동맥류 클립	교정기(dental brace) 등의
심외막 박동조율기 와이어	이물질
금속 이식 판막	비금속성 이식 판막
이식된 심장율동전환기-	외과적 스테플(staple)
제세동기	관상동맥 스텐트
(implanted cardioverter-	(최근에 삽입된)
defibrillator)	
이식된 주사펌프	
와우이식물	
자궁내 금속물질	
금속 탄환, 유산탄 등의 금속조각	

생리검사를 하는 기관들은 심방세동 폐정맥절제술 전에 폐정맥 지도화를 위해 자기공명영상을 사용한다. 심방중 격결손은 경피적 폐쇄장비 삽입 전에 자기공명영상으로 병변을 확인할 수 있다.

심혈관 자기공명영상의 또다른 장점은 알레르기나 신부전 때문에 요오드 함유 조영제를 투여할 수 없는 환자에게 유용하다는 것이다. 자기공명영상의 조영제인 가돌리늄(gadolinium)은 알레르기 반응과 신독성을 유발할 수 있지만 요오드화 조영제에 의한 합병증 보다 흔하지 않다. 그리고 부하검사 프로토콜과 심혈관 자기공명영상은 심장의 구조와 벽기능, 판막기능, 심근관류, 혈관조영술, 생존력에 대한 통합적으로 평가하는 데 사용된다. 자기공명영상 부하검사(MRI stress testing)에 사용되는 부하유발 약물은 아데노신, 도부타민, 디피리다몰 등이다.

관상동맥 자기공명영상은 관상동맥의 크기가 작고 호흡과 심장주기 중에 거의 움직임의 변화가 없는 등의 일부 특수한 상황에서는 어려움이 있다. 자기공명영상은 모든 기관에서 활용될 수 없을 방대한 장비가 필요하다.

환자가 고정된 스캐너 터널의 크기에 맞아야 하기 때문에 비만은 자기공명영상이나 자기공명영상 혈관조영술의 금기이다. 환자는 스캐너로 인한 갇힘과 시끄러운 소음에도 불구하고 편평하게 누워서 가만히 있을 수 있어야 한다. 자기공명영상이 불가능한 동맥류 클립이나 이식된 장

비(이식 제세동기나 이식박동조율기), 기타 신체에 있는 금속물질은 자기공명영상 스캔에 대한 금기이다. 금속가공 이력이 있는 환자는 자기공명영상 스캔에 부적합한 눈에 보이는 금속 조각이 있을 수 있다. Box 2-10은 자기공명영상에 대한 금기이다. 비록 문신 염색약에는 자기공명영상 중에 가열되는 산화물(metalic oxide)이 함유되어 있지만 문신은 자기공명영상 스캔에 있어 금기는 아니다. 자기공명영상 검사 동안 간격을 두고 호흡에 의한 허상(artifact)을 피하기 위해 숨을 참아야 하기 때문에 심장 자기공명영상은 숨을 참을 수 없는 환자는 검사에 적합하지 않다. 조영물질을 주입하기 위해서 정맥주사관이 필요하다. 중심정맥관은 단위면적당 높은 압력이 가해지기 때문에 사용되지 않는다.

7. 양전자 방출 단층촬영

양전자 방출 단층촬영(positron emission tomography, PET)은 심장의 생리와 대사에 대한 지식을 얻는데 상당한 기여를 해왔다. 관상동맥협착(관류)을 발견하고 심근생존 능(대사)을 평가한다. 양전자 방출 단층 촬영은 심근생존 능을 평가하기 위한 절대표준(golden standard)이다.

국지적 심근혈류를 평가하기 위한 추적물질에는 루비디움(rubidium-82)와 질소(nitrogen-13)이 표시된 암모니아가 사용된다. Fluorodeoxygenase(FDG)와 탄소(carbon-11)이 표시된 아세트산염(acetate)가 포도당과 지방산 대사를 평가하는 데 각각 사용된다. 루비디움-82와 질소-13 암모니아를 이용한 관류검사에서 혈류가 감소되고 FDG와 탄소-11 아세트산염을 이용한 대사검사에서 대사 활동이 없다면 해당 심근영역은 생존능력이 없다고 할 수 있다. 다시 말하면 관류와 대사가 조화를 이뤄서 감소된다. 반면에 혈류가 관류추적물질자에 의해 감소되어 나타나지만 대사활동이 보존된다면 심근의 해당 영역은 허혈이며 생존능력이 있다고 고려할 수 있다. 이것은 혈류와 생존능의 부조화를 의미하고, 조직의 생존 영역에 혈류를 회복시키기 위한 중재에 대한 환자의 치료를 나타낸다.

환자는 검사 6시간 전부터 금식해야한다. 카페인이 함유된 음료는 검사 24시간 전부터 제한해야 한다.

8. 심도자술, 관상동맥조영술, 관상동 맥중재술

심도자술(cardiac catheterization)과 그와 관련된 검사 중에는 투시장치 유도(fluoroscopic guidance)로 방사선 조영제가 심실과 관상동맥으로 주입된다. 이 검사는 흔히 시행되는 것으로 관상동맥 내강을 평가하기 위한 절대표 준이다. 관상동맥내 병변은 혈관성형술이나 스텐트삽입 술, 관상동맥우회술과 같은 중재의 표적이 된다. 동맥류와 심근다리(myocardial bridging) 등의 관상동맥 이상과 기 타 병변도 확인할 수 있다. 진단적 심도자술 동안 얻어지 는 정보에 근거하여 관상동맥중재술이 시행된다.

심도자술과 관련된 주요 제한점은 비용과 시술자의 경 험, 위험 수준, 허혈을 일으킬 수 있는 병변인지를 파악할 수 있는 능력 등이다. 심도자술의 비용은 비침습적 검사법 보다 더 많이 소요된다.

광범위한 자료들에 따르면 시술자인 의사는 안전하고

설명 가능한 중재를 수행하는 데 필요한 기술을 유지하기 위해 연간 최소 75개의 절차를 수행해야 한다. 이 과정이 관상동맥의 폐색을 찾아낼 수 있지만 혈관성형술을 하기 전에 주어진 병변의 허혈 잠재성을 이해하기 위해 더 많은 정보가 필요하다.

심도자술을 하는 환자는 조영제 알레르기 뿐만 아니라 최근의 전혈구계산(CBC), 프로트롬빈시간(PT), 부분트롬 보플라스틴시간(PTT), International Normalized Ratio(INR), 일반화학검사(혈장 포타슘, 크레아티닌, 혈중 요소질소) 등의 혈액검사결과를 확인하고, 건강력과 신체 검진 등의 중재 전 평가가 필요하다. 폐경전이거나 임신가 능한 여성은 검사 최소 48시간 전에 임신검사를 해야한다. 환자는 검사하기 최소 8시간 전에 금식을 해야한다. 필요 한 약물은 검사 당일 아침에 소량의 물과 함께 복용한다. 환자에게는 정맥주사관이 필요하고, 환자가 시술 후 배뇨 곤란이 있을 수 있다면 유치도뇨관 삽입을 고려한다. 환자 는 검사 중에는 검사테이블에 거의 편평하게 지속적으로

BOX 2-11
간호중재

심도자술 환자

검사 전
- 환자와 가족에게 검사절차를 설명한다.
- 의사가 처방한 약물을 제외하고 검사 최소 6시간 전부터 입으로 아무것도 먹지 않도록 확인한다.
- 처방된 심도자술 전 검사를 완료하고 결과를 확인한다.
- 검사 전 작성된 검사동의서를 확인한다.
- 기관 프로토콜이나 의사 처방에 따라 정맥주사관을 확보한다.
- 혈압과 맥박산소측정기가 있는 심장모니터 장비를 환자에게 설 치한다.
- 처방된/적응증에 따라 산소요법을 적용한다.
- 처방에 따라 검사전 약물을 투여한다.
- 심도자실로 옮기기 전에 활력징후를 측정한다.

검사 중
- 프로토콜에 따라 환자의 활력징후, 산소화, 의식수준, 심전도를 계속해서 모니터링한다.
- 활력징후나 산소화의 변화, 부정맥(심실조기수축, 심실빈맥, 심실 세동 등)이 발생했을 때 의사에게 알린다.
- 심폐소생술을 위한 응급장비와 약물을 준비해야 한다.

검사 후
- 이송 전에 환자의 활력징후가 안정적인지 확인한다.
- 심도자술 부위의 출혈이나 통합성을 확인한다.
- 심도자술 부위 아래 원위부의 맥박을 촉지한다. 심도자술 부위가 대퇴동맥이라면 말단 맥박, 사지 색, 모세혈관충만, 신경감각 상 태를 확인한다.
- 사지를 곧게 펴게 하고 환자에게 다리나 팔을 구부리지 않도록 한다.
- 의사처방이나 프로토콜에 따라 정맥 주입을 유지한다.
- 의사처방이나 적응증에 따라 산소요법을 유지한다.
- 처방에 따라 구강으로 수분섭취를 격려한다.
- sheath를 제거하기 전에 프로토콜에 따라 환자의 응고상태를 확 인한다.
- 카테터를 제거했을 때;
  - 출혈을 예방하기 위해 20-30분 동안 삽입 부위를 직접 압박하 거나 상품화된 지혈 압박장비를 적용한다.
  - 사지 원위부의 맥박, 색, 모세혈관 충만, 감각을 확인한다.
  - 프로토콜에 따라 환자에게 4-6시간 동안 편평하게 누워있도록 재확인시킨다.
  - 4-6시간마다 드레싱 부위의 출혈이나 통합성을 평가한다.

BOX 2-12 [교육 내용]
심도자술

검사 전

- 검사 중 오심과 구토의 가능성을 줄이기 위해 처방된 약을 제외하고 검사 최소 6시간 전에 입으로 아무것도 먹지 않도록 한다.
- 중재 전·중·후에 약물을 주입하기 위한 정맥주사관을 삽입할 것이라고 환자에게 말한다.
- 심도자실로 이송되기 전에 검사전 약물이 투여될 것이라고 말한다.
- 환자는 검사 중에 환자복만 입는다고 설명한다.
- 심도자실은 일반적으로 춥고, 검사테이블은 단단해서 시간이 지연되면 불편할 수 있다고 설명한다.
- 검사 중에 환자가 고개를 돌리거나 숨이나 기침을 참으라는 요구를 받을 수도 있다고 설명한다.
- 검사 중에 불편감이 있을 수도 있지만 통증을 최소화하기 위해 국소 마취제가 투여될 수 있다고 설명한다.
- 시술 중과 시술 후 수 시간동안 심장모니터를 사용할 것이라고 설명한다.
- 시술 이후에 수시간 편평하게 누워있어서 카테터 삽입부의 출혈 가능성을 최소화하도록 설명한다.
- 방사성 조영제가 배출되는 것을 돕기 위해 시술 후에 가능한 많은 수분을 섭취해야 한다고 설명한다.
- 환자와 가족에게 질문을 할 수 있도록 한다.

검사 중

- 환자에게 어떠한 흉통이 있더라도 의사나 검사팀에게 말하라고 한다.
- 환자에게 반듯하게 누워있으라고 재확인한다.
- 환자를 안심시키고 불안을 가라앉혀준다.
- 환자에게 질문을 격려하고 환자의 질문에 대답한다.

검사 후

- 환자에게 반듯하게 누워서 사지를 펴라고 한다.
- 환자에게 흉통이나 호흡곤란이 있다면 말하라고 한다.
- 카테터 싸개(sheath)를 제거할 예정이라고 환자에게 알려준다.
- 처방에 따라 수분을 섭취하도록 격려한다.
- 환자에게 심도자술 결과를 의사가 확인하고 설명해 줄 것이라고 말한다.

누워있어야 한다. Box 2-11은 심도자술을 받는 환자 간호 시 고려해야 할 내용들이다. 검사 후 환자는 주의깊게 활력징후(혈압, 박동수, 호흡과 맥박산소측정기)를 모니터링해야 한다. 검사를 위한 경피적 카테타 삽입부위의 출혈여부를 주의깊게 관찰해야 한다. 후복막출혈과 같은 심각한 혈관합병증을 예방하기 위해 출혈이나 혈종 형성을 관리해야 한다. 검사 후 정맥주사용 수액은 신독성 조영제의 배출을 증진시키고 탈수나 회복 중의 잠재적 통증으로 증가된 미주신경긴장도에 의한 저혈압을 방지한다. 동맥절제술 후 수 시간 동안의 침상안정은 절개 부위의 안정화와 추가적인 혈관출혈 합병증을 방지하기 위해 필수적이다. Box 2-12는 심도자술을 받은 환자에 대한 교육내용을 요약한 것이다.

혈관내초음파촬영술(intravascular ultrasonography, IVUS)은 심도자술을 받는 환자에게 시행되는 추가적인 검사이다. 혈관내초음파촬영술에서는 관상동맥 내강과 벽 구조에 대한 정보를 얻기 위해 초음파기술을 사용한다. 이 검사는 관상동맥의 절단면에 대한 자세한 영상을 제공하고 개별 병변에 대한 위험 평가를 할 수 있다. 관상동맥 내강을 측정하고 판(plague)의 형태와 판이 내강을 차지한 정도(burden)와 같은 내강의 특성을 파악하기 위해 관상동맥 혈관조영술과 함께 시행된다. 혈관내초음파촬영술에서 얻어진 정보는 관상동맥성형술이나 스텐트삽입술의 필요성을 결정하기 위해 사용된다. 또한 스텐트 삽입여부와 상관없이 관상동맥성형술의 최종적인 성과를 평가하는 데 사용된다.

관상동맥내 병변을 치료하기 위해 혈관성형술이 필요할 때를 결정하기 위한 표준검사법은 혈관촬영술 뿐이다. 하지만 허혈을 유발하는 병변을 결정하기는 어렵고 관상동맥혈관촬영술이 병변의 기능적 중증도를 과소/과대평가 할 수 있다. 분획혈류예비능(fraction flow reserve, FFR)은 관상동맥 협착의 허혈 가능성을 결정하는 것을 돕기 위한 측정이다. 분획혈류예비능은 혈관촬영술과 함께 심도자술 검사실에서 시행되며 정상적인 최대 혈류에 대한 협착된 혈관의 최대 혈류의 비율로 정의된다. 압력 감지 가이드와이어가 병변 뒤에 줄기가 되는 것인지는 의문이고 폐색 부위 전후의 압력 차이는 관상동맥내로 주사된 아데노신에 의한 최대 충혈 시에 측정된다.

평균 원위부 관상동맥압을 최대 혈류 시 평균 대동맥압으로 나눈 값이다. 정상 관상동맥의 분획혈류예비능은 '1'이다. 수치가 0.75 미만이라면 혈류 제한이 있는 병변임을 말하고 허혈과 관련이 있다. 혈관촬영술만으로 가이드된 표준 경피적 관상동맥중재술과 비교했을 때 수행이 필수가 아닌 경우 분획혈류예비능에 따른 중재는 사망에 대한 복합평가항목(composite endpoint)과 심근경색, 1년 혈관재형성술 발생률을 낮추는 것과 관련이 있다.

관상동맥내 판이나 혈전으로 70%이상 관상동맥이 막힌 경우 경피적 경혈관 관상동맥성형술(percutaneous trans-luminal coronary angioplasty, PTCA)과 같은 관상동맥중재술이 필요하다. 관상동맥내 스텐트는 혈관성형술 부위의 재협착률을 감소시키기 위해 경피적 경혈관 관상동맥성형술 이후의 관내 골격(intraluminal scaffold)이 된다. 관상동맥 죽종제거술(directional coronary atherectomy, DCA)은 판을 옮긴다기 보다는 제거하는 것이다. 관상동맥죽종제거술은 대부분의 기관에서 경피적 경혈관 관상동맥성형술보다는 덜 자주 사용되는 특수한 방법이다. 추출 죽종제거술(Extraction artherectomy)은 경혈관 추출카테터와 혈전 제거를 위한 흡인이 사용된다.

1) 좌심도자술

좌심도자술(left heart catheterization)은 대동맥 내강, 관상동맥, 대동맥판막과 승모판막, 좌심실의 벽운동에 대한 정보를 제공한다. 많은 검사에서 좌심방과 좌심실의 압력과 대동맥판막과 승모판막, 좌심실유출로에서 측정한 압력 차를 측정한다.

진단적 좌심도자술은 일반적으로 상완동맥이나 대퇴동맥으로 경피적으로 시행된다. 이 검사로는 기본적인 관상동맥 구조를 알고 관상동맥과 대혈관, 심실의 이상을 파악할 수 있다. 방사성 조영제를 관상동맥 혈관에 주입하여 혈관의 실제 내경을 보고 혈류 폐색을 유발하는 판이나 혈전, 박리를 확인한다. 좌심실충만압은 환자의 체액 상태에 대한 지표가 된다. 조영물질로 좌심실이 빠르게 채워지면서 나타나는 좌심실조영은 좌심실박출계수와 벽운동이상과 좌심실 크기에 대한 정보를 제공한다. 판막 질환이 있는 환자는 판막 압력 차이와 심실압력을 측정하기 위한 판막 영역과 혈류역학의 수학적 계산을 통해 추가적인 검사

를 할 수 있다.

좌심도자에 대한 위험 요소(risk profile)는 동맥관삽입과 조영물질 사용 때문에 중요하다. 경피적 삽관부위의 출혈, 시술 중에 통과하는 혈관의 박리, 말초혈관이나 관상동맥의 천공, 심장 조직의 기계적 자극, 심근경색이난 뇌혈관사고을 일으키는 판 색전, 조영제나 시술 중에 주입되는 약물에 대한 알레르기 반응, 조영 물질의 신독성에 의한 신기능저하가 검사에 의한 위험이다.

2) 우심도자술

우심도자술(right heart catheterization)은 호흡곤란의 원인을 좌심실부전과 폐질환으로 구분하는 데 도움이 된다. 호흡곤란이나 판막질환, 심장내 단락(Shunt)의 기왕력이 있는 환자에게 시행된다.

진단적 우심도자술은 좌/우 외경정맥이나 대퇴정맥에서 시행된다. 우심실압력과 폐동맥판막과 폐동맥압력에 대한 정보를 얻는다. 좀더 흔하게는 이 시술은 하부경정맥을 통해 상대정맥으로 시행된다. 검사의 목적은 산소포화도와 우심방, 우심실, 폐모세혈관, 폐동맥에서의 압력을 검사하는 것이다.

우심도자술 중의 가장 흔한 문제는 심근 자극에 의한 부정맥이다. 부정맥은 스스로 조절되어(self-limting) 일반적으로 치료가 필요하지 않다. 시술 후 제한사항은 정맥으로 접근했기 때문에 적고 출혈 위험은 낮다.

IV. 심전도 감시

심장모니터링(cardiac monitoring)은 과거에는 중환자실, 수술실에서 사용되었으나 현재는 지속적으로 환자의 심박동수, 심장리듬, 치료의 효과 등을 감시할 필요가 있는 일반병실에서도 다양하게 이용되고 있다. 또한 앰블런스(paramedic ambulance), 수술센터, 외래 재활프로그램센터, 전화를 이용한 감시 클리닉(transtelephonic clinics)과 같은 외래 환자를 위해서도 이용되고 있다. 이용되는 모니터의 형태는 다양하지만 모든 모니터 시스템은 기본적인 3가지 요소를 갖는다: 계통표시(display system), 모니터 케이블(monitoring cable), 전극(electrodes).

전극은 심근조직에서 발생하는 전기 자극(electrical current)을 받기 위해 흉벽에 부착하는 것이다. 전기 신호(electrical signal)는 모니터 케이블을 통해 전달되어 확대하여 스크린에 보여준다. 심전도는 환자의 침상과 중앙 스테이션(central station)에서 확인할 수 있다.

1. 장비

심전도 감시 장비는 2가지 형태로 이용된다: 지속적인 hard wire 모니터링 시스템과 원격 감시 시스템

1) Hard-Wire 모니터링 시스템

일반적으로 중환자실에서 사용되는 감시 장비로 심전도 케이블을 통해 환자와 심장 감시장치를 직접 연결하는 것이다. 심전도는 침상 장치에 표시되고 기록되며 동시에 중앙감시장치에도 표시되고 기록된다. 이 장비는 환자의 움직임에 제한을 주므로 침상주변에서의 활동만 가능하다. 이 장비는 전기에 의해 작동하고 적절히 관리되면 전기 위험에 노출되지 않는다.

2) 원격측정법

원격측정법(telemetry monitoring system)은 환자와 심전도 표시 장비와 직접연결 없이도 가능하다. 전극은 작은 배터리로 작동하는 전송기(transmitter)에 부착된 짧은 모니터링 케이블에 연결하고 환자는 이동용 주머니에 장비를 넣고 움직일 수 있다. 심전도는 라디오 주파수신호(radiofrequency signals)로 수신기(receiver)에 전달되어 오실로스코프에 신호를 표시하고 침상이나 멀리 떨어진 중앙감시 장비에 표시된다. 신호를 잘 포착하기 위해 수신기내에 안테나를 설치할 수 있다. 배터리는 수신기 작동을 위해 필요하며 가능한 전류의 누출이나 사고로 인한 쇼크로부터 모니터 장비를 보호함으로써 전기적 위험을 피할 수 있다. 원격측정법은 일반병동과 같이 환자가 이동할 수 있는 곳에서 1차적으로 부정맥을 모니터 하기 위해 사용된다. 환자가 움직이기 때문에 잘 그려진 심전도를 얻는 것이 어렵다. 어떤 종류의 hard wire systems은 원격측정 기능이 내장되어 있어 쉽게 필요에 따라 모니터링 방법을 변경할 수 있다.

3) 표시장치

현대의 전기기술로 인해 모니터링 장비의 정교한 발전이 이루어져 현재의 표시장치(display systems)는 다음과 같은 특징을 갖는다.

- 컴퓨터화된 저장기능은 부정맥 재생을 가능하게 한다
- 경보장치나 이미 설정된 일정 간격마다 자동으로 심전도가 기록된다.
- 다양한 변수(parameters)에 대한 경보장치
- 여러 종류의 유도 또는 12 유도 심전도 표시장치는 복잡한 부정맥 판독을 용이하게 한다.
- 허혈을 감시하기 위한 ST 분절 분석
- 컴퓨터 시스템에 의해 자료의 저장, 분석, 변화를 파악할 수 있고, 자료는 언제든 재생하여 진단 및 환자 상태 변화를 기록하는데 정보로 활용된다.

4) 유도계

모든 심장감시 장치는 심근에서 발생한 전기적 활동을 기록하기 위해 유도계(lead systems)를 사용한다. 각각의 유도계는 양전극 또는 기록전극, 음전극으로 구성되며 나머지 전극은 접지(ground)를 위해 사용된다. 심장이 탈분극(depolarization)할 때 전기적 활동의 파형은 동방결절, 심방, 방실결절, 히스속, 심실로 이동하고, 좌심실이 우심실보다 근육량이 많으므로 좌측으로 이동하게 된다.

각 유도계는 흉벽의 다른 위치에서 탈분극의 파형을 관찰하게 되므로 다양한 형태의 P파와 QRS 복합체를 만든다. 유도계를 설명하는 용어는 혼용되기도 하는데 환자의 흉벽이 부착된 선(wires)도 유도라고 하고 이러한 선에 의해 그려지는 그래프도 유도라고 한다. 표준 심전도는 끝에 전극을 가지고 있는 10개의 유도선(lead wires, 사지 4곳, 흉벽 6곳)을 이용하여 12종류의 전기 활동을 그려낸다(12 유도). 현재 심장감시 장치는 3개의 전극을 이용하는 시스템에서 5개의 전극을 이용하는 시스템까지 다양하다. 이 장에서는 3 유도계 및 5 유도계를 이용한 모니터링에 대해 논의할 것이다.

3개의 전극(3 electrode systems)을 이용하는 경우 유도 I, II, III와 같은 단일 채널 기록만 가능하다. 5개의 전극(5 electrode systems)을 이용하는 경우 12-유도 심전도를 관

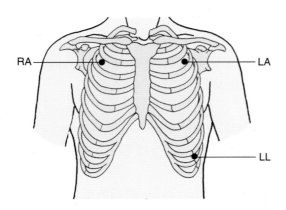

그림 2-15. 3-전극 모니터 시스템. 유도 I, II, III을 얻기 위해 3곳에 전극을 부착한다. 왼쪽 다리의 전극은 심장아래에 부착해야만 한다. LA: 왼쪽 팔(left arm), LL: 왼쪽 다리(left leg), RA: 오른쪽 팔(right arm)

찰할 수 있고 동시에 모니터에서 2개 이상의 유도 감시가 가능하다(다채널 기록).

(1) 3 전극계

양극, 음극, 접지를 위해 3개의 전극이 필요하고 모니터 케이블에 표시된 오른쪽 팔(RA), 왼쪽 팔(LA), 왼쪽 다리(LL)의 전극을 정해진 흉부의 위치에 부착한다. 전극이 적절하게 부착되면 침상 모니터에 있는 유도 선택기능을 이용해서 표준유도(유도 I, II, III) 중 하나를 선택한다(그림 2-15).

유도가 선택되면 자동으로 전극은 음극, 양극, 접지전극으로 조정된다. 유도 I이 선택되면 왼쪽 팔은 양극, 오른쪽 팔은 음극, 왼쪽 다리는 접지전극이 된다. 유도 II인 경우 왼쪽 다리가 양극, 오른쪽 팔이 음극, 왼쪽 팔이 접지 전극이 되고 유도 III인 경우 왼쪽 다리는 양극, 왼쪽 팔은 음극, 오른쪽 팔은 접지전극이 된다. 유도 I, II, III의 구성은 아인트호벤의 삼각으로 알려져 있으며 그림 2-16에서 설명하고 있다.

흉부유도를 기록하기 위해서는 5-wire system이 필요하다(그림 2-9, 흉부유도의 위치 확인). 단지 3개의 유도선을 이용할 수 밖에 없다면 변형된 형태의 6개의 흉부유도를 얻을 수 있다. 변형된 흉부유도(modified chest lead, MCL)를 얻기 위해 양극은 이미 정해진 흉부에 부착한다. 예를 들면 MCL_1에서 양극은 V_1의 위치(4번째 늑간근과 오른쪽 흉골연)에 부착하고 음극은 항상 좌측 쇄골 아래에 부착한다. 접지 전극은 어느 곳에 부착하든 관계없다.

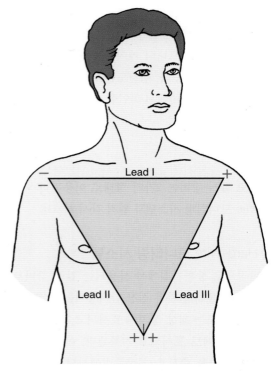

그림 2-16 아인트호벤의 삼각(Einthoven 's triangle). 표준유도 I, II, III. 흉벽에 3개의 유도가 부착되었을 때 아인트호벤의 삼각을 형성한다.
유도 I: 왼쪽 팔-양극, 오른쪽 팔-음극
유도 II: 왼쪽 다리-양극, 오른쪽 팔-음극
유도 III: 왼쪽 다리-양극, 왼쪽 팔-음극

MCL_1유도를 얻기 위해 모니터는 유도 I을 설정해야 한다 (Box 2-13). (유도 I을 선택하는 경우 왼쪽 팔의 전극은 양극, 오른쪽 팔의 전극은 음극, 다리의 전극은 접지전극이 된다.[아인트호벤의 삼각])

양극은 V_1의 위치(4번째 늑간, 오른쪽 흉골연)에 두고 음극(RA)은 좌측 쇄골 하에 위치하도록 한다. 접지전극 (LL)은 어느 곳에 위치해도 관계없지만 V_6에 위치하는 경우 MCL_6으로 변경하는데 용이하다. MCL_6를 얻기 위해 양극을 V_6에 위치하도록 하고 음극은 좌측 쇄골 하, 접지 전극은 원하는 곳에 부착한다.

모니터를 유도 II로 설정하면 왼쪽 다리 전극(LL)은 양극, 오른쪽 팔은 음극, 왼쪽 팔은 접지전극이 된다(아인트호벤의 삼각). 양극(LL)은 V_6의 위치(중앙액와선과 V_4의 수평위치가 만나는 지점), 음극(RA)은 좌측 쇄골 하에 위치하도록 한다. 접지 전극은 어느 곳에 위치해도 관계없지만 V_1에 위치하는 경우 MCL_1으로 변경하는데 용이하다.

BOX 2-13
3-전극계

MCL₁을 모니터하기 위해 3-전극 모니터 이용

1. 모니터에서 유도 I 선택한다.
2. LA는 양극, RA는 음극, LL은 접지 전극임을 기억하기 위해 아인트호벤의 삼각을 참고한다.
3. 양극(LA)은 V₁의 위치에 부착한다(4번째 늑간, 오른쪽 흉골연).
4. 음극(RA)은 좌측 쇄골 하에 위치하도록 한다.
5. 접속전극(LL)은 V₆의 위치에 부착한다(5번째 늑간, 중앙 액와선).

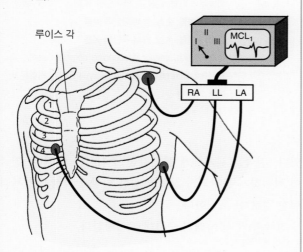

MCL₆를 모니터하기 위해 3-전극 모니터 이용

1. 모니터에서 유도 II 선택한다.
2. LL은 양극, RA는 음극, LA는 접지 전극임을 기억하기 위해 아인트호벤의 삼각을 참고한다.
3. 양극(LL)은 V₆의 위치에 부착한다(5번째 늑간, 중앙 액와선).
4. 음극(RA)은 좌측 쇄골 하에 위치하도록 한다.
5. 접속전극(LA)은 V₁의 위치에 부착한다(4번째 늑간, 오른쪽 흉골연).

note: MCL₁ 유도와 MCL₆ 유도를 감시하기 위해 전극은 흉벽의 동일한 위치에 부착한다. 두 유도를 감시하기 위해 유도 I에서 유도 II로 모니터 스위치만 변경하면 가능하다.

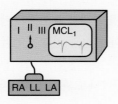

위에 기술한 대로 전극을 부착하는 경우 흉벽에서 전극의 위치를 조정하지 않고도 유도 I, II에서 모니터를 조정하여 MCL₁, MCL₆를 모니터 할 수 있다.

(2) 5-전극계

5-전극계(5 electrode systems)는 3-전극계(3 electrode systems)로 모니터하는 것보다 더 많은 정보를 얻을 수 있다(4-전극계는 접지전극인 오른쪽 다리의 전극이 필요하다). 5-전극을 이용한 모니터는 6개의 사지유도와 6개의 흉부유도 중 하나를 얻기 위해 선택한 한 곳에 흉부전극을 부착한다. 기본적으로 5-전극을 가진 모니터시스템은 12-유도 심전도 기록기처럼 기록할 수 있다. 다른 점은 5-전극 모니터는 한 개의 흉부 전극을 필요로 하지만 12-유도 심전도 기록기는 6개의 흉부전극을 필요로 한다. 최근의 심장 모니터는 6개의 흉부전극을 가지고 있어 모니터에서도 동시에 12유도 심전도를 관찰할 수 있다. 5-전극계를 이용하여 환자를 감시하기 위해 4개의 사지유도를 정해진 위치에 부착해야 한다. 5번째 흉부전극은 정해진 전흉부의 위치에 부착한다. 예를 들면 V1모니터를 원하는 경우 흉부전극은 4번째 늑간과 오른쪽 흉골연에 부착한다(그림 2-17).

다른 흉부 유도 모니터를 원한다면 전극을 다른 흉부 위치에 부착한다. 5-전극 모니터의 장점은 모니터 스크린에서 2개 이상의 다른 유도를 동시에 관찰할 수 있다는 것이다.

(3) 유도 선택

단일 모니터 유도는 모든 환자들에게 적절하지 않다. 표 2-9는 다양한 유도의 사용 및 합리적 사용 근거를 설명하고 있다. 유도 II는 기저 리듬을 판단하는데 도움이 되는 P파와 QRS 군이 상향으로 기록되므로 일반적으로 많이 이용된다. 그 외에 유도 II, III, aVF, V₁, MCL₁은 P파를 확인하기 편리하여 심방성 부정맥을 규명하는데 도움이 된다.

V₁이나 MCL₁은 우각차단 및 편위전도를 보이는 심실상성 리듬과 심실성 리듬을 구분하는데 도움이 된다. V₆나 MCL₆는 좌각차단 및 편위전도를 보이는 심실상성 리듬과 심실성 리듬을 구분하는데 도움이 된다. 유도 I 은 유도 II나 V₁보다 양극의 움직임이 적으므로 기록시 허상이 많은 호흡기 질환이 있는 환자에게 이용될 수 있다. 위에서 언

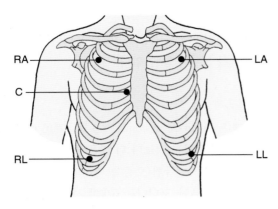

그림 2-17 **5-전극 모니터.** 5-전극계는 12유도 심전도 중 특정 유도를 감시할 수 있다. 흉부 전극은 전흉부 유도를 감시할 때 적절하게 흉부위치를 선택해서 부착한다.

급한 것처럼 모든 환자에게 감시를 위한 가장 이상적인 유도는 없으며 상황에 따라 다양한 유도를 선택하는 것이 필요하다. 여러 개의 유도를 이용해서 모니터하는 것이 심장 전체를 관찰할 수 있다. 여러 개의 유도를 이용해서 모니터링 하는 중요한 이유는 복잡한 심장 부정맥을 판독하기 위해서이다.

특히, 편위전도와 심실성 박동의 구분, 복잡한 심방성 부정맥의 판독, 불분명한 심실 조기박동이나 섬유속차단 등을 판독하는데 필요하다. 또한 심근허혈, 손상, 경색을 사정하기 위해 이용된다. 심장의 특정 부위를 나타내는 유도의 지속적 관찰로 협심증 발작이나 허혈을 확인할 수 있다. 가능한 이러한 변화는 12-유도 심전도로 확인해야 한다.

2. 과정

1) 전극 부착

적절한 피부 준비와 전극의 부착은 심전도 모니터링을 위해 반드시 필요하다. 잘 그려진 그래프(tracing)는 다음과 같다 : (1) 좁고 안정적인 기저선(baseline) ; (2) 꼬이거나 흔들림이 없어야 함 ; (3) 심박동수 계산 및 경보장치를 활성화 할 수 있는 충분한 크기의 QRS군 ; (4) P파 확인 가능 모니터를 위해 현재 사용되고 있는 전극은 일회용으로 접착할 수 있는 스펀지 고무 중앙에 실버 또는 니켈로 도금한 전극이다. 일회용 선이 전극에 부착되어 있거나 지속적으로 사용 가능한 선이 전극에 꽂을 수 있도록 만들어져

유도	이론적 근거
II	기저 리듬 판독에 용이한 상향의 큰 P파와 QRS군을 관찰할 수 있음
V_1 또는 MCL_1	우각차단 확인 및 편위전도된 심실상성 리듬과 심실성 리듬 구분에 유용
V_6 또는 MCL_6	좌각차단 확인 및 편위전도된 심실상성 리듬과 심실성 리듬 구분에 유용
III, aVF, V_1	P파 확인 용이: 심방성 부정맥 구분에 유용
I	호흡기 질환자에서 유용 다른 유도와 비교하여 흉부 움직임에 의한 영향이 적음
II, III, aVF	하벽부의 허혈, 손상, 경색 확인에 유용
I, aVL, V_5, V_6	측벽의 허혈, 손상, 경색 확인에 유용
V_1- V_4	전벽의 허혈, 손상, 경색 확인에 유용 좌전하방(left anterior descending coronary artery), 좌회선(left circumflex coronary artery)과 관련된 허혈은 V_3에서 가장 잘 관찰된다.

표 2-9 감시 유도의 선택

있다. 전극은 환자에게 불편감을 주어서는 안된다. 전극이 적절하게 부착되지 않으면 심한 허상과 가성경보(부적절한 경보)를 초래한다.

전극 부착 시 아래의 순서대로 시행한다.

1. 적합한 부위를 선택한다. 뼈가 돌출된 부위, 관절이나 피부가 접히는 부위는 피한다. 뼈에 부착된 근육이 있는 부위는 최소한의 움직임으로 인한 허상이 발생한다.
2. 필요 시 털을 제거한다.
3. 건조한 거즈 등을 이용하여 부착할 부위의 피부를 문지른다. 기름기가 있는 피부는 알코올을 이용하여 피부준비를 하고 알코올이 완전히 마를 때까지 기다린다. 알코올 피부준비 시 사용한 물질과 전극의 접촉면과 화학적 반응이 피부 자극을 유발할 수 있으므로 전극 제조사의 지침에 따른다.
4. 피부에 전극을 부착하고 심전도 케이블 선에 연결한다. 가끔 케이블 선과 연결한 전극에 테이핑이 필요할 수도 있다.
5. 전극은 2, 3일마다 교환하고 피부자극이 있는지 관찰한다.

전극 부착 시 환자에게 목적을 설명하고 경보음이 울리는 경우 환자의 심박동에 문제가 있음을 의미하는 것이 아닐 수도 있다는 것을 설명하고 안심시킨다. 경보음은 전극이 느슨하게 부착되었거나 분리되었을 때 종종 발생한다

2) 모니터 관찰

설정된 변수에 의해 경보음이 울리거나 직접 관찰에 의해 제공되는 정보에 따라 유능하고 책임있는 의료인에 의해 적절한 중재가 시행될 때 심장모니터가 의미가 있는 것이다. 어떤 병동은 모니터를 관찰하고 환자의 심전도에 대해 간호사에게 적절한 정보를 전달하는 역할을 하는 모니터 요원(monitor technician)을 이용하기도 한다. 모니터 요원은 환자마다 허용 가능한 부정맥 변수들과 모니터를 중단해야 하는 상황을 알고 있어야 한다.

또한 흉부물리요법이나 딸꾹질과 같이 부정맥으로 잘못 판단할 수 있는 상황에 대해서도 이해하고 있어야 한다. 모니터를 관찰하는 시스템이 있음에도 불구하고 다음의 행위는 반드시 지켜져야 한다. 경보음이 울리면 간호사는 경보음이 실제 부정맥으로 인한 것인지, 모니터 시스템의 고장으로 인한 것인지를 확인하기 위해 다른 어떤 행위를 하기 전에 환자의 상태를 먼저 평가해야 한다. 심전도 케이블이 연결되지 않은 것을 무수축(asystole)으로 잘못 판단하거나 환자가 실수로 전극을 두드리는 것을 심실빈맥으로 잘못 판단하는 일은 없어야 한다. 모니터의 경보음은 항상 작동상태로 유지되어야만 하지만 직접 환자간호가 수행되는 경우 경보장치는 안전하게 대기상태(stand-by)로 둘 수 있다. 모니터의 변화가 허상이나 모니터 선이 연결되지 않아서 발생한 것이 아니라면 리듬 변화를 평가하기 위해 12유도 심전도를 기록해야 한다.

3. 심전도 감시 동안의 문제 해결

심전도 감시 동안 발생할 수 있는 몇 가지 문제는 다음과 같다; 심전도의 흔적이 나타나지 않는 경우, 간헐적으로 흔적이 나타나는 경우, 불규칙한 기저선, 전압이 너무 작게 나타나는 QRS군, 심박동수 측정을 방해하는 요인,

---

근거기반 실무 2-1
부정맥(dysrhythmia) 모니터링

▲ 실무
- 부정맥을 모니터하기 좋은 유도를 선택한다(가능하다면 두 가지 유도 모니터)
  - wide QRS 군 진단: 유도 V_1
  - 심방의 활동 및 심박수 측정 시: 유도 II
- 적절한 전극의 부착은 정확한 진단을 위해서 필요하다.
- 전극 부착 전 피부준비를 한다.
- 다형성 빈맥(Torsades de Pointes)의 위험이 있다면 연속유도를 이용하여 QT 간격 및 QTc를 측정한다.

▲ 근거
- wide QRS 군을 진단하기 위해 유도 V_1을 선택한다(심실성 빈맥 대 편위전도된 심실상성 빈맥; 좌각차단 대 우각차단). V 유도를 모니터하기 위해 5 유도 모니터시스템이 필요하다. MCL_1은 V_1과 비교해서 QRS 형태가 다를 수 있으며 5 유도 모니터 시스템을 이용할 수 없을 때 이용한다(level V).
- V_1 전극의 부착이 불가능할 때 V_6를 이용할 수 있다(level IV).
- 전극부착을 위해 제모를 하거나 기름진 피부는 알코올을 이용하여 닦는다(level IV).

- QTc가 0.5초(500 ms) 이상이면 다형성 빈맥 발생의 위험이 있다. QT 간격은 심박수로 보정하고 지속적으로 모니터한다(level IV).
  - 항부정맥제, 항생제, 항정신병 약물들은 QTc를 연장한다.
  - 중증의 서맥
  - 저칼륨혈증 또는 저마그네슘혈증
  - 특정 약물의 과다 복용
- 개심술 후 심방의 전기적 활동을 감시하기위해 심방에 심외막 선을 가지고 있는 환자는 심방전기도(AEG)를 모니터한다(level V).

미국중환자간호사회(AACN) 근거수준 체계

Level A: 일관되게 특정 중재 또는 치료를 지지하는 결과를 갖는 양적 연구의 메타분석 또는 질적 연구의 메타합성

Level B: 일관되게 특정 중재 또는 치료를 지지하는 결과를 갖는 잘 디자인되고 통제된 연구

Level C: 일관되지 않은 결과를 갖는 질적 연구, 기술연구 또는 상관관계 연구, 체계적 고찰, 무작위실험연구

Level D: 권고안을 지지하는 임상적 결과를 갖는 전문가조직의 표준

Level E: 다양한 사례보고, 전문가 견해로부터 나온 이론에 기반한 근거, 권고안은 지지하는 임상적 결과를 갖지 못하는 전문가조직의 표준

Level M: 제조사의 권고

BOX 2-14
심전도 감시 동안의 문제해결

심박동수 경보음을 유발하는 과도한 자극
- 환자의 심박동수와 근접하게 상한 값과 하한 값이 설정되었는가?
- 모니터의 민감도가 너무 높거나 낮게 설정되었는가?
- 환자용 케이블이 안전하게 모니터에 꽂혀 있는가?
- 유도선이나 연결에 손상은 없는가?
- 모니터를 위한 유도가 적절히 선택되었는가?
- 전극이 적절하게 부착되었는가?
- R파와 T파가 동일한 크기인가?(이런 경우 두 파형을 감지한다)
- 기저선이 불안정하거나 케이블이나 유도선의 과도한 움직임이 있는가?

심전도의 흔적이 나타나지 않는 경우
- 크기가 적절하게 조정되었는가?
- 유도가 적절하게 선택되었는가?
- 환자용 케이블이 안전하게 모니터에 꽂혀있는가?
- 유도선이 케이블에 안전하게 꽂혀있는가?
- 유도선이 전극에 잘 부착되었는가?
- 유도선에 손상이 없는가?
- 흔적이 아직도 나타나지 않는다면 서비스를 요청한다.
- 원격측정 모니터라면 배터리의 이상은 없는가?

간헐적인 흔적이 나타나는 경우
- 환자용 케이블이 안전하게 모니터에 꽂혀 있는가?
- 유도선이 케이블에 안전하게 꽂혀있는가?
- 유도선이 전극에 잘 부착되었는가?
- 유도선 연결부위가 느슨하거나 손상되었는가?
- 전극이 적절하게 부착되었는가?
- 전극의 위치가 적절하고 피부와의 접촉에 이상은 없는가?

- 환자용 케이블이 손상되었는가?

불규칙하고 움직이는 기저선
- 과도한 케이블의 움직임이 있는가? 이것은 환의에 케이블을 고정하면 줄일 수 있다.
- 모니터 케이블 근처에 전원이 있는가?
- 환자의 과도한 움직임이 있는가? 불안이나 오한으로 인한 근육의 움직임이 있는가?
- 부위 선택이 정확한가?
- 적절한 피부준비와 절차를 준수했는가?
- 전극의 접촉부위가 건조해지지 않았는가?

저 전압을 보이는 파형
- 사이즈가 적절하게 조정되었는가?
- 전극이 적절하게 부착되었는가?
- 전극의 젤이 건조해지지 않았는가?
- 전극 부착부위를 바꾼다. 12-유도 심전도를 측정하여 고전압의 유도를 확인하고 모니터유도를 변경한다.
- 위의 방법으로 문제를 해결할 수 없다면 저 전압의 파형이 환자의 정상 파형일 수 있다.

심박동수 측정의 간섭요인
- 모니터의 사이즈가 너무 크게 설정되었는가?
- 가까운 곳에 접지 상태가 불량한 전기 기구를 사용하고 있는가?
- 전극이 적절하게 부착되었는가?
- 전극의 젤이 건조해지지 않았는가?
- 유도선이나 접촉에 손상은 없는가?

심박동수 경보음을 유발하는 과도한 자극, 피부자극 등이다. Box 2-14는 발생할 수 있는 문제를 해결하는 과정을 단계별로 설명하고 있다.

V. 부정맥과 12유도 심전도

부정맥과 12유도 심전도에서 비정상적 소견은 쉽게 파악할 수 있다. 가장 흔하게 발생하는 비정상적 소견은 이 장에서 설명할 것이다. 개별적인 부정맥과 12유도 심전도

의 비정상적 소견을 설명하기 전에 심조율기록지의 평가 방법을 알아보고자 한다. 부정맥의 원인, 임상적 유의성, 치료를 이해하기 위해 자극전도계에 대한 이론적 근거를 갖는 것이 필요하다.

1. 심 조율 기록지의 평가

1) 심전도지

심전도 기록(tracing)은 심장의 전기 활동(electrical activities)을 그래프로 기록하는 것이다. 기록지는 수평선

과 수직선으로 구성되어 있고 한 칸은 1mm로 나누어져 있다. 수평선은 시간측정을 나타낸다.

기록지가 1초에 25 mm의 속도로 움직이므로 작은 칸 하나는 0.04초, 큰 칸 하나는 (작은 칸 5개) 0.2초이다. 높이 또는 전압은 수직선으로 측정하며 작은 칸 하나는 1 mm고 큰 칸 하나는 5 mm이다(그림 2-18). 대부분의 심전도 기록지는 위 또는 아래에 세로로 표시를 하며 두 개의 세로 표기 사이는 3초를 의미한다. 6초 사이의 거리는 심박동수 계산에 이용된다.

2) 파형과 간격

심장주기 동안 파형과 간격이 심전도 기록지에 나타난다(그림 2-18).

- P파(P wave): P파는 작고, 일반적으로 상향의 둥근 모양으로 심방의 탈분극을 나타낸다. 정상적으로 QRS 군 앞에 나타나며 일정한 간격을 갖는다.
- PR 간격(PR interval): PR 간격은 심방의 탈분극에서 심실의 탈분극이 시작되기 전까지 시간을 나타낸다. 방실결절에서 자극전도 지연은 심실이 탈분극하기 전에 심방으로부터 심실로 혈액의 이동을 가능하게 한다. 간격은 P파의 시작에서 QRS 군의 시작까지를 측정한다. 정상 PR 간격은 0.12~0.20초이다.
- QRS 군(QRS complex): QRS군은 심실의 탈분극을 나타내는 큰 파형이다. 각각의 파형은 특별한 의미를

가지고 있다. 초기 하향의 파형은 Q파, 초기 상향의 파형은 R파, R파 다음의 하향의 파형은 S파라고 한다. QRS군은 항상 3가지 파형을 모두 나타내지는 않지만 일반적으로 QRS 군이라 명명한다. 정상 QRS군의 폭은 0.06~0.11초이다. 그림 2-19는 다양한 종류의 QRS군을 보여주고 있다.

- ST 분절(ST segment): ST 분절은 QRS군의 끝에서 T파의 시작까지 간격으로 심실 탈분극의 끝에서 심실 재분극의 시작까지의 시간을 나타낸다. 정상적으로 ST 분절은 등전위선이다(isoelectric). 등전위선을 갖는 ST 분절은 기저선에서 ST 분절이 QRS 군과 만나는 것을 의미한다. ST 분절이 다양한 질환에서 상승 또는 하강 될 수 있다. ST 분절의 상승은 급성 심근손상을 의미한다. ST 분절 하강은 급성 심근손상 또는 심근허혈을 암시한다. 보다 자세한 ST 분절의 비정상적인 소견은 6장을 참조한다.
- T파(T wave): T파는 심실의 재분극이나 회복을 의미하며 QRS군 다음에 나타난다. 심방도 재분극기를 가지나 QRS 군과 동일한 시기에 발생하여 심방의 재분극을 나타내는 파형은 심전도에서 찾아볼 수 없다.
- U파(U wave): U파는 T파 다음에 나오는 작은 상향의 파형으로 거의 관찰할 수 없다. U파의 존재가 의미있지는 않으나 저칼륨혈증의 경우 전형적으로 관찰 가능하다.

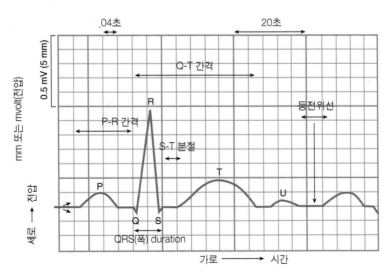

그림 2-18 심전도 파형. 자극전도계를 통한 전기 자극(electrical impulse)은 심근의 탈분극과 재분극을 유발한다.

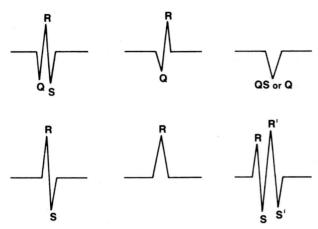

그림 2-19 QRS군의 모양. Q파는 R파 앞에 나오는 하향의 파형, R파는 상향의 파형, S파는 R파 다음에 나오는 하향의 파형

표 2-10	근접한 QT 간격의 정상 값	
분당 심박동수	남성과 아동	여성
40	0.45~0.49	0.46~0.50
46	0.43~0.47	0.44~0.48
50	0.41~0.45	0.43~0.46
55	0.40~0.44	0.41~0.45
60	0.39~0.42	0.40~0.43
67	0.37~0.40	0.38~0.41
71	0.36~0.40	0.37~0.41
75	0.35~0.38	0.36~0.39
80	0.34~0.37	0.35~0.38
86	0.33~0.36	0.34~0.37
93	0.32~0.35	0.33~0.36
100	0.31~0.34	0.32~0.35
109	0.30~0.33	0.31~0.33
120	0.28~0.31	0.29~0.32
133	0.27~0.29	0.28~0.30
150	0.25~0.28	0.26~0.28
172	0.23~0.26	0.24~0.26

- QT 간격(QT interval): QT 간격은 심실 탈분극의 시작에서 재분극이 끝나는 지점까지의 시간을 나타낸다. QT 간격은 QRS군의 시작에서 T파가 끝나는 지점까지를 측정한다. QT 간격은 심박동수에 따라 다양하게 변하므로 심박동수에 따른 QT 간격이 정리된 표를 이용하는 것이 필요하다.

표는 부정맥을 판독할 때 이용한다(표 2-10). 이 표를 이용할 수 없다면 교정된 QT 간격(corrected QT interval, QTc)은 정상 값과 비교하여 계산할 수 있다. 정상 QTc는 보통 남자는 0.42초, 여자는 0.43초이다. QTc를 쉽게 계산하는 방법은 RR간격의 1/2을 넘는지 확인하는 것이다.

3) 심박동수 계산

심장 모니터와 심전도 기록지를 이용해 계산된 심박동수는 단지 1분에 심장이 전기적으로 흥분한 횟수를 평가하는 것이다. 정상 심장은 매 번의 전기적 흥분 뒤에 기계적 수축이 일어난다. 그러나 어떤 상황에서는 전기 활동이 기계적 수축 없이도 나타날 수 있으며 결과적으로 조직관류의 부족을 초래한다. 그러므로 심장모니터나 심전도 기록지로부터 얻어진 심박동수는 심장박동을 직접 촉지해서 확인한 심박동수를 대체할 수 없다. 심방과 심실 박동수는 심전도에 의해 측정될 수 있다. 심실 박동수를 측정하기 위해 6초 동안의 QRS군의 수를 계산하여 10을 곱한다. 심방 박동수를 측정하기 위해 6초 동안의 P파 수를 계산하여 10을 곱한다. 정상의 경우 심방과 심실 박동수는 똑같아야 한다. 이 계산 방법은 규칙적이거나 불규칙한 리듬에서 심박동수를 계산할 수 있다.

또 다른 방법은 리듬이 규칙적일 때 이용할 수 있다. 심실 박동수는 2개의 R파 사이의(RR 간격) 심전도 기록지의 큰 칸의 수를 이용하는 것으로 300을 큰 칸의 수로 나누어 측정한다. 심방 박동수는 2개의 P파 사이의 (PP간격) 심전도 기록지의 큰 칸의 수를 이용하는 것으로 300을 큰 칸수로 나누어 계산하다.

또 다른 계산 방법은 연속된 숫자를 이용하는 것으로 심박동수를 계산하기 위해 먼저 심전도 기록지에 굵은 선에 그려진 QRS 군을 확인한다. 다음으로 굵은 선에 차례로 300, 150, 100, 75, 60, 50으로 표기한다(그림 2-20). 기준선을 중심으로 다음 QRS 군의 위치를 확인하고 이미 표기한 숫자를 이용하여 심박동수를 계산한다. 동일한 방법으로 P파를 이용하여 심방 박동수도 계산한다.

4) 심전도기록지 사정의 단계

심전도 기록지의 사정을 위한 체계적인 분석과정을 아래에 설명하고 있다.

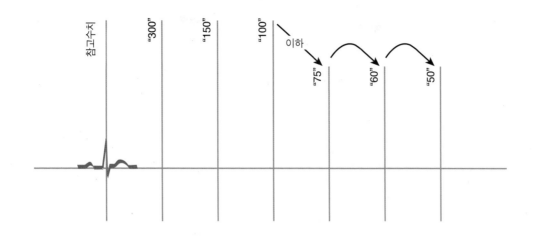

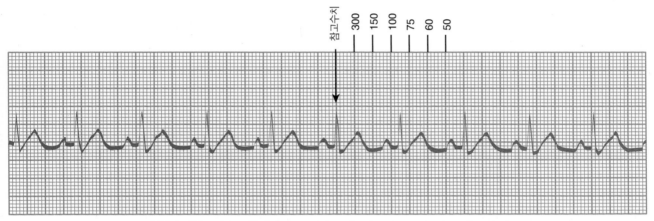

그림 2-20 **심박동수 측정 방법.** 이 방법을 이용하는 경우 심박동수는 약 85회/분

1. 심방 및 심실 박동수를 확인한다.
   - 정상 범위인가?
   - 그렇지 않다면 심방과 심실 사이에 관련성이 있는가?
2. 규칙적인지를 확인하기 위해 리듬을 평가한다.
   - QRS군 사이(RR 간격)의 간격이 일정한가?
   - P 파 사이의 간격(PP 간격)이 일정한가?
   - PP간격과 RR간격이 동일한가?
3. P파를 관찰한다.
   - P파가 존재하는가?
   - QRS군 앞에 하나 또는 그 이상의 P파가 존재하는가?
   - 모든 P파는 동일한 모양인가?
4. PR 간격을 측정한다.
   - 정상인가?
   - 간격이 일정한 지 또는 간격이 다양한가?
   - 간격이 다양하다면 어떤 형태를 갖는가?

5. QRS 군을 평가한다.
   - QRS 군의 폭이 정상인가? 아니면 넓어져 있는가?
   - 모든 QRS 군은 동일한 모양인가?
6. ST 분절을 확인한다.
   - 등전위선인가, 상승 또는 하강되었는가?
7. 리듬을 판독하고 임상적 유의성을 평가한다.
   - 증상이 있는가? (피부상태, 신경학적 상태, 신기능, 관상순환, 혈역학 상태, 혈압 등을 확인)
   - 치명적인 종류의 부정맥인가?
   - 임상적 원인은 무엇인가?
   - 부정맥의 발생이 새로운 것인지 또는 만성적인지?

2. 정상 동율동

정상 동율동(normal sinus rhythm, 그림 2-21A)은 심장

의 정상 리듬으로 동방결절에서 시작된 자극에 의해 1분에 60~100회의 규칙적인 박동을 보인다. 매 번의 QRS 군앞에 P파가 나타난다. PR간격은 정상범위 내에서 동일하며(0.12~0.2초) QRS 군은 심실로의 자극전도 장애가 없다면 0.12초 이내이다.

3. 동방결절에서 시작된 부정맥

표 2-11은 동성 리듬의 심전도 특징을 비교하여 요약한 것이다.

1) 동성 빈맥

동방결절이 가속화되어 1분에 100회 이상의 자극을 만들어내는 것이다(그림 2-21B). 동성 빈맥(sinus thachycardia)의 상한 값은 160~180회/분이다. 심박동수를 제외한 심전도 상의 다른 특징은 정상 동율동과 동일하다. 동성

빈맥은 보통 교감신경을 활성화하는 요인들에 의해 유발된다. 스트레스, 운동, 카페인이나 니코틴과 같은 자극제가 부정맥을 유발할 수 있다. 또한 열, 빈혈, 갑상선 기능항진증, 저산소혈증, 심부전, 쇼크와 같은 상황에서도 발생한다. 미주신경을 차단하는 아트로핀과 같은 약물과 카테콜라민(에피네프린, 도파민)도 동성 빈맥을 유발할 수있다.

동성 빈맥의 원인과 심근의 기저 질환이 예후를 결정한다. 이것은 치명적인 부정맥은 아니지만 종종 기저 질환이있음을 암시하므로 원인을 확인해야 한다. 또한 동성 빈맥의 **빠른** 심박동수는 심근의 산소 요구도를 증가시키고 심실의 충만 시간은 감소시킨다. 이미 심장의 보유 능력이감소되거나 심근허혈, 심부전이 있는 환자의 경우 **빠른** 심박동수는 기저 질환을 더 악화시킬 수 있다.

동성 빈맥의 치료는 보통 원인을 제거하는 것이다. 진정, 산소투여, 심부전이 있다면 강심제, 이뇨제 투여, 갑상

표 2-11 동성리듬 심전도상 특징 비교

	정상 동율동	동성 빈맥	동성 서맥	동성 부정맥
심박동수	60~100회/분	〉100회/분	〈60회/분	60~100회/분
리듬	규칙적	규칙적	규칙적	불규칙적
P 파	있음, QRS 앞에	있음, QRS 앞에	있음, QRS 앞에	있음, QRS 앞에
PR 간격	〈0.2초, 동일	〈0.2초, 동일	〈0.2초, 동일	〈0.2초, 동일
QRS 군	〈0.12초	〈0.12초	〈0.12초	〈0.12초

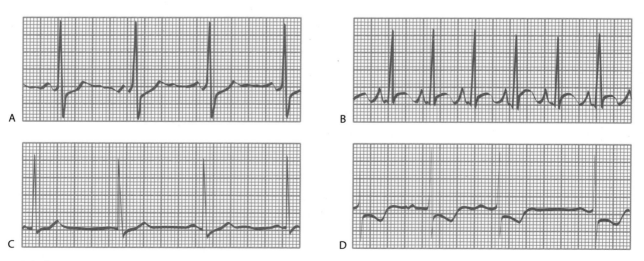

그림 2-21 **동성리듬. A:** 정상동율동(심박동수=60~100회/분) **B:** 동성 빈맥(심박동수=100~180회/분) **C:** 동성 서맥(심박동수〈 60회/분) **D:** 동성 부정맥(RR 간격이 불규칙)

선 위기로 인한 빈맥이라면 베타차단제 투여와 같은 특정한 처치가 필요할 수도 있다.

2) 동성 서맥

동성 서맥(sinus bradycardia)은 동방결절에서 시작된 자극이 1분에 60회 미만의 리듬을 말한다(그림 2-21C). 리듬(RR 간격)은 규칙적이고 다른 모든 지표는 정상이다. 동성서맥은 일반적으로 전 연령층에서 나타날 수 있으며 잘 훈련된 운동선수에서는 정상일 수 있다. 건강하거나 심장 질환이 있는 사람에서 모두 나타날 수 있으며 수면, 심한 통증, 하벽부 심근 경색, 급성 척수 손상, 특정 약물(강심제, 베타 차단제, verapamil, diltiazem)과 관련이 있을 수 있다. 느린 심박동수는 건강한 심장을 가진 사람에서는 문제가 없으나 심각한 심장 질환을 가진 경우에는 느린 심박동수를 보상할 만큼 충분하게 일 박출량을 증가시킬 수 없다. 이런 경우 동성서맥은 저 심박출증을 초래한다. 증상이 없다면 치료하지 않는다. 심박동수가 너무 느리거나 증상이 있다면 아트로핀(미주신경 차단 효과)이나 심박조율과 같은 적절한 처치를 시행한다.

3) 동성 부정맥

동성 부정맥(sinus dysrhythmia)은 심전도의 RR 간격이 0.12초 이상 변화를 보일 때의 리듬을 말한다(그림 2-21D).

동성 부정맥은 동방결절의 전기 자극이 불규칙한 것이 원인으로 종종 호흡주기와 관련되어 나타난다. 동방결절의 자극은 흡기 시 점차적으로 상승하고 호기 시 감소한

다. 동성 부정맥은 정상적인 현상으로 특히 낮은 심박동수를 갖는 젊은이에게서 나타난다. 또한 미주신경 자극(예, 강심제나 모르핀 등)이 증가되었을 때 나타난다. 동성 부정맥은 정상적인 현상이므로 기저질환이 있는 경우는 드물다. 불규칙한 심박동수 사이의 간격이 길지 않다면 증상은 없고 보통 치료는 필요 없다.

4) 동정지 및 동성차단

동정지(sinus arrest)는 자극형성 장애의 문제로 동방결절이 전기 자극을 형성하지 못하여 심방의 탈분극이 일어나지 못하고 다양한 간격의 정지(pause) 기간을 갖는다. P파는 존재하지 않고 PP 간격은 기준이 되는 PP 간격(basic PP intervals)의 배수가 되지 않는다. 정지기간은 방실결절이나 심실의 이탈박동이 나타나거나 동방결절의 기능이 정상으로 회복되면 소실된다.

동성차단(sinoatiral block)은 체표면 심전도에서는 동정지와 구분하는 것이 쉽지 않다. 동성차단에서 동방결절은 전기자극을 방출하지만 자극이 동방결절로부터 지연되거나 차단되는 것이다. 동성차단이 완전하다면 정지기간은 기준 PP 간격의 배수가 된다(그림 2-22). 부정맥은 경색, 퇴행성 섬유화 변화, 약물(강심제, 베타 차단제, 칼슘 통로 차단제), 과도한 미주신경 자극 등에 의해 동방결절이 손상되어 발생 할 수 있다. 이 부정맥은 동방결절 이하의 심박 조율부위(lower pacemaker)가 심실을 조율할 수 있다면 보통은 일시적인 것으로 임상적으로 의미가 없다. 치료는 증상이 있다면 할 수 있으며 심실 박동수를 증가시키는 것을 목표로 아트로핀을 투여할 수 있고 심한 혈역학적 불안정

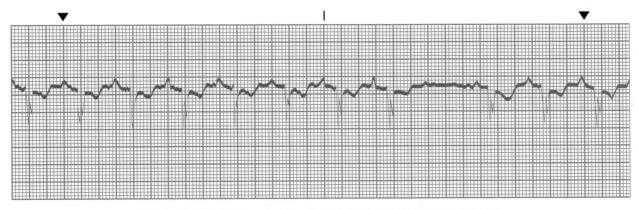

그림 2-22 동성 차단(Sinoatrial block). 정지기간은 기준 PP 간격의 배수가 된다.

이 있다면 심박조율기(pacemaker)를 사용할 수 있다.

5) 동기능부전 증후군

동기능부전 증후군(sick sinus syndrome)은 만성적인 동방결절 질환으로 발생한다(그림 2-23). 심한 동성 서맥을 포함하여 심각한 수준의 동방결절 억제를 보여준다. 심방조동이나 심방세동과 같은 빠른 심방성 부정맥(빈맥-서맥 증후군)이 동방결절 억제 동안 나타날 수 있다. 동기능부전의 치료는 약물을 이용한 빠른 심방성 빈맥의 치료와 선택된 사례에서 아주 낮은 심박동수를 치료하기 위해 영구형 심박조율기를 삽입할 수 있다.

4. 심방 부정맥

1) 심방 조기박동

심방 조기박동(PAC)은 심방의 이소박동이 조기에 발생하는 것으로 대부분의 경우 방실결절을 거쳐 심실로 정상적으로 자극이 전도된다(그림 2-24A). 심전도에서 P파는 조기에 발생하며 때로 선행하는 T파 속에 숨겨질 수도 있고 동성 P파와는 모양이 다를 수 있다. QRS 군은 보통 정상모양이나 시간에 따라서 심실로 자극전도 지연이 발생하면 QRS 군이 넓은 모양일 수도 있고 (편위 전도된 PAC) 심방의 자극이 심실로 전도 차단이 되면 QRS 군이 모두 나타나지 않을 수도 있다(전도 차단된 PAC). 보통 보상기간(compensatory) 보다 짧은 지연 기간이 나타날 수 있다.

심방 조기박동은 모든 연령에서 발생하며 감정상태, 담배, 알코올, 카페인과 같은 다양한 요인에 의해 건강한 사람에서도 나타날 수 있다. 또한 류마티스성 심질환, 허혈성 심질환, 승모판 폐쇄증, 심부전, 저칼륨혈증, 저마그네슘혈증, 약물, 갑상선 기능항진증과 같은 질환과도 관련이

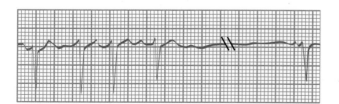

그림 2-23 동기능부전 증후군(Sick sinus syndrome). 심방세동 후에 심방정지가 나타난다. 동기능 부전은 심전도 기록지의 끝에 보여진다.

있다. 또한 심방 조기박동은 심방의 흥분성이 증가된 것을 의미하는 심방성 빈맥, 심방세동, 심방조동의 전조증상이거나 심부전과 같은 기저질환이 있음을 의미하는 것일 수 있다. 환자는 심방 조기박동이 나타날 때 리듬이 빠지거나 지연이 있다는 것을 느낄 수 있다. 대부분의 경우 치료는 필요하지 않으나 심전도 감시 및 잦은 심방 조기박동은 기록해야 한다. 기저 질환을 사정하고 치료해야 한다.

2) 발작성 상심실성 빈맥

발작성 상심실성 빈맥(Paroxysmal supraventricular rhythm, PSVT)은 150~250회/분의 빠른 심방성 빈맥을 의미한다(그림 2-24B). 빈맥은 갑자기 발생하고 대부분의 경우 심방 조기박동을 보이며 갑작스럽게 종료된다. P파는 QRS 군 앞에 나타나지만 때로 QRS 군에 숨거나 심박동수가 아주 빠른 경우 T파 앞에 나타날 수 있다(P파 다음에 QRS 군이 나오지 않는 경우 전도 차단된 PSVT라고 하며 보통은 디곡신 독성에 의해 나타난다). P파는 방실결절에서 심방으로 자극전도로 인해 유도 II, III, aVF에서는 하향일 수 있다. QRS 군은 보통 심실 내 전도장애만 없다면 정상이다. 리듬은 규칙적이며 발작적인 빈맥은 몇 초, 몇 시간, 몇 일 지속될 수 있다. PSVT라는 용어는 발작성 심방성 빈맥과 발작성 방실결절성 빈맥을 설명하기 위해 사용되며 이 두 리듬은 발생부위를 제외하고는 모든 면에서 유사하다. PSVT는 방실결절 부위에서의 재진입으로 인한 방실결절 회귀성 빈맥(AV nodal reentrant tachycardia)으로 알려져 있다.

PSVT는 다른 좁은 QRS 군을 갖는 빈맥(상심실성 빈맥)과 구분되어야 한다. 표 2-12는 감별진단을 설명하고 있다. 다음은 동성 빈맥과 발작성 상심실성 빈맥을 감별 진단하는데 도움이 되는 내용들이다.

- 종종 심방 조기박동으로 PSVT가 시작된다.
- 빈맥의 시작과 종료가 갑작스럽게 나타난다.
- 동성 빈맥보다 심박동수가 빠르고 보다 더 규칙적인 경향이 있다.
- 경동맥 마사지와 같은 미주신경 자극에 대한 반응이 이소성 빈맥은 반응이 없거나 정상 동율동으로 전환된다. 그러나 동성 빈맥은 증가된 미주신경 반응으로 심박동수가 서서히 감소한다.

표 2-12	좁은 QRS빈맥의 감별진단					
종류	시작	심방박동수	심실박동수	RR간격	경동맥동 마사지에 대한 반응
동성 빈맥	점차적	100~180회/분	동성박동과 동일	규칙적	점차적으로 감소
발작성 상심실성 빈맥	발작적	150~250회/분	심방과 동일 디곡신 독성과 방실결절 질환에서 차단	규칙적: 시작과 종료 제외	정상 동율동으로 전환
심방조동	발작적	250~300회/분	2:1, 3:1, 4:1등 다양한 심실반응수	규칙적, 규칙적으로 불규칙적	심실박동수는 갑작스럽게 느려짐: 조동파는 남아있음
심방세동	발작적	400~650회/분	방실결절의 자극전도 능력에 따라 다름: 약물치료에 의한 감소	매우 불규칙	심실박동수는 갑작스럽게 느려짐: 세동파는 남아있음

심방 조기박동, 발작성 상심실성 빈맥은 같은 이유로 정상 심장을 가진 성인에서 나타날 수 있다(예를 들면, 감정상태, 담배, 알코올, 카페인).

류마티스성 심질환, 급성 심근경색, 디곡신 독성과 같은 심장질환이 있는 경우 PSVT가 발생할 수 있다. 종종 기저질환이 없는 환자에서도 PSVT가 발생하는 동안 심박동수에 따라 심계항진이나 어지러움증을 경험할 수 있다. 기저 심질환을 가지고 있는 경우 호흡곤란, 협심증, 심부전이 나타날 수 있고 심박출량이 감소된다. 발살바 법(valsalva maneuver)이나 경동맥 마사지와 같은 미주신경 자극은 PSVT를 종료시킬 수 있다. 미주신경 자극에 효과가 없다면 아데노신을 정맥 투여한다. 약물 치료가 효과가 없다면 심율동 전환이나 초과 심박조율이 사용될 수 있다. 장기적인 예방치료가 필요할 수도 있다.

3) 심방조동

심방조동(atiral flutter)은 250~350회/분의 빠른 심방 이소박동 리듬을 말한다(그림 2-24C). 방실결절의 기능은 너무 많은 자극이 심실로 전도되지 않도록 차단하는 것이다. 심실이 1분에 250~350회 자극되면 효과적인 수축을 할 수 없고 심박출량은 생명유지를 위해 충분하지 않다. 방실결절은 2번째, 3번째, 4번째 심방 자극이 심실도 전도되도록 하여 결과적으로 2:1, 3:1, 4:1 조동 차단이 되는 것이다. 빠르고 규칙적인 심방 박동수는 심전도에서 톱니바퀴 모양(sawtooth)의 P파로 나타난다. 보통 조동파는 QRS 군이나 T파 속에 부분적으로 숨겨지며, QRS 군은 편위전도가 없다면 정상 모양이다.

심실 박동수가 빠를 때 심방조동을 진단하는 것이 어렵다. 경동맥동 마사지나 아데노신 투여와 같은 미주신경 자극으로 방실결절 차단을 유도하여 조동파를 확인한다. 심방조동은 관상동맥 질환, 폐성심(corpulmonale), 류마티스성 심질환 같은 기저질환이 있는 경우 나타날 수 있다. 심방조동이 빠른 심실 박동수를 보일 때 심실이 충분히 채워질 수 없기 때문에 다양한 정도의 혈역학적 손상을 초래할 수 있다. 마찬가지로 심방조동이 느린 심실 박동수를 보일 때 심박출량이 감소한다. 심방수축(atrial kick)의 결여는 심박출량의 감소를 초래할 수 있다. 결과적으로 심방의 무수축으로 심방에 혈전이 생길 수 있고 이로 인해 폐색전, 뇌색전, 심근경색 등을 초래할 수 있다.

심방조동 치료의 목적은 동율동으로의 전환이나 심실 박동수 조절이다. 심실 박동수가 빠를 때 심실 박동수를 조절하거나 동율동으로의 전환을 위해 즉각적인 치료가 요구된다. 방실결절을 통한 자극전도 지연 또는 동율동으로의 전환을 위해 약물을 사용할 수 있다. 약물투여로 동율동으로의 리듬 전환이 효과적이지 않다면 전기적 심율동 전환(electrical cardioversion)이 사용된다. 동시성 심율동 전환(synchronized cardioversion)은 심방조동의 즉각적인 치료로 유용하다. 시술 전 금식해야 하고 진정제를 투여한다. 72시간 이상 지속된 심방조동의 경우 약물이나 전기적 심율동 전환 전에 항응고제가 필요할 수도 있다. 절제술(ablation), 심박조율(pacing), 다양한 피하 삽입 장치(implantabel devices)들은 장기 치료를 위해 이용될 수 있다.

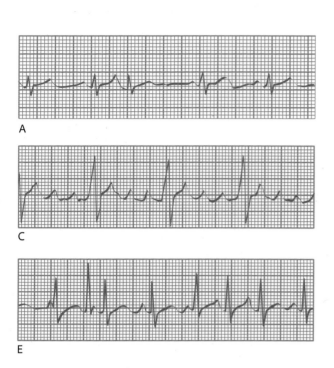

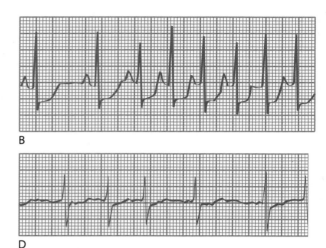

그림 2-24 **A:** 심방 조기박동, **B:** 심장 조기박동으로 시작된 발작성 상심실성 빈맥 **C:** 심방조동. (심방 박동수 = 250~350회/분. P파는 톱니바퀴 모양) **D:** 심방세동(심장 박동수 = 400~600회/분으로 다양한 심실 반응수를 가짐. 특징적인 심방세동파가 보임) **E:** 다형성 심방 빈맥. (심장 박동수는 100회/분 이상으로 3가지 이상의 다른 P파의 모양을 보인다)

4) 심방세동

심방세동(atrial fibrillation)은 350~500회/분의 빠른 심방 이소박동 리듬으로(그림 2-24D), P파를 확인할 수 없는 무질서한 심방의 활동이 특징적이다. 대신 P파는 작고 진동하는 세동파로 나타난다. 심방조동처럼 심실박동수와 리듬은 방실결절의 전도지연 능력에 달려 있다. 방실결절을 통해 너무 빠른 심방 자극이 전도되면 심실반응수는 빨라지고 너무 느리게 전도되면 심실 반응수는 느려진다. 심실리듬은 특징적으로 불규칙하다.

심방세동은 건강한 젊은 사람에서도 일시적으로 나타날 수 있으나 만성 심방세동은 보통은 기저 심질환과 관련이 있다. 만성 심방세동 환자는 다음 설명하는 것을 하나 또는 둘 다 가지고 있다: 심방 근육 질환, 방실결절 질환을 가지고 있으면서 심방이 확장된 경우.

심방세동은 심부전, 허혈성 또는 류마티스성 심질환, 호흡기 질환, 선천성 심질환, 개심술 후에 보통 나타난다.

심방세동 환자에서는 심실 박동수가 임상적으로 주 관심사이다. 심실 박동수가 너무 빠르면 이완기말 충만시간(end-diastolic filling time)이 감소하여 심박출량이 감소한다. 심실박동수가 너무 느려도 심박출량이 감소할 수 있

다. 심방조동과 마찬가지로 심방세동 환자는 심방, 심실의 동시성(AV synchrony) 및 심방 수축의 결여로 심박출량의 문제를 초래할 수 있다. 또한 혈전생성의 위험과 뇌졸중, 심근경색, 폐색전과 같은 경색을 유발할 수 있다. 심방세동 치료원칙은 심방조동과 동일하다. 치료의 목적은 박동수 조절과 동율동으로의 전환이다. 만성 심방세동의 경우 색전 예방을 위해 항응고제가 추가된다. 심율동 전환은 약물 치료에 실패하거나 혈역학적 불안정이 있을 때 리듬 조절을 위해 사용될 수도 있다. 절제술이나 심박 조율, 피하 삽입장치 등도 치료에 이용될 수 있다.

5) 다형성 심방빈맥

다형성 심방빈맥(multifocal atrial tachycardia)은 3군데 이상의 심방 자극 형성부위로 인해 다양한 모양의 P파를 보이는 빠른 심방 리듬을 말한다(그림 2-24E). 심방 박동수는 100회/분 이상이고 리듬은 일반적으로 불규칙적이다. P파는 발생부위가 다양하므로 모양이 일정하지 않다. PR 간격은 자극 발생부위와 방실결절 사이의 근접 정도에 따라 다양할 수 있다. QRS 군은 편위전도만 없다면 정상이다. 이 리듬은 심한 호흡기 질환을 가진 환자에서 특징

적으로 나타난다. 저산소증, 저칼륨혈증, 혈액 내 PH의 변동, 폐동맥 고혈압과 같은 환자에서 나타난다. 부정맥 자체보다는 기저질환과 관련된 증상을 보인다. 치료는 기저 폐질환을 조절하고 필요하다면 심실박동수를 느리게 하는 것이다.

5. 방실 접합부 부정맥

1) 방실접합부 리듬

접합부성 리듬(nodal rhythm)으로 알려진 방실접합부 리듬(junctional rhythm)은 방실접합부에서 시작된 리듬이다. 동방결절이 자극형성을 하지 못할 때 보통은 방실접합부가 자극을 형성하지만 심장박동수는 느리다. 방실접합부 리듬의 박동수는 50~70회/분이다. P파는 다음 3가지 모양 중 하나를 나타낸다.

1. 방실접합부 자극과 탈분극 파형의 전도가 심방으로 이루어진다(역행성 자극전도, retrograde conduction). 그리고 나서 방실결절의 자극은 심실로 전도된다. 이로 인해 P파는 정상 QRS 군 앞에 역위되어 나타난다(그림 2-25A).
2. 심방으로의 역행 전도가 심실로의 전향 전도와 동시에 이루어지는 경우 정상 QRS 군 앞에 P파가 나타나지 않는다. 대신 QRS 군 안에 숨겨진다(그림 2-25B).
3. 심실로의 전향전도가 심방으로의 역행성 전도보다 먼저 이루어지는 경우 정상 QRS 군 뒤에 역위된 P파가 나타난다(그림 2-25C).

방실접합부 리듬은 저산소증, 고칼륨혈증, 심근경색, 심부전증, 판막성 심질환, 약물(디곡신, 베타 차단제, 칼슘채널 차단제), 동방결절을 기능 부전을 초래하는 원인들로 인해 발생한다. 방실접합부 리듬을 보이는 환자들은 느린 심실박동수로 인해 증상을 느낀다. 저혈압, 심박출량 및 조직관류 감소가 나타날 수 있다. 심방이 심실 탈분극과 동시 또는 나중에 흥분되는 경우 방실동시성(AV synchrony)과 심방수축은 결여될 수 있다. 기저질환은 치료해야만 하고 증상이 있는 환자는 즉각적인 치료가 필요하다. 심박동수는 아트로핀 투여나 심박조율에 의해 증가시킬 수 있으며 치료는 심박출량을 개선하기 위한 방법을 선택한다.

2) 방실접합부 조기박동

방실접합부 조기박동(PJC)은 방실접합부에서 형성된 이소박동으로 다음 동방결절의 자극 전에 조기에 만들어진 리듬이다(그림 2-26). 모든 리듬은 방실결절에서 시작된 것으로 QRS 군은 0.12초 이내로 정상 방실전도를 나타낸다. 드물게 편위전도 되는 경우 QRS 군이 넓어질 수 있다.

심방은 심실 흥분 전, 동안, 후에 역행성 전도로 탈분극되어 역위된 파가 QRS 군 앞, 속, 뒤에 나타날 수 있다. 심방 조기박동과 마찬가지로 방실접합부 조기박동도 건강한 사람이나 기저 심질환을 가진 사람에서 나타날 수 있다. 허혈이나 경색은 방실접합부를 이소박동 부위로 활성화 시킬 수 있고 니코틴, 카페인, 디곡신과 같은 약물 등도 자극제가 될 수 있다. 잦은 방실접합부 조기박동은 흥분성이 증가된 것을 의미하며 방실접합부 리듬의 전조가 될 수 있다. 보통은 증상이 없지만 어떤 경우에는 심박동수가 빠지는 것을 느낄 수 있고 치료는 필요하지 않다.

6. 심실 부정맥

1) 심실 조기박동

심실 조기박동(PVC)은 심실에서 조기에 시작되는 이소박동이다(그림 2-27A). 심실에서 시작된 박동으로 심방의 전기 활동은 없다. 결과적으로 P파는 나타나지 않는다. 심실의 탈분극이 정상적인 빠른 심실 자극전도로 이루어지지 않고 푸르킨에 섬유를 통해 느리게 전도되어 QRS 군과는 반대 방향의 T파를 보이는 넓은 QRS 군을 갖는다.

심장은 동방결절로부터의 다음 자극을 기다리기 때문에 조기 박동 다음에는 대상성 휴지기(compensatory pause)를 갖는다. 정상박동과 조기 박동 사이의 간격이 두 개의 정상 동율동 간격과 동일한 경우 완전한 대상성 휴지기(fully compensatory pause)를 가졌다고 말한다. 심실 조기박동은 발생 빈도와 양상으로 구분한다. 심실 조기박동이 동율동 다음에 매번 나타나면 이단맥(bigeminy)이라고 한다(2-27B). 삼단맥(ventricular trigeminy)은 연속된 2개의 동율동 다음에 심실 조기박동이 나타나는 경우를 말한다. 심실 조기박동이 하나의 형태(하나의 발생 부위)인 경우 단일형태(uniformed)라고 하고, 이와 다른 경우 다형성(multiformed, 하나 이상의 심실 이소박동 부위를 가짐)

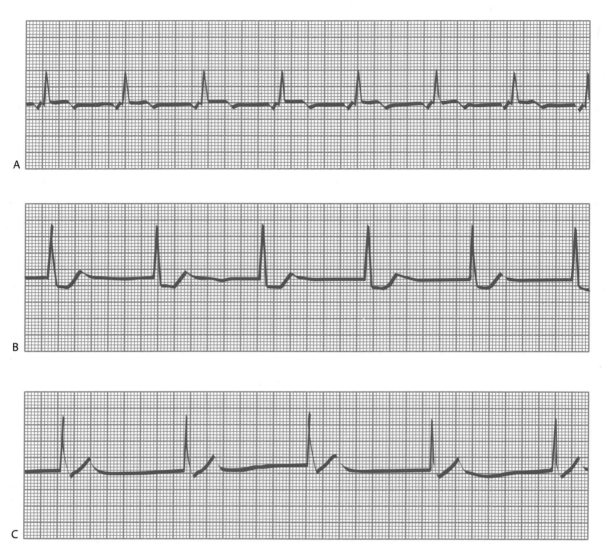

그림 2-25 방실접합부 리듬. A: 정상 QRS 군 앞에 역위된 P파를 보이는 방실접합부 리듬. **B:** QRS 군에 숨겨진 역위된 P 파를 보이는 방실접합부 리듬. **C:** QRS 군 뒤에 역위된 P파를 보이는 방실접합부 리듬

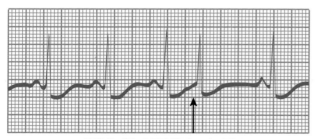

그림 2-26 방실접합부 조기 박동

이라고 한다(2-27C). 2개의 심실 조기박동이 연달아 나타나는 경우 couplet(그림 2-27D), 3개 이상이 나타나는 경우 triplet(그림 2-27E)이라 하고 이것은 심실빈맥의 다른

형태이다.

모든 이소박동의 일반적인 원인처럼, 심실 조기박동은 어느 연령대에서든 심질환 유무와 관계없이 나타날 수 있다. 특히 심근질환(허혈이나 경색)이나 심근 흥분성 증가(저칼륨혈증, 카테콜라민 증가, 카테터 등으로 인한 기계적 자극 등)와 같은 문제를 가진 경우에 자주 발생한다.

심실 조기박동은 심근의 흥분성이 증가된 것을 의미하며 어떤 환자에서는 심실빈맥이나 심실세동을 유발할 수도 있다. 심실 조기박동의 유무보다 오히려 기저 심질환의 특성이 예후와 치료를 결정한다. 중증의 심질환을 가지고 있는 경우 많은 수의 다양한 형태의 심실 조기박동은 예후를 악

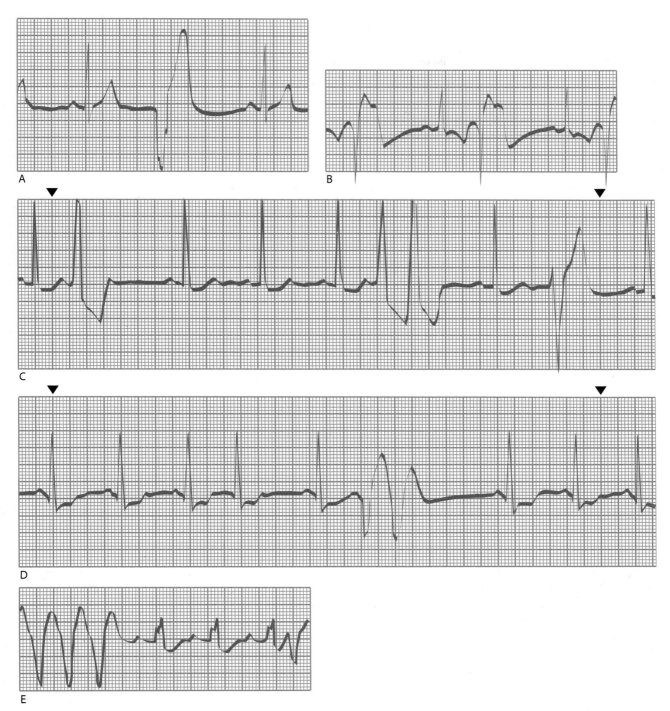

그림 2-27 **심실성 부정맥. A:** 심실 조기박동(PVCS). **B:** 심실성 이단맥, **C:** 다형성 심실 조기박동, **D:** couplet(연이은 2개의 박동), **E:** triplet (심실 빈맥: 처음 연이은 3개의 박동은 심실빈맥으로 1도 방실 차단을 보이는 동율동으로 전환된 리듬)

화시킨다. T파에 근접한 심실 조기박동(R-on-T현상)은 임
상적으로 유의한 의미가 있다. T파는 심실의 재분극 기간
으로 심장이 전기적으로 흥분되지 않는 시기이다. 자극이

취약기 동안에 나타나면 심실세동이나 급사를 초래할 수도
있다(그림 2-28). 드물지만 isolated PVC는 치료하지 않는
다. 다형성이나 연속된 심실 조기박동은 항부정맥제로 치

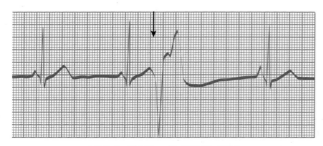

그림 2-28 R on T 심실 조기박동

료해야 한다. 응급상황에서 아미오다론(Amiodarone)과 리도카인(Lidocaine)을 치료약물로 선택할 수 있다.

많은 항부정맥 약물이 장기치료에 사용될 수 있다. 혈청 포타슘 수치가 낮다면 포타슘을 보충하여 부정맥을 치료한다. 부정맥이 디곡신 독성으로 유발되었다면 디곡신을 중단한다.

2) 심실 빈맥

심실 빈맥(ventricular tachycardia)은 3개 이상의 심실조기박동이 심전도 기록지에 그려질 때 정의한다. 넓고 이상한 모양의 QRS 군이 100회/분 이상으로 아주 규칙적으로 나타날 때 심실빈맥이라고 한다(그림 2-29A). P파는 보통 찾을 수 없으나 있다면 QRS 군과는 관련성이 없다. 심실빈맥은 짧게 비지속성으로 또는 길게 지속성으로 나타날 수 있다. 정상 심박동을 가진 성인에서 심실빈맥은 드물지만 심근경색의 합병증으로 자주 발생한다. 심실 조기박동에서 언급한 원인들에 의해 발생할 수 있다. 심실 빈맥은 심실세동의 전조증상으로서 심실박동수가 너무 빠르거나 빈맥이 지속된다면 혈역학 손상(예를 들면 허혈성 흉통, 저혈압, 폐부종, 무의식)의 증상과 증후를 보일 수 있다. 심각한 부정맥으로 진행되는 것은 기저 심질환에 달려있다. 혈역학적으로 안정된 경우에는 리도카인을 정맥으로 투여할 수 있다. 혈역학적 불안정을 보이는 경우에는 동시성 심율동전환(synchronized cardioversion, 또는 응급상황의 경우 비동시성 제세동)을 시행한다.

심실빈맥의 장기치료는 삽입형 제세동기(implantable cardioverter-defibrillator, ICD)를 이용할 수 있다.

3) 다형성 심실빈맥

다형성 심실빈맥(torsades de pointes, 기저선을 중심으로 회전 ; twisting of pointes)은 심실빈맥의 한 형태로(그림 2-29B) QRS 군이 상향과 하향의 파형으로 회전하는 경우를 말한다. QRS 군의 형태는 크고 이상하며 다양한 모양으로 등전위선을 중심으로 같은 형태로 회전하고 박동과 박동 사이에 변동이 있고 전압과 방향이 다양하다. 심박동수는 보통 100~180회/분 이지만 200~300회/분으로 빠를 수도 있다. 리듬은 아주 불안정하며 심실세동으로 변하거나 정상동율동으로 전환될 수 있다. 다형성 심실빈맥은 QT간격 지연을 보이는 심근 질환자에서 자주 발생한다.

다형성 심실빈맥은 QT 간격 지연을 초래하는 상황에서 발생하는데 예를 들면 심한 서맥; Class IA 항부정약물 치료, 저칼륨혈증, 저칼슘혈증과 같은 전해질 불균형의 원인이 될 수 있다. 또 다른 원인으로는 내재적인 심장질환, QT 간격 지연의 가족력, 약물에 의한 지연, 저칼륨혈증, 저마그네슘혈증, 저칼슘혈증 등이 있다. 다형성 심실빈맥은 자연적으로 종료될 수도 있고 수초 또는 수분 후에 다시 발생할 수도 있으며 심실세동으로 전환되기도 한다. 치료는 기저 리듬의 불응기(QT 간격)를 짧게 하는 것으로 마그네슘 설페이트(Magnesium sulfate), 마그네슘 클로라이드(Magnesium chloride), 이소프로테레놀(Isoproterenol)의 정맥투여로 부정맥을 효과적으로 억제할 수 있다. 또한 부정맥보다 빠르게 심박을 조율(over drive pacing)하는 방법을 사용할 수도 있다. 부정맥을 유발하는 문제를 교정하고 원인이 되는 약물을 중단하거나 전해질 불균형을 교정하는 치료를 한다. 다형성 심실빈맥이 정상 동율동으로 자연스럽게 전환되지 않는다면 응급 심율동전환이나 제세동을 시행할 수 있다.

4) 심실세동

심실세동(ventricular fibrillation)은 빠르고 불규칙한 비효율적인 심실의 탈분극으로 정의할 수 있다(그림 2-29C). 명확한 QRS 군을 확인할 수 없고 단지 불규칙한 기저선의 불규칙한 진동이 나타나고 이것은 거칠거나 (coarse) 매끄러운(fine) 형태이다.

심실세동은 다음과 같은 상황에서 나타날 수 있다; 심근허혈, 심근경색, 심실에서 카테터 조작, 감전(electrocution), QT 간격 지연, 순환장애를 보이는 환자에서의 마지막 심율동. 무수축과 마찬가지로 심실세동 수초 후에 의식

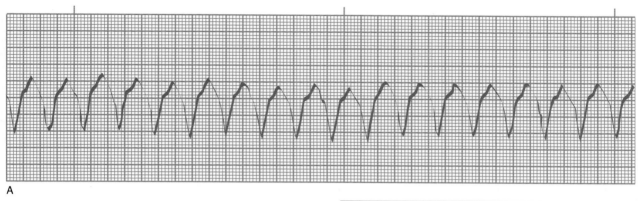

A

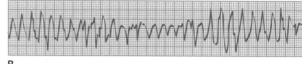

B

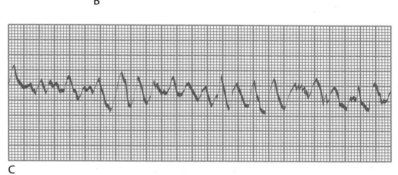

C

그림 2-29 **A:** 심실빈맥, **B:** 다형성 심실빈맥, **C:** 심실세동

소실이 나타난다. 심실세동은 심박동과 심박출량이 없다. 심실세동은 급사(sudden death)의 가장 일반적인 원인으로 소생이 즉시 이루어지지 않으면 치명적이다. 심실세동이 발생하면 빠른 제세동이 제일 먼저 시행되어야 한다. 제세동에 반응이 없다면 심폐소생술과 약물 투여가 이루어져야 한다. 심실세동의 장기치료로 ICD를 고려할 수 있다.

5) 가속성 심실 고유박동

가속성 심실 고유박동(Accelerated idioventricular rhythm, AIVR)은 잠재적인 심박조율자로서 심실의 고유 심박동수인 20~40회/분 이상의 심실 박동수를 보이는 리듬을 말한다(그림 2-30). 심실 고유 박동수가 동성 박동수보다 많아지는 경우 심실이 심장의 1차 심박조율자로서 기능을 하는 것이다. AIVR은 넓은 QRS 군이 50~100회/분의 박동수로 규칙적으로 나타나는 것으로 몇 개의 박동으로

나타나거나 지속적으로 나타날 수 있다. 전형적으로 AIVR은 급성 심근경색증 환자의 혈전 용해술 이후 관상동맥 재관류 후에 종종 발생한다. 허혈이나 디곡신 독성으로는 잘 발생하지 않으며 대부분 증상이 없다. 적절한 심박출량이 유지되고 빠른 심실빈맥으로 전환되는 경우는 드물다.

대부분의 경우 치료는 필요하지 않으며 혈역학적으로 손상이 있는 경우에 아트로핀을 투여하여 동성 심박동을 증가시키거나 AIVR을 억제하기 위해 심방 조율(atrial pacing)을 할 수 있다.

7. 방실전도 차단

방실결절 자극전도계의 한 부분의 손상은 방실전도차단(atrioventricular blocks)을 초래한다. 동방결절에서 시작된 박동이 전도 지연되거나 완전하게 심실로 전도차단

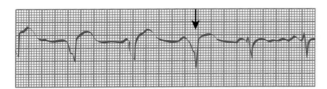

그림 2-30 **가속성 심실 고유박동.** 처음 3개의 박동은 심실에서 시작되었고 4번째 박동(화살표)은 융합박동이다. 다음 2개의 박동은 동방결절에서 시작된 것이다.

될 수 있다. 전도차단은 방실결절부위, 히스속, 좌우각에서 발생할 수 있다. 1도, 2도 방실전도 차단에 있어 차단은 불완전하고, 자극의 일부 또는 모두가 심실로 전도된다. 3도 또는 완전 방실전도 차단은 동방결절에서 시작된 자극이 심실로 전혀 전도되지 않는 것이다. 표 2-13은 전도차단 리듬을 비교하여 요약한 것이다.

1) 1도 방실전도 차단

1도 방실전도 차단(first degree AV block)은 방실결절의 전도가 지연된 것으로 모든 자극은 심실로 전도된다(그림 2-31A). P파는 QRS 군 앞에 나타나며 1:1의 상관관계를 갖는다. PR 간격은 일정하며 0.2초 이상이다. 이 리듬은 모든 연령대의 건강하거나 심질환이 있는 사람에서 나타날 수 있다.

PR 간격의 연장은 디곡신, 베타 차단제, 칼슘채널 차단제 등과 같은 약물, 관상동맥 질환, 다양한 감염성 질환, 선천성 질환에 의해 나타날 수 있다. 혈역학적 불안정은 초래하지 않으나 방실 전도계 장애의 지표로서 이해해야 한다. 1도 방실전도 차단은 2도, 3도 전도 차단으로 진행할

수 있다. 치료는 필요하지 않으며 PR 간격은 주의깊게 관찰해야 하고 다른 방실전도 차단이 없는지 감시해야 한다. 약물 효과의 가능성에 대해 평가해야만 한다.

2) 2도 방실전도 차단 - Mobitz 1형

Mobitz 1형 전도차단(Wenckebach)은 방실결절 전도가 점차적으로 지연되어 결과적으로 심실로 동성 자극이 전도 차단되는 것이다. 전도 차단은 주기적으로 반복된다(그림 2-31B). 2도 방실전도 차단은 mobitz 1형(Wenckebach)과 mobitz 2형이 있으며 mobitz 1형이 일반적으로 더 자주 발생한다. 심전도상에서 P파가 존재하며 QRS 군과 관련성이 있다. PR 간격은 QRS 군이 전도차단 될 때까지 매 박동마다 점차적으로 길어진다. QRS 군은 기저 리듬에서 동일한 형태를 보인다. mobitz 1형은 보통 히스속 이상부위에서 차단되므로 방실결절 전도에 영향을 미치는 디곡신, 심근허혈, 하벽부 심근경색 등에 의해 발생한다. mobitz 1형 전도차단은 심실박동수가 적절하게 유지되므로 증상이 있는 경우는 드물다. 이 리듬은 일시적으로 발생하며 만약 3도 방실전도차단으로 진행하는 경우 심박동수 40~60회/분의 방실접합부 율동이 심실을 조율한다. 원인이 약물로 인한 것이라면 투여를 중단하고 그 이외에 특별한 치료는 필요하지 않다. 전도 차단이 진행되는지 세심하게 모니터해야 한다.

3) 2도 방실전도 차단 - Mobitz 2형

Mobitz 2형 전도차단은 히스속이나 그 이하 부위에서 간헐적인 방실전도 차단이 발생하는 것을 말한다. Mobitz

표 2-13	전도 차단 리듬의 심전도 특성 비교			
	1도 전도차단	**2도 전도차단 - Mobitz 1형**	**2도 전도차단 - Mobitz 2형**	**3도 전도차단**
심박동수	60~100회/분	60~100회/분	전도차단된 P파에 따라 느려질 수 있음	심실에서 형성되어 보통은 느림
리듬	규칙적	전도차단된 QRS 군으로 인해 불규칙	규칙적이나 전도차단 패턴에 따라 다름	규칙적이거나 불규칙
P파	존재, QRS와 1:1 상관관계	존재, QRS군이 빠질 때까지 1:1 상관관계	존재, QRS군보다 P파가 더 많음	존재, QRS군보다 P파가 더 많음 QRS군과 관련성이 없음
PR 간격	>0.2초, 일정	QRS군이 빠질 때까지 점점 길어짐	정상이거나 지연, 일정	정상이거나 지연 일정하지 않음
QRS군	<0.12초	<0.12초	보통 >0.12초	>0.12

2형 전도차단은 방실결절 전도가 이루어지는 경우 고정된 PR 간격을 보이고 전도 차단이 발생한 경우 전도되지 않는 P파가 있는 경우의 리듬을 말한다(그림 2-31C). 이 리듬은 간헐적으로 나타나거나 2:1, 3:1, 4:1의 반복적인 자극전도 패턴으로 나타날 수도 있다. 동방결절 내에서 자극전도 장애는 없으므로 PP 간격은 규칙적이다. 각 차단이 동반되는 경우 QRS 군은 넓어질 수 있다. Mobitz 2형은 전벽부 심근 경색, 자극전도계의 다양한 섬유성 질환이 있을 때 발생한다. Mobitz 2형은 1형보다 위험하며 종종 영구적으로 진행하고 20~40회/분의 느린 심실 반응수를 갖는 3도 방실전도 차단으로 빠르게 악화될 수 있다. 3도 방실전도차단으로 진행하는지 지속적인 모니터와 관찰을 해야 한다. 전벽부 심근경색에서 발생하거나 증상이 있는 경우 아트로핀과 같은 약물과 심박조율(pacing)이 필요할 수도 있다. 영구적인 심박조율은 장기치료로 종종 이용되기도 한다.

4) 3도 완전 방실전도 차단

3도 완전 방실전도 차단(third degree AV block)은 동방 결절은 정상적으로 자극을 형성하지만 자극이 심실로 전도되지 않는 것이다(그림 2-31D).

심실은 이탈 심박조율부위(escape pacemaker)인 방실 결절(심박동수 40~60회/분)이나 심실(심박동수 20~40회/분)에 의해 자극된다. 심전도상에서 P 파와 QRS 군이 존재하나 두 파형 간에 관련성은 없다. 그러므로 완전 방실 전도 차단은 방실해리의 한 형태로 설명할 수 있다. PP 간격과 RR 간격은 각각 규칙적이지만 PR 간격은 다양하다. 방실접합부에서 심실을 조율하면 QRS 군은 좁은 파형으로 나타나고 심박조율 부위가 심실 이하인 경우에는 넓은 QRS 군을 보인다.

완전 방실전도 차단의 원인은 다른 방실전도 차단의 원인과 동일하지만 3도 방실전도 차단은 증상이 있다. 심실 심박조율자의 심박동수와 의존도는 위치에 따라 달라진다. 이탈박동이 심실에서 시작된 경우 심박동수는 느리고 심박조율 부위는 신뢰할 수가 없다. 저심박출량으로 환자는 증상을 느낄 수 있다. 심박조율 부위가 히스속 상방이면 적절한 심박수가 유지되고 견딜 수 있다. 이탈박동이 정상 심박출량을 유지하면 환자는 증상을 느끼지 못한다. 일시적인 심박조율을 위한 와이어가 삽입될 수 있으며 환

자가 안정되면 영구적인 심박조율기(permanent pacemaker)를 삽입한다.

8. 12-유도 심전도

1) 정상 12-유도 심전도

앞에서 언급한 것처럼 심전도는 심장에서 발생하는 전기적 활동을 12개의 위치에서 관찰한 것이다. 처음 3개의 전기적 위치는 표준 유도 I, II, III이다. 다음 3개는 증폭 유도로 aVR, aVL, aVF 이다. 표준유도와 증폭유도를 사지 유도(limb leads)라고 하며 수직면에서 심장을 관찰한 것이다. 나머지 6개는 전흉부 유도(precordial leads, Chest leads)로 V_1에서 V_6까지로 심장을 수평면에서 관찰한 것이다(그림 2-32). 정상 12유도 심전도에서 P파는 심방의 탈분극으로 위로 뾰족하고 동그란 모양이다. QRS 군(심실의 탈분극)은 각각을 나누어서 분석한다. Q파는 초기 하향의 파형으로 없거나 작아야 한다. R파는 aVR을 제외하고 사지유도에서 상향의 큰 파형으로 그려져야 한다. 전흉부 유도에서 R파는 V_1에서는 작고 V_6로 갈수록 점차적으로 커져야 한다. S파는 R파 다음의 하향파로 사지유도에서 작거나 없어야 한다. S파는 V_1에서 깊고 V_6로 갈수록 점차적으로 사라져야 한다. ST분절은 등전위선을 유지하나 V_1에서 V_3까지는 약간 상승할 수 있다. T파는 심실의 재분극을 의미하며 정상적으로도 다양한 형태를 보이나 일반적으로 상향의 파형이다. 표 2-14는 정상 12유도 심전도를 요약한 것이다. 12유도 심전도는 심장의 전기축(electrical axis)을 확인하고 하나 이상의 유도에서 확인 가능한 비정상적 소견을 확인하는데 유용하다. 각차단, 심방 및 심실 비대, 허혈, 손상, 경색의 패턴을 확인하는데 도움이 된다.

2) 전기축

전기축(electrical axis)은 심장의 흥분 파형의 방향을 의미하는 것으로 정상 심장의 경우 동방결절에서 시작된 전기력(electrical forces)의 방향은 심방조직, 방실결절, 심실로 이동한다. 전기력의 방향은 정상적으로 하향이고 왼쪽으로 향한다. 심실은 근육의 양이 많기 때문에 심장의 전기력의 방향을 결정하는데 중요한 역할을 한다. 따라서 전기축을 결정할 때 QRS 군을 이용한다. 전기축을 평가하는

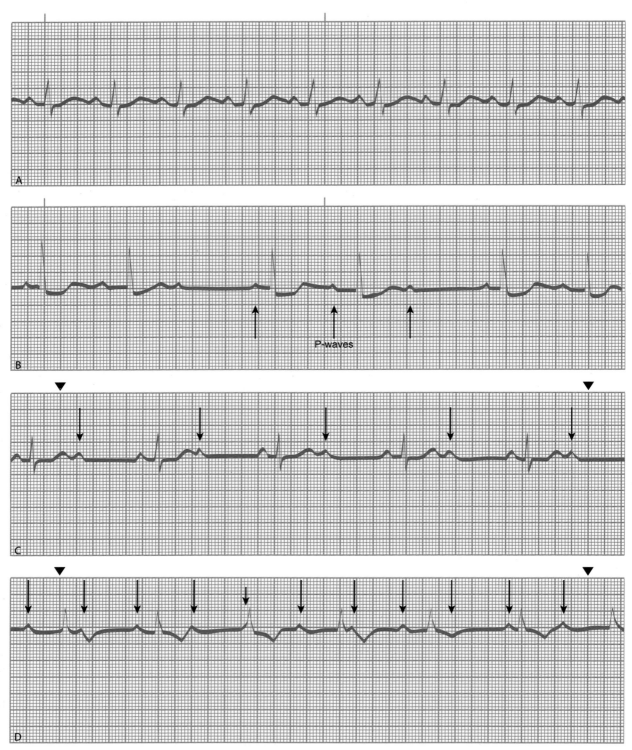

그림 2-31 방실전도 차단 리듬. A: 1도 방실전도 차단. **B:** 2도 방실전도 차단: Mobitz I형. **C:** 2도 방실전도 차단: Mobitz II형. 전도 차단된 P파를 화살표로 표시. **D:** 3도 방실전도 차단(완전 방실전도 차단). P파를 화살표로 표시. 심방(P파)과 심실(QRS 군) 사이에 관련성이 없음

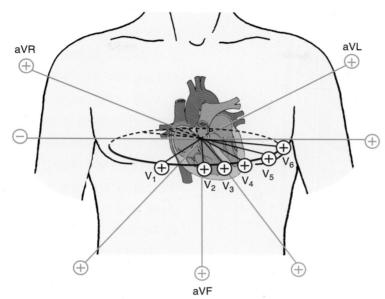

그림 **2-32** 심장을 전면에서 바라본 심전도의 위치

빠른 방법은 유도 I과 aVF를 이용하는 것이다(그림 2-33). QRS 군이 두 유도에서 상향이면 정상 전기축을 의미한다. QRS 군이 유도 I에서는 상향, aVF에서는 하향이면 좌축 편위를 의미한다.

QRS 군이 유도 I에서 하향 aVF에서 상향이면 우축 편위

를 의미한다. QRS 군이 두 유도에서 하향이면 흔하지는 않지만 가늠할 수 없는 축(indeterminate axis)을 의미한다.

심장 전기력의 방향은 흉벽에 위치한 심장의 해부학적인 변위에 의해 변할 수 있다. 해부학적인 변위는 아주 심한 비만환자나 복강내에 커다란 종양이나 다량의 복수를

표 2-14	정상 12-유도 심전도					
유도	**P**	**Q**	**R**	**S**	**S-T**	**T**
I	상향	작고, 0.04초 이거나 없음	크게 잘 보임	〈R 나 없음	등전위선 +1~5mm	상향
II	상향			〈R 나 없음	+1~5mm	상향
III	상향, 편평, 이방향성, 역위				+1~5mm	상향, 편평, 이방향성, 역위
aVR	역위	작거나 큼	작거나 없음	크게 잘 보임	+1~5mm	역위
aVL	상향, 편평, 이방향성, 역위	작거나 없음 클 수도 있음	작거나 없음 클 수도 있음	작거나 없음 클 수도 있음	+1~5mm	상향, 편평, 이방향성, 역위
aVF	상향, 편평, 이방향성, 역위	작거나 없음 클수도 있음	작거나 없음 클수도 있음	크게 보이거나 없을 수도 있음	+1~5mm	상향
V₁	상향, 편평, 이방향성	업이거나 QS	작음	깊음	0~+3mm	역위, 편평, 상향, 이방향성
V₂	상향	없음			0~+3mm	상향, 이방향성, 역위
V₃	상향	작거나 없음			0~+3mm	상향
V₄	상향	작거나 없음			+1~-0.5mm	상향
V₅	상향	작음	↓	↓	+1~-0.5mm	상향
V₆	상향	작음	큼	작거나 없음	+1~-0.5mm	상향

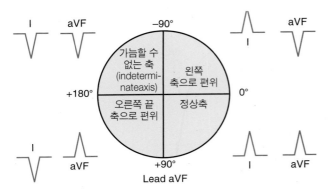

그림 2-33 심전기축의 결정. 전기축을 결정하기 위해 유도 I과 aVF의 QRS 군의 방향을 확인한다.

유도 I	유도 aVF	전기축
하향	하향	가능할 수 없는 축
하향	상향	우축편위
상향	하향	좌축편위
상향	상향	정상

가지고 있는 환자에서 나타날 수 있다. 좌측 편위는 좌각 차단(LBBB)이나 좌심실 비대, 하벽부 심근경색 등으로 인해 나타날 수 있다. 우측편위는 우각차단(RBBB), 우심실 비대, 전벽부 심근경색 등으로 인해 나타날 수 있다. 축 변위를 보이는 환자들은 증상은 없다. 축 변위는 12유도 심전도를 이용해서 확인할 수 있고 보통은 어떤 기저질환이 있음을 의미하며 원인질환을 치료하면 된다.

3) 각 차단

각 차단(bundle branch block)은 심실 내 전도계의 주요 가지 중 하나가 기능적으로 또는 병리적으로 문제가 있을 때 발생한다. 하나의 각을 통한 전도가 차단되므로 자극은 손상 받지 않은 각을 통해 전도되고 한 쪽 심실은 정상적으로 흥분된다. 정상 전도로를 이용하지 않고 자극이 전도된 심실로는 자극전도 지연이 나타난다. 따라서 좌우 심실은 동시에 흥분되지 못하고 순차적으로 탈분극(sequentially depolarization)된다. 비정상적 흥분은 넓은 QRS 군을 만들고 이것은 심실의 탈분극 시간이 증가했음을 의미한다(그림 2-34). 넓은 QRS 군은 2개의 피크(RSR')를 갖고 이것은 좌우 심실이 동시에 탈분극 되지 않았음을 의미하는 것이다.

우각차단과 좌각차단은 12-유도 심전도로 진단하며 침

상에서 V_1이나 MCL_1, V_6나 MCL_6를 이용해서 확인할 수 있다. 각 차단을 확인하기 위해 QRS 간격은 0.12초 이상으로 연장되어야 하는데 이는 심실을 통한 자극전도가 지연되었음을 의미하는 것이다. 우각차단은 우측 흉부유도인 V_1, V_2 유도에서 QRS 군의 모양이 변한다. 정상적으로 이 유도는 작고 하나의 피크를 갖는 단일 형태의 R파와 깊은 S파를 보인다. 우각차단에서는 우심실의 탈분극이 지연되어 심전도 모양이 바뀐다. 우각차단은 V_1에서 RSR'의 형태를 보인다. QRS 군의 초기 피크가 2번째 피크보다 작다면 rSR'로 표현한다. 소문자 r은 처음에 나오는 작은 피크를 표현하고 대문자 R은 2번째 나오는 큰 피크를 표현한다. 마찬가지로 QRS 군의 초기 peak가 2번째보다 크다면 RSr'로 표기한다. 심실 탈분극이 비정상일 때마다 심실의 재분극도 마찬가지다. 결과적으로 우각차단을 보이는 환자에서 ST분절과 T 파의 비정상이 V_1과 V_2에서 관찰된다.

좌각차단은 좌측 흉부유도인 V_5, V_6에서 QRS 군의 모양이 변한다. 정상적으로 이 유도는 큰 하나의 피크를 갖는 R파와 작은 S파 또는 S파가 존재하지 않는다. 좌각차단에서는 심실로의 자극전도가 지연되어 2개의 peak를 갖는 RSR'패턴을 보이며 V_1에서는 작은 R파와 넓은 S파를 보인다. 우각차단과 마찬가지로 ST분절과 T파는 좌측 흉부유도인 V_5, V_6에서 비정상 소견을 보인다(그림 2-34). 각 차단의 가장 흔한 원인은 심근경색, 고혈압, 심부전, 심근병증이다. 우각차단은 심질환의 임상적 증거가 없는 건강한 성인에서도 나타날 수 있다.

중격을 침범하는 선천적 질환과 우심실 비대도 우각차단의 원인이 될 수 있다. 좌각차단은 보통은 기저 심질환과 관련이 있다. 고령의 환자에서 오랫동안 가지고 있던 심혈관계 질환은 좌각차단의 흔한 원인이다.

각 차단은 심실 내 전도계의 질환이 있음을 암시하는 것이다. 다른 각이나 섬유속의 손상이 있는지, 완전 방실전도 차단으로 진행되는지 모니터해야 한다. 전도차단의 진행은 임상적 상황에 따라 매우 느리거나 빠르게 이루어진다. 급성 심근경색과 동반하여 새로 발현된 좌각차단은 아주 높은 사망률을 보인다. 기저 심질환은 치료와 예후를 결정한다. 심근경색과 새로 발현된 각 차단을 보이는 환자는 완전 방실차단으로 진행하는지 세심하게 관찰해야 한다. 임시형 심박조율기가 삽입될 수 있다.

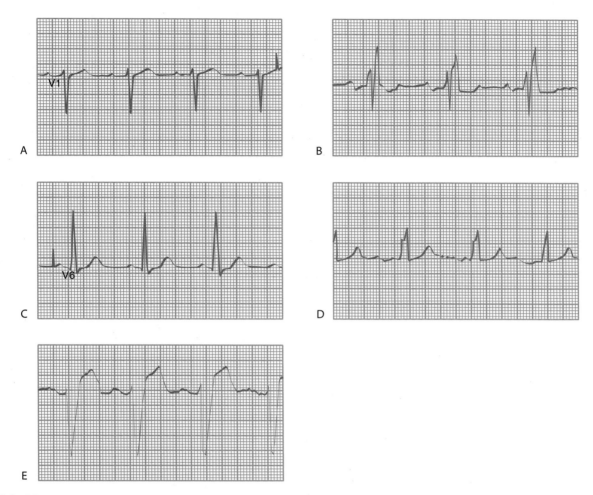

그림 2-34 **우각차단과 좌각차단의 비교. A:** 정상적인 V$_1$ 파형. 작고 좁은 R파와 깊고 좁은 S파. **B:** V$_1$에서 넓은 QRS군과 2개의 피크를 가진 R 파를 보이는 것은 우각차단을 의미. **C:** 정상적인 V$_6$ 파형. 크고 좁은 R파와 S파는 존재하지 않음. **D:** V$_6$에서 2개의 피크를 가진 R파를 보임. 이것은 좌각차단을 의미. **E:** V$_1$에서 작고 좁은 R파와 깊고 넓은 S파를 보이는 것은 좌각차단을 의미.

4) 확대패턴

심장의 확대는 심장근육이 비대(hypertrophy)하거나 심방과 심실의 확장을 의미한다. 높은 압력에 대항하거나 좁아진 판막을 통하여 혈액을 이동시키기 위하여 오랫동안 펌프기능을 한 것이 가장 흔한 원인이다. 심전도가 비대의 원인을 규명하는데 이상적인 진단도구는 아니다. 심전도는 비대나 확장의 결과로 심장이 커져 있는지를 규명하는데 도움이 된다. 심전도에서 확대 패턴을 기술하기 위해 사용되는 용어가 혼란스러울 수도 있다. 심실비대(ventricular hypertrophy)는 심실 확대의 가장 흔한 원인이 비대이므로 자주 사용된다. 심방의 비정상이나 심방 확대(enlargement)는 심방 비대(atrial hypertrophy)나 심방 확장(atrial dilation)보다 더 자주 사용된다. 심전도에서 심방 변화는 심방확장, 비대 또는 다른 원인들에 의해 초래된다(그림 2-35A).

(1) 우심방 확대

심방이 확장되면 심방의 탈분극을 나타내는 P파의 변화를 볼 수 있다. 우심방 확대(right atrial enlargement)는 유도 II, III, aVF에서 크고 뾰족한 P파를 나타낸다. V$_1$에서 P파는 하강파형보다 큰 초기의 상향파를 갖는 이상성파형을 보인다(그림 2-35B). 폐동맥 고혈압, 만성폐쇄성 폐질환과 같은 호흡기계 원인으로 압력이 증가하여 우심방 확대가 나타난다. 이러한 원인 때문에 우심방 확대는 종종 P pulmonale로 표현하기도 한다. 우심방 확대는 우심실 비대와 관련이 있다. 치료는 기저질환을 교정하는 것이지만 원인이 만성적인 경우에 치료되지 않을 수도 있다.

(2) 좌심방 확대

좌심방 확대(left atrial enlargement)는 유도 I, II, aVL에서 넓은 톱니바퀴 모양의 P 파를 나타낸다. V₁에서 P파는 초기 상향파보다 더 큰 하향파를 갖은 이상성 파형을 보여준다(그림 2-35C). 협착된 승모판을 통해 혈액을 내보내기 위해 증가된 압력이 원인이 되어 좌심방이 확대된다. 이러한 원인 때문에 좌심방 확대는 종종 P mitrale로 표현하기도 한다. 좌심방 비대 패턴이 심전도에서 관찰되면 승모판 협착증이 있는지 평가해야 한다. 심초음파는 심음 청진과 함께 유용한 진단적 도구이다. 기저 질환을 직접 치료해야 하며 판막 치환술이 필요할 수도 있다.

(3) 우심실 비대

우심실 비대(right ventricular hypertrophy, RVH)는 정상적으로 좌심실이 우심실보다 크고 우심실의 크기 변화를 감추기 때문에 심전도에서 명확한 근거 없이도 우심실 비대가 있을 수 있다. 우심실 비대를 나타내는 심전도상의 근거는 우심방 확대와 우측 편위를 포함한다. 흉부 유도에서 정상 QRS 군의 패턴이 바뀐다. 정상적으로 R파는 V₁에서 작고 V₆로 갈수록 점차적으로 커진다.

우심실 비대에서는 V₁에서 R파는 크고 V₆로 갈수록 점차적으로 작아진다. 흉부유도에서 S파는 점차적으로 사라지지 않고 모두 나타난다. 우심실 비대는 만성폐쇄성 폐질환, 폐동맥 고혈압, 폐동맥판 협착증과 같은 만성 호흡기 질환의 지표가 된다. 우심방 확대는 보통 우심실 비대와 동반되어 나타난다. 치료는 기저 호흡기 질환을 치료하는 것이다.

(4) 좌심실 비대

심전도에서 좌심실 비대(left venticular hyperophy, LVH)를 판단하기 위한 다양한 진단적 기준이 있다. 가장 간단한 기준은 숫자 "35"를 기억하는 것이다. V₁ 또는 V₂에서 깊은 S파, V₅ 또는 V₆에서 큰 R파를 합쳐서 35mm 이상인 경우 좌심실 비대를 의심한다. 부가적으로 V₅, V₆에

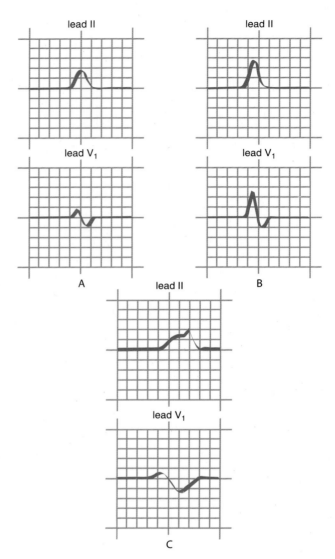

그림 2-35 우심방 및 좌심방 확대. A: 유도 II, V₁에서 정상 P파. **B:** 우심방 확대. V₁에서 P파의 우심방 부분의 초기 증가된 전압과 유도 II에서 크고 뾰족한 P파를 보인다. **C:** 좌심방 확대. V₁에서 하강 P파의 증가된 전압과 간격, 유도 II에서 넓고 톱니모양의 P파를 보인다.

서 T파가 비대칭적으로 역위되어 있거나 좌측 편위가 있을 수도 있다. 좌심실 비대는 만성 전신성 고혈압, 만성 심혈관계 질환, 대동맥판 협착증의 결과로 나타날 수 있다. 좌심실 비대는 심첨맥박 촉진 시 PMI의 위치 변화를 야기하고 치료는 기저 질환을 치료하는 것이다.

5) 허혈, 손상, 경색 패턴

12-유도 심전도는 심근 허혈, 손상, 경색을 확인하는데

아주 유용하게 이용될 수 있다. 허혈은 심전도에서 ST 분절의 하강과 T파의 역위를 나타낸다. 급성 손상의 변화는 ST 분절의 상승으로 나타나며 의미있는 Q파의 존재는 심근경색을 의미한다.

VI. 전해질 불균형시 심전도변화

적절한 수액과 전해질의 균형을 유지하는 것은 중환자실 환자 치료에서 중요하다. 신 질환이나 심혈관계 질환으로 치료받은 환자는 특히 전해질 불균형에 취약하다. 질환 자체보다 치료과정 중에 유발되기 때문에 전해질 불균형이 발견되지 않거나 대수롭지 않게 취급되는 경우 더 악화될 수 있다. 이뇨제는 아주 빠르게 전해질의 변화를 초래할 수 있다. 디곡신을 투여 받는 심질환자에서 혈청 포타슘 수치가 자주 감소하므로 주의깊게 이뇨제를 투여해야 한다. 또한 이뇨제는 고혈압 치료약물로도 사용되며 이뇨제 치료 시 주의깊게 전해질을 모니터링해야 한다. 이러한 문제의 과거력이 있는 환자를 간호하는 경우 현재의 혈청 전해질 수치를 측정하고 민감해야 한다. 포타슘과 칼슘은 심장의 적절한 기능을 위해 가장 중요한 전해질이다. 전기 자극 전도에 영향을 미치기 때문에 두 전해질이 과하거나 부족하면 심전도상 변화를 초래한다(표 2-15).

간호사는 혈액검사 결과나 임상적 증상, 위험한 부정맥이 발생하기 전에 전해질 불균형을 의심할 수 있는 심전도상의 변화를 알고 이해할 수 있어야 한다. 그러나 심근경색 환자에서 흉통이 없을 수도 있고 전해질 불균형 환자에서 심전도에서 어떤 비정상적 소견이 없을 수도 있다는 것을 기억해야 한다. 심전도의 변화는 전해질 불균형을 의심할 수 있는 의미 있는 변화이지만 단지 한가지의 변화만으로 진단할 수는 없다.

1. 포타슘

포타슘은 중요한 세포내 양이온으로 심근세포 내에서 재분극과 안정을 위한 분극 상태 유지에 중요한 역할을 한다.

1) 고칼륨혈증

심전도에서 고칼륨혈증의 초기증상은 T파의 변화이다. T파는 좁고 크며 뾰족하여 천막을 친 듯한(tented) 모양이다(그림 2-36). 혈청 포타슘 수치가 상승함에 따라 P파의 전압은 감소하고 PR간격은 연장된다. 심방 무수축이 나타나고 QRS 군이 넓어진다. 아주 높아 치명적인 수준의 포타슘 수치가 되면 넓은 QRS 군이 T파와 합쳐서 사인 곡선(sine waves)과 유사해 진다. 심실세동이나 무수축을 포함한 다양한 종류의 부정맥이 나타날 수 있다. 임상적으로 T파의 변화는 혈청 포타슘 수치가 6.0~7.0mEq/L 일 때 나타나기 시작해서 8.0~9.0mEq/L일 때 QRS 군이 넓어진다. 포타슘 수치가 심전도 변화를 초래할 정도에 도달하면 언제든 급사(sudden death)가 발생할 수 있으므로 적극적인 치료가 시행되어야 한다. 고칼륨혈증에서 심전도 변화는 다른 임상적 상황과 관련이 있을 수도 있다. 크고 뾰족한 T파는 정상일 수도 있고 심근경색의 초기에 나타날 수도 있다.

넓은 QRS 군은 퀴니딘(quinidine)이나 프로 카이나마이드(procainamide) 독성에서도 관찰할 수 있다.

2) 저칼륨 혈증

저칼륨혈증은 U파와 관련이 있다. 비록 U파의 존재가

표 2-15	전해질 불균형과 관련된 심전도 변화	
고칼륨혈증	크고 좁은 뾰족한 T파; 편평하고 넓은 P파 넓은 QRS군	동성 서맥, 동성차단, 방실접합부 박동, 심실고유 박동, 심실 빈맥, 심실세동
저칼륨혈증	두드러진 U파 ST 분절 하강	심실 조기박동, 상심실성빈맥, 심실빈맥, 심실세동
고칼슘혈증	짧아진 QT 간격	심실 조기박동
저칼슘혈증	QT 간격 연장, 편평하거나 역위된 T 파	심실 빈맥

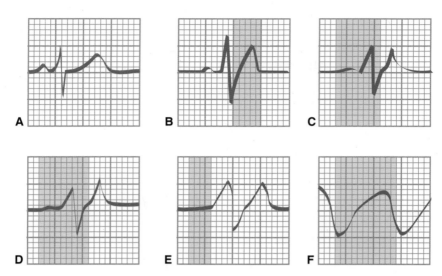

그림 2-36 고칼륨혈증 시 심전도의 변화. A: 혈청 포타슘이 정상(3.5~5 mEq/L) 일 때의 파형. **B:** 혈청 포타슘이 5.5 mEq/L 이상일 때 T 파가 뾰족해지기 시작. P파와 QRS 군은 정상. **C:** 혈청 포타슘이 6.5 mEq/L 이상일 때 P파는 점차 넓어지고 커짐. QRS 군도 심실 내 자극전도 속도 감소로 인해 넓어짐. **D:** 혈청 포타슘이 10mEq/L 이상일 때 P파는 구분하기 어려워지고 QRS 군은 넓고 뚜렷하지 않다. **E:** 포타슘이 10~12 mEq/L 일 때 심방의 전기적 흥분이 없으므로 P파를 확인할 수 없다. **F:** 포타슘이 12 mEq/L 이상일 때 QRS군을 더 이상 확인할 수 없으며 파형은 사인곡선(sine waves)을 보인다. 심실세동과 심정지가 나타난다.

대부분의 경우 정상일 수도 있지만 저칼륨혈증의 초기 증상으로 나타나기도 한다(그림 2-37).

보통 조기에 확인 가능하고 (V3에서 가장 잘 보임) 선행하는 T파에 숨겨져서 시간이 지나면서 확인할 수 없다. U파가 숨겨진 경우 T파는 notch 형태로 간격이 연장되어 QT 간격 연장을 보일 수 있다. 포타슘 부족이 진행됨에 따라 T파는 점점 작아지고 U파가 두드러진다. T파는 편평해지고 역위되며 ST 분절은 하강하는 경향이 있어 심전도상 디곡신 효과와 유사해진다. 아주 낮은 혈청 포타슘 수치인 경우 심전도 변화와 혈청 포타슘 농도와는 상관관계가 있다. 저칼륨혈증에서 보이는 심전도 변화는 디지탈리스, 좌심실비대, 서맥과 관련하여 관찰 가능하다. 저칼륨혈증을 치료하지 않으면 심근의 불안정(instability)이 증가한다. 저칼륨혈중에서 심실조기박동이 가장 흔히 나타나며 상심실성 부정맥, 전도 장애, 궁극적으로 심실빈맥, 심실세동이 발생할 수 있다. 저칼륨혈증은 디지탈리스에 대한 심장의 민감도를 증가시키고 부정맥을 유발한다. 저칼륨혈증과 관련된 부정맥의 심각성 때문에 초기에 이러한 문제점을 인지하는 것이 필요하다.

2. 칼슘

포타슘과 마찬가지로 칼슘은 정상 심근 기능에 중요한 이온이다. 전기자극의 생성과 전도, 심근수축에 반드시 필요하며 비정상 칼슘 수치는 기저질환과 관련되지 않는다면 포타슘 비정상 만큼 흔하게 관찰되는 증상은 아니다.

1) 고칼슘 혈증

고칼슘혈증과 관련된 주요한 심전도 변화는 QT 간격이 짧아지는 것이다(그림 2-38). QRS 군과 T 파는 혈청 칼슘 변화에 별로 영향을 받지 않고 QT 간격이 짧아지는 것은 ST 분절이 짧아져서 나타나는 것이다. QT 간격이 짧아지는 것은 디지탈리스를 복용하는 환자에서 나타날 수 있으며 ST 분절 하강과 T파 역위가 나타날 수 있다.

2) 저칼슘혈증

저칼슘혈증은 ST 분절이 길어지므로 QT 간격을 연장한다(그림 2-38). T 파 자체는 연장되지 않으나 어떤 경우에는 역위되기도 한다. 저칼슘혈증에서 QT 간격 연장은 저칼륨혈증에서의 QTU 간격 연장과 혼동해서는 안된다. 만성 신부전 환자에서 저칼슘혈증은 감소된 포타슘 수치

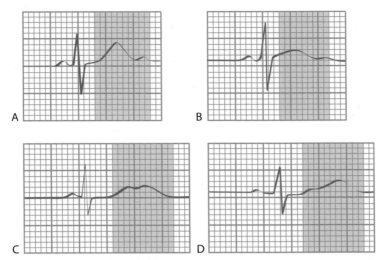

그림 2-37 **저칼륨혈증 시 심전도 변화. A:** 혈청 포타슘이 정상(3.5~5 mEq/L) 일 때의 파형. T 파는 U 파보다 크다. **B:** 혈청 포타슘이 3.0 mEq/L 이하일 때 T 파와 U 파는 거의 똑같은 높이다. **C:** 혈청 포타슘이 2.0 mEq/L 이하일 때 U 파가 T 파보다 커진다. **D:** 혈청 포타슘이 1 mEq/L 일 때 U 파는 T 파와 같아지며 QT 간격은 동일하나 두 파형이 융합되므로 측정할 수 없다.

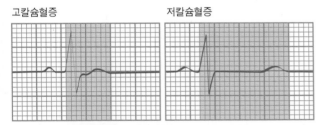

고칼슘혈증   저칼슘혈증

그림 2-38 **고칼슘혈증 및 저칼슘혈증 시 심전도 변화.** 혈청 칼슘치의 변화는 2기 활동전위에 반영된다. 고칼슘혈증은 QT 간격을 짧게 하며 저칼슘혈증은 QT 간격을 연장한다.

와 관련이 있다. QT 간격 연장은 뇌질환, 심정지 후 관찰되기도 한다. 몇 가지 항부정맥제는 QT 간격을 연장하며 저칼슘혈증에서 심전도를 평가할 때 고려되어야만 한다.

VII. 혈역학적 감시

혈역학적 감시는 여러가지 심혈관계 문제를 진단하고, 심장 기능을 최적 상태로 유지할 수 있는 치료 방법을 찾고 이러한 치료법에 대한 환자의 반응을 평가하기 위한 목적으로 시행한다.

조직과 주요 장기에 적절한 산소가 전달되도록 하는 것이 중환자 관리의 핵심 목표이다. 따라서 혈관내 용량(전부하, preload)의 변화로 인해 심박출량이 저하되어 세포

로의 산소공급에 문제가 생긴 경우, 혈관저항(후부하, afterload)에 변화가 온 경우, 혹은 심장 근육의 수축력에 문제가 생긴 경우가 혈역학적 감시의 적응증이 된다. 혈역학적 감시는 산소 공급과 산소 요구간의 균형을 사정하기 위해 사용되기도 한다.

심인성 쇼크, 심한 심부전, 심각한 패혈증, 패혈성 쇼크, 다장기 기능부전증, 급성호흡곤란증후군 환자와 심장 수술한 환자가 혈역학적 감시의 환자가 된다. 비침습적인 혈역학적 감시 기술이 향상되면서 중환자실 외에서도 필요 시 혈역학적 감시를 시행할 수 있게 되었다.

혈역학적 감시를 중환자 관리에 활용하기 위해 간호사는 다음의 사항을 이해해야 한다.

- 심장과 폐의 해부 생리
- 심혈관의 압력과 심박출량을 측정하는 감시 장치의 요소
- 심박출량, 산소 공급 그리고 산소 요구를 증진시키는 간호 중재의 이론적 근거
- 발생 가능한 합병증
- 생리학적인 변화와 기계적 혹은 감시 장비체계 문제 간의 감별

1. 압력 감시 체계

혈역학적인 압력을 침습적으로 감시하는데 필요한 기본 장치는 혈관 삽입용 카테터, 관류 용액이 들어 있는 감시 시스템, 드립 챔버가 있는 IV 튜브, 단단한 연결 튜브, stopcock, 관류 장치, 1개 이상의 전환기(transducer), 확장기(amplifier), 그리고 얻어진 정보를 기록하거나 보여주는 장치 등으로 구성된다(그림 2-39). 혈관 혹은 심장 각 방이나 실의 압력은 카테터와 단단한 튜브를 거쳐 전환기로 전달된다. 압력이 전환기의 막에 전달되면서 전기적인 시그널이 생기고 이것이 확장기와 모니터로 전달된다. 모니터는 전환기가 만들어 낸 전기 신호를 압력 파형이나 숫자로 전환하게 된다. 일반적으로 침상 감시 장치는 몇 가지 숫자화 된 정보와 압력 파형을 동시에 보여준다. 또한 모니터에는 경보장치와 파형 크기 조절장치 그리고 감시 장치의 영점화 기능도 있다.

환자의 혈관에 삽입된 카테터에서 전환기로의 압력 전달은 수액으로 가득 차 있는 단단한 튜브를 통해 이루어진다. 혈역학적 감시 체계의 개방성은 관류 수액(flush solution)을 계속적으로 주입해야 유지된다. 관류 수액은 생리식염수나 5% 포도당에 헤파린을 섞어 이용한다. 관류 수액이 담겨 있는 수액 bag을 압력백에 넣고 300mmHg으로 압력을 올리면 대략 시간당 3-5mL의 수액이 계속적으로 자동 관류되면서, 카테터로부터의 혈액 역류를 예방하고 시스템의 개방성이 유지된다. 또한 관류 장치에는 수동 관류 장치가 있어서 필요 시 눌러서 수동으로 관류액을 혈관 내로 보낼 수 있다.

1) 감시체계의 적절한 관리

감시체계에서 중요한 것은 생리적인 신호를 얼마나 정확하게 모니터를 통해 보여주느냐 이다. 따라서 침습적인 감시 장치를 제대로 이용하기 위해서는 감시체계가 압력 수치와 파형을 정확하게 보여줄 수 있도록 시스템을 관리해야 한다. 기술적인 혹은 물리적인 요소들로 인해서 압력과 파형이 잘못 높게 혹은 낮게 보여질 수 있다. 따라서 모

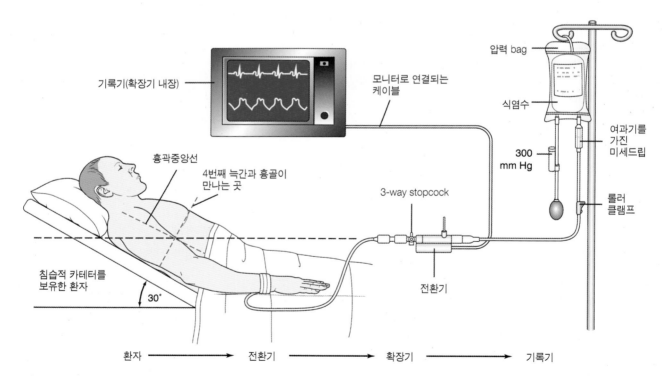

그림 **2-39** 침습적인 압력 감시 유치 카테터가 압력 감시용 튜브를 거쳐 전환기에 연결되어 있다. 전환기는 파형, 수축기압, 평균동맥압을 보여주는 증폭기에 연결되어 있다. 압력 감시 체계는 압력백이 있는 관류 장치, 계속적으로 관류되는 장치, 그리고 stopcock 등으로 구성되어 있다. 삽입부위에 가장 가까이 위치해 있는 stopcock 은 동맥으로부터 혈액을 채취하는데 이용하며, 전환기 가까이에 위치한 stopcock 은 영점화를 하는 데 이용된다.

니터 수치가 정상이 아닌 경우에 실제 환자의 상태가 비정상이라고 단정하기 전에 감시 체계가 정상인지 먼저 살펴어야 한다.

표 2-16에 감시체계에 영향을 줄 수 있는 기술적인 요인들이 제시되어 있다. 공기 방울, 혈액 혹은 추가적인 stop-cock 등 환자와 전환기 사이의 어떠한 저항도 압력과 파형을 왜곡시킬 수 있다. 300mmHg 이하로 압력백 압력이 떨어져 있는 경우, 너무 부드러운 튜브 혹은 너무 긴 튜브를 사용한 경우 등도 수치를 왜곡시킬 수 있다. 따라서 감시 시스템을 구성하는 튜브는 단단한 튜브여야 하며 압력 시스템의 튜브 길이는 최소화하여야 한다. 혈액 채취와 전환기의 영점화를 위해 stopcock가 압력 시스템에 포함되어 있는데, stopcock의 개수와 연결 부분의 수도 가능한 최소화한다. 또한 시스템의 통합성을 유지하기 위해서는 반드시 Luer-Loks를 이용해야 한다.

감시체계가 보여주는 압력이 적절한지 확인하기 위하여 간호사는 정방형 파 테스트(square-wave test) 를 시행한다. 또한 전환기의 위치도 적절하게 유지하도록 한다.

(1) 정방형 파 테스트(Square-Wave Test)

감시체계의 다이나믹한 반응을 침상 옆에서 빠르게 사정하는 테스트가 정방형 파 테스트이다. 감시체계 시스템에 정방형 파를 만들고 그 파에 따르는 흔들림을 관찰함으로써 간단하게 감시체계의 적정성을 파악할 수 있다. 감시체계의 반응에 영향을 미치는 요소로는 시스템 자체내 관류액의 진동, 튜브의 질, stopcock의 수 등을 들 수 있다.

정방형 파 테스트는 빠르게 관류 장치를 수동으로 작동시켜, 기존의 압력 파형이 정방형 파로 바뀌게 한 후 그 뒤에 따르는 흔들림(oscillation)을 관찰하는 것이다. 적절한 상황에서는 관류를 빠르게 시행하면 기준선으로부터 곧게 수직으로 올라가는 선이 나타나고 곧은 수평선이 뒤 이어서 나타나며 뒤 이어 곧게 밑으로 향하는 수직선이 따르는 정방형 파가 나타나고, 그 뒤에 기존 파형이 나타나기 전에 1.5-2개의 흔들림이 보이게 된다. 그림 2-40은 정상 정방형 파와 부적절한 체계에서의 정방형 파를 보여준다.

(2) 영점화와 위치 맞추기

정방형 파 테스트를 시행한 후에는 감시 체계 전환기 위치를 정하는 위치 맞추기와 전환기를 대기압에 노출한

표 2-16	혈역학적 감시 시 문제점 해결 방안		
문제	**원인**	**예방**	**중재**
1. 파형이 나타나지 않음	전환기가 카테터 쪽으로 개방되어 있지 않음	제대로 열어 있는지 Stopcock을 점검한다	Stopcock 의 방향을 점검하고 바로 잡는다. 모니터의 숫자 범위가 제대로 되어 있는지 확인한다.
			혈액 응고된 것이 있으면 흡인해 낸다.
			주사기를 이용하여 빠르게 관류하거나 헹구어 내지 않는다.
	모니터가 잘못 설정되어 있거나 꺼져 있다.		케이블을 포함한 장비의 기능을 점검한다.
	카테터 내부가 응고되어 있다.	모니터 setting을 바르게 한다. 계속 관류한다.	전환기의 기능을 수은 물 기둥을 이용하거나 다른 압력 장리를 이용하여 점검한다.
	케이블 고장	기능이 검증된 케이블을 이용한다.	
	전환기 고장		필요시 전환기를 교체한다.
2. 무딘 파형 (overdamped waveform)이 나타남	적절하지 않은 눈금 선택 튜브나 전환기 부근의 공기 방울	중력을 이용하여 관류한다. 모든 공기 방울을 제거한다.	체계 내에 있는 공기를 관류해 낸다. 초기에 setting 할때 관류 액에 있는 모든 공기를 제거한다.

	카테터 끝을 응고된 혈액이 막고 있음	계속 관류를 시행하고 병원의 원칙에 따라 관류 수액은 헤파린 용액을 사용한다	응고된 혈액을 주사기를 이용해 흡인해 낸다. 병원 원칙에 따라 관류 수액은 헤파린 용액을 이용한다.
	카테터가 앞으로 밀려 들어감		환자 자세를 바르게 한다. 카테터 꼬임이 있는지 점검한다.
	카테터 끝이 풍선이나 혈관 벽에 막히어 있음		파형을 보면서 카테터를 조금 잡아 뽑는다.
	압력 체계 내 누수가 있음	모든 연결부위와 stopcock 부위를 확실하게 조인다.	모든 연결 부위와 stopcock을 조인다. 필요시 잘못된 부분을 교체한다.
	압력백이 300mmHg로 부풀어 있지 않음	압력백 압력을 300mmHg까지 올린다.	압력백을 다시 부풀리고 기능이 잘못되어 있으면 교체한다.
3. 날카로운 파형 (underdamped waveform)이 나타남.	카테터가 과하게 움직임 튜브내에 공기방울이 있음	카테터 위치를 바르게 한다. 혈관에 맞는 카테터를 사용한다. 압력체계 내에있는 불필요한 튜브를 제거한다. 튜브가 너무 단단한지 확인한다.	카테터 위치를 바꾸어 본다. 불필요한 튜브를 제거한다. 튜브를 교체한다. 불필요한 stopcock을 제거한다.
4. 잘못 낮게 수치가 나옴	영점화 기준(전환기 위치)이 너무 높음	위치를 주기적으로 점검한다. 전환기의 공기-수액 접점 확인 stopcock의 위치를 Phlebostatic axis에 맞춘다.	전환기 위치를 Phlebostatic axis에 잘 맞춘다.
	영점화가 잘못됨	모니터 setting을 점검한다. 파형을 관찰한다.	영점화를 다시 시행한다.
	무딘 파형이 나옴	정방형 파 테스트를 시행한다.	튜브 길이가 적절한지 점검한다.
5. 잘못 높게 수치가 나옴	영점화 기준(전환기)이 너무 낮음	주기적으로 위치를 확인한다. 전환기의 공기-수액 접점 확인 stopcock의 위치를 Phlebostatic axis에 맞춘다.	전환기 위치를 Phlebostatic axis에 잘 맞춘다.
	영점화가 부적절하게 시행됨 무딘 파형이 나타남	모니터 setting을 점검하고 파형을 관찰한다. 정방형 파 테스트를 시행한다.	영점화를 다시 시행한다. 불필요한 튜브를 제거한다.
6. 부적절한 압력파형	부정확한 카테터 위치		환자 자세를 바르게 한다. 흉부 x선 촬영을 한다. 카테터 위치를 바로 한다.
	폐동맥관이 쐐기 위치로 밀려들어감	삽입과정에서 적절한 자세를 유지하고 폐동맥쐐기압을 측정할 때 1.25-1.5mL의 공기를 이용한다.	파형을 관찰하고 삽입 후 첫번째로 얻은 파형을 확인한다. 폐동맥관의 끝에 연결된 압력 파형에서 심실의 압력을 보이면 풍선을 팽창시켜 폐동맥으로 폐동맥관이 떠서 들어갈 수 있도록 한다. 풍선의 공기를 빼어도 쐐기압이 나타나면 파형을 관찰하면서 카테터를 조금 뽑아낸다. 폐동맥압 파형이 나타나면 뽑아내는 것을 중단한다.
7. 튜브내로 혹은 전환기로 혈액이 나옴	연결부위가 느슨해짐 Stopcock이 적절하게 열리지 않음 압력백이 300mmHg가 안됨	모든 연결부위를 확실하게 조인다. stopcock 위치를 정확하게 한다. 압력백 압력을 300mmHg로 유지한다.	연결부위를 조인다. Stopcock가 정확한지 확인한다. 압력기구를 점검한다

상태에서 모니터에 보이는 압력 수치를 영점으로 맞추는 영점화를 시행해야 한다. 전환기를 너무 높게 놓아 두면 압력이 낮게, 너무 낮게 놓아두면 압력이 높게 보여진다. 1인치의 전환기 위치변화가 2mmHg 정도의 변화를 초래할 수 있으므로 이 과정은 매우 중요하다.

영점화와 전환기 위치 맞추기의 기준이 되는 지점을 영점 기준점(zero reference point)이라고 한다. 환자의 흉곽의 앞뒤 중간선과 네 번째 늑간이 교차하는 지점을 phlebostatic axis라고 하며 이 지점이 영점 기준점이 된다(그림 2-39 참조). 환자의 자세는 등을 대고 누운 자세로 침대의 머리 쪽은 약간 올린다. 일단 지점이 정해지면 환자의 흉곽에 표시를 하여 일관성 있게 지표가 유지되도록 한다. 이 지점에 전환기를 위치하도록 하는 것이 수준 맞추기 이다. 일단 전환기 위치를 영점 기준점에 맞춘 후 영점화를 시행한다. 영점화는 대기압이 환자의 압력 수치에 주는 변화를 없애주어 정확하게 심장의 압력을 반영해 준다. 전환기의 위치를 정한 다음에 전환기에 있는 stopcock을 열어 대기와 통하게 한 후 침상 모니터에 있는 영점화 단추를 눌러서 영점을 확인하면 시스템이 영점화 된다. 최신형 일회용 전환기의 경우에는 제조회사의 권유에 따라 영점화가 필요치 않을 수도 있다. 환자 침상의 높이는 그 자세에서 수준 맞추기와 영점화를 시행한다는 전제 하에 60도 정도까지는 높여 주어도 무방하다. 머리를 높이거나 옆으로 눕는 자세 등에 따라 압력이 변화하는 환자들도 있으므로 자세에 따라 실제 압력이 변화하는지 파악하는 것도 필요하다.

2. 동맥압 감시

동맥압은 동맥에 삽입한 카테터를 압력감시 장치에 연결함으로써 감시할 수 있다. 계속적으로 동맥압을 감시할 수 있고 필요시 동맥혈 채혈이 가능하다. 혈관수축제나 이완제를 투여 받고 있는 환자나 혈압이 불안정한 환자에게 적용된다.

1) 동맥관 삽입

동맥압 감시를 위해 선택되는 가장 일반적인 동맥은 요골동맥과 상완동맥 그리고 대퇴동맥이다. 그 다음으로 성인에서는 액와동맥 그리고 족배동맥을, 신생아의 경우에는 측두 동맥과 제대 동맥을 사용할 수 있다. 동맥을 선택할 때 고려해야 할 요소는 다음과 같다.

- 동맥의 크기 : 동맥은 카테터가 삽입되어도 동맥 내의 혈류를 막지 않고 방해하지 않을 정도로 커야 한다.

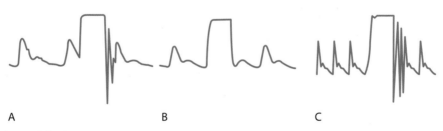

A	B	C

그림 2-40 정방형 파 테스트 단계
1. 관류 장치의 수동 장치를 누르거나 당기어 빠르게 관류 시킨다.
2. 모니터를 통해 관류로 인해 발생한 파형을 관찰한다.
3. 정방형 파 이후에 따르는 흔들림(oscillation) 갯수를 센다.
4. 흔들임간의 거리를 관찰한다.
   - A. 적절한 감시 체계 : 빠르게 수동으로 관류시키면 가파른 수직 상승선, 수평선, 가파른 수직 하강선의 정방형 파가 만들어진다. 뒤 이어 기존 파형이 나타나기 전에 1.5-2개의 흔들림이 나타난다.
   - B. 실제보다 낮게 나타나는 감시 체계(over damped) : 빠르게 수동으로 관류시키면 둔한 모습의 정방형 파가 만들어지고 뒤이어 기존 압력 파형이 나타나기 전에 1.5개 미만의 흔들림이 나타난다. 원인으로는 감시 시스템 내에 새는 곳이 있거나, 튜브나 전환기 내에 큰 공기방울이 있는 경우 등을 들 수 있다. 이런 경우에는 수축기 압이 실제보다 낮게 보여지고 이완기 압도 낮게 보여질 수 있다.
   - C. 실제보다 높게 나타나는 감시 체계(under damped) : 이 경우에는 수동 관류 후 정방형 파가 나타나고 기존 파형이 나타나기 전에 2-3개 이상의 흔들림이 나타난다. 원인으로는 감시 체계 내 작은 공기방울이 있는 경우, 너무 단단한 튜브를 사용한 경우 그리고 튜브가 너무 긴 경우 등을 들 수 있다. 이러한 경우에는 수축기 압은 실제보다 높게 보여지고 이완기 압은 실제보다 낮게 보여진다.

- 동맥의 접근성 : 쉽게 접근할 수 있고 분비물로 인해 오염될 가능성이 적어야 한다.
- 동맥관 삽입 부위 말단으로의 혈류 : 카테터가 삽입되어 있는 동맥이 막히더라도 그 부분에 혈류를 공급해줄 수 있는 적절한 측부 순환이 있어야 한다.

위의 기준을 만족하는 요골동맥이 가장 많이 이용된다. 체표면에 가까이 위치하고 있어서 촉진이 쉽고 삽입된 후 환자의 움직임을 가장 적게 제한한다. 요골동맥에 카테터를 삽입하기 전에 적절한 측부 순환이 있는지 확인하는 것이 Allen test이다(그림 2-41).

Allen test 방법은 다음과 같다. 환자의 요골동맥과 척골동맥 모두를 눌러 막은 후 환자에게 주먹이 창백해질 때까지 주먹을 몇번 폈다 구부렸다 하도록 한다. 주먹이 창백해지면 손은 펴서 손바닥이 위로 올라오도록 하여 손바닥이 창백해 진 것을 확인한다. 척골동맥을 누르고 있던 손을 놓아 피를 통하게 하여 순환이 재개되는 시간을 확인한다. 만일 피부색이 10초 이내에 돌아오지 않고 창백한 채로 남아 있다면 척골동맥을 통한 측부 순환이 부적절하다고 판단한다. 따라서 이런 경우에는 요골 동맥을 동맥압 감시에 사용하면 안된다. Allen test 대신 초음파 장비를 이용하여 혈액 흐름을 감시하는 장비도 있다. 어느 동맥을 선택하든지 동맥관 삽관은 무균술에 입각하여 시행되어야 한다. 카테터를 삽입하기 전에 감시 체계의 모든 장치를 조립하고 관류시키고 전환기의 위치를 정한 후 영점화

를 해 놓도록 한다. 카테터를 삽입한 다음에는 안전하게 드레싱 하여 위치가 흔들리지 않도록 한다.

2) 동맥압 파형

정상적인 동맥압 파형의 특징은 그림 2-42에 보이는 것처럼 가파르게 올라가는 파형 다음에 명확하게 dicrotic notch가 있어 확실하게 확장기 말 압력이 보이는 것이다. 탈분극과 재분극의 전기적인 활동에 수축과 이완이라는 기계적인 활동이 각각 나타나는 것이다. 초기의 가파르게 올라가는 파형은 심실에서 대동맥을 통해 빠르게 혈액이 분출되는 것을 반영한다. 심전도와 함께 동맥압을 감시하면, QRS complex가 이 가파른 파형에 선행되어 나타나는 것을 볼 수 있다. 심실의 탈분극이 심실의 수축을 유도하여 이러한 가파른 파형이 나타나게 되는 것이다. dicrotic notch는 대동맥 판막이 닫히면서 대동맥에서 혈행이 약간 거꾸로 향하는 것을 보여주는 것으로, 말초로부터의 반사파를 반영하기도 한다.

3) 동맥압 측정

동맥압 파형의 맨 꼭대기 수치가 수축기압이다. 정상 동맥압의 범위는 90-140mmHg 이다. Dicrotic notch는 특징적으로 심실의 수축기말 그리고 이완기 시작을 나타낸다. 혈액이 말초로 흘러가면서 동맥계의 압력은 줄어든다. 동맥압 파형의 가장 낮은 수치가 이완기압이며 정상 범위는 60-90 mmHg 이다.

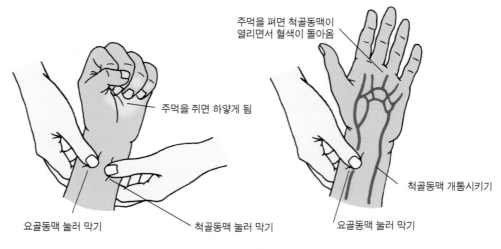

주먹을 펴면 척골동맥이 열리면서 혈색이 돌아옴

주먹을 쥐면 하얗게 됨

요골동맥 눌러 막기　　척골동맥 눌러 막기

척골동맥 개통시키기

요골동맥 눌러 막기

그림 2-41 수정된 Allen test

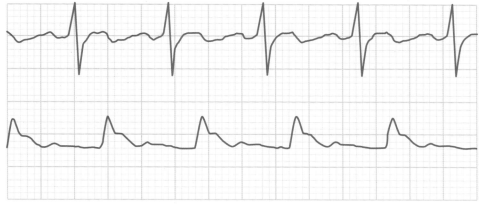

그림 2-42 심전도와 동맥 파형의 정상적인 관계

평균동맥압(mean arterial pressure, MAP)은 주요 신체기관으로의 관류를 평가하는 지표가 된다. 정상 평균 동맥압은 70-105 mmHg 이다. 평균 동맥압은 이완기가 수축기보다 2배 정도 길다는 것을 반영하여 계산하게 된다. 따라서 평균 동맥압 = 이완기압 + $\frac{1}{3}$맥압(pulse pressure) 혹은

$$\frac{수축기압 + (이완기압 \times 2)}{3}$$ 이 된다.

대부분의 모니터는 자동으로 계산하여 계속적으로 수치를 보여준다.

수축기압과 이완기압의 차이가 맥압(pulse pressure)이다. 이 수치는 심실로부터 나오는 1회박출량(stroke volume)을 보여준다. 1회박출량은 맥압에 따라 변화하며, 대동맥의 탄력에 반비례한다. 모니터는 이러한 중요한 지표를 자동적으로 설명해 주지는 않는다. 따라서 환자의 순환 혈액량을 사정하고자 할 때에는 맥압도 사정해야 한다. 왜냐하면 맥압이 1회박출량을 암시해 주기 때문이다. 맥압의 범위는 30-100 mmHg로 넓은 편이다. 대동맥 역류나 다른 혈관 문제로 수축기압이 높아져 있는 경우에 특징적으로 맥압이 커진다. 이완기압이 올라가는 저혈량 상태에서는 맥압이 작아진다.

3) 합병증
(1) 감염
무균술에 입각하여 카테터를 삽입하고 삽입부위를 잘 관리하고 혈액 채취 시 원칙을 잘 지켜 무균적으로 시스템의 폐쇄성을 잘 유지해야만 감염 위험을 줄일 수 있다. 감염증상이 있는지 삽입부위를 잘 살펴야 하며 드레싱 교환, 튜브 교환, 관류액 교환 등이 모두 무균적으로 시행되어야 하는데, 이 때 시스템 전체의 폐쇄성을 깨지 않아야 한다. Stopcock port를 무균 캡을 이용하여 막아놓는 것이 감염을 막는데 도움이 된다.

(2) 실혈 사고
시스템의 모든 연결부분에는 Luer-Lok-type를 이용한다. 카테터가 삽입되어 있는 팔이나 다리는 arm board 등을 이용하여 고정하도록 한다. 억제대를 이용할 경우에는 억제대가 삽입부위를 건드리지 않도록 한다. 또한 삽입부위와 연결부분이 쉽게 눈에 보이도록 하는 것이 중요하다.

(3) 사지 순환 장애
카테터가 삽입되어 있는 사지의 순환을 자주 관찰하는 것이 필요하다. 색깔, 감각, 온도 그리고 움직임을 병원의 규정에 따라 사정한다. 순환장애가 의심되면 즉시 카테터를 제거하고 의사에게 보고 해야 한다.

4) 간호
감시체계가 적절하다는 전제 하에서 동맥 내 카테터를 통해 얻은 혈압이 가장 정확하다. 동맥 내 카테터를 이용한 혈압 측정과 커프를 이용한 혈압 측정은 측정 기전이 서로 다르기 때문에 단순히 두 혈압을 비교하는 것은 잘못

된 정보를 줄 수 있다. 두 방법 모두 혈액의 흐름에 기초하여 수치를 얻는다. 정상 혈압에서는 동맥관 카테터를 이용한 침습적인 혈압 감시 수치가 커프를 이용한 간접적인 혈압 측정 수치보다 5~10 mmHg 정도 높게 나타난다. 혈압이 낮은 환자에서는 커프를 이용한 간접적인 혈압 측정이 직접적인 동맥 내 카테터 측정 혈압을 과대 평가하고, 혈압이 높은 환자에서는 과소평가하는 경향이 있다. 환자의 상태에 따라 20-60 mmHg 정도의 비교적 큰 차이를 보일 수도 있다.

치료 효과를 판단하기 위해 정확한 수치가 필요한 경우에는 동맥 내 카테터를 통해 얻은 혈압을 기준으로 사용한다. 한 방법으로 얻은 혈압의 변화 추이를 파악하는 것이 다른 방법으로 얻은 혈압과 비교해 보는 것보다 유익하다. 혈압을 측정한 방법과 위치를 기록하는 것 또한 중요하다.

안전을 위해 감시 체계를 적절하게 유지하고 모니터의 경보장치를 켜 두는 것이 필요하다. 경보의 최고, 최저 범위는 수축기, 확장기, 평균 동맥압에서 10~20 mmHg 범위로 설정한다. 경보가 울린 경우 그리고 정확한 혈압을 얻기 위해서는 일단 환자를 사정하고, 압력 감시 체계를 살펴보고, 다음에 모니터를 점검한다. 동맥 카테터 삽입 부위 사정 : 카테터가 꼬여 있는가? 응고된 혈액이 보이는가? 출혈 증상이 있는가? 다음에는 압력 감시 체계를 평가한다 : stopcock이 잘못 된 방향으로 열리어 있는가? 압력백의 압력은 적절한가? 감시 체계 내에 공기 방울이 있는가? 모니터 기능은 정상인가? 경보 장치는 적절하게 설정되었는가?

카테터 개방성이 의심되면, 혈액 채취용 port의 stop-cock를 통해 혈액과 수액을 흡인하여 필요시 눈에 보이는 응고된 혈액을 제거한다. 그 후 관류 장치를 이용하여 관류를 시행한다. 주사기로 관류를 시도해서는 안 된다. 정맥용 수액이나 약물을 동맥압 감시용 카테터를 통해 투여하면 절대로 안 된다.

3. 중심정맥압 감시

경정맥이나 쇄골하정맥을 통해 삽입한 카테터를 통해 우심방 가까이에 있는 하대정맥의 압력을 측정하는 것이 중심정맥압이다. 따라서 중심정맥압은 혈관 내 혈액의 양, 우심실의 확장기말 압력 그리고 우심실의 기능을 반영한

다. 오른쪽 심장과 왼쪽 심장이 폐순환을 사이에 두고 연결되어 있기 때문에 좌심실의 확장기말 압력을 보여줄 수도 있다. 체액량이 변하거나 심실 기능에 문제가 생긴 경우 중심정맥압이 비정상적으로 높거나 낮을 수 있다.

1) 카테터 삽입

중심정맥압 감시용 카테터는 길고 부드럽다. 무균적으로 삽입되어야 하기 때문에 베타딘으로 피부를 준비하고 무균 가운과 마스크, 장갑을 착용하고 시행해야 한다. 시술자를 돕는 직원도 무균 가운과 마스크 등을 착용하도록 한다. 감염을 최소화 할 수 있는 가장 좋은 삽입 위치는 쇄골하 정맥이다. 다음으로 선택되는 정맥은 전주정맥(ante-cubital vein), 경정맥(jugular vein), 대퇴정맥(femoral vein)이다. 카테터가 우심방까지 들어간 경우에는 몇 센티미터 빼어내야 하는 경우도 있다. 압력감시체계 준비는 동맥압감시의 경우와 마찬가지이다. 감시체계를 먼저 준비하고 카테터가 하대정맥에 삽입된 후 연결하면, 모니터에 중심정맥압이 나타나게 된다.

2) 합병증
(1) 감염

카테터 내 혹은 삽입 부위에 감염이 생길 수 있다. 중심정맥관 관련 혈액 내 감염(blood stream infection)은 혈액배양으로 확진한다. 필요시 제거한 카테터 끝을 배양하기도 한다. 감염 증상으로 삽입부위의 홍반, 발열, 백혈구 수 증가 등이 나타날 수 있다. CDC 지침과 병원의 업무 원칙에 따라 정기적으로 카테터와 튜브를 교환하고 무균적 시술을 철저하게 지키는 것이 감염을 예방하는 최선의 방법이다. 카테터를 장기적으로 보유해야 하는 경우에는 감염 예방을 위해 항생제를 첨착한 카테터를 사용할 수 있다. 근거중심 실무 2-2에 제시되어 있다.

(2) 혈전

카테터 끝에 만들어지는 얇은 피브린 막에서부터 큰 혈전까지 혈전의 크기는 다양하게 나타날 수 있다. 작은 혈전은 아무런 문제를 일으키지 않지만 카테터를 막거나 혈관을 막고 있는 혈전은 절대로 관류해서는 안 된다. 혈역학적 파형이 나타나지 않거나 수액이 주입되지 않거나 혈

근거기반 실무 2-2
카테터관련 혈행감염예방

▲ 실무

- 환자와의 접촉 전후에 물이 필요없는 소독액으로, 눈에 보이는 오염이 있는 경우에는 물과 비누를 이용하여 손을 씻는다.
- 카테터를 삽입하기 전 그리고 삽입 부위 간호시에 적절한 소독액 (2% chlorhexidine)을 이용하여 문지르면서 피부를 소독한다.
- 혈관에 삽입하는 카테터를 다루는 모든 직원들에게 교육을 시키고 정기적으로 능력을 사정하고 원칙에 따르도록 독려한다.
- 성인의 경우 말초 IV 삽입 부위는 적어도 96시간 마다 변경하도록 하고 불필요하게 72시간 이내로 변경하지는 않도록 한다. 어린이의 경우에는 정맥염이나 침윤이 나타나지 않는 한 정맥 치료가 끝날 때 까지 말초 정맥 카테터를 유지한다.
- 정맥 주입 튜브는 적어도 96시간 마다 교체하되, 72시간 이내로 교체하지는 않는다.
- 병원 도착 전에 카케타를 넣게 되거나 응급 상황이어서 카테터 삽입할 때 무균술을 지킬 수 없었다면, 48시간이내에 카테터를 교체하도록 한다.

▲ 근거

- 병원에서 발생하는 감염의 상당 부분은 병원 직원의 손을 통해 일어난다. 일반 비누와 물을 이용하는 전통적인 손씻기 방법이나 손 소독약이 포함된 약물을 이용하는 것 보다 알코올을 포함한 손 세정제를 사용하는 것이 시간도 적게 들고, 효과가 빠르고 피부도 덜 자극하기 때문에 더 효과가 좋은 것으로 나타나 있다. 따라서 미국 「Center for Disease Control and Prevention」에서는 환자와의 접촉 전후에 일반적인 손씻기 보다는 알코올을 포함한 손 세정제를 사용하기를 권고하고 있다.
- 혈관 카테터 부위 소독에 이용하는 Chlorhexidine gluconate 용액은 povidone-iodine 용액보다 카테터 관련 혈행 감염을 줄이고 카테터 colonization을 줄이는데 더 효과적이다. 피부에 상주하는 균의 80%가 피부의 첫 5개 상피층에서도 발견된다. 따라서 소독약이 피부의 갈라진 부분까지 충분히 도달할 수 있도록 문질러서 소독약을 바르는 것이 중요하다. 전통적으로 원을 그리면서 소독약을 바르는 방법이 특별히 유익하다는 증거는 없다. 2% chlorhexidine을 함유하는 소독약이 가장 선호되지만, tincture of iodine, iodophor 그리고 70% 알코올이 사용될 수 있다. 어떤 소독약을 사용하던지 소독약이 완전이 마른 후에 카테터를 삽입해야 한다.
- 말초정맥 카테터와 비교하면 중심정맥관이 감염 위험성이 크다. 따라서 중심정맥관을 삽입하는 경우에 더 주의를 기울여야 한다. 중심정맥관 삽입할 때 최대한의 barrier precaution(모자, cap, 소독 가운, 소독 장갑, 전신 소독 드레이프)을 지켜야 감염률을 줄일 수 있다. 쇄골하 정맥에 중심정맥관을 삽입하는 경우에 감염률이 낮다는 연구가 있다. 그러나 중심정맥관 삽입 부위는 환자의 위험요소에 기초하여 결정한다.
- 혈관 카테터를 삽입하거나 다루는 모든 병원 직원은 혈관내 카테터 삽입의 적응증, 적절한 위치, 관리 방법 그리고 감염 줄이는 전략 등에 대해 공식적인 교육과 연수를 받아야 한다. 중심정맥관 삽입과 관련된 교육은 중심정맥관과 관련된 의료비용, 이환률, 사망률을 줄일 수 있다. 계속 교육과 적절한 기술 강화를 통해 가장 좋은 실무를 익히도록 한다.
- 말초정맥 카테터에 대한 연구 결과에 의하면, 72시간 보유한 경우와 96시간 보유한 경우에 정맥염 발생에 큰 차이가 없다. 또한 중심정맥관을 필요시 교체하는 경우와 정기적으로 교체하는 경우에 카테터 관련 혈행감염 발생을 줄이는데 큰 차이가 없다.
- 연구에 의하면 crystalloid를 함유하고 있는 IV 튜브는 72-96시간 마다 교체해야 한다. 전환기를 이용한 감시체계의 경우에는 전환기, 튜브, 관류장치, 관류액은 매 96시간 마다 교체하도록 한다.

액이 채취되지 않는 경우에 혈전을 의심할 수 있다. 카테터 삽입 부위의 부종, 목으로 방사되는 통증, 외경정맥의 확장 등도 혈전으로 인해 나타날 수 있다. 팔이나 다리의 순환을 막을 수도 있기 때문에 큰 혈전은 응급 사태를 초래할 수 있다. 가능하면 혈전을 주사기를 이용해 제거해야 한다. 혈전을 녹이기 위해 혈전 용해제를 투여할 수도 있다.

(3) 공기 색전

공기 색전은 시스템 내로 공기가 들어가 대정맥을 통해 우심실까지 들어가게 되면 발생한다. 튜브연결이 잘못되어 그 사이로 공기가 들어가는 경우가 많다. 호흡 주기와 관련하여 흉관 내 압력이 변하면서 공기가 카테터 내로 빨려 들어가게 되어 대정맥까지 이르게 된다. 심박출량이 감소하면서 갑자기 저혈압이 발생하는 것이 이 치명적인 문제의 첫 번째 증상이다.

공기가 10~20 mL 정도 들어가는 경우에 증상이 나타나게 된다. 정신 혼돈, 어지러움, 불안, 무반응이 응급을 알려주는 증상이다. 심장이 박동할 때마다 심실에서 기포가 형성되어 혈액이 아닌 공기가 심실에서 방출되어 심박출량이 현저하게 줄어들게 되며, 심정지도 올 수 있다. 이러한 문제가 의심되면 환자의 자세를 왼쪽 트렌델렌버그 자세로 변경해 주어 공기가 우심실의 벽쪽으로 가도록 하여 혈행을 증진시키도록 하고, 금기 사항이 아닌 한 산소를 공급한다. 튜브 연결 부위가 빠지는 것을 예방하기 위해서는 모든 중심정맥 카테터의 연결 부분에 Luer-Lok을 사용하고 드레싱 교환 시에 조심스럽게 다루도록 한다. 숙련된 간호사의 주의 깊은 관찰이 무엇보다 중요하다.

3) 간호

감시체계가 잘 유지되어 정확한 정보를 얻을 수 있고 중심정맥압의 추이를 정확하게 관찰함으로써 심혈관계 기능과 중재에 대한 반응을 사정할 수 있다. 정확하게 중심정맥압을 얻을 수 있는 방법을 근거중심실무 2-3에 요약해 놓았다.

정상 중심정맥압은 8 mmHg 이하이다. 중심정맥압이 낮은 경우에는 체액량이 줄어들었음을 의미하므로 수액 공급이 필요하다. 수액주입을 하면서 중심정맥압이 올라가기를 기대하게 된다. 이뇨제가 투여되는 경우에도 비슷하게 혈관 내 체액의 감소가 초래될 수 있어서 중심정맥압이 떨어진다. 또한 패혈증으로 인한 혈관 확장 또는 혈관이완제의 효과로 인해서 혈액량은 변화가 없지만 혈관내 용적은 늘어서 상대적인 저혈량 상태가 올 수 있다. 중심정맥압의 상승은 여러 가지 복잡한 상황이 관련되어 발생하므로 주의깊게 원인을 밝혀야 한다. 우심실 부전과 인공호흡기 적용이 가장 흔한 원인이다. 드물지만 체액이 과다하게 증가하여 중심정맥압이 증가할 수도 있다.

인공호흡기를 적용하면 흉곽내압이 증가하면서 폐, 심장, 그리고 큰 혈관에 영향을 미치게 된다. 중심정맥압은 이 압력에 직접적인 영향을 받는다. 흉곽내압이 높아져 이 압력이 폐혈관을 누르게 되면서 혈액이 우심에서 좌심으로 옮겨가는데 저항을 받게 된다. 이로 인해 혈류가 우심실, 우심방, 대정맥으로 역류되면서 중심정맥압이 높아진다. 인공호흡기를 적용하면서 흉곽내압이 너무 높아져서 심각할 정도로 우심실의 기능부전이 초래되면, 우심방과 대정맥에서 우심실로 혈액을 전달하지 못하고 우심실에서는 폐로 혈액을 분출할 수 없어서 중심정맥압은 높아지게 된다. 관상동맥 질환이나 좌심실부전으로 인해 우심실

부전이 온 경우에도 중심정맥압은 높아진다. 심실근육이 손상을 받아 우심실에서 폐로 혈액을 분출하지 못하게 되면서 우심방과 대정맥의 압력이 높아진다. 좌심실부전에서도 혈액이 폐 부위에 울혈되면서 우심실에서의 혈액 분출이 원활하지 않아서 우심실이 확장되고 기능부전에 빠질 수 있다. 따라서 중심정맥압이 높아질 수 있다. 압력이 높아졌다는 것은 우심방이나 대정맥으로 혈류가 역류 한다는 것을 의미한다. 이러한 경우에는 심실의 수축력을 높여주어서 혈류가 앞으로 진행될 수 있도록 하고 체액량을 줄여 주어야 한다. 중심정맥압이 감소하는 것을 관찰하면서 중재의 효과를 확인하도록 한다. 중심정맥압은 호흡음, 심박동수, 호흡수, 심전도, 경정맥의 확장 그리고 소변량 등 다른 지표를 참고하여 해석해야 한다. 예를 들어 폐 기저부에 악설음(crackle)이 들리고 소변량이 줄면서 중심정맥압이 높아진 경우에는 좌심실부전을 의심할 수 있다. 경정맥이 확장되어 있지만 폐음은 깨끗하고 중심정맥압이 높은 경우에는 인공호흡기로 인해 흉곽내압이 높아졌다고 볼 수 있다. 패혈증 환자에서는 중심정맥압이 낮으면서 열이 나고 백혈구 수가 증가하며 빈맥을 보인다. 반면 혈관이완제를 투여받고 있는 경우에는 중심정맥압이 낮아져 있으면서 맥박수는 빨라지지만 위의 다른 증상은 나타나지 않는다. 중심정맥압 하나만은 의미가 없으며 다른 임상 정보와 함께 해석해야 의미가 있다.

4. 폐동맥압 감시

폐동맥관은 우심실의 기능, 폐혈관의 상태 그리고 간접적으로 좌심실의 기능을 사정하기 위해 삽입한다. 심박출량, 우심방압, 우심실압, 폐동맥압 그리고 폐동맥쐐기압을 측정할 수 있다. 온도계가 부착되어 있는 폐동맥관을 사용하면 심박출량도 측정할 수 있다. 이들 압력과 심박출량을 근거로 심혈관계 기능부전을 진단하고 필요한 치료 지침을 결정하며 중재의 효과를 평가할 수 있다.

1) 폐동맥관

혈행을 따라 움직일 수 있는 풍선이 달린 몇 가지 종류의 카테터가 여러 가지 크기로 시판되고 있다. 감시하고자 하는 지표에 따라서 카테터를 결정한다. 7.5Fr 혹은 8Fr의

근거기반 실무 2-3
폐동맥/중심정맥압 측정

▲ **실무**

- 매 근무를 시작할 때 그리고 혈액을 채취하거나 체계가 흔들렸을 때마다 정방형 파 테스트를 하여 침습적 압력감시체계의 정확도를 점검한다.

- 폐동맥압, 폐동맥쐐기압, 중심정맥압을 측정할 때 환자의 자세는 침상 머리를 0-60도 정도로 올린 앙와위, 20, 30 또는 90도 측위 혹은 복위(prone position)를 취해준다. 앙와위에서 침상 머리는 0도(flat)에서 60도까지 허용할 수 있다. 자세를 변경한 경우에는 5-15분 후 안정된 다음에 측정하도록 한다.

- 압력을 측정하기 전에 반드시 전환기 위치를 phlebostatic axis에 맞추어야 한다.

- 호기 말에 압력을 측정하고, 환자가 airway pressure release ventilation을 받고 있거나 적극적인 호기(actively exhaling)하에 있는 경우에는 측정 시점을 호기말에 맞춘다.

- 압력 파형을 정확하게 파악하기 위해 심전도를 동시에 감시하도록 한다.

- 폐동맥관 제거는 능력을 갖춘 간호사도 안전하게 시행할 수 있다.

▲ **근거**

- 정방형 파 테스트 혹은 다이나믹 반응 테스트는 전환기가 침습적인 방법으로 압력을 정확하게 전달할 수 있는 능력을 결정해 준다. 다이나믹 반응은 튜브내에 공기가 있거나 튜브 길이가 너무 길거나 연결 부위가 느슨한 경우 그리고 카테터 개방성에 문제가 있는 등 체계 내 문제가 있는 경우에 영향을 받는다. 체계를 준비하는 과정에서 미세 공기를 완전하게 제거함으로써 95% 이상으로 정확성을 기할 수 있다. 이런 문제가 폐동맥압/폐동맥쐐기압/중심정맥압의 정확도에 영향을 주기 때문에 압력을 측정하기 전에 반드시 교정해야 한다. 체계를 준비할 때 매 근무 시작시, 카테터 시스템이 열린 경우(예, 영점화 시행, 혈액 채취한 경우, 튜브를 교체한 경우) 그리고 파형이 이상하게 나타나는 경우에 정방형 파 테스트를 시행한다(Level A).

- 임상적으로 의미있는 폐동맥압 변화(폐동맥압의 정상범위의 변화를 보이지 않는 경우)를 고려한다 : 4-7 mmHg 이상의 PAS, 4-7Hg 이상의 PAEDP, 4 mmHg 이상의 PAOP (Level B).

- 여러 연구에 의하면 폐동맥압/폐동맥쐐기압/중심정맥압은 앙와위에서는 환자 침상 머리를 0도에서 60도 사이에서 움직이는 경우, 침상 머리가 편평한 경우 20도 30도 혹은 90도까지의 측위를 위한 경우 정확도에 문제는 없다고 한다. 다만, 전환기 위치를 정확하게 한 전제하에서 이다. 트렌델렌버그 자세 혹은 다리가 dependent position 인 경우에는 압력을 측정하지 않도록 한다. 역 트렌델렌버그 자세에서의 측정을 지지하는 연구 결과는 없다.

믿을 수 있는 심박출량 측정은 등을 대고 누운 앙와위에서 30-45도 정도 높인 자세와 복위(prone position)에서 측정했을 때이다. 20도 정도 옆으로 누운 경우에는 심박출량에 임상적으로 의미있는 변화가 나타날 수 있기 때문에 편평한 자세, 앙와위에서 측정한 수치와 비교하는 것은 제한한다.

- 압력 측정에서 가장 중요한 것은 자세에 맞는 기준점을 지키는 것이다. 앙와위에서는 phlebostatic axis(4번째 늑간과 흉부 전후 경 중간 점이 만나는 점)가 가장 많이 이용되는 기준점이다. 측위로 누운 경우에는 다음과 같은 기준점을 이용한다 : 30도 측위(침대 표면과 왼쪽 흉골경계선의 중간지점) ; 90도 우측 측위(4번째 늑간과 흉골 중앙선) ; 90도 좌측 측위(4번째 늑간과 왼쪽 흉골 경계선). 레이져를 이용한 기구나 목수가 이용하는 기구를 이용하여 지준점을 맞추도록 한다. 일단 기준점을 확인한 후에는 환자 몸에 표시를 해 둔다(Level A).

- 압력을 측정하기 전에 환자의 좌심실의 기능에 따라서 5-15분 안정시키도록 한다. prone position 후 어느 정도 안정 시간이 필요한지에 대한 제안은 없다. : 급성 폐 손상이 있거나 급성호흡부전증후군이 있는 환자를 앙와위에서 복위(prone position)로 변경한 경우 보통 20-30분 후에 압력을 측정하고 복위를 취한 후 60-90분 경과하여 말초산소포화도가 안정된 후 20분 경과한 후에 압력을 측정한다(Level A).

- 호흡에 따라서 흉곽내압이 변화한다. 늑막 압력이 적은 경우에는 보통 호기 말에 흉곽내압, 폐동맥압/폐동맥쐐기압/중심정맥압을 측정한다. APRV(Airway Pressure Release ventilation)을 적용받고 있는 환자의 경우에는 양압 plateau 끝에 폐동맥쐐기압을 측정하도록 한다. 이 지점은 인공호흡기에서 관찰가능하며, 기도가 막 열리면서 흡기가 시작되기 직전의 포인트이다. 강제 호기(호흡과 관련된 변화가 10-15 mmHg 이상인 경우 의심)가 있는 경우에는 호기말 피크와 흡기 말 가장 낮은 포인트의 중간에 폐동맥쐐기압을 읽도록 한다. 기도압력을 아날로그 형식으로 추적 기록해 보면 더 정확한 측정치를 얻을 수 있다(Level A).

- 동시에 심전도를 감시하는 것이 정확한 폐동맥압/폐동맥쐐기압/중심정맥압 파형을 얻는데 도움이 된다. 아날로그 방식으로 기록하거나 stop cursor 방식으로 읽도록 한다. 디지털 숫자는 전혀 다를 수 있기 때문에 호흡 전반에 따른 참고 수치로 사용하지 않도록 한다(Level A).

- 숙련된 간호사는 폐동맥관을 안전하게 제거할 수 있다. 폐동맥관을 빼거나 제거하는 간호실무를 업무 표준으로 삽입하기 전에 간호사 직무로 그 나라에서 받아들여 지고 있는지 먼저 점검하도록 한다(Level B).

thermodilution catheter 가 가장 일반적으로 이용되는 카테터이다(그림 2-43).

모든 폐동맥관에는 몇 개의 구멍이 있어서 카테터 내면과 연결되며 이 구멍들은 오른쪽 심장과 폐동맥에 위치하게 된다. 4개의 내면과 hub가 있는데, proximal hub와 lumen, distal hub와 lumen, 풍선 팽창 port와 lumen 그리고 온도감시장치 연결 부위와 lumen이 있다. proximal hub 즉, 우심방 lumen은 삽입되면 우심방에 놓이게 되어 수액 주입이나 투약을 이 lumen을 통해 수행할 수 있다. 그리고 압력감시장치를 이 lumen에 연결하면 중심정맥압을 계속적으로 감시할 수 있다. 또한 심박출량을 측정할 때 주사액을 주입하는 port도 된다. Distal lumen 즉, 폐동맥 lumen에는 압력감시장치를 연결하여 계속해서 폐동맥압이 모니터에 나타나도록 하는데 이용한다. 폐동맥의 수축기압, 확장기압, 평균압이 수치로 제시된다. 또한 혼합정맥혈 가스분석을 위해 혈액을 채취하는 port 역할도 한다. 혼합정맥혈가스분석은 산소 소모율, 폐순환의 단락 등을 사정하는데 이용된다. 예외적인 상황을 제외하고는 일반적으로 수액주입이나 투약용으로는 이용하지 않는다. 풍선 팽창 port는 폐동맥관 끝에 달려있는 풍선을 부풀려 폐동맥이 막힌 상태에서의 압력을 측정하는데 쓰인다. 보통 1.5mL 정도로 풍선을 부풀리며 이 이상이 들어가도록 하면 안 된다. 폐동맥관 끝에는 온도계가 붙어있는데, 외부에 있는 온도 port는 모니터나 심박출량 컴퓨터에 연결한다. 폐동맥에서 읽혀지는 환자의 체온을 나타내며 우심방에 있는 port를 통해 용액을 주입한 경우에 온도 변화를 감지하여 심박출량을 계산하게 된다. 특별하게 고안된 폐동맥관도 있다. 우심방, 우심실 혹은 두 군데 모두에 연결되는 lumen이 있는 것도 있고 필요시 일시적인 인공심박동기

역할을 수행할 수 있는 것도 있다. 또한 광섬유 필라멘트가 있는 lumen이 더 있는 경우에는 계속적으로 혼합정맥혈 산소포화도를 보여 줄 수도 있으며 심박출량이나 박출계수(ejection fraction)를 계속적으로 측정할 수도 있다. 여러가지 다양한 기능을 가진 폐동맥관은 그림 2-44와 같다.

2) 폐동맥관 삽입

폐동맥관이 삽입되기 전에 모든 필요한 기구들을 미리 조립해 놓아야 한다. 전환기에 관류 장치를 연결해 놓고 위치를 잘 잡아 놓고 영점화를 시행한다. 폐동맥관의 모든 lumen은 관류 장치에 있는 멸균수로 관류해 놓는다. 폐동맥관 끝에 있는 풍선은 한번 부풀려 보아 바람이 새지 않는 것을 확인하고 바람을 빼 놓는다. 폐동맥에 위치할 port를 미리 준비되어 있는 전환기에 연결한다. 그리고 나머지 lumen도 정맥 수액이나 압력감시기에 연결해 놓는다. 폐동맥관을 삽입할 때에는 철저하게 무균술을 지켜야 한다. 시행하는 의사는 마스크와 가운, 장갑, 모자 등을 착용해야 하며 시술을 돕는 간호사도 만일 카테터를 조작해야 한다면 마스크, 가운 등을 착용해야 한다. 삽입될 부위를 깨끗하게 피부 준비를 한다. 폐동맥관은 경피적 방법으로 introducer 카테터를 이용하여 먼저 큰 혈관을 뚫으면서 삽입한다. 가장 많이 이용되는 부위는 오른쪽 내경정맥, 오른쪽 혹은 왼쪽 쇄골하정맥 그리고 대퇴정맥이다. 가끔 전주정맥을 이용하기도 하는데, 이 경우에는 혈관절개(cut down)해야 한다. 일단 introducer가 삽입된 다음에 폐동맥관을 이를 통해 삽입한다. 카테터의 위치는 계속 모니터를 보면서 파형과 수치를 보고 짐작하게 된다. 카테터에는 10cm 간격으로 검정색으로 표시가 되어 있고 50, 100 cm에는 더 진한 검정색으로 표시되어 있다. 표시는

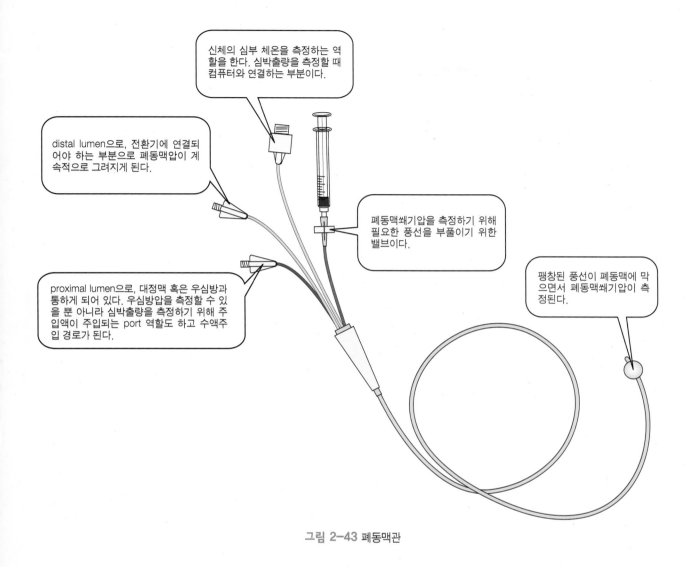

신체의 심부 체온을 측정하는 역할을 한다. 심박출량을 측정할 때 컴퓨터와 연결하는 부분이다.

distal lumen으로, 전환기에 연결되어야 하는 부분으로 폐동맥압이 계속적으로 그려지게 된다.

폐동맥쐐기압을 측정하기 위해 필요한 풍선을 부풀이기 위한 밸브이다.

팽창된 풍선이 폐동맥에 막으면서 폐동맥쐐기압이 측정된다.

proximal lumen으로, 대정맥 혹은 우심방과 통하게 되어 있다. 우심방압을 측정할 수 있을 뿐 아니라 심박출량을 측정하기 위해 주입액이 주입되는 port 역할도 하고 수액주입 경로가 된다.

그림 2-43 폐동맥관

distal tip으로부터의 거리를 의미한다(예를 들어 proximal lumen은 distal tip으로부터 30 cm 지점에 표시되어 있다). 카테터 끝이 introducer를 통해 15 cm 정도 삽입되면 tip은 하대정맥과 우심방 연결 지점 정도 머무르게 된다. 모니터 상으로 호흡에 따르는 움직임도 나타난다. 이때 풍선을 1.5 mL로 부풀려 혈류에 뜨게 만들면 삼첨판막을 지나 우심실로 진입하게 한다. 계속 삽입하면 카테터는 폐동맥판막을 지나 폐동맥까지 가게 되며 풍선이 폐동맥을 막게 되면 폐동맥쐐기압이 보이게 된다(그림 2-45).

폐동맥쐐기압이 보이면 풍선의 바람을 수동적으로 빼고 폐동맥압이 모니터에 계속 그려지게 된다. 다음에 폐동맥관을 고정하고 삽입부위를 무균적으로 드레싱한다. 그리고 방사선 사진으로 카테터 위치를 다시 확인한다. 삽입

과정 중 간호로는 혈역학적 파형의 변화를 감시하고 카테터가 지나가는 심장의 각 방과 실의 압력을 기록하며 환자에게 합병증이 나타나는지 감시하는 것을 들 수 있다. 심실성 부정맥이 가장 흔한 합병증이다 따라서 리도케인 주사약과 제세동기를 준비해 놓고 시행하는 것이 좋다.

3) 파형의 해석

모든 혈역학적 압력과 파형은 심장 주기로 인해 심장에 압력 변화가 생기면서 발생한다. 이러한 기계적인 심장의 움직임은 전기 활동(심근 세포의 탈분극과 재분극)이 선행되어야 가능하다. 따라서 심장의 혈역학적 파형에 대한 해석은 기계적인 활동과 전기적인 활동 간의 관계에 의존할 수밖에 없다. 혈역학적 파형에는 세 가지 카테고리가

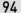

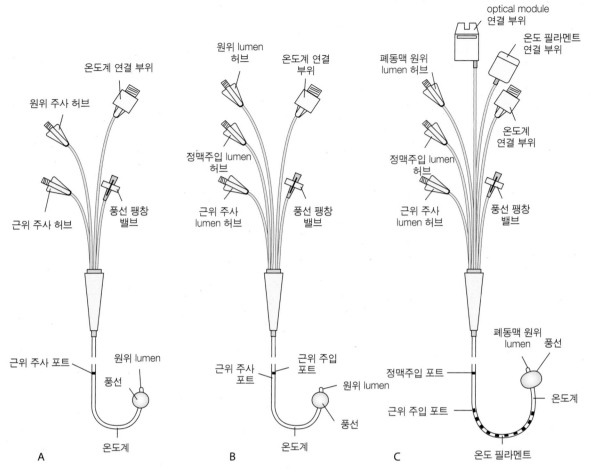

그림 2-44 **폐동맥관의 종류. A:** 4 lumen catheter, **B:** 5 lumen catheter: 우심방으로 연결되는 정맥 주입을 위한 port가 하나 더 있다. **C:** 7 lumen catheter: 우심방으로 연결되는 정맥 주입을 위한 port외에 계속적으로 심박출량을 감시할 수 있는 기능과 혼합 정맥혈 산소포화도를 측정할 수 있는 기능이 추가되어 있다. 이 두 가지 기능을 이용하여 확장기말 혈액량을 감시할 수도 있다.

있다(① 심방-우심방, 좌심방 그리고 폐동맥쐐기압이 포함됨 ② 심실-좌심실과 우심실이 포함됨 ③ 동맥-폐동맥과 전신동맥이 포함됨). 각 카테고리의 파형은 같은 심장 주기에 의해 만들어지는 것이기 때문에 비슷하다. 각 수치는 좌심과 우심에 주어지는 압력이 다르기 때문에 다르게 나타난다.

(1) 우심방압

우심방은 대정맥으로부터 수동적으로 혈액을 받는 역할을 하는 비교적 압력이 낮은 방이다. 정상 평균 압력 범위은 2-6 mmHg이다. 우심방압 파형은 세가지 파 a, c 그리고 v파를 가진다. a파는 수축기 때 심방이 수축하는 동안 심장의 압력이 증가되는 것을 반영한다. c파는 작은 파로 삼

첨판막이 막히면서 확장기가 시작될 때의 우심방압을 보여준다. c파는 분명하게 보일 수도 있고 a파 위에 notch로 보일 수도 있으며 완전하게 없을 수도 있다. v파는 심방의 이완을 반영하는데, 심방이 혈액으로 차오를 때 발생하는 압력 증가를 알려준다. v파는 심실의 수축과 삼첨판막이 수축기 동안 심방으로 밀려 올라가는 것에 의해서도 영향을 받는다. 그림 2-46은 우심방의 파형을 보여준다.

a, c, v파를 확실하게 구분하려면 심전도와 파형을 연관지어야 한다. 심전도에서 P파는 동결절의 흥분과 심방의 탈분극을 나타내는데 그 결과로 좌심방과 우심방이 수축하게 된다. 따라서 a파는 P파 이후 PR 간격 시기에 나타나게 된다. QRS 군은 심실의 탈분극을 나타내며 이로 인해 심실이 수축하게 된다. 동시에 우심방은 이완하면서 혈액

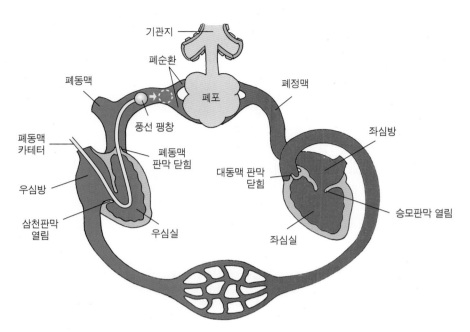

그림 2-45 폐동맥관의 위치. 풍선이 부풀려지고 폐동맥에 카테터가 끼이게 되면 카테터의 끝과 확장기의 좌심실이 서로 통하게 된다. 따라서 폐동맥쐐기압은 좌심실의 기능을 판단할 수 있는 중요한 지표인 좌심실의 확장기말압을 반영하게 된다.

을 채우게 된다. 따라서 이러한 상황에 맞게 v파는 QRS 군 뒤, T파와 P파 사이에 존재하게 된다. 확장기 초에 삼첨판막이 막히면서 야기되는 압력 변화가 매우 작기 때문에 c파는 항상 보이지는 않는다. 만일 보인다면 c파는 a파와 v파 사이에 존재하게 된다. 심방압력에는 x와 y 두개의 내려가는 파가 있다. x파는 a파의 뒤를 이어서 나타나며 심방 이완 초기에 심방이 이완되면서 압력이 떨어지는 것을 나타낸다. y파는 v파의 뒤를 이어 나타나는데, 이는 삼첨판막이 닫히면서 초기에 수동적으로 심방에서 심실로 혈액이 움직이는 것을 나타내 준다.

(2) 우심실압

우심실은 비교적 압력이 낮다. 우심실의 확장기말 압력은 보통 0~8 mmHg정도이며 삼첨판막으로 통해 있기 때문에 우심방압과 비슷하다. 우심실은 폐동맥판막을 열어서 압력이 낮은 폐순환으로 혈액을 보낼 정도의 압력만 필요하기 때문에 우심실의 수축기압은 20~30 mmHg 정도이다. 폐동맥관이 우심방을 거쳐 우심실로 들어가거나 우심실 lumen이 삽입되면 압력 파형은 거의 직각에 가까운 모양을 보인다. 그림 2-46은 우심실압의 파형을 보여준다.

우심실압 파형의 첫 번째 가파르게 올라가는 파는 심전도의 QRS 군에 이어서 나타나며 용적은 변화하지 않으면서 수축하는 것을 보여준다. 우심실의 압력은 폐동맥의 압력보다 높아질 때까지 삼첨판막과 폐동맥판막이 닫혀있는 동안 계속 높아진다. 폐동맥 판막이 열리면서 갑작스럽게 분출이 시작된다. 심실이 수축한 이후에 폐동맥판막은 닫히고 우심실의 압력은 급격하게 감소하면서 dicrotic notch가 생긴다. 사이클 후반에 삼첨판막이 열리고 폐동맥에서 온 혈액으로 우심실이 수동적으로 채워지게 된다. 우심실 확장기압은 T파와 다음 QRS 군 사이에 걸쳐서 감소한다. 가파르게 올라가기 직전의 압력이 우심실 확장기말 압력이다.

(3) 폐동맥압

건강한 상태에서의 폐 혈관계는 비교적 탄력이 있고 저항이 적고 압력이 낮다. 정상 폐동맥 수축기압은 20~30 mmHg이며 확장기압은 8~15 mmHg, 평균 폐동맥압의 정상 범위는 10~20 mmHg이다. 폐동맥 수축기압, 즉 폐동맥의 가장 높은 정상은 심실의 수축으로 발생하며 폐동맥압과 우심실의 수축기압은 같은 원리로 생긴다. 폐동

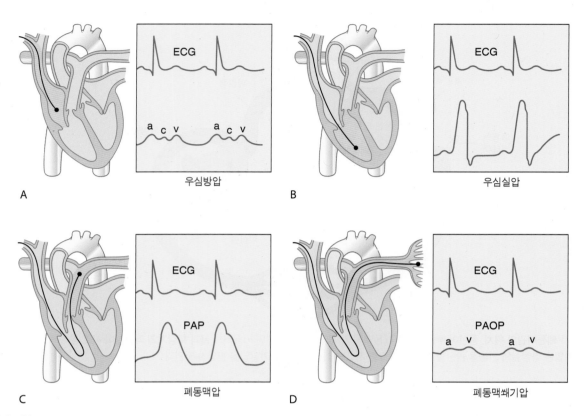

그림 2-46 정상 폐동맥압 파형. 폐동맥관을 삽입하는 동안 심장의 각 부위를 지나면서 파형이 변하게 된다. **A**: 카테터가 우심방에 진입하게 되면 두 개의 작은 동산 모양을 한 파형이 나타난다. a파는 우심방의 수축기를 나타내며 v파는 우심방이 채워지는 모습을 나타낸다. **B**: 카테터가 우심실에 도달하면 날카롭게 올라가고 내려가는 파형으로 변한다. **C** 카테터가 혈액에 떠서 폐동맥으로 들어가게 되면 폐동맥압 파형이 나타난다. 우심실의 파형보다는 올라가는 파형이 부드럽다. Dicrotic notch는 폐동맥판막이 닫히는 것을 보여준다. **D** 카테터가 폐동맥의 원위부 가지로 흘러들어가게 되면서 더 이상 진행이 안되고 폐동맥 가지에 카테터가 끼이게 된다. 이때 압력이 폐동맥 쐐기압이다. 이는 a파와 v파 두 개의 작은 상향파형이 보인다. a파는 좌심방의 수축기를 나타내며 v파는 좌심방이 혈액으로 채워지는 것을 나타낸다.

맥압의 특징은 그림 2-46과 같다. 하강 파에 있는 dicrotic notch는 폐동맥 판막이 막히면서 우심실이 확장기를 시작하는 것과 일치한다. 폐동맥의 확장기압은 폐순환의 저항을 반영하며 좌심실의 확장기말 압력을 어느 정도 보여준다. 정상 상황에서는 폐동맥 확장기압은 좌심실의 압력과 이론적으로 같다. 왜냐하면 폐혈관계, 좌심방, 좌심실의 승모판막이 열려있다면 모두 압력이 같기 때문이다.

(4) 폐동맥쐐기압

폐동맥관이 적절하게 위치하고 카테터 끝에 있는 풍선을 부풀이면 폐동맥쐐기압을 읽을 수 있다. 풍선은 폐동맥 가지를 막아 가지 앞부분의 순환을 막게 된다. 그리고 좌심방, 승모판막이 열려있는 동안 좌심실까지의 고정된 순간의 압력을 나타낸다. 이렇게 폐동맥쐐기압은 좌심실의

확장기말 압력을 반영해 준다. 정상 폐동맥쐐기압 범위는 8~12 mmHg이다. 폐동맥 쐐기압은 폐동맥 확장기압보다는 좌심방과 좌심실의 확장기말압을 나타내준다고 볼 수 있다. 왜냐하면 풍선이 부풀려지면 카테터 전의 혈액을 막아 폐혈관계 저항의 영향을 감소시키기 때문이다. 폐동맥의 풍선을 부풀리면 감시기에 폐동맥쐐기압이 그려진다. 풍선에 1.5 mL 이상의 공기가 주입되지 않도록 한다. 1 mL이하 주입만으로도 폐동맥쐐기압이 그려진다면 너무 깊숙하게 카테터가 들어간 것이므로 의사와 상의하여 카테터를 조금 빼 주어야 한다.

폐동맥쐐기압 파형에도 a, c, v파가 있다. 이 파는 동맥압 파형과 같다. 단지 폐동맥 쐐기압은 심장의 왼쪽 부분의 활동을 나타내 주는 것만 다르다. a파는 좌심방의 수축과 일치하며 v파는 좌심방이 혈액으로 차는 것(충만)과 좌

표 2-17 혈역학적 감시 압력의 해석

압력의 특징	정상 수치	압력 상승 원인	압력 하강 원인
중심정맥압(Central Venous Pressure, CVP)혹은 우심방압(Right Atrial Pressure, RAP))			
우심실의 기능과 확장기말의 압력을 반영한다.	평균 압력: 2~8 mmHg	우심 부전 채액 과다 삼첨판막 협착증 혹은 부전증 교착성 심낭염 폐고혈압 심장압전 우심실 경색	순환 혈액량 감소
우심실압(Right Ventricular Pressure, RVP)			
폐동맥 카테터를 삽입하는 과정에서 우심실압을 측정하게 된다. 우심실 수축기압은 폐동맥의 수축기압과 같다: 우심방은 우심실 확장 기압을 반영한다.	수축기압: 20~30 mmHg 확장기압: 0~8 mmHg	승모판 협착증 혹은 부전증 폐질환 저산소혈증 교착성 심낭염 만성심부전 심방과 심실 중격 결손 폐동맥관 개존증	순환혈액량 부족
폐동맥 수축기압(Pulmonary Artery Systolic Pressure, PASP)			
폐동맥 수축기압은 우심실의 수축기압과 기능을 반영한다.	수축기압: 20~30 mmHg 평균압: 8~15 mmHg	좌심 부전 폐순환의 증가(심방 혹은 심실 중격 결손으로 인해 단락이 있는 경우) 특히 좌심실의 확장기말압을 폐동맥압을 상승시키는 상황(폐고혈압, 체액과다, 승모판 협착증, 혹은 저산증)	순환혈액량 부족
폐동맥확장기압(Pulmonary Artery Diastolic Pressure, PADP)			
폐동맥 확장기압은 폐질환이 없는 경우에 좌심실확장기말압 나타낸다.	확장기압: 8~12 mmHg	폐동맥압을 상승시키는 상황(폐고혈압, 체액과다, 승모판 협착증, 혹은 저산증)	순환혈액량 부족
폐동맥쐐기압(Pulmonary Artery occlusion Pressure, PAOP) 혹은 좌심방압(Left Atrial Pressure)			
폐동맥쐐기압은 좌심방과 좌심실의 이완기말 압을 간접적으로 반영한다(단, 폐동맥관의 끝에서 좌심실까지 폐쇄가 없다는 전제임). 폐동맥쐐기압의 변화는 좌심실 충만압의 변화를 반영한다.	평균압: 8~12 mmHg	좌심 부전 승모판막 협착증 혹은 부전증 심낭압전	순환혈액량 부족
맥압(Pulse Pressure, PP)			
맥압은 수축기혈압과 이완기 혈압간의 차이로, 환자의 1회박출량(SV)을 사정하는데 이용된다.	정상범위: 40-60 mmHg 넓게는 30-100 mmHg	1회박출량(SV) 증가 혈관저항 감소 말초정맥질환 대동맥부전증	1회박출량 감소 패혈증 말기, 쇼크 상태로 인한 심각한 혈관이완

심실이 수축하는 것과 일치한다. 폐동맥쐐기압과 심전도는 우심방압 파형과 같다. 폐동맥쐐기압과 우심방압간의 가장 중요한 차이는 왼쪽 심장이기 때문에 압력이 전도되는데 시간이 걸려 v파가 조금 늦어진다는 것이다. a파는 QRS 군에 일치하고 보통 PR 간격 내에 있게 된다. v파는 T-P 간격 사이에 놓이게 된다. 그림 2-47는 폐동맥관에서 폐동맥쐐기압을 보여준다. 정상적으로 우심방압은 우심실확장기압과 같고 우심실의 수축기압은 폐동맥 수축기압과 같으며 폐동맥 확장기압은 폐동맥쐐기압과 같다.

4) 비정상 파형의 생리적인 원인

혈역학적인 파형의 분석은 감별진단에 큰 도움이 된다. 어떤 상황에서는 a, c, v파가 비정상으로 나타나며 어떤 경우에는 x, y 하향 파에 문제가 나타난다. 혈역학적인 압력 수치와 파형을 함께 사정함으로써 간호사의 능력을 향상시킬 수 있다. 표 2-17에 비정상적인 압력의 원인들을 요약하였다.

우심방 압력 파형의 비정상적인 것으로 크고 상승된 a, v파를 들 수 있다. 우심방이 채워지는데 저항이 증가되어 있거나 심방이 비워지는데 문제가 있는 경우에는 a 파가 올라간다. 예를 들어 삼첨판막 협착이 있고 우심실 부전이 있는 경우에 a파가 크게 나타난다. 심실이 수축할 때 방으로 혈액이 역류되는 경우에는 v파가 높게 나타난다. 삼첨판막의 부전증과 우심실 기능 부전이 있는 경우에 v파가 커진다. A파 혹은 v파가 높아져 있는 경우에는 평균 우심방압이 높다는 것을 알 수 있다.

폐동맥압이 높아져 있는 경우에는 수축기 혹은 이완기 혹은 둘 다의 문제일 수 있다. 폐동맥압은 우심방의 수축기압을 반영하므로, 폐혈관저항이 증가되어 있거나 혈액량이 증가되어 있는 경우 좌심실의 기능부전, 인공호흡기 적용 등이 폐동맥압 상승의 원인이 될 수 있다. 좌심실의 기능부전, 혈액량 증가, 폐혈관 저항이 증가된 경우에는 폐동맥압 중 이완기압이 증가한다. 폐혈관압 증가는 급성호흡부전증후군, 폐고혈압 혹은 폐색전증으로 인해 발생한다.

좌심실의 기능부전과 승모판막 질환은 우심실 혹은 삼첨판막 질환보다 발생빈도가 높다. 따라서 폐동맥쐐기압 파형 비정상이 폐동맥압 파형 비정상보다 더 흔하다. 폐동맥쐐기압 파형의 비정상 소견으로는 크고, 올라가 있는 a 파 혹은 v파를 들 수 있다. 좌심실이 채워지는데 저항이 증가되어 있거나 심방이 비워지는데 문제가 발생하면 a파가 올라간다. 질병으로는 승모판 협착증과 좌심실 기능부전을 들 수 있다. v파 상승은 승모판막이 제대로 기능하지 못하여 심실에서 혈액을 분출할 때 심방으로 역류되어 나타난다. 이러한 판막 질환 상태에서는 폐동맥 쐐기압이 좌

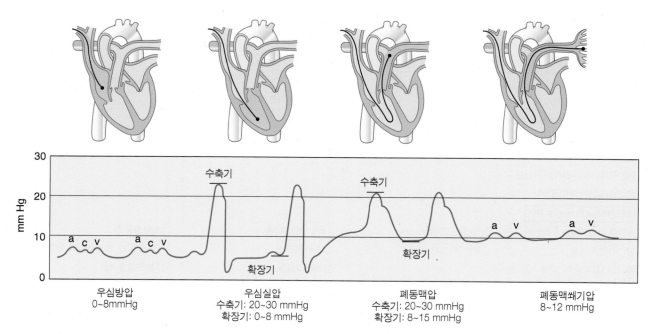

그림 **2-47** 폐동맥관을 이용해 얻은 압력의 정상 수치와 파형

심실의 이완기말 압력을 정확하게 보여주지 못한다. 그래서 좌심실 부전이 있는 경우에는 수축력이 줄어들어 있고 혈액이 앞으로 분출되는데 문제가 생기기 때문에 a, v파 모두 상승되고 폐동맥쐐기압도 비정상적으로 높게 나타난다. 폐동맥쐐기압 상승의 가장 흔한 원인은 좌심실 기능부전과 과혈량이다. 급성 호흡부전증후군이나 인공호흡기 적용 상태에서 드물게 흉곽 압력이 높아져 심장의 문제가 아닌 이유로 폐동맥쐐기압이 높게 나타날 수 있다. 이러한 경우에는 정상 폐동맥 이완기압/폐동맥 쐐기압 기울기 범위가 1-4 mmHg에서 넓어진다. 넓어진 압력 기울기는 폐고혈압이나 폐혈관저항을 감별진단하는데 중요한 요소가 된다.

5) 합병증

대부분의 폐동맥카테터 사용에 따르는 합병증은 경피적으로 중심정맥에 관을 삽입하는 과정과 관련이 있다. 감염, 혈전, 공기색전 등의 합병증은 중심정맥관에서 다룬 내용에 포함된다.

(1) 기흉

쇄골하정맥으로 폐동맥관을 삽입할 때 생길 수 있는 합병증은 기흉이다. 환자가 비만하거나 쇄골하정맥이 꼬여 있는 경우에는 폐동맥관을 삽입하기 어려울 수 있다. 삽입 동안 폐를 찌르게 되면 기흉이 발생할 수 있다. 기흉의 증상이 나타나는지, 흉부방사선 검사로 기흉이 생겼는지 확인해야 한다.

(2) 감염

폐동맥관, 삽입부위, 압력장치 시스템이 오염되면 패혈증이 온다. 압력 감시 장치를 조립할 때, 드레싱을 교환할 때 철저하게 무균술을 지켜야 한다. 폐동맥관 삽입과 관리에 대한 지침을 수립하고 철저하게 따르도록 한다. 폐동맥관과 관련된 패혈증에 대한 진단은 혈액배양, 백혈구 수 증가, 발열 등에 기초한다.

(3) 심실성 부정맥

폐동맥관 삽입 중에 나타나는 합병증 중 가장 흔한 것은 심실성 부정맥이다. 카테터가 우심실을 지나갈 때 심내막

을 자극하여 심실조기수축이나 심실빈맥 등을 일으킨다. 보통은 카테터가 폐동맥으로 진행되면서 부정맥은 없어진다. 폐동맥관이 적절한 위치에 놓인 다음에 잘 고정하지 않으면 카테터가 움직여 질 수 있으며 우심실로 빠져나올 수 있다. 환자는 부정맥을 경험하고 감시기 파형은 우심실압을 나타내게 된다. 이러한 상황에서는 삽입 주위의 감염 위험이 있기 때문에 카테터를 빼거나 다시 풍선을 부풀려 폐동맥까지 밀어 넣기도 한다. 심실성 부정맥이 지속되는 경우를 대비하여 응급약품과 기구를 준비해 두어야 한다.

(4) 폐동맥 파열 혹은 천공

드물지만 매우 심각한 합병증은 폐동맥 파열이나 천공이다. 폐동맥관을 삽입하는 동안이나 조작하는 과정에서 폐동맥이 파열될 수 있다. 폐동맥이 매우 부드러워서 손상받기 쉬운 환자는 위험하다. 카테터 풍선을 1.5 mL로 확실하게 채우고 삽입하고 적절하게 조작하여 작은 동맥으로 깊숙하게 밀어 넣지 않는다면 폐동맥 천공의 합병증을 최소화할 수 있다. 풍선을 너무 많이 팽창한 경우에 그리고 특별히 아주 작은 폐동맥까지 들어간 경우에 폐동맥이 파열될 수 있다. 풍선을 팽창시켰을 때 폐동맥압 파형을 잘 관찰하고 꼭 필요한 만큼만 팽창시키도록 한다. 보통 1.25-1.5 mL의 공기를 주입한다. 조금 주입했는데도 폐동맥쐐기압이 그려진다면 이는 너무 깊게 삽입되었음을 의미한다.

5) 간호

폐동맥관을 삽입하는 환자를 위한 간호는 매우 복잡하다. 간호사는 파형과 압력 수치를 해석할 수 있어야 하고 발생 가능한 합병증을 예의주시해야 한다. 정확하게 판독하고 조작자의 실수는 최소화해야 한다. 전환기의 위치에 따른 차이가 압력 수치 차이를 크게 하므로 일정하게 전환기 위치를 유지한다. 표 2-16에 혈역학적 감시와 관련된 문제와 해결방안이 요약되어 있다.

모든 혈역학적 감시 수치는 호흡 주기 중 호기말에 수치를 읽어야 가장 정확하다. 건강한 사람의 경우, 호기말의 흉곽 내 압력은 대기압과 같다. 호기말에는 공기의 흐름이 거의 없어서 심장에게 영향을 주는 늑막압의 변화가 거의 없다. 따라서 호기말이 혈관외의 압력에 영향을 받지

않는 기준이 된다. 자발호흡에서 흡기에 흉곽내압이 음압이 되기 때문에 흡기시 압력 파형이 내려간다. 흡기가 막 시작되는 직전이 명확한 파형의 수치가 측정되게 된다. 인공호흡기를 적용받고 있는 경우에는 흡기시에 흉곽내압이 높아지기 때문에 흡기 시에 파형이 높아진다. 흡기가 시작되기 직전 가장 명확한 파형이 호기말 압으로 측정된다(그림 2-48).

경보 장치는 생리학적 혹은 기계적 합병증이 생긴 경우에 간호사에게 경보를 주는 역할을 한다. 예를 들어 폐색전증의 첫 번째 지표 중 하나가 폐동맥압 상승이다. 폐동맥관이 더 깊숙하게 들어간 경우에는 자연적으로 작은 폐동맥에 끼이게 되어 풍선을 부풀리지 않았는데도 폐동맥쐐기압 파형이 나타나며 수치가 변한다. 경보장치가 적절하게 켜져 있다면 이러한 경우에 빨리 찾아낼 수 있다.

5. 심박출량의 계산

심박출량이란 심장에서 1분 동안 분출되어 나가는 혈액의 양을 말하는데, L/min로 표시한다. 정상 범위는 휴식시 4~8 L/min이다. 심박출량은 심박동수(heart rate)와 일회박출량(stroke volume)을 곱하여 구한다. 심박출량과 대동맥을 지나는 혈류는 확장기 말 심실의 혈액의 양, 심장에서 혈액이 나갈 때의 저항 그리고 심근의 수축력에 의해서 결정된다. 좌심실은 수축기에 대동맥압 그리고 전신 저항에 대항 할 정도로 높은 압력을 만들어 내야하며 신체를 이루는 전체 기관이 관류될 수 있도록 충분한 혈류를 보내야 한다. 심박출량 측정과 이에 영향을 주는 요소들에 대한 사정은 중환자 간호에 매우 중요하다. 폐동맥관을 가지

고 있는 경우에는 심박출량을 정기적으로 파악하는 것이 중요하다. 심박출량 계산과 다른 관련 지표에 대한 자세한 내용은 표 2-18에 요약되어 있다.

심박출량은 신체의 크기를 반영할 수도 있는데 이를 심장지수(cardiac index)라고 한다. 이는 신체의 크기를 반영하기 때문에 심박출량보다는 임상에서 더 많이 이용한다. 심장지수는 심박출량을 체표면적(body surface area)으로 나누어 구한다. 체표면적은 Dubois 체표면적 챠트를 이용하여 구할 수 있는데 일반적으로 심박출량 컴퓨터에 신장과 체중 자료를 입력하면 자동으로 계산된다. 정상 심장지수 범위는 2.5~4 L/min 이다.

1) 심박출량 결정 요인

심박출량은 심박동수와 일회박출량에 따라 결정된다. 심박출량은 심박수, 전부하, 후부하 그리고 심장 수축력에 따라 변화한다. 병태생리학적인 과정을 이해하고 적절한 중재를 판단하기 위해서는 각 요소에 대한 분석이 필요하다. 먼저 심박출량을 평가하고 결정 요인이 되는 맥박수, 심박출량 전부하, 후부하 그리고 마지막에 수축력을 체계적으로 사정한다.

심박출량의 증가 혹은 감소는 오직 전반적인 상황만 알려주는 것이므로 심박출량에 영향을 주는 각 요소들을 평가해 보는 것이 중요하다. 전도계의 문제 혹은 투약으로 인해 서맥이 생긴 경우 심박출량이 낮아진다. 빈맥이 있는 경우 심박출량이 늘어나게 되는데, 이 경우에는 정서적 혹은 생리적인 스트레스 혹은 1회박출량 감소에 대응하는 보상적인 생리반응으로 심박출량 증가가 나타날 수 있다. 빈맥은 심근에서의 산소소모량을 증가시켜서 심근 허혈

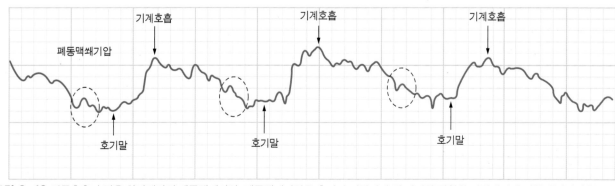

그림 2-48 인공호흡기 적용 환자에서의 폐동맥쐐기압. 폐동맥쐐기압은 흡기가 시작되기 전 마지막 명확한 지점에서 측정한다(점선괄호)

표 2-18 심장 지표 계산

지표	정의	공식	정상 수치
심박출량 Cardiac Output (CO)	심장이 1분에 박출하는 혈액의 양을 리터로 나타낸 것	Heart rate X SV	4-8 L/min
심장 지수 Cardiac Index (CI)	심박출량을 체표면적으로 나눈 것	CO/Body Surface Area	2.5-4 L/min/m^2
1회박출량 Stroke Volume (SV)	각 박동때마다 심장이 분출하는 혈액의 양을 mL로 나타낸 것	CO/Heart Rate X 1,000	60-100 mL/beat
일회박출량 지수 Stroke Volume Index (SVI)	1회박출량을 체표면적으로 나눈 것	CI/Heart Rate	33~47 mL/beat/m^2
평균동맥압 Mean Arterial Pressure (MAP)	전체 심장 주기에 걸친 평균 동맥압의 계산된 수치	Systolic BP+(Diastolic BP X 2)/3	70~105 mmHg
우심방압 Right Atrial Pressure (RAP)	우심 용적에 의해 발생되는 압력	직접 측정	0~8 mmHg
좌심방압 Left Atrial Pressure (LAP)	좌심 용적에 의해 발생되는 압력	직접 측정	6~12 mmHg
폐동맥 쐐기압 Pulmonary Artery Occlusion Pressure (PAOP)	폐동맥관의 풍선이 부풀려졌을 때 측정되는 폐동맥압	직접 측정	8~12 mmHg
우심실 이완기 용적 지수 Right Ventricle End Diastolic Volume Index (RVEDVI)	이완기 말의 우심실의 용적	SVI/RV ejection fration	60~100 mL/m^2
좌심실 이완기말 용적 지수 Left Ventricular End-Diastolic Volume Index (LVEDVI)	이완기 말의 좌심실의 용적	SV/LV ejection fraction	40~80 mL/m^2
전신혈관저항 Systemic Vascular Resistance (SVR)	전신 혈관계의 혈액 흐름에 따르는 저항	/CO	800-1,200dyne/s/cm^{-5}
전신혈관저항 지수 Systemic Vascular Resistance Index (SVRI)	전신혈관저항을 체표면적으로 나눈 수치	/CI	1,360-2,200dyne/s/cm^{-5}
폐혈관저항 Pulmonary Vascular Resistance (PVR)	폐 혈관계의 혈액 흐름에 따르는 저항	(MPAP-PAOP) X 80/CO	⟨250dyne/s/cm^{-5}
폐혈관저항 지수 Pulmonary Vascular Resistance Index (PVRI)	폐혈관저항을 체표면적으로 나눈 수치	(MPAP-PAOP) X 80/CI	⟨425dyne/s/cm^{-5}
좌심실 박출부담 지수 Left Ventricular Stroke Work Index (LVSWI)	각 박동시마다의 좌심실의 부담을 측정한 것	SVI(MAP-PAOP) X 0.0136	40-70 m^2/beat
우심실 박출부담 지수 Right Ventricular Stroke Work Index (RVSWI)	각 박동시마다의 우심실의 부담을 측정한 것	SVI(MPAP-RAP) X 0.138	5-10g- m^2/beat
1회박출량 변화 Stroke Volume Variation	호흡 주기에 따르는 SV의 변화	SV최대치- SV최소치/SV평균	⟨10%-15%

이 있는 환자의 경우에는 상황을 더 악화시킬 수 있다. 또한 빈맥은 이완기 기간이 짧아져 심실이 채워질 시간이 부족하게 되면서 심박출량이 줄어들 수 있다. 빈맥의 원인이 외부 스트레스에 의한 것이라면 원인을 찾아 스트레스를 제거하거나 줄여주는 중재가 필요하다. 그 외 사정이 필요한 상황으로는 통증, 발열 그리고 대사가 증사된 상태 등을 들 수 있다.

심실이 한번 수축하면서 혈액을 분출하는 양을 나타내는 일회박출량은 전부하, 후부하 그리고 수축력의 영향을 받는다. 전부하는 확장기말에 심근이 늘어나는 정도를 말하는데, 심실이 채워지는 양으로 결정된다. 생리학적인 한도내에서 확장기말에 혈액량이 증가하면 심근이 늘어나면서 심실의 수축력이 증가한다(Frank-Starling의 법칙). 전부하는 일차적으로 전체 혈액의 양에 영향을 받는다. 폐동맥 카테터는 혈액의 양이 아닌 압력을 측정하기 때문에 양과 압력이 동일하다는 가정이 필요하다. 압력과 양 간의 관계에 영향을 미치는 요인들이 많기 때문에, 중심정맥압 혹은 폐동맥쐐기압과 같은 압력을 전부하로 이용하는 경우에는 인공호흡기 혹은 심실의 탄력 등을 고려해야 한다. 특수한 폐동맥 카테터를 이용하면 우심실의 박출계수와 용량과 관련된 지표를 파악할 수 있다. 우심실의 전부하를 간접적으로 사정하기 위해서는 우심방압, 중심정맥압을, 좌심실의 전부하를 간접적으로 파악하기 위해서는 폐동맥 이완기 압, 좌심방압 그리고 폐동맥쐐기압을 이용한다.

전부하가 감소하는 경우는 저혈량, 실혈로 인한 이차적인 증상, 체액의 다른 공간으로의 이동 등이다. 패혈성, 혹은 아나필락성 혹은 신경성 쇼크로 인해 심각한 혈관 확장이 발생한 경우에도 전부하는 감소한다. 인공호흡기 적용 혹은 흉곽강내 압력 상승으로 인해 정맥 귀환이 줄어들거나 저체액 현상이 있는 경우에도 전부하는 줄어들 수 있다.

심실에서부터 혈액이 분출될 때의 저항을 나타내는 것이 후부하이다. 폐혈관저항은 우심실의 후부하를 사정하는 지표이다. 좌심실의 후부하는 임상적으로 전신혈관저항과 폐혈관저항을 계산해서 평가한다(표 2-18). 전신혈관저항과 폐혈관저항은 환자의 체표면적을 이용해 신체 크기에 따라 평가한다. 후부하에 영향을 주는 가장 중요한 요인은 비정상적인 반월판막 그리고 혈관저항이다. 혈관 수축은 후부하를 증가시킨다. 전신혈관저항은 혈관저항

으로 인해 발생한 저혈량에 대응하기 위한 보상반응으로 말초 관류를 유지하기 위해 증가할 수 있다. 후부하는 약물, 저체온, 심인성 쇼크에 대한 보상 혈관 반응으로도 증가될 수 있다. 후부하가 증가하면 뒤이어 심박출량이 감소하고 심근의 산소소모와 부담이 증가되게 된다. 혈관이완으로 인해 후부하가 감소한 경우에는 혈액을 분출할 때 저항이 감소되어 심박출량은 증가하게 된다. 혈관이완제, 패혈성 쇼크, 알레르기 혹은 아날필락성 반응 등이 혈관이완과 심박출량 증가의 원인이 된다.

박출량을 결정하는 세번째 요소인 수축력은 심장의 고유한 기능으로 후부하나 전부하에 의해 영향을 받지 않으며 직접적으로 측정할 수도 없다. 좌, 우 심실의 일회박출량 지표로 수축력을 사정하기도 한다. 심근의 수축력은 심근으로의 산소 공급/요구의 균형, 전해질의 영향을 받는다.

수축력이 감소하면 심박출량이 감소한다. 그 예로는 심근으로의 산소 공급이 부족하게 되어 심근에 허혈과 경색이 나타나는 경우 ; 베타차단제 투여 ; 저칼슘혈증, 저인혈증, 저마그네슘혈증 등의 대사 장애 등을 들 수 있다. 심근으로의 신소 공급 요구의 균형, 전해질 그리고 칼슘 등의 무기질이 심장근육의 수축력에 영향을 준다. 수축력을 강화시키는 약물을 투여하고 심근에서의 산소 공급 요구의 균형을 맞추고 대사 장애를 교정해 주면 수축력이 증가하여 심박출량이 증가한다.

2) 심박출량의 측정

심박출량을 측정하는 방법에는 여러 가지가 있다. 침습적인 방법, 최소한의 침습적인 방법, 비침습적인 방법이 있다. 모든 방법들은 특정 가정(certain assumptions)과 제한점을 가지고 있으므로 잘 이해하고 시행해야 한다.

(1) Fick 방법

1800년대 Adolf Fick에 의해 개발된 Fick 방법는 가장 역사적인 방법으로 기준이 된다. Fick 방법은 동맥계와 정맥계의 농도 차이로 나뉘어지는 기관이 가져가거나 내놓는 물질은 심박출량과 혈류의 산물이라는 원칙에 기초하고 있다. 심박출량을 결정하는 물질로는 산소를, 기관으로는 폐를 이용한다. 이 둘 간의 관계를 타당하게 하기 위해서는 동맥과 정맥의 혈액을 동시에 뽑아서 정확하게 측정

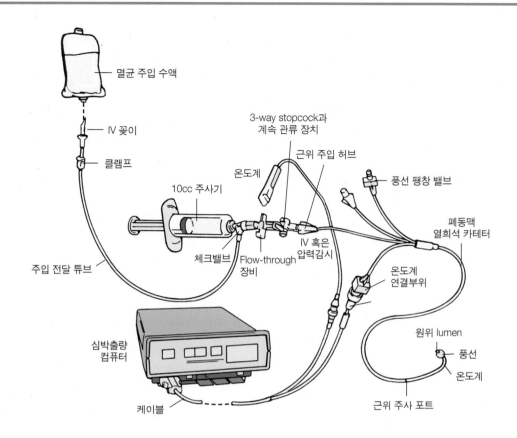

멸균 주입 수액

IV 꽂이

클램프

3-way stopcock과
계속 관류 장치

근위 주입 허브

온도계

10cc 주사기

풍선 팽창 밸브

폐동맥
열희석 카테터

체크밸브

Flow-through
장비

IV 혹은
압력감시

주입 전달 튜브

심박출량
컴퓨터

온도계
연결부위

원위 lumen

풍선

온도계

케이블

근위 주사 포트

그림 2-49 심박출량 측정을 위한 시스템

해야 한다. 또한 산소 소모를 파악하기 위해서 흡기의 산소 농도와 호기의 산소농도도 측정해야 한다. 물질로 이산화탄소를 이용하는 다른 방법도 있지만 원칙은 똑같다.

(2) 지표-희석 방법

Stewart는 지표-희석 방법을 고안하고 Hamilton이 방법을 더 세련화하였다. Stewart-Hamilton 공식은 주어진 시간 동안의 희석률을 지표로 사용한다. 임상에서 흔하게 사용하는 지표는 염료, 온도 그리고 적은 용량의 lithium이다. 정맥을 통해 주입하고 동맥혈을 채취하여 시간대 별로 희석된 정도를 커브 그림을 얻고 그 커브 그림으로 심박출량을 계산하게 된다.

가장 많이 이용되는 방법이 온도희석법(thermo dilution method)으로 임상 표준으로 받아들여지고 있다. 차가운 혹은 실온의 주사액을 우심방으로 주사하고 카테터의 끝에 달려있는 온도계가 그곳을 지나가는 혈액의 온도 변화를 계속 감시하여 컴퓨터가 이 변화를 분석하여 심박

출량을 계산한다.

온도희석방법으로 심박출량을 계산하는 방법에는 간헐적 혹은 지속적인 방법이 있다. 간헐적인 방법은 혈액보다는 찬 주사액을 주입한 후 한 개의 심박출량 커브를 그려 한 번 심박출량을 계산해 내는 것이다. 지속적인 심박출량 감시를 위해서는 특수한 카테터가 필요하다. 특수 카테터에는 특수 필라멘트, 온도 케이블, 컴퓨터, 에너지 방출기 등의 장치가 있어서 온도계에서 혈액보다 높은 온도 시그널을 측정하면서 30-60초 간격으로 계속적으로 심박출량을 계산해 보여준다.

(3) 간헐적인 온도희석 심박출량 계산 방법

카테터의 크기와 주입할 주사액의 양 등을 감안하여 컴퓨터에 상수를 입력한다. 보통 멸균 생리식염수나 5% 포도당 5-10ml를 주사액으로 이용한다. 주사기는 폐동맥관의 우심방 port에 stopcock으로 연결한 부위에 폐쇄 시스템 일부로 끼워 사용한다. 0~4℃ 혹은 상온의 주입액을 이

용한다(그림 2-49). 혈액의 온도와 주입액 온도간에 최소한 10℃의 차이가 있어야 정확한 결과를 얻을 수 있다. 일반적으로 상온의 10ml 주입이 가장 정확한 수치를 얻을 수 있다. 저체온증이 심하거나 심박출량이 낮을 것으로 예상되는 환자의 경우에는 0~4℃, 10ml 주입액을 이용하는 것이 정확도를 높일 수 있다. 심박출량을 계산하는 방법은 모니터나 컴퓨터에 따라 다르다. 따라서 사용안내문에 따르도록 한다.

일반적인 단계는 다음과 같다.

- 주사기에 정확한 양의 주입액을 채운다.
- 부드러우면서도 빠르게 주입액을 4초 이내에 주입한다.
- 카테터 온도계가 기준선으로 돌아오는데 까지 약 1분 정도 기다린다.

주입된 액은 카테터 우심방, 우심실을 거쳐 카테터 끝에 있는 온도계에 도달한다. 이때 감지된 온도 차이를 이용하여 컴퓨터는 심박출량 그래프를 그리고 숫자로 나타내게 된다. 이 방법으로 몇 번 측정한 후 평균값을 내어 최종 심박출량 값으로 이용한다. 이는 생리적인 변수와 시술상의 문제로 오는 변화를 상쇄시키기 위함이다. 보통 3번 정도 연속하여 측정하게 된다. 각 측정치는 평균값이 10~15% 내외에 분포하고 정상적인 심박출량 커브와 연관성이 있어야 한다. 비정상적인 커브를 보였던 측정치는 심박출량 평균을 낼 때 제외하도록 한다.

3) 심박출량 커브의 판독

보통 심박출량 컴퓨터에는 기록지나 모니터가 설치되어 있다. 정상 심박출량 커브는 부드럽게 높아지는 모양을 보이다가 점차 하강하는 모양을 보인다(그림 2-50). 커브 밑의 면적은 심박출량에 반비례한다. 심박출량이 큰 경우에는 커브 밑의 면적이 작게 나타나고 상향파가 가파르고 빨리 기준선으로 내려오는 파형을 보이며, 심박출량이 적은 경우에는 커브 밑 면적이 크고 상향파가 완만하게 생기고 기준선으로 늦게 내려오는 파형을 보인다.

(1) 동맥압-파형에 기초한 심박출량 측정

동맥압, 동맥압파형 혹은 두 가지 모두 심박출량과 1회

박출량을 결정하는 방법이 된다. 기본 가정은 맥압과 1회박출량간의 균형 관계 그리고 맥압과 대동맥 탄력간의 역관계에 기초한다. 맥압이 넓어지면 1회박출량은 늘어나고 대동맥 탄력은 감소한다(단단해지고 탄력을 잃게 된다). 이 관계에 영향을 주는 다른 요인으로는 큰 혈관의 탄력성과 말초혈관저항을 들 수 있다.

이 방법을 이용하기 위해서는 기존의 동맥혈압 감시 라인, 특별한 센서 그리고 1회박출량과 심박출량 간의 알고리듬을 사용할 수 있는 특별한 모니터가 필요하다. 어떤 시스템은 dicrotic notch 위치를 찾기 위해 동맥압 파형을 이용한다. 이 방법을 맥박모양(pulse contour)이라고 한다. 커브 밑의 면적이 동맥 혈관계로 분출되어 나간 용량을 말해 주며 1회박출량을 반영한다. 어떤 시스템은 수축기압과 이완기압을 사정해 평균값을 구해 1회박출량을 계산한다. 이 방법은 pulse power라고 한다. 또 다른 방법은 압력의 전체 파형을 사용하여 심박출량을 계산한다. 이를 동맥압에 기초한 심박출량 계산방법이라고 한다. Pulse contour 혹은 pulse power 방법을 사용한 경우에는 온도 희석방법이나 lithium 희석 방법을 이용하여 타당성을 검증해 보는 것이 필요하다. 동맥압에 기초한 심박출량 계산방법은 타당성 검증이 필요하지 않다. 그림 2-51에 동맥압을 이용하여 1회박출량을 얻을 수 있는 다양한 방법을 묘사해 놓았다.

1회 박출량이 얻어지면 동맥압으로부터 심박수를 구해 곱하면 심박출량이 된다. 어떤 알고리듬이든지 이용하는 장치는 동맥압이다. 따라서 정확한 동맥압 파형을 얻는 것이 중요하다.

동맥압 시스템으로부터 얻을 수 있는 다른 지표로는 SVV(stroke volume variation), PPV(pulse pressure variation) 그리고 SPV(systolic pressure variation)을 들 수 있다. 이 지표들은 수축기압, 맥압 그리고 1회박출량의 호흡 사이클에 따르는 최대, 최소 차이를 보여준다. 이들은 역동적인 지표들로서 중심정맥압/우심방압 보다 수액에 대한 반응을 더 잘 예측해 준다. 호흡에 따라 자연스럽게 변화하는 것으로 흡기시에는 동맥압이 낮아지고 호기시에는 올라간다. 호흡에 따라 흉곽내압이 변화하기 때문이다. 흡기 시에 음압이 만들어져 수축기압이 낮아지며 호기 시에는 비교적 높은 흉곽내압으로 인해 수축기압이 높아

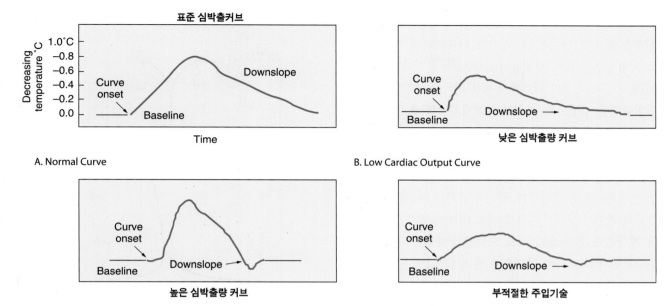

표준 심박출커브

Curve onset

Baseline

Downslope

Time

A. Normal Curve

낮은 심박출량 커브

B. Low Cardiac Output Curve

Curve onset

Baseline

Downslope

높은 심박출량 커브

부적절한 주입기술

그림 2-50 심박출량 컴퓨터에서 그려지는 열희석 커브 파형. A: 부드러운 파형은 수치가 정확함을 나타낸다. **B:** 불규칙적인 선으로 연결된 파형은 불규칙하게 주입액이 주입됨으로 인해 수치가 왜곡될 수 있다는 것을 나타낸다.

진다. 호흡에 따르는 정상적인 차이는 5-10 mmHg 정도이다. 이 보다 차이가 더 큰 경우를 기이맥(pulsus paradoxus)이라고 한다. 이와 반대되는 현상이 인공호흡기를 적용한 경우에 나타날 수 있다. 기계적인 호흡이 들어가는 경우 자발호흡과는 정반대 기전이 일어나서 흡기시 높아지고 호기시 떨어진다.

SPV, PPV, SVV는 호흡 사이클이 감지되는 한 동맥압으로부터 계산될 수 있으며, pulse oximetry plethymographic waveform으로도 얻을 수 있다.

(2) 간호

심장압전, 폐색성 폐질환, 저혈량 상태에서는 기이맥(pulse paradoxus)을 잘 사정해야 한다. SVV가 10-15% 보다 큰 경우에는 수액 주입의 필요성을 파악하고 전부하 반응성을 예측할 필요성이 있다. 수액을 주입한 후 1회박출량이나 심박출량이 10-15% 증가했다면 환자는 전부하 반응성이 있는 것이다. 동맥압 파형에 기초하여 계산을 하는 만큼 동맥압 파형을 정확하게 나타내도록 하는 것이 중요한 기술이 된다. 동맥압 감시 체계를 적절하게 유지하고 전환기의 위치를 적절하게 유지한다. 여러가지 지표를 활용함에 있어서 제한점은 흉곽내압과 심실이 채워지는데

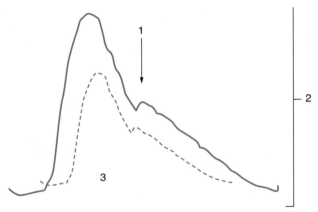

1

2

3

그림 2-51 동맥압파형으로 1회 박출량을 얻는 방법. 1. 맥박모양(pulse contour): dicrotic notch 확인 2. pulse power: 수축기, 이완기 추정압 평균계산 3. 맥압/흐름: 전체 파형의 모양 사정

걸리는 시간에 영향을 주는 요인들과 관련이 있다. 부정맥은 불규칙한 심실의 반응을 가져오기 때문에 수치에 영향을 줄 수 있으므로 이러한 상황에서는 주의를 요한다. 혈관내 혈액량을 증가시키면 전부하가 증가하고 따라서 심박출량도 증가한다.

(3) 임피던스(impedence)에 기초한 심박출량 계산

임피던스(Z)는 전기적인 흐름의 저항을 말한다. 수분이

있는 곳에서는 임피던스가 감소한다. 임피던스를 이용한 심박출량 계산 장비는 두 가지가 나와있는데, Bioreactance와 impedence cardiography(ICG)가 그것이다. 두 가지 모두 흉곽의 위와 아래쪽에 피부 전극을 부착함으로써 비침습적인 방법으로 계속해서 현재의 심박출량과 다른 혈역학적 지표들을 보여준다.

Bioreactance 기술은 위쪽에 부착된 전극을 통해 작은 교류 전력을 전달하고 이 교류가 흉곽을 지나오면서 변하는 전기 주파수를 분석한다. 주파수 변화는 대동맥의 혈액 흐름과 관련이 있어서 이를 토대로 1회박출량과 심박출량을 계산한다. Bioreactance로 도출된 심박출량 수치는 폐동맥관이나 ICG, Fick, 방법으로 얻은 심박출량 수치와 견줄만 한다.

ICG는 목과 흉곽 아래에 부착된 피부 전극을 통해 방출된 아주 작은 전기를 이용한다(그림 2-52). 이 전극들은 수축기와 이완기 때의 대동맥에서의 박동이 있는 동맥혈 흐름의 임피던스 변화를 감지한다. 시간 경과에 따르는 임피던스 변화는 좌심실 수축력을 직접적으로 반영해 주며(그림 2-53) 이 수축력이 1회박출량과 심박출량으로 전환된다.

Bioreactance와 ICG 두 가지 모두 모니터에 동맥압, 중심정맥압, 우심방압이 입력되면 심박출량, 1회박출량, 전신혈관저항 등 전통적인 혈역학적인 지표들을 계산하여 보여준다. 대동맥에서의 혈액 흐름이 임피던스에서 가장 의미있는 변화를 보여주기 때문에, 폐동맥카테터가 보여주지 못하는 좌심실 수축력지표 등을 직접적으로 나타내 줄 수 있다. 또한 기본 임피던스 즉, 흉곽 내 액체 내용물(폐의 간질, 혈액내 세포내 액체 모두)을 보여준다. 흉곽 내에 액체 용량이 많은 경우에는 1회박출량과 심박출량 계산에 영향을 줄 수 있다. Bioreactance 방법으로 도출된 심박출량 수치는 ICG보다 늑막강 내 액체, 폐부종, 흉곽 움직임에 의해 덜 영향을 받는다.

(4) 간호

ICG와 Bioreactance는 비침습적인 기술로 심박출량을 계산하기 때문에 입원 환자 뿐 아니라 외래 환자에게도 필요시 적용가능하다. 따라서 임상 적용 범위가 매우 넓어서 응급실이나 외래 혹은 진료실을 방문한 심부전, 고혈압,

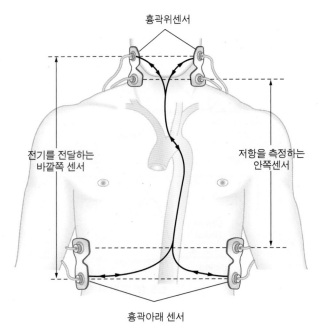

그림 2-52 임피던스 센서 부착위치

영구 심박동기를 삽입한 환자에게 ICG를 적용하여 지표들을 감시할 수 있다.

전기적인 임피던스는 액체가 있는 곳에서 적어지기 때문에 흉곽내 액체의 양을 측정하는 것이 매우 유용하다. 심부전 혹은 만성폐색적 폐질환을 감별진단하거나 폐울혈이나 폐부종이 있는 심부전 환자의 사정과 관리를 위해 사용될 수 있다. 임피던스 자료를 참고로 하여 이뇨제, 수축력 항진제, 혈관이완제 등을 섬세하게 용량 조절 할 수 있다. 심한 고혈압 환자의 경우 혈압 뿐 아니라 Bioreactance와 ICG를 이용하면 외래에서 좀 더 적극적으로 고혈압을 관리할 수 있다. 심장-심실 연결(A-V sequential) 임공심박기를 가지고 있는 경우에는 계속적으로 비침습적으로 심박출량을 감시함으로써 심방-심실 연결 setting을 적절하게 조정할 수 있다.

(5) 도플러를 이용한 심박출량 계산

도플러를 이용하는 기술은 1회박출량과 심박출량 계산을 위해 대동맥 혈행의 속도 파형을 이용한다. 박동 속도 파형은 좌심실의 수축력 뿐 아니라 혈관내 혈액의 양(전부하)을 반영한다.

식도내 도플러 모니터(Esophageal Doppler Monitor,

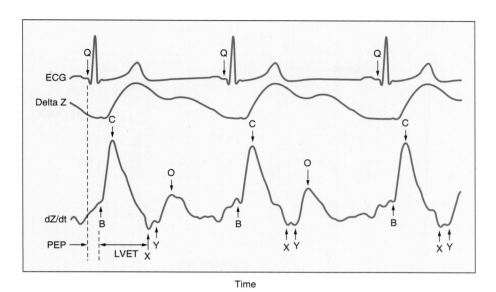

그림 2-53 **임피던스에서의 심전도와 정상변화.** Q: 심실탈분극시작 B: 대동맥 판막과 폐동맥 판막의 개방 C: 시간에 따른 임피던스 변화(dz/dt)의 최대치 X: 대동맥 판막 닫힘 Y: 폐동맥 판막 닫힘 O: 승모판막 개방음(omitral opening snap)과 심실이완기 충만초기

EDM)는 비위관을 통해 도플러 전환기를 삽입하는 최소 침습적인 방법이다. 식도내에 위치하면서 하향대동맥의 혈행 속도를 모니터하게 된다(그림 2-54). 도플러 파형을 이용하여 실시간으로 계속적으로 심박출량과 1회박출량을 계산해 준다.

USCOM은 비침습적인 혈역학적 감시장치로 계속적인 도플러 초음파를 이용하여 심박출량을 계산한다. 정보는 probe를 부착함으로써 얻게 된다. 폐혈관계의 혈액 흐름을 측정하기 위해서는 흉골 주위에 probe를 위치해 놓고, 대동맥계의 혈액 흐름을 관찰하기 위해서는 흉골상절흔(suprasternal notch)에 probe를 위치하게 한다. USCOM은 계속적으로 자료를 보여주는 것이 아니고 필요시 부착하여 얻게 된다.

EDM과 USCOM 모두 혈압, 중심정맥압, 우심방압이 모니터로 보여지게 되면, 심박출량, 1회박출량, 전신혈관저항 등의 전통적인 혈역학적 지표들을 보여준다. 부수적으로 보여줄 수 있는 지표로는 심근의 수축력을 말해주는 peak velocity와 수축기 분출시간을 반영해 주는 flow time 그리고 전부하의 변화 등을 들 수 있다.

(6) 간호

도플러를 이용한 기술의 가장 좋은 점은 모니터에 보여

지는 파형이 대동맥에서의 혈행의 양과 속도를 나타내 주기 때문에 파형의 모양을 기초로 심근 수축력과 혈관내 용적(전부하)의 변화를 보여준다는 것이다. 정상 파형은 심각형 모양으로 수축기 시작, 수축기 정상 그리고 수축기 말로 구성된다(그림 2-55). 좌심실로부터의 흐름이 증가하면 파형이 크고 높고 넓은 심각형이 된다. 반대로 수축력이 줄어들면 작은 파형이 된다. 저혈량의 경우에는 바닥이 더 좁아진다. 치료에 따르는 변화 뿐 아니라 파형의 바닥 모양도 혈역학적 사정에 도움을 준다. 도플러에 기초한 정보와 파형 분석은 치료의 필요성, 수액 주입에 대한 반응 그리고 혈관수축제 등의 용량 조절을 결정하는데 도움이 된다.

EDM을 이용하기 위해서는 보통 환자를 진정시켜야 하기 때문에 중환자실, 수술실, 회복실, 응급실에서 이용하게 된다. USCOM은 비침습적인 방법이기 때문에 병실 뿐 아니라 외래 등에서도 혈역학적 감시를 할 수 있게 한다. 그러나 시술자에게 적절한 교육이 필요하며 정확한 수치를 얻기 위해서는 정확한 기술을 가지고 있어야 한다.

6. 산소공급과 요구균형에 대한 평가

혈역학적 모니터의 가장 중요한 목적은 폐동맥관으로

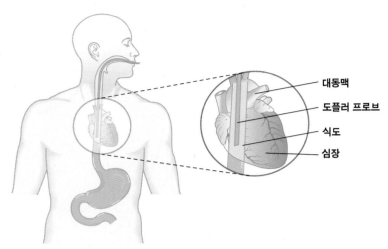

그림 2-54 **식도 초음파 위치**

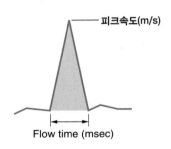

그림 2-55 **식도도플러 파형**

얻은 자료를 이용하여 조직으로의 산소 공급, 산소 이동 그리고 산소 소비를 평가하기 위함이다. 세포와 조직 그리고 기관의 기능 유지를 위해서는 적절한 산소 공급이 필수적이다. 조직에서 필요로 하는 산소가 불충분하게 공급되는 경우에는 저산소증에 빠지게 되고 산소 결핍이 축적된다. 산소 결핍이 지속되면 세포와 기관의 기능 부전이 초래되어 결국 세포가 죽게 되고 기관은 기능을 잃게 된다. 표 2-19에 산소 공급- 소비 균형, 지표, 정상 수치가 요약되어 있다.

1) 산소전달 결정 인자

산소전달(DaO_2)은 조직으로 전달되는 산소의 양을 말하며, 동맥혈의 산소 함유량과 심박출량에 따라 좌우된다.

(1) 산소함유량

산소함유량이란 세포가 사용할 수 있는 혈액 내 산소양을 말한다. 동맥혈에 있는 산소의 대부분은 산화헤모글로빈(oxyhemoglobin)형태로 헤모글로빈(hemoglobin)과 결합되어 있는데 이는 동맥혈 산소포화도(SaO_2)로 측정할 수 있다. 그 외 5% 미만 정도의 산소는 혈장에 녹아서 PaO_2로 측정된다. 산소를 적절하게 전달하기 위해서는 충분한 헤모글로빈이 있어야 한다. 산소 함유량을 결정하는 주요 인자 두 가지는 헤모글로빈과 산소포화도이다.

(2) 심박출량

산화된 혈액을 신체를 이루는 모든 세포에 공급하기 위해서는 심박출량이 적절하게 유지되어야 한다. 산소전달(DaO_2)은 심박출량과 동맥내 산소 함유량을 평가함으로써 사정할 수 있다. 스트레스가 없는 상황 하에서 정상 산소전달(DaO_2)은 1,000 mL O_2/분이며, 체표면적으로 나누어 지표화하면 600 mL O_2/분/m^2이다. 급성으로 손상이나 질병이 생긴 경우에는 필요한 산소의 양이 많아져서 이에 대응하기 위해 처음에는 심박출량이 증가한다. 헤모글로빈, 동맥혈 산소포화도 혹은 심박출량이 감소하게 되면 세포로의 산소 공급이 저하되어 세포의 산화가 잘 이루어지지 못하게 된다.

2) 산소 소비 결정인자

산소 소비(VO_2)는 신체 조직이 사용하는 산소의 양이다. 산소 소비의 가장 중요한 결정인자는 세포에서의 산소요구량, 적절한 산소 전달 그리고 혈액에서 산소를 추출하

표 2-19 산소요법 관련 변수

지표	정의	공식	정상 수치
동맥혈 산소 함량 Arterial Oxygen Content(CaO_2)	동맥혈의 헤모글로빈에 의해 운반된 산소의 양을 데시리터로 나타낸 것	(헤모글로빈 x 1.37 동맥혈산소포화도) +(0.003 동맥혈산소분압)	20 mLO_2/dl
정맥혈 산소 함량 Venous Oxygen Content(CvO_2)	정맥혈의 헤모글로빈에 의해 운반된 산소의 양을 데시리터로 나타낸 것	(헤모글로빈 x 1.37 정맥혈산소포화도) +(0.003 정맥혈산소분압)	15 mLO_2/dl
동맥혈 산소전달 지수 Arterial Oxygen Delivery Index(DaO_2I)	좌심실에서부터 동맥, 모세혈관을 거쳐 조직/기관으로 1분동안 전달된 산소의 양을 체표면적으로 나눈 수치	심장 지수 x 동맥혈 산소함량 x 10	500~600mLO_2/min/m^2
정맥혈 산소전달 지수 Venous Oxygen Delivery Index(DvO_2I)	조직/기관으로부터 정맥계를 통해 우심실에 1분동안 돌아온 혈액내 산소량을 체표면적으로 나눈 수치	심장 지수 X 정맥혈 산소 함량 X 100	375~450mLO_2/min/m^2
혼합정맥혈산소포화도 Mixed Venous Oxygen Saturation(SvO_2)	폐동맥관에서 측정된 정맥혈의 산소포화도	직접 측정	60~80%
중심정맥산소포화도 Central Venous Oxygen Saturation($ScvO_2$)	상대정맥에서 측정된 정맥혈의 산소포화도	직접 측정	65~85%
정맥혈에서의 산소분압 Partial Pressure of Oxygen, venous blood(PvO_2)	정맥혈의 혈장에 녹아있는 산소의 양을 반영한다.	직접 측정	35~45 mmHg
산소 추출 O_2 Extraction	세포/조직/기관이 사용하기 위해 헤모글로빈으로부터 추출한 산소의 양	동맥혈 산소 함량 - 정맥혈 산소 함량	3~5 mLO_2/dl
산소 추출 비율 Oxygen Extraction Ratio(OER)	세포/조직/기관이 전달된 산소를 얼마나 헤모글로빈으로부터 추출하였는지의 백분율	(동맥혈 산소 함량 - 정맥혈 산소 함량) /동맥혈 산소 함량	22~30%
산소 소비지수 Oxygen Comsumption Index(VO_2I)	세포/조직/기관이 매분 사용한 산소의 양을 체표면적으로 나눈 것	(동맥혈 산소함량 - 정맥혈 산소함량) X 심장 지수 X 100	120~170 mLO_2/min/m^2
동맥혈 pH Arterial pH(pHa)	동맥혈의 산성 정도	직접 측정	7.35~7.45
염기 과/염기 부족 Base Excess/Base Deficit(BE/BD)	동맥혈 1 리터를 pH 7.40으로 유지하기 위해 필요한 염기의 양. 대사성 산증이 있을 때 감소한다.	직접 측정	-2~+2
젖산 Lactate	Krebs cycle의 대사 산물로 혐기성 대사가 있을 때 증가한다.	직접 측정	0.5~2.2 mmol/L

는 세포의 능력이다.

(1) 산소 요구

세포가 필요로 하는 산소의 양은 산소 요구라고 하는데, 이는 직접 측정할 수는 없다. 수술, 감염, 활동, 통증, 두려움 등의 스트레스는 산소 요구를 증가시킨다. 저체온, 진정, 약물을 이용한 마비 등 대사율이 낮아져 있는 경우에는 산소 요구량이 줄어든다. 산소 요구량은 세포로의 산소 공급과 세포에서의 산소 이용을 높임으로써 보상된다.

(2) 산소 전달

세포에서의 산소 사용은 산소가 적절하게 공급되느냐에 달려 있다. 이를 공급에 의존한 산소 소비(delivery-dependent oxygen comsumption)라고 한다(그림 2-56). 산소 요구량에 부응하기 위해서 산소 공급이 많아지면 산소 소비도 많아진다. 산소 요구량이 채워지면, 아무리 산소가 많이 전달된다고 하여도 산소소비량이 증가하지는 않는다. 산소전달이 감소하여 산소 소비가 줄어들게 되는 시점을 산소 전달 임계점(level of critical oxygen delivery)이라고 한다.

(3) 산소 추출

산소 추출 (oxygen extraction, CaO_2, - CvO_2)은 세포가 산소를 소비하여 혈액에서 없어지는 산소의 양을 말한다. 동맥혈에 있는 산소의 양에서 정맥혈에 있는 산소의 양을 뺌으로써 구할 수 있는데, 정맥혈에 있는 산소의 양 (CvO_2)은 헤모글로빈의 산소포화도에 달려있다. 혼합 정맥혈 산소포화도는 폐동맥관의 끝에 위치해 있는 port로부터 혈액을 채취하여 측정할 수 있다. 또한 중심정맥관이나 폐동맥관을 이용한 혼합정맥형 산소포화도(SvO_2) 혹은 중심정맥 산소포화도($ScvO_2$) 모니터를 통해서도 측정할 수 있다.

산소가 적절하게 공급되는 정상 상태에서는 기관이나 조직의 기능을 유지하기 위해서 필요한 만큼의 산소를 뽑아서 사용하게 된다. 산소 요구량이 증가하게 되면 보상 작용으로 평소보다 더 많은 산소를 혈액에서 뽑아 사용하게 된다. 정맥혈의 산소포화도가 낮다는 것은 CaO_2 - CvO_2가 커지게 됨을 의미하며 반대로 산소 소비가 줄어들면 산소 추출도 적어져서 CaO_2, - CvO_2가 작게 된다.

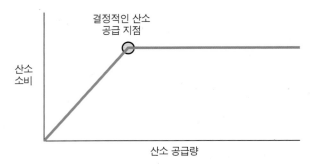

그림 2-56 공급-의존 산소 소비 곡선. 결정적인 산소 공급 지점에서 산소 공급량이 산소 요구, 소비를 충족할 정도로 충분하며 산소 소비는 더 이상 증가하지 않는다. 그러나 이 수준보다 산소 공급이 감소하면 산소 소비는 줄어들게 된다.

3) 산소 공급과 요구의 불균형

세포의 산소 요구량에 모자라게 산소가 공급되거나 산소의 양이 적절함에도 불구하고 세포가 산소를 잘 이용하지 못하는 경우에 불균형이 발생한다. 주요 원인으로는 심박출량, 헤모글로빈, 동맥혈 산소포화도의 감소, 세포의 산소 추출 능력 감소, 세포에서의 산소 요구도가 너무 커서 도저히 산소 공급이나 추출이 감당할 수 없는 경우 등을 들 수 있다.

(1) 산소 전달-사용 불균형의 대사 지표

산소 소비가 부적절해지면 혐기성 상태와 세포의 저산증이 초래된다. 산소가 모자라는 세포에서는 산소 결핍이 시작되는데, 시간이 갈수록 결핍이 축적되어 비가역적인 상태에 이르게 되고 세포 손상과 세포 사망에 다다르게 된다. 산소 결핍은 다장기부전의 주요 원인이다. 세포가 비가역적으로 손상받기 전에 산소결핍 축적이 확인되면, 산소 이용율을 높임으로써 산소 결핍을 되돌릴 수 있다. 몇 가지 대사 지표가 산소 결핍을 평가하는데 이용된다. 이러한 지표를 혈역학적 감시 지표와 같이 활용하여 사용하게 되면 산소 소비와 공급 균형을 치료하는데 더 확실한 치료 방침을 세울 수 있다.

저산증과 산소 결핍은 혐기성 대사와 관계가 있기 때문에 혐기성 대사 중간에 생기는 대사 산물이 산소 결핍의 존재를 확인하는데 이용된다. 따라서 젖산 수준, 혈청 pH, 염기부족/과다는 동맥혈 가스분석과 같이 보고된다. 산소

전달(DaO₂)과 산소소비(VO₂)가 낮아져 있는 상황에서 젖
산이 2.2 mm/L 이상이거나 pH가 7.35이하인 경우에는 산
소 결핍이 있다고 본다. 이들 지표를 각기 따로 판단해서
는 안되며 다른 지표들과 함께 판단해야 한다.

(2) 혼합 정맥혈 산소포화도(SvO₂)와 중심정맥 산소포화도(ScvO₂)감시

혼합 정맥혈 산소포화도는 우심방과 폐동맥으로 돌아
오는 정맥혈의 산소포화 정도를 반영한다. 중심정맥 산소
포화도는 상대정맥에서 측정한 정맥혈 산소포화도를 말
한다. 두 가지 모두 특수한 중심정맥관이나 폐동맥관을 이
용하면 침상 옆 모니터로 계속 모니터 할 수 있다. 정보가
몇 초마다 업데이트 되기 때문에 계속적으로 지표를 감시
할 수 있다.

혼합 정맥혈 산소포화도와 중심정맥 산소포화도는 산
소 공급, 산소 사용 그리고 수요의 균형을 평가하는 유용
한 기준이다. 동맥혈이 세포로 공급되고 세포에서 헤모글
로빈과 결합되어 있는 산소를 사용했기 때문에 동맥혈 산
소포화도보다는 매우 낮다.

두 가지 산소포화도는 동맥혈의 산소포화도, 헤모글로
빈 수치, 심박출량, 산소 전달, 세포에서 소비한 산소의 양
등에 의해 영향을 받는다. 정상적인 산소 공급, 산소 소비,
산소 요구 상태에서는 약 25%의 산소가 추출된다. 이러한
상황에서는 혼합 정맥혈 산소포화도는 60~80% 정도, 중
심정맥 산소포화도는 65-85% 정도 된다. 동맥혈 산소포화
도, 헤모글로빈, 심박출량 등이 저하되어 산소 공급이 적
어지게 되면 세포에서의 요구에 맞추기 위해서 더 많은 분
량을 추출하게 된다. 우심실로 귀환하는 혈액에서 더 많은
비율의 산소가 추출되어 혼합 정맥혈 산소포화도는 더 떨
어지게 된다. 이와 마찬가지로 산소 요구는 증가하는데,
산소 공급이 이에 미치지 못하게 되면 혈액에서 더 많은
산소를 꺼내 사용하게 되어 혼합 정맥혈 산소포화도는 감
소하게 된다. 혼합 정맥혈 산소포화도 저하가 계속된다면
이는 산소 결핍이 발생하고 있다는 것으로 인지해야 한다.

혼합 정맥혈 산소포화도와 중심정맥 산소포화도가 증
가하는 세 가지 상황을 들어보면 다음과 같다.

- 산소 공급이 산소 요구보다 월등하게 많은 경우 : 공

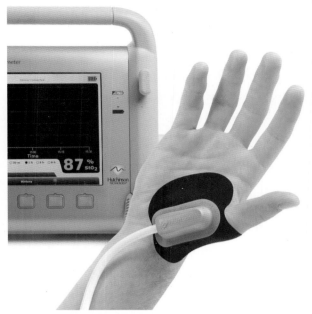

그림 2-57 근적외선 분광분석기 센서위치

급된 산소 중 아주 적은 양만 추출하여 사용한 경우
에 혼합 정맥혈 산소포화도와 중심정맥 산소포화도
는 증가하게 된다.
- 대사율과 산소 요구도가 낮은 경우: 산소 요구가 적
어 산소 추출도 적고 산소 소비도 적다. 우심실로 귀
환하는 산화혈색소 양이 많아 산소 추출이 적음을
혼합 정맥혈 산소포화도와 중심정맥 산소포화도가
나타내 준다.
- 세포가 혈액 내에 있는 산소를 뽑아 사용할 능력이
없거나 산화된 혈액이 조직까지 관류되는데 문제가
있는 병리적인 상태 : 세포의 산소 요구에 맞추어 산
소를 소비할 수 없게 된다. 이러한 경우에 산소 소비
가 적어져 귀환되는 정맥혈에 산소가 많이 남아 있게
되어 혼합 정맥혈 산소포화도와 중심정맥 산소포화
도는 높아지게 된다.

비록 혼합 정맥혈 산소포화도는 정상이라고 하더라도
세포는 필요한 만큼 산소를 이용하거나 받을 수 없는 상황
도 있다. 예를 들어 세포에서의 산소 추출 감소로 인하여
발생한 혐기성 대사에 세포가 의존적이 되었거나 산화된
혈액이 지나가는 곳에 단락이 있는 경우 등 이다. 따라서
혼합 정맥혈 산소포화도 수치만 보고 판단하게 되면 잘못

된 판단을 하게 된다. 표 2-20에 혼합 정맥혈 산호포화도와 중심정맥 산소포화도가 올라가거나 내려갈 수 있는 요인들을 요약하였다.

젖산, 염기 부족이나 과잉 그리고 혼합 정맥 산소포화도와 중심정맥 산소포화도는 조직에서의 산소화 정도를 알려주는 기본 측정 지표이다. 쇼크 상태에서는 혈액이 내장조직에서 그리고 사지에서 주요 기관으로 이동된다.

따라서 이들 조직에서의 관류 상태를 사정하는 것이 산소 전달과 사용에 대해 일찍 파악하는데 도움이 된다.

근적외선 분광분석기는 비침습적으로 근육의 산소포화도를 모니터해 준다. 손바닥 근육에 적외선을 방출하고 감지할 수 있는 패치를 부착함으로써 센서 밑에서의 미세순환에서의 산소포화도를 측정한다(그림 2-57). 특히 저혈량이나 심박출량 감소로 인해 조직 관류가 감소하면 조직 산소포화도(StO_2)가 감소한다. 산소포화도가 점차 감소하는 경향을 보이거나 75% 미만인 경우에는 이환률과 사망률이 높아지게 된다. 패혈증이나 패혈성 쇼크 상태에서는 산소포화도가 SIRA 기준보다 낮다. 그러나 패혈증 환자에서 혼합 정맥 산소포화도보다 우월하다고 보여지지는 않는다.

위의 압력측정(gastric tonometry)과 설하 이산화탄소 모니터는 저관류에 민감한 조직의 관류를 평가하는데 사용하는 방법이다. 쇼크 초기나 쇼크 상태에서는 보상작용으로 혈액이 내장이나 소화기관에서 주요장기로 움직이기 때문에 위의 점막과 상부 위장관은 저관류 상태가 된다. 협기성 대사로 인해 이산화탄소와 젖산이 많이 생산되어 이런 조직에서 이산화탄소와 pH를 측정하면 산소 공급과 소비의 불균형을 조기에 발견할 수 있다.

위의 압력측정은 끝에 가스가 들어갈 수 있는 풍선이 달린 비위관을 이용한다. 이산화탄소는 위벽으로부터 풍선으로 확산된다. 내용물을 채취하여 이산화탄소 분압과 위 점막 pH를 측정한다. 정상적인 위 점막 pH는 7.35-7.45이며 정상적인 위 점막에서의 이산화탄소 분압은 35-45 mmHg 이다. 위점막 pH가 떨어지거나 이산화탄소분압이 높아지면 저관류를 의심하게 되고 산소 전달과 소비 상태가 적절한지 분석해봐야 한다. H-2 차단제 같이 위의 pH를 중성화하는 투약은 위의 압력측정 수치에 영향을 준다.

설하 이산화탄소 모니터는 위의 압력측정기와 비슷한 원리를 이용한다. 혀를 포함한 상부 소화기관을 흐르는 혈액은 쇼크나 출혈이 있는 경우 감소하게 된다. 설하 이산화탄소 모니터는 손에 들고 사용하는 것으로 혀 밑에 센서를 체온계처럼 넣어서 사용한다.

4) 간호

환자가 중한 상태에 빠지게 되면, 산소전달, 산소 추출 그리고 소비 등을 산소 공급에 맞추어 세심하게 평가해야 한다. 심박출량(심박동수, 전부하, 후부하, 수축력)을 결정하는 각 지표, 산소 함유량(동맥혈과 헤모글로빈), 산소 소비 (VO_2, CaO_2, - CvO_2), 산소 결핍(젖산, pH, 염기부족/과다, SvO_2, ScvO_2) 들을 세심하게 평가하는 것이 매우 중요하다.

산소 공급을 증진시키기 위한 전략에는 몇 가지가 있다. 심박출량을 증가시키기 위해서는 전부하 증가를 위해 수액공급을 증가시키고, 수축력 증진을 위해 심근수축력을 증가시키는 약물을 투여하고 후부하 감소를 위해 혈관이완제를 투여한다. 산소 함유량 증진을 위해서는 인공호흡기 셋팅을 변경하고 흉부물리요법, 자세 변경과 움직임 증진을 유도하고 인공호흡기를 적용받지 않는 환자에서는 기침과 심호흡을 유도한다. 적혈구 수혈은 헤모글로빈과

표 2-20	중심정맥혈 산소포화도가 증가하거나 감소하는 사례
(ScvO_2) 감소	(ScvO_2) 증가
산소 추출이 증가함	산소 추출이 감소함
1. 산소 요구 증가	1. 산소 요구 감소
(원인 : 스트레스, 통증, 불안, 열)	(원인: 진정, 통증감소, 저체온)
2. 산소 전달이 산소 요구에 미치지 못함	2. 산소 전달 증가
(원인: 심박출량 감소, 헤모글로빈 감소, 동맥혈 산소포화도 감소)	(원인: 심박출량 증가, 헤모글로빈 증가, 동맥혈 산소포화도 증가)
	3. 세포의 산소 추출 능력 손상
	(원인 : cytotoxicosis, 페혈증, 세포 사망)

산소 운반 능력을 증진시켜 준다. 모든 경우에서 치료 방법과 치료에 대한 환자의 반응을 관리하는 것이 중요하다.

산소 요구도를 줄이고 산소 소비를 증가시키는 전략도 중요하다. 예를 들어 환경과 통증 그리고 불안감을 관리해 주어 스트레스를 줄여 산소 요구도를 감소시킨다. 체온을 정상으로 유지하는 것도 발열로 인한 산소 소비율을 줄이고, 저체온으로 인한 관류 저하와 산소 소비 저하를 촉진시킨다. 혼합 정맥혈 산소포화도와 중심정맥 산소포화도 감시는 간호중재 수행에도 도움을 준다. 예를 들어 기관내관 흡인을 시행할 때 일시적으로 동맥혈 산소포화도가 떨어지고 불편감과 불안감이 증가할 수 있다. 혼합 정맥혈 산소포화도를 감시하게 되면 이러한 간호행위가 산소 공급과 수요에 어떠한 영향을 미치는지 파악할 수 있게 된다. 흡인 중 혼합 정맥혈 산소포화도가 감소한다면 이는

산소 요구도가 증가하고 동맥혈 산소포화도가 감소한 때문이라고 볼 수 있다. 흡입 전, 중, 후에 과한기, 과산소화를 시행하게 되면 이러한 부정적인 영향이 적어지게 된다. 자세 변경 등 다른 간호활동을 시행하기 전에 혼합 정맥혈 산소포화도 수치를 확인하여 수치가 정상으로 돌아온 후에 시행하게 되면 추가적인 스트레스로 인한 산소 소비 증가를 막을 수 있다.

중심정맥 산소포화도 유지 감시는 패혈증과 패혈성 쇼크 환자의 목표 설정에 포함된다. 산소 공급을 늘림으로써 적어도 70% 이상 중심정맥 산소포화도가 유지되도록 하는 것이 일반적인 목표이다. 패혈증 관리 프로토콜에 중심정맥 산소포화도 감시를 포함시킴으로써 이환률과 사망률을 감소시킬 수 있다.

7. 임상 적용

사례 연구

T 씨는 69세 남자로 6피트1인치 185cm, 97.6Kg(체표면적 2.22)이며, 과거력에서는 고혈압이 있으면서도 투약을 잘 하지 않고 있었고 정기적인 의학적 치료를 받지 않고 있었다.

T 씨는 심한 복통으로 응급실을 방문하였다. 복부 촉진 시 단단했고 복부팽만이 있었다. 초기 활력징후는 190/104 mmHg, 86회/분, (정상 심장 리듬), 22회/분이었고 정맥혈 산소포화도는 96% 였다.

검사 결과 헤모글로빈은 11g/dL, 헤마토크릿은 33%, 백혈구 9,840, 젖산은 2.2 mmol/L 였다.

초기 감별진단은 급성충수돌기염과 복부동맥류였다. 신체검진과 임상 검사로는 진단을 확실히 할 수 없어 CT scan검사를 시행하였다. 그 결과 9 cm 복부동맥류로 확진되었다.

T 씨의 상태는 심한 복부통증 호소, 호흡곤란, 말초정맥 산소포화도 89%, 혈압 108/64로 등을 보이며 급격하게 악화되었다. 호흡수가 36회로 증가되었고 호흡이 매우 얕았다. 심전도 리듬은 정상리듬이었으나 심박수는 98로 증가하였다.

호흡과 혈압 상태가 나빠져서 T씨는 기관 삽관을 하였고 인공호흡기를 적용하였다. 인공호흡기에 잘 적응하도록 하기위해 환자를 진정시켰다. 환자를 안정화 시키고 추가 감시를 위하여 중환자실로 옮기었다.

중환자실에 입원한 후 동맥관을 삽입하였고, 심박출량과 stroke volume variation(SVV)을 측정하기 위해 덜 침습적인 심박출량 감시 장치를 부착하였다. 또한 중심 순환의 접근성을 확보하기 위하여 오른쪽 내경정맥에 중심정맥관을 삽입하였다. 이때 특수한 중심정맥관을 이용하여 중심정맥애서의 산소포화도를 계속적으로 감시하여 환자의 전반적인 산소화 균형 상태를 사정하도록 하였다.

중환자실에서 추가로 수집한 혈역학적 지표는 심장지수 2.8 mL/min/m², SV variation 13%, ScvO₂ 72% 였다. 모든 수치가 정상 범위내에 있었고, 환자 상태를 지속적으로 감시하였다.

중환자실에 입실한 지 1시간 경과 후 환자 상태가 악화되었다 : 활력징후 98/48 mmHg, 126회/min, 심장지수 2.1 L/min/m², SVV 24%, ScvO₂ 54% 로 나타났다.

T 씨의 상황은 저혈량, 출혈 혹은 두 가지 문제의 복합 중 하나 일 것으로 판단되었다. 심장지수가 2.1 이고 심박동수가 126회/분인 상태에서는 1회 박출량이 37 정도밖에 안된다. 전에 1회박출량이 63인 것이었던 것이 비하면 이는 의미있는 변화이다. 또한 ScvO₂ 수치가 72에서 54로 떨어진 것도 임상적으로 의미있는 변화이다. ScvO₂가 변화한 배경으로 산소 전달에서의 문제 혹은 산소 포화, 헤모글로빈, 심박출량 그리고 산소 소비에 영향을 주는 요소들의 문제 혹은 대사요구도, 통증, 오한이나 발열 등을 생각해 볼 수 있다.

SVV는 수액에 대한 반응 정도를 역동적으로 알려주는 지표로, 인공호흡기를 적용받고 있는 T씨가 수액 공급 치료에 반응이 좋다는 것을 알려준다.

혈액검사결과 헤모글로빈은 11에서 9로, 헤마코크릿은 33에서 27로 떨어졌다. 이 상황은 대동맥류에서의 잠재적 출혈로 인한 저혈량 결과로 파악되어 복부 대동맥류 응급 수술팀을 준비하게 되었다.

그 후 상황에서는 특이 사항이 없었고 T 씨는 5일 후 퇴원하게 되었다.

1. 초기 사정에서 관심을 가지게 된 증상은 무엇인가?
2. 심장지수, SVV, ScvO2 등의 추가 지표는 임상 문제를 밝히는데 어떻게 도움을 주었는가?
3. 심박출량, ScvO2, SVV를 호전시키기 위한 활동에는 어떤 것들이 있었나?

Chapter 3

심혈관계 환자관리

Objectives

- 혈전 용해 과정에 영향을 주기 위해 흔히 사용되는 섬유소 용해제(fibrinolytics), 항응고제(anticoagulants) 및 항혈소판제(platelet inhibitors)를 비교하고 그 차이를 설명한다.
- 항부정맥 약물의 4가지 분류를 기술한다.
- 근수축성(Inotropic) 약물이 심근의 기능을 향상시키는 기전을 설명한다.
- 심혈관 질환자에게 포스포디에스테라제(PDE) III 억제제, 안지오텐신 전환효소(ACE) 억제제 및 혈관확장제를 사용하는 근거에 대해 논의한다.
- 항고지방혈증제의 4가지 분류를 비교하고 그 차이를 기술한다.
- 경피 관상동맥 중재술(PCI) 치료의 적응증과 금기증을 비교하고 그 차이를 기술한다.
- 경피 관상동맥 중재술(PCI) 치료와 관련된 합병증 치료방법을 요약 제시한다.
- 중재적 심장 치료를 경험하는 환자의 진단에 따른 가능한 간호진단 및 중재방법을 열거한다.
- 경피 풍선 판막성형술(balloon valvuloplasty)의 적응증을 논의한다.
- 대동맥내 풍선펌프(IABP) 맞박동 치료의 생리적 결과에 대해 기술한다.
- 대동맥내 풍선펌프 치료 방법의 적응증과 금기증을 설명한다.
- 심실 보조 장치와 그 적응증 및 작용기전을 기술한다.
- 대동맥내 풍선펌프 치료 또는 심실 순환 보조 치료를 받는 환자를 위한 간호중재에 대해 논의한다.
- 심율동전환(cardioversion)의 적응증, 치료 및 간호 관리를 기술한다.
- 고주파 도관제거(RCA)의 적응증, 치료 및 간호관리를 기술한다.
- 영구형 심박동기의 적응증을 기술한다.
- 심박동 체계의 구성요소와 심박동기(pacemaker) 기능을 기술한다.
- 심박동기 적용(pacing)에 따른 합병증과 적절한 중재방법을 설명한다.
- 심박동기를 장치한 환자를 위한 간호 관리를 논의한다.
- 이식형 제세동기(implantable cardiover-defibrillator, ICD)의 적응증, 구성요소와 기능을 기술한다.
- 이식형 제세동기(ICD)를 장치한 환자를 위한 간호 관리를 설명한다.
- 심정지의 원인을 기술한다.
- 심폐소생술의 각 단계와 심폐소생팀 구성원의 역할을 논의한다.
- 제세동의 적응증, 처치방법 및 간호 관리를 논의한다.
- 심폐소생술 단계에서 체온저하치료를 사용하는 근거를 논의한다.
- 심폐정지 상황에 가족구성원을 참여시키는 것에 대한 찬성과 반대 의견에 대해 논의한다.

Ⅰ. 약물 치료

심혈관 질환은 미국 내 사망의 주요 원인이다. 그러나, 최근 괄목할만한 약물 발달로 인해 심혈관 질환과 관련된 이환율과 사망율이 감소하고 있다. 중증 관리 간호사는 환자의 심혈관 기능에 영향을 미치는 약물을 준비하고 투약하는 책임이 있다. 뿐만 아니라, 간호사는 이들 약물의 효과를 지속적으로 평가하고 적정한 용량을 유지하기 위해 상세한 사정자료를 이용해야 한다.

본 장에서는 중증관리 상황에서 심혈관 질환을 치료하는 데 주로 사용되는 약물을 요약 제시하였으며, 약물치료의 과학적 근거를 제시하기 위해 최근 연구 자료를 포함하였다. 약물 치료가 지속적으로 발달함에 따라 약물 치료 방법도 변하게 된다. 중증관리 간호사는 약물의 효능, 금기증, 용량과 투여 방법, 그리고 부작용을 약물 투여 전 반드시 알아야 한다. 다양한 질환을 가진 대상자들이 심혈관 약물 치료를 필요로 하는 경우가 많아지기 때문에 약물들 간의 상호작용을 고려하는 것이 중요하다.

1. 섬유소 용해제, 항응고제 및 항혈소판제

동맥경화성 플라그가 파열되거나 혈관 내벽이 손상되면 부착, 활성화 및 응집의 과정으로 구성된 복잡한 혈소판 반응이 시작되게 된다. 혈소판 응집은 혈액응고 다단계 반응(coagulation cascade)을 통한 트롬빈 생성을 증가시킨다. 트롬빈이 피브리노겐을 피브린으로 전환시키면 불용성 피브린 혈전(fibrin thrombus)이 형성된다. 동맥 내 혈전은 일시적 또는 영구적으로 관상동맥 혈류를 차단하여 급성 관상동맥 증후군을 초래하게 된다. 섬유소 용해 약물, 항응고 약물, 및 혈소판 억제 약물들은 혈전 형성 과정의 각각 다른 단계에 영향을 미친다.

1) 섬유소 용해제

섬유소 용해 약물은 ST분절 상승을 보이는(STEMI) 급성 심근 경색환자에게 사용된다. 이들 약물은 ST분절 상승이 없거나 비 특이적 심전도 변화를 동반하는 환자들에게는 효과적이지 않으며 적용되어서도 안된다. 섬유소 용

해 약물은 직접 또는 간접적으로 플라스미노겐을 플라스민으로 전환시키며, 플라스미노겐은 혈전을 용해한다. 질병 초기에 섬유소 용해치료의 목적은 혈전을 용해하여 관상동맥 혈류를 재건하고, 경색의 크기를 최소화하며, 좌심실 기능을 보존하여 이환율과 사망률을 감소하는 데 있다. 표 3-1은 주로 사용하는 섬유소 용해제를 요약 제시하였다. 섬유소 용해제 투여여부는 환자의 심혈관 신체사정자료와 심전도를 기준으로 결정된다. 금기증(Box 3-1)이 아니라면 섬유소 용해제는 심근경색이 나타난 지 12시간 이내이며, 2개 이상의 심전도 유도에서 ST 분절이 0.1 mV 이상 상승되었거나, 좌속차단(LBBB)이 새롭게 나타난 경우 투여될 수 있다. 섬유소 용해제는 증상이 나타난지 첫 4시간 이내에 적용되었을 때 사망률을 크게 감소시켰다고 알려져 있으나 증상이 나타난 후 12시간 이내에는 적용가능하다. 치료목표는 환자가 응급실에 도착한 30분 이내에 섬유소 용해치료를 시작하는 것이다. 관상동맥에 혈전형성이 다시 발생할 위험이 높기 때문에 섬유소 용해치료를 받는 대부분의 환자에게 아스피린과 헤파린이 투여된다.

성공적으로 재관류가 되면 ST분절의 상승이 정상화되거나 줄어들고 흉통이 급작스럽게 멈추며, 혈청심근효소가 초기에 최고치에 이르게 되면, 재관류를 나타내는 부정맥(예, 조기심실수축, 심실빈맥, 증가된 고유심실리듬, 방실 차단) 등이 나타날 수 있다. 반면에 혈전이 다시 관상동맥 폐쇄를 초래하면 흉통이 재발하고, ST분절이 다시 상승되며, 심근의 허혈 또는 경색, 생명에 위협을 주는 부정맥이 나타나, 심인성 쇼크나 사망에 이르게 된다. 섬유소 용해치료의 가장 흔한 부작용은 출혈, 뇌내출혈, 뇌졸중, 재

BOX 3-1
섬유소 용해 약물 치료의 금기증

- 현재 내출혈이 진행 중인 환자
- 출혈성 뇌졸중 기왕력자
- 과거 1년 이내 비출혈성 뇌졸중 기왕력자
- 두 개내 신생물, 동정맥 기형 또는 동맥류
- 최근의 두 개내 또는 척추내 수술을 받는 경우
- 최근 외상을 입는 경우
- 대동맥 박리가 의심되는 환자
- 조절 불가능한 심각한 고혈압 환자
- 출혈성 체질

표 3-1	섬유소 용해제			
	작용	적응증	용량	반감기(분)
Alteplase	혈전내에서 피브린과 결합하여 플라스미노겐을 플라스민으로 전환	급성 허혈성 뇌졸중 급성 중증 폐색전증 말초 혈전증 Cathflo Activase (Alteplase): 중심정맥관 관류회복 30kg이상 환자의 경우 2mg/2mL 용액을 막힌 카테터에 주입, 효과가 없으면 2시간 후 반복주입	0.9 mg/kg (chleo 90mg)을 60분 동안 IV [총 용량의 10%는 IV bolus, 나머지는 주입할 것] 100mg 2시간동안 주입 100mg을 2분동안 주입	〈5
Reteplase	플라스민을 생성하는 플라스미노겐의 분해를 촉진	급성심근경색	10 U + 10 U IV bolus [각 10 U 2분동안 투여, 두 번째 bolus는 첫 회 투여 30분 후에	13-16
Tenecteplase	피브린과 결합하여 플라스미노겐을 플라스민으로 전환	급성심근경색	체중에 따른 용량을 5초 동안 투여: 〉60kg = 30mg 60kg ~ 〈70kg = 35mg 70kg ~ 〈80kg = 40mg 80kg ~ 〈90kg = 45mg 90kg 이상 = 50mg	20-24
Streptokinase	플라스미노겐과 결합하여 플라스미노겐을 플라스민으로 전환하는 복합체를 생성	급성 동맥 혈전증 또는 색전증 동정맥관 폐색	250,000 IU/2mL용액으로 폐쇄된 도관에 주입한 후 2시간 cramp시킴	

관류성 부정맥 등이다.

2) 항응고제

헤파린(unfractionated heparin), 저분자헤파린(LMWH), 트롬빈직접억제제(direct thrombin inhibitor) 및 와파린(Coumadin)과 같은 항응고 약물은 피브린이 더 이상 형성되는 것을 억제하여 혈색전증을 예방하는데 도움이 된다. 헤파린은 급성기에 가장 흔히 사용되는 항응고제로 급성 관상동맥 증후군, 정맥 혈색전증, PCA 및 외과적 혈관재형성술에서 사용되며, 알테플레이스(alteplase), 레테플레이스(reteplase), 테넥테플레이스(tenecteplase)를 투여 받는 환자에게도 사용된다. 헤파린은 antithrombin III와 결합하여 순환 트롬빈을 억제함으로써 혈전 형성을 예방한다. 그러나, 헤파린은 혈전 용해효과가 없으며, 치료범위가 좁고 생체이용률이 낮으며, 항응고반응이 불안정하므

로 최적의 항응고제는 아니다. 또한 비경구로 투여해야 하며, 투여 중 aPTT와 함께, 출혈, 헤파린 유도성 백혈구 감소증 및 과민반응의 위험성을 모니터 하여야 한다.

헤파린 투여 용량은 투여 경로와 적응증에 따라 달라진다. ST분절 상승을 동반하는 심근경색에서 레테플레이스(Retplase) 또는 테넥테플레이스(Tenecteplase)와 병용 투여시 권장되는 용량은 섬유소 용해제 주입 시작 시 60 U/kg(최대 4,000 U)를 IV bolus로 주사하고, 이후 12 U/kg/h(최대 1,000 U/h)를 주입한다. ST분절이 상승되지 않은 심근경색이나 불안정 협심증에 헤파린을 정맥주입하는 경우 초기 60-70 U/kg(최대 5,000 U)를 bolus로 주입한 후 12-15 U/kg/h 속도로 주입하도록 권장된다. 헤파린 주입 속도는 48시간 동안 aPTT를 50~70sec로 유지하는 것을 목적으로 조절한다. 프로타민(protamine sulfate)은 헤파린 과용효과를 해독하는데 유용하지만, 생명을 위협하

는 아나필락시스 반응을 초래할 수 있다.

에녹사파린(enoxaparin)과 달테파린(dalteparin)과 같은 저분자헤파린(LMWH)은 헤파린으로부터 추출한 소분자로서 불안정 협심증, ST 분절 상승이 없는 AMI, 또는 심부 정맥 혈전증 환자에서 헤파린 대신 사용할 수 있는 매력적인 대체 약물이다. 표 3-2는 응고인자 Xa와 트롬빈을 차단하여 혈전 형성을 억제하는 약물에 대해 요약 제시한 것이다. 연구결과 불안정 협심증, STEMI, NSTEMI 환자에게 에녹사파린을 투여하였을 때 저분자 헤파린에 비해 효과가 더 좋은 것으로 알려져 있다.

저분자 헤파린(LMWH)의 장점으로는 헤파린에 비해 반감기가 길며, 항응고 작용이 예측 가능하고, 생체이용률이 높으며, 비용절감 효과가 있다는 것이다. 또한 저분자 헤파린은 하루에 2회 피하로 투여하며, aPTT를 지속적으로 관찰할 필요가 없다. 가장 흔하게 나타나는 저분자 헤파린의 부작용으로는 출혈, 혈소판감소증, 아미노트란스페라제(aminotransferase) 수치 증가, 그리고 주사부위의 통증, 홍반, 점상출혈 또는 혈종이 있다. 저분자 헤파린 약물들은 분자량 프로파일, 작용 및 혈장 청소율이 각각 다르기 때문에 다른 저분자 헤파린이나 헤파린과 상호 교환하여 사용할 수 없다.

비발리루빈(Angiomax)은 직접적인 트롬빈 억제 약물로 혈소판감소증(HIT)이나 PCI를 시행하는 저위험 환자에게 헤파린 대신 투여할 수 있다. 초기용량은 0.75 mg/kg이며, 이후 PCI를 받는 기간 동안 1.75 mg/kg/h로 주입한다. 추가 bolus 용량은 ACT 수치에 따라 0.3 mg/kg

을 5분간 투여할 수 있다.

레피루딘(Refludan)은 직접적인 트롬빈 억제약물로 HIT 또는 혈색전 질환을 가진 환자의 혈색전 합병증 예방을 위해 사용한다. 초기용량은 0.4 mg/kg(최대 44 mg)을 IV bolus로 시작하고 그 후 0.15 mg/kg/h(최대 16.5 mg/h)를 IV 주입한다. 주입속도는 aPTT를 기준치의 1.5~2.5배로 유지하도록 조절한다. 다른 항응고 약물과 마찬가지로 레피루딘의 대표적 부작용은 출혈이다.

아가트로반(Acova)는 또다른 트롬빈 억제약물로 HIT에서 혈전치료 또는 예방을 위해 투여된다. 초기 권장용량으로 2 mcg/kg/min을 지속적으로 주입한다. 용량은 aPTT를 기준치의 1.5~3.0배로 유지하도록 한다.

와파린(warfarin)은 장기 항응고 약물 치료에 사용되며 구강으로 투여되는 약물로 응고인자 II, VII, IX, 및 X과 같은 비타민 K 의존성 응고인자의 합성을 방해한다. 와파린을 사용하는 가장 흔한 심혈관계 적응증으로는 AMI 후 항응고 약물치료를 받는 고위험군에 속하는 환자, 확장형 심근병증, 심방세동, 심부전, 정맥 혈색전증, 이동 혈전 및 인공심장판막이 있는 경우이다. 연구에서는 와파린과 아스피린을 병용하였을 때 AMI, 뇌졸중의 재발이 감소하였고 재관류화가 용이하였으나 출혈성 부작용도 증가한 것으로 보고하고 있다. 고강도 구강 항응고제(INR 3-4)와 중등도 구강 항응고제(INR 2-3)및 아스피린을 병용하는 경우 AMI, 뇌졸중, 사망 등의 합병증 위험도를 낮추는 것으로 알려져 있지만, 와파린 치료요법은 투여가 더 불편하고 환자에게 심각한 출혈을 초래할 위험이 높다. 따라서 구강

표 3-2 저분자 헤파린(LMWHs)		
	Enoxaparin	Dalteparin
적응증	아스피린을 투여 받는 불안정 협심증 환자	아스피린을 투여 받는 불안정 협심증 환자
	아스피린을 투여 받는 ST분절 상승이 없는	아스피린을 투여 받는 ST분절 상승이 없는 AMI
	DVT 예방	DVT 예방 및 치료
절대 생체이용률	87%	92%
USA환자 또는 ST분절 상승이 없는 AMI 환자를 위한 투여 용량	120U/kg(최대 10,000 IU) SC q 12h	1mg/kg SC q 12h
최대 효과 시기	4h	3~5h
반감기	3~5h	4.5h

항응고제는 심근경색 후에는 통상적으로 투여하지는 않고 있다.

와파린 사용 금기중에는 조절 안되는 고혈압, 심한 간질환 또는 신질환, 출혈성경향, 위장관 출혈 또는 비뇨생식계 출혈, 뇌동맥류 또는 대동맥 박리; 최근 중추신경계나 눈 또는 기타 주요 수술을 받은 경우; 최근의 외상, 임신(제 1기와 3기), 심막염, 심막 삼출(pericardial effusion), 요추 천자, 또는 최근 조절되지 않은 출혈 가능성이 있는 진단적 시술을 받은 경우 등이다. 와파린을 투여받는 환자는 이와 같이 조금 복잡한 치료법을 지킬 수 있어야하고 또한 자발적으로 지켜야 한다.

와파린 투여 용량은 보통 5 mg/day 용량으로 시작하지만 노인이나 신기능 부전, 간기능 부전, 심부전이 있는 환자의 경우에는 용량을 감소하여야 한다. 투여 용량은 환자의 INR에 따라 적정을 유지(titration)한다. 와파린은 3~4일 후에 최고치에 도달하기 때문에 급성기 항응고제 치료는 환자 상태에 따라 원하는 INR수치(보통 2.5~3.5)에 이를 때까지 지속하여야 한다. 안정된 와파린 용량에서 INR이 치료적 범위에 도달하면 INR 모니터 빈도를 감소시킨다. INR이 증가하게 되면 와파린의 흔한 부작용인 출혈성 경향이 나타난다.

환자교육은 와파린 치료에서 중요한 부분이다. 와파린은 여러 약물이나 음식물과 상호 작용하기 때문에 안전한 치료는 치료에 대한 환자의 지식과 약물복용 순응도에 달려있다.

항응고제의 새로운 약제로 Factor Xa 억제제가 와파린의 대체약물로 사용될 수 있으며, 출혈 부작용이 적은 것으로 알려져 있다. 약물 효과를 모니터하기 위해 통상적으로 혈액검사를 자주 할 필요가 없다.

최근 승인된 Factor Xa 억제제는 리바록사반(Xarelto)과 다비가트란(Pradaxa)이다. 이 두 약제의 효과를 평가할 수 있는 임상검사는 아직 없다. 출혈이 나타나면 혈액응고검사를 통해 약물이 출혈을 초래하였는지 판단하게 된다. 또한 심각한 출혈이 나타난 경우 해독약물이 없으므로, 지지적 간호와 출혈을 조절하는 것이 이 상황에서 할 수 있는 치료이다.

3) 항혈소판제

아스피린은 가장 널리 사용되는 혈소판억제 약물로 혈소판작용제인 트롬복산A_2(thromboxane A_2)를 억제하여 트롬빈 형성과 동맥혈관 수축을 예방한다. 아스피린은 AMI환자의 사망률을 낮추고, 비치명적 AMI의 발생과 안정적 협심증, 불안정 협심증이나 심근경색의 기왕력이 있는 환자의 사망률을 감소시키며, 관상동맥 우회술(CABG)과 혈관성형술 후 이식혈관 폐쇄를 예방하기 위해 사용된다. 아스피린은 또한 비치명적인 뇌졸중(non-fatal stroke) 위험을 감소하고 혈소판 혈전으로 인한 허혈성 뇌졸중이나 일과성 허혈 기왕력자의 사망을 낮추기 위해 사용된다. 아스피린은 AMI의 일차 예방약은 아니다. 아스피린 과민반응이 있거나, 소화기계 또는 비뇨생식기계 출혈, 소화성 궤양, 신장이나 간의 심각한 기능부전, 또는 출혈성 질환이 있는 환자에게는 아스피린을 투여하면 안 된다.

아스피린의 일반적 투여용량은 하루 75~325mg이다. 적응증에 따라 환자는 몇 주 동안 혹은 평생 아스피린을 투여 받게 된다. 금기증이 아니라면, ACS 증상이 있는 환자는 160~325mg의 코팅되지 않는 아스피린을 즉시 씹어 삼키도록 한다. 구강투여 할 수 없는 불안정한 환자나 심한 오심, 구토 또는 상부 위장관 출혈이 있는 환자에게는 325mg 아스피린 좌약이 권장된다. 아스피린은 위통, 오심, 구토, 위장관 출혈, 경막하출혈 또는 두개내출혈, 혈소판 감소증, 응고장애와 프로트롬빈 시간(PT) 지연을 초래할 수 있다.

아데노신 이인산염(Adenosine diphosphate) 수용체 길항제인 티클로피딘(Ticlid)과 클로피도그렐(Plavix)은 혈소판 활성화와 응집을 방해하여, 비가역적으로 혈소판 기능을 억제한다.

- 클로피도그렐은 ACS(STEMI 및 NSTEMI) 환자에게 최초로 발생한 AMI, 뇌졸중과 혈관성 질환, 말초동맥 질환을 경험한 동맥경화증 환자의 사망률을 낮추는 효과가 있다.
- 티클로피딘은 아스피린에 민감한 환자에게 일차적으로 사용된다.

가이드라인에 의하면 PCI 시술 최소 6시간 전에 클로피도그렐 부하용량을 투여하도록 되어있다. 약물분비 스텐트(DES)를 삽입하는 환자들은 PCI 시술 후 최소 12개월, 또는 그 이상 클로피도그렐을 복용하도록 한다. 클로피도그렐 용량은 하루 75 mg 음식과 함께 또는 공복에 복용한다. 빠른 효과를 얻기 위해 부하용량 300-600 mg이 자주 이용된다. 클로피도그렐이 중지되면 출혈시간(PT)과 혈소판 기능이 3-7일 이내에 정상으로 돌아온다. 최근 일부 환자에게 대사변화가 초래되면서 클로피도그렐의 임상효과가 부적절하게 나타난 사례가 보고되었다. 식약청에서는 클로피도그렐을 복용하는 환자들에게 대사변화가 나타나는지 약물유전체검사를 할 필요성이 있음을 확인하였다. 클로피도그렐의 주요 부작용은 출혈 장애, 위장 장애, 혈전성 혈소판 감소성 자반증과 호중구감소증 등이다. 클로피도그렐을 투여 받는 환자는 아스피린을 투여 받는 환자에 비해 위장 장애, 혈종 및 비정상적 간기능이 적게 나타난다. CABG가 예정된 일정의 1주일 전에 클로피도그렐을 중지하여야 한다.

티클로피딘은 하루 두번 250 mg을 흡수를 높이고 GI 자극을 최소화 하기위해 음식과 함께 복용한다. 혈소판 억제효과를 좀더 빨리 얻기 위해 부하용량 500 mg을 투여한다. 치료 시작 4-7일 후 혈소판 응집억제 최대효과가 나타난다. 일단 티클로피딘이 중지되면 출혈시간과 혈소판 기능은 2주내로 정상화된다. 주요 부작용은 출혈, 호중구감소, 무과립구증, 혈소판 감소성 자반증, 간의 아미노전이효소(aminotransferases)의 증가와 위장계 자극 등이다.

GP IIb/IIIa 수용체 길항제에는 압식시맵(ReoPro), 티로피반(Aggrastat), 엡티피바티드(Integrilin)가 포함된다(표 3-3). 이들 약물들은 혈소판 응집에 있어 공통적인 최종 경로인 GP IIb/IIIa 수용체를 억제하여 혈전 형성을 방해함으로써 혈소판 응집을 예방한다. 이 약물들은 모두 enoxaparin or unfractionated heparin과 함께 투여된다. Box 3-2는 GP IIb/IIIa 억제약물의 금기증을 보여준다. 이들 약물의 부작용에는 출혈, 혈소판 감소증, 뇌졸중 및 알러지 반응이 있다.

가이드라인에 의하면 최근 PCI를 시술받는 ACS 또는

표 3-3	Glycoprotein IIb/IIIa 길항제		
	적응증	용량	아스피린/헤파린요법병용
Abciximab	PCI 보조	PCI: 시술 10~60분 전 0.25mg/kg	병용함
	전통적 치료에 반응하지 않고 24시간 이내 PCI가 계획되어 있는 불안정성 협심증(USA)	IV bolus 후 12시간동안 0.125mcg/min IV주입 PCI 예정된 USA: 0.25 mg/kg IV bolus 후 18-24시간 10 mcg/min IV 주입, PCI 1시간 이후까지 지속.	
Eptifibatide	급성관상동맥증후군: 이상 Q파 없는 AMI, 불안정성 협심증 (PCI 받는 환자 포함) PCI	ACS: 180 mcg/kg IV bolus 투여 후 72시간 (또는 퇴원이나 CABG 시술)까지 2 mcg/kg/min을 IV infusion; PCI 시술을 받은 경우 PCI 후 18~24시간이나 퇴원시까지 최대 96시간까지 주입지속. 단, Cr 수치가 2~4mg/dL이면 1 mcg/kg/min으로 주입 용량감소 PCI: PCI 전 180mcg/kg IV bolus 후 2mcg/kg/min IV 주입; 첫번째 bolus 주고 10분 후 180 mcg/kg bolus IV 반복주입; 18-24시간 또는 퇴원시까지 주입 계속함. 단, Cr 수치가 2~4mg/dL이면 첫번째 bolus와 두번째 사이의 주입용량을 1g/kg/min으로 감소	병용함
Tirofiban	급성관상동맥증후군: 이상 Q파 없는 AMI, 불안정성 협심증 (PCI 받는 환자 포함)	30분간 0.4mcg/kg/min IV 주입 후 혈관조영술 또는 PCI 후 12-24시간 후까지 0.1 mcg/kg/min 정맥주입; 허혈성 증상을 보이면서 혈관조영술이나 형성술을 받지 않는 환자의 경우 48까지 주입지속; 중증 신부전 환자에서는 일반적 주입량의 1/2용량 투여	병용함

BOX 3-2
GP IIb/IIIa 길항제 사용의 금기증

- 내출혈
- 30일 이내 출혈성 경향
- 두 개내 신생물, 동정맥 기형 또는 동맥류
- 최근 뇌졸중
- 혈소판 감소증
- 대동맥 박리
- 최근 수술이나 외상을 입은 경우
- 중증 고혈압
- 심막염
- 다른 GP IIb/IIIa 길항제를 같이 사용하는 경우
- 투석환자 또는 혈중 크레아티닌 수치가 4.0 mg/dL 이상인 경우(eptifibatide)

NSTEMI 환자에게 GP IIb/IIIa 수용체 길항제를 권장하며, STEMI 환자에게는 PCI를 하기전에 압식시맵을 가능한 빨리 투여할 것을 권장한다.

2. 항부정맥 약물

항부정맥 약물은 정상 맥박을 회복하여 부정맥으로 인한 생명을 위협하는 결과를 예방하기 위해 사용된다. 대부분 약물은 심각한 부작용을 동반하므로, 이를 예방하기위해 주의해서 투여해야한다. 항부정맥 약물은 beta 수용체 차단, 소듐/포타슘/칼슘 통로차단 등 심근 활동전위에 미치는 효과에따라 분류된다. 약물의 작용기전은 복합적이며, 같은 분류에 속한 약물이라도 다르게 기능하기도 하고, 다른 분류에 속한 약물들의 기전이 중복되기도 한다

(표 3-4). 표 3-5는 중환자실에서 주로 사용되는 항부정맥 약물을 요약 제시한 것이다. 심장의 활동전위에 대한 더욱 상세한 정보는 1장을 참조하기 바란다.

1) Class I 항부정맥 약물

Class 1 부정맥들은 소듐이 세포내로 유입되는 것을 차단함으로서 세모막을 안정화시킨다. Class I 약물은 특정 약물의 작용과 활동에따라 더 세분화된다.

Class IA에는 퀴니딘(Quinidine), 프로카인아마이드(procainamide), 디소피라마이드(disopyramide)가 포함된다. 이들 약물은 단기간 부정맥을 치료하는데 효과가 있으나 QT간격을 지연시키면서 생명을 위협하는 부정맥을 유발할 수도 있다. 또한 심혈관계 약물들과 상호작용한다.

Class IB에는 리도카인, 메시레틴(mexiletine), 토카나이드(tocainide)가 포함된다. 리도카인은 심실부정맥 치료에 프로카인 아마이드에 비해 효과는 적으나 적용가능한 대치약물이지만, 더 이상 심실부정맥 예방에 일상적으로 투여되지 않는다.

Class IC에는 프레카이나이드(Flecainide), 모리시진(Moricizine) 및 프로파페논(propafenone)이 포함된다. 이들 약물은 부정맥을 유발하고 사망을 초래할 수 있기 때문에 흔히 사용되지는 않는다.

일반적으로, 연구결과에 따르면 Class I에 속하는 항부정맥 약물들은 효과가 없는 것으로 나타났다. 최근 경향으로는 심실성 부정맥은 Class II, III 항부정맥제, 심율동전환, 침습적 술기(ablative technique)나 이식형 제세동기 등을 통해 치료한다.

표 3-4 항부정맥 약물 분류

IA	Fast Na channel 억제, 자동성 감소, phase 0 억제, 활동전위 기간 연장	퀴니딘, 프로카인 아마이드 디소피라마이드
IB	빠른 소듐통로 억제, phase 0 약간억제, 활동전위 기간 단축	리도카인, 메시레틴
IC	빠른 소듐통로 억제, phase 0의 현저한 억제, 히스속 전도를 크게 늦추어 QRS 간격지연	프레카이나이드, 모리시진[IA와 IB 작용 추가], 프로파페논
II	Phase 4 탈분극 억제, 전도체계의 교감신경 흥분 차단	에스모롤, 프로파페논, 소타롤(Class III 효과 추가), 아세부토롤
III	포타슘 통로차단, phase 3 탈분극 연장, 활동전위 기간 연장	아미오다론, 프로프라놀롤, 소타롤[class III 작용 추가], 아세부토롤
IV	칼슘통로 유입억제, Phase 4의 탈분극 억제, Phase 1과 2에서의 재분극 연장	베라파밀, 딜티아젬

표 3-5 선택적 β-차단제

약물	적응증	용량	투여경로	EKG에 미치는 영향	주요 부작용
프로카인 아마이드	VT; VF; WPW증후군, 심방세동, 심방조동을 포함한 SVTs	IV: 분당 20mg 속도로 최대 17mg/kg 투여, 후 유지용량: 1~4mg/min, PO: 치료 용량 유지 위해 하루 최대 50mg/kg을 매 3시간마다 분할투여	IV, PO	→QRS, →QTI	IV 사용시 저혈압; lupus 증후군, 심정지, 심실세동, 발적, 열감, 방실차단, 다원성 심실 빈맥(torsades de pointes), 두통, 무과립구증
리도카인	VT, VF	1.0~1.5 mg/kg IV bolus투여; 0.5~0.75 mg/kg IV를 5-10분 간격으로 총 3 mg/kg까지 반복투여 할 수 있음 이후 1-4 mg/min으로 주입	IV; ETT (정맥로 확보되지 않으면) [2-4mg/kg]	없음	서맥, 시야 흐림, 저혈압, 진전, 어지러움, 이명, 발작, 의식수준 변화
플레카이나이드	구조적 심장문제없이 나타나는 AF, PSVT(AVNRT, AVRT); 생명을 위협하는 지속적인 VT	100-200 mg를 12시간 마다 PO 투여	PO	→PRO, →QRS, 0/→QTI	심실성 부정맥, 어지러움, 호흡곤란, 두통, 피로, 오심, 심계항진
에스모롤	AF와 심방조동을 포함한 SVT; 비보상성 ST	IV loading 용량으로 500μg/kg/min을 1분 동안 투여한 후 50μg/kg/min을 4분동안 IV infusion 반복IV loading은 5분 간격으로 50 mcg/kg/min 으로 치료효과가 나타나거나 최대 300 mcg /kg/min 까지 주입	IV	↓HR, 0/→PRI, 0/→QTI	저혈압, 오심, 발한, 어지러움, 두통, 하약감, 졸림, 심정블록, 기관지경련, 혈관외 유출로 인한 혈전정맥염
소타롤	생명을 위협하는 심실성 부정맥(VT, VF), 증상을 동반한 심방세동/조동환자의 동리듬 회복후 유지	80 mg 하루 2회 경구투여, 하루 240-640 mg까지 2-3회 분할투여 가능.	PO	↓HR, →PRI, 0/→QTI	서맥, 방실차단, 어지러움, 심부전, 기관지경련, 위통
이부틸리드	AF, 심방조동	1mg를 10분에 거쳐 정맥주입 (60kg 이하면 0.01 mg/kg). 10분후 용량 반복	IV	→QTI	저혈압, 다원성심실빈맥, 심실빈맥, 숙차단, 서맥, 오심
도페틸리드	AF, 심방조동, VT, 심실세동 율동전환후 유지	125-200 mcg 하루두번 경구투여 (creatinine clearance 고려할 것)	PO	→QTI	다원성 심실빈맥, 서맥
아미오다론	재발성 심실세동이나 다른 약물에 반응 없으면서 혈역학적으로 불안정한 VT; AF 및 정상리듬 유지; WPW 징후군을 동반한 SVT; AF 및 심후군을 동반한 SVT; AF 및	IV: 150 mg 10분에 거쳐 정맥주입: 360 mg 이후 6시간동안 주입: 540 mg 을 이후 18시간동안 주입. 유지용량은 0.5 mg/min 으로 주입. VF 또는 VT가 나타나면 추가로 150 mg을 10분에 거쳐 정맥주입 PO: 800-1600 mg 부하용량 매일 1-3주 간 복용,	IV, PO	→PRI, →QTI	방실차단, 심정지, 서맥, 저혈압, VT, 폐렴, 간결환, 갑상선기능 저하증 또는 항진증, 광감수성, 빛에 의한 피부염 푸른빛의 피부변색, 불체감, 검으이상, 오심, 구토, 변비, 시력장애, 식욕부진

약물	적응증	투여경로	용량	ECG 변화	부작용
베라파밀	심방조동에서 다른 약제에 효과가 없을 때 리듬 조절; WPW 증후군을 포함한 SVTs AF환자의 심실맥박수 조절, 심방조동	IV PO	이후 600-800 mg 매일 매일 1-3주 복용. 유지용량 100-400 mg/d IV; 5-10 mg 2분간 주입; 10mg을 30분후 주입 PO: 240-480mg/d 3-4회로 나누어 복용	↓HR →PRI	저혈압, 방실차단, 심부전, 서맥, 두통, 어지러움, 부종; 오심, 변비
딜티아젬	AF환자의 심실맥박수 조절, 심방조동; WPW 증후군을 포함한 SVT	IV (부정맥)	IV: 0.25 mg/kg 2분에 가져 주입; 15분 후 0.35 mg/kg 주입; 이후 5-15 mg/h로 24시간까지 주입	↓/0 HR →PRI	서맥, 심장차단, 부종, 저혈압, 오심, 어지러움, 홍조, 두통, 피로
아데노신	WPW 증후군을 포함한 SVT; 특발성 VT, VT, 조기흥분 가능성을 평가하기 위해 진단적으로 사용	IV	6mg IV 1-2초에 가져 주입후 식염수로 빠르게 flush 함; 1-2분후 12mg 투여가능; 두번째 12 mg 용량은 필요시 1-2분에 가져 주입	→PRI	얼굴 홍조, 어지러움, 두통, 서맥, 호흡곤란, 심장차단; 심정지, 흉통, 오심
아트로핀	증상이 있는 동성 서맥, 방실차단, 심정지, 서맥성 PEA	IV ETT (정맥로 확보되지 않은 경우) 1-2 mg	심정지 또는 PEA: 1mg IV push; 3-5분마다 반복 최대 0.04 mg/kg 까지 서맥: 0.5-1.0 mg IV매 3-5분마다 최대 0.04 mg/kg 까지 투여	↑HR	심계항진, 빈맥, 흐린시야, 구강건조, 미란변화, 오심, 소변정체
디곡신	AF의 심실 맥박 조절	IV PO	IV: loading 용량으로 0.4-0.6mg 투여 후 4~8시간 간격으로 0.1-0.3mg을 추가 투여; 유지용량은 0.125-0.5mg을 하루 1회 투여 PO: loading 용량으로 0.5-0.7mg 투여 후 6~8시간 간격으로 0.125-0.375mg을 추가 투여; 유지용량은 0.125-0.5mg을 하루 1회 투여	↓HR →PRI ↓QTI	심장차단, 서맥, 허약감, 독성, 부정맥, 식욕부진, 오심, 구토, 두통, 피로, 우울, 혼동, 환상

VF, 심실세동; ST, 동서빈맥; AF, 심방세동; BBB, 속지블럭; PEA, 무맥성 심장활동; HR, 맥박; ETT, 기관내삽관; ↑, 증가; ↓, 감소; →, 연장; ←, 단축; 0, 미세작용 또는 작용 없음

2) Class II 항부정맥 약물

β-차단제는 Class II 약물로 교감신경계 흥분을 방해하여 심박동수를 감소시키고, 방실결절 전도를 억제하고, 수축을 감소시키고, 심근의 산소요구도를 감소시킨다. 이들 약물은 안전성이 확립된 광범위한 작용을 하기 때문에 최근 널리 사용되는 최상의 항부정맥 약물이다. β-차단제는 급성심근경색(AMI)과 심부전(CHF) 후 급성 심장사 발생을 낮출수 있다고 알려진 유일한 약물이다.

β-차단제는 심장에 대해 선택적(β1 수용체 억제)약물과 비선택적(β1과 β2 모두 억제) 약물로 분류된다. β1 수용체를 억제하면 심박동이 감소, AV node를 통한 전도속도 지연, 심장기능 억제가 유발된다. β2 수용체를 억제하면 기관지수축, 혈관수축 및 글리코겐 분해를 유발한다. 표 3-6은 선택적인 β-차단제가 β수용체에 미치는 작용을 나타낸 것이다.

금기가 아니라면 β-차단제는 AMI, ACS, 심부전 증상여부에 상관없이 좌심실 기능부전이 있는 모든 환자들에게 평생 처방되어야 한다. 기타 적응증으로는 빈맥성 부정맥, 불안정 협심증, 고혈압과 심부전 등이다. 아세부토롤, 에스모롤, 프로프라놀롤과 소타롤이 부정맥 치료에 승인되어있다. 에스모롤과 소타롤을 제외한 모든 β-차단제는 고혈압 치료에 사용된다.

금기가 아니라면 β-차단제는 ACS 환자의 초기치료에 포함되어야 한다. 메토프로롤(Lopressor), 아테노롤 (Tenormin), 티모롤과 나도롤(Corgard)는 협심증에 승인된 반면, 메토프로롤과 아테노롤은 AMI 치료의 우선약물이다. 초기 용량은 정맥투여할 수 있으나, 이후에는 보통 구강으로 투여한다.

β-차단제는 중증의 천식이나 기관지수축, 중증의 만성 폐쇄성 폐질환, 심인성 쇼크, 심한 좌심실부전, 중증서맥(〈60회/분), 또는 2-3도 방실차단 환자에게는 금기 약물이다. 심장에 선택적인 β-차단제를 폐질환이 있는 환자에게 사용할 때는 주의해야 한다. 심장에 선택적인 β-차단제도 고용량에서는 선택성이 사라진다는 사실을 기억해야 한다.

β-차단제의 부작용은 서맥, 심장차단, 저혈압, 심부전, 기관지경련, 사지냉증, 불면증, 피로, 성욕감소와 우울 등이 있다. 약물 부작용을 경험하는 환자에게 다른 종류의 β-차단제로 변경하면 잘 반응하기도 한다.

3) Class III 항부정맥 약물

Class III 항부정맥제로는 아미오다론(amiodarone), 소타롤(sotalol), 이부틸리드(ibutilide), 도페틸리드(dofe-tilide)가 포함된다. 각각의 약물은 다른 Class III 약물들과 공유하지 않는 독특한 특성을 가지고 있기 때문에 각 약물이 가지고 있는 독특한 특성을 이해하는 것이 중요하다.

아미오다론은 심실빈맥, 심방세동과 조동의 치료제이다. 상급심폐소생술 알고리즘에는 아미오다론이 심실세동, 무맥성 심실빈맥, 넓은 QRS군을 동반한 빈맥, WPW(Wolff-Parkinson-White)증후군과 연관된 심방세동의 우선 치료 선택제로 제시되어있다. 아미오다론의 제한점은 작용 시점이 다양하고, 반감기가 길며, 견디기 힘든 부작용과 위험한 약물상호작용을 보이며, 만성질환 치료에 사용되는 경우 생명을 위협하는 합병증 위험이 있다는 것이다.

이부틸리드와 도페틸리드는 Class III에 새롭게 추가된 약물들로 심방세동과 심방조동에서 약물에 의한 율동전환에 사용된다. 도페틸리드는 칼륨의 금속유동채널(rapid potassium current channel)을 차단하여 활동전위기간과 불응기간을 연장시킨다. 이부틸리드의 정확한 작용기전은 불명확하다. 이들 약물은 QT 기간 연장과 다원성 심실빈맥(torsades de pointes)를 유발하기도 하지만 아미오다

표 3-6	선택적 β-차단제	
약물	심장-선택적	심장-비선택적
아세부토롤	X	
아테노롤	X	
베타소롤	X	
비소프로롤	X	
카베디롤		X
에스모롤	X	
라베타롤		X
메토프로롤	X	
나도롤		X
핀도롤		X
프로프라놀롤		X
소타롤		X
티모롤		X

론이나 소타롤에 비해 전신 부작용이 적게 나타난다.

4) Class IV 항부정맥 약물

Class IV 항부정맥제인 베라파밀(verapamil)과 딜티아젬(diltiazem)은 칼슘통로차단제로 동방결절과 방실결절의 자동성을 감소시키고, 전도속도를 늦추며, 방실결절의 불응기를 연장시킨다. 이 약물들은 심근수축 억제 작용과 모세혈관 확장효과가 있으며, 항혈소판 작용과 항허혈 작용도 있다. 칼슘통로차단제는 주로 협심증, 고혈압, 상심실성 빈맥(SVT) 치료에 적용된다. 베라파밀과 딜티아젬은 일반적 형태의 VT나 중증 동성 빈맥, 동기능부전증후군, 심방세동을 동반한 WPW 증후군, 디곡신 중독, 저혈압, 심부전, AV 전도 결손, 및 중증 동맥협착증에는 금기 약물로, 급성심근경색(AMI)의 표준치료 약물은 아니다. 부작용으로는 저혈압, AV차단, 서맥, 두통, 어지러움, 말초 부종, 오심, 변비 및 홍조 등이 있다.

칼슘통로차단제는 AMI로 인한 사망률을 낮추지는 못하며, 일부에서는 약물이 부정적 효과를 초래할 수 있다. 일반적으로 AMI 치료상황에서 β-차단제가 금기상황이거나 최대용량을 투여했는데도 효과가 없을 때만 칼슘통로차단제가 치료대안으로 고려된다.

5) 미분류 항부정맥 약물

아데노신(adenosine)은 AV 결절을 통한 전도속도를 감소시킴으로써 좁은 QRS복합체를 동반하는 발작성 상심실성 빈맥(PSVT)을 정상 리듬으로 효과적으로 전환시키는 1차 항부정맥제이다. 아데노신은 SA 결절과 AV 결절의 재진입으로 인해 발생하는 부정맥에는 효과적이지만, 심방세동이나 심방조동, 심실빈맥(VT)은 정상리듬으로 전환시키지 못한다. 또한 VT과 SVT를 구별하기 위해 사용되며, 드물게 나타나는 특발성 VT 치료와 WPW 증후군을 의심하는 환자에서 잠재적 조기흥분을 밝혀내기 위해서도 사용된다. 아데노신을 6mg 빠르게 정맥투여한 후 식염수를 주입한다. 6mg 용량으로 효과가 없으면 12 mg을 두번 투여할 수 있다. 아데노신의 반감기는 10초 미만이기 때문에 부작용도 빠르게 사라진다.

황산마그네슘(Magnesium sulfate)은 다원성 심실빈맥(torsades de pointes)를 위한 선택약물이다. 마그네슘은 또한 불응성 VT, 심실세동, 및 디지탈리스 중독으로 인한 생명을 위협하는 부정맥 치료에도 사용된다. 약물의 작용기전은 명확하지 않으나, 칼슘채널을 차단하는 성질이 있으며 나트륨 및 칼륨 채널을 억제한다. 심폐정지 환자에서 사용하는 용량은 1~2g을 5DW 10cc에 희석하여 IV 주입한다. 부작용으로는 저혈압, 오심, 반사 감소, 및 홍조 등이 나타난다.

아트로핀은 부교감신경 억제제로 증상이 있는 서맥과 AV 결절의 전도가 느려진 부정맥을 위한 1차 약물이다. 아트로핀은 또한 무수축이나 서맥성 무맥성 전기활동(PEA) 치료에 사용된다. 아트로핀은 미주신경 홍분 효과를 감소시키기 때문에 맥박을 증가시키고 심장기능을 향상시킨다. 맥박이 빨라지면 심근의 산소 소모를 증가시키고 허혈을 악화시키기 때문에 허혈성 심질환 환자에게 투여할 때는 맥박을 과도하게 증가시키지 않는 것이 중요하다.

디곡신(Lanoxin)은 항부정맥 및 서맥성 작용을 가진 경미한 근수축성 약물이다. 디곡신은 Na-K 펌프를 억제하여 세포내 Na를 증가시킨다. 증가된 Na는 Ca의 유입을 증가시켜 궁극적으로는 심근 수축을 증가시킨다. 디곡신은 또한 부교감신경계를 활성화시켜 맥박을 감소시키고 방실결절 억제를 강화시킨다. 디곡신은 심부전과 만성 심방세동을 동반한 환자치료에 우선적으로 처방된다. 또한 디곡신은 심방세동/조동과 연관되어 나타나는 빠른 심실반응을 조절할 수 있으며, 심부전을 동반하기 않은 환자에게 베라파밀, 딜티아젬과 베타차단제와 병용해서 투여한다. 디곡신은 발작성 심방세동, 급성 SVT나 급성 좌심실부전의 치료제로 사용되지 않으며, 심실수축성 치료제와 병용하지 않는다.

디곡신의 투여용량과 혈중 치료 농도는 논란의 대상이 되고 있으나, 부하용량은 일반적으로 투여하지 않는다. 대부분 환자들은 디곡신 저용량에서 효과가 나타나며, 이 경우 독성위험도 적다. 디곡신 독성은 흔히 나타나며 심각한 부정맥을 초래한다. 일반적 용량은 환자의 진단, 증상, 동반질환, 연령, 치료에 대한 반응 및 혈중농도를 고려하여 정해진다. 심부전 환자에서 디곡신의 치료적 농도는 0.5~1.0 ng/mL로 제시되고 있으며, 부정맥 치료에는 0.8~2 ng/mL가 권장된다.

디지탈리스 중독으로 나타나는 증상이나 증후에는 심계항진, 기절, 부정맥, 디곡신 수치 상승, 식욕부진, 구토, 설사, 오심, 피로, 착란, 불면증, 두통, 우울, 어지럼움, 안면통증, 및 시야채색 또는 시야흐림 등이 있다. 퀴니딘, 베라파밀, 아미오다론, 캡토프릴, 딜티아젬, 에스모롤, 인도메타신, 퀴닌 또는 이부프로펜과 함께 투여할 경우 디지탈리스 수치가 상승할 수 있다.

저칼륨혈증, 저마그네슘혈증 또는 갑상선 기능저하증이 있는 환자에서는 디지탈리스 중독이 쉽게 발생하는 경향이 있다.

3. 근수축성 약물(Inotropes)

심혈관계 기능은 자율신경계의 두 영역인 교감신경계와 부교감 신경계에 의해서 조절된다. 아드레날린 수용체(adrenoreceptor)의 자극은 다양하게 나타나므로 각 약물이 어떤 수용체를 자극하는지 이해하는 것이 중요하다(표 3-7).

근수축제는 심근 수축력과 심박출량을 증가시키기 위해 투여된다. 도파민, 도부타민, 에피네프린, 이소프로테레놀, 노에피네프린과 같은 교감신경흥분제와 phosphodiesterase억제제인 밀리논 등이 있다. 이들 약물들은 심실의 기능 부전이나 심인성 쇼크 환자에게 주로 사용된다. 심실 수축 증가는 1회 박출량, 심박출량, 혈압, 관상동맥 관류를 증가시킨다. 심실이 더욱 완전히 비워지면 심실 충만압, 전부하, 및 폐울혈이 감소한다. 그러나, 수축력과 심장 박동수가 증가하면 심근의 산소 요구량도 증가하게 된다. 심근의 산소 공급-수요량의 불균형이 생기면 심근 허혈이 일어날 수 있다. 간호사는 환자의 허혈이나 협심증

또는 부정맥이 나타나는지를 잘 감시해야 한다.

1) 도파민

도파민은 가장 많이 사용되는 근수축성 약물로서, 고혈압, 심박출량 감소 및 핍뇨를 유발하는 질병이 있는 환자에게 투여한다. 도파민은 도파민 수용체, 베타 아드레날린 수용체 및 알파 아드레날린 수용체에 직접 작용하여 교감신경계 말단에서 노에피네프린 분비를 증진시키는 역할을 한다. 도파민은 정맥으로 지속주입하며, 원하는 효과에 이를 때까지 용량을 조정한다. 투여용량이 3-10 mcg/kg/min 일때 심근 수축력이 증가한다. 고용량에서는 현저하게 혈관수축을 초래하여 혈압을 상승시키게 된다. 도파민은 중심 정맥관을 통해 투여하는데, 약물 분포를 향상시키고 국소 혈관수축과 조직괴사를 초래할 수 있는 혈관 내 약물 누출을 방지하기 위함이다. 부작용으로는 빈맥, 심계항진, 부정맥, 협심증, 두통, 오심, 구토, 고혈압 등이 있다.

2) 도부타민

도부타민은 베타1 수용체에 작용하여 심근의 수축력을 증가시키며, 또한 베타2 수용체와 알파1 수용체도 자극하여 약간의 혈관확장효과를 초래한다. 도부타민은 심장 수술 후에 사용되며, 심장검사를 위한 스트레스 시술 시에도 사용되고, 심부전, 쇼크, 또는 기타 심근 수축력 약화시키거나 심박출을 감소시키는 질환의 경우에 사용된다. 도부타민의 권장용량은 2~20 mcg/kg/min으로 지속적으로 정맥주입한다. 부작용은 빈맥, 부정맥, 심한 혈압 변동, 두통, 오심 등이다.

표 3-7	심혈관 기능에 영향을 미치는 아드레날린 수용체	
수용체	**작용위치**	**흥분 결과**
Beta$_1$	심장	강한 근수축작용 및 수축시 활동
Beta$_2$	기관지 평활근	기관지 확장
Alpha$_1$	혈관 평활근	혈관 확장
Alpha$_2$	AV node	강한 자극전도작용
dopaminergic	혈관 평활근	혈관 확장
	심장	약한 근수축작용 및 수축시 활동
	시냅스 전부의 교감신경 말단	노에피네프린
	신장 및 내장 혈관	분비 억제
		신장 및 내장 혈관

3) 에피네프린

에피네프린은 알파1, 베타1, 베타2 수용체를 자극하며, 심정지, 증상을 동반한 서맥, 심한 저혈압, 아나팔락시스나 쇼크 등과 같은 다양한 임상증상에 사용된다. 중환자실에서 에피네프린은 중심 정맥관을 통해 지속적으로 IV 주입하거나, IV bolus, 혹은 기관내 삽관을 통해 투여된다. 1~2 mcg/min로 지속적 정맥투여를 하는 경우 베타1 수용체를 자극하여 맥박과 심근 수축력을 증가시킴으로서 심박출량을 높이게 된다. 고용량에서는 알파 수용체를 자극하게 되어 심한 혈관수축, 혈압 및 전신적 혈관저항 상승을 초래하게 되고, 신장 및 내장의 혈류를 감소시킨다. 에피네프린은 부정맥, 빈맥, 뇌출혈, 폐부종, 두통, 어지럼증, 안절부절함, 심근 경색, 또는 협심증을 일으킬 수 있다.

에피네프린 대신 최근 바소프레신이 쇼크에 반응 없는 심실 세동이나 무수축, 무맥성 전기활동(PEA)의 치료에 사용된다. 바소프레신은 강력한 혈관 수축제로서 평활근 수축을 증가시키고 말초혈관저항을 증가시킨다. 심폐정지환자에게 투여되는 용량은 40 U로 정맥 투여한다. 이 약물은 정맥주입으로도 투여될 수 있다. 부작용은 부정맥, 심근 허혈, 협심증, 심근 경색, 경련, 어지럼증, 발한, 수분중독 등이다.

4) 이소프로테레놀

이소프로테레놀은 베타1, 베타2 수용체를 자극하여 심근 수축력, 심박출, 심장박동, 혈압을 증가시킨다. 최근에는 주로 심장 이식수술 후에 심장박동수를 증가시키기 위해 사용되고 있다. 다른 적응증으로는 불응성 다원성 심실빈맥(torsades de pointes), 베타 차단제 남용, 증상을 동반한 서맥 등에서 외부 심박동기 적용이 불가능한 경우 이소프로테레놀이 투여된다. 0.5~10 mcg/min 용량으로 지속적으로 정맥주입한다. 이소프로테레놀의 부작용은 부정맥, 빈맥, 심계항진, 심근 허혈, 저혈압, 폐부종, 기관지수축, 두통, 오심, 발한 등과 같이 매우 다양하게 나타난다.

5) 노에피네프린

노에피네프린(Levophed)은 주로 알파1 수용체에 영향을 주어 말초 혈관 수축, 혈압 상승, 및 전신 혈관 저항 증가를 유발한다. 증가된 SVR(말초혈관저항)은 사실상 심근의 산소요구와 작용을 증가시켜 결국 심박출량을 감소시키게 된다. 노에피네프린은 심인성 쇼크 환자, 말초혈관저항(SVR) 감소를 동반한 심한 저혈압 환자에게 사용된다. 투여 용량은 2~12 mcg/min으로 지속적으로 정맥주입한다. 부작용으로는 빈맥, 서맥, 부정맥, 두통, 고혈압, 혈관 누출로 인한 조직 괴사 등이다.

6) 밀리논 (Primacor)

인산 디에스테르 가수분해효소(phosphodiesterase) III 억제제인 밀리논은 cyclic adenosine monophosphate를 분해하는 효소를 억제함으로써 수축력, 정맥확장 및 동맥확장을 일으킨다. 심실충만압(ventricular filling pressure)을 감소시키고 동맥압을 서서히 감소시키는 경향이 있지만 심장 박동수에는 크게 영향을 미치지 않는다. 밀리논은 급성 심부전의 단기치료에 주로 사용한다. IV bolus로 투여할 경우 50 mcg/kg로 10분간에 거쳐 투여하며, 이후 0.375~0.75 mcg/kg/min으로 유지한다. 부작용에는 저혈압, 두통, 기관지경련, 심실성 부정맥, 혈소판감소증이 있다.

4. 혈관확장제

혈관확장제는 전부하(preload)와 후부하(afterload)를 모두 감소시킨다. 전부하는 심실충만의 마지막 단계에서 심실 근육을 늘이는 팽창력(distending force)으로, 늘어나는 힘이 크면 클수록 수축력은 증가한다. 그러나 세포가 너무 과하게 늘어나면 수축력은 오히려 감소하게 된다. 후부하는 심장이 내용물인 혈액을 품어내는 활동에 반대작용을 하는 힘이다. 후부하가 너무 낮으면 혈압과 조직 관류가 낮을 수 있으며, 반대로 후부하가 너무 높으면 심장에 부담이 증가된다.

1) 질산염(Nitrates)

심장 허혈이나 심근 경색 환자들은 전부하와 후부하가 증가되어 있는데, 이는 심장을 더욱 힘들게 한다. 질산염(nitrates)은 말초혈관을 확장시켜 심장으로의 정맥 귀환을 감소시켜 전부하를 감소시킨다. 이들 약물은 관상동맥확장을 증진시키고, 측부순환 혈류를 증가시키고, 혈소판 응집을 감소시키고, 경색부위로 관류를 증가시키고, 심근의 산소 요구량을 감소시켜 결국 허혈과 흉통 및 경색부위를 감소시키게 된다. 질산염은 혈압을 감소시키고, 증가되었던 폐혈관저항을 감소시키며, SVR을 감소시키고, 중심정맥 및 폐모세혈의 쐐기압을 감소시킨다. 고용량에서는 질산염은 동맥확장효과를 주게 되어 후부하도 감소시킨다.

질산염은 급성 협심증에 사용되는데, 대규모의 급성 전벽 경색, 급성 및 만성심부전으로 인한 AMI, 급성 폐부종이나 고혈압, 다른 치료약에 반응하지 않는 협심증과 노력성 협심증의 예방적 치료에도 사용한다. 니트로글리세린은 심근경색에서 심실세동의 역치를 올리는 것으로 알려져있다. 질산염의 정맥투여에 대한 금기증은 저혈압, 교정되지 않은 저혈량, 비대성 폐쇄성 심근병증, 심장압전(pericardial tamponade) 등이다. 우심실의 AMI가 의심될 때는 심박출량과 혈압을 유지할 수 있도록 충분한 정맥환류가 요구되는 상황이므로 질산염 사용에 매우 세심한 주의가 요구된다. 실데나필(Viagra), 바데나필(Levitra)이나 타다라필(Cialis)를 복용하는 환자들은 약물 상호 반응으로 생명에 위험한 저혈압을 일으킬 수 있으므로, 반드시 복용 후 24시간이 지나서 질산염을 투여해야 한다.

질산염은 다양한 형태로 제공된다. 중환자실에서는 IV, 설하, 외용으로 사용할 수 있다. 니트로글리세린 정맥 점적 주입은 5~20 mcg/min으로 시작하여 200 mcg/min까지 5~15분마다 증가시킬 수 있다. 협심증을 치료하거나 예방하기 위해 사용할 때에는 0.3~0.6 mg을 혀 밑에 넣고 5분 간격으로 두 번 사용할 수 있다. NTG 연고의 통상 사용량은 8시간마다 1~2인치로 사용하는데, 처음에는 0.5인치로 시작하고 원하는 효과가 나올 때까지 점차 증량하여 사용한다.

질산염의 부작용은 두통, 저혈압, 실신, 빈맥 등이다. 항협심증, 혈액순환 및 항혈소판 효과에 내성이 생길 수 있는데 특히 지속적으로 사용하거나 고용량으로 사용할 경우 발생할 수 있다. 그러나, 최소 12시간 정도 질산염을 투여하지 않는 기간을 주어 용량을 조절하면 이러한 내성이 발생하는 것을 예방할 수 있다.

2) 니트로프루시드 소디움(Sodium Nitroprus-side)

니트로프루시드 소디움은 강력한 동맥 및 정맥의 혈관 확장제로, 심한 좌심실부전, 관상동맥 우회술 후 발병한 고혈압, 고혈압 위기, 대동맥 박리 치료에 사용한다. 이 약물은 SVR를 감소시키고 심박출량을 증가시킨다. 통상적으로 사용하는 IV 점적주입 용량은 0.5~10 mcg/kg/min이지만, cyanide 독성을 예방하기 위해서는 최고 용량은 10분 이상 주지 않는 것이 좋다. 효과에 따라 용량을 적정하게 유지(titration)시키게 되지만, 만약 약물투여 후 10분이 경과하여도 혈압이 반응하지 않으면 약물투여를 중단한다. 니트로프루시드는 빛에 민감하기 때문에 수액병을 불투명 제재로 완전히 차단해야 한다. 부작용으로는 저혈압, 심근 경색, 오심, 구토, 복통, 시안화물 독성이 있다.

3) 네시리타이드(Nesiritide)

네시리타이드는 B형 나트륨이뇨펩티드의 재조합형 약물로 체액과다와 심실벽의 스트레스 증가에 반응하여 좌심실에서 분비되는 호르몬과 동일형태이다. 정맥과 동맥 혈관확장제로서 네시리타이드는 전부하와 후부하를 감소시키고 심박동수를 높이지 않은 상태에서 심박출량을 증가시킨다. 네시리타이드는 휴식이나 적은 활동에도 호흡곤란을 동반하는 급성 심부전에 사용되며, 자주 정맥투여형 이뇨제와 병용한다. 용량은 2 mcg/kg/min으로 bolus 투여후 0.01~0.03 mcg/kg/min으로 정맥 주입한다. 금기증은 심인성 또는 분배성 쇼크를 포함해서, 판막정체, 수축성 심낭염, 제한적 또는 폐쇄성 심근병증이다. 부작용은 저혈압, 서맥, 심실성부정맥, 협심증, 어지러움과 무호흡 등이다. 네시리타이드는 헤파린 코팅된 카테터로 주입할 수 없으며, 프로스마이드(Lasix), 인슐린, 하이드랄라진, 에나프릴과 부메타나이드 등이 혼합된 정맥으로는 투여하면 안된다.

5. 안지오텐신 전환요소 억제제

안지오텐신 전환요소 억제제(ACEIs)는 심부전, 고혈압, 좌심실 부전을 동반하거나 동반하지 않는 AMI, 무증상의 좌심실 기능부전 등에 사용된다. AMI, 뇌졸중, 심혈관계 사망 고위험 환자의 이환율과 사망률을 줄이는 데에도 사용된다. 금기인 경우를 제외하고, ST 상승이 있는 전벽 AMI, 폐울혈이나 좌심실박출율이 40%미만의 심부전 환자들은 입원 후 24시간이내에 안지오텐신 전환요소 억제제를 투여하여야 한다.

안지오텐신 전환요소 억제제는 안지오텐신 I이 강력한 혈관수축제인 안지오텐신 II로 변환되는 것을 차단하고, 알도스테론 합성을 감소시키고, 섬유소 용해작용을 증진시킨다. 그 결과 심박출량을 증가시키고, Na 정체, 혈압, 중심정맥압, SVR, 폐혈관 저항 및 폐모세혈관 쐐기압을 감소시킨다. 1980년대 후반과 1990년대 초반에 실시된 수많은 실험연구 결과에 의하면 안지오텐신 전환요소 억제제는 심부전을 예방하고, 심부전으로 인한 입원율을 감소시키며 사망률을 낮추는 것으로 나타났다.

모든 안지오텐신 전환요소 억제제는 임신, 혈관부종, 기존에 고혈압이 있는 경우에 금기이며, 신부전이나 고칼륨혈증 환자들에서는 조심스럽게 사용해야 하는 약물이다. 안지오텐신 전환요소 억제제의 부작용으로는 저혈압, 어지럼증, 혈관부종, 기침, 두통, 피로, 오심, 구토, 설사, 고칼륨혈증 및 신장기능부전 등이 있다.

6. 항고지방혈증 약물

심혈관질환자 치료에서 콜레스테롤 감소는 매우 중요한 부분이다. 환자들은 약물요법을 시작하기 전에 식습관과 생활습관을 변화시키도록 권장된다. 고지혈증의 약물학적 관리는 관상동맥질환의 이환율과 사망률을 감소시킨다. 최근 연구결과에 의하면 강도높은 statin 치료요법을 통해 관상동맥의 죽상경화과정을 감소시킬수있는 것으로 나타났다. 항고지혈증 치료의 일차 목표는 저밀도 지단백(LDL) 콜레스테롤이다. LDL 콜레스테롤의 치료목표는 (1) 하나이하의 위험인자를 가지고 있는 경우 160 mg/dL, (2) 두개이상의 위험인자를 가진 경우 130 mg/dL, (3) 관상동맥질환이나 당뇨, 뇌졸중, 말초혈관질환이 있는 경우에는 100 mg/dL 이하를 유지하는 것이다. 고위험환자의 경우에는 LDL 콜레스테롤 수치를 70 mg/dL 미만으로 유지하도록 권장된다.

총 콜레스테롤 수치는 200 mg/dL 이하가 바람직하며, 고밀도 지단백(HDL) 콜레스테롤이 40 mg/dL 미만이면 목표보다 낮은 것으로 고려된다. LDL 콜레스테롤을 낮추는 약물요법이 권장되는 상황은 (1) 하나 이상의 위험인자가 있고 LDL이 190 mg/dL 이상, (2) 두개이상의 위험인자가 있고 LDL 130 mg/dL 이상, (3) 관상동맥질환 병력이 있으며 LDL 100 mg/dL 이상인 경우이다. 약물요법은 중성지방이 200 mg/dL 이상일때도 추천된다. 또한 중성지방이 경계선 (150-199 mg/dL)에 있고 관상동맥질환 병력이 있는 경우 HDL 콜레스테롤을 높이는 약물치료를 시작할 수 있다.

항고지방혈증 약물은 4가지로 분류된다.

- Hydroxymethylglutaryl coenzyme-A(HMG_CoA) reductase 억제제는 총콜레스테롤 생합성 과정에서 반응속도를 결정하는(rate-limiting) 효소를 억제함으로써 콜레스테롤과 LDL 콜레스테롤을 감소시키고, TG를 감소시키고, HDL 콜레스테롤을 증가시킨다.

- 니코틴산(Nicotinic acid)은 지방 조직의 지방분해를 억제하고 VLDL의 간내 생성을 억제하여 콜레스테롤, TG, VLDL, 및 LDL을 감소시키고, HDL을 증가시킨다.

- 담즙산 제거 수지제는 장내에서 담즙산과 결합하여 대변으로 배설되는 비용해성 복합체를 형성한다. 담즙은 흡수되지 않기 때문에 궁극적으로 콜레스테롤로부터의 담즙산의 간내 합성을 증가시키게 되며, 약간의 TG 수치 증가는 그 증거가 될 수 있다. 그러나 청소율 증가로 인해 혈장내 총콜레스테롤과 LDL 콜레스테롤은 감소하게 된다.

- Fibrates는 말초의 지방 분해를 억제하고 간내의 유리 지방산의 배출을 감소시켜 TG 생성을 감소시키게 한다. 이러한 약물들은 총콜레스테롤, TG, 및 초저밀도 지단백(VLDL)을 감소시키고 HDL 콜레스테롤을 증가시킨다.

엑제티마이브(Zetia)는 콜레스테롤 흡수 억제제로 콜레스테롤의 장내흡수를 선택적으로 억제한다. Statin 제제와 병용하면 LDL 콜레스테롤을 더욱 효과적으로 낮출 수 있다.

혼합 약물들이 최근 선호되고 있으므로 간호사는 약물에 어떤 성분을 포함되었는지 파악하여야 한다. 예를 들어 아스피린과 프라바스타틴(Pravachol), 로바스타틴(Mevacor), 확장 분비형 나이아신, 엑제티마이브(Zetia)와 심바스타틴(Zocor)이 혼합형으로 가능하다. 미래의 혼합형 약물 형태에는 하나의 알약에 스타틴과 ACE 억제제, 아스피린이 혼합될 수도 있다.

II. 경피 관상동맥 중재술과 경피 경관 관상동맥 성형술

1. 경피 관상동맥 중재술

1) 역사적 배경

미국에서 심혈관질환은 사망원인 1위인 질환이다. 미국심장협회는 미국인의 8천만명 이상이 하나 이상의 심혈관 질환을 가지고 있으며, 해마다 503억불 이상의 의료비용이 지출되는 것으로 추정하고 있다.[1] 관상동맥질환에 대한 시술에서 중요한 첫 진보는 1967년에 시도된 대동맥 우회술이다. 그 이후 관상동맥 우회술(Coronary artery bypass graft, CABG)은 많은 CAD 환자의 치료에 기여했다. 1977년 스위스의 A. Gruentzing은 관상동맥의 좌전하행지 협착병변에서 경피 관상동맥확장술(percutaneous transluminal coronary angioplasty, PTCA)을 성공적으로 시행하여 관상동맥 협착질환 치료에 새로운 장을 열었다.

1970년대 후반이후, 관상동맥 질환의 치료기술은 경피 관상동맥확장술 이상으로 발전되었다. 오늘날 경피 관상동맥 중재술(Percutaneous coronary intervention, PCI)이라는 용어는 PTCA, Laser angioplasty, atherectomy, stents brachytherapy, percutaneous myocardial vascularization, gene therapy for myocardial angiogenesis를 포함한 덜 침습적인 관상동맥질환의 치료법을 지칭한다.

Dotter와 Judkins는 1964년에 말초혈관 질환을 치료하기 위해 큰 도자를 서서히 삽입하고 혈관의 협착을 풍선을 이용해 기계적으로 확장시키는 PTCA를 소개했다. 이 후에 Gruentzig는 도자의 끝에 polyvinyl 풍선을 달아 좁아진 혈관을 통과한 후 풍선을 확장시키는 방법으로 변형하였다. 이는 Dotter와 Judkins의 접근법에 비하여 부드러운 내강 표면 손상이 적었기 때문에 혈관파열, 내막하파열, 색전증 같은 합병증의 위험을 감소시켰다. 처음에 Gruentzig는 이 기술을 말초혈관 병변에만 적용을 했었지만 500회 이상 성공적 시술 후에 관상동맥 분지내에 사용하기 위하여 더 작은 확장 카테터를 고안하여 관상동맥 협착이 있는 개에게 충분히 실험을 한 후에 1977년 처음으로 사람에게 시술하였다.[2]

지난 30년간 PCI 기술과 장비의 발달로 PCI는 현재 관상동맥질환자들의 1차 치료가 되었다. PCI는 관상동맥이 폐색된 환자에게 CABG의 대체치료로 사용되는 비수술적 시술이다. 성공적인 PCI는 심근허혈을 완화시키고 협심증을 회복시키며 심근괴사를 막을 수 있다. PCI는 검증된 시술로서 거의 모든 다른 관상동맥내 중재의 기본이 된다. PCI 중, PTCA의 경우 시술동안 동축의 도자시스템(coaxial catheter system)이 관상동맥 안으로 삽입되고, 관상동맥 협착 부위로 진입된다. 다음으로 도자에 있는 풍선을 확장시켜 팽대부를 통하여 혈류를 향상시키고 내경을 확장시킨다. 30~300초 범위에서 수차례 풍선을 이용한 확장술이 시행될 수 있다.

2) 생리학적인 원칙

성공적인 확장을 이끄는 과정은 복잡하고 명확하게 정의하기가 어렵다. PTCA가 혈관벽을 늘이는 과정에서 비탄력적인 동맥경화반이 떨어져 나오고, 혈관내막, 중막이 절단되는 것이 혈관조영적 평가와 동물 및 인간 조직학적 연구에서 확인되고 있다. 이러한 일부 혈관 내강의 절단은 성공적인 확장을 위해 필요할 지 모른다.

3) PCI와 CABG의 비교

관상동맥 질환자에서 CABG의 대안적인 치료로써 PCI는 비용, 입원기간, 시술 후 환자의 수용력, 성공율, 위험성의 면에서 효과가 보고되고 있다.[3]

처음으로 PCI를 받은 환자와 CABG를 받는 환자의 사망율은 어느정도 비슷하다. 2007년 국가의료비 자료에 의하면 PCI 를 받는 환자의 병원내 사망률은 0.80%인 반면, CABG 환자들의 병원내 사망률 1.95% 이었다.[1] CAD가 진행되면서 PCI나 CABG를 다시 받아야 하는 경우에는 CABG의 합병증과 사망율이 PCI 보다 훨씬 높다. BARI (Bypass Angioplasty Revascularization Investigation, BARI) 연구에서 7년간 생존율을 분석한 결과에 의하면 당뇨환자의 경우 CABG(76.4%)가 PTCA(55.7%)보다 생존율이 높은 것으로 나타났다. 하지만, 당뇨환자가 아닌 경우 생존율에는 PTCA(86.8%)와 CABG(86.4%)가 큰 차이가 없다.[4,5] 다수 혈관에 침범된 관상동맥질환자의 3년 사망률을 분석한 자료에 의하면 CABG와 스텐트를 이용한 PCI를 받는 환자의 사망률이 유사하였다.[6,7]

성공적인 PCI는 심근경색이나 병원내 사망없이 혈관 내강 협착을 중요하게 감소시키는 것을 의미하며 환자의 혈관조영과 임상양상의 중증도에 따라 차이가 있지만 80~100%에 이른다. Bentivoglio 등의 연구에서 2년간 누적 생존율은 안정형, 비안정형 협심증이 있는 환자에서 96%와 95%이었으며, 심근경색이나 CABG가 없는 생존률은 각각 79%와 76%였다.[8] O'keefe 등의 연구에서 다혈관 PCI 환자의 보험통계상 생존율은 1년에 97%, 5년에 88%였다.[9] Dorros 등은 PTCA 7년후 단일혈관 성형술 환자의 생존율은 90%, 다혈관 성형술 환자의 생존율을 95%로 보고했다.[10] 스텐트를 삽입한 환자들의 장기생존율은 92%~97%로 보고되고 있으며,[7,11] 약물용출성 스텐트를 삽입한 환자의 장기생존율은 아직 보고되지 않았다.

관상동맥 수술연구(the Coronary artery Surgery Study)에서 CABG후 이식 혈관의 개방성은 2개월에 90%, 18개월에 82%, 5년에 82%이었으며, 10년간 생존율은 82%였다.[12] 재협착이나 개방성에 관한 보고는 PCI와 CABG에서 아주 다르다. PTCA 후 6개월내 20~30%에서 재발이나 재협착이 있다. 관상동맥내 금속스텐트 삽입은 부가적으로 5~10% 재협착 발병을 감소시킨다. 약물용출성 스텐트(DES)를 삽입한 경우에는 추가적으로 재협착 위험이 약 2% 감소된다.[13-15] 최근에는 DES 삽입후 후기 재협착을 의미하는 후기소실(late loss)가 보고 되고 있다. 반면에 CABG 후 평균 폐색율은 대략 첫 5년간 18%, 5~10년간은 4~5%이다.[7]

수술과 비교해 볼 때 PTCA는 비침습적인 시술이라는 장점이 있다. 확장을 기다리는 것이 수술을 기다리는 것보다 정서적 스트레스가 덜하다. 그러나 이런 불안감소 효과는 만일 혈관성형술이 실패하여 응급수술을 해야 하는 상황이 발생한다면 사라지고 만다. 이로 인한 심리적 충격은 매우 크나, 이런 경우는 비교적 적다.

합병증이 없다면 PCI는 입원기간이 8~24시간인 반면 CABG는 3~7일 정도 필요하다. PTCA의 평균비용은 PTCA 평균 입원 기간이 짧고 심도자실에서 국소마취를 시행하기 때문에 사실상 CABG보다 낮을지도 모른다. 그러나 다음 요소들은 PCI의 비용을 증가시킨다.

- 시술중 합병증 발생으로 응급수술이 필요한 경우 (예, 관상동맥 천공, 급성 폐쇄)
- 병변재발, 재확장이나 우회술이 요구될 때
- 병변제거를 위해 다양한 장치가 필요한 경우
- 항응고제 요법이나 혈관접근과 관련된 합병증이 발생한 경우
- 장기적 항응고요법 또는 항혈소판 치료

PTCA의 장점요소는 CABG와 비교해서 시술 후에 직장 복귀율이 높다는 것이다. CABG 환자는 6-8주 후에 직장에 복귀할 수 있는 반면, PTCA 환자는 시술후 5-7일에 가능하다. 또한 PCI와 CABG 모두 삶의 질이 비슷하지만, CABG 후 우울발생이 흔하다.[16] 결론적으로 CABG에 비해 PCI는 사망율과 이환율의 감소, 짧은 회복기, 비용이 감소 등의 장점을 가진다.

4) PCI와 CABG 선택을 위한 진단적 검사

PCI와 CABG를 결정을 하기 전에 관상동맥 부전에 대한 모든 객관적 자료가 수집되어야 한다. PCI전과 후에 사용되는 비침습적 검사로 트레드밀 운동부하 검사(standard treadmill stress testing), 탈륨 스트레스(thallium stress), 재분포 심근 영상검사(redistribution myocardial imaging)가 있다. 이런 검사들은 심장에 부담을 주는 상황에서 나타나는 심근의 허혈부위를 찾는데 도움을 준다. 간호사가 환자의 진단과 관련증상, 중재적 혈관성형술 이유에 대하여 이해하는 것은 환자간호에 있어 많은 정보를 제공할 것이므로 탈륨 스트레스 검사 결과를 잘 알고 있어야 한다. 검사결과에서 관상질환의 단서가 있다면 심도자(cardiac catheterization)로 관상동맥 조영술을 한다. 이 검사는 트레드밀 스트레스, 탈륨 스트레스 검사보다 더 침습적이지만 협착의 정확한 지점과 동맥의 협착정도를 찾기 위해 필요하다. 이 검사 결과는 디지탈 영상으로 관상동맥의 해부를 보여주며, 좁아진 부위를 잘 분석하고 치료 방향을 결정하는데 중요한 정보들을 얻을 수 있다(그림 3-1, 2).

5) 장비 특징

PCI 도입된 이후 관련 장비가 세련화되고 향상되고 있으며, 이는 적은 금기증과 적은 사망률, 응급우회수술을 가능하게 했다. 유도 카테터는 확장 카테터가 관상동맥공으로 들어갈 수 있도록 직접적으로 돕는 것으로 적절한 외부 직경은 5~10Fr.이다. 유도카테터의 끝은 우관상동맥과 좌관상동맥을 선택하여 접근할 수 있도록 구부러져 있다.

풍선확장시스템은 Gruentzig이 설계한 이후 계속 발전되어 왔다. 혈관성형술 초기에는 카테터 시술에 한계가 있어 해부학적으로 근위부위의 병변에만 접근 가능하였다. 1982년 Simpson은 현재의 카테터 디자인으로 알려진 동축의 "over-the-wire" 시스템을 처음으로 시도하였다. 주요 기술혁신은 풍선확장카테터 안에서 유도선이 움직일 수 있느냐에 달려있다. 이 유도선은 측면 가지(side branch)에서도 정확한 혈관을 찾아 조정할 수 있으며, 병변을 가로질러 확장 카테터의 전진을 가능하게 한다. 현재 사용 가능한 유도선은 직경 0.010~0.018인치로 협착 부위를 지나는 혈류를 거의 방해하지 않는다.

관상동맥풍선확장 카테터(shaft)의 크기는 2.0~4.2 Fr이며 유도 카테터를 통해 쉽게 통과할 수 있고 조영제를 투여하는 동안 카테터 주변을 볼 수 있게 한다. 그림 3-3은 위치 확인을 위해 유도관으로 조영제를 주사한 것이다. 관상동맥 유도선 끝은 횡행동맥의 막힌 부위에 위치하고 있고, 풍선은 근위부 혈관에 위치하고 있다. 부푼 풍선의 크기는 직경 1.5~5 mm이고 길이는 10~40 mm이다.

특히 PCI에 사용되는 풍선의 팽창크기는 관상동맥 근위 또는 원위부의 협착부분의 가장 좁은 내경과 같다(예를 들면 3-mm 혈관, 3-mm 풍선). 병변과 풍선의 길이 또한 비슷하다. 그림 3-4는 PTCA 풍선확장 카테터의 주요 구성요소이다.

시술자는 조영제가 채워진 일회용 확장기구를 이용하여 수동으로 풍선을 부풀린다. 장치는 팽창 동안 풍선벽에 대항하는 압력만큼 압력을 넣는다. 풍선압력은 파운드 PSI(per square inch) 또는 atm(기압 atmospheres)로 측정된다. 초기의 팽창기법은 평균 60~150 psi 사이 또는 4~10 atm으로 30~180초간 지속된다. 장기간의 팽창은 더 매끄럽고 일정한 혈관벽을 만들어낼 수 있으며, 박리와 조기폐쇄 치료에 사용된다. 장기간의 팽창은 확장과 관류를 동시

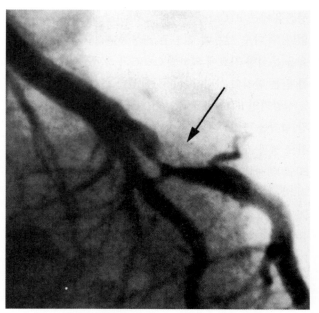

그림 3-1 좌전하행동맥에서 보이는 플래크가 내강의 한쪽 벽에 부착된 협착(eccentric stenosis).
(courtesy of John B.simpson, MD, Palo Atto, CA에서 재인용 됨)

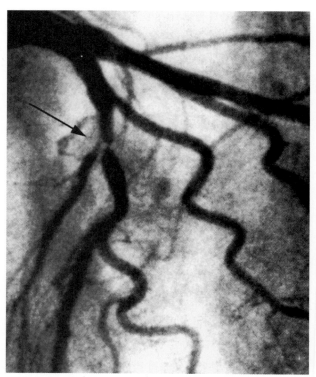

그림 3-2 횡행동맥에 보이는 중심성 협착(concentrm stenosis)을 보여주는 관상동맥 혈관조영사진
(courtesy of John B.simpson, MD, Palo Atto, CA에서 재인용 됨)

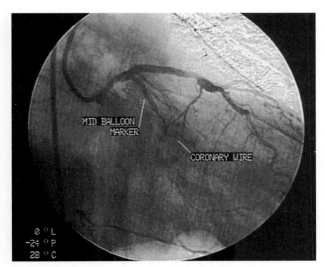

그림 3-3 위치 확인을 위해 유도관을 통한 조영제 주사
(Advanced cardiovascular system [ACS] Inc., Santa Clara, Ca에서
재인용 됨)

에 하는 관류카테터를 사용함으로써 안전하게 수행한다.

PCI시행을 위한 가장 적절한 장비를 선택할 때 많은 요인들을 고려해야 한다. 혈관성형장비 과학기술의 발전은 PCI 성공과 안전을 향상시키고, 임상적 해부학적 적응증을 확대시켰다. 많은 집도의들은 어떠한 해부학적인 구조에도 잘 접근할 수 있는 동축의 "over-the-wire" 시스템을 선호하지만, 임상의사들은 분지(bifurcation) 부위 병변의 확장을 좀 더 쉽게 할 수 있는 "rapid-exchange" 시스템을 선택한다. 이런 형태의 장치는 교환과정을 쉽게 하기 위해 "rail" 시스템으로 짜 넣는다. "fixed-wire" 카테터는 말단에 있는 병변에 도달하여 확장시키는데 사용되며 해부학적으로 구불구불한 혈관에도 사용된다. 그리고 나란히 서 있는 풍선방법(side-by-side balloons or kissing ballon)이라고도 하는 하나의 유도카테터에 두 관상동맥확장 카테터를 넣어 사용하는 방법도 가능하다. 각각의 PCI 시술은 또한 팽창기법을 중요하게 고려한다. 팽창기법의 중요한 요소는 병변을 개방하는데 필요한 시간과 풍선팽창기법의 압력이다. 최근에는 석회화된 병변의 치료를 위해 높은 압력을 잘 견딜수 있는 풍선이 사용되고 있다.

PCI의 결과는 (1) 관상동맥의 혈류를 보존하는 동안 확장 시스템의 진행을 위한 플랫폼(platform)을 제공하는 유도카테터의 선택, (2) 혈관해부학, 병변의 위치, 병변의 특성을 최대한 알려주는 풍선확장시스템과 관상동맥내 약물분비형 스텐트(DES)의 선택에 의해 달라진다.

6) PCI의 적응증과 금기증

(1) 적응증

PCI 치료의 목적은 약물 치료 효과가 없는 협심증을 완화시키고, 심한 협착이 있음에도 불구하고 증상이 있거나 없는 환자에게서 심근경색의 위험을 감소시키는 것이다. PCI의 적응증은 장비, 기술, 시술자의 경험에 따라 넓어진다.

PCI의 적응증은 적어도 70%이상 협착을 가지고 있는 관상동맥질환자이다. 덜 협착된 병변은 갑작스럽게 폐쇄될 위험이 있기 때문에 PCI가 적절하지 않다. 심각한 비심장질환, 고연령, 좌심실 기능부전과 같은 수술적 위험요소를 가지고 있는 환자의 경우, 성공적인 확장이 되면 수술할 필요가 없으므로 특히 적합하다. PCI의 적응증은 넓게 보면, 다혈관 질환자도 포함된다. 다혈관 병변 확장은 흔히 가장 위험한 협착 부위를 먼저 시술한다. 주요 병변이 성공적으로 확장되면 남아있는 병변들은 단계별로 확장한다. 그러나 다혈관의 확장은 합병증 위험이 높고 더 많은 기술이 필요하다.

또 다른 확대된 적응증은 완전하게 폐색된 혈관환자이다. PCI 시술 초기에는 동맥에 심한 손상을 주지 않고는 협착 부위를 유도선과 풍선확장 카테터가 지나갈 수 없었기 때문에 완전 폐색환자에게 시술하는 것은 적당하지 않

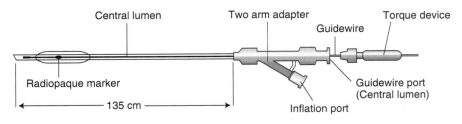

그림 3-4 PTCA 확장카테터의 주요 구성요소(Advanced cardiovascular system [ACS] Inc., Santa Clara, Ca에서 재인용 됨)

왔다. 그러나 현재는 장비와 기술진보, 치료 경험을 바탕으로 완전폐색 확장을 시도하고 있다. 3개월 미만의 단기간 완전폐색은 장기간 완전폐색에 비하여 접근성과 성공률이 높다. 또 다른 확대된 PCI 적응증은 기존의 혈관에서 관상질환 진행되었거나, 협착, 이식폐쇄 등으로 재발된 CABG를 받은 환자들이다. 이러한 환자들에게 성공적인 혈관확장술은 재수술을 가능하게 한다. 이식 혈관에서 발생하는 증식성 질환은 원래 혈관이 가지고 있는 섬유성 조직보다 연한 섬유성 협착을 일으키므로 확장에 잘 반응한다.

과거에는 뚜렷한 ST 분절 상승, 심장효소증가, 약물로 완화되지 않는 통증을 가지고 있는 급성 심근경색(AMI) 환자의 경우, 심장중환자실에서 완전하게 침상안정을 하는 것이 치료였다. 지금은 혈전이나 잠재적 협착이 경색의 원인이면 혈전용해술이나 PCI, 또는 모두 고려한다. 혈전이 원위부 심근까지 혈류를 방해하여 허혈을 유발할 때, 혈전용해제(예, streptokinase, urokinase, tPa)를 정맥주입하거나 관상동맥에 직접 주사할 수 있다. 혈전의 성공적 용해는 정상이거나 협착을 악화시키는 경련성 혈관운동에 의한 협착과 재혈전의 위험을 감소시켜 재관류된 심근의 혈류를 개선시킨다.

일차적 PCI는 혈전용해제를 적용하지 않고 AMI의 급성기 동안 경색과 관련된 관상동맥을 확장시키는 것이다. Meyer 등은 1982년 처음으로 급성심근경색 환자에 PTCA 시술을 했다. 그들은 관상동맥 혈전용해술 후에 경색과 관련된 동맥의 PCI 시술시 81%의 성공률을 보고했다.[17] 2006년 wiviott 등은 95%의 PCI 성공률과 PCI 후 1년뒤 53%의 개방율을 보고했다.[18] 일차 PCI가 예정된 환자에게 사정해야 할 요인들이 Box 3-3에 설명되어 있다.

AMI에서 PCI는 전통적 치료에 부적합한 환자에게 유용할수 있다. 심인성 쇼크가 있는 환자와 75세 이상의 고령자는 출혈의 합병증(CVA, 장시간의 CPR, 출혈체질, 심한 고혈압이나 최근 수술경험)이 높을 수 있다. 혈전이 남아 있다면 일차적 PCI에도 혈전용해제의 사용이 가능하다. 실제로 AMI 환자가 고위험(ST분절의 전반적 상승, 새롭게 발생한 좌속차단[LBBB], 급성심근경색 병력, Killip Class 2 이상, 전벽 심근경색 또는 EF 35% 이하 등)인 경우 PCI를 할수 없는 병원에서 섬유소 용해치료를 받고 있을 때에는

추후검사와 중재를 제공하기위해 즉시 PCI 시행가능 병원으로 전원시키도록 권장되고 있다.[19] 일차적 PCI는 입원기간을 줄이고 많은 경우에 부가적인 중재가 필요 없다는 장점이 있다. PCI적응증과 금기증은 Box 3-4에 요약되어있다.

일차적 PCI의 합병증은 후복막 또는 혈관 출혈, 수혈이 필요한 기타 출혈, 후기 재협착, 초기 급심폐색 등이 있다. 이러한 합병증의 발생율은 정기적인 선택적 PCI와 비슷하다.

(2) 금기증

PCI 금기증은 거의 없다. 보통 좌측 주관상동맥에 문제가 있는 환자는 혈관성형술 대상자에서 제외된다. 좌주관상동맥 질환에서 PCI의 주요 단점은 급성폐색이나 시술동안 심각한 좌심실 기능부전을 초래할 수 있는 좌측 주관상동맥의 경련이 유발될 수 있다는 것이다. 이러한 환자들은 대부분 수술을 고려해야 한다. 수술 받은 병력이 있는 좌측 주관상동맥(예, 이미 좌전하행이나 좌회선기지에 우회술을 받음) 환자는 PCI의 적응증이 되기도 한다. 수술받은 병력이 없는 좌측 주관상동맥의 스텐트시술은 주요 합병증의 발생을 높이고, 1년 후 생존율을 감소시키는 것으로 알려져있다.[20] 고위험 환자를 위해서(예, 좌측 주혈관질환, 심한 좌심실부전, 마지막 남은 동맥의 확장) 경피 보조장치(percutaneous support devices)로 인해 PCI를 더 안전

BOX 3-3
PCI를 환자에게 사정해야 할 내용

- 나이
- 혈역동학적 상태
- 혈관조영적인 해부
  - 단일, 다혈관 질환
  - 혈관관련: 좌전하행동맥, 우관상동맥, 좌궁상동맥
  - 병변부위: 근위, 중간, 원위
  - 협착정도
  - 심근경색의 혈전용해제(TIMI) flow: 0, I, II, III
- 좌심실 박출계수 (LVEF %)
- 급성심근경색 환자의 흉통유무
- 급성심근경색 환자의 ECG 근거
  - 두개의 연속 리드에서 1mm ST 상승
  - 1mm ST 하강은 경색 상반부위의 변화를 의심함

작용을 하고, 서혜부 삽입 부위를 지지해주며, 카테터의 반복적 교환 시 잠재적인 동맥 외상을 감소시킨다. 다음으로 유도 카테터를 0.038인치 J선과 같이 유도관 안으로 넣고, 0.038인치 J선을 대동맥궁 쪽으로 이동시킨 뒤 유도선을 따라 유도카테터를 삽입한다. 그런 다음 0.038인치 J 선을 제거하고, 유도 카테터를 적절한 관상동맥공으로 신속히 삽입한다. 이상의 절차는 상완 혈관 절개술로 상완의 동맥과 정맥을 단절하는 Sones 방법으로 시행할 수도 있다. 이 경우 작은 동맥을 절제하여 카테터를 동맥궁까지 삽입한다.

어떠한 삽입법을 사용하던지 간에 전측과 사선(30도), 전측우사선(60도)의 양측 각도에서 관상동맥촬영을 실시한다. 이는 심장의 종횡면을 시각화하며, 양측 촬영은 심장의 병변 부위와 해부학적 접근을 세밀히 관찰하는데 도움이 된다. 각각의 정지 화면은 시술 전반의 지도(map) 혹은 가이드 역할을 한다. 최종손상 부위가 사정되면, 풍선의 크기 조정을 위해 손상의 심각성과 혈관 직경을 확인한다.

PCI 적응증일 경우, 이 시술이 시행되는 동안에 카테터 시스템 내부나 표면의 혈전 형성을 예방하기 위해 5,000~10,000 units의 헤파린을 투여하여 항응고 상태를 유지한

BOX 3–4
PCI 적응증과 금기증

적응증	금기증
임상적	
치료로 완화되지 않는 협심증	
심한 협착이 있으면서 무증상	
안정/불안정형 협심증	
급성심근경색	
고위험 수술 대상자	
해부학적	
70%이상 심한 협착	70%미만 중등도 협착
근, 원위부 병변	
단일, 다혈관 질환	
분지병변	
Ostial 병변	
완전 폐색된 혈관	
우회술 병변	
수술 받은 병력이 있는	
좌주관상동맥	
(이전의 좌전하행동맥,	
좌궁상동맥우회술)	

하게 수행할 수 있다. 해당하는 장비(devices)와 기술에는 관류 풍선(perfusion balloons), 대동맥내 풍선 역박동(counterpulsation), 관상동 역관류(coronary sinus retroperfusion), 심폐지지(cardiopulmonary support) 등이 포함된다.

7) 절차

경피 관상동맥중재술은 국소마취 하에 멸균적으로 시행되며, Judkins법(경피 대퇴동맥)이나 Sones법(상완동맥 절개술로 덜 사용됨)을 사용한다(그림 3-5). Judkins법은 시술자가 대퇴정맥과 대퇴동맥 사이에 제거 가능한 폐쇄관이 있는 바늘(18게이지)을 경피으로 삽입하는 것으로, 삽입한 후 밀폐장치의 외관에 혈류가 확인되면 제거한다. 일단 적절한 위치를 확보하면, 유도선(guide wire)을 캐뉼라 외관을 통해 횡격막 수준의 동맥까지 삽입한다. 이후 캐뉼라를 제거한 후 밸브가 달린 스텐트유도관(valved introducer sheath)으로 교체한다. 교체한 유도관은 지혈

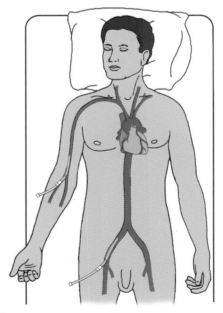

그림 3-5 좌측 심도자의 두 가지 시행법. Sones법은 상완동맥, Judikins법은 대퇴동맥을 사용함. 두 방법 모두 카테터는 상행대동맥으로 역행하여 좌심실에 삽입됨(Advanced Cardiovascular Systems [ACS] Inc., Santa Clara, CA에서 재인용됨)

다. 시술 동안 관상동맥의 관찰을 용이하게 하기 위해 혈관 확장이 필요한 경우(예, 혈관 경련시) 필요한 만큼의 니트로글리세린을 관상동맥내로 간헐적으로 주입한다.

풍선 확장 카테터는 유도관을 따라 이분 연결기(bifurcatedadapter)를 통해 삽입한다. 이분 연결기는 유도관의 삽입을 돕고, 조영제 주입과 대동맥압 측정 시 사용된다. 연결기를 삽입한 뒤 투시검사기로 위치를 확인하면서 풍선확장 카테터, 스텐트와 유도선을 유도관 안으로 넣는다(그림 3-6).

유도선이 관상동맥의 가지에 도달하면, 보조 카테터에 조영제를 주사하여 형광 투시경적으로 관상 가지를 관찰하면서 보조선을 계속 삽입한다. 일단 유도선이 협착 부분에 안전하게 도달하면, 풍선 확장 카테터를 협착부위 손상을 주지 않고 유도선 위로 천천히 밀어 삽입한다(그림 3-7).

협착부분에 풍선과 스텐트를 정확하게 위치하기 위하여 풍선에 조영제를 주입한 후 형광투시경을 관찰하여 불투과성을 확인한다. 먼저 1-2 atm의 압력을 주입하여 풍선을 제위치에 부풀린다. 대부분 PTCA 풍선 카테터의 확장부위는 카테터가 아니라 양끝부분이며(그림 3-8, 9), 중앙의 굴곡부위는 대개 협착이 확장되면서 사라진다. 의사는 확장 후 소량의 조영제를 주사하여 협착을 통과하는 혈류의 작은 변화나 관의 확장직경을 사정한다. 이때 10~15분간 추가확장이 필요하다. 혈관의 반동과 갑작스런 폐쇄와 같은 합병증은 대개 초기에 발생하지만 발생빈도는 낮은

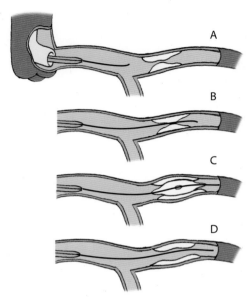

그림 3-7 (A) 유도카테터 속의 PTCA 확장 카테터와 유도선 **(B)** 유도선이 협착부위에 놓임 **(C)** 확장카테터가 협착 부위에서 확장됨 **(D)** 확장 카테터를 뒤로 빼고 내관직경을 사정함

편이고, 필요시 즉시 재확장을 실시할 수 있다. 확장을 하고 나면 유도카테터와 풍선확장 카테터를 제거한다. 확장 후 혈관촬영을 하여 PCI 결과를 재확인한다.

PCI 시술을 완료하지 못하는 원인은 크게 2가지가 있다. 그 중의 하나가 유도선이나 확장 카테터가 목표한 병변부위를 가로지르지 못해 확장을 하지 못하는 것으로 주로 병변 부위가 총체적인 만성폐쇄 상태로 강직이나 심한 분리가 있는 경우이다. 또 다른 원인으로는 병변부위가 경직되어 있거나 박리되어 있고, 부서지기 쉬운 정맥이식물질이나 혈전 등으로 인한 색전 때문에 확장이 불가능한 경우이다.

성공적인 확장은 혈관 직경의 협착을 40% 또는 50% 감소시킨 경우로 보통 정의하며, 임상적인 성공은 임상적인 개선과 주요 합병증(예, 사망, 심근경색 혹은 CABG나 급작스런 폐쇄를 동반하는 PCI 재시술)이 나타나지 않는 혈관조영술상의 성공을 의미한다.

성공적인 PCI 후 혈관조영술을 통해 병변혈관의 내관직경이 즉각적으로 증가하는 것을 확인할 수 있다(그림 3-10). 대상자의 임상적 개선은 PCI 전후 탈륨 스트레스 이미지를 비교하여 심근혈류 손상의 향상 또는 정상을 확인할 수 있으며, PCI 전후 트레드밀 운동드밀 운동부하 검사

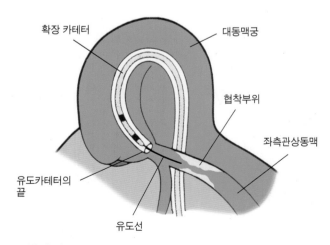

그림 3-6 좌측관상동맥에 위치한 유도 카테터의 끝으로 관상동맥 확장 카테터를 삽입함

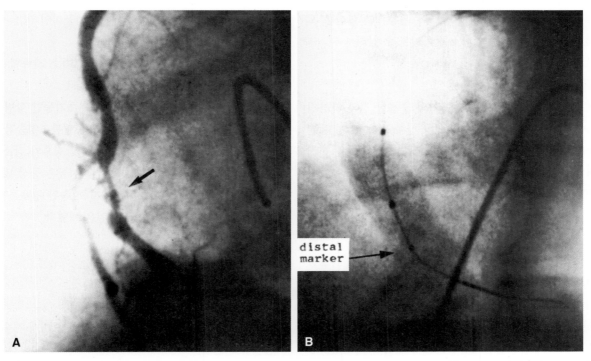

그림 3-8 35번 사진은 **A:** 관상동맥 중앙의 협착부위와 **B:** 협착부위에 도달한 확장카테터의 1,2번째 형광표식이 관찰됨(디스탈 표시는 협착부위 밑에 있는 카테터의 끝부분을 의미)(John B. Simpson, MD, Palo Alto, CA가 제공한 사진임)

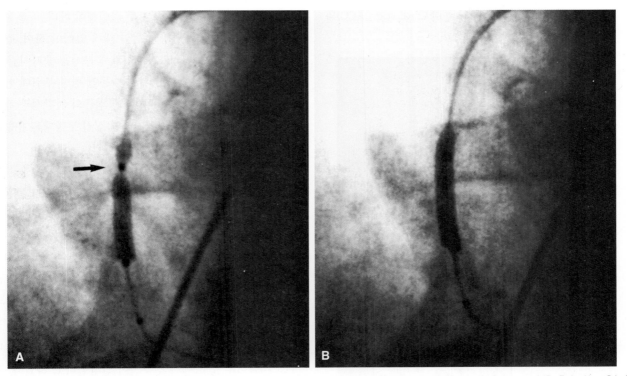

그림 3-9 35번 사진은 **A:** 협착부위의 풍선확장으로 "아령효과"가 관찰되며 **B:** 확장 후 협착이 소멸됨(John B. Simpson, MD, Palo Alto, CA가 제공한 사진임)

결과를 비교하여 운동내성의 증가와 운동유발 협심증 혹은 호흡곤란, 방사통 등의 감소를 확인할 수 있다.

8결과

PCI 시술은 받은 환자는 장단기의 훌륭한 결과를 가진다. 시술결과는 대상자의 현재 임상 상황(예, 안정형 혹은 불안정 협심증)과 혈관조영술 특성(예, 부분적 혹은 전체 폐색)에 따라 다르다. 단일이나 다수혈관을 확장한 환자 중 임상적 성공을 보인 환자는 85~100%에 이르며[8-10] 입원 기간 중 합병증은 낮은 편으로 사망률은 1-2% 정도이다.[13] 장기간의 생존률은 높은 편으로 질병의 재발이나 진행을 예방하기 위해 PCI의 반복적 시술이 필요하지만, 약물용출성스텐트(DES)로 재시술 빈도가 현저하게 감소하였다.

임상적 혹은 혈관조영술의 고위험 환자에서 PCI 성공률은 낮은 편이지만, 외과적 혈관재형성술 보다 더 선호되고 있다. 이는 외과적 혈관재형성술이 노인이나 좌심실기능 감소 환자에서 사망 위험이 높기 때문이다. 한편 성공적인 PCI 시술은 혈관조영술, 시술, 임상적 측면에서 확인할 수 있다.

미국심장학회(American College of Cardiology, ACC)와

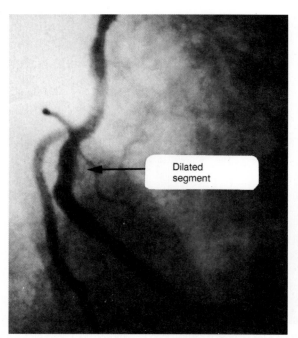

그림 3-10 우측 관상동맥의 PTCA후 혈관조영술로확장 부위의 혈류 증가 및 내관직경의 증가가 관찰됨(John B. Simpson, MD, Palo Alto, CA가 제공한 사진임)

미국심장협회(AHA)[19]는 2009년에 성공적인 PCI 시술에 대해 다음과 같이 정의하였다.

1. 혈관조영술적성공 : 20% 이하의 최소 잔류혈관협착 (minimum residual vessel stenosis).
2. 시술적 성공 : 시술 중 혹은 입원초기동안 합병증(예, 사망, CABG, MI)이 발생하지 않는 혈관조영술적 성공.
3. 임상적 성공 : 심근허혈의 증상 및 징후가 감소한 해부학적 및 시술적 성공. 장기적 성공은 증상 및 징후의 감소가 시술 후 6개월까지 지속된 경우. 장기적 성공이 실패하는 일차적 원인은 재협착.

9) 사정과 관리

(1) 환자 준비

① 검사실검사

PCI 시술을 받기로 결정 되면, 대상자는 대개 시술 당일 입원하게 된다.

간호사는 사전에 심장 효소(Cardiac enzymes), 혈청 전해질 및 응고검사(프로트롬빈 타임, 부분 트롬보플라스틴 타임), 칼륨, 크레아티닌 및 혈중요소질소(BUN)를 포함한 모든 검사실 검사의 결과를 모두 확인해야 한다.

칼륨 수치는 반드시 정상 범위 내에 있어야 하며, 칼륨 수치가 낮은 경우 심근의 민감성과 흥분성을 증가시킨다. 또한 풍선을 장착하고 팽창시키는 동안 병변 부위에 산소가 풍부한 혈액의 흐름이 저하되면 심근의 민감성과 흥분성이 나타나며, 이로 인해 치명적인 심실 부정맥을 유발한다.

PCI 시술동안 혈관의 해부와 카테터의 위치를 형광 투시적으로 시각화하기 위하여 방사성 투과성 조영물질을 혈류내로 주입하게 되는데, 이 조영 물질은 고농도의 액체로 신장에서 반드시 걸러내어 배설되어야 하기 때문에 신장기능을 확인하는 것은 중요하다.[21] 혈장 크레아티닌과 BUN의 높은 수치는 신장의 여과 기능의 감소를 의미하며 부가적인 방사조영물질의 투여시 신장이 취약함을 반영한다. 방사선 불투과성 조영제를 과다하게 주입한 경우 급성신부전이 초래되기도 하는데, Rihal 등의 연구에 따르면 PCI 시술이후 3.3%에서 신부전이 발생한다고 하였다. 조영제로 인한 신부전은 당뇨환자나 탈수환자 그리고 시술 전 혈중 크레아티닌 수치가 높았던 환자에게 빈번하게 발

생한다.[22] 그러므로 간호사는 대상자에게 구강이나 정맥요법으로 적절한 수분섭취를 제공하여 전해질 수준이 증가하지 않도록 해야 하며, 소변량 측정, 크레아티닌과 BUN의 수치변화를 확인하여 신장기능을 모니터한다.

② 검사 동의서

PCI 검사 대상자로부터 동의서를 받아야 하며 이 때 절차 전후의 잠재적인 합병증, 예상되는 효과와 대체 요법에 대한 자세한 설명을 제공한다. 이러한 설명은 수술전 처치를 시행하기 전에 제공되어야 한다. 간호사는 대상자와 가족들이 검사절차와 추후관리에 대해 질문하였을 때 대답하는 중요한 역할을 한다.

③ 수술 전 투약

항혈소판 효과를 위해 대상자에게 시술 24시간 전에 하루 한 번 아스피린 325mg을 투여한다. Metformin을 복용하는 당뇨환자는 Metformin이 혈관내 조영제에 금기증을 나타내기 때문에 시술 전에 이 약의 복용을 중지해야 한다. 와파린 같은 항응고제는 시술 수일 전부터 복용을 중단한다. 최근 연구결과에 따르면 PCI 시술 전후 clopidogrel의 투여는 급성폐쇄 및 아급성혈전증을 예방하는 것으로 나타났다.

④ 외과적 준비

현재 PCI 시술을 위한 외과적 준비는 논쟁의 여지가 있다. 외과적 준비 수준은 대상자의 위험 요소, 위급한 정도와 병원 정책에 따라 다양하다. 미국의 많은 소규모 지역병원에서는 외과적 준비 없이 PCI절차를 수행하고 있다. 해당 대상자들은 전형적인 위험이 적으나, PCI동안에 합병증이 발생할 경우 가까이에 위치한 큰 대학병원으로 바로 이송될 수 있다. 한편 PCI 시술없이 혈전용해요법을 받은 환자들에 비해 PCI 시술을 받은 환자들의 시술 1, 3, 6개월 후 예후가 좋은 것으로 나타났다.

(2) PCI 시술 중 간호중재

심혈관실 간호사는 PCI를 위한 준비와 시술 중 사용되는 도구 및 환자 간호에 대해 이해하고 있어야 한다. 간호사는 이차 심폐소생술(ACLS)의 경험과 응급약 투여, 그리고 제세동기, 대동맥내풍선펌프, 인공호흡기 및 페이스메이커를 포함하는 응급 물품의 정확한 적용 등에 관한 지식을 갖추어야 한다. 간호사는 대상자를 관찰하고 대화를 나누고, 상태변화가 있으면 주치의에게 알려야하며, 심전도와 동맥압을 모니터하고, 투약, 빈혈의 증상, 또는 흉통에 수반되는 주목할 만한 변화를 기록한다. 또한 두드러기, 홍조, 불안, 오심과 후두경련 등과 같은 조영제 민감성 증상과 징후를 반드시 인지해야 하고, 혈관이식장비에 대한 적절한 조합과 사용을 이해하여 발생 가능한 상황에 대해 중재할 수 있어야 한다.

PCI 동안 대상자의 항응고 상태는 상당히 중요하다. 치료이하 수준은 급성 폐쇄 혹은 혈전의 발생과 같은 심각한 합병증을 초래할 수 있기 때문이다. ACT는 PCI 전과헤파린 일회주사(보통 5,000~10,000 U) 5분 후에 측정하여야 하며 이후 30분 간격으로 시술동안 반복하여 측정한다. 헤파린 일회주사 후 바람직한 ACT 수준은 250~300초이며, 이후 PCI 시술동안 ACT 수준을 유지하기 위해 필요시 2,000~5,000 단위의 헤파린을 투여한다.

갑작스런 폐쇄나 불안정한 병변을 가진 고위험 대상자는 아스피린과 헤파린에 GP IIb/IIIa 혈소판 길항제를 추가하여 투여한다. 이러한 제제들은 일반적으로 PCI 시술 전 또는 시술 중에 투여한다. 지속적인 허혈이 나트로포닌 상승 혹은 그 외 침습적 절차의 고위험을 가진 대상자에게는 아스피린이나 비분화 헤파린, 저분자헤파린에 엡티파이버타이드(Eptifibatide [Integrilin])나 타이로파이번(tirofiban[Aggrastat])을 추가하여 투여한다. PCI 후 간호사는 대상자에게 천자 부위의 출혈을 막기 위해 필요한 예방조치를 설명하며, 시술 후 대상자는 관찰을 위해 원격측정실이나 회복실로 전실한다. Box 3-5에 대상자 교육 내용을 제시하였으며, PCI 대상자에게 일반적인 간호 진단은 Box 3-6에 제시하였다.

(3) PCI 시술 후 간호중재

회복실, 관상동맥치료실 혹은 원격측정실의 간호사는 대상자 회복을 관찰하고 사정하는 중요한 역할을 맡고 있다. PCI 후 간호사는 심근 허혈과 관련된 증상과 징후를 모니터한다. 간호사는 신속하게 가능한 합병증 중에 가장 명백한 증상으로 협심증의 조기 재발은 간호사의 신속하게 대처 한다.

이 경우 환자를 심도자실로부터 가능한 빨리 인계를 하고, 심도자실 간호사는 대상자의 상태가 급변하는 경우 기초 자료로 사용할 수 있도록 ECG 모니터를 부착하고, 신속하게 초기 심장 사정을 한다. 간호사는 대상자의 머리에서 발끝까지 사정하여 피부색과 체온 및 의식수준의 정도를 신중히 관찰하여 기록한다. 대상자를 침대로 옮기고 모니터를 부착한 뒤에는 주의 깊게 심음과 호흡음을 청진하고, 말초 피부색과 체온, 그리고 폐동맥과 후경골맥박의 유무 및 질에 따른 말초 순환 정도를 평가한다.

PCI 시술시 Judkins법이 많이 쓰이므로 대부분의 대상자들은 오른쪽이나 왼쪽의 서혜부쪽 정맥과 동맥에 경피

으로 삽입된 외관이 있으며, 만약 Sones법을 적용하였다면 전완부에 동맥 카테터가 있다. 유도관을 제거한 후 지혈을 위해 다양한 기계장치와 마개가 사용되는데, 콜라겐 마개의 삽입이나 혈관 입구의 외과적 봉합은 지혈 예방을 위해 일반적으로 사용된다. 간호사는 유도관 제거후 상처 부위의 말초부위를 주의깊게 관찰하고 자주 맥박을 확인하며 출혈의 징후가 있을 시 의사에게 보고한다. 유도관 제거부위의 출혈은 큰 혈종을 초래하여 외과적인 제거가 필요하거나 또는 극심한 말초 혈류의 저하를 초래할 수 있다. 심한 출혈을 방지하고 지혈을 돕기 위해 유도관 제거 후 의사처방에 따라 5lb의 모래주머니를 천자 부위에 올려둔다.

간호사는 대상자에게 다리를 곧게 펴고, 머리쪽의 침대를 45도 이하로 유지하도록 교육한다. 유도관 내관에 응혈 발생을 예방하기 위해 정맥 유도관(venous sheath)에는 수액을, 동맥선(arterialline)에는 동맥가압장치(pressurized arterialflush)를 부착한다. 이는 심도자실에서 합병증으로 인해 긴급하게 재시술이 필요할 경우 개방성을 유지하도록 한다. 주치의는 대상자의 체액량 상태에 따라 정맥 외관의 수액의 종류와 주입 속도를 결정한다.

PCI 후에는 응고 관련 검사와 심장효소 그리고 혈장 전해질 혈액검사를 실시한다. 심장 효소의 증가는 흉통을 수반하지 않는 심근경색(silent MI)이 진행됨을 의미한다. 만약 심장 효소 수치가 비정상으로 나타난다면 주치의에게 즉시 보고하여 수술 후 간호를 수정하여 향후 손상을 예방한다.

간호사는 PCI 시술 직후에 나타나는 협심증을 관찰하고 사정하는 중요한 역할을 맡는다. 흉통은 혈관경련이나 폐쇄의 임박성을 나타내므로 정도에 상관없이 즉각적이고 신중한 주의를 필요로 한다. 대상자는 타는 듯한 느낌, 심하게 쥐어짜거나 흉부의 중앙에 날카로운 통증과 같은 협심증 증상을 호소할 수 있다. 그 외에도 심근허혈의 증상과 징후에는 허혈성 심전도 변화(ST 분절 상승과 T파의 내반), 부정맥, 저혈압, 그리고 오심이 있을 수 있다. 관찰만으로는 대상자의 변화가 혈관 확장 치료로 완화되는 일시적인 혈관수축인지, 응급 수술(예, PCI 재시술 혹은 CABG)이 요구되는 급성 폐쇄인지 결정하기 어렵기 때문에 환자상태에 변화가 있을 시 간호사는 주치의에게 즉시

알려야 한다.

만약 혈관확장 치료가 결정되면 바로 시행할 수 있으나 심한 저혈압의 경우에 혈관확장은 금기이다. 혈관경련의 일차 징후가 나타나면, 간호사는 마스크나 비강캐뉼라로 산소를 공급한다. 일시적으로 신속한 완화를 위해서 0.4mg의 나이트로글리세린(nitrogycerin)과 5mg의 아이조소바이드(isosorbid[imdur]) 또는 10mg의 니페디핀(nifedipine[procardia])을 설하로 투여한다. 추가로 나이트로글리세린을 정맥으로 주입하여 적절한 혈압을 유지하여 관상동맥관류를 안정시키고 흉통을 완화한다.

흉통의 발생시 12-lead 심전도를 판독하여 급성 변화를 기록한다. 약물요법 후 협심증이 완화되고 급성 심전도 변화가 사라진 경우의 진행성 혈관경축 발생은 안전한 것으로 가정하나, 흉통과 심전도 변화가 지속되면 재확장이나 응급 우회로수술을 고려해야 한다.

PCI 후 합병증이 없다면 유도관은 2~4시간 후에 제거하고 제거부위에 압박드레싱을 적용한다. 외관이 제거된 후 지혈을 위하여 다양한 기계적 장치나 마개를 이용할 수 있다. 많은 경우 유도관은 심도자실을 떠나기전에 제거한다. 대상자는 유도관 제거 후 4~6시간동안 반드시 침상 안정을 취해야한다. 보통 주치의나 대상자의 선호도에 따라 정상식이 혹은 저염이나 저콜레스테롤 식이를 시작한다.

회복기간 동안에 간호사는 대상자에게 CAD 관리를 위하여 생활습관교정에 초점을 둔 심장재활을 소개한다. 규칙적인 중등도의 유산소 운동의 중요성을 교육하고, 잦은 스트레스, 체중증가 및 흡연 등과 같은 위험요인에 대한 정보를 제공한다. Box 3-5는 PCI 후 대상자를 위한 지침이고 Box 3-7은 노인 대상자를 위한 내용이다.

PCI 후 대상자는 병변 부위의 최대 확장을 유지하고 혈전 형성을 예방하기 위해 약물을 복용한다. 모든 환자는 퇴원시 아스피린을 처방받게 되며 장기복용한다. 클리피도그렐(clopidogrel[Plavix])은 하나 이상의 DES를 삽입한 환자에게 처방이 되며, 최소 12개월에서 필요시 장기복용한다. 하지만 CABG가 예정된 경우 5~7일 동안 약물복용을 중단하여야 한다. 종종 칼슘통로 차단제인 장기지속형 질산염제재와 지질저하제가 추가로 처방될 수 있다. 간호사는 대상자에게 주치의가 처방한 약물의 사용법과 과용에 따른 증상과 부작용 등에 대해 설명하고, 대상자의 추

후관리에 대한 질문에 응답해주어야 한다. Box 3-8은 최신의 PCI 관련 약제를 요약하여 제시하였다.

퇴원 4~6주 후에는 트레드밀 운동 부하검사와 탈륨 이미지검사를 실시하여 PCI의 유효성을 확인한다. PCI 전 검사결과와 비교하였을 때 운동 능력의 증가와 운동시 수반되는 흉통의 감소나 소실은 혈류의 향상과 저관류 근육의 심장 기능의 정상화를 의미한다. 트레드밀 부하검사는 PCI 후 6개월과 1년에 반복측정한다.

10) 합병증

PCI는 심각한 CAD(전협착, 다혈관, 최근 혹은 현재 진행성 심근경색, 좌심실기능부전 등)를 가진 대상자에게도 적용이 가능하다. PCI 관련 합병증의 발생률은 증가하지는 않았으나, 나이트레이트와 칼슘통로차단제의 최대용량으로도 완화되지 않는 흉통(Box 3-8 참조), 심근경색, 관상동맥 박리로 인한 폐색과 재협착과 같은 주요 합병증은 허혈과 좌심실기능장애를 초래하여 응급 CABG가 필요할 수 있다. Box 3-6에 PCI 시술을 받거나 경피 풍선밸브 성형술을 한 대상자들에 적용되는 간호진단을 제시하였다.

(1) 흉통, 심근경색 및 혈관경축

PCI 절차 중 혈관 확장에 따른 혈관의 일시적인 폐색으로 인해 협심증이 발생할 수 있지만, 관상동맥내 니트로글리세린을 투여하거나 보조선을 병변 부위에 위치한 상태에서 풍선확장카테터를 제거하여 조절할 수 있다. PCI 후 지속적인 흉통은 심박수와 혈압의 변화, ST 분절의 상승을

BOX 3-8
PCI 관련 약물

항응고제/항혈소판제

아스피린

적용: 관상동맥과 뇌동맥의 혈전형성 예방

작용: 혈소판 응집 차단

용량: 80~325mg qd, PO

역효과: 오심, 구토, 설사, 두통 및 때때로 현기증

헤파린(fractionated)

적용: 임박한 심관 폐색과 말초동맥색전 예방

작용: 혈액 응고와 피브린 형성억제; 트롬빈 불활성화, 피브리노젠의 피브린 전환 방지, 안정적 피브린 혈전 형성 억제, 응고시간 연장(출혈시간에 영향주지 않음), 혈전을 용해하지 않음.

용량: 적응대상마다 다름; IV 또는 동맥내 주입, PCI 시작시 10,000V

역효과: 조절되지 않는 출혈, 과민 반응

저분자-헤파린(Endoxaparin Sodium, Dalteparin Sodium)

적용: 불안전한 협심통과 심근허혈의 치료, 심근경색(complete & non-Q wave MI)

작용: 혈액 응고와 피브린 형성예방

용량: Enoxapron: 1mg/kg/ SC q 12h for 2~8 days
　　　Dalteparin sodium: 120g/kg SC q 12h for 5~8days

역효과: 혈소판감소증, 혈종, 통증 또는 주사부위 반응, 발진, 출혈, 발열

Glycoprotein IIb/IIIa길항제(Abciximab, Eptifibatide ,Tirofiban)

적용: 시술중 응고와 갑작스런 폐색을 예방하여 재협착을 예방함

작용: 혈소판 응집의 최종 통로인 혈소판막의 수용체를 억제함

용량: Abciximab: 0.25mg/kg/IV 주입 후 PCI 후 12~24시간 동안 0.125g/kg/min으로 주입
　　　Eptifibatide: 135g/kg을 PCI 전 즉시 IV 주입 후 20~24시간 동안0.5g/kg/min으로 주입
　　　Tirofiban: 180g/kg IV 주입후 PCI 후 72~96시간 동안 1.2~2g/kg/ min으로 주입

역효과: 혈소판감소증, 출혈, 오심, 혈종

Clopidogrel(Plavix)

적용: 뇌졸중, AMI 또는 말초동맥질환과 같은 죽상경화 대상자에서 죽상경화성 사건(AMI, 뇌졸중, 혈관사망)의 감소.

작용: 혈소판 응집차단

용량: 하루 한번 75mg

역효과: 설사, 발진, 출혈, 호중구감소증

관상동맥확장제

Isosorbide Dinitrate(Isordil, Sorbitrate)

적용: 협심통 예방

작용: 근육이완 작용을 하는 나이프레이트; 심근의 산소 소비를 증가 시키지 않으며 관상혈관을 확장; 이차적으로 전신혈관 이완이나 혈압강하

용량: 설하: 2.5~10mg q2~3h PRN angina
　　　경구: 5~40mg qid
　　　지속작용형 경구: 40mg q6~12h

역효과: 피부혈관확장으로 인한 홍조; 두통, 일과성 어지럼증, 허약; 심한 저혈압

Nitroglycerin

적용: 혈압 및 협심증의 조절

작용: 정맥혈관계의 강한 혈관이완 효과; 선택적 관상동맥확장으로 심내막하 허혈부위의 혈액공급

용량: 설하: 0.3~0.4mg PRN chest pain
국소(patch): 2.5~10mg/day; 지속력으로 일차, 이차, 야간 협심통에 적용
정맥: 5mcg/min으로 시작하여 환자의 반응에 따라 용량 결정(대상자의 다양한 반응으로 인해 고정용량 없음)

역효과: 매우 낮고 지속적인 저혈압; 두통; 빈맥, 심계항진; 오심, 구토; 흉골후부의 불편감

칼슘 통로 차단제

Nifedipine(Procardia), Diltiazem(Cardizem)

적용: 관상동맥 연축과관상동맥 치료로 인한 협심증; 고혈압; 부정맥

작용: 혈중 칼슘농도에 영향을 주지 않고 심근의 세포막과 혈관 평활근의 칼슘이온 유출억제제; 말초혈관 이완을 통한 후부하 감소 및
　　　1. 전신혈관 및 폐혈관 저항 감소
　　　2. 관상 순환 확장
　　　3. 심근의 산소 요구도 감소 및 심근 산소공급의 증가

용량: Nifedipine: 10~30 mg tid-qid, PO
　　　Diltiazem: 30~90 mg tid-qid, PO

역효과: sick sinus syndrome에는 금기; 정맥주입 후 혈압; 위장장애, 두통, 어지럼증, 홍조; 말초부종, 협심통의 간헐적 증가, 빈맥

의미하며, 이는 심근의 손상을 유발하는 허혈을 나타내므로 즉각적인 중재가 요구된다. 혈관협착, 폐쇄 또는 허혈이 질산염제재로 조절되지 않는 경우에는 응급으로 외과적 중재(CABG)가 요구되기도 한다.

(2) 확장부위의 갑작스런 폐쇄

갑작스런 폐쇄는 관상동맥확장술을 받은 대상자의 약 3%에게서 나타나는 심각한 합병증이다.[15] 폐쇄의 약 70~80%는 심도자실에 있는 동안 발생하며, 이 중 1/3에서 1/2의 대상자는 성공적으로 재확장이 된다. 혈관의 갑작스런 폐쇄는 관상동맥의 분리나 경축 혹은 혈전 형성에 의해 초래될 수 있다. 치료는 즉각적인 재확장을 하거나 응급 CABG 수술 혹은 약물 요법을 실시한다. 대상자가 응급 CABG 수술을 위해 준비하는 동안 집도의는 폐쇄부위의 혈류를 유지하기 위해 관류풍선카테터를 사용할 수 있다. 이 카테터는 측면에 구멍이 있어 혈액이 폐색부위로 이동하도록 하여 심근말단에 관류를 유지하도록 돕는다.

(3) 관상동맥박리

관상동맥박리나 관상동맥 내막파열은 관내 충만결손이나 외막의 조영제의 분출 형태를 관찰하여 확인할 수 있다. 내관벽의 중등도 장애는 병변 부위의 풍선확장카테터 팽창으로 인한 내막 분리와 확장에 의한 것으로 고려된다. 관상동맥박리는 관상동맥폐색과 관련된 내관 폐색의 주 원인이 될 수 있고, 혈류악화로 응급 우회수술이 요구되는 심각한 허혈 또는 심근경색을 초래할 수도 있다.

(4) 스텐트혈전증

삽입하는 스텐트의 수가 증가함에 따라 스텐트혈전증의 발생율도 증가하고 있다. 2006년 미국 식약청은 DES 환자에서 발생하는 지연된 스텐트혈전증(late stent thrombosis)의 발생과 관련하여, 혈전증 발생율이 확실하지 않지만 식약청에서 허가받은 스텐트(on-lable stents)에 비하여 허가받지 않은(off-lable stents) DES를 사용하는 경우 혈전증의 발생율이 높다고 보고하였다. 그러므로 추후에는 새로운 DES의 혈전증과 관련하여 장기간의 추적조사와 대단위 연구가 필요하다고 하였으며, 대상자가 출혈의 고위험군이 아니라면 DES 삽입 후 12개월 동안은 2개의

항혈소판제를 투여하여야 한다는 임상실무권고안을 발표하였다.[23]

일부 연구에서 DES가 지연된 스텐트혈전증의 위험을 높이는 것으로 나타났다. 지연된 스텐트혈전증은 스텐트 삽입 1년 이후에 스텐트내 혈전이 생기는 것으로, 극히 위험하며 치명적이기까지 하다. 하지만 이는 Taxus와 Cypher 스텐트에서는 드문 것으로 알려져 있다. 아급성 혈전증을 예방하기 위하여 스텐트 후의 항혈소판요법이 필수적이며, 대상자에게 심장전문의와의 상담없이 aspirin, Plavix, Ticlid를 중단해서는 안됨을 반복하여 교육하여야 한다. FDA에서는 허가받지 않은 스텐트의 사용과 관련된 추가정보가 필요하다고 하였지만, 허가받지 않은 스텐트가 사망이나 심장발작에 대한 위험을 더 높인다는 보고는 없다. 최근의 권고안과 지침에서는 항혈소판제제를 반드시 최소 1년 복용하도록 하고 있다.

죽종성 동맥경화증 제거 장치와 입구를 기계적으로 유지하는 이식가능한 장치(stents)는 재발하는 병변 부위의 PTCA 대용방안으로 사용된다. 죽종절제술 후의 새로운 병변 부위의 재협착은 PTCA의 양상과 유별율이 유사하다. 그러나 관상동맥내 스텐트 삽입은 선천적 또는 이식혈관 부위에서 10% 정도의 낮은 재협착률을 가진다.

재협착의 원인은 불분명하다. 이는 풍선확장에 대한 과도한 치유반응의 결과로 혈액 순환을 위해 혈관의 내막하 구조가 노출되어 발생한다. 노출 부위는 잠재적으로 혈소판 유착이 있을 수 있으며, 혈전의 형성이 응집될 수 있다. 이러한 치유반응의 정도는 병변에 따라 다양하며, 앞에서 논의한 재협착관련 임상적 요인 및 혈관조영술적 요인에 영향을 받는다. 재협착 발병률의 증가와 관련된 요인들은 Box 3-9에 제시되어 있다.

(5) 기타 합병증

의학적 치료가 필요한 기타 PCI 합병증들을 살펴보면, 관상혈관천공은 심낭막으로 혈액유입을 막기 위하여 유도관으로 치료하여야 하고, 서맥은 일시적 조율(pacing)이 요구되며, 심실 빈맥이나 심실세동은 즉각적인 제세동이 필요하다. 한편 중추신경계 이상증상 발현은 일시적 또는 지속적인 신경결손의 원인이 되기도 한다.

카테터 부위의 말초혈관 합병증에는 동맥 혈전, 과다한

BOX 3-9
재협착 증가 관련요인

임상적 요인
심한 협심통
항혈소판요법 비순응
당뇨
흡연
물질남용
조절되지 않는 고지혈증

혈관조영술적 요인
병변 위치
병변 길이
PCI 전후 병변의 중증도
인접 동맥의 직경
중복 스텐트간의 거리

출혈로 심각한 혈종, 가성혈루, 대퇴동맥루 및 동맥 열상 등이 있는데, 위의 증상이 지속되거나 발현부위의 말단 혈류장애를 초래하는 경우 외과적 중재가 필요하게 된다. 표 3-8은 PCI 합병증의 증상과 가능한 중재방안을 요약한 것이고, Box 3-10은 PCI를 받은 대상자를 위한 통합적 간호지침을 제시한 것이다.

11) 기타 심장중재 기법

단일 혈관질환을 가진 대상자의 증상관리를 위한 PCI 시술의 장, 단기 효과는 잘 알려져 있으며, 다혈관 질환자를 대상으로한 PCI 또한 성공적으로 시행되고 있다. 최근에는 불안정한 협심증이나 AMI 및 심원성 쇼크를 가진 대상자를 대상으로 안정적이고 효율적인 혈관성형술의 적용을 위한 연구가 진행 중에 있으며, 복합적인 PCI를 위한 레이저 혈관성형술, 죽종절제술과 내관상동맥의 스텐트 등 새로운 기술이 제기되고 있다.

표 3-8 PCI 합병증

합병증	일반적인 증상/징후	가능한 중재
협심통	흉통 혹은 협심통	CABG 혹은 반복적인 PCI
심근경색	부정맥; 빈맥, 서맥, 심실 빈맥/세동, ST 분절 상승	PCI 재시술
		산소공급
갑작스런 재폐쇄	두드러진 저혈압	약물; 혈관이완(나이트레이트), 칼슘 통로차단,
박리/내막파열	급성 심전도 변화(ST분절변화)	진통제, 항응고제, 혈압상승제
저혈압	오심/구토	대동맥내풍선펌프
관상혈관가지 폐쇄	ST 분절 상승	반복적인 PCI의 가능성
재협착	협심증, 운동 검사 양성	PCI 재시술, CABG
뚜렷한 심박수의	심박수 60회/분 이하	일시적 제세동기
변화: 서맥	심박수 250회/분 이상	제세동
심실빈맥, 심실세동	식별불가능한 심장리듬	약물: 항부정맥제, 혈압상승제
	창백	
	의식상실	
	저혈압	
혈관: 혈액과다 손실	저혈압	가능한 외과적 중재
	소변량 감소(혈량저하증으로 인한)	수액 보충
	Hg/Hct 감소	수혈
	창백	산소공급
	천자부위의 혈종	침상에 바로 눕기
알러지	저혈압, 소양증, 오심/구토, 발진,	약물: 항히스타민제, 스테로이드, 항구토제
	후두경련, 홍반, 얕은 호흡	맑은 유동식/금식, 산소공급
		예방적 중재: 수액의 점진적 증가, 에피네프린,
		혈압상승제(저혈압시)

중추신경계 증상	의식수준의 변화	산소공급
	반신마비	안정제 중지
	저환기/호흡억제	약물: 호흡자극을 위한 마약길항제
		CT, MRI

기타 합병증: 전도 결손, 폐색전, 폐부종, 관상혈관색전, 호흡억제, 발열, 오심, 출혈

BOX 3-10
PCI를 받은 대상자를 위한 통합적 간호 지침

결과	중재
산소화/환기	
대상자는 동맥혈가스수치, 또는 맥박산소계측치를 정상으로 유지한다.	각 병원의 PCI 후 간호중재에 따라 산소를 안면마스크나 비강캐뉼라로 공급한다.
	혈중가스/맥박산소측정치를 모니터한다.
	활력징후 측정시 호흡음을 청진한다.
	폐부종 또는 호흡곤란의 징후를 모니터한다.
순환/관류	
대상자는 PCI 후 활력징후가 안정화 된다.	혈압, 심박동수, 호흡, 동맥천자부위, 말초맥박, 말초운동기능 및 감각을 사정한다(q15min×4회, q30min×4 회, q1h×4 회, then q4h).
PCI 후 관상혈관 재폐색으로 인한 심근허혈 또는 경색의 소견이 나타나지 않는다.	PCI에 가장 영향을 받은 심근의 심리듬을 모니터한다.
	관상동맥연축을 위해 약물을 투여 한다(예, 니페디핀과 니트로글리세린).
	프로토콜에 따라 헤파린을 투여한다.
PCI 후 심근리듬장애의 소견이 나타나지 않는다.	심근리듬 장애의 종류와 빈도를 기록한다.
	처방에 따라 항리듬장애 제제를 투여한다.
	경정맥 또는 외부 심박동기와 제세동기를 상비해 둔다.
천자부위에 출혈의 소견이 나타나지 않는다.	시술 부위의 혈종과 활력징후를 모니터한다.
	천자부위의 압통, 반상출혈 및 온기를 사정한다.
	유도관 제거후 천자부위를 15~30분동안 직접 압박한다.
	천자부위에 출혈이 지속되면 모래주머니를 대어준다.
	ACT, PT, PTT를 모니터하고 프로토콜에 따라 응고장애를 보고한다.
천자부위에 동맥폐색이 나타나지 않는다.	시술 부위 사지의 말단부위의 반점형성, 차가움, 맥박감소, 무감각, 저림, 활력징후 등을 사정한다.
체액/전해질	
대상자는 적절한 체액량을 유지한다.	섭취와 배설을 모니터한다.
	PCI 전에 혈액형, 전혈구 및 전해질 검사를 한다.
	IV 개방성을 유지한다.
방사능 조영제를 투여한 후에도 신기능이 유지된다.	PCI전후로 BUN, 크레아티닌 및 전해질 검사를 한다.
	소변량을 모니터하고, 시간당 30cc 이하이면 의사에게 보고한다.
	조영제 배출을 확인하기 위해 요비중 또는 삼투압을 검사한다.
	처방에 따라 이뇨제를 투여한다.
이동/안전	
대상자의 피부는 손상없이 유지된다.	대상자는 PCI 후 병원 정책에 따라 4~6시간동안 침상안정을 한다.
	유도선을 삽입하고 침상안정을 하는 동안에는 머리를 45° 이하로 유지한다.

피부통합성

대상자의 피부는 손상을 입지 않는다.

PCI 이후 압박 부위의 피부를 즉시 사정한다.

뼈 돌출부위의 압력완화를 위해 체위를 변경한다.

압력완화/감소 매트리스 사용을 고려한다.

영양

영양섭취를 재사정한다.

프로토콜에 따라 구강섭취를 재개한다.

대상자가 안정제나 마약제제를 복용할 경우 연하반사와 기도반사를 모니터한다.

대상자는 PCI 후 오심과 구토를 경험하지 않는다.

오심과 구토를 사정한다.

진토제를 적절하게 투여한다.

안위/통증관리

대상자는 협심통을 경험하지 않는다.

대상자에게 불편감과 통증을 표현하도록 한다.

통증의 강도와 위치를 파악하고 협심통 이외의 불편감과 구분한다.

나이트레이트와 마약제제를 처방에 따라 투여한다.

약물에 대한 대상자의 반응을 사정한다.

대상자는 활동제한으로 인한 통증을 경험하지 않는다.

대상자의 체위를 자주 변경하고, 시술받은 하지를 곧게 펴도록 한다.

안위를 위해 매트리스 씌우개나 격자모양 매트리스 등을 사용한다.

협심통과 관절이나 근육통과 구분한 뒤, 적절한 진통제를 투여한다.

정신사회적

대상자와 가족은 PCI 관련 위험요인을 말한다.

시술동의서에 대한 정보를 제공한다.

질의, 염려 및 두려움을 말로 표현하도록 격려한다.

대상자는 불안감소를 위해 지지체계를 이용한다.

시술 후 회복기에 의미 있는 사람들의 방문을 격려한다.

의미 있는 사람들의 수술과 질환에 대한 지식 정도를 사정한다.

필요에 따라 사회 사업가, 목사 등과 연계한다.

교육/퇴원계획

대상자와 가족은 가능한 응급 PCI 재시술 또는 심장수술에 대해 준비가 되어있다.

수술 전 교육에 관상혈관재폐색 또는 천공의 원인 및 수술과 PCI 재시술에 대한 근거를 설명한다.

대상자는 PCI 후 활동제한에 협조한다.

수술 전 후 교육에 침상안전과 시술 부위의 움직임 제한에 대한 설명을 포함한다.

대상자는 관상동맥질환 악화를 줄이기 위한 생활양식교정에 대해 말한다.

위험요인, 병리학, 활동, 식이, 스트레스 감소, 투약 및 의학적 치료를 요하는 징후에 대해 설명하고 서면화된 자료를 제공한다.

(1) 레이저 혈관성형술

레이저는 플라그를 제거하거나 완전폐색된 혈관에서 PTCA나 스텐트가 지날 수 있는 통로를 만들어 PCI 시술을 보조하기 위해 사용한다.

레이저 혈관성형술은 표준 PCI 시술과 같이 시행한다. 유도 카테터는 혈관투시경을 이용하여 목표한 관상동맥의 구멍으로 삽입한다. 일단 병변 부위가 조영제 주사로 확인되면 유도선을 병변부위를 가로질러 삽입한다. 레이저를 활성화하기 전에 환자를 포함한 방안의 모든 사람들은 안구보호대를 착용해야 한다. 레이저 카테터는 보조선을 따라 병변부위까지 삽입한다. 예상되는 병변의 형태에 따라 플라크 제거에 적절한 수준의 에너지를 선택한다. 레이저는 전파의 강도(millijoules/mm²)과 반복빈도(pulses/sec)을 포함한다. 플라크는 레이저 에너지에 의해 기화되며, 병변부의 길이를 감소시키기 위해 여러번 시도할 수 있다. 레이저의 성공여부는 혈관투시경과 관상동맥 내 조영제 주입에 의해 결정된다. 만약 레이저 사용 후 잔여 협착이 있다면 추가적인 혈관성형 풍선 팽창을 시행하여 최적의 최종결과를 얻을 수 있다(그림 3-11).

레이저 혈관성형술은 길이가 길고(15~20mm이상), 광범위하며, 병변에 구멍이 있고, 심하게 석회화되었고, 이식혈관이며, 완전 폐색된 부위의 시술시 적절하다. 레이저 혈관성형술과 관련하여 관상동맥의 천공이나 분리, 동맥류 등의 위험이 있다. 레이저 혈관성형술은 심혈관질환의 경피 치료에서 덜 사용되고 있으며 최근에는 니치(Niche) 시술이 고려되고 있다.

(2) 죽종절제술

죽종절제술은 관상동맥에서 죽상경화플라크를 자르거나 박리하여 제거함으로써 병변부위를 축소하는 것이다. 죽종절제술장치에는 방향관상죽종절제(directional coronary atherectomy, DCA)장치와 회전절제(rotationalablation, 혹은 Rotablator)장치를 포함한다. 죽종절제술로 인한 잠재적 합병증에는 관상동맥 천공, 급성폐색, 병변원위부의 혈전형성과 심근 경색이 있으며, 재협착 및 다른 합병증의 발생율은 표준 풍선혈관성형술과 비슷하지만 성공율은 DES보다는 못하다.

(3) 방향관상죽종절제

DCA 장치는 유도선을 통해 관상동맥 안으로 삽입하여 협착부위를 자르는 카테터이다. 칼날과 병변과 마주하게 놓은 뒤 카테터 반대편의 저 압력 풍선을 팽창시켜 죽상경화플라크가 절단될 때까지 압력을 가한다. 절단 날은 대략 분당 1,200번 회전하며 천천히 병변을 따라 전진하면서 플라크를 자르고, 잘린 플라크를 카테터의 원통형 끝부분에 모은다.

DCA 카테터는동맥내에서 360° 회전하며 죽상경화플라크 전체를 반복적으로 통과하면서 제거한다. 이 시술은 죽상경화플라크가 충분히 제거될 때까지 반복하며, 카테터가 플라크로 가득 찼을 때 제거한다.

(4) 회전절제장치(Rotablator)

로테블레이터(Rotablator)는 관상동맥의 죽상경화플라크를 제거하기 위한 고속 회전의, 연마용의 절삭도구이다. 로테블레이터는 특히 칼슘이 침착되었거나, 혈관이 굽었거나, 직경이 작거나, 구멍이 났거나 또는 병변 부위가 확산된 복합적 협착 병변부위에 효과적이다. 이 장치는 구동축에 다이아몬드가 장식된 축구공 모양의 손잡이가 부착되어 있다. 사용법은 로테블레이터를 보조선을 따라 병변 쪽으로 삽입한 뒤, 절삭도구의 끝을 160,000에서 190,000 rpm으로 회전하여 죽상경화플라크를 미세입자로 분쇄하여 순환계에 흡수시킨다. 병변의 협착부위 플라크를 제거하기 위해 회전하는 절삭도구를 병변 부위에 여러번 통과하기도 한다. 로테블레이터 시술 후 보조적인 혈관성형술을 시행할 수 있다.

AngioJet 장치(Possis)는 관상동맥, 또는 복재정맥이식, 말초동맥에서 혈전을 제거하기위해 사용하는 혈전제거시스템이다. 이는 드라이브장치(그림3-12A), 동맥에서 제거된 체액 및 혈전과 운반된 체액간의 등용성 균형을 조절하는 펌프펫(그림 3-12B), 4~6Fr의 호환가능한 일회용 카테터(그림 3-12C)로 구성되어있다. AngioJet 시스템은 PCI를 받은 AMI 환자에서 새로 발생한 혈전(fresh clot)이나[27] 복재정맥이식내 혈전을[28] 안전하고 효과적으로 제거하는 것으로 알려져있다.

(5) 스텐트

관상대동맥의 스텐트는 관상동맥 내에서 골격역할을 하는 스테인리스 스틸로 만들어진 관으로, PTCA 풍선 카테터와 함께 부풀어진 상태로 유도선을 따라 유도 카테터를 통해 삽입한다. 일단 협착부위에 부착하면, 풍선이 팽창되고 스텐트가 확장되어 관상동맥 내에서 위치하게 된다.

기존의 스텐트는 약물이 도포되자 않은 금속으로 대부

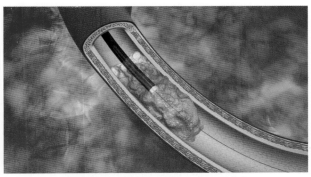

그림 3-11 관상동맥협착의 레이저 제거

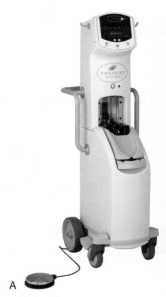
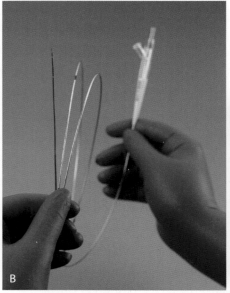
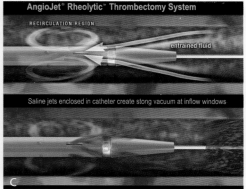

그림 3-12 **A:** AngioJetRheolytic 혈전제거 시스템을 위한 전원 및 조절장치인 AngioJet Ultra Console. **B :** 나선형의 몸통을 가진 4Fr의 Angio-jetSpirofelx 혈전제거 카테터. **C:** AngioJet 혈전제거카테터의 작동기전(Courtesy of Posis Medical Inc., Meneaplis, MN).

분 스텐트가 스테인리스 스틸로 만들어져 혈전을 유발할 위험이 있다. 스텐트 혈전은 주요 장, 단기 합병증으로, 스텐트 시술의 성공 여부는 관상동맥 내에서와 스텐트 내에서의 혈류를 부드럽게 하며 동시에 스텐트로 인한 혈전증을 조절하는 스텐트의 내피세포 증식에 달려있다. 항응고제와 항혈소판 제재의 투여는 스텐트 삽입술의 성공과 장기적인 예후에 매우 중요하다. 많은 연구에서 스텐트 삽입술은 재협착률을 감소시키고 장기 예후를 향상시키는 것으로 나타났다. 최근에는 스텐트를 만드는데 필요한 합금과 구성물질에 대한 실험이 진행 중에 있다. DES에는 약물이 도포된 스텐트, 약물을 혈관벽으로 운반하는 스텐트, 약물 그 자체로 구성된 스텐트로 구분할 수 있다. DES는 헤파린이나 파클리탁셀(paclitaxel), 시롤리무스(sirolimus) 그리고 라파마이신(rapamycin)과 같은 약물로 코팅되어져 있는데, 이 약들이 서서히 죽상경화플라크 부위의 관상동맥 안으로 스며들어 평활근육세포의 증식과 염증을 억제하여 재협착을 억제하는 반면 내피세포의 정상적인 재증식은 돕는다. 현재 미국에서 승인된 DES는 시롤리무스(sirolimus)가 도포된 Cypher(Johnson & Johnson, Cordis)(그림 3-13), 조타로리무스(zotarolimus)가 도포된 포스포릴콜린의 코발트 크롬 드라이브 스텐트인 Endeavour (Medtronic), L605코발트크롬 ML Vision스텐트에 에

베로리무스(everolimus)가 코딩된 불소중합체를 덧붙인 Xience VTaxux (Guidant, Abbott), paclitaxel이 코팅된 Taxus(Boston Scientific)가 있다(그림 3-14).

시술의는 성공적인 스텐트 이식을 위하여 다음의 중요한 결정을 내려야 한다.

- 병변부위의 길이에 맞는 스텐트의 길이.
- 관상동맥의 정상단면의 두께에 맞는 스텐트의 직경.
- 정확하고 완벽한 스텐트 배치.

이는 스텐트의 과소팽창은 스텐트와 동맥벽사이에 작은 틈을 형성하여 SAT와 같은 심각한 문제의 원인이 될수 있기 때문이다. 한편 금속스텐트나 DES의 이식 후에 시술부위의 출혈, 스텐트이동, 관상동맥박리 및 갑작스런 폐쇄와 같은 합병증이 있을 수 있다.

(6) 근접치료

관상동맥내의 방사선 치료(근접치료 brachy-therapy)는 잠재적인 항억제 요법으로 최근 PCI와 병행하여 사용시 재협착을 효과적으로 감소시키는 수단으로 고려되고 있다. 방사선의 공급원은 일시적으로 삽입되거나 종자, 방사선 스텐트, 혹은 방사선 액체로 채워진 풍선 등이 있다. 방

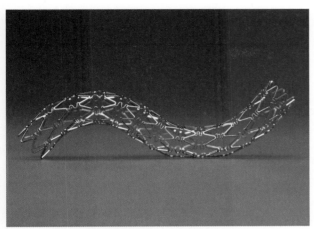

그림 3-13 최대한으로 확장한 Cypher 스텐트. Used with permission of Cordis Corporation.

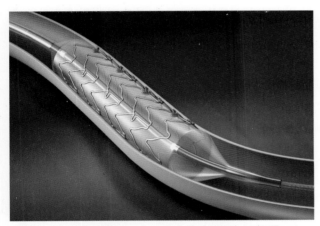

그림 3-14 XIENCE B everolimus용출성 관상동맥 스텐트(Courtesy of Abbott Vascular ⓒ Abbott Laboratories, All rigts reserved)

사선 요법은 정상세포에는 거의 영향을 미치지 않고 종양세포에 공격적으로 작용하며,[29] 종양세포의 새로운 성장을 억제하는데 효과적이다. 근접치료에서는 소량의 방사선을 풍선 확장부위 또는 스텐트 이식부위에 카테터시스템을 이용하여 적용한다. 감마와 베타 방사체의 두 종류의 방사선이 재협착 치료에 사용된다. 감마 방사체는 방사선 공급원에서 원거리로 방사 영역을 형성하기 때문에 치료시 납으로 차폐된 심도자실에서 시술해야 한다. 치료기간은 사용된 방사체의 종류에 따라 다르다. 감마 방사체의 밀도는 베타 방사체보다 낮으므로 14~45분간 유지되야하며, 베타 방사체는 감마보다 강도가 높아 3~10분 안에 치료를 마칠수 있다. 이 베타공급원은 약 0.5인치의 플라스틱 유리(Lucite)로 보호되야한다. FDA는 최근 근접기술의 사용을 스텐트 재협착에 한해 허가하였다.

(7) 원위 보호장치

특정물질의 원위색전형성은 PCI와 말초혈관 중재술의 합병증일 수 있다. 미세한 색전은 혈관재건술 동안 병변부위에서 이동하여 말단에서 관찰될 수 있으며, 말단기관의 허혈, AMI, 혈중 심장효소의 상승, 뇌졸중, 심실기능부전을 야기할 수 있다. 원위 보호장치는 PCI나 말초혈관중재술 동안 원위 혈전형성을 줄이기 위해 고안된 것으로, 종종 복재정맥이식의 PCI나 경동맥 시술시 사용하기도 한다.

지금까지는 FDA 승인을 받은 보호장치는 PercuSurge Guard Wire(Medtronic, SantaRosa, CA)와 FilterWire (Boston Scientific)가 있다(그림 3-15). PercuSurge장치는 유도선과 저압력의 폐쇄풍선으로 구성되어 있는데, 풍선은 부풀려 원위혈전형성을 예방하고, 흡인카테터는 풍선의 공기가 빠져 제방향으로 혈류가 흐르기 전에 치료한 혈관으로부터 파편을 제거한다. 한편 FilterWire장치는 혈관확장관에 편평한 필터가 부착되어 있으며, 필터는 미세혈전을 잡아두는 동안 제방향으로 혈류흐름이 가능한 작은 구멍이 있어 원위를 보호한다. 이러한 원위보호장치는 빠르게 퇴행성 복재정맥이식과 경동맥스텐트의 표준치료요법이 되었기 때문에, 추후에는 ACS나 기타 말초혈관 시술시에도 사용하게 될 것이다.

2. 말초동맥질환 중재

말초동맥질환(peripheral arterial disease, PAD)는 미국인의 약 12만명에서 발생한다. 이 질환은 동맥에 플라크가 축적되어 발생하는 것으로 정상적인 혈액흐름을 방해하여 심장마비, 뇌졸중, 사지절단을 야기하며, 치료를 받지 않으면 사망에 이른다. PAD 환자의 30%가 5년이내에 사망한다고 알려져 있다.[31] 대동맥류와 PAD에 관한 내용은 4장을 참고하고, 경동맥질환의 수술적 관리인 동맥내막절제술은 7장을 참고한다. 의료기술의 발달로 최소한의 침습적, 경피적 치료가 가능하기 전까지 현재로서는 내외과적 중재가 유일한 치료방법이다.

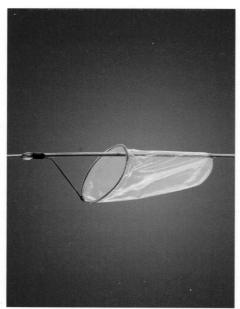

그림 3-15 **원위 보호장치.** 필터가 부착된 장치(Boston Scientific Corporation이 제공한 사진임)

원격 동맥내막절제술은 표재성 대퇴동맥의 재혈관형성을 위한 최소한의 침습적 혈관내 시술로, 하지동맥질환을 치료법이나 혈관우회술을 대안으로 사용된다. 원격 동맥내막절제술은 (1) 기존혈관을 보존하며, (2) 수술보다 덜 침습적이며, (3) 추가적인 수술요법에 제한이 없고, (4) 우회술에 비해 빠르고 쉽게 회복하며, (5) 수술적 동맥내막절제술을 받은 환자와 장기 임상결과가 비슷하다는 장점이 있다.

경피적 치료는 PAD의 새로운 관리법으로, 많은 병원에서 혈관성형술, 죽종절제술 및 경동맥, 대동맥, 신동맥, 장골 및 대퇴동맥, 상부하지의 스텐트 삽입이 정기적으로 수행된다. 대부분의 환자들은 경피적 중재를 받기 전 자기공명혈관조영술, 동맥이중매핑(arterial duplex mapping) 및 혈관조영술이 필요하다. 말초동맥의 경피경혈관확장술(Percutaneous transluminal angioplasty)은 혈관을 막고 있는 부위에 풍선을 위치시킨 뒤 팽창시켜 혈관을 개방하는 것으로, 개방을 유지하기 위하여 스텐트를 삽입할 수도 있다. 혈관성형술이나 스텐트 삽입술 전에 혈전용해요법이나 죽종절제술 또는 말초동맥의 용적축소수술을 시행할 수도 있다.

복부대동맥류와 흉부대동맥류도 경피으로 치료할 수 있다. 혈관내 스텐트이식은 금속을 덧댄 섬유관(metal-lined fabric tube)으로 동맥류에 압력을 가하여, 혈관을 재정리하고 동맥류파열을 감소시킨다. 스텐트이식은 동맥류의 위아래를 단단하게 봉인한다(그림 3-16). 이식은 약화된 대동맥보다는 강하며, 동맥류에 압력을 가하지 않고 혈액이 흐르도록 한다. 동맥내 스텐트 이식의 적응증은 동맥류의 폭이 5cm이며, 동맥류와 대동맥이 스텐트 이식가능한 윤곽이며, 혈관이 유도관, 혈관성형풍선 및 스텐트 이식이 통과할 정도로 큰 경우이다. 동맥내 스텐트이식의 잠재적 합병증에는 동맥내누출(이식주변으로 혈액의 누출), 이식한 스텐트의 이동, 감염 및 재협착 등이 포함된다.

시술 후 간호는 관상동맥 PCI 시술을 받은 환자의 간호와 비슷하며, 서혜부 절개관찰, 사지 평가 및 활력징후 측정이 중요한 간호요소이다. 환자교육과 퇴원계획에는 금연, 혈당조절, 운동 및 혈압과 콜레스테롤 수치 감소와 같은 심혈관 위험요인 관리가 포함되어야 한다. 경피 치료를 받은 PAD 환자도 항혈소판제제의 적응대상이다.

다양한 도구와 기술의 발달과 보조적 약물요법으로 미래에는 PCI의 효과와 예측성이 개선되어 죽상경화성 관상동맥 및 말초동맥을 장기적으로 유지할 수 있을 것이다.

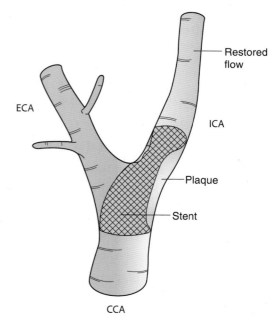

그림 3-16 **혈관내 스텐트 이식(AAA).** CCA, common carotid artery; ECA, External carotid artery; ICA, internal carotid artery.

3. 경피 풍선 판막성형술

경피 풍선 판막성형술(percutaneous balloon valvulo-plasty, PBV)은 확장 카테터를 사용하여 협착된 심장판막을 지나는 혈류를 증가시키는 비외과적인 기술이다. 이 시술은 경피 경관 관상동맥 성형술(PTCA)과 유사한데, 이는 카테터장치를 경피으로 삽입하여 형광경 도자를 이용하여 좁아진 부위로 들어간다. 이어서 확장 카테터는 판막의 개구부를 확장하고 혈류를 향상시키기 위해 팽창한다.

1) 역사적 배경

협착된 심장 판막을 풍선 확장한 첫 사례는 1792년과 1982년에 보고되었고, 이때 폐동맥판 협착을 성공적으로 확장시켰다. 이 시술은 비록 장기간의 결과는 아직 평가되지 못하였으나 개심술의 효과적인 대안으로 고려되었다. 외과적 교련절개술(commisurotomy)은 승모판 협착의 치료에 성공적이었으며, 폐동맥판 확장의 성공적인 시작으로 의사들은 개흉술을 피하기 위해 1984년 승모판의 경피 확장을 시작하였다. 이러한 시술들은 심각한 시술적 합병증 없이 심장의 기능을 향상시켰다.

경피 풍선 판막성형술의 횟수는 경피 관상동맥 중재술(PCI)의 시행 정도에는 미치지 못하였다. 이는 부분적으로 관상동맥질환과 비교하여 판막 질환의 발생이 더 적기 때문이다.

환자들이 PBV로 장기적인 임상적 향상이 있었다고 하면, 이 시술이 수술과 비교하여 가지는 장점은 관상동맥 우회술(CABG)과 비교한 경피 경관 관상동맥성형술(PTCA)의 이점과 비슷하다. PBV는 외상이 적고, 마취가 필요없고, 사망률이 더 낮고, 입원기간이 더 짧고, 흉터를 남기지 않으며, 비용이 저렴하다. 또한 최소 침습 수술(MIS) 방법도 가능하며 이는 미니개흉술로 시행한다.

2) 협착된 판막의 병태 생리

협착된 판막은 석회화된 변성, 선천적 이상 또는 류마티스 심질환에 의해서 발생한다. 석회화된 대동맥판과 승모판의 변성은 현재 외과적인 치료를 필요로 하는 가장 흔한 판막질환이다. 특정 협착된 판막의 병태생리와 임상적인 특성은 4장에서 언급한다.

3) PBV와 판막치환술의 진단적 검사

적합한 중재를 결정하기 전에 판막 협착의 증거와 심각성으로 환자를 평가한다. 다양한 비침습적 검사는 좌심방 또는 좌심실의 비대, 폐정맥의 울혈 또는 고혈압, 판막의 경직과 판막을 통한 압력차(transvalvular gradient)의 정도를 결정하는데 도움을 준다. 12-유도 심전도의 전흉부 유도에서 R파의 크기는 대동맥판 협착과 관련된 좌심방의 비대 유무를 반영한다. 유도 I, II, aVL에서 폭이 넓고 절흔이 있는 P파는 승모판 협착과 관련된 좌심방 비대를 반영한다. 흉부방사선은 판막의 내부나 주위에 칼슘의 존재와 좌심실 또는 좌심방의 비대, 그리고 폐정맥의 울혈 또는 심부전을 나타낸다. 이차원 심초음파(echocardiogram)는 심장의 판막과 각 심실을 정밀히 조사하기 위해 사용된다. 도플러 초음파검사는 판막을 통한 압력차, 판막면적의 간접적 계산, 판막의 역류 정도를 측정하게 한다. 이러한 정보를 이용하여 (1) 판막 개구부의 크기를 추정하고 (2) 판막 소엽의 운동성의 정도를 시각화하고 (3) 좌심실 또는 심방의 비대 정도를 결정한다.

만약 이전 검사에서 판막질환으로 나타났을 때 좌우 심도자술이 시행된다. 비록 이러한 시술이 침습적이라 할지라도 심장 각 실의 내부 압력을 결정하고 판막을 통한 압력차를 확인하기 위해 필요하다. 압력과 그 차이가 측정되면, 대동맥 역류를 시각화하기 위해서 대동맥에 또는 승모판 역류를 시각화하기 위해 좌심실에 방사선 불투과성 조영제를 주입하여 일련의 방사선 촬영을 한다. 이러한 절차는 심장 판막의 기능과 각 실의 크기를 나타내는 영상혈관조영술이다.

이러한 일련의 검사 후에 의사는 치료방식을 결정하기 위해 판막을 자세히 분석하여 정확한 정보를 얻는다. 간호사는 환자의 진단과 증상을 더 잘 이해하고 나아가 간호중재의 이유를 이해함으로써 더 나은 간호를 제공할 수 있으므로 이러한 검사결과에 익숙해져야 한다.

4) 기구의 특성

PBV와 PCI 카테터가 유사한 디자인을 기본으로 하고 있지만 중요한 차이가 있는데, 일차적으로 관상동맥과 비교하여 심장판막의 직경이 더 크다는 것이다. 한 가지 주된 차이는 카테터 외부의 직경이다. PBV 카테터의 중심대

(shaft)는 7~9Fr이고, PBV 풍선은 팽창시 직경이 15~25mm이다. 판막 확장 카테터의 진입을 위해 10~14Fr의 유도관이 동맥이나 정맥의 천자부위에 사용된다. 큰 유도철사(약 0.9~1.0mm)가 확장 카테터의 진입시 필요한 빳빳함과 지지를 제공하기 위해 사용된다. PBV 확장 카테터는 PTCA 확장 카테터와 유사하게 형광 투시경 영상을 위해 방사선 불투과성 표시가 있다.

5) PBV의 적응증과 금기증

PBV의 사용은 초기에는 석회화된 조직 파편의 색전, 판막환(valve ring)의 파열, 급성 판막 역류, 판막의 재협착의 위험으로 인해 제한되었다. 이러한 합병증들의 발생은 지속적인 관심사가 되고 있다. 크고 작은 합병증들이 선행 연구에서 많이 보고되어 왔으나 이러한 합병증들은 시술을 받는 환자 대상과 관련하여 사정되어야 한다. 비록 외과적 판막치환술이 대동맥판막 협착이 있는 환자의 효과적인 치료이고 수술 사망률이 낮을지라도, 다장기 질환을 가진 환자(주로 노인)에서 수술 사망률은 유의하게 증가한다. PBV가 초기부터 이러한 환자를 위한 안전하고 효과적인 대안으로 증명되어왔다. 이는 또한 어린이가 성장하여 수술을 보다 잘 견딜 수 있을 때까지 수술을 지연할 수 있기 때문에 외과적으로 위험이 높은 어린이들을 위한 효과적인 치료법이다. 더욱이 기계 판막과 생체인공(bioprosthetic) 판막의 수명은 약 10-20년이어서 PBV는 이차 수술의 시기를 늦추거나 이를 예방할 수 있다. 또한 기계 인공판막의 경우 장기간의 항응고요법이 필요하므로 젊은 환자와 임신한 여성에게는 바람직하지 못하다. PBV는 수술 전에 좌심실 기능이 좋지 못한 환자들을 안정시키는 데 효과적이다. 하지만 이 시술로 인해 판막부전이 심해지는 작지만 중요한 위험 때문에 중에서 심한 정도의 판막역류가 있는 환자에게는 금기이다(Box 3-11).

PBV와 관련된 합병증으로는 확장을 하기 위해 필요한 큰 카테터로 인해 발생하는 수술부위의 과다한 출혈이다. 보다 작은 카테터의 개발은 출혈 발생률을 감소시킬 수 있을 것이다. PCI와 함께, PBV 카테터는 시술의 안정성, 시간, 효능을 향상시키기 위해 지속적으로 보완되고 있다.

6) 절차

이 절차는 심도자실에서 시행되고 PCI와는 여러 단계가 같다(PCI 시술에 관한 앞의 부분 참조). 좌우 심도자술이 혈역학적 상태를 평가하고 판막을 통한 압력차(trans-valvular gradients)의 기준(baseline)을 얻기 위해 반복된다. 관상동맥 혈관조영술은 환자가 판막성형술의 기준을 아직 충족하고 있는 지를 결정하기 위해 반복 시행된다. 환자의 상태는 변할 수 있기 때문에 이러한 중재로 하는 치료가 부적절할 수 있으므로 철저한 반복 평가가 필요하다.

혈관조영술 카테터는 진입용 외피(introducing sheath)나 확장 카테터(dilation catheter)로 대체된다. 승모판 PBV에서 정맥 천자는 오른쪽 대퇴정맥에 한다. 대동맥과 승모판 PBV에서 정맥주사와 요골이나 대퇴 동맥선을 유지하는 것은 약물을 투여하고 채혈하는데 중요하다.

대동맥 PBV에서 그 외피(sheath)가 제 위치에 오게 되면, 카테터 장치에 혈전형성을 예방하기 위해 헤파린 5,000~10,000U으로 환자에게 항응고요법을 한다. 그 다음에는 확장 카테터와 유도철사(guide wire)를 상행대동맥의 기시부로 진입시킨다. 유도철사는 협착된 대동맥 판막을 지나 전진하고 확장 카테터는 그 유도철사를 지나 앞으

BOX 3-11
PBV의 적응증과 합병증

임상적 적응증
고위험의 수술환자(고령, 심한 폐고혈압, 신부전, 폐기능 부전, 좌심실 기능부전)
불안정한 수술전 환자
만성 항응고요법의 대상자가 아닌 환자

해부학적 적응증
중에서 심한 정도의 판막 좁아짐
중에서 심한 정도의 판막 석회화
경한 판막 역류

해부학적 금기증
혈관구조에 접근할 수 없을 때
혈전
심한 판막 역류
색전 발생의 병력

로 진행한다(그림 3-17). 확장 카테터의 정확한 위치 선정은 형광투시경과 풍선에 방사선 비투과성 표시에 의해 용이하다.

승모판 PBV에서 조율(pacing) 카테터는 분리된 정맥 외피(sheath)를 통과해서 하행 대정맥이나 우심방에 위치하여 대기한다. 그 다음, 대퇴동맥과 대동맥판을 경유하거나 또는 대부분의 경우, 심방 중격을 뚫고 우심장에서 좌심방으로 들어가게 된다. 승모판으로 들어가게 되면 환자에게 헤파린 5,000~10,000U을 투여하여 항응고요법을 한다. 확장 카테터는 심방 중격의 구멍을 통과해서 승모판을 지나 유도철사를 따라 나아간다(그림 3-18). 여기서도 판막에서의 확장 카테터의 정확한 위치는 형광투시경과 방사선 비투과성 표시에 의해 알 수 있다.

확장 카테터의 풍선 팽창 시간은 대동맥 판막성형술에서 평균 15초에서 60초이고 승모판 판막성형술에서는 10초에서 30초이다. 판막을 확장하고 있는 동안 심박출량의 감소가 올 수 있으므로 간호사는 혈압을 자세히 감시한다. 확장 도관의 풍선에 바람이 빠지면, 혈압은 정상으로 돌아와야 한다. 승모판을 확장하는 동안 폐동맥폐쇄압(PAOP; 이전에는 폐동맥쐐기압(PCWP)의 일시적인 상승이 있다. 확장 카테터의 바람이 빠지면 PAOP는 기준선으로 되돌아와야 한다. 심실빈맥, 심실세동, 동성서맥과 같은 부정맥이 확장 동안 나타날 수 있다.

최대로 확장이 되고나면 카테터는 제거된다. 판막간의 압력차를 포함하는 혈역학적 측정은 시술의 효과를 결정

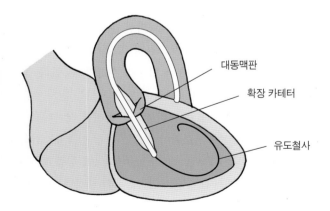

그림 3-17 유도철사와 확장 카테터가 대동맥판을 지나는 위치를 나타내는 심장의 횡단면도. 유도철사는 심실 부정맥이나 천자를 예방하기 위해 굽어져 있다.

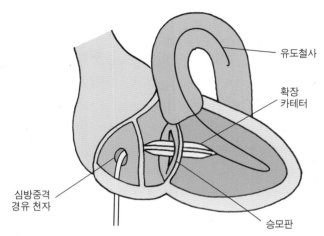

그림 3-18 심방중격 경유 천자부위를 통과하여 승모판을 지나가는 유도철사와 확장 카테터를 그림으로 보여주는 심장의 횡단면도. 유도철사는 카테터를 보조하기 위해 대동맥판을 지나 대동맥으로 들어가 있다.

하기 위해 반복한다. 반복되는 혈관조영술은 판막 역류를 사정하기 위해 시행된다. 이 절차가 끝났을 때, 큰 천자 부위와 관련된 출혈 합병증을 예방하기 위해, 헤파린의 항응고 효과를 역전시킨다.

7) 결과

대동맥 PBV는 압력차와 수축기말 혈액량의 감소와 대동맥판 부위, 박출계수, 심박출량의 증가와 관련이 있다. 비록 대동맥판 부위가 증가하지만 외과적 판막치환술 만큼 크지는 않다. 또한 PBV와 관련된 재협착률이 높다. 그러므로 대동맥 판막성형술은 나이가 많고, 고위험 수술환자가 주로 대상이 되고, 일반적으로 완화가 목적이지 치료적인 시술은 아니다.

승모판 판막성형술의 결과는 더 현저하게 나타난다. 판막부위와 심박출량이 더 중요하게 증가되고 판막의 압력차, PAOP와 평균 폐동맥압이 감소한다. PBV에 의해 판막의 기능이 향상되기 위한 세 가지 기전이 가정되고 있다.

① 소엽(leaflets)에 붙어있는 석회화된 결절의 골절(가장 빈번함)
② 융합된 연합부위(commissure)의 분리
③ 판막륜(anulus)과 소엽 구조를 늘려줌

8) 사정과 관리

(1) 환자 준비

환자는 PBV의 시술이 있는 당일 병원에 입원한다. 간호의 목표는 심장의 작업부하를 줄이고, 체액과 전해질 균형을 모니터하고, 심리적인 스트레스를 감소시켜서 환자가 혈역학적으로 안정되도록 한다. 대부분의 경우, 환자는 시술 전에는 침습적 압력 모니터링을 하고 있지 않다. 그러므로 간호사들은 울혈성 심부전의 징후와 증상으로 동맥의 맥압이 좁아짐, 활동 중 보다 잦은 심박동수의 증가, 말초 부종, 기침, 호흡곤란 호소, 폐의 나음 청진을 주의 깊게 모니터한다. 또한 간호사는 감각, 피부색과 온도, 맥박의 변화와 소변량의 감소 등에 주목해야 한다. 체액과 전해질 균형을 평가하기 위해, 간호사는 혈청 전해질 균형과 체중에 대한 기초자료를 가지고 있어야 한다. 매일 수분의 섭취와 배설상태를 기록하여야 한다.

입원 전에 환자가 복용하던 약물로는 이뇨제, 강심제, 항응고제가 있다. 시술 전에 응급수술의 가능성 때문에 항응고제 약물 투여가 중단된다. 그러므로 만성 심방세동 환자는 혈전으로 인해 전신의 색전 위험이 있으므로 주의 깊게 감시해야 한다. 간호사는 사전에 임상검사결과를 평가하여 비정상적인 것은 의사에게 보고한다(이러한 검사에 대한 정보는 PTCA를 위한 환자 준비를 참조).

환자가 그 시술을 완전히 이해한 후에, 의사는 PBV, 마취, 수술에 대한 사전 동의서를 받아야 한다. 가능한 합병증으로 응급 판막치환술이 필요할 수도 있으므로 PBV 동안 대체로 수술 준비를 해놓는다.

(2) PBV 동안 간호 사정과 관리

간호사는 폐동맥압과 PAOP를 지속적으로 모니터하고 이러한 기록을 통해 울혈성 심부전이나 폐부종의 증상이 나타내는 변화를 알아차린다. 심한 저혈압이 있을 때 간호사는 도파민이나 노르에피네프린의 정맥주사를 시작할 수 있도록 준비해야 한다. 심실부정맥이 있을 때는 리도카인이 점적 주입될 수 있다.

(3) PBV 후 간호사정과 관리

간호사는 환자의 회복에 중요하다. 판막성형술 후 간호의 목표는 적절한 심박출량을 유지하고, 수분과 전해질 균형을 유지하고 천자 부위에 지혈을 확인하는 것이다. 심박출량의 변화는 판막조작으로 인한 부정맥에 의해 발생될 수 있는데, 이는 히스속(bundle of His) 부근의 부종, 승모판 풍선성형술 동안 중격을 통과하여 형성된 천자부위로의 좌우 심방 단락(shunt), 심장 압전, 순환하는 체액과 전해질 변화 또는 혈액 소실에 의해 초래될 수 있다. 수분과 전해질 균형의 변화는 이뇨요법과 삽관동안 사용되는 조영제로 발생한다. 천자부위의 출혈은 전신적인 항응고요법과 사용한 카테터의 큰 내경의 복합적인 영향으로 인해 이차적으로 나타난다.

수분은 판막질환 환자의 혈역학적 균형에 있어서 중요하기 때문에, 정확한 섭취와 배설량을 알기 위해 정맥 수액의 양이 기록된다. PBV 전에 이뇨제의 투여로 감소된 순환량이 성공적인 PBV 후의 향상된 일회 박출량과 함께 심박출량의 감소로 반영되어 나타날 수 있다. 그러므로 중심정맥압, 폐동맥압, PAOP와 혈압과 함께 심박동수, 소변 배출량과 전해질 균형에 대한 주의 깊은 감시는 순환하는 체액의 양과 심장의 박출 상태를 평가하고 사정하는데 필수적이다.

또한, 간호사는 환자의 상태를 머리부터 발끝까지 사정하면서 전체적인 피부색과 온도에 주목하고 의식수준과 신경학적 징후를 주의깊게 관찰한다. 심음과 폐음도 청진한다. 말초에서 천자부위로의 순환 상태는 말초의 피부색과 온도를 살펴보고 족배동맥과 후경골동맥의 맥박 유무와 상태를 통해 평가한다.

마지막으로, 천자부위의 드레싱에 배액이나 촉진시 압통 유무는 카테터 주위의 출혈 가능성에 대한 자료를 확보하기 위해 조사한다. 간호사는 과다한 출혈을 나타내는 어떠한 변화가 있을 때 즉시 보고한다. 외관(sheath) 부위의 출혈은 외과적 적출이 필요한 혈종을 초래할 수 있다. 과다한 출혈을 예방하고 지혈을 돕기 위해 의사는 천자 부위에 모래주머니나 클램프를 올려놓도록 지시할 것이다.

만약 환자가 관상동맥질환이 있으면 혈청 심장효소검사를 시행할 것이다. CK(Creatine Kinase)와 CK 동종효소들을 특별히 주목한다. 간호사는 심근경색의 증상 및 징후와 그에 따른 적절한 중재도 알고 있어야 한다. 간호사는 판막성형술 후 첫 몇 시간 동안은 다리를 똑바로 펴고 있어야하는 중요성에 대해 환자에게 설명한다. PBV 후 임상검

BOX 3-12 교육 내용
PCI 또는 PBV 후의 심장질환자

생리적 교육 요점

- 시술 후 첫 주 동안 신체적인 활동이 제한된다.
- PCI 시술 후 첫 2주 동안은 4.5kg 이상은 들지 않는다.
- 운동부하 검사 후에 운동 프로그램을 다시 시작한다.
- 처방된 저지방 식이를 따른다.
- 심장재활을 고려한다.
- 음주는 일주일에 3회 이하로 제한한다.
- 천자 부위에 분비물이 스며 나오거나 출혈 또는 통증이 있으면 의사에게 보고한다.
- 열 또는 다른 감염의 증상을 의사에게 보고한다.
- 니트로글리세린 정제를 5분 간격으로 3회 투여하여도 흉부 불편감이 완화되지 않으면 의사에게 보고하거나 119에 전화함
- 필요한 경우 체중을 감량한다.

사회심리적 교육 요점

- 금연하거나 간접흡연에 노출되지 않는다.
- 운동부하검사 후에 성생활을 다시 시작한다.
- 스트레스 관리를 시작한다.
- 우울의 징후를 인식한다.
- 처방된 약물의 복용을 잘 이행한다.
- 병원 방문 약속을 잘 지킨다.

BOX 3-13
PBV와 관련된 중재가 필요한 심각한 합병증

석회화된 파편들에 의한 색전

- 판막환의 파열
- 판막 역류
- 판막 재협착
- 동맥 천자부위의 출혈
- 좌심실 천공
- 심한 저혈압
- 일시적인 허혈
- 혈관 외상
- 심방중격결손(승모판 PBV)
- 대동맥 박리
- 대동맥 파열
- 심장 압전
- 건삭 파열

사의 평가로 프로트롬빈 시간(PT), Hb, Hct, 응고 검사, 혈청 전해질, CK, 심전도(ECG), 단순 흉부방사선 검사 등이 포함된다. Box 3-6 경피 경관 관상동맥 성형술(PTCA) 동안 간호관리 부분에 PBV를 받는 환자의 간호진단과 전반적인 문제에 대해 열거되어 있다. PCI나 PBV 후에 환자를 위한 가정간호 교육 내용들이 Box 3-12에 제시되어 있다.

9) 합병증

PBV와 관련된 흔한 병원내에서의 합병증은 판막륜(anulus)을 확장시키기 위해 내경이 큰 카테터의 사용으로 인한 동맥 천자부위의 출혈이다. 또 PBV에서 흔한 합병증은 중격의 확장으로 인해 이차적으로 발생하는 좌우 단락인데 이것도 내경이 큰 확장 카테터로 인한 것이다. 승모판막과 대동맥판막의 PBV에서 전신적인 색전증은 비록 그 발생률이 낮을지라도 발생 가능하고 중요한 합병증이다. 판막 역류의 발생이 중요하게 증가한다는 몇몇 보고도

있다. Box 3-13은 PBV와 관련된 합병증이다.

III. 대동맥내 풍선펌프 맞박동과 기계적 순환 보조

1. 대동맥내 풍선펌프 맞박동

1958년에 처음으로 맞박동(counterpusation)의 개념을 기술이 했는데, 관상동맥 관류를 증가시키기 위해 수축기 동안 혈액을 제거하고 이완기 동안 다시 넣어주기 위해 대퇴로 접근하는 방법을 사용했다. 대동맥내 풍선펌프 맞박동(intra-aortic balloon pump counterpulsation)은 Kantrowitz와 동료들에 의해 1967년 임상에 처음 소개되었다. 이러한 치료적인 접근은 급성 심근경색 후의 좌심실부전이 있는 두 명의 환자 치료를 위해 사용되었다. 그 이후로 IABP는 약물과 수액요법에 반응하지 않는 급성 좌심실부전의 내외과 환자들의 표준치료로 사용되고 있다.

IABP 맞박동은 심장 주기중 이완기 동안 흉부 대동맥에 풍선을 팽창(inflation)시켜 관상동맥 관류압과 혈류를 증가시키도록 설계되어있다. 풍선의 수축(deflation)은 수축기 박출 바로 직전에 발생하여, 박출시의 저항(후부하)을

감소시키고 따라서 좌심실의 작업량을 감소시키게 됨으로써 심근 산소 소모의 저하를 수반하게 된다. 풍선의 팽창과 수축은 각 심장박동에 맞박동을 한다. 혈류 증가와 효과적인 좌심실의 작업 저하와 함께 바람직한 결과는 관상동맥 관류를 증가시키고 후부하를 감소시켜 결과적으로 심박출량을 증가시키게 된다. 목표는 심근에 산소 공급을 증가시키고, 좌심실의 부담을 감소시키며, 심박출량을 증가시키는 것이다. IABP 이전에는, 이러한 세 가지 목표를 충족시키는 적합한 단일 치료 약제가 없었다.

급성 심근경색을 관리하는 ACC/AHA 지침은 다음과 같은 경우에 IABP 맞박동을 1급(Class 1) 근거수준으로 권고하고 있다.: (1) 수축기 혈압 90 mmHg 미만이나 기본 평균 동맥압(MAP)에서 30 mmHg 이하가 저하되었을때 (2) ST분절상승 심근경색환자에서 저박출 상태 (3) ST분절상승 심근경색환자에서 심장성 쇼크가 약물로 빨리 회복되지 않았을 때. ACC/AHA 지침은 ST분절상승 심근경색환자와 혈역학적으로 불안정한 징후가 있거나 좌심실 기능 저하나 심근의 넓은 부위가 위험한 재발된 허혈성 흉부 불편감이 있는 환자에서 다른 내과적 치료와 함께 IABP 맞박동을 1급 권고로 간주하고 있다.

IABP 요법이 ACC/AHA 1급 권고로 남아있지만, 최근 연구들은 현재의 권고안에 도전하고, 검토를 제안하고, 임상실무 지침을 최신으로 갱신하는 것이 필수적이다.

1) 생리적 원리

부전상태의 심장에 심박출량을 유지하기 위해서는 보다 많은 일을 해야한다. 이렇게 작업 요구량이 부가적으로 필요하면, 산소요구가 증가한다. 이러한 상황은 심근이 이미 허혈상태이고 관상동맥 관류가 산소요구를 충족시키지 못할 때 발생한다. 결과적으로 좌심실의 수행력이 더 저하되어 심박출량이 감소하게 된다. 이러한 악순환은 계속되고 중단하기 어렵다(그림 3-19). 이러한 악순환이 중단되지 않으면 심장성 쇼크는 피하기 어렵다. 이러한 상태는 IABP로 이완기동안 풍선을 팽창시켜 대동맥 시작부위의 압력을 상승시킴으로써 깨어질 수 있다. 대동맥 시작부위의 압력의 증가와 함께 관상동맥의 관류압이 증가된다.

좌심실 부전이 있는 환자의 효과적인 치료법은 심근의 산소요구를 감소시키는 것이다. 심근의 산소요구를 결정

하는 네 가지 주요 요인은 후부하, 전부하, 수축력, 심박동수이다. IABP 맞박동은 이러한 요인들 모두에게 영향을 미칠 수 있다. 이는 후부하를 직접 감소시키고 다른 세 가지 요인에 간접적으로 영향을 미쳐 심장의 기능이 향상된다. IABP 요법은 좌측 심장을 보조하기 때문에 여기서는 단지 좌심실만 논의한다.

(1) 후부하와 전부하

심장주기 동안 가장 산소가 많이 필요로 하는 시기는 후부하(afterload)가 생성되는 동안이다. 심장 박출시 더 큰 저항이 있으면, 후부하가 증가됨으로써 심근의 산소요구가 증가하게 된다. 박출에 대한 저항(impedance)은 대동맥 판막, 대동맥 이완기말 압력과 혈관 저항에 의해 야기된다. 높아진 대동맥 이완기말 압력은 저항과 박출을 극복하기 위해 더 높은 후부하를 필요로 한다. 혈관저항은 혈관이 수축하게 될 때 저항이 증가한다. 혈관이완이나 낮은 혈관저항은 박출시 저항을 감소시킴으로써 후부하를 감소시킨다. 심실의 수축기 직전에 대동맥에서 풍선의 수축은 대동맥 이완기말 압력을 저하시킨다. 이는 박출시 저항을 감소시키고 좌심실의 작업량을 감소시킨다. 이러한 방법으로 IABP는 효과적으로 심장의 산소 요구를 감소시킬 수 있다.

급성 좌심실 부전이 있는 사람은 심장이 효과적으로 펌프할 수 없기 때문에 이완기말에 좌심실의 혈액량이 증가한다. 이렇게 전부하의 과다한 증가는 심장의 작업량을 증가시킨다. IABP는 박출시 저항을 감소시켜서 과다한 전부하를 감소시키도록 도와준다. 저항의 감소시 혈액이 보다 효과적으로 앞으로 나가고 좌심실을 보다 효과적으로 비운다.

(2) 수축력

수축력(contractility)은 수축기 동안 수축하는 속도와 힘을 말한다. 비록 강력한 수축력이 더 많은 산소를 필요로 할지라도 이는 효율적인 박출을 하도록 하여 심박출량을 증가시키므로 심장의 기능에는 더 유익하다. 부전시에는 수축력이 저하된다. 심근의 생화학적 상태는 직접적으로 수축력에 영향을 미친다. 수축력은 칼슘치가 낮을때, 카테콜라민치가 낮을 때, 허혈과 이로 인한 산증이 동반될 때

저하된다. IABP 맞박동은 산소공급을 증가시킬 수 있어 허혈과 산증을 감소시킨다. 이러한 방법으로 IABP요법은 수축력을 증가시키고 심장의 기능을 더 좋게 하는데 기여한다(그림 3-19).

(3) 심박동수

심박동수(heart rate)는 수축기 동안 높은 압력이 생성될 때 분당 횟수로 결정되기 때문에 산소요구에 대한 주요 결정인자이다. 정상적으로 심근 관류는 이완기 동안 발생한다. 관상동맥 관류압은 대동맥 이완기압과 심근 벽의 긴장도 간의 차이에 의해 결정된다. PAOP는 좌심실의 이완기말 혈액량에 근접함으로써 관류에 대한 벽의 긴장도와 저항을 추정한다. 이는 아래의 공식으로 나타낼 수 있다.

관상동맥 관류압 = 대동맥 이완기압 - 심근벽의 긴장도

근육의 긴장은 혈류를 느리게 하는데, 이는 관상동맥 관류압의 약 80%가 이완기 동안 발생하는 이유이다. 심장박동이 빨라지면 이완기 시간이 단축되는 반면 수축기 시간에는 거의 변화가 없다. 빠른 심박동수는 산소요구를 증가시킬 뿐만 아니라 산소운반에 필요한 시간도 감소시킨다. 급성 심실부전에서는 수축력이 저하되어 있기 때문에 각 심박동에서 펌프해내는 혈액량을 증가시켜도 심박출량을 유지할 수 없을 것이다. 심박출량은 1회 박출량(stroke volume)과 심박동수를 곱한 것이다.

심박출량 = 1회 박출량 × 심박동수

만약 1회 박출량을 증가시킬수 없다면 심박출량을 유지시키기 위해 심박동수를 증가시켜야 한다. 이러한 심박동수 증가는 산소요구의 면에서 매우 희생이 따른다.

IABP 요법은 수축력을 향상시킴으로써, 심근의 펌프질과 1회 박출량을 증가시키는 능력이 개선되도록 돕는다. 후부하를 감소시키는 것 역시 펌프질을 효과적으로 향상시킨다. 심근 기능과 심박출량의 향상은 보상적인 빈맥의 요구를 저하시킨다. IABP 맞박동은 풍선이 팽창하는 동안 대동맥 이완기 압력을 증가시키므로 관상동맥 관류압을 증가시키고 이로 인해 심근에 혈류와 산소 운반이 향상된다.

IABP 요법의 생리적 효과는 Box 3-14에 요약되어 있다. 적절한 풍선의 팽창은 산소 공급을 증가시키고, 풍선의 적절한 수축은 산소요구를 감소시킨다. 팽창과 수축의 시기는 매우 중요하고 심장주기와 동시에 발생해야 한다.

2) 기구 모양

대동맥내 풍선 카테터와 그 끝에 장착된 풍선은 생체 친화적인(biocompatible) 폴리우레탄 재질로 구성되어 있다. 풍선의 팽창은 카테터를 통해 압축된 가스로 채워진다. 낮은 분자량 때문에, 가장 선호되는 압축공기는 헬륨이다. 풍선 크기는 맞박동을 최적화하기 위해 환자의 체격에 의해 결정된다(표 3-9). 풍선 팽창으로 대동맥에 풍선의 공기가 추가되면, 대동맥압이 급격히 증가하고 혈류가 대동맥판 쪽으로 역행하여 되돌아온다. 풍선 수축으로 풍선의 공기가 갑작스럽게 빠져나가는 것은 대동맥압을 급격히 감소시킨다. 카테터는 중앙에 관강이 있어 풍선의 끝으로 대동맥압이 측정될 수 있다.

3) IABP 맞박동의 적응증

IABP 요법의 2가지 주요 적응증은 심근경색증 후에 심장성 쇼크의 치료와 심장수술 후의 저심박출이다. 심장의 병태생리학적 상태에 있는 환자를 위한 IABP 요법의 다른 적응증은 Box 3-15에 제시된다.

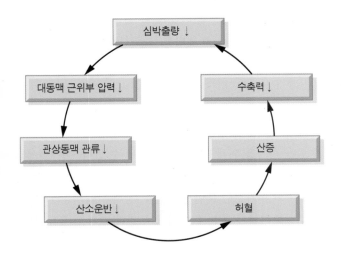

그림 3-19 심장성 쇼크의 순환

BOX 3-14
IABP 요법의 직접적인 생리적 효과

풍선 팽창(inflation)
↑ 대동맥 이완기압
↑ 대동맥 근위부 압력
↑ 관상동맥 관류압
↑ 산소공급

풍선 수축(deflation)
↓ 대동맥 이완기말압
↓ 박출에 대한 저항
↓ 후부하
↓ 산소요구

BOX 3-15
IABP 요법의 적응증

• 급성 경색 후의 심장성 쇼크
• 심장 수술 후 환자에서 좌심실 부전
• 심한 불안정 협심증
• 경색후의 심실중격결손 또는 승모판 역류
• 심장이식을 위한 단기간의 가교(bridge)

(1) 심장성 쇼크

심장성 쇼크의 치료법은 복합적이고 사망률이 높다. 심장성 쇼크는 심근경색이 있는 환자의 약 15%에서 발생한다.

환자는 초기에 다양한 심근 수축성 약물(intropics), 혈압상승제, 수액으로 치료를 받게 된다. 이러한 치료 후에 심박출량, 동맥압, 소변량과 정신 상태의 반응이 부족하거나 없을 때는 IABP로 순환을 보조할 필요가 있음을 나타낸다. 저혈압이 있으면 손상의 과정이 저절로 계속 일어난다. 더 이상의 손상을 막고 생존을 향상시키기 위해 쇼크 상태를 조기에 역전시키는 것이 필요하다.

IABP 요법이 적용된 후, 1-2시간 내에 개선되는 것이 관찰되어야 한다. 이때 심박출량, 말초 관류, 소변 배설량, 정신상태, 폐울혈이 안정적으로 호전되어야 한다. 심장의 기능이 호전되면서, 중심정맥압과 PAOP의 감소도 나타나야 한다. 최고 효과가 평균 24-48시간 내에 달성되어야 한다.

(2) 수술후 저심박출

심장수술 전주기 동안 환자에게 IABP 요법을 사용하는 주 적응증은 저심박출이 전통적인 심근수축제 보조에도 반응이 없을 때이다. 또한 IABP 요법은 불응성 협심증 환자 뿐만아니라 급성 심근경색으로 물리적 손상이 지속되는 환자의 수술주기 동안 사용된다.

IABP 맞박동은 심폐우회술(cardiopulmonary bypass)로부터 환자를 이탈시키고 좌심실 회복이 될 때까지 수술 후 순환보조를 하기 위해 사용될 수 있다. 이러한 상황에서 심폐우회술 사용 후에 심장이 순환을 보조하는 능력이 없음이 나타나면, 이는 기능부전(failure)으로 조기에 인식해야 한다. 좌심실 부전이 회복되기 위해서는 조기 인식과 치료가 중요하다.

순환보조를 제공하는데 더하여 심장수술환자의 결과는 다른 특성을 통해서 뿐만 아니라 IABP에 의해 긍정적으로 영향을 받아왔다. 예를 들면, 심폐우회술 동안 IABP 요법에 의해 생성되는 박동하는 혈류는 내피 활성화의 억제를 통해 전신염증반응증후군(SIRS)의 활성화를 감소시키는 것으로 나타났다. IABP 요법은 또한 심폐우회술 사용동안 전신 관류의 향상과 관계가 있는 것으로 나타났다.

(3) 불안정 협심증

IABP 맞박동 요법은 불안정 협심증이나 기계적인 문제가 있는 환자를 위해 PCI 동안 사용될 수 있다. 이러한 상황에서 PCI 시술은 대개 응급 심장수술로 하게 된다. 이러한 범주의 환자로는 불안정 협심증, 경색후 협심증과 경색후 심실중격결손 또는 환자의 심부전의 결과로 유두근의 손상으로 인한 승모판 역류 환자들이 포함된다. IABP 맞박동 요법은 이전의 내과적 치료에 실패한 환자의 협심증

표 3-9 　IABP 풍선 크기 지침

환자의 키	풍선 크기	체표면적
〈약 163cm	30mL	≤1.8m²
163~183cm	40mL	〈1.8m²
〉183cm	50mL	〉1.8m²
(또는 대동맥 내경 〉20cm)		

의 중증도를 통제하는데 성공적으로 사용되어오고 있다. 심실중격 파열 후의 심부전이나 승모판의 기능부전이 있는 환자를 위한 IABP의 사용은 혈류를 앞쪽으로 나아가게 하는 것을 도와서 중격결손을 통한 단락을 감소시키고 승모판 역류의 양을 감소시킨다.

4) IABP 맞박동의 금기증

IABP요법의 사용에 대한 몇 가지 금기증이 있다. 환자가 IABP요법으로부터 이점을 얻으려면 대동맥 판막의 기능이 좋아야 하는 것이 필수적이다. 대동맥 판막 기능부전이 있을 때 풍선의 팽창은 단지 대동맥 역류를 증가시킬뿐 관상동맥 관류압의 증가는 미미하다. 사실상 환자의 심부전 상태는 더 악화될 수 있다.

심한 말초혈관 폐쇄질환도 IABP요법 사용의 상대적 금기이다. 폐쇄질환은 카테터 삽입을 어렵게 하고 사지 말단에 혈류를 차단하거나 혈관벽을 따라 형성된 혈전을 이동시켜서 색전을 유발할 수 있다. IABP가 반드시 필요한 환자들에 있어서는 흉부 대동맥으로 삽입하여 질환이 있는 말초혈관을 통과하게 된다. 이전에 대동맥-대퇴동맥(aortofemoral) 또는 대동맥-장골동맥(aortoiliac) 우회술(bypass graft)을 받은 환자는 대퇴동맥으로 삽입할 수 없으므로 금기증이 된다.

대동맥류가 있어도 IABP요법의 금기가 된다. 동맥류에서 박동하는 풍선은 환자에게 대동맥류 파편이 떨어져 나오게 하여 색전을 유발할 수 있다. 보다 심각한 합병증은 대동맥류의 파열인데 이는 카테터를 삽입하는 동안 동맥류의 벽을 천공하여 발생할 수 있다.

5) 절차

(1) 삽입

풍선의 적절한 위치는 흉부 대동맥으로 좌측 쇄골하동맥 원위부 부터 신장동맥의 기시부까지이다(그림 3-20). 가장 많이 사용되는 카테터 삽입법은 Seldinger 기술을 사용하는 경피 삽입법이다. 그 대안으로 흉부 대동맥으로 직접 삽입하는 방법을 가장 많이 사용한다. 이 방법은 흉골의 중심을 절개하기 때문에 이미 수술을 위해 흉곽을 연 외과적 심장수술환자로 제한된다.

카테터가 제 위치에 오게 되면 기계와 연결되는데, 이

기계는 3가지 기본 구성요소인 모니터링 장치, 전자 유도 장치, 가스를 풍선 내외로 이동하게 하는 구동 장치(drive system)를 가지고 있다. 모니터링 장치는 풍선의 수축과 팽창의 효과를 보여주는 환자의 심전도와 동맥파형을 화면으로 보여주는 기능을 한다. 제어장치(콘솔)도 풍선 자체의 수축과 팽창을 나타내는 풍선의 파형을 보여준다. 풍선 펌프를 위한 표준 유도 기계는 환자의 심전도로부터 R파를 감지해낸다. 이는 각 심장주기의 시작에 신호를 보낸다. 다른 가능한 유발자극은 수축기 동맥압이나 심전도에서 박동조율 정점(spike)이다. 정확한 시기(timing)의 조절은 기계 제어장치로 조절된다. 구동 장치는 압력과 진공으로 번갈아가며 풍선에 가스를 넣고 빼는 실제 장치이다.

(2) 시기

IABP요법에서 사용하는 시기선택(timing)의 두 가지 방법은 표준 시기(conventional timing)와 실제 시기(real timing)이다. 표준 시기는 풍선의 팽창과 감압을 결정하는 유발기전으로 동맥파형을 이용한다. 실제 시기는 풍선의 팽창을 위한 기준점(동맥파형의 중복 절흔)과 같은 지점을 사용하나 풍선의 감압을 위한 유발원으로 심전도 신호를 사용한다. 실제 시기는 표준 시기 후에 간단히 논의된다.

① 표준 시기

표준 시기(conventional timing)를 이용하는 풍선 펌프의 적절한 시기를 선택하는 첫 단계는 동맥 파형에서 수축기와 이완기의 시작을 파악하는 것이다. 수축기는 좌심실압이 좌심방압을 능가하여 승모판이 닫힐 때 시작한다.

수축기는 두 단계로 등용적성 수축(isovolemic contraction)과 박출(ejection)이다. 승모판이 닫히게 되면 등용적성 수축이 시작되고 박출을 하기 위해서 저항을 넘어서는 충분한 압력이 생성될 때까지 계속된다. 심실의 압력이 대동맥 압력보다 높아지면, 대동맥판이 열리게 되고 박출이 시작되는데 이 시기가 제2단계이다. 박출은 좌심실의 압력이 대동맥압력 이하로 떨어질 때까지 계속된다. 이 시점에서 대동맥판이 닫히고 이완기가 시작된다.

대동맥판의 닫힘은 대동맥 파형에 중복 절흔(dicrotic notch)이라 불리는 부분을 형성한다. 중복 절흔은 풍선이 팽창되어야하는 시기를 결정하는 기준점으로 사용된다.

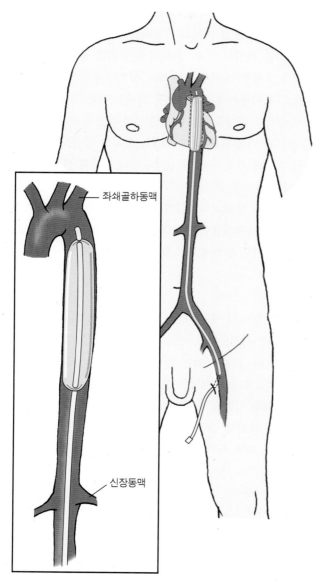

그림 3-20 풍선카테터의 적절한 위치(경피 삽입)

은 동맥파형에서 그 다음 날카로운 수축기 상행각 (upstroke) 직전의 이완기 말에 일어나도록 시간을 조절해야 된다.

그림 3-21은 좌심방압, 좌심실압, 대동맥압이 서로 연관되어 있는 심장주기를 나타낸다.

그림 3-22는 수축기와 이완기의 시작이 표시된 요골동맥 파형을 나타낸다.

② 실제 시기

두 시기선택 방법 간의 주요 차이는 풍선 감압과 사용되는 유발 기전의 차이이다. 실제 시기(real timing)는 풍선감압의 유발 기전으로 심전도를 사용한다. QRS파는 심실 수축의 시작으로 인식되고 풍선감압은 이때 발생한다. R파의 유발자극 해제(off)는 풍선감압이 수축기 박출(systolic ejection)시 발생하도록 한다(박출 전에 발생하도록 하는 것은 표준 시기이다). R파 인식시(수축기 박출) 풍선감압이 발생하므로 불규칙한 심장리듬이 있는 환자에게 보다 효과적이다. 이는 표준 시기에서 하는 것처럼 작동시키는 사람이나 알고리듬(algorithm)에 의해 수정할 필요가 없다. 빠른 감압기전과 신뢰할 수 있는 심전도 신호는 혈압을 효과적으로 상승시키기 위해 실제 시기를 사용하는 IABP에 꼭 필요하다. 실제 시기로 조절하는 풍선 팽창은 이완기 시작과 함께 일어나는데 이는 표준 시기에서처럼 동맥파형의 중복 절흔에 의해 감지된다.

IABP 기술의 발전은 자동 시기선택 기전을 개발하였고 일부 모델에서 현재 가능하다. 자동 시기선택법은 특수 IABP 카테터의 끝에 섬유광학 압력 감지기가 부착되어 있

수축기가 완전히 끝나지 않았기 때문에 팽창이 절흔 전에 나타나서는 안된다. 대동맥판의 닫힘 후에 이완기의 두 단계로 등용적성 이완과 심실 충만이 시작된다. 대동맥판이 닫힌 후에 대동맥판이나 승모판 모두가 열리지 않는 시기가 있다. 승모판은 좌심실압이 좌심방압 보다 높기 때문에 닫힌 채로 있다. 이 단계가 등용적성 이완기이다. 좌심실압이 좌심방압 아래로 떨어질 때, 좌심방의 압력이 높아져서 승모판이 열리게 된다. 이는 이완기의 충만기 시작이다. 풍선 팽창은 이완기 전체 동안 계속되어야 한다. 감압

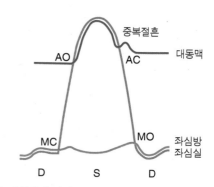

그림 3-21 **좌심장의 심장주기:** 대동맥, 좌심실, 좌측동맥압 파형. AO: 대동맥판 열림 AC: 대동맥판 닫힘 D: 이완기 MO: 승모판 열림 MC: 승모판 닫힘 S: 수축기

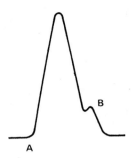

그림 3-22 동맥파형. A는 수축기 상승운동 전의 풍선감압의 시점, B는 중복절흔(이완기)에서 풍선 팽창을 나타냄

어 가능하다. 이 압력 감지기는 대동맥 압력으로부터 실시간 대동맥 혈류를 계산하는 알고리듬을 사용하여 빛의 속도로 실시간 압력 신호를 전달할 수 있다. 이는 환자의 심장 리듬과는 무관하게 풍선 펌프가 심장의 각 수축시 대동맥판을 닫을 때 정확한 시간을 결정하도록 해준다. 대동맥판의 닫힘은 이완기 시작을 나타내주고, 풍선 팽창이 발생한다.

6) 결과의 해석

(1) 파형의 사정

대동맥압 파형과 IABP의 효과에 대한 분석은 간호의 중요한 기능이다. 간호사는 풍선 펌프 시기선택의 문제를 확인하고 교정해 줄 수 있어야 한다. 그림 3-23은 대동맥 파형을 사정하는 5개 지점이 표시되어 있다.

① 1단계

시기 평가에서 첫 단계는 동맥파형에서 수축기와 이완기의 시작점을 파악할 수 있는 능력이다(그림 3-23). 수축기는 날카로운 상행각이 시작되는 A점에서 시작한다. B점은 중복 절흔을 나타내는데 이는 대동맥판의 닫힘을 나타낸다. 이 시점에서 이완기는 시작되고 풍선은 팽창되어야 한다. 풍선 감압은 이완기말인 A점 직전에 시작한다.

Box 3-16은 동맥압 파형에 대한 IABP요법의 효과를 측정하기 위해 사용할 수 있는 5개의 준거를 제시하고 있다. 파형을 효과적으로 평가하기 위하여 보조를 받지 않는 환자의 압력파형은 보조를 받는 압력파형과 나란히 제시되어야 한다. 이는 제어장치를 조절하여 이루어질 수 있고 매 박동마다 교대로 팽창과 감압을 하도록 한다(1:2 보조

율). 대부분의 환자는 단기간동안 이를 잘 견딘다. 제어장치는 그 모니터에 파형이 정지되도록 할 수 있어 한 화면에 단 1 : 2의 비율로 보조되도록 조절할 수 있다. 다른 방법으로는 분석을 위해 1:2 보조의 기록지(strip)를 얻을 수 있다.

② 2단계

환자의 중복절흔을 확인한 후에 팽창이 중복절흔 지점에 발생하는지를 알아보기 위해 보조적인 기록을 비교한다. 중복절흔 지점 전의 팽창은 수축기를 급격히 단축시키고 박출이 중단되면서 심실의 혈액량을 증가시킨다. 중복절흔 지점을 지난 늦은 팽창은 관상동맥 관류압을 증가시키지 않는다. 이때의 최고 이완기압은 적절한 시기에 하는 것만큼 높지 않을 것이다.

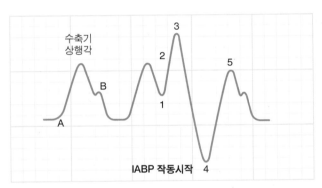

그림 3-23 대동맥내 풍선 펌프 보조를 받는 동맥파형에 대한 조사는 (1) 팽창하는 시점; (2) 팽창 경사; (3) 이완기 정점압; (4) 이완기 말기의 하강; (5) 다음 수축기 정점을 관찰해야한다.

BOX 3-16
동맥압 파형에 따른 효과적인 IABP 요법의 평가 기준

- 팽창이 중복절흔 지점에 발생한다.
- 팽창 경사는 수축기 상행각과 평행이고 일직선이다.
- 이완기 증폭의 정점은 바로 앞의 수축기 정점보다 높거나 같다.
- 이완기 말의 약간의 압력하강(dip)은 풍선 감압에 의해 형성되는 것이다.
- 다음 수축기 정점(보조받은 수축기)은 바로 직전의 수축기압(보조받지 않은 수축기)보다 낮다.

③ 3단계

다음으로, 수축기 상행각과 이완기 증가(이완기 정점압)를 비교해야 한다. 이완기 경사는 급격해야하고 수축기 상행각과 평행이어야 한다(그림 3-23). 경사는 항상 일직선이어야 한다. 이완기압의 정점이 높으면 높을수록 대동맥 근위부 압력은 더 크게 증가할 것이다. 이러한 이유 때문에 풍선의 보조는 가장 높은 정점이 얻어질 때까지 조절된다.

④ 4단계

감압은 수축기 직전에 발생해서 대동맥의 이완기말 압력을 급격히 떨어뜨린다. 이런 빠른 감압은 약 40mL의 양이 된다. 이 결과는 이완기말압의 약간의 저하로 나타나고 다음 수축기 박출에 저항을 낮춘다. 풍선 보조가 없는 이완기말압과 비교되어야 한다. 최적으로, 최소 10mmHg의 압력차는 있어야 한다. 보다 나은 후부하의 감소는 가능한 가장 낮은 이완기말의 약간의 하강(dip)으로 도달할 수 있다.

감압 지점 역시 매우 중요하다. 너무 이른 감압은 압력을 수축기 바로 앞의 정상 이완기말 수준으로 올린다. 이러한 상황에서는 후부하가 감소되지 않는다. 늦은 감압은 다음 수축기를 침범하고 수축기 박출 동안 풍선이 아직 팽창되어 있어 박출에 더 큰 저항을 주어 후부하를 상승시킨다. 그림 3-24는 시기가 잘못된 경우를 나타낸다.

⑤ 5단계

마지막으로, 만약 후부하가 저하되었다면 다음 수축기압의 정점은 보조받지 않은 수축기압의 정점보다 낮을 것이다. 이는 심실박출시 저항을 극복할 수 있을 만큼 큰 압력을 생성할 필요가 없음을 의미한다. 수축기압의 정점이 혈관계의 순응도도 나타내기 때문에 항상 그렇게 나타나지는 않을 것이다. 만약 혈관계가 죽상경화증 때문에 순응도가 낮다면 수축기 정점압은 많이 변하지 않을 것이다.

(2) 풍선 맞춤

특정 환자의 대동맥에 풍선을 맞추는 것(balloon fit)은 이러한 준거들이 얼마나 잘 충족하는지를 결정한다. 이상적으로 대동맥의 약 80%가 풍선 팽창으로 폐색된다. 이완된 대동맥에서는 폐색이 80% 이하로 일어나게 되어 팽창

과 감압의 효과가 파형에 급격하게 나타나지 않는다. 환자가 저혈압이거나 저혈량일 때 풍선이 팽창하고 감압할 때 용량의 차이가 적기 때문에 파형에 확연히 드러날 만큼 영향을 미치지 않는다.

7) 간호사정과 관리

IABP가 필요한 환자들은 심장성 쇼크나 급성 좌심실 부전의 중환자와 유사하게 관리된다. IABP에만 특정하게 적용되는 부가적인 간호술과 사정은 이러한 환자의 간호에 꼭 포함되어야 한다. 이러한 것들은 Box 3-17에 요약되어 있다. IABP를 하고 있는 환자에 대한 간호진단은 Box 3-18에 제시되어 있다.

(1) 심혈관계 모니터링

심장혈관계 모니터링은 IABP의 효과를 결정하는데 매우 중요하다. 이러한 사정에 기초가 되는 것은 활력징후, 심박출량, 심장 리듬과 규칙성, 소변량, 색, 관류와 정신상태 등이다.

① 활력징후

IABP요법과 관련하여 3가지 중요한 활력징후는 심박동수, MAP, PAOP이다. 효과적인 IABP는 이 세 가지의 지표를 모두 감소시킨다. MAP의 갑작스런 변화는 체액량 부족(volume depletion)을 나타낸다. 중환자는 체액량의 변화에 견디기 어렵다. PAOP는 체액량을 감시하는데 중요

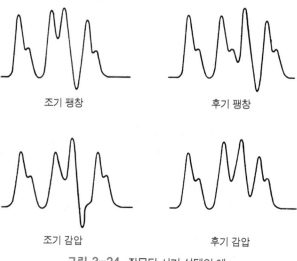

조기 팽창   후기 팽창

조기 감압   후기 감압

그림 3-24 잘못된 시기 선택의 예

한 지표이며, 의료진에게 체액량 부족이나 과다를 조기에 나타내주는 표시이다.

혈압을 측정할 때는 특별한 고려가 필요하다. 풍선은 이완기동안 팽창하므로, 이완기 정점의 압력은 수축기 정점의 압력보다 대개 높게 나타날 것이다. 대부분의 IABP 제어장치는 이완기 정점으로부터 수축기를 구분할 수 있

BOX 3-17
IABP 맞박동과 심실보조장치에 대한 간호중재

IABP 간호중재
- 보조비율을 1:2로 하여 정확한 시기를 확인하고 매시간 조절상태를 기록한다.
- 심박동수가 분당 10회 이상 변화할 때 시기선택(timing)을 재평가한다.
- 풍선의 공기량을 적절히 유지하고, 필요하면 매 2~4시간마다 보충한다. 자동 보충 양식이 있으면 사용한다. 둔부의 굴곡을 피하도록 하는데, 이는 IABP 카테터에 가스의 출입이 방해받을 수 있기 때문이다.
- 시기선택을 평가하기 위해 좋은 동맥파형과 심전도 신호를 유지한다.
- 해당부서의 프로토콜에 따라 대동맥의 동맥선을 IABP로 변환한다.
- 적절한 보조율을 유지하기 위해 IABP의 능력을 방해하는 상황을 줄이거나 없앤다. 빈맥이나 불규칙한 리듬이 발생하면 의사에게 보고하고, 지시에 따라 부정맥을 약물이나 박동조율로 치료한다. 적절한 자극유도(심전도, 동맥압, 심박조율 등)를 이용한다.
- 환자가 100% 심박조율을 받고 있을때만 심박조율 양식(mode)을 사용한다.
- 풍선압력파형에 중요한 변화가 있을 때 의사에게 보고한다.

심실보조장치(VAD)의 간호중재
- 수술직후에는 적절한 충전압을 사정하고 유지한다.
- 심박동수, 혈압, 평균동맥압, 박출 흐름, 소변량, 신경학적 상태를 매시간 모니터하고 사정한다. 지시에 따라 변화에 대처한다.
- 적절한 박출 흐름을 위해 기구의 특정 위치를 필요로 하는 심실보조장치의 기구 높이를 사정하고 변화시킨다.
- 환자의 원래 심박동수와 활동수준에 맞추어 심실보조장치의 박출 흐름과 횟수를 평가한다.
- 적절한 기구의 박출량을 유지하기 위해 지시대로 심실보조장치의 기능과 순환량(volume)의 상태를 관리한다.

일반적인 간호중재
- 체온을 매 4시간마다 그리고 필요시 모니터하고 기록한다.
- 모든 삽입부위와 절개부위의 감염 징후를 관찰한다. 상처 드레싱 교환시 멸균법을 유지한다.
- 드레싱 부위가 젖었거나 완전하지 않으면 교환한다.
- 해당 부서의 프로토콜에 따라 주사주입 선과 주입 백을 교환한다.
- 의심스러운 배액, 발적 또는 종창 부위를 배양한다.
- 백혈구수가 증가하였을 때는 의사에게 보고한다.
- 처방받은 항생제를 환자에게 투여한다.
- 매 2~4시간 마다 호흡음을 청진하고 기록한다.
- 폐의 청결을 돕는다(기침, 심호흡, 잦은 자세변경). 필요시 기관지 삽관된 환자에게 흡인을 제공한다.
- 환자의 비정상적인 혈액가스, 과다한 분비물, 호흡부전을 감시하기 위해 맥박산소측정기를 사용한다.
- 환자에게 발관(extubation)을 하고, 특히 심실보조장치를 하고 있는 환자에게 견딜수 있을 정도로 활동수준을 높인다.
- IABP나 VAD의 삽입 전에 말초맥박의 상태와 신경학적 상태를 기록한다. 프로토콜에 따라 맥박의 상태, 피부 관류, 신경학적 상태를 사정하고 기록한다. 환자가 발이나 다리의 통증을 호소하면 말초관류를 평가한다.
- 맥박이나 신경학적 상태에 변화가 있으면 의사에게 보고한다.
- 지시대로 항응고 상태를 유지한다.
- 해당 사지의 혈류흐름을 방해하는 둔부의 굴곡을 피하기 위해 관이 유치되어있는 다리를 똑바로 펴서 유지하고 침대는 30도 이하로 유지한다.
- 풍선에 혈전이 형성되는 것을 막기 위해 항상 풍선의 운동을 유지한다.
- 피부 통합성을 사정하고 뼈돌출부의 피부 발적과 궤양을 기록한다.
- 필요시 양가죽, 발포고무 패드(foam pad), 특수 침대를 사용한다. 매 2시간 마다 체위변경을 한다.
- 피부를 청결하고 건조하게 유지한다.
- 구강섭취를 격려하고 필요하다면 비경구나 장관 영양을 하여 적절한 영양상태를 유지한다.
- 방안에 경고음이나 모니터 소음을 최소로 낮추어 불필요한 소음을 적게한다.
- 환자와 대화를 하고 자주 날짜와 시간에 대한 오리엔테이션을 다시 시킨다.
- 가족의 방문을 권장한다.
- 환자에게 모든 절차와 활동을 설명한다.
- 수면시간을 방해하지 않도록 간호를 조직화한다. 가능하다면 밤에는 병실에 소등을 한다.
- 꼭 필요하고 의사의 지시가 있으면 환자를 진정시킨다.

는 모니터링 시스템을 가지고 있지만 어떤 모니터링 기구는 낮은 지점의 압력으로부터 정점의 압력만을 구분할 수 있다. 이러한 이유 때문에 모니터의 수축기압 숫자 표시는 정점의 이완기압을 나타내게 된다. 혈압을 기록할 때 수축기, 이완기 정점, 이완기말을 100/110/60으로 기록하는 것을 권장한다. 이러한 압력은 동맥파형의 기록지에서 읽을 수 있다.

② 심박동 리듬과 규칙성

심박동 리듬과 규칙성은 중요한 고려사항이다. 부정맥의 조기발견과 치료는 효과적인 IABP 보조에 중요하다. 시기선택(timing)이 심전도상 규칙적인 R-R 간격에 의해 정해지므로 불규칙한 부정맥은 어떤 제어장치에서는 효율적인 IABP 사용을 방해할 수 있다. 모든 풍선 펌프 제어장치의 안전한 형태는 미성숙한 QRS파에서는 풍선이 자동적으로 감압하는 것이다. 어떤 특정한 IABP 모델은 평균 박동 대비 실제 시간을 추적하므로 부정맥을 보다 효과적으로 추적한다. 만약 그 부정맥이 지속되고 시기선택이 비효과적이면 또 다른 대안으로 풍선팽창의 유발원(trigger)으로 동맥파형에서 수축기 정점을 사용할 것이다. 우선적인 목표는 부정맥을 치료하는 것이다.

③ 기타 관찰사항

소변량, 소변색, 관류, 정신상태는 적절한 심박출량을

결정하는 중요한 사정 지표이다. 환자가 IABP 요법에 반응하면 이들 모든 지표는 향상될 것이다. 이러한 징후들이 나빠지면 심박출량이 감소함을 의미한다. 심박출량의 측정은 환자의 상태가 나빠지거나, 체액량이나 투여된 약물치료에 변화가 있을 때, IABP 장치를 제거하는 동안 필요하다.

좌측의 요골맥박과 삽관된 쪽의 사지가 자주 사정되어야 한다. 좌측의 요골맥박이 저하되거나 없어지거나 양상에 변화가 있는 것은 풍선이 대동맥 쪽으로 더 밀려들어가서 부분적으로 막거나 좌측의 쇄골하동맥으로 더 들어가는 경우가 많다.

풍선 카테터가 대퇴동맥이나 장골동맥에 삽입된 상태는 환자의 삽입된 쪽 사지의 순환을 저해하는 원인이 된다. 삽관된 쪽의 사지는 대체로 움직이지 말아야 한다. 둔부의 굴곡은 관이 꼬이게 하고 풍선의 박출을 저하시키므로 환자가 둔부를 굴곡시키지 않도록 하기 위해 무릎을 고정시키는 기구를 사용하는 것이 도움이 될 것이다. 침대의 머리 부분을 30도 이상 올리지 않는다. 둔부 굴곡은 사지 말단부로의 관류도 감소시킨다. 사지에 맥박, 피부색, 감각은 매시간 확인되어야 한다. 해당 사지의 상태가 악화되면 의사에게 보고되어야 한다. 심한 동맥부전시에는 카테터를 제거해야만 한다.

의사들은 특히 내과환자에서 카테터 주위에 혈전형성과 혈관의 기능부전을 예방하기 위해 헤파린 요법을 사용하기를 권장한다. 환자에게 항응고 상태가 위험보다 이익이 더 많은지를 평가하여 사용을 결정한다. 저분자량 텍스트란(low-molecular-weight-dextran)은 혈전형성을 예방하기 위해 선택할 수 있는 또 다른 치료방법이다. 이 약물은 혈소판의 기능을 손상시켜 응고의 연속단계(coagulation cascade)가 시작되는 것을 방지한다. 이것은 심장수술 환자에게 첫 24시간 동안 대개 사용된다.

(2) 호흡기계 모니터링

IABP 요법을 사용하는 많은 환자들은 기관삽관과 환기보조를 필요로 한다. 이러한 환자들의 일부는 울혈성 심부전과 관련된 체액과다로 인한 호흡부전이 있을 수 있다. 부동상태에서 기관삽관을 하고 있는 환자들은 호흡기 감염과 무기폐 발생의 위험이 있다. 삽관된 사지에 풍선 카

BOX 3-18
IABP 대상자 간호진단

- 전부하의 변화와 관련된 심박출량 감소
- 후부하의 변화와 관련된 심박출량 감소
- 심박동수와 리듬의 변화와 관련된 심박출량 감소
- 좌심실 부전과 관련된 비효과적 말초조직관류
- 불안정 협심증과 관련된 비효과적 말초조직관류
- 부적절한 IABP 적용시기와 관련된 비효과적 말초조직관류
- 침습적 시술과 관련된 감염의 위험성
- 기계장치에 대한 의존과 관련된 침상에서의 움직임 장애
- 관류저하와 관련된 피부통합성 장애의 위험
- 생체리듬 변화와 관련된 수면 양상의 방해
- 장치 사용 경험 부족과 관련된 IABP에 대한 지식의 부족

테터를 똑바로 유지하면서 수정된 방법으로 환자를 체위 변경하는 것이 적절하다. 매일 단순 흉부방사선 검사를 통해 폐의 상태를 점검하고 정맥주사 카테터 삽입 상태를 확인하는 것이 필요하다. 풍선 카테터의 위치도 이 방법으로 확인할 수 있다.

(3) 신장계 모니터링

심장성 쇼크나 심한 좌심실 부전의 환자들은 급성 신부전이 발생할 위험이 있다. 쇼크 상태에서 신장은 저관류로 인한 영향을 받으므로 소변량과 상태를 자세히 관찰해야 한다. 신장기능을 평가하기 위해 혈중요소질소, 크레아티닌, 크레아티닌 청소율을 매일 모니터링해야 한다. 크레아티닌 청소율은 혈청 크레아티닌 보다 조기에 신장의 기능 이상이나 부전을 나타내준다. 소변량이 갑자기 크게 감소하면 카테터가 대동맥쪽으로 미끄러져 들어가거나 신장동맥을 막는 것을 나타낼 수 있다.

(4) 이탈

① 이탈의 적응증

환자를 풍선보조로부터 이탈(weaning) 시키는 것은 대개 삽입하고 24시간에서 74시간 후에 시작한다. 어떤 환자는 더 장기간 보조를 필요로 하기도 한다. 이탈은 과다한 승압제(vasopressor)의 보조가 필요없다는 혈역학적 안정의 증거가 있을 때 시작할 수 있다. 이상적으로 이탈을 시작할 때 승압제 보조가 최소여야 한다. 풍선이 제거된 후 혈역학적 지지를 위해 풍선 카테터를 재삽입하는 것보다 승압제의 보조를 증가시키는 것이 더 용이하다.

환자는 양호한 말초 맥박, 적절한 소변량, 폐부종이 없고, 정신상태의 호전 등으로 나타나는 적절한 심장 기능의 징후를 보여야 한다. 양호한 관상동맥 관류는 심실의 변위(ectopy)가 없고 심전도 상에 허혈이나 손상의 증거가 없어야 한다.

합병증은 IABP를 갑자기 중단시킬 수 있다. 이것은 또 다른 풍선 카테터의 삽입을 필요로 할 수도 있다. 사지 말단에 맥박 소실, 통증, 창백은 심한 동맥부전의 증거가 되고 이는 특정 삽입부위에 풍선 카테터를 제거해야 하는 절대적인 적응증이다. 풍선이 새는 경우도 제거해야 한다. 만약 환자가 혈역학적으로 불안정하면 의사는 다른 쪽의 사지에 풍선 카테터를 재삽입하거나 잘못된 풍선을 대체하는 방법을 선택하게 될 것이다. 환자의 상태가 매우 나쁘거나 비가역적 상황일 때는 기관과 의사의 철학에 따라 풍선펌프의 보조를 이탈하거나 중단하기도 한다. Box 3-19는 IABP 요법을 이탈하는 주요 적응증이다.

② 이탈하는 방법

이탈은 대체로 보조율을 1:1에서 1:2로 낮춤으로써 이루어지고 특정 제어장치에서는 최소보조율에 도달할 때 이루어진다. 환자는 첫 보조 감소를 최대 4~6시간 동안 받게 될 것이다. 그 최소 시간은 30분은 되어야 한다. 이 시간동안 환자에게 어떤 혈역학적 변화가 발생하는지 사정해야한다. 심박동수 증가, 혈압 감소, 심박출량 감소는 혈역학적 상태의 악화를 나타낸다. 이탈은 또 다른 치료법의 이탈을 시도하기 전에 일시적으로 중단되어야하고 치료법에 잘 순응하는 상태여야 한다. 첫 보조율의 감소에 잘 견디면 보조율을 최소로 감소시키는데 각각의 새로운 보조율에 약 1~4시간의 적응시간을 허용한다. 그 과정에서 부적응이 나타나는지 환자를 지속적으로 사정해야한다. 비록 흔한 일은 아니지만 풍선의 양을 감소시키면서 이탈이 발생할 수 있는데 이는 많은 모델에서 제어장치에 의해 조절된다.

8) IABP 치료시 합병증

IABP 맞박동을 하고 있는 환자에게는 삽관된 사지의 혈류흐름이 나빠지는지를 모니터링 해야하는데 이는 구획증후군(compartment syndrome)을 유발할 수 있기 때문이다. 이는 도관 삽입 후 첫 24시간 이내에 발생하거나 며칠이 지나서 나타나기도 한다. 구획증후군은 해당 사지의 구획중 하나에 조직의 압력이 상승하여 발생하는 것이다. 뼈, 근육, 신경조직과 혈관은 모두 근막(fascia)이라 불리는 섬유성 막에 의해 둘러싸여 있고 이렇게 둘러싸여진 공간을 구획(compartment)이라 한다. 이는 유연하지 못해서 구획내의 부피의 증가는 구획내의 압력의 증가를 초래한다. IABP를 하고 있는 환자의 다리에 말초혈류가 감소하여 나타나는 허혈은 세포와 말초혈관의 손상을 일으켜 말초의 투과성을 증가시키게 된다. 폐쇄된 구획공간으로 삼출액이 빠져나와 모세혈관의 혈류흐름을 방해할 수 있는

BOX 3-19
환자 안전

IABP치료 이탈 적응증
IABP를 이탈할 때 환자의 안전을 보장하기 위해, 간호사는 다음을 알아야 한다.

- 혈역학적 안정
  - 심장지수(CI) 〉 2L/min
  - 폐동맥쐐기압(PAWP) 〈 20mmHg
  - 수축기 혈압 〉 100mmHg
- 최소 요구량의 승압제 보조
- 심장기능이 적절하다는 증거
  - 양호한 말초맥박
  - 적절한 소변배출량
  - 폐부종이 없음
  - 정신상태 호전
- 관상 관류가 양호하다는 증거
  - 심실의 변위가 없음
  - 심전도상 허혈이 없음
- 심한 혈관기능 부전
- 비가역적으로 악화된 상태

수준까지 조직의 압력이 증가한다. 조직의 압력이 이 정도에 도달할 때, 조직의 생명력이 위협받게 될 것이다. 치료는 혈류 흐름을 개선시키는 방향으로 나아가야 한다. 근막 절개술에 의한 압력의 완화는 조직의 사망을 예방하기 위해 필요할 수 있다.

IABP의 첫 24시간에 순환 혈소판의 저하와 적혈구수의 약간의 감소가 보고되어 왔지만 이들은 중요한 문제로 생각되지 않는다. 풍선이 새고 터지는 발생률은 낮다. 이러한 합병증은 대동맥의 석회화된 죽상경화판에 대한 대동맥에서 풍선 팽창으로 초래되기도 한다. 이러한 풍선 표면의 균열은 바늘구멍만큼 작거나 더 크게 찢어질 수도 있다. 이와 관련된 위험은 가스 색전증(gas embolism)이며, 포착(entrapment)의 위험도 최소이긴 하지만 존재하게 된다. 표 3-10은 풍선으로 인한 이차적인 손상에 대한 자세한 사항을 나타내고 있다.

심한 죽상경화성 혈관질환이 있는 상태에서 도관의 삽입은 동맥의 파열이나 폐쇄를 초래하게 될 것이다. 풍선이 새면 즉각적인 제거가 필요하다. 의원성(iatrogenic) 대동

맥 박리는 드물지만 보고된 적이 있다. 동맥부전은 IABP 요법의 가장 흔한 합병증이다. 동맥기능부전은 영구적일 수도 있고, 대동맥-대퇴동맥이나 장골-대퇴 동맥의 우회술에 의해 완화될 수도 있다. 또 다른 합병증으로 삽관된 사지의 신경병증(neuropathy)이 보고되었다.

2. 기계적 순환 보조

심근의 손상이 심각할 때는 IABP 맞박동에 의해 전신 혈압을 상승시키는 것이 환자의 생존에 적절하지 못할 수도 있다. 순환 보조로 IABP 사용은 IABP가 심박출량을 단지 8~10%만을 증가시키므로 환자의 좌심실이 기능을 해야 한다. 환자가 심근경색이나 외과적 시술 후 또는 말기의 울혈성 심부전으로 심한 급성의 좌심실 부전에서는 좌심실의 기능을 대체하는 어떤 기전을 필요로 하게 될 것이다. 심실보조장치(ventricular assist device)를 사용한 순환 보조는 약물요법, 혈관재형성술과 IABP 맞박동에 불응하는 심부전 환자에게 성공적인 치료로 사용되고 있다. 이러한 장치는 심장이식을 위해 공여 심장이 구해질 때 까지 또는 심장이 회복될 때까지 순환보조로 사용하게 된다. 2008년에 모든 심실보조장치의 80%는 심장이식의 가교로 사용되었다.

인공 순환보조 장치의 연구와 개발에 대한 관심은 1930년대부터 시작되었다. 이러한 노력의 초기의 예로 심폐우회술(cardiopulmonary bypass)이 1950년대에 성공적으로 적용되었다. Michale DeBakey는 1966년에 좌심실 보조경로펌프를 심장절개술 후의 환자에게 성공적으로 적용하였다. 초기의 연구 초점은 심장 기능이 충분히 돌아올 때까지 손상된 심장을 지지해줄 수 있는 장치의 개발에 있었다. 오늘날 연구 초점은 심장이식의 중개역할을 하고 말기 심장질환자의 심장을 영구적으로 보조해주는 방법으로 이러한 장치를 사용하는데 있다.

1) 생리학적 원리

심실보조가 필요한 환자들은 허혈성 또는 심근병적 심장질환으로 인한 심부전을 겪는다. 이러한 질환은 모두 심박출량의 감소와 산소운반의 감소를 가져온다. 이러한 저박출 상태에 대한 신체의 생리적인 반응은 혈관수축과 전

표 3-10 풍선으로 인한 이차적인 손상

손상	사정 결과	간호중재

풍선파열	도관 또는 헬륨가스 전달선에 선홍색의 피나 마른 피의 조각이 있음
	헬륨가스 경고
	증폭의 감소
	색전발생의 징후
	포착(첫 증상일 수 있음)
		적절한 인력에 의해 도관을 즉시 제거
		제거전에
		  펌프를 끈다.
		  선을 클램프로 고정한다.
		  환자를 트렌델렌버그 자세에서 좌측으로 눕힌다.

풍선균열	풍선 압력파형에 새는 것이 나타남 관내에 적은양의 혈액이 있거나 마른 피의 조각이 있음	외과적 제거 방법이 대개 사용됨 의사는 혈전용해제를 사용하여 혈전을 약물로 녹이는 방법을 고려함 의사는 최근 발생한 혈전을 제거하기 위해 Fogarty색전술의 사용을 고려함

신혈관저항의 상승이다. 비록 이러한 보상기전이 심장혈관기능을 단기간동안 보존한다고 할지라도 이런 악순환으로 심장의 수축력은 손상을 받고 심실 박출계수가 저하되게 된다. 저혈압이 발생하고 이로 인해 혈역학적으로 불안정해지면 약물요법이 필요하고 심장혈관계 보조를 위해 IABP를 사용한다. 약물요법이나 IABP의 사용에도 불구하고 환자의 상태가 계속 악화되면, 생존을 위해 심실보조장치가 필요하게 될 것이다. 혈역학적으로, 이러한 환자들은 약물요법과 IABP 맞박동을 사용함에도 불구하고 대개 심장지수가 2L/min/m² 미만, PAOP가 20mmHg 이상, 수축기 혈압이 80mmHg 미만을 나타낸다.

적절한 혈류의 회복과 말단 장기의 기능 회복은 단기 또는 장기간으로 심실보조장치를 사용하는 기본적인 목표이다. 심실보조장치가 기능부전 상태의 심실의 작업을 대신해줄 때 혈역학과 관류가 개선된다. 심실보조는 심근의 손상과 심실 부전의 정도에 따라 하나 또는 양쪽 심실을 지지해준다.

좌심실보조는 대개 좌심실의 도관술(cannulation)이 필요하고 통로(conduit) 보조기에 연결한다. 이 장치로부터 박출을 받는 상행 대동맥도 이 도관으로 통로와 연결된다. 어떤 경우에는 좌심방이 좌심실 대신 연결될 수 있다. 좌심실보조장치(LVAD)에 의해 보조되는 환자의 순환은 정상 순환 과정과 유사하다. 정맥혈은 우심으로 돌아와서 폐를 지나면서 산소화가 되어 폐정맥을 통해 좌심방으로 들어간다. 혈액은 좌심방에서 좌심실을 지나 좌심실보조장치를 지나간다. 그 다음 좌심실보조장치는 수축기 동안 혈액을 상행대동맥으로 박출한다.

양심실의(biventricular) 보조가 필요한 경우에 두개의 펌프단위가 원래의 좌우 심실의 역할을 담당하기 위해 동시에 기능한다. 한 펌프는 우측 심장의 순환을 보조하고 다른 한개는 좌측 심장의 순환을 보조한다. 우측 심실보조의 추가는 우심방으로 유입되는 혈액을 펌프로 보내고 우심실보조장치(RVAD)로 부터 폐동맥으로 유출되도록 하는 도관술을 필요로 한다. 양심실을 보조하는 동안, 혈액은 우심방으로부터 우심실을 우회하여 우심실 보조장치를 지나 바로 폐로 이동하게 된다. 순환은 좌심실 보조장치가 전신순환을 보조하는 좌측 심장으로 계속 이어진다. 단일 심실이나 양심실 보조는 폐순환이나 전신의 혈압을 지지하는 주된 펌프로서 작용하여 심실의 부하를 경감시킨다. 심실의 부하 경감은 심장의 산소요구를 감소시킨다.

2) 장치

몇 개의 심실보조장치(VAD)가 사용 가능하다. 이러한 기구 중에는 상품화되어있는 것도 있지만 어떤 기구들은 연구목적으로 사용하도록 허용된 것도 있다. 비록 널리 통용되는 분류체계는 없지만, 이 기구는 기능적 특성에 따라 네 개로 범주화 된다: 예상 보조기간(단기, 장기), 제공되는 보조의 유형(단일 심실, 양심실), 기구의 실제 부착 위치(내부, 외부), 생성되는 혈류의 유형(박동성, 비박동성). 단기 보조는 심근경색이나 외과적 시술에 이차적으로 급성 좌심실 부전이 발생한 경우 회복되는 환자를 보조하기 위해 대개 사용된다. 장기 심실보조는 심장이식을 기다리는 사람을 위한 선택이나 영구적인 심장 보조를 위한 대안으로 사용될 수 있다.

(1) 비박동성 펌프

원심 펌프(centrifugal pump)와 롤러 펌프(roller pumps)는 단일 심실이나 양심실의 보조를 제공하는데 적합한 비박동성 심실보조장치의 예이다. 이러한 장치들은 심근의 회복이 기대될 때 단기간의 심실보조를 위해 주로 사용된다. 이들은 가끔 이식으로 가는 가교 역할로 사용되고 있다. 이 두 형태는 미국 식약청(FDA)의 승인을 받았고 상품화되어 있다. 원심 펌프와 롤러 펌프는 체외막장치로 환자의 혈액순환을 돕기 위해 설계된 것이다. 이러한 장치들은 박동성 혈류를 생성하지 않기 때문에, IABP가 박동을 생성하기 위해 이 장치들과 함께 종종 사용된다. 혈액은 도관이 연결된 방(chamber)으로부터 외부펌프 제어장치로 보내져서 순환하다가 분리된 도관에 의해 상응하는 대혈관으로 돌아온다. 좌심실보조장치(LVAD) 부착 후에 우심실 부전이 나타나게 되면 우심실보조장치(RVAD)가 이러한 장치를 부가적으로 지지하기 위해 더 추가될 수 있다. 이러한 장치들은 비교적 빨리 삽입될 수 있고 단기간의 순환보조를 전개시키는 적절한 방법이다. 삽관 방법과 기구의 신체 부착이 환자의 움직임과 활동 수준을 제한한다. 이러한 심실보조장치에 의해 보조를 받고 있는 환자들은 대개 진정시켜서 움직이지 않도록 한다. 주로 사용되는 원심 펌프는 BioMedicus이다.

비박동성 펌프의 또 다른 형태인 축 펌프(axial pumps)는 빠른 회전으로 혈액이 나아가게 하는 나선형 날개바퀴를 사용한다. 이 펌프는 원심 펌프보다 더 소형이고 단기간과 장기간 사용이 가능하다. 또한 이들은 무게가 원심펌프보다 가볍고 소형이므로 환자들에게 더 편안하다.

체외막산화장치(ECMO)나 심폐우회술(CPB)은 환자의 순환을 보조하고 혈액을 산소화시키는 일시적인 심폐소생술(CPR)의 대안이다. CPB는 수술상황 동안 주로 사용되지만 수술주기 동안 펌프를 이탈할 수 없는 환자나 관례적인 노력에 불응하는 심폐보조를 필요로 하는 환자를 지지하는 기전으로 효과적임이 나타났다. 환자와 외부 펌프 간의 혈액순환은 대퇴혈관의 도관술에 의해 지지된다. 정맥혈이 중심정맥 순환으로부터 이동하고, 산소와 이산화탄소가 교환되는 막산소화기를 통해 펌프되고, 대퇴동맥 도관을 통해 동맥순환으로 되돌아온다. 펌프 제어장치에서 가열하는 기전은 순환보조동안 체온을 유지하도록 돕는다. 외과적 시술의 필요없이 빨리 부착하고 단기간 동안의 혈역학적 안정을 제공하는 능력은 이러한 소생장치의 주요 장점들이다. CPB와 ECMO는 급성 혈역학적 대상부전의 기간 동안 더 심층적 사정과 중재를 위한 시간을 허용한다. 단점은 지속적인 항응고제의 사용과 순환보조를 연장하여 제공할 수 있는 능력이 없음이다. 폐쇄성 말초혈관질환이 있으면 이러한 장치를 사용하는데 금기가 될 수 있다.

(2) 박동성 펌프
① 이식형 박동성 펌프

이식형 펌프(implantable pumps)들은 환자에게 어느 정도 신체적 독립을 허용하면서 장기간 좌심실 보조를 하기 위한 의도로 고안되었다. 몇몇 장치는 심장 이식을 기다리는 1년 이상의 기간 동안 환자를 성공적으로 보조했다. 이식형 기구를 삽입하고 있는 많은 환자들은 심실보조장치로 보조를 받으면서 규칙적인 물리치료 프로그램과 정상적인 일상생활에 참여함으로써 신체적으로 재활을 할 수 있었다. 이것은 이식과정을 견디기 위해서 신체적으로 보다 잘 준비할 수 있게 한다. 이러한 이식기구의 예로는 HeartMate IP와 Novacor 좌심실보조장치(LVAS)가 있다. Novacor 장치는 전기로 작동되지만, HeartMate IP는 공기압 장치(pneumatic unit)로 작동된다.

심실성 보조장치의 외과적 이식은 흉골절개술과 심폐우회술의 사용이 필수적이다. 기구부착은 왼쪽 횡격막 바로 아래 복부 주머니에 한다. 전형적으로 유입통로는 횡격막을 거쳐 통로를 내고 좌심실의 심첨부분에 접합되어진다. 유출 통로는 횡격막 주위로 가져와서 상행대동맥과 이어진다. 이식된 장치로부터 연장되어있는 구동장치(drive line)는 환자의 피부아래로 통로를 연결하여 휴대용 외부 전원과 연결된다. 이 전원은 환자가 착용하는 휴대용 제어장치나 건전지팩이 될 수 있다(그림 3-25). 둘 중 어느 상황이든 회복기동안 환자의 이동과 독립성이 허용된다.

이식형 심실보조장치의 펌프 장치는 견고한 틀 내에 들어있고 혈액 펌프 주머니와 하나 또는 두개의 추진기

(pusher plates)로 구성되어 있다(특정 장치에 따라). 유입과 유출 통로는 한 방향으로 혈액이 흐르도록 한다. 이러한 장치들은 전기나 압축공기 에너지를 기계에너지로 전환하는 원리로 작동한다. 기계에너지는 추진기를 활성화하여 이들이 적절한 시간에 혈액주머니를 압박하게 한다. 혈액주머니의 압박은 혈액을 펌프주머니 밖으로 나가게 하여 유출통로를 통해 상행대동맥으로 박출하게 한다. 이러한 장치는 1회 박출량을 70~83mL로 하여 펌프 박출량을 분당 10L 이상이 되도록 한다. 이식된 장치에 따라 혈전색전증의 발생을 예방하기 위해 장기간의 항응고요법이 필요하다.

② 외부형 박동성 펌프

흔히 사용하는 외부 박동형 장치로는 Thoratec VAD와 Abiomed 펌프가 있다. 이 두 장치는 심장절개술 후의 환자와 심장이식의 전단계 환자를 성공적으로 보조한다.

Thoratec VAD는 공기를 이용한 장치로 환자의 상복부 외부에 위치한다. 이 장치의 부착을 위해 흉골 절개와 심폐우회술 사용이 필요하다. 펌프 구동장치의 구조, 유입과 유출의 통로, 방(실)과 대혈관의 도관술은 이식형 장치의 방법과 모두 유사하다. 하나의 중요한 차이는 삽입관이 혈류가 환자의 흉벽을 거치거나 외부에 위치해 있는 펌프로

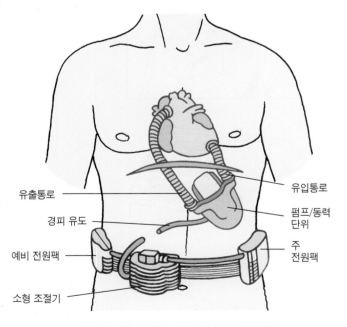

유출통로
경피 유도
예비 전원팩
소형 조절기
유입통로
펌프/동력 단위
주 전원팩

그림 3-25 휴대용 이식형 좌심실 보조장치

지나가도록 돕는다는 것이다. 이 장치의 장점은 심부전의 정도에 따라서 단일 심실이나 양심실을 보조해 줄 수 있다는 것이다. 그림 3-26은 양심실 보조의 예이다. 다른 장점은 이것이 외부에 부착되는 것이기 때문에, 심실보조가 필요한 지를 고려할 때 환자의 체격이 적은 것이 금기가 되는 경우는 드물다.

또 다른 외부 심실보조장치인 Abiomed pump는 단기간 동안 단일 심실이나 양심실을 보조하기 위해 고안되었다. 이는 심근회복이 기대되고 이식을 기다리는 환자에게 사용되고 있다. 구성요소로는 정맥과 동맥의 접근을 위한 삽입관, 일방향으로의 혈류흐름을 하도록 하는 혈액 펌프, 전원을 제공하는 공기를 이용한 동력제어장치가 있다. 이 장치의 삽관 부위는 양쪽의 심방, 폐동맥과 상행대동맥이다. 혈액 펌프는 중력에 의해 수동적으로 채워지므로 심장의 각 방으로 적절한 혈류를 증진시키기 위해 혈액 펌프는 심장높이 아래에 안전하게 위치해야한다(그림 3-27). 내부의 주머니는 채우고 비우는(fill-to-empty) 양식으로 작동한다. 펌프가 너무 높이 위치하면 불충분하게 채우게 되고, 너무 낮게 위치하면 채우는데 걸리는 시간이 길어져서 환자의 혈역학에 역으로 작용한다.

Abiomed에 해당하는 간호중재는 혈액펌프를 모니터링하고 높이를 적절히 조절하고 이 시스템을 통해 최적의 혈류를 보내는데 필요한 적절한 양을 확보하기 위해 충전 압력을 모니터링 하는 것이다. 이러한 장치를 사용하는 것은 환자의 기동성을 많이 손상시킨다.

③ 기계적 순환보조의 발전

지난 10년간 기계적 순환보조는 많은 발전을 해왔다. 2002년 11월 미국 식약청은 전통적인 심장이식을 위한 대상자가 될 수 없는 말기 심부전 환자에서 마지막 치료법으로 알려진 영구적 이식을 위해서 Thoratec HeartMate SNAP-VE LVAS를 승인했다. HeartMate SNAP-VE LVAS는 이식형 전자펌프로 환자가 움직이고 심장재활 프로그램에 참여할 수 있게 하는데, 이는 특정 심부전 대상자가 가정에서 사용할 수 있는 적절한 장치이다.

심실보조장치 기술은 더 발전되어 자석으로 부양하는 추진기의 도움으로 원심력을 만들어 내는 회전식 펌프를 사용하는 제3세대 장치를 소개하고 있다. 전통적인 혈액

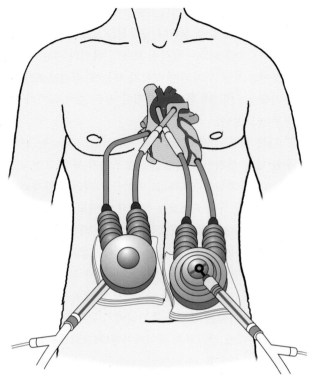

그림 3-26 Thoratec 공기형 심실보조장치. 이심실 보조 능력을 갖춘 외부 부착형

으로 덮여있는 베어링에 비해 자기 베어링의 사용은 작동 수명을 연장시키고, 신뢰도를 향상시키며, 혈액의 손상을 감소시키는 등 긍정적인 효과가 있다.

기계적 순환보조의 또 다른 최근의 발전은 혈관 벽을 지나는 카테터에 포함되는 매우 작은 펌프를 출시하고 있다. 카테터로 된 좌심실보조장치들은 경피로 들어가는 데 비해 다른 유형의 심실보조장치들은 이식을 위한 주요 외과적 시술을 필요로 한다. 이러한 몇몇 장치들이 개발되었는데, 그 중 하나가 Tandem Heart LVAD로 이는 체외 원심성 LVAD이다. 표 3-11은 심실보조장치들의 종합적인 개요를 보여준다.

인공심장은 시험적 사용을 위해 미국의 식약청에 의해 승인되었다. Abiomed는 첫 완전 이식형 대체 심장으로 AbioCor TAH(완전 인공 심장)를 개발하였다. AbioCor와 같은 장치는 좌우 심실 양쪽의 부전이 있는 환자와 같이 한 개의 심실보조장치 적용이 부적절한 환자들에게 사용하기 위해 개발되었다. 또한 CardioWest에서 개발된 Syn-Cardia는 이식형 기압 인공심장이다. 각 심장의 심실에서 혈액과 공기가 폴리우레탄 싸개(sheath)에 의해 분리되고

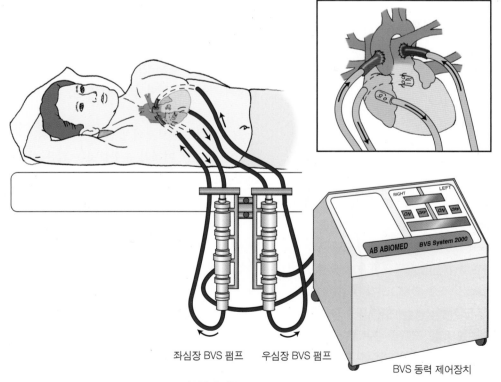

좌심장 BVS 펌프　　우심장 BVS 펌프

BVS 동력 제어장치

그림 3-27 Abiomed 양심실보조장치.

표 3-11 심실보조장치

제품	제조회사	보조기간	위치	흐름	구동장치
Aviomed BVS 5000	Abiomed	단기, 중기	체외형	박동성	공기
Biomedicus	Medtronic-Biomedicus	단기	체외형	비박동성(원심성)	전기
HeartMate IP	Thratec	장기	이식형	박동성	공기
HeartMate VE	Thratec	장기	이식형	박동성	전기
Navacor	World Heart	장기	이식형	박동성	전기
TandemHeart	Cardiac Assist	단기	경피형	비박동성(원심성)	전기
Thoratec VAD	Thratec	단기, 장기	체외형	박동성	공기

체외 제어장치로부터 압축공기에 의해 유발된다. Abio-Cor는 자족적인 장치인 반면에 CardioWest 장치는 환자의 흉벽을 통해 도관이 큰 제어장치에 연결되도록 설계되어 있다.

④ 작동 방식

Abiomed 장치는 제외하고 박동성 펌프들은 몇 개의 작동 방식이 있다. 두 개의 주요 방식은 환자의 심전도 또는 심장주기 동안 펌프를 통과하는 혈류의 속도에 달려 있다. 심전도 유발 방식(ECG trigger-mode)에서, 펌프는 환자의 QRS파와 연계하여 혈류의 박출을 시작하는데 이는 R파가 펌프의 수축기 제동장치로 작용하게 된다. 두 번째 형태는 역동적 방식(dynamic mode)으로 펌프가 환자의 활동 수준에 따라 심박동수 변화에 반응하도록 한다. 펌프의 수축기와 심박출은 이 장치에 의해 감지된 혈류에 의존하는데 이는 혈액이 좌심실로부터 펌프 구동기(drive)의 혈액 주머니로 지나갈 때 펌프에 채우는 혈류율의 변화에 반응하도록 프로그램 되어있다. 이러한 능력은 이식 후 회복기 동안 환자의 활동 수준이 증가될 때 특히 중요하다. 세 번째 작동 방식은 임상적으로 드물게 사용되는 고정속도 방식(fixed rate mode)으로 원래 심장과는 독립적으로 기능한다.

3) 간호 중재

역사적으로, 심실보조장치를 받는 환자는 중환자실에서 간호를 받는데 대개 기관지 삽관을 하고 진정상태에 있다. 기술의 혁명과 이식의 전단계로 사용하는 휴대용 장치

표 3-12 완전 인공 심장

제품	제조회사	흐름	구동장치
AbioCor	Abiomed	박동성	수력
CardioWest	SynCardia	박동성	공기

의 사용은 간호의 형태를 변화시켰다. 지금은 환자들이 독립적이 되고, 신체적 재활을 수행하고, 가능하다면 정상적인 일상생활을 하도록 한다(그림 3-28). 어떤 환자들은 병원에서 퇴원하기도 한다. 간호사들은 이러한 새로운 환자들을 대상으로 환자간호를 조율하고 결과를 관리하는데 중요한 역할을 하는 기회를 갖게 된다.

수술 직후의 기간 동안 중환자 간호사는 기대되는 생리적 반응과 기구 이식과 관련된 수술후 발생하는 흔한 합병증을 알고 있어야 한다. 간호사는 심실보조장치 이식의 주된 목적이 되는 적절한 조직 관류와 향상된 말단 장기의 기능과 관련된 변수들을 잘 감시함으로써 적절히 기능하고 있는 지를 결정한다. 혈역학적 불안정과 적절한 충만압의 유지는 수술직후 기간에 매우 중요한 문제이다. 중환자 간호사들이 직면하는 또 다른 문제로는, 이것에만 국한 되는 것은 아니지만, 부정맥, 출혈 합병증, 감염, 혈전 색전증 발생, 장치와 관련되어 발생 가능한 기계적 문제가 있다.

사회심리적 문제와 환자의 교육은 심실보조장치로 연장해서 지지를 받는 기간동안 간호의 초점이 되는데, 이러한 환자들의 대부분은 상태가 안정되어 중환자실을 퇴실할 때는 최소한의 직접 간호를 필요로 한다. 일상생활에서 독립성이 증가되고, 지속적인 환자의 재활과 환자 교육이 강조된다. 재활단계의 모든 측면에서 수혜자의 가족 구성

원 또는 확인된 지지자들이 모두 포함되어야 한다. 환자가 퇴원할 때, 주 간호제공자에게 기구의 작동법과 오작동시 문제 해결하는 방법을 교육해야 한다. 심실보조장치를 작동할 수 있는 사람이 항상 환자와 동반해야 한다. 간호는 심실보조장치를 이식하면서 발생하는 제한과 환자의 생활 습관을 통합하도록 지지를 더 확대해 나가야 한다. 미국 식약청에 의해 관리되는 시험적 장치의 프로토콜이 환자의 사회적 활동과 지리적 이동을 제한할 수도 있으므로 고립감이 나타날 수도 있다.

간호사는 재활의 급성에서 만성단계까지 환자의 경과와 관련된 임상 경로, 프로토콜, 시술들의 수행을 용이하게 하는 사례관리자의 역할을 수행하는데 중심적 위치에 있다. 일반병동과 외래에서 이러한 환자 대상에게 노출되는 간호사의 수가 증가되고 있으므로, 임상전문간호사에 의해 수행되는 간호교육이 환자간호에 매우 중요하다. 더 많은 환자가 휴대용 기구를 장착하고 병원퇴원이 가능하게 됨으로써, 사례관리가 환자간호의 주요 측면이 될 것이다.

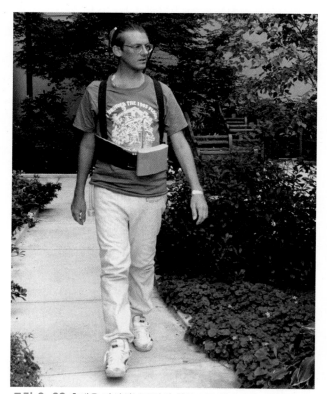

그림 3-28 휴대용 좌심실보조장치 착용으로 환자가 옥외활동을 독립적으로 즐길 수 있다. 어떤 환자들은 당일여행도 가능하며 병원에서 퇴원할 수 있다.

3. 대동맥내 풍선펌프와 순환보조와 관련된 합병증

1) 출혈

출혈시간의 연장은 심폐우회술 사용시 부작용의 하나이며, 이는 수술후 조기에 정상적으로 되돌아온다. 기계적 순환보조의 사용과 함께 혈액이 인공 표면(artificial surface)에 지속적으로 노출되면 혈소판에 손상을 주게 된다. 혈소판, 백혈구, 섬유소용해체계, 보완체계가 관여하는 일련의 단계가 일어난다. 인공적인 순환기구와 관련된 출혈의 빈도와 심각성은 외과적 기술과 지혈 유지, 헤파린의 역전(reversal), 응고인자(혈소판, 신선동결혈장) 투여와 이 기구의 지속적인 사용경험 등의 개선에 의해 감소되어 왔다. 심한 출혈의 발생은 심실보조장치의 외과적 이식후 첫 24시간 내에 대개 교정된다.

심실보조장치를 하고 있는 환자들에서 수술후 출혈의 증가와 관련된 요인은 수술 전후의 항응고제의 사용과 심장성 쇼크, 심부전, 심폐보조경로 사용 시간 연장으로 인한 응고질환, 그리고 여러 카테터 삽입 부위의 사용 등이다. 혈역학적 불안정, 원심장의 박출량과 장치의 박출량 감소, 표적기관의 허혈의 위험, 심장압전의 가능성 등의 해로운 사건들은 모두 심실보조장치의 도움을 받고 있는 환자들에서 출혈이 조절되지 않아서 나타나는 것이다. 출혈은 흔히 풍선 카테터 삽입 부위에 발생한다. 대상 환자들을 위한 간호로는 외부 삽관 부위의 체액 유출 관찰, 활력징후의 변화(특히 심실보조장치를 받는 환자의 충만압과 같은 혈역학적 변수)와 검사 결과의 모니터링, 적절한 조직 관류에 대한 규칙적인 사정 등이 포함된다.

2) 혈전색전증 발생

대동맥내 풍선펌프의 부착은 환자를 혈전색전증 발생의 위험에 놓이게 한다. 삽관시, 혈전은 혈관으로부터 떨어지거나 색전이 유치 카테터나 풍선에 형성되어 있는 혈전을 부서지게 할 것이다. 이러한 상황들은 사지 말단과 다른 중요 장기에 순환을 손상시켜 뇌졸중을 야기할 수 있다. 헤파린을 주입하는 지속적인 항응고요법이 대동맥내 풍선펌프 요법 동안 필요하고, 덱스트란(dextran) 주입도 역시 사용될 수 있다.

혈전의 발달과 색전의 이동이 기계적 순환보조의 사용과 함께 보고되어 왔다. 항응고 요법과 색전 발생에 대한 예방은 심실보조장치를 받는 환자의 임상적 관리에서 미해결된 문제이다. 현재, 삽입된 장치에 따라 항응고요법이 다르게 관리되고 있다. 단기간의 보조를 위해 사용되는 장치에서는 저분자 헤파린 주입의 예방적 사용을 필요로 한다. IABP와 유사하게, 덱스트란(dextran) 주입은 헤파린과 함께 사용되기도 한다. Nacacor, HeartMate, Thoratec의 장치로 보조를 받는 환자들은 장기간의 보조를 필요로 하는데 이들은 기구를 장기간 사용하는데 따른 보다 큰 위험에 처해있다. 이러한 환자들은 수술 직후에는 헤파린 주입으로 대체로 관리된다. 보조 기간이 더 연장되는 동안에는 헤파린은 중단되고 와파린(Coumadin)이 PT INR을 2.5∼3.5로 유지하기 위해 사용된다. 디피리다몰(dipyridamolo)과 같은 항혈소판제가 와파린 요법과 함께 사용된다. 신경학적 사정을 초기와 이식 후에 조사하고, 말초 맥박 특히 삽관부위 말초의 맥박을 측정하고, 조직관류를 사정하는 것은 색전 발생을 조기에 발견하고 중재하는데 매우 중요하다.

3) 우심실부전

우심실부전은 좌심실 보조장치를 받은 환자의 유병률과 사망률에 기여하는 중요한 요인이다. 좌심실 보조장치(LVAD)를 받을 예정인 환자들에서 우심실부전의 위험을 발견하기 위한 노력으로 미시간대학 연구진들에 의해 수술전 위험사정도구가 개발되었다. 위험점수는 이미 있는 임상자료를 이용하여 계산되어지며, LVAD 이식 후에 우심실부전의 위험과 사망을 효과적으로 계층화하는 것으로 과학적으로 증명되고 있다.

장치의 박출 능력이 손상된 좌심실의 박출능력을 능가할 때 전신순환과 우심실 전부하가 증가하게 되고 이어서 우심실의 작업량이 증가하므로 LVAD를 하고 있는 환자들에서 우심실부전은 문제가 된다. 우심실 박출량은 건강한 우심실을 가지고 있는 환자에서 증가한다. 하지만 우심실부전을 겪고 있는 환자는 이러한 순환량의 증가에 잘 대처하지 못할 수도 있다. 일차적인 우심실 기능부전의 증거는 오른쪽 심장이 LVAD의 심박출에 의해 위협받게 될 때 비로소 명백하게 나타날 것이다. LVAD 이식 후에 우심실 부전이 발생할 때, 프로스타글란딘 E1, 이소프로테리놀, 에피네프린 등과 같은 혈관이완제와 정맥용 심근수축촉진제가 폐혈관압을 저하시키고 우심실의 수축력을 강화하기 위해서 사용되어 왔다. 만약 약물 중재가 성공하지 못한다면, 부가적인 보조를 위해 우심실 보조장치(RVAD)를 추가할 수도 있을 것이다. 임상 실무에서 LVAD 부착 후에 RVAD를 추가하는 것은 좋지 않은 예후를 나타내는 지표로 나타났다.

4) 감염

기계적인 순환보조와 대동맥내 풍선 펌프가 필요한 환자는 외과적 시술과 외부 도관, 펌프, 동력선 등이 존재할 때 이차적으로 감염의 위험이 증가한다. 이러한 환자들 중 많은 사람들이 면역학적으로 더 위협을 받는 만성질환을 앓고 있다. 감염은 기구 삽입 후의 외과적 상처, 침습적인 모니터링선, 배액관 부착, 폐기능 상태, 또는 영양 상태와 관련이 있을 것이다. 감염의 징후와 증상에 대한 조기 인식과 조기 중재는 패혈증의 발생을 예방할 수 있다. 이러한 환자들의 일부가 심장이식을 기다리고 있고 감염은 이식을 받지 못하게 할 수도 있기 때문에 조기발견은 특히 중요하다. 철저한 손씻기, 적절한 시기에 침습적 선이나 배액관의 교환이나 제거, 멸균 드레싱 방법과 일정의 준수, 적절한 예방적 항생제의 사용은 감염 발생에 대한 효과적인 방어벽이다. 조기의 발관(extubation)과 기동(mobilization)은 이식형 기구를 사용하는 환자들의 목표이다. 일차적인 간호중재는 감염징후를 보이는 침습적 부위의 감시, 폐가 청결한 상태가 되도록 격려, 견딜 수 있는 정도의 활동수준 증가와 적절한 영양 증진을 포함한다.

5) 부정맥

순환보조를 필요로 하는 심근병증을 가진 많은 환자들이 장치를 삽입하기 전에 부정맥을 경험한다. 이러한 부정맥은 장치 이식 후에도 종종 지속되며 리듬에 따라 장치의 기능을 방해할 수도 있다. 부정맥은 발생할 때 치료되어야 하고, 동성 리듬으로 되돌아가도록 하는 시도가 이루어져야 한다.

IABP를 이용한 순환보조는 부정맥에 의해 영향을 받는다. 이완기 상승과 수축기 보조는 심방세동이나 빈번한 기외수축을 동반한 동성 리듬과 같은 불규칙한 리듬을 줄인다. 이러한 리듬의 변화는 풍선의 팽창과 수축의 시기를 관리하기 어렵게 만든다. IABP는 현재의 심박출량을 단지 증가시키기 위해 고안되었기 때문에 치명적인 심실 부정맥은 통상적인 방법으로 치료되어야 한다.

우심실 기능과 적절한 심박출량의 유지는 치명적인 심실부정맥이 있는 LVAD를 받고 있는 환자에게 주된 관심사이다. 이러한 환자들은 비록 좌심실기능이 LVAD에 의해 수행되고 있다 할지라도 심실 부정맥동안 심박출을 보조하기 위한 충분한 우심실의 기능은 부족하다. 비록 LVAD의 흐름과 평균혈압이 약 20% 정도 감소된다 할지라도, LVAD를 가지고 있는 환자는 RVAD 보조의 필요 없이 지속적인 치명적 심실부정맥을 견딘다고 알려져 있다. 이러한 리듬과 낮은 혈류 상태와 관련된 증상은 허약감과 심계항진이다. 양심실의 보조를 받는 환자들은 좌우심실의 기능이 심실보조장치에 의해 수행되기 때문에 부정맥에도 불구하고 장치가 적절한 박출량을 유지할 수 있어야 한다. 심방세동이 우심장의 기능에 어떤 영향을 미친다 할지라도 이 환자들은 대개 견딜 수 있다. 심한 서맥과 부정빈맥은 펌프의 흐름과 박출량을 변화시키므로 관심을 가져야 한다. 심장 리듬은 어떠한 급성적인 변화가 있을 수 있으므로 자세한 모니터링이 필요하다.

6) 영양 부족

영양상태는 회복기에 있어 중요한 요소이다. 많은 환자들이 말기 심부전을 가지고 있고 외과적 중재를 받기 전에 영양적으로 불량하여 수술후 기간 동안 영양 부족이 될 위험이 높다. 적절한 영양은 상처치유에 필수적이다. 식이상담을 받고, 구강섭취를 증가하도록 격려하고, 식사에 융통성을 주어 환자의 영양 목표에 도달하도록 도와준다. IABP와 VAD에 의해 보조를 받고 기관내 삽관과 진정상태가 요구되는 환자들은 비경구나 장관영양을 필요로 한다. 이식형 기구를 하고 있는 환자들은 결국 정상 식이로 진행되어가나 소량의 식사를 보다 자주해야 할 필요가 있다. 이러한 환자들은 장치를 복부에 부착하고 있기 때문에 만족감이나 조기의 포만감을 경험하기도 한다.

7) 심리사회적 요인

풍선과 VAD의 삽입은 대개 악화되는 상황에서 응급 중재로 이루어진다. 많은 모니터링이 환자와 가족을 놀라게 할 수 있으므로 절차와 주위환경을 설명하는 것은 매우 중요하다. 가족들은 장치 삽입 직후 환자를 면회하기 전에 준비가 필요하며 목표는 불안을 경감시키고 낯선 환경에서 환자와 가족들이 더 안정감을 느끼도록 하는 것이다. 정직한 의사소통이 중요한데, 이는 가족들이 사랑하는 사람의 상태가 변화되었다는 점을 인식하고 환자의 간호에 대해 현실적인 결정을 하도록 정보를 제공하는 것을 돕는다. 객관적으로 정서적 지지를 제공할 수 있는 비의료진을 가족들이 만나도록 주선해주는 것이 도움이 되기도 한다. 가족과 환자들이 겪는 문제는 공포, 절망감, 죽음 등이다.

중환자들은 지남력 상실과 수면 박탈을 자주 겪는다. 중환자실에서의 부동과 친숙하지 않은 소음은 스트레스와 불안을 높인다. 이러한 스트레스와 불안을 경감시키는 데 도움이 되는 기전은 간호팀에 의한 재오리엔테이션과 가족 구성원들과의 접촉이 포함된다. 시간과 시술을 보다 잘 조직하여 환자가 방해받지 않고 휴식을 더 오래 취하도록 하여 스트레스를 경감시킨다.

IV. 부정맥의 관리

1. 전기적 심장율동전환

전기적 심장율동전환(electrical cardioversion)은 특히 환자가 불안정한 리듬으로 혈역학적 허탈이 있을 때 상심실성 부정맥과 심실 부정맥을 동성 리듬으로 전환시키는 데 사용된다. 이는 최근에 발생한 부정맥이 항부정맥제에 반응하지 않을 때 선택적으로 사용할 수 있다. 비동시적(unsynchronized) 전류를 심장으로 전달하는 제세동과는 반대로, 심장율동전환은 심장의 활동과 동시적(synchronized)으로 충격을 전달한다. 자동체외제세동기(AED)를 동시적 양식(synchronized mode)으로 조절하면, 이 기구는 환자의 R파를 감지하여 심실의 탈분극동안 전기충격을 전달한다. 결과적으로, 심실재분극(T파) 동안 전기충격이 전달될 때 발생하는 심실세동이 초래될 위험이 없다. 동시적 체외심장율동전환의 적응증과 초기 전류량(Joules)에 대한 권고사항이 표 3-13에 제시되어 있다. 심장율동전환의 위험상태와 상대적인 합병증이 표 3-14에 제시되어 있다.

맥박이 있는 단일 모양의 심실 빈맥을 전환하기 위해 필요한 에너지는 처음에 100J로 낮게 시작하여 필요에 따라 200J, 300J, 360J로 올린다. 심방조동을 전환하는데 필요한 에너지는 이상성 파형 제세동기를 사용할 때는 5에서 50J로 시작한다. 심방세동을 전환하기 위해 필요한 에너지는 더 크므로 200J부터 시작한다. 동성 리듬으로 전환된 후에는 리듬유지를 위해 항부정맥 치료가 시작된다. 비록 다양한 리듬을 전환하는데 필요한 전류량(joules)이 권고되고 있지만 실제 필요한 에너지는 부정맥의 기간, 경흉부 저항, 제세동기의 파형 모양(단상성 또는 이상성 등)에 따라 다양하다.

1) 절차

심장율동전환의 단계는 다음과 같다.

1. 환자에게 절차를 설명하고 사전동의서를 받는다.
2. 응급 심장율동전환이 필요한 경우가 아니라면, 심장율동전환 6~8시간 전에 환자에게 음식과 물을 제한한다.
3. 만약 환자가 만성적으로 디지탈리스를 복용하고 있다면, 디곡신의 혈중농도가 치료적 범위에 있는지 확인한다. 디지탈리스 중독의 환자는 수준이 정상이 될 때까지 심장율동전환을 받지 않도록 한다.
4. 12-유도 심전도와 활력징후를 기록하고, 정맥 주사부위를 확보하고, 모든 필요한 소생기구를 준비한다.
5. 제세동기와 모니터의 전원을 켜고 환자의 흉부에 모니터용 전극(electrode)을 붙인다. 제세동기 전극판(paddles)이 위치할 부위에 전극을 붙이는 것은 피한

표 3-13 심율동전환을 위한 적응증과 필요한 에너지

적응증	에너지(Joules, J)-단상성 파형
맥박이 있는 단일 모양의 심실 빈맥	100~360
심방 조동	50
심방 세동	200 부터

이상성 파형의 제세동기 사용할 때의 필요한 에너지는 다양하고 단상성 파형 자동 체외제세동기와 비교할 때 보다 적다.

표 3-14 심장율동전환의 위험 상태와 상대적인 합병증

상태	합병증
디지털리스 중독	심실 불안정, 무수축
저칼륨혈증	심실 불안정/세동
느린 심실의 반응을 보이는 심방세동	심장율동전환 후의 무수축
부적절한 항응고요법으로 불명확한 기간동안의 심방세동	혈전색전증
심박동기 의존성	캡처를 못하여 역치를 올림
낮은 진폭의 R파	T파에 동기화로 유발된 심실세동

다. 어떤 기구는 일회용 제세동 패치를 통해 모니터링과 제세동이 가능하다.

6. 키 큰 R파가 나타나는 좋은 심전도 패턴을 제공하는 모니터상의 유도를 선택한다. 일회용 제세동기 패치를 통해 모니터링을 한다면, '전극판(paddels)' 유도를 선택한다.
7. 동기화 방식 버튼을 켠다. 동기화 되는 표시가 각 R파에 나타날 때까지 R파의 크기나 모니터 되는 유도를 조정해야 할 것이다.
8. 환자를 진정시키고 기도를 적절히 유지한다.
9. 제세동기에서 전극판을 제거하고 풍부한 양의 전극 젤리를 금속표면에 바른다. 흉부에 두 개의 전극판 사이에는 전극 젤이 묻지 않도록 조심해야한다. 표준 전극판 대신 일회용으로 젤리가 미리 묻어 있는 제세동 패치가 선택되기도 한다.
   a. 핸즈프리(hands-free) 패치를 사용하는 경우에는, 제세동기로부터 전극판을 분리하여 어댑터를 사용하는 제세동기에 패치의 말단 핀을 연결한다. 흉골(sternum) 패치를 쇄골 바로 아래 흉골의 오른쪽에 붙이고 첨부(apex) 패치는 왼쪽 흉부의 전/액와부 아래에 붙인다. 패치를 붙일 때 중심에서 가장자리로 공기 주머니가 생기지 않게 견고하게 붙이는 것이 중요하다. 공기주머니는 전기 아크와 피부 화상을 일으킬 수 있다.
   b. 전극판을 사용할 때는 견고하게 적용하며, 하나는 오른쪽 쇄골의 바로 아래에 다른 하나는 심장의 첨

부에 댄다. 전극판이나 패치는 전극선이나 이식된 인공 박동조율기나 이식형 심장율동전환-제세동기(ICD)의 발전기로부터 멀리한다.

10. 이상적인 에너지 수준을 설정한다.

11. 충전 버튼을 누른다. 전극판이 완전히 충전될 때까지 빛이 반짝거릴 것이다.

12. 모니터에 R파 위에 동기화의 표시를 재확인한다.

13. 환자나 침대에 아무도 접촉하고 있지 않은 것을 확인하기 위해 "물러서세요(clear)"를 외치고 눈으로 확인한다.

14. 전극판에 견고하게 약 11kg(25파운드)의 압력을 주면서 제세동기가 방전될 때까지 전극판의 방전 버튼을 누른 채로 잡고 있는다. 기계가 전기충격을 전달할 때까지 흉벽에 접촉을 유지한다. R파와 동기화가 되므로 방전 버튼을 누르고 충격이 전달되기까지 순간적인 지연이 있을 것이다. 흉부에 전극판을 유지시키는 것을 실패하면 심장율동전환이 실패하고 흉부에 화상을 입게 된다.

15. 환자의 리듬, 기도, 활력징후를 사정한다.

16. 연이은 충격의 전달이 필요할 수 있을 것이다. 만약에 그렇다면 동기화 방식을 선택해야 한다.

17. 만약 환자의 리듬이 심실세동으로 나빠진다면 동기화 버튼을 끄고 즉시 환자를 제세동해야 하는데 200J로 시작하여 필요하다면 360J로 올린다.

18. 심장율동전환 후에, 환자의 리듬, 혈압, 호흡의 변화를 관찰한다. 심방세동이 동성 멈춤(sinus pause)으로 전환된 환자들은 빈맥-서맥 증후군(tachy-brady syndrome)이 올 수 있다. 필요시 경피 조율(pacing)을 준비하거나 황산 아트로핀을 사용할 수 있게 준비한다. 환자가 박동조율기(pacemaker)를 달고 있으면, 심장율동전환 후에 일시적으로 포착(capture) 기준점이 상승하므로, 박동조율기에 신호를 보내거나 재프로그램해야 될 것이다. 오래된 박동조율기 모델은 재설정이나 백업(backup) 방식으로 되돌릴 수 있을 것이다.

19. 항부정맥제가 동성리듬을 유지하기 위해 투여되어야 한다.

20. 시술 전에 진정상태가 되므로, 환자의 호흡 상태와

의식수준을 감시한다. 흉벽에 화상의 징후가 있는지 잘 시진하고 적절히 치료한다.

21. 기구를 보관하기 전에 전극판을 철저히 청소한다.

22. 시술, 시술의 결과(성과), 환자의 상태를 의무기록지에 기록한다.

2. 카테터 절제술

카테터 절제술(catheter ablation)은 빈맥부정맥을 치료하기 위해 사용하는 침습적인 시술의 하나이다. 이 기술은 피부를 경유하여 카테터를 정맥이나 동맥을 통해 심장으로 삽입하여 고주파(radiofrequency)나 동결절제(cryoablation)를 적용한다. 부정맥을 일으키거나 전달하는데 관련되는 표적 부위에 카테터 전극의 끝을 이동시켜 국소적으로 조직을 파괴한다.

심장조직의 카테터 절제술의 임상적 사용은 1982년에 시작되었는데, 직류 전기충격이 제세동기에 부착된 카테터를 통해 심장조직에 전달되었다. 이 기술은 중요한 합병증을 발생시켰으므로 조직을 제거하는데 보다 안전한 방법이 모색되었다.

고주파 에너지가 심장조직을 제거하기 위한 수단으로 현재 사용되고 있다. 고주파 에너지는 단극 방식으로 카테터의 끝에 500kHz로 전달되는 교류에 의해 생성된다. 회로는 환자의 피부에 부착되어 있는 접지 패드를 통해 완성된다. 저항성의 열이 에너지가 활성 전극 주위에서 소멸될 때 생성되는데 이는 심장조직에 작은 국소화된 병변을 만들게 된다. 50℃나 그 이상이 되는 조직의 온도는 비가역적 조직 손상을 일으킨다. 만약에 적절히 표적이 되면, 국소화된 조직 손상이 부정맥의 초기화(focus)를 예방하거나 부정맥의 전도(accessory pathway)를 차단할 수 있다. 초래되는 병변의 크기는 사용된 교류의 전극 온도, 전달되는 전기와 기간에 달려 있다. 조직의 온도가 100℃를 넘을 때, 전극과 조직 접점에 응고물과 숯의 형성은 더 이상의 에너지 전달을 방해하고 심내막 조직에 증기 방출의 위험을 더하여 천공을 유발할 수도 있다. 전극의 냉각(식염수로 세척)은 과열의 위험을 감소시키고 높은 전력이 전달되는 큰 병변 크기에 사용된다. 절제 카테터의 크기, 모양, 전극 재료도 초래되는 병변에 영향을 미친다.

1) 적응증

발작성 상심실성 빈맥(PSVT)은 고주파절제로 치료될 수 있다. 대부분의 PSVT는 방실결절 회귀 빈맥(AV nodal reentrant tachycardia, AVNRT)이나 방실회귀빈맥(AVRT)에 의해 야기된다. PSVT도 심방내 회귀 빈맥에 의해 야기될 수 있다. 재발하는 증상이 있거나 생명의 위협이 되는 심실부정맥이 제거술(ablation)의 적응증이 될 수 있을 것이다. 카테터 제거술의 적응증은 미국심장협회(AHA)와 심장리듬협회(전 북미 심박동과 전기생리 협회; NASPE/Heart Rhythm Society)의 카테터 제거술에 대한 지침에 포함되어 있다.

심실상 빈맥의 가장 흔한 기전은 회귀(reentry)인데, 이는 심근 조직을 통과하는 자극의 전도가 한 방향에서 차단(또는 자극에 기능적으로 불응하거나 무반응)이 될 때 발생한다. 앞서 나가는 파두(wavefront)는 보다 느린 다른 경로를 통해 나아간다. 이전의 불응 경로가 회복될 때, 전기적인 자극은 그 경로를 통해 돌아오고 그 다음에 다른 보다 느린 경로로 되돌아오는 길을 찾는다. 결과적으로, 전도에 선회하는 회귀적 양상이 발생한다.

(1) 방실결절 회귀 빈맥

조밀한 방실결절(AV node)은 두 개의 기능적 전도 경로(느리고 빠른)를 이용할 수 있고 이는 AVNRT의 단계를 설정한다. 이 현상이 전기생리실에서 관찰될 때, 방실결절은 이중의 생리를 가지고 있는 것으로 기술된다. PSVT의 가장 흔한 형태인 AVNRT는 이중 생리를 가진 방실결절이 조기심방수축(PAC)에 의해 자극될 때 발생한다. 정상동 성리듬에서 더 선호되는 빠른 경로가 회복되지 않으면 충격(impulse)은 느린 경로로 아래로 진행되고 심실을 활성화한다. 표면의 심전도에서 이렇게 시작된 리듬은 긴 PR 간격을 가진 조기심실수축으로 보이게 된다. 이 충격은 빠른 경로를 통해 심방으로 되돌아 와서 흥분성을 회복하고 느린 경로로 심실 뒤로 내려가서 회귀 회로로 지속된다. 느린 경로를 선택적으로 절제(ablation)하는 것은 AVNRT를 치료하는데 선호되는 방법이다. 빠른 경로 절제 부위는 조밀한 방실결절에 가까이 있고, 빠른 경로를 절제하는 것은 더 심한 방실 차단의 합병증을 야기할 수 있다.

(2) 방실 회귀 빈맥

정상적인 심장에서 방실결절과 히스(His)속은 전도계에서 심방과 심실사이를 연결하는 역할을 한다. AVRT 리듬은 심방과 심실간의 전도를 연결하는 부가적인 보조경로의 존재에 의해 특징 지워 질 수 있다. 보조경로를 통한 전도는 심방에서 심실로(전방 전도), 심실에서 심방으로(후방 전도), 또는 양방향에서 시작된다. AVRT 리듬은 어느 방향으로든 신호를 전달하는 보조경로의 능력 때문에 충격의 순환운동이 발생할 때 초래된다.

심실조기흥분증후군(Wolff-Parkinson-White syndrome)에서, 사람들은 기형적인 전도 보조 경로나 심방과 심실을 연결하는 경로를 가지는데, 심전도 형태가 PSVT와 관련되고 때로는 삼첨판의 Ebstein 기형과 관련된다. 보조경로의 존재 때문에 WPW 증후군이 있는 사람은 빠른 심실 반응을 가지는 AVRT와 심방세동이 발생하기 쉽다. 전도가 빨라질 때 이러한 PSVT는 심실세동을 악화시킬 수 있다. 보조경로의 제거는 회귀하는 우회로의 빠른 가지를 차단하고 문제가 되는 부정맥을 제거하는데 사용되어진다.

(3) 심방세동 또는 조동

절제술(ablation)은 약물요법으로 조절되지 않는 빠른 심실반응을 보이는 심방세동/조동이 있는 환자에게 적용된다. 방실접합부(AV junction)는 심방과 심실의 소통을 완전히 차단하기 위해 절제될 것이다. 성공적인 절제는 분당 40~60회의 심실 속도를 가지는 완전방실차단을 초래한다. 영구적인 박동조율기는 믿을 수 있는 리듬과 적절한 횟수를 확보하고 서맥-의존의 다원성 심실빈맥(torsades de pointes)의 위험을 경감시키기 위해 방실접합부 절제 후에 이식된다.

심방조동을 위한 절제술은 해부학적 유발점 주위(예를 들어 폐정맥의 구멍 주위)에 차단의 선을 생성하거나 또는 전기적으로 초점을 고립시킴으로써 초점이 확인될 때 수행되어질 수 있다. 다양한 기술들은 특수 카테터와 위치를 파악하는 기구를 필요로 한다. 하지만, 심방세동의 모든 유형이 이 시술로 교정될 수 있는 것은 아니며, 절제술을 하는 결정을 내리기 전에 부정맥의 원인과 유발요인을 제거하는 것이 필요하다.

일차적인 심방조동을 위한 절제술은 우심방에 회귀 우회로를 가지는 환자에게 적용된다. 제거부위는 하대정맥과 삼첨판륜 사이의 좁은 협부를 따라 차단하는 선을 만들도록 한다. 성공적일 때, 심방조동 절제술은 심방조동을 영구적으로 치료할 수 있다. 방실결절 절제와는 달리, 심방조동절제는 영구적인 박동조율기의 이식을 필요로 하지 않는다.

(4) 심실 부정맥

심실빈맥의 치료를 위한 제거술의 성공여부는 부정맥의 원인에 달려있다. 고주파절제술은 구조적으로 정상 심장을 가진 환자와 속가지(bundle branch)의 회귀로 인한 심실빈맥이 있는 환자에게 효과적인 것으로 나타났다. 이 기술이 혈역학적으로 안정되고 치유된 심근의 상흔과 관련이 있는 단일모양의 심실빈맥이 있는 환자에서는 제한적으로 성공하기도 하였다. 하지만 이러한 대상자에서 다양한 모양의 심실빈맥이 나타나는 것이 드물지는 않으며, 일부 불안정 모양이 있는 경우에는 절제로 교정되지 못할 수도 있다.

2) 절차

절제술을 받기 전, 환자는 심장의 전기적 활동을 평가하기 위한 전기생리검사(EPS)를 받는다. 전기생리검사는 심장 내부의 전기도(IC-EGM)를 기록하기 위해 카테터가 심장에 들어가는 침습적 검사이다. 이 검사는 동성리듬에서 심장 활성화(activation)의 순서와 유도된 부정맥 동안의 활성화의 비정상적인 순서에 대한 정보를 제공한다. 전기적 지도가 부정맥의 초점을 확인하거나 부가적인 경로의 위치를 파악하는 것을 돕기 위해 전기적 기록으로부터 추론되어 진다. 지도는 절제하는 카테터의 위치를 안내한다.

카테터가 위치한 후에 심전도 기록은 환자의 흉부의 표면 전극으로부터 생성되고 심장내 전극으로 부터 전기도가 생성된다. 프로그램화된 전극 자극(PES)이 부정맥을 유도해서 그 기전과 경로가 평가될 수 있도록 하기 위해 수행된다. 부정맥으로 진단이 확인될 때, 절제 카테터는 심장의 표적 부위에 위치하게 된다. 부가적인 카테터들이 심방과 심실 조직을 자극하기 위해 자리하게 된다. 절제

카테터는 부정맥의 부위를 국소화하고 절제하는 전류를 전달하기 위해 고안된 여러 개의 전극을 가지고 있다. 카테터의 원위부 끝은 조직에 접근을 용이하게 하고 직접적인 접촉을 확인하기 위해서 구부려 진다. 특수 지도 기구와 심장내 초음파 뿐만아니라 형광경과 카테터로 부터의 전기도 양상은 의사가 적절한 표적부위를 결정하는데 도움을 준다. 빈맥의 임상적 심전도는 몇 개의 모양이 유도될 때 표적 부정맥에 대한 하나의 유용한 템플릿으로 사용된다.

적절한 부위가 확인될 때 표적 끝의 온도에 도달할 때까지 고주파 전류가 몇 초 동안 적용된다. 냉각되었거나 세척된 카테터가 사용될 때 적용시간이 보다 길어진다. 몇개의 병변이 비정상적인 전도 조직을 제거하기 위해 필요할 수 있다. 표적부위의 성공적인 제거는 심전도와 전기도를 추적 검사함으로써 결정되고 부정맥이 더 이상 유도되지 않을 때 확인된다. 이 시술이 끝나면 심장내부 카테터와 정맥이나 동맥의 외관이 제거되고 삽입부위에 지혈을 하기 위한 노력이 수행된다.

3) 간호관리

간호사는 고주파제거술을 받은 환자의 간호에 매우 중요한 역할을 한다. 간호사는 전기생리학자와 협의하여 환자와 가족에게 시술의 전, 중, 후에 어떻게 되는지에 관한 정보를 제공한다. 간호사에 의해 제공되는 사회심리적 지지는 부정맥 관리에 대해 불확실성을 가지고 있는 환자와 가족의 대처를 돕는데 매우 중요하다.

(1) 절제술 전

간호사는 절제술 전(preablation) 고주파 제거술에 대해 환자와 가족을 간호하는데 참여한다(Box 3-20). 절제술을 받기 전의 기간 동안, 간호사는 12-유도 심전도를 기록하고 지속적으로 환자의 심장 리듬을 모니터하고 의사의 지시에 따라 부정맥을 치료한다. 활력징후, 호흡음, 체액상태, 혈청 화학적 검사, 프로트롬빈 시간, 전혈구 조사가 포함된 기초자료를 조사한다. 시술 동안 부정맥의 유발을 위해 항부정맥 약물은 시술 전 2~3일 동안 중단한다. 환자는 시술 전 8시간 동안 금식한다. 검사 동안 X선에 노출되기 때문에, 여성 환자가 임신하지 않은 것을 확인한다. 시술

전에 활동의 제약은 없다.

(2) 절제술 중

전기생리검사실에 있는 간호사는 절제술 중(during ablation) 시술 전과정 동안 환자를 모니터링하고 필요한 중재시 의사를 보조한다. 간호사는 상급심장구조술(ACLS)에 능숙하여 응급 상황을 적절히 관리할 수 있어야 한다.

검사실에서 간호사는 환자에게 각 중재에 대해 설명하고 환자가 편안하도록 돕는다. 간호사는 환자를 심장 모니터와 생리적 기록계에 연결하고, 고주파 카테터를 위한 접지 패드, AED 패치, 자동혈압계와 맥박산소측정기를 부착한다. 산소는 비강케뉼라로 제공한다. 정맥주사로가 확보되지 않았으면 삽입한다. 환자의 안위를 위해 정맥용 의식하진정제를 투여한다. 시술이 길어질 것 같으면 도뇨관을 삽입한다. 양쪽 서혜부와 우측 쇄골하정맥 부위를 면도하여 피부를 준비한다. 시술 과정동안 멸균 영역이 확보되고 유지되어야 한다. 형광경 방사능이 생식기계에 투과되는 것을 막기 위해 환자의 등 아래에 납 앞치마를 깔아준다.

시술 전과정 동안 간호사는 혈역학적 상태, 헤파린 사용시 활성화 응고상태(ACT), 진정수준, 환자의 안위를 모니터한다. 환자와 의사소통이 필수적이며 시술과정에 대한 정보를 제공하고 불안과 공포를 최소화한다. 간호사는 환자에게 실제 시술을 받는 동안 매우 짧은 시간동안 타는 듯한 느낌(burning sensation)이 나타날 수 있다는 것도 알려준다.

(3) 절제 후

환자에 대한 철저한 사정과 모니터링을 절제술 후(postablation)에도 계속한다. 사정의 필수요소로는 활력징후, 심장리듬, 카테터삽입 부위, 말초맥박, 의식수준이 포함된다. 환자는 몇 시간 동안 혼미한 상태이고 약물로 인해 오심과 구토를 경험할 수 있다. 동맥부위가 사용되어졌을 때, 다리의 부동과 침상안정을 약 6시간 동안 유지한다. 단지 정맥부위만 사용되었다면, 약 4시간이 지나면 걸어 다닐 수 있을 것이다. 간호사는 환자가 통증이나 불편감이 있는지 사정하고 적절한 안위의 방법을 제공한다. 체액량의 상태를 점검하고 안정될 때 도뇨관이 제거된다.

BOX 3-20 교육 내용
절제술 전(preablation)

절제술 전에 환자가 알아두어야 할 사항들은 다음과 같다.
- 시술의 목적
- 환자의 부정맥과 이 시술의 이점
- 전기생리 검사실로 이송하기 전의 중재
- 전기생리 검사실의 외형, 기구, 직원
- 정맥주사용 의식하 진정제 사용; 의식하 진정상태에서의 기억상실과 진통효과; 오심, 구토 또는 저혈압과 같은 가능한 부작용
- 시술과 관련된 감각:
  - 세정제로 인한 냉감
  - 카테터 삽입으로 인한 압박감
  - 부정맥이 유도될 때 나타나는 심계항진, 어지러움, 기타 감각
  - 절제술 동안의 약한 타는 듯한 감각
  - 안절부절하거나 부동으로 누워있음으로 인한 등의 불편감
- 예상되는 시술 시간
- 영구적인 박동조율기의 부착 가능성
- 예상되는 후기 영향:
  - 초기에는 박동이 건너 뛰거나 보통의 안정 횟수보다 빨라짐
  - 경한 흉부불편감이나 타는 듯한 감각이 며칠동안 있음
  - "피부효과"로 접지나 제세동 패드의 검은 테두리가 보이며 이는 무기한으로 지속될 수 있음

제거 후의 기간 동안, 간호사는 합병증의 증거가 있는지 환자를 조심스럽게 사정한다. 표 3-15는 고주파 절제술의 가능한 합병증과 관련된 증상과 징후를 제시하고 있다.

3. 심박동기

심장의 전기적 자극은 1819년에 이미 실험적으로 시도되었다. 1930년 Hyman은 다양한 물질을 우심방에 주사하고 심박동을 되살렸다고 보고했다. 그는 "영리한 장치"를 발명하고 인공심박동기라고 이름 붙였다. 1952년에 Zoll은 Stokes-Adams 증후군 환자의 흉벽에 직접 전류를 적용하여 확인했다고 증거를 제시했다. 1957년에 Lillehei는 개심술을 하는 동안 심실에 직접 전극을 붙이기도 하였다.

1958년부터 1961년까지 이식형 심박동기는 완전심장차단의 치료에 인정되었다. 1970년대와 80년대에는 방실동시성(AV synchrony)과 "생리학적" 심박동기를 이용할 수

있게 되었다. 2000년에는 좌우심실(양심실) 심박동기의 임상적 시도가 엄청나게 진행되었다. 양심실 심박동기는 관상동맥동 가지의 하나에 우심실과 좌심실을 거의 동시에 자극하는 추가유도를 장착함으로써 가능해졌다. 일반적으로 심장 재동시치료(cardiac resychronization therapy, CRT)라고 불리는 양심실 심박동기는 중등도 이상의 좌심 기능부전과 BBB를 가진 환자의 심부전 증상을 개선하고 치료하는데 사용된다. 양심실 심박동기는 심실 내와 심실 사이의 지연을 교정하고, 심부전 환자의 일부는 CRT로 인해 일상생활기능과 삶의 질이 향상되었다.

최근에는 기술적인 발전으로 수명이 더 길어진 베터리를 가진 더 작은 인공 심박동기와 수많은 프로그램을 선택할 수 있게 되었다. 더 나아가 개별화되고, 생리학적인 심박동기의 목적은 인공심박동기를 더 새로운 형태로 만드는 것이다.

1) 심박조율의 적응증

심박조율(cardiac pacing)은 조직순환을 유지하기 위해 적절한 횟수로 내부의 전기자극을 심장에서 시작하게 하거나 전도하는데 있어 기능부전을 일으키는 상태가 필요하다. 인공심박동기 부정맥이나 전도결손이 심장의 전기적 체계와 혈역학적 반응을 손상시킬 때 필요하다. 원래의 인공심박동기는 서맥을 치료하기 위해 개발되었으나, 오늘날의 인공심박동기는 빈맥성 부정맥(tachydysehythmias) 또한 감시, 치료하고, 전기적 개조를 위해 쓰여지고 있다. 더 나아간 연구와 기술의 발전으로 울혈성 심부전, long QT 증후군, 미주신경성 실신과 같은 심장상태에 인

표 3-15 고주파 절제술의 가능한 합병증과 관련된 증상과 징후

합병증	증상과 징후
심장 천공	빈맥, 저혈압, 호흡곤란, 늑막성 흉통
심장 압전	저혈압, 경부 정맥 확장, 심장 잡음, 기이성 맥박, 의식수준의 변화
관상동맥 경련	흉통, 심전도 변화
기흉	호흡곤란, 산소포화도 감소, 호흡음의 감소
뇌 색전	말이 어눌해짐, 흐릿한 시력, 두통, 발작
폐 색전	흉통, 호흡곤란, 빈맥
대퇴동맥 박리	맥박 부위에 잡음(bruit), 혈종, 후복막 출혈
심부정맥혈전증	카테터가 삽입된 다리의 종창, 장단지 통증

공심박동기 사용이 고려되고 있다.

중환자실 간호사는 부정맥, 죽상경화성 심질환, 급성 심근경색 또는 심장전도와 관계된 다른 건강 상태를 보이는 잠재적인 인공심박동기 환자를 사정하기 위해 건강관리 팀의 일원으로써 활동한다. 인공심박동기 삽입을 위해 임상적 표준지침을 결정하는데 있어 의학적 전문가들을 돕기 위해 미국 심장협회와 미국 심장학 의사회의 합동위원회가 인공심박동기 삽입을 위한 균등한 표준지침을 세우기 위해 형성되었다. 위원회는 삽입을 위한 권고안을 3단계로 분류했다. 분류 I은 인공심박동기 삽입이 반드시 고려되는 건강상태를 포함한다. 분류 II는 인공심박동기 삽입이 필요하지만 몇 가지 의견의 상이가 있는 건강상태를 포함한다. 분류 III은 인공심박동기의 효과가 없거나 위험한 건강상태를 포함한다. 인공심박동기 삽입을 위한 1998년 위원회 권고안은 Box 3-21에 요약되어 있다.

2) 인공심박동기 체계

맥박생성기(pulse generator)와 전극이 부착되어 있는 리드로 구성되어 있는 인공심박동기 체계는 진단과 치료의 2가지 주요기능을 가진다. 진단적 기능은 내부적 심장활동을 감지하는 것이고, 치료적 기능은 심내막 세포를 흥분시키고 심근의 탈분극파를 생성하여 전기적 자극을 방출시키는 것이다. 인공심박동기에 관한 임상적 전문용어는 Box 3-22에서 찾아볼 수 있다.

(1) 영구적 심박동기 체계

① 맥박생성기

영구적 심박동기의 맥박생성기는 금속용기 안에 리튬 아이오다이드(lithium iodide) 베터리와 전기회로로 구성되어 있다. 맥박생성기 무게는 20~30g, 두께는 7~7mm이다(그림 3-29). 대부분의 영구 심박동기의 수명은 시간이 지남에 따라 요구되는 심장조율 비율에 따라 6년에서 12년이다. 대부분의 맥박생성기는 쇄골하의 흉근을 따라 경피으로 삽입된다(그림 3-30).

② 유도 체계

유도는 맥박생성기와 심장근육 사이의 전달회로망 역할을 하는 전선이다. 하나 이상의 전극은 유도의 원위부 끝에 위치하고, 양성 전극(양극)은 끝에서 대략 1~3cm 정

도 근위부에 위치하고 있다(그림 3-31).

영구적 인공심박동기 유도는 일반적으로 흉벽을 통해 쇄골하정맥이나 요측피정맥을 통해서 삽입된다. 대신할 수 있는 삽입부위는 외경정맥, 내경정맥, 드물게 대퇴정맥이 포함된다. 유도는 투시경안내에 따라 위치하고 우심방 부속기나 우심실 첨부에 붙인다. 심장의 재동시성을 위해 좌심실을 자극하도록 세 번째 유도를 관상동 가지에 삽입할 수도 있다. 유도는 적절한 전기전도를 제공하고, 충분히 절연되어야 하고, 박동성 교란을 잘 견딜 수 있는 내구성을 가져야 한다.

인공심박동기 유도는 유도 고정 장치에 의해 심근에 부착된다. 활동성 고정 장치(active fixation)라고 불리는 이 기구는 나사와 코일이 포함되어 있다. 시간이 지남에 따라 끝부분 주위로 형성된 섬유조직이 위치를 안전하게 하고, 전극의 적절한 기능을 보장하게 된다.

(2) 일시적 심박동기 체계

일시적 심박동기 체계는 응급과 선택적 상황에서 사용된다. 생명위기 상황에서 일시적 심박동기는 부전수축, 완전방실차단, 심한 느린 부정맥이나 심정지에 사용된다. 선택적으로, 일시적 심박동기는 영구적 심박동기 요구를 평가하는 동안, 심장수술 후 또는 속도 기한부의 빠른 상심실성 급속부정맥이 있을 때 사용된다. 일시적 심박동기는 경정맥, 심외막, 경피, 경흉벽으로 삽입될 수 있다.

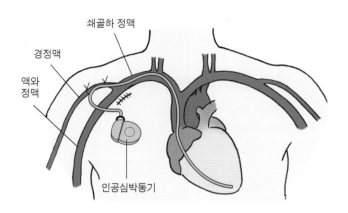

그림 3-30 경정맥형 영구적 심박동기의 설치. 양방 조율을 위해서 분리된 심박조율 전선이 심방에 놓이게 된다.

① 경정맥형(transvenous) 일시적 심박조율 체계

경정맥형 인공심박동기 체계는 외부의 맥박발생기와 일시적 경정맥 심박조율선으로 구성되어 있다. 일시적 경정맥형 유도체계는 보통 양극 카테터를 사용한다. 양극 카테터는 맥박생성기에서 음극 발생기 끝에 붙어 있는 음극(원위극) 전극과 양극 발생기 끝에 붙어 있는 양극 근위부 전극으로 이루어져 있다.

일시적 경정맥형 심박조율을 위해 카테터를 국소 마취 하에 표피정맥을 따라 삽입한다. 상완정맥, 내경 또는 외경정맥, 쇄골하정맥과 대퇴정맥을 이용한다. 쇄골하정맥

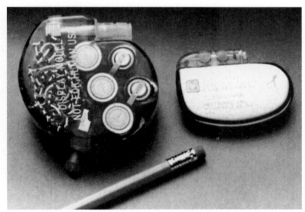

그림 3-29 영구적 심박동기의 맥박생성기. 구모델(왼쪽)과 신모델(오른쪽). 크기와 무게는 수년에 걸쳐 감소되고 있다. 더 작은 장치가 활동-반응성의 표본으로 1968년 장치보다 4배 더 작다.

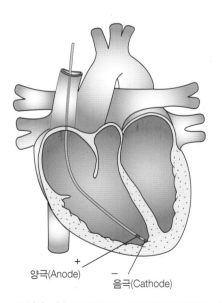

그림 3-31 경정맥형 양극 심박조율 카테터 위치

BOX 3-21
영구 심박동기의 적응증

성인에서의 방실차단

I군:

아래 조건의 하나 이상에 해당되는 해부학적 조건에서의 3도 방실차단과 진행된 2도방실차단

(1) 증상이 있는 서맥

(2) 증상이 없는 환자에게서 3초이상의 무수축이나 깨어 있는 동안의 맥박 40회 이하

(3) 부정맥과 증상이 있는 서맥을 치료하기 위해 약물치료가 요구되는 내과적 상태

(4) 방실전도절제 수술 후

(5) 심장수술 후 회복을 기대하기 어려운 수술 후 방실 차단

(6) 방실차단을 가진 신경근육질환

(7) 5초이상의 동정지가 있는 심방세동

(8) 심근허혈이 없는 상태에서의 운동성 방실차단

IIa군:

(1) 심장비대없이 깨어 있을 때 평균 심실박동 40회 또는 그 이상의 심실박동을 가진 어떤 해부학적 위치에서의 무증상의 방실차단

(2) 좁은 QRS를 가진 무증상의 type II 2도 방실차단

(3) EPS에서 발견된 intra 또는 infra His 단계에서 무증상의 type I 2도 방실차단

(4) 인공심박동기 증후군과 비슷한 증상을 가진 1도 또는 2도 방실차단

IIb군:

(1) 증상이 있거나 없는 (1도 방실차단을 포함함) 어떤 방실차단을 가진 긴장성 근이영양증, Kearns-Sayre증후군, Erb' s 근이영양증(limb-girdle), 근위축과 같은 신경근육 질환

(2) 약물사용으로 인한 방실차단, 그러나 방실차단이 약물을 중단해도 나타날 가능성이 높은 경우

III군:

무증상의 1도 방실차단과 type I 2도 방실차단, 일시적인 방실차단

만성 두다발(Bifascicular) 차단

I군:

(1) 간헐적인 완전 심장 차단

(2) Type II 2도 방실차단

(3) 교대로 나타나는 각차단

IIa군:

(1) 심실세동을 제외했을 때 방실차단으로 설명할 수 없는 실신

(2) EPS에서 연장된 His-심실간 간격

(3) EPS 때 부수적으로 발견된 심박조율과 관련된 비생리학적 infra-His 차단

IIb군:

(1) 증상이 있거나 없는 (1도 방실차단을 포함한) 어떤 방실차단을 가진 긴장성 근이영양증, Kearns-Sayre증후군, Erb' s 근이영양증(limb-girdle), 비골근 위축증과 같은 신경근육 질환

III군:

증상이 없거나 방실차단이 없는 다발차단, 1도 방실차단을 가진 무증상의 다발차단과

급성심근경색 후의 방실차단

I군:

(1) 각차단(BBB) 또는 3도 방실차단이 교대로 나타나는 지속적인 type II 2도 방실차단

(2) 일시적으로 진전된 (2도 또는 3도) infranodal 방실차단과 연관된 BBB

(3) 지속적이고 증상이 있는 2도 또는 3도 방실차단

IIb군:

(1) 방실 결절 단계에서의 지속적인 2도 또는 3도 방실 차단

III군:

일시적인 방실 차단

동결절 기능부전(Sinus Node Dysfunction, SND)

I군:

(1) 증상이 있는 서맥을 가진 SND

(2) 증상이 있는 심박동 기능부전을 가진 SND

(3) 자연적으로 발생하거나 질병상태에서 투약치료가 요구되는 SND

IIa군:

(1) 40회/분 이하의 심박수를 가진 SND

(2) EPS동안 야기된 SND가 나타난 원인불명의 실신

IIb군:

최소한의 증상을 가진 환자에게서 깨어 있는 동안 심박동수가 40회/분 이하

III군:

무증상의 SND; 약물치료가 필수적이지 않은 유증상의 서맥을 가진 SND; 증상은 서맥이 없을 때 나타난다.

과민성 경동맥동 증후군과 미주신경 반사성 실신

I군:

자연적인 경동맥동 자극에 의해 발생하는 재발성 실신, 최소한의 경동맥동 압력에 의해 야기된 3초 이상의 무수축

IIa군:

분명하고 자극이 되는 상황 없이 발생하는 재발성 실신, 3초이상의 과민감성 심장억제 반응

IIb군:
자연적으로 또는 머리를 올린 상태에서 발생한 서맥과 관련된 중요한 증상을 보이는 미주신경 반사성 실신

III군:
(1) 어지러움, 두통과 같은 미주신경 증상이 있거나 증상이 없는 상태에서경동맥동 자극에 과다하게 반응하는 심장억제 반응
(2) 회피행동이 효과이 있는 상황적 미주신경성 실신

BOX 3-22
심박동기와 관련된 임상적 전문용어

활동형 고정유도: 유도 끝(나선형, 코일)에 설계된 심박조율 리드로, 끝이 심장조직에 심어져 있어 제거될 가능성이 낮아지게 되어 있다.

비동시성 심박조율: 심장의 내부활동과 관계없이 정해진 심박수에 맞추어 작동하는 심박동기

양극 유도: 심박조율 유도는 2개의 전극으로 구성되어 있다. 하나의 전극은 유도의 끝에 위치하고 심장에 자극을 보낸다. 두번째 전극은 끝에서 몇 미리미터 떨어져 있으며 전기회로를 갖추고 있다. 두개의 전극은 심장의 내부활동을 감지한다.

포착: 심박조율 자극에 반응하여 나타나는 심실의 탈분극

심박동 기능부전: 운동에 반응하여 빨라지게 하는 동결절의 기능 불능

의존형 심박동기(심박조율 억제): 적절한 심장의 내부활동을 감지하면 심박조율 자극을 억제하는 심박동기

양방 심박동기(생리학적 심박동기): 방실 동시성을 인공적으로 되찾기 위해 심방과 심실의 양쪽으로 작동하는 심박동기

전자기 방해: 전기 또는 자기 에너지가 심박동기의 맥박생성기 기능을 방해하거나 차단할 수 있다.

밀리암페어(mA): 심박동기에서 발생하는 전기적 자극(방출)의 측정 단위

다중 심박조율: 하나의 방에서 한군데 이상을 자극할 수 있는 능력(예를 들면, 양심실 심박조율에서 오른쪽 심실과 왼쪽 심실 자극/ 심장의 재동시성 치료[CRT])

오버드라이브 심박조율: 환자의 내부 심박동수보다 더 빠른 심박동수를 심장에 조율함으로써 빈맥을 억제하는 방법

과도감지: 심박동기가 감지할 때 더 많이 감지함으로써 심박동기가 억제되는 것. Tall T파와 EMI가 포함될 수 있다.

심박조율 역치: 심방이나 심실의 탈분극을 일정하게 시작하기 위해 요구되는 최소한의 전기적 자극

수동형 고정유도: 심장벽을 실제적으로 관통하지 않고 심장 섬유조직에 꽂아둔 심박동기 유도

박동-반응성(박동-적응성, 박동-조절성): 신체의 신진대사 요규 변화를 감지하여 심박동기 박동수를 조절하는 심박동기

감지: 심장의 내부활동과 반응을 적절하게 찾아내는 심박동기의 능력

감지 역치: 요구 심박동기를 억제하거나 유발하는데 요구되는 최소한의 심방이나 심실의 내부 신호진폭

상황적 미주신경성 실신: 기침, 소변 또는 심한 통증이 있는 동안 미주신경 자극에 의해 나타나는 서맥과 관련된 실신

유발: 심장의 내부활동에 반응하는데 있어 자극을 유발하는 심박동기의 감지 반응

과소감지: 심박동기가 내부활동 감지를 실패한 결과, 심박동기가 부적절하게 작동되는 것

과 내경정맥 부위는 카테터 안정성을 제공하고 환자의 가동성을 허락한다. 심박조율 카테터는 정맥에서 대정맥, 우심방, 삼첨판을 통해 우심실로 외장을 통해 빠져 나간다. 카테터 끝은 안정과 확실성을 위해 우심실 첨부의 심내막 표면에 접촉시킨다. 심방 조율을 위해, 심방 양극 카테터는 우심방 부속물에 위치시킨다. 이중방 조율을 위해 심방과 심실 조율 포터를 가진 폐동맥 풍선 부력 카테터도 있다. 풍선부력 카테터는 열희석법으로 심박출량을 측정할 수 있고, 위치시키는데 있어 형광투시경이 필요없기 때문에 중환자실에서 사용할 수 있다.

카테터를 배치시킨 후, 유도는 흡수되지 않는 봉합실로 피부입구에 부착시킨다. 외피은 봉합하고, 만약 혈액을 채취하거나 약물을 투여하려면 지속적인 흐름이 유지되도록 부착해 놓아야 한다. 연결부위와 카테터의 말단부 끝의 무균성을 높이기 위해 삽입 전에 카테터 위에 무균적 슬리브를 사용할 수 있고, 만족스런 위치를 확인한 후에 외장의 끝과 연결시킨다. 외장입구 부위는 항생제 연고와 자가 접착제, 반투과성 투명 드레싱으로 덮어야 한다. 간호사는

드레싱 위에 적용날짜와 시간을 표시해야 한다.

② 심외막형(epicardial) 일시적 심박조율 체계

심외막 전선은 일시적 심박조율을 위해 또 다른 방법으로 설치된다. 이 방법은 심장표면에 심박조율 전극을 직접 위치시키는 방법으로 개흉술이나 검상돌기 하부절개를 통해 시행될 수 있다. 심외막 전선은 개심술 동안이나 후에 일시적 보조로 자주 사용된다. 심박조율 전선은 심장의 심외막 인공심박동기에 연결하거나 마개를 하고 있다가 필요시 연결해 사용한다. 전선은 끝부분 위에 반흔 조직이 형성되었다 해도, 절개를 다시 열지 않고 빼낸다.

③ 경피형(transcutaneous) 일시적 심박조율 체계

일시적 심박조율의 또 다른 방법은 외부 경피 심박조율(external transcutaneous pacing)로 알려져 있다. 이 방법은 큰 전극패치를 직접 붙이는 것이다. 음극 또는 음전극은 흉골의 왼쪽에서 앞쪽으로 붙이고, 양극 또는 양전극은 앞쪽 전극 뒤에 후방으로 붙이고 외부 경피 심박동기와 연결한다(그림 3-32). 경피 심박조율은 심한 불편감을 야기시키므로 환자에게 정보를 제공하고, 필요하다면 적절히 진정시켜야 한다. 경피 심박조율은 일시적 경정맥형 심박조율을 즉시 이용할 수 없을 때 사용한다. 그러나 심한 심정지가 일어나는 환자에게 무기한으로 사용해서는 안 된다.

④ 경흉벽형(transthoracic) 심박조율 체계

경흉벽형 심박조율은 응급상황에서 마지막 수단으로 사용하는 일시적 심박조율 방법이다. 이 방법은 전흉벽에서 주사바늘을 통해 심장으로 심박조율 리드를 삽입하는 것이다. 경흉벽형 심박조율은 성공률이 낮고 합병증의 위험성이 높다.

⑤ 맥박발생기

일시적 맥박발생기는 9-V 알카라인(alkaline)이나 리튬(lithium) 베터리에 의해 전력을 얻는 외부장치이다(그림 3-33). 일시적 인공심박동기라고 불리는 이 장치는 전류배출량, 심박동수, 민감도와 양방 심박조율 모드, 하한과 상한 심박동수, AV 간격과 선택할 수 있는 불응기를 조절할 수 있는 몇 가지 조정 장치를 포함하고 있다.

양방 맥박생성기(dual-chamber pulse generator)는 심방과 심실의 말단부가 분리되어 있다. 전선은 원위부 가까이에 적절하게 라벨을 붙여놓아야 한다. 맥박생성기의 심방이나 심실 포트에 전선을 꽂을 때 심방과 심실 전선이 서로 바뀌지 않도록 조심해야 한다. 일시적 경정맥 심박동기 설치 후 환자간호는 Box 3-23에 요약되어 있다.

3) 인공심박동기 기능

인공심박동기 체계가 적절하게 기능하면 심장리듬 기능성을 진단하고 치료한다. 적절하게 진단하기 위해서는 심박동기 전선이 내부의 심장자극을 감지해야 한다. 심자의 내부활동을 찾아내는 심박동기 능력을 인공심박동기 체계의 감지기능이라고 한다. 감지진폭은 심박동기 전극에 의해 일정하게 감지된 최대 내부 신호이다(예를 들면, R파는 심실유도에 의해 주로 감지되는 가장 큰 신호이다). 감지전극의 한 부분에서, 심장 내부의 탈분극 파의 진폭은 밀리볼트(mV)로 측정된다. 심박동기의 가장 작은 신호를 감지한다는 지표는 mV로, 감지장치의 가장 작은 수치는 가장 민감한 설정을 의미한다. 만약 심장 내부진폭이 감지 민감도보다 작다면, 과소감지가 발생한다. 전극이 심장조직에 부적절하게 붙어 있을 때 발생할 수 있다. 가장 민감한 설정에서 심박동기 감지 민감도의 결점은 심박동기가 다른 챔버의 신호나 외부신호(예를 들면, T파)를 감지하여 과다감지가 발생할 수 있다. 과도감지가 발생하면 심박동

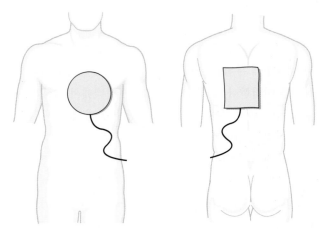

그림 3-32 경피 심박동기. 전극은 흉벽의 전방과 후방에 위치시키고, 외부 심박동기장치에 붙인다.

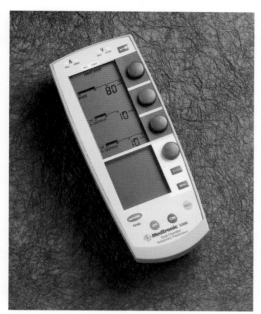

그림 3-33 양방 일시적 심박동기

기는 억제될 수 있다(그림 3-34).

심장의 내부 박동수가 적당하다면 인공심박동기는 심박조율 자극을 억제하는 반응을 나타낸다. 만약 내부 심박동수가 적당하지 않다면 인공심박동기는 유도를 통해 자극을 보낸다. 인공심박동기가 작동하면 그림 3-35에서 보여지는 것처럼 ECG에 심박조율 스파이크가 나타난다. 활동의 결과로써 심박동기 유도가 포함되어 있는 심장챔버는 탈분극된다. 포착(capture)은 심박조율 자극에 반응하여 심방이나 심실의 탈분극을 나타내는데 사용되는 용어이다. 지속적인 포착을 시작하기 위해 인공심박동기로부터 요구되는 전압의 최소량을 심박조율 역치(pacing threshold)라고 한다. 역치수준은 더 많은 에너지로 성공적인 심박조율을 확증함으로써 결정되고, 그러고 나면 포착이 끝날 때까지 맥박생성기의 에너지 방출량은 점차적

으로 감소하게 된다. 심박조율 역치는 일시적 맥박생성기에서 밀리암페어(mA)로 표현되고, 영구적 맥박생성기에서는 전압량(V)으로 표현된다. 맥박생성기 배출량은 적절한 안전경계에 따라 역치의 2배 또는 3배로 설정된다.

많은 요소들이 심박조율 역치에 영향을 미치는데, 저산소증, 과칼륨혈증, 항부정맥제, 카테콜라민, 디곡신 독성반응과 콜티코스테로이드 등이 포함된다.

4) 심박동기 코드

심박동기를 처음 사용하고 난 후부터, 기술은 더 복잡해지고 다양해져 심박동기 조작의 다양한 모드를 갖춘 코드체계가 개발되었다. 1974년 처음 개발된 심박동기 코드체계는 몇 가지 수정을 거쳤다. 코드의 가장 최근 버전은 북미 페이딩 및 전기생리협회(NASPE)와 영국 페이싱 및 전기생리협회(BPEG)를 통해 2002년에 개발되었다. NASPE/BPEG의 일반 심박동기 코드는 표 3-16에 나타나 있고, 간단하게 NIBG 심박동기 코드라고 불린다.

코드의 처음 세글자는 심박조율과 감지가 일어나는 방을 가리킨다. 첫 번째 글자는 심박조율이 발생하는 심장의 챔버로 A는 심방, V는 심실, D는 양방을 의미한다. 코드의 두 번째 글자는 내부적 심장활동이 감지되는 챔버로 A는 심방, V는 심실, D는 양방을 의미한다.

세 번째 글자는 내부적 심장활동의 감지에 따른 심박동기의 반응을 나타낸다. 글자 "I"는 감지된 내부 박동에 반응하여 심박동기 활동이 억제되는 것을 의미한다. 예를 들면, 심박동기가 70회로 설정되면 심박동기는 환자의 심박동수가 70회 이상이 되면 박동하지 않을 것이다. 만약 환자의 내부 박동수가 심박동기 박동수보다 낮게 뛰면 심박동기는 박동할 것이다. 그래서 심박동기는 의존적으로 기능하고 이것은 의존형 심박동기(demand pacemaker)라고 알려져 있다.

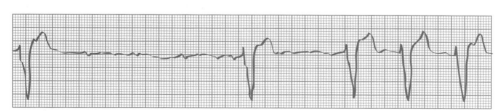

그림 **3-34 방출실패 또는 심박조율이 억제된 과도감지.** 스트립의 첫부분에서 감지 증폭기가 전기 잡음을 감지하여(과도감지) 심박동기의 억제를 야기하고 있다.

BOX 3-23
일시적 경정맥형 인공심박동기를 가진 환자를 위한 간호중재

사정

• 삽입 중:
- 활력징후, 산소포화도, 맥박
- 진정수준/사용된 진정 약물
- 심장리듬의 지속적인 감시
- 삽입날짜, 시간, 방법, 부위
- 삽입된 유도 위치(심방, 심실, 심방과 심실)
- 측정치: 포착(mA) 역치와 내부진폭(mV)
- 시술동안의 환자 내성
- 합병증
- 12-lead EKG
- 최종 설정: 모드, 박동수, 산출, 민감도

• 삽입 후
- 박동수 설정, mV 설정, mA 설정, 조작모드(요구형, 비동시성), (적절하다면) AV 간격
- 인공심박동기 끄고 켜기
- 처치에 대한 환자 안내
- 리듬 strip, 포착과 내부자극, 만약 적당하다면; 12-lead ECG (있다면) 삽입부위와 봉합상태
- 흉부방사선 검사 결과

• 근무가 바뀔 때마다:
- 인공심박동기 끄고 켜기
- 박동수 설정, mV 설정, mA 설정, 조작모드(요구형, 비동시성), (적절하다면) AV 간격
- 리듬 strip(어떤 임상적 변화나 중재 포함) 감지 포착
- (적절하다면)삽입부위에서 원위브 맥박순환

- 딸꾹질이나 근육 연축 유무
- 모든 연결부위가 안전한지 확인
- 인공심박동기가 환자에게 적절하게 안전한지 확인
- (있다면) 삽입부위와 봉합상태
- 박동기 전선의 연결끝부분이(적절하게) 덮여있는지 확인

중재

• 지속적인 심장모니터링
• 인공심박동기 맥박생성기:
- 사용할 수 있는 9-volt 베터리 대치를 확인
• 심박동기 전선의 연결 끝부분을 만질 때는 고무/라텍스 글러브를 착용
• 항상 위험한 마이크로 쇼크를 예방하기 위해 심박동기 연결 끝부분은 덮여져 있어야 한다.
• 심외막 심박동기 전선에 심방이나 심실 라벨을 해야 한다.
• 심박동기 전선 삽입부위는 깨끗해야 하고 기관의 프로토콜에 따라 거즈드레싱이나 투명드레싱을 매일 해야 한다. 드레싱 시작과 교환 날짜를 써 붙여야 한다.

기록

• 환자 사정 내용
• 환자/가족 교육 실시 내용
- 심박조율 전선 삽입부위 간호
- 심박조율과 감지 역치(심전도 출력)
- 심박조율 문제, 간호중재, 중재 결과
- 합병증/문제

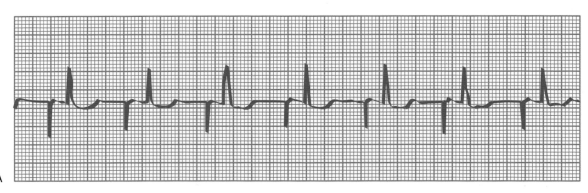

A

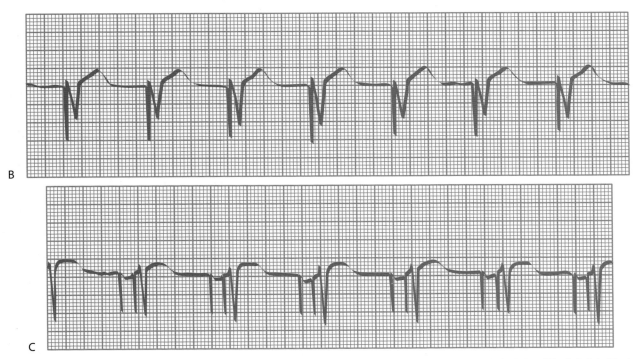

그림 3-35 Strip A는 심방 심박동기를 나타낸다. 각각의 심박조율 자극에 이어 P파가 나타난다. Strip B는 심실 심박동기를 나타낸다. 첫 번째 스파이크에 이어 P파가 나타나고, 두 번째 스파이크에 이어 QRS complex 가 나타난다. Strip C는 양방 심박동기를 나타낸다. 첫 번째 스파이크에 이어 P파가 나타나고, 두 번째 스파이크에 이어 QRS complex가 나타난다. 모든 strip은 1:1 포착을 보여준다.

심박동기는 내부적 심장활동에 의해 억제되기 때문에, 심실성 빈맥과 같은 위험한 심부정맥이 시작되는 동시에 심박동기가 활동할 위험성은 없다. 코드의 세 번째 자리에 있는 글자 : "T"는 감지된 내부박동에 반응하여 심박조율 자극이 유인되는 심박동기를 의미한다. 동성 리듬과 완전 방실차단이 있는 환자에게 양방 심박동기는 내부의 동성 활동을 감지할 수 있고, 그 결과 감지된 심방활동에 따라 심실의 심박조율 자극이 유인된다. 세 번째 자리의 글자 "D"는 두 가지 반응을 가리킨다(반응을 감지한 후에 심박조율 배출을 억제하기도 하고 심박조율을 유인하기도 한

다). 세 번째 자리의 글자 "O"는 심박동기가 감지된 내부 활동에 반응하지 않는 것이다. 감지된 내부활동에 반응을 못하는 심박동기의 무능력은 비동시성 조율(asynchronous pacing)이라고 한다. 이것은 가장 큰 숫자로 민감도를 설정하거나 비동시성 모드(예를 들면, DOO, VOO)로 프로그램을 설정함으로써 얻어질 수 있다.

영구적 심박동기는 맥박생성기 위에 큰 자기(magnet)를 놓으면 일시적으로 비동시성 모드로 바뀔 수 있다. 의사가 적절한 활동과 포착을 사정하면 이 조작방법은 비동시성 모드에서 심박동기를 활동할 수 있게 할 수 있다.

표 3-16	NBG 심박동기 코드			
I- Chamber(s) Paced	II- Chamber(s) Sensed	III- Responseg to Sensin	IV-Rate Modulation	V-Multisite Pacing
O=None	O=None	O=None	O=None	O=None
A=Atrium	A=Atrium	T=Triggered	R=Rate modulation	A=Atrium
V=Ventricle	V=Ventricle	I=Inhibited		V=Ventricle
D=Dual(A+V)	D=Dual(A+V)	D=Dual(A+V)		D=Dual(A+V)
S=Single(A or V)	S=Single(A or V)			

심박동기 코드의 네 번째 자리는 박동수 조절(rate modulation)이 있거나 없는 것을 의미한다. 글자 "O"는 박동수 조절이 없는 것이고, 글자 "R"은 박동수 조절이 일어남을 의미한다. 심박조율 박동수는 고정된 심박조율 박동수를 설정하기보다 생리적 변수에 반응하여 변하는 특징을 가진다. 가장 빈번하게 사용되는 생리적 변수는 근육운동이다. 환자의 활동이 증가하면, 심박동기는 근육으로부터 진동을 감지하고 대사요구량의 증가에 맞추어 심박조율 박동수를 증가시킨다.

코드의 다섯 번째 자리는 여러 곳의 심박조율이 존재하는지를 가리킨다. 글자 "A"는 심방, "V"는 심실, "D"는 심방과 심실 양쪽, "O"는 여러 위치 심박조율이 없는 의미한다.

임상적 용어로, 4번째 도는 다섯번째 명칭이 없는 것은 박동소 조절과 여러부위심박조율이 없는 것을 의미한다. 처음 세 위치는 심박동기 모드를 설명할 때 요구된다.

5) 심박조율 코드

다섯 글자 심박동기에 대한 지식은 삽입기구 형태, 의도된 조작 모드와 조작의 실제 모드를 결정하는데 있어 중환자실 간호사를 돕는다. 조작모드는 단방(single)과 양방(dual) 모드로 분류될 수 있다.

AAI와 VVI는 심방과 심실에 작동하는 단방모드이다. AAI는 심방형 심박동기에 작동하는 모드이다. 이 작동 모드에서 심방 조율, 심방 감지, 감지된 활동에 반응하여 억제되고, 박동수 조절은 없다. 일시적 심방형 심박동기의 가장 흔한 형태가 AAI이고 보통 심방 부정맥의 오버드라이브 심박조율에 유용하다.

DDD 모드는 양방 심박조율, 양방 감지, 감지된 활동에 양쪽 반응(억제되거나 유도되거나)을 제공한다. 양방 모드는 생리학적 심박조율에 따르며, 심방과 심실은 결과적으로 감지되거나 심박조율된다. DDDR 모드는 박동수 조절의 추가기능을 가지고 있다. VDD 모드는 심실에서만 심박조율되지만, 심방과 심실의 활동을 감지하고, 감지된 활동에서는 양쪽으로 반응한다. 그러므로, 심방활동이 심실활동을 유도할 것이다. 만약 내부의 R파가 감지되면, 심실 심박조율이 억제된다. 이 모드는 완전한 동결절을 가지고 있는 고도의 방실차단이 있는 환자에게 유용하다.

6) 심박동기 기능부전

(1) 영구적 심박동기 기능부전

심박동기 기능부전은 프로그램된 기능(pseudo-malfunction)의 결과 또는 구성요소의 기능부전 때문이다. 심박동기가 현재 더 복잡한 능력을 갖추도록 제조되는 반면, 기대하지 않은 심박동기 기능부전이 증가되고 있다. 이런 이유에서 제조사, 모델, 심박동기 구성요소(맥박생성기와 유도)의 제작번호를 알고 제조사가 정확하게 등록되어 있는지 확인하는 것이 환자에게 중요하다. 대부분의 제조사는 무료장거리 전화번호를 가지고 있어 안전성 경고에 대한 정보를 제공한다. 그러나 환자는 의사와 만나서 리콜의 암시나 안전성 경고에 대한 조언을 받는 것이 중요하다. 때때로 프로그램이 문제를 바로잡기도 한다.

일시적 심박동기 기능부전은 체계적으로 다루어져야 한다. 근원적인 리듬이 없는 환자에게 심박동기 포착을 복원하기 위한 가장 우선적으로 시행해야 할 내용은 다음과 같다.

(2) 일시적 심박동기 기능부전

일시적 심박동기 기능부전은 체계적으로 검토되어야 한다. 첫번째로, 환자가 근본적인 리듬이 없는 경우 심박동기 포착을 회복하기 위해 즉각적인 중재가 필요하다. 단계는 아래와 같다.

1. 가장 상위의 설정, 비동시성 모드에서 맥박생성기 배출량(mA)을 증가시킨다.
2. 환자의 혈역학과 multiple 심전도 기록을 동시에 체크한다; 경피 심박조율이 적절하다면 atropine sulfate나 isoproterenol을 중재한다.
3. 모든 연결부위를 확인한다.
4. 맥박생성기나 베터리를 교체하고, 교환하는 동안 경피 심박조율 대체품이 준비되어야 한다.

환자가 안정되어 있다면 고장의 원인을 해결한다. 표 3-17에는 일시적 심박동기의 기능부전이 있을 때 고장의 원인별 해결 전략이 설명되어 있다.

(3) 기능부전의 종류

① 방출부전

심박동기로부터 자극방출이 ECG에 artifact나 "스파이크"를 발생시키는데, 방출의 부전(failure to discharge)으로 심박조율의 설명되지 않는 소실과 artifact의 부재가 발생한다. 이 부전의 원인은 맥박생성기 자체로 발생하거나 프로세서나 베터리 부전으로 발생한다. 프로세서 부전은 흔하지 않지만 베터리 부전은 심박동기 베터리 수명을 모르거나 지속적인 검사를 제대로 하지 않은 환자에게서는 흔히 발생한다. 이것은 프로그래머를 통해 맥박생성기의 배출값을 측정함으로써 평가될 수 있다. 극단적인 경우, 맥박생성기와 프로그래머 사이의 통신이 실패하기도 한다. 이때는 맥박생성기 교체가 즉각 이루어져야 한다. 만약 응급상황이라면, 의사는 영구적 심박동기 문제가 해결될 때까지 환자를 혈역학적으로 지지하기 위해 일시적 경정맥형 심박동기를 삽입하기도 한다.

② 포착 부전

심실이나 심방에서 심박조율 자극의 포착 실패(failure to capture)는 ECG에 심박동기 artifact가 나타난 후에 즉시 QRS나 P파가 나타나지 않는 것을 말한다(그림 3-36). 임박한 베터리 소모 또한 포착 부전의 원인이 될 수 있다. 전력이 낮으면 배출량이 포착역치를 충족시키기에 충분치 않게 된다. 만약 환자가 심박동기에 의존적이고 증상이 있다면, 문제의 원인을 찾고 해결할 때까지 약물치료(atropine, isoproterenol), 경피 심박동기나 CPR이 요구될 수도 있다.

③ 과도감지

과도감지는 심박동기가 감지하도록 프로그램된 것보다 더 탐지하여 나타나는 감지부전을 일컫는 용어이다. 예를 들면, VVI 심박조율에서 tall T파를 R파 대신 감지하면 심박동기는 억제되고, 프로그램된 박동수보다 느린 심박조율이 나타나게 된다. 비슷하게, 전자기방해(EMI)가 부적절한 감지를 일으키고, 그 결과 부적절하게 심박동기의 억제 또는 유도모드를 활성화시킨다. 과도감지는 전극치환, 부적절한 민감도 설정이나 리드파손 때문에 발생하기도 한다. 부분적으로 파손된 유도는 맥박생성기를 포화시키기 위해 신호를 보내, 의존형 모드에서 심박조율 배출의 억제와 과도감지를 일으킨다. ECG 표면에서, 과도감지는 심박조율 자극의 억제로 인해 배출부전과 흡사한 모습을 보인다. 예를 들면, DDD 심박동기에서 감지된 P파는 정해진 시간의 P-V간격 후에 심실자극을 유도한다. 그러나 만약 심실유도가 내부신호(예를 들면, 과도감지된 잡음)를 감지하면, 심실자극은 억제된다. 과도감지를 확실하게 증명하는 방법은 프로그래머를 통해 심내부의 EGM을 조사하는 것이다. EGM에 잡음이 기록되면 문제는 과도감지 때문이다.

일시적 심박동기 체계의 과도감지 문제를 해결하기 위해서, 간호사는 일시적 심박동기와 리드 사이의 연결을 체크해야 한다. 전자기간섭의 잠재적인 원인도 사정되어야 한다. 모든 전기기구의 전선 또한 체크되어야 한다. 비동시성(asynchronous)으로 향하도록 다이얼을 돌림으로써 민감도는 감소될 수 있는데, 이것은 더 높은 밀리볼트(mV) 값에 해당된다.

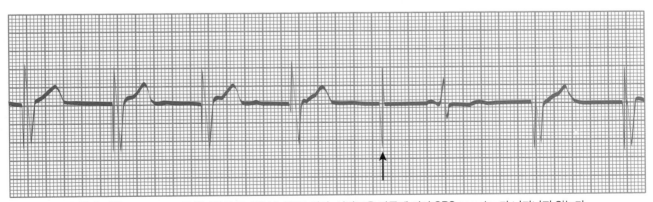

그림 3-36 ECG strip은 포착부전의 증거를 보여주고 있다. 심박조율 자극에 이어 QRS complex 가 나타나지 않는다.

표 3-17 일시적 심박동기의 문제해결

문제	원인	중재
방출부전: 프로그램 된 박동수보다 환자의 심박동수가 낮은데도 심박조율 자극의 증거가 없는 경우	베터리 소모나 맥박생성기 부전, 배출량이나 시간 회로 부전	베터리나 맥박생성기를 교체한다.
	케이블의 느슨한 연결	모든 연결부위를 확인한다.
포착 부전: 심박조율 자극이 탈분극의 ECG 증거에 뒤따르지 않는 경우	유도이탈	흉부 영상을 확인하고, 유도를 교체할 수 있을 때까지 환자를 좌측와위(left lateral decubitus position)로 돌려 눕힌다.
	고장난 연결핀 또는 부러진 확장연결 케이블	케이블 문제를 진단할 수 있도록 맥박생성기에 전선을 직접 연결하고 연결케이블을 교체한다.
	케이블이나 맥박생성기와 연결된 전선핀의 불화합성	케이블이나 맥박생성기에서 노출된 핀의 확실한 적합성을 확인하고, 연결부위를 조절하거나 맥박생성기를 교체한다. 포착역치를 체크하고 이중-삼중 안전장치 한계를 위한 배출량을 조절한다.
	너무 낮은 배출량 설정(mA)	12-lead ECG를 확인하고, 천공의 증상을 보고하고, 혈역학적 상태를 안정화시킨다.
	천공	Intracavitary ECG를 체크하고, 만약 하나의 극이 부러진 증거가 있다면 전선을 단극화시킨다. 만약 모두 부러졌다면 전선교체가 필요하다.
	절연제 파괴없이 전선의 절단	임상검사 결과를 체크하고, 대사성 문제를 교정한다. 투약과 활력징후를 확인하고 배출량을 증가시킨다.
	투약이나 대사변화로 인한 심박조율 역치 증가	만약 환자가 심박동기에 의존적이라면 (내부의 R파가 없다면) 문제가 해결될 때까지 비동시성 모드로 프로그램시킨다.
과도감지: 심장내 전기적 활동이 없는데 기구가 탐지하여 탈분극으로 해석	지나치게 민감한 설정	민감도를 줄인다(값(millivolts)이 클수록 덜 민감하다).
	기구가 tall T파를 탐지하고 R파로 해석	T파 이상으로 심실의 불응기 기간을 증가시킨다.
양방 심박조율에서, 혼선은 과도감지의 한 형태이다. 심방채널에서 R파를 P파로 탐지하는 것처럼 기구가 다른 챔버의 신호를 탐지하고 억제한다.	심방의 전선 이탈	심방의 포착역치를 재평가하라; 만약 높다면, 이탈이 예상된다.
심실채널에서, 심박조율 자극이 R파로 탐지되고 V심박조율이 부적절하게 억제된다.	심방채널에서의 높은 배출량	심방채널에서 나오는 배출량을 줄이고, 심실채널의 민감도를 감소시킨다(더 높은 millivolts 값)
	전자기 간섭, 맞지 않게 설정된 전기적 기구	맞지 않게 설정된 기구를 제거하다.
과소감지: 기구가 내부적 심장활동 탐지를 실패하고 부적절하게 자극한다.	비동시성 모드설정(VOO, DOO, AOO)	동시성 모드로 프로그램한다(VVI, DDD, AAI).
	너무 작은 내부 진폭	민감도를 상승시킨다(민감도 다이얼을 더 낮은 millivolts 값으로 바꿔라).
	전선이탈	포착역치를 재평가한다; 만약 높다면 유도가 아마 이탈되었을 것이고, 다시 위치시키는 것이 필요하다.
	전선절연체 고장	심박조율 체계분석기를 가지고 전선을 체크한다. 만약 교류저항이 너무 낮으면(<200ohms) 절연체 고장일 것이고, 유도를 교체하거나 일시적으로 단극 형태로 두어야 한다.

일시적 정맥형 양극 카테터에서 부분적인 전선 파손으로 인한 과도감지는 단극체계로 바꿈으로써 해결될 수 있다. 진단을 위해 intracavitary ECG는 alligator clamp connector를 이용해 V 유도표면에 단극을 연결하고 V1 전흉부 기록을 얻음으로써 획득할 수 있다.

기록은 고압의 인위적 진폭과 상승된 ST segment를 보여줄 것이다. 기록상의 잡음은 내부적 ECG와 관련이 없거나 감소된 인위적인 진폭은 부분적인 손상을 의미한다. 한쪽 극이 온전하다면 맥박생성기 말단부의 음극 한으로 온전한 단극화 시킬 수 있다. 유도의 사용할 수 없는 전극 말단부는 고무 튜브로 감싸 놓는다. 피부에 적용된 외부 ECG single-wire 전극의 끝은 맥박생성기의 양극안으로 삽입되고, 접지로 사용된다(그림 3-37). 그러나 이것은 일시적이며 안전하지 않은 방책이고, 전자기간섭으로 작용되기도 한다. 파손된 유도에 대한 가장 안전한 중재는 유도를 교체하는 것이다.

④ 과소감지

심박동기의 내부 박동의 감지실패를 과소감지(undersensing)이라고 하고, 결과적으로 ECG에 인위적 심박동기 artifact가 부적절하게 나타난다(그림 3-38). 과소감지는 유도이탈, 축전기 부전, 유도 절연체 결손이나 유도전선 파손이 원인이 된다. T파의 취약한 반응시기 동안 심박동기의 활동에 의해 야기된 심실부정맥이 과속감지와 관련된다. 일시적 심박동기의 감지부전을 일으키는 가장 흔한 원인은 유도치환이다.

일시적 심박동기의 과소감지 문제를 해결하기 위해, 간호사는 제일 먼저 유도가 일시적 심박동기와 제대로 연결되었는지 확인해야 한다. 과소감지는 또한 기구의 민감도를 증가시킴으로써 해결할 수 있고, 이것은 다이얼을 더 낮은 밀리볼트 값으로 바꾸는 것이다.

만약 문제가 지속된다면, 의사는 유도를 다시 위치시키거나 교환할 필요가 있다. 영구적 심박동기에서 과소감지는 더 민감한 설정으로 다시 프로그램하거나 양극모드에서 단극모드로 바꿈으로써 해결될 수 있다.

7) 심박동기 합병증

심박동기와 관련하여 많은 합병증이 발생할 수 있다.

중환자실 간호사는 합병증을 조기 발견하고 관리하는 역할을 수행한다.

(1) 기흉

쇄골하 정맥을 통해 경정맥형 유도를 삽입할 때 쇄골하 정맥과 폐첨부는 근접하기 때문에 주사바늘로 찾아가면서 폐에 외상을 입혀 합병증이 발생할 수 있다. 증상은 즉시 나타나기도 하고 처치 후 48시간이 지나서 서서히 발현하기도 한다. 증상으로는 흉막통증, 저혈압, 호흡부전 또는 저산소증이 포함된다. 단순 방사선 검사는 외상의 범위를 알 수 있다. 심각하면 폐의 재확장을 위해 흉관을 삽입한다.

(2) 심실과민성

심내막 카테터 끝부분에서의 심실과민성은 처음 커테터 삽입 후 일시적으로 심박조율 체계가 우연히 마주치면서 발생할 수 있다. 심실조기수축은 보통 심박동기의 복합체와 형태에 있어 비슷하게 보인다. 이물질로서의 카테터 과민성은 보통 몇 시간내에 사라진다(그림 3-39). 지속적인 심실과민성은 일시적 그리고 영구적 심박조율체계 모

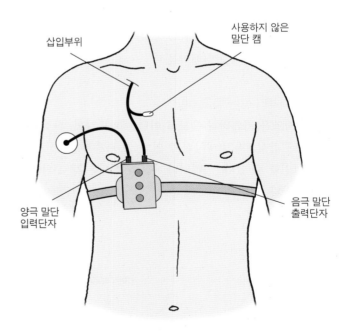

삽입부위

사용하지 않은 말단 캠

양극 말단 입력단자

음극 말단 출력단자

그림 **3-37 단극화한 일시적 양극 유도.** 이것은 양극과 음극 말단 일력단자를 가진 이전 스타일의 맥박 생성기로 단지 단일방 심박동기로만 사용할 수 있다.

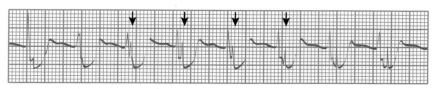

그림 3-38 ECG strip은 과소감지의 증거를 보여주고 있다. 내부 리듬을 탐지하는 심실 의존형 심박동기의 부전으로 자연발생한 QRS complex 후에 부적절한 간격으로 심박동기 스파이크가 보여진다.

두에 있어 유도이탈을 가리킨다.

(3) 심실벽 또는 중격 천공

경정맥 카테터로 심실벽이나 중격 천공은 소수의 환자에게서 발생한다. 이것은 심장탐폰을 일으킬 수도 있고 그렇지 않을 수도 있다. 노인과 만성적으로 콜티코스테로이드나 항응고요법을 받는 환자에게 위험성이 가장 높다. 심장모니터에 전흉부 유도형태의 변화가 증명되면 천공을 의심할 수 있다. 우심실 첨부에서의 심박조율은 V_1 유도에서 negative QRS complex를 발생시킨다. 심실천공은 좌심실에서의 심박조율에 영향을 줄 수 있는데, QRS complex가 양극 중에서 양성(positive)이 된다(그러나 양심실성 심박조율의 더 새로운 방법은 positive narrow QRS 극이 양심실성 심박동기 형태에서 비정상적이지 않기 때문에 이 결과를 혼동시킬 수 있다). 심장탐폰은 혈압이 저하되고, 심박수 증가를 야기시키므로 심실벽 천공이 의심되면 심전도를 통해 확인해야 한다.

(4) 카테터 또는 유도 이탈

심박조율 카테터나 유도의 이탈은 과도감지, 과소감지 또는 포착실패를 발생시킬 수 있다. 보통 흉부방사선 검사로 확인할 수 있다. 카테터나 유도의 이탈은 새로 위치시켜야 한다.

(5) 감염과 정맥염/혈종 형성

감염과 정맥염은 일시적 심박동기 삽입부위에 발생할 수 있고, 감염이나 혈종은 영구적 심박동기 이식부위에 발생할 수 있다. 이런 부위는 부종과 염증이 나타나는지 점검해야 하고 건조된 상태를 유지해야 한다. 일시적 심박동기 부위에는 드레싱 교환시 무균적 기술을 사용해야 한다.

(6) 복부연축 또는 딸꾹질

복부연축이나 딸꾹질은 가끔 얇은 우심실벽에 부딪히는 전극위치 때문에 복부근육이나 횡격막에 전기적 자극이 발생하여 나타난다. 이 합병증은 환자에게는 큰 불편감을 일으키지만, 맥박생성기의 배출량을 낮은 수준으로 프로그램 함으로써 때때로 해결되기도 한다. 횡격막 자극은 가끔 천공과도 연관되어 나타난다. 횡격막 자극과 수반되어 나타나는 환자의 혈압저하와 높은 포착역치는 집중적인 관찰과 평가가 필요하다.

(7) 미란

이식부위의 미란(pocket erosion)은 이식 후 초기에는 드물게 나타나고 영구적 심박동기 이식의 후기 합병증과 더 연관된다. 때때로 미란은 돌발성 감염을 시사하기도 한다. 그러나 미란은 대부분 불량한 피부상태나 악액질 때문이다. 후자의 경우, 포켓 재위치를 위한 신속한 재수술과 함께 미란 전단계의 조기발견은 전신감염의 잠정적인 유

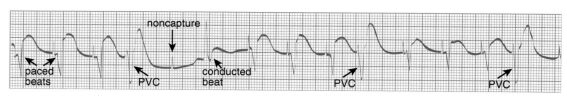

그림 3-39 **심실조기수축(PVCs)이 있는 심실의존형 심박동기.** 이 strip은 또한 하나의 포착되지 못한 심박동기 스파이크에 이어 자연발생한 전도된 박동이 나타나는 것을 보여준다.

해원인으로부터 환자를 보호할 수 있게 한다. 심박동기 체계가 부식되면, 유도체계를 통해 심장으로 침습적 감염이 발생하고, 이때는 유도를 적출해야 한다.

8) 간호관리

중환자실 간호사는 심박동기를 가진 환자를 간호하는 데 있어 중요한 역할을 한다. 간호사는 환자를 포괄적으로 사정하고, 환자와 가족을 교육하고, ECG를 모니터하고, 환자안전을 유지시킬 책임이 있다. Box 3-24에는 심박동기를 가진 환자에게 내릴 수 있는 간호사정이 열거되어있다.

(1) 환자사정

중환자실 간호사는 심박조율이 필요한 환자의 부정맥을 발견하는 첫 번째 사람이 될 수 있다. 심박조율의 적응증과 긴급하게 경피 심박조율을 시작하는 방법에 대한 지식은 중환자실 간호사에게 필수적이다. 환자의 포괄적인 사정과 안정화 후에, 중환자실 간호사는 경정맥형 또는 영구적 심박조율 체계를 삽입할 때 의사를 보조해야 한다.

심박동기 이식 전 중요한 점은 사회적 기왕력뿐만 아니라 환자의 의학적 사정이다. 예를 들면, 잠재적인 해부학적 염좌 때문에 골절된 쇄골 부위에의 이식을 피하기 위해 쇄골의 이전 골절에 대한 지식이 있어야 한다. 폐가 허탈됐던 기왕력이나 이전에 폐엽절제술을 받은 환자에게 쇄골하 접근은 피해야 한다. 오른쪽 팔에 동정맥루가 있는 환자는 왼쪽으로 이식하는 것이 최상이다. 사회적 기왕력에서, 사냥과 같은 작업, 전문적인 스포츠 활동 그리고 간단하게는 오른손잡이인지 고려해야 한다. 예를 들면, 오른쪽 가슴부위는 오른손잡이 테니스 선수에게 사용해서는 안 된다.

심박동기를 가진 환자를 정확하게 사정하기 위해, 간호사는 기구의 의도된 모드와 사용된 심박동기 종류를 알기 위해서는 심박동기 코드를 이해해야 한다. 간호사는 환자의 본래 리듬을 알고 있어야 하고 그래서 심박동기가 작동되지 않을 때 간호사는 생명을 위협하는 부정맥을 치료할 수 있는 준비를 할 수 있을 것이다.

포괄적인 사정은 또한 심박조율 치료에 환자의 생리적 반응을 결정하는데 있어 간호사를 도와준다. 사정에 있어

BOX 3-24
심박동기를 가진 대상자 간호진단

- 새로 진단된 건강상태와 관련된 지식결핍
- 이물질의 존재, 침습적 처치와 관련된 감염위엄성
- 방실동시성(AV synchrony)의 부재나 심박동기 증후군과 관련된 심박출량 감소

중요한 요소는 심장리듬, 혈압, 활동 내구성과 어지러움, 실신, 호흡곤란, 심계항진이나 부종의 증거가 포함된다. 간호사는 흉부방사선사진, 혈액검사와 다른 관련 임상검사에 주의를 기울여야 한다. 만약 영구적 심박동기가 이식되었다면 절개부위는 부종, 적열상태, 분비물, 혈종, 압통 등이 있는지 조사되어야 한다.

사회심리적 사정은 심박동기를 가진 환자의 포괄적인 간호에 있어 또 다른 중요 요소이다. 심박동기의 필요에 대한 환자의 사회심리적 반응은 다를 수 있다. 어떤 사람들은 심장기능을 보조해주는 기구를 가진다고 믿는 반면, 또 다른 사람들은 기술에 대해 불안해하고 죽음에 대한 공포를 표현할 수도 있다. 영구적 심박동기가 이식되면, 환자와 가족들은 심박동기 기술에 의존하고 있는 다른 사람들과 관계하고 환자의 심리적 문제를 공유할 수 있는 지지 그룹을 만나도록 격려해야 한다.

(2) 환자와 가족 교육

심박동기 삽입관련 환자와 가족을 가르치기 위한 계획되고 체계적인 접근은 간호의 중요한 부분이다. 심박동기에 관한 환자교육은 심박동기 삽입이 결정되면 바로 시작된다. 간호사는 심박동기에 대한 환자의 이전 지식을 이끌어 내고, 잘못 이해된 부분은 바로 잡아 주어야 한다. 환자는 심박동기를 가지고 심장모니터를 하는 것이 혼란스럽기도 하고 모니터 전극을 제거할 때 불안해지기도 한다.

환자와 가족은 왜 심박동기가 필요한 지 이해해야 한다. 심박동기의 필요성과 심박동기가 어떻게 위치하는 지 또는 자연적인 리듬의 구성요소를 설명할 때 심장의 해부는 일반적인 용어로 설명해야 한다. 예상되는 삽입절차와 삽입직후 간호가 설명되어야 한다.

많은 소책자와 매스미디어 설명을 심박동기 이식을 받

은 사람을 교육하는데 있어 간호사를 돕는데 사용될 수 있다. 시각용과 문서로 된 지침서는 퇴원 후 재검토시 환자와 가족에게 도움을 준다.

적절한 교육의 깊이와 이용되는 교육도구는 환자의 나이, 지식, 주의력, 시력, 교육에 대한 흥미와 같은 변수에 달려 있다. 최초의 교육은 심박동기를 가지고 사는 삶에 대한 긍정적인 측면에 대한 내용으로 제한해야 한다. 또한 환자가 심박동기를 삶의 부분으로 받아들일 수 있도록 도와야 한다.

Box 3-25는 심박동기 삽입후 관리내용에 대한 환자와 가족교육을 위한 교육지침을 제공한다.

① 심전도 감시

심박동기를 가진 환자의 심전도 양상에 피한 주의 깊은 감시는 포괄적인 환자사정의 중요한 요소이다. 분석에 있어 첫 번째 단계는 방출의 증거를 위한 strip 검사를 포함한다. 이 증거는 띠(strip)에 심박조율 스파이크가 있는 것을 말한다. 단극 심박조율 스파이크는 보통 크고 잘 보이지만, 양극 심박조율 스파이크는 어떤 리드에서는 보이지 않을 수도 있다. 각각의 심박조율 스파이크는 포착의 결과이다. 만약 심방에 심박조율 리드가 있다면, 심박조율 스파이크에 이어 P파가 나타난다. 만약 심실에 심박조율 전선이 있다면, 스파이크에 이어 넓은 QRS complex가 나타난다. 융합이 나타나면, 심박조율 스파이크는 내부적 QRS complex전에 오른쪽에 나타난다(그림 3-40A). 선천성 심부전에서 심장의 재동시성을 위해 양심실 심박조율(양쪽 심실에서의 심박조율)은 좁은 QRS를 발생시킨다.

심박동기의 감지기능은 평가된 다음 단계이다. 만약 심박동기가 내부적 심장활동을 감지하지 못하면(undersensing), 부적절한 심박동기 스파이크가 본래 리듬이 있는 동안 계속 나타난다. 과다감지문제는 심박동기가 내부리듬보다 다른 활동을 감지할 때 탐지될 수 있고, 이것은 챔버를 부적절하게 억제시키거나 다른 챔버에 유도반응을 일으키기도 한다.

ECG평가에 있어 세 번째 단계는 milliseconds(msec)으로 다양한 간격을 측정하는 것이다. ECG 각각의 작은 박스는 40msec를 나타내고, 하나의 큰 박스는 200msec를 나타낸다. 각 간격의 기간은 프로그램으로 설정된 간격과 비교되어진다.

심박조율 간격인 첫 번째 간격은 두 개의 연속적인 심방조율 스파이크 사이의 시간이나 두 개의 연속적인 심실조율 스파이크 사이의 시간 합계이다. 이 간격은 심박조율 박동수를 결정하는데 사용된다. 심박조율 박동수를 계산하기 위해 간호사는 두 개의 연속적인 심방 스파이크나 두 개의 연속적인 심실 스파이크 사이의 milliseconds의 수를 계산한다(그림 3-41). milliseconds에서 분당 박동수로 바꾸기 위해, 다음의 공식이 사용된다.

60,000msec/분을 심박조율 스파이크 사이의 milliseconds 수로 나누면 심박조율 박동수와 같아진다.

측정할 다음 간격은 방실지연으로 알려진 AV간격이다. 이 간격은 ECG에서 PR 간격과 유사하다. AV 간격은 내부적 P파나 심방의 심박조율 스파이크의 시작에서부터 내부적 QRS complex나 심실의 심박조율 스파이크의 시작까지 측정된다(그림 3-41).

측정할 세 번째 간격은 심실심방(VA) 간격으로, 심방이탈 간격으로 불린다. VA간격은 심실의 심박조율이나 감지된 활동으로부터 다음 심방의 심박조율 자극까지의 시간 합계이다(그림 3-41). AV와 VA간격의 합은 심박조율 간격과 같다.

② 환자안전

환자가 일시적 심박동기를 가지고 있다면 전기 안전 예방이 반드시 관찰되어야 한다. 방에 전기기구는 최소한으로 두고, 적절하게 놓아야 한다. 전기가 없는 침대를 사용

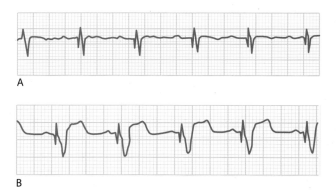

그림 3-40 심박동기 시작박동. A: 심박동기 artifact가 내부적 QRS complex 기울기에 이어 나타난다. **B:** 심박동기 포착(심실포착)이 전형적인 넓은 QRS complex를 따라 나타난다.

BOX 3-25 교육 내용
심박동기를 지닌 대상자의 교육지침

환자활동
• "동통성 견구축증"을 예방하기 위해 이식 48시간 후에 영향을 받는 팔의 수동적·능동적 운동을 시작한다. 새로운 리드를 이식할 후에는 리드이탈을 예방하기 위해 4주에서 6주 동안 어깨 위로 영향 받은 팔의 외전은 피한다.
• 이식부위에 강도 높은 충격이나 스트레스를 줄만한 활동은 피한다.
• 심장동기 삽입 후 직장생활 복귀문제에 대해 주치의와 상의한다.
• 이식 이전의 성생활 정도를 유지한다.
• 심박동기는 공항에서 금속탐지기의 알람을 유발하므로 탐지문 통과를 피한다. 대신 심박동기 확인카드를 보여주어 손으로 탐지하거나 자기막대를 이용한다. 막대의 자기가 일시적으로 심박동기를 비동시성 모드로 바꿀 수 있기 때문에 심박동기에 막대를 오래 두지 않는다. 금속탐지기나 막대는 이식된 심박동기에 영구적인 손상을 일으키지는 않는다.

심박동기 기능부전 증상
• 심박동기 기능부전 증상에 주의를 기울인다. 뇌, 심장 또는 골격근의 조직관류 감소와 관련된다. 특히 심박동기 이식 전에 경험했던 증상으로 되돌아가는 지 주의를 기울인다.
• 어지러움, 기절, 숨가쁨, 심한 피로감이나 수분정체 들은 보고한다. 수분정체는 갑작스런 체중증가, "오른 발목 부종", "반지의 꽉 조임" 등이 포함된다.
• 깨어 있을 때, 하루에 한번 맥박을 확인하고, 심박동기 설정보다 5회/분 이상 느리게 맥박이 뛰면 보고한다.
• 만약 의존형 심박동기이면서 자연발생적인 맥박과 심박동기 박동을 가지고 있다면, 불규칙한 맥박에 주의를 기울인다. 이것이 심박동기 기능부전을 의미하지는 않는다.

감염증상
• 이식부위에 발적, 부종, 열감, 분비물이나 통증이 증가하면 보고한다.
• 불명확한 원인의 발열을 보고한다.

약물
• 항생제는 보통 심박동기 이식 24시간이내에 사용되며, 이상한 반응이 있으면 보고한다.
• 심박동기 이식 전에 중지했던 약물은 다시 사용될 수도 있다. 베타차단제, 디지털리스 또는 혈액용해제 등은 주치의와 함께 확인한다. 약물이름과 용량, 횟수, 부작용과 각각의 약물사용에 대해 알아야 한다.

• 와파린을 다시 복용한다면, 약의 용량은 다시 조정해야 한다.

가정간호에서의 고려사항
• 항상 심박동기 확인카드를 가지고 다닌다. 이 카드에는 심박동기 상표와 모델, 삽입 날짜, 주치의가 쓰여 있다.
• 심박동기를 지니기 시작하면 의학적 경고 팔찌나 목걸이를 착용한다.
• 병원 방문 스케줄을 지킨다. 추후방문에는 리듬간격과 심전도 기록이 포함된다. 많은 심박동기 클리닉은 심박동기와 리드의 성능을 검사하고 베터리 수명을 예측할 수 있는 특수한 기구들이 있다. 어떤 클리닉은 방문할 필요성을 줄이기 위해 전환로 이런 정보를 얻을 수 있다. 그러나 심박동기 추후평가를 전화로 하는 경우, 적어도 일년에 한번은 심박동기 클리닉에서 심박동기를 체크해야 한다. 심박동기 포켓과 관련된 많은 문제와 구성요소들의 간헐적인 기능부전은 전화테스트로는 찾아낼 수 없다.
• 심박동기 삽입 전에 나타난 증상과 비슷한 증상들이 나타나면, 심박동기를 체크해야 한다. 설명되지 않는 어지러움, 발작, 피로 또는 늦은 맥박과 같은 기능부전 증상에 주의를 기울인다.
• 심박동기와 약물을 처방한 의사에게 보고한다.

맥박발생기 교체
• 심박동기 베터리가 교체지표에 가까워지면 추후방문을 해야 하며, 이때는 주치의와 의논 없이 장기간의 여행이나 부재기간을 피한다.
• 베터리 소모와 맥박생성기가 멈추는 것에 주의를 기울인다.
• 베터리 맥박생성기로부터 제거할 수 없으므로 베터리가 다 되면 맥박생성기 전체를 교체해야 한다.
• 맥박생성기 교체는 유도가 좋은 상태에 있는 24시간 안에 이루어져야 한다. 보통 맥박생성기 교체만 필요하다.

노인환자에서의 고려사항
• 심박동기 부위에 피부상태 변화가 있으면 보고해야 한다. 갑작스런 체중감소 또는 불량한 영양상태는 노인환자에게 포켓미란이 생기기 쉽게 한다.
• 피로, 목의 맥박, 에너지 부족과 같은 증상을 보고해야 한다. 단방 VVI 심박동기를 가진 환자에게 AV 동시성의 상실은 심박동기 증후군을 발생시킬 수 있다.
• 만약 심박동기가 포켓 안에서 "톡톡치는" 느낌이 있다면, 의사에게 알리고, 그것을 재위치시키지 않는다. 피부가 느슨하거나 환자가 심박동기를 "만지작거리면" 유도가 엉키거나 감기거나 부러질 수 있다.

하는 것이 더 낫지만 만약 전기침대를 사용한다면 적절하게 놓거나 교류(AC: alternating current)로부터 떨어져 놓아야 한다. 베터리로 작동하는 전기면도기, 전동칫솔이나 라디오만이 추천된다. 교류(AC)전력으로 작동되는 텔레비전은 환자와 접촉하지 않는 어떤 사람에 의해 작동된다면 사용할 수 있다. 간호사는 환자와 어떤 전기기구를 동시에 접촉하지 말아야 한다. 환자침대는 항상 건조되어 있어야 한다. 전열투열요법이나 전기뜸 기구는 사용될 수 없다. 왜냐하면 의존형 심박동기가 전류를 감지하고 심박동기를 억제시킬 수 있기 때문이다.

일시적 심박동기 전선의 전기적 안전을 보장하기 위한 연구보고서는 부족하지만, 제조사들은 환자안전경계를 높이기 위해 FDA지침을 따라야 한다. 요즘 제작되는 유도는 연결 케이블 안으로 단단하게 삽입된 후 노출되는 부분이 없다. 일시적 심박조율 유도의 말단핀을 조작하기 위해서는 고무글러브가 자주 권유될 수 있다. 대부분의 제조사들은 적합성을 보장하기 위해 맥박생성기에 수반된 연결 케이블을 공급한다. 어떤 연결케이블은 무균적이지 않기 때문에 재멸균이 필요하기도 한다. 삽입과정동안 무균적이지 않은 케이블이 무균영역에 가까이 가지 않도록 하는 관리 또한 필요하다.

구형 맥박생성기 모형을 사용할 때, 일시적 맥박생성시

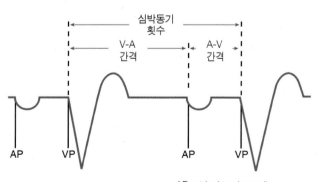

AP=atrical pacing spike
VP=ventricular pacing spike

그림 3-41 심박동기를 가진 환자의 ECG strip에 측정된 간격. 심박조율 간격은 두 개의 연속적인 심방의 심박조율 스파이크나 두 개의 연속적인 심실의 심박조율 스파이크 사이의 시간의 합이다. 방실(AV) 간격은 P파 또는 심방의 심박조율의 시작에서부터 내부적 QRS complex 나 심실의 심박조율 스파이크의 시작까지 측정된다. 심방(VA)간격은 심실이 심박조율이나 감지된 박동으로부터 다음 심방의 심박조율까지 측정된다. AV와 VA의 간격 합은 심박조율 간격과 같다.

의 다이얼을 덮는 딱딱한 플라스틱 덮개는 부주의로 인한 설정변경을 막기 위해 안전하게 놓여져야 한다. 맥박생성기는 환자의 팔이나 환자가운에 보여지도록 핀으로 고정시켜야 한다. 카테터는 직접적인 긴장감이 없도록 환자피부에 안전하게 붙여져야 한다. 카테터 삽입부위의 가장 가까운 사지의 움직임은, 특히 대퇴부위가 사용되었을 경우, 최소한으로 해야 한다.

영구적 심박동기 제조사에 의하면, 최근 사용되는 영구적 맥박생성기에 관련된 전기적 위험성은 매우 적다. 이런 맥박생성기는 외부의 전기적 원천으로부터 보호되고 보통 마이크로파 오븐이나 작은 기구에 영향 받지 않는다. 라디오 송신기 같은 고주파 신호와 큰 전자기장에 영향받은 단극 심박동기에 대한 보고는 거의 없다. 주의는 큰 자기장을 피하거나 심박동기에 너무 가까이(6인치 이하) 휴대폰을 사용하는 것을 피해야 한다.

4. 이식형 제세동기

미국에서는 연간 250,000명이 병원이 아닌 곳에서 관상동맥질환으로 사망한다. 이들의 대부분은 심정지로 인한 갑작스런 죽음이다. 소생 불가능한 심정지의 원인인 심장기능의 이런 갑작스런 저하는 심장질환, 급성심근경색과 가능한 다른 요인들로 인한다. 대부분 심정지는 심실세동이 원인이다. 심실성 빈맥과 심실세동은 전기적 심율동전환이나 제세동으로 몇 분 안에 치료하면 되돌릴 수 있다.

1960년대에 Dr. Michel Mirowski와 Dr. Morton Mower는 심실부정맥으로 갑작스런 죽음의 위험이 있는 환자를 치료하기 위해 이식형 제세동기(implantable cardioverter-defibrillator, ICD)로 불리는 기구를 개발했다. 1980년에 첫 번째 기구가 사람에게 성공적으로 이식되었다. 이 기구는 안전하고 효과적이어서, 1985년에 FDA 승인을 받았다. 1980년에 처음 사용한 이후, ICD 발생기와 유도기술은 디자인과 기능면에서 많은 발전을 이뤄왔다. 이런 발전에 따라 위험성이 있는 환자에 대한 이해가 증가되고, 적응증이 확장됨에 따라 ICD 이식은 빠르게 증가되었다.

1) ICD 적응증

미국심장학회와 미국심장협회의 합동위원회는 ICD 사

용 지침을 개발했다. 분류 I은 기구를 이식해야하는 전반적인 동의가 이루어진 적응증을 포함한다. 분류 II는 ICD가 자주 사용되지만 삽입의 필요성과 관련하여 의견의 차이가 있는 건강상태로 이루어져 있다. Box 3-26에는 ICD 치료가 필요한 적응증이 열거되어 있다.

2) ICD 체계

ICD의 목적은 환자의 리듬을 지속적으로 모니터하고, 리듬변화를 진단하고, 생명을 위협하는 심실성 부정맥을 치료하기 위함이다. 심박동기와 비슷하게 ICD는 유도체계와 베터리, 축전기와 회로가 내장되어 있는 맥박생성기로 구성되어 있다. 유도체계와 맥박생성기는 1980년에 처음 사용한 이래 디자인과 기능에서 중요한 변화를 겪었다.

(1) 맥박생성기

처음에 ICD 맥박생성기는 심박동기 맥박생성기와 비교하여 크고 무거웠다. 크기와 무게 때문에 이런 ICD 맥박생성기는 환자의 배에 이식해야 했다. 최근에 사용되는 ICD 맥박생성기는 심박동기 초기 모델보다 더 크지 않아서 흉부에 이식할 수 있게 되었다. 기구의 크기는 그림 3-42에 나타나 있다. Lithium-silver-venadium oxide(Li/SVO) 베터리는 ICD에 전력을 공급한다. 최근 디자인 향상으로 ICD 기능과 능력이 확대되었다.

(2) 유도체계

유도체계는 생명을 위협하는 심실성 부정맥을 감지하고 리듬을 전환시키기 위해 충격을 전달한다. 처음에 유도체계는 에너지 운반을 위한 2개의 심외막 패치와 감지를 위한 심외막 코일로 구성되었다. 유도는 관상동맥우회술을 할 때 자주 이식되거나 검상돌기 하 접근으로 이식되었다. 감지코일은 나중에 우심실의 심내막에 위치한 긴 경정맥형 유도를 대신하는데, 쇄골하 삽입부위로부터 복부에 있는 생성기까지 터널을 파내려간다. 유도디자인 향상과 더 작아진 생성기로 전흉부 이식방법이 쉬워졌다. 요즘은 이전에 이식된 유도는 그 유도가 사용가능하다고 판단될 때, ICD 생성기의 교체 때만 사용된다. 더 새로운 이식물은 감지와 제세동을 위해 양극이나 세극 경정맥혈 유도를 사용한다. 감지 전극은 유도의 끝에 있는 양극이다. 심실

유도의 원위부에 하나의 단극코일은 음극으로서의 기능을 하고, 반면 중간근위부나 ICD 생성기에 있는 다른 코일은 active can 또는 hot can의 의미를 가진 제세동 양극 기능을 한다. 양방 ICD에서, 우심방에 있는 부가적인 양극의 전극은 심방의 감지와 심박조율을 제공한다. 양심실 ICD에서, 세 번째 유도는 좌심실 자극과 심실의 재동시성을 위해 관상동맥동에 삽입하고 외측 정맥에 위치시킨다.

이상적으로 생성기는 좌흉부에 이식되어서 심장이 제세동 전류 벡터의 중심이 된다(그림 3-43). 유도 디자인이 향상되어 영구심박동기 이식과 다르지 않게 이식이 쉬워졌다. ICD 이식 후 다음날 퇴원하는 것이 환자에게 더 이상 특별하지 않다.

3) 이식형 심율동전환-제세동기 기능

기능을 근거로 하면, ICDs는 '세대(generation)'으로 분류된다. 1세대 ICDs는 프로그램을 구성할 수 없는 장치로 심실부정맥을 감지하도록 미리 설정된 에너지 수준으로 충격을 전달했다. 1980년대 중반에 소개된 2세대는 서맥과 항빈맥 심박조율과 동시성 심율동전환 사이에서 프로그램화된 특징을 갖추고 유용해졌다. 이런 특징들은 계단식 치료의 사용이라고 할 수 있다. 이 용어는 부정맥을 없애기 위한 치료의 다른 수준을 묘사할 때 사용된다. 표 3-18에 층 요법의 개념에 대해 기술하고 있다. 치료의 첫 단계는 주로 항빈맥 심장조율로, 이것은 심박조율 자극을 일정시간에 작동하도록 된 전달 장치를 포함한다. 만약 항빈

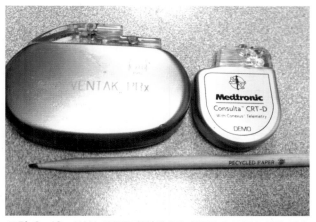

그림 3-42 이식형 심율동전환-제세동기(ICD)의 구&신 모델. 전흉부에 이식할 수 있도록, 크기와 무게가 감소된 더 새로운 발생기가 개발되었다.

BOX 3-26
이식형 제세동기(ICD) 적응증

분류 I : ICD가 효과적이고/유익한 상태

1. 일시적이거나 가역적인 원인이 아닌 심실세동(VF)나 심실빈맥(VT)때문에 일어나는 심정지 후 생존자
2. 구조적인 심질환과 관련된 자연발생적으로 지속되는 VT
3. 전기생리적 연구에서 지속적인 VT를 유발하는 불명확한 원인으로 인한 실신
4. 40일 이전에 심근경색으로 인한 35%이하의 EF를 가지고 NYHA 심장기능 II 또는 III단계의 좌심실 기능부전과
5. 35%이하의 EF를 가지고, NYHA 심장기능 II 또는 III단계의 비허혈성 확장형 심근증(ND-CM)

분류 IIa : ICD를 하기에 적당한 상태

1. 설명되지 않는 실신, 심각한 LV 기능부전과 ND-CM 환자
2. 지속되는 VT를 보이고 정상적인 심실 기능을 가진 경우
3. 급성 심장사(SCD)의 하나 이상의 위험요인을 가진 비후성 심근병증
4. 급성 심장사(SCD)의 하나 이상의 위험요인을 가진 부정맥 야기성 우심실 이형성 심근병증
5. long QT가 있는 환자에게 베타 차단제를 사용하는 동안 나타나는 실신 또는 VT
6. 이식을 기다리는 외래환자
7. 실신이 동반된 Brugada 증후군
8. 심정지를 일으키지 않는 VT를 동반한 Brugada 증후군
9. 베타 차단제를 사용하는 동안 실신을 동반한 카테콜라민성 다형성 VT 또는 지속되는 VT
10. 심장 유육종증, 거대세포 심근염, 샤가스병

분류 IIb : ICD를 고려할 수 있는 상태

1. NYHA 심장기능 I단계에서 5% 이하의 EF를 가진 비허혈성 심장질환
2. SCD의 위험요인을 가진 long QT 증후군
3. 원인규명이 되지 않는 실신과 진전된 심장질환
4. 급사와 관련된 가족력이 있는 심근병증
5. LV 심근병증

분류 III : ICD가 유용하지 않거나 해로운 상태

1. 분류 I, IIa, IIb 상태지만 기대 생존이 1년 이하인 경우
2. 끊임없는 VT 또는 VF
3. 신체적 추적검사를 배제할 수 있거나 기구 이식으로 악화될 수 있는 중요한 정신질환
4. 약물에 반응하지 않는 NYHA IV단계 환자이나 심장이식이나 CRT-D 적응증이 되지 않는 경우
5. 구조적 심장질환이 없고 유발되는 VT도 없는 환자에게서 원인을 알수 없는 실신
6. 수술이나 카테터 절제술로 인해 야기된 VT 또는 VF
7. 구조적 심장질환이 없는 상태에서 가역적인 원인으로 인한 VT

맥 심박조율이 성공적이지 않다면, 치료의 두 번째 단계가 장치에 의해 시작된다. 두 번째 단계에서, 낮은 에너지의 동시성 심율동전환이 전달된다. 심율동전환을 위한 에너지수준은 특별한 장치에 따라 0.1에서 35J까지 프로그램될 수 있다. 어떤 장치는 심율동전환에서 여러 가지 시도를 할 수 있다. 만약 심율동전환이 성공적이지 않다면, 치료의 세 번째 단계인 제세동이 사용된다. 제세동을 위한 에너지는 장치 모델과 능력에 따라 최대 35J로 프로그램할 수 있다. 제세동 시도 횟수는 다른 장치에 따라 변하지만, 보통 6번 시도가 최대이다. 만약 환자가 성공적으로 생명을 구할 수 있는 리듬으로 전환되었지만, 횟수가 느리면 심실의존형 심박조율이 시작된다. 치료의 네 번째 단계는 정상리듬을 찾을 때까지 주로 짧은 기간의 심박조율이 의도된다.

오늘날의 ICDs는 3세대 장치로 알려져 있고, 환자의 요구에 따라 의사가 장치를 맞출 수 있는 많은 프로그램화된 특징을 가지고 있다. 양방(dual-chamber) 제세동기를 가지고 서맥의 심박조율 치료가 최근 ICDs의 일반적인 특징이다. 뿐만아니라 심방 감지 유도의 유효성은 SVT 판별을 향상시키기 위해, 장치는 판별 알고리즘의 프로그램을 따르는데 PSVT가 확인되면 심실성 빈맥을 억제한다. 또한 어떤 장치는 심방성 빈맥과 심방세동을 위한 치료의 단계를 분리할 수 있다. 최근의 모든 장치 빈맥이 없어지면 ICD가 충전되는 동안에도 치료는 중단된다. 지속적이지 않은 VT를 가진 환자는 부적절한 충격의 불편감을 받을 필요가 없다. 3세대 제세동기는 기억과 사건 복구 기능을 포함하여 추가된 특징들을 가지고 있다. 사건 복구 기능을 포함하여 추가된 특징들을 가지고 있다. 사건 복구 기능은

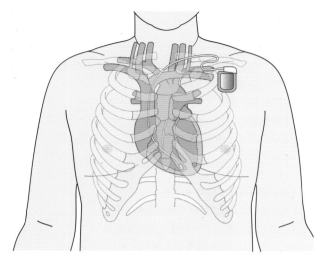

그림 3-43 이식형 심율동전환-제세동기(ICD) 기계체계는 생성기와 감지/심박조율/제세동 전극으로 구성되어 있다.

R파-R파 분석이나 심전도의 기록을 포함할 수 있다. 치료 전 후에 부정맥을 기록하는 이런 방법들은 의사가 문제될 수 있는 리듬을 분석할 수 있도록 한다. 이상적으로, 이런 자료들은 환자의 증상을 교정하고 나아가 부정맥을 진단하는데 도움을 줄 수 있다.

최근의 장치들은 또한 프로그래머를 통해 프로그램된 전기자극(programmed electrical stimulation, PES)을 전달할 수 있는 기능을 가지고 있다. PES는 전기생리적 검사와 비슷하게 비침습적 검사방법이다. 이 방법은 프로그램된 항빈맥 치료로 부정맥을 없애기 위한 장치의 능력을 결정하기 위해 의심되는 부정맥을 유도하는데 사용된다. 이것은 또한 유도문제가 의심될 때 충격코일의 완전성을 확인하고, 항부정맥 치료가 시작된 후에 환자의 제세동 역치 (defibrillation threshild, DFT)를 한정짓기 위해 사용될 수 있다. DFT는 성공적으로 심실세동을 전환시키기 위해 시험되는 에너지의 가장 작은 양이다. 어떤 항부정맥 약제가 DFT를 증가시키기 위해 사용될 수 있다. 환자안전을 위해 장치는 환자의 DFT보다 적어도 10J 이상으로 전달될 수 있어야 한다.

PES는 리듬장애 유발 유무에 대한 실험을 기기 자체에서 할 수 있다. 따라서 카테터를 대상자의 가슴에 장착하고 리듬장애 발생 유속을 실험하는 침습적 절차의 필요성을 최소화한다.

4) 이식형 제세동기 코드

이미 토의되었던 심박동기 코드는 ICD 기능의 모드를 서술하기에는 제한적이다. 그 결과, 1993년에 NASPE와 BPEG는 NASPE/BPEG 제세동기 코드를 개발했다. NBD 제세동기 코드로 알려졌고, ICD 능력과 작동에 있어서는 NBG 심박동기 코드와 비슷하다. 코드의 4군데 위치는 (I.) 충격챔버, (II.) ATP 위치, (III.) 빈맥 감지 수단, (IV.) 항서맥 심박조율 챔버(표 3-19)로 구성되어 있다.

5) 간호 관리

중환자실 간호사는 ICD를 가진 환자의 이식 전과 이식 후 관리에 있어 중요한 역할을 수행한다. 환자교육은 중환자실 간호사의 가장 중요한 역할 중의 하나이다. 토론의 주요논제는 Box 3-27에 열거되어 있다. 환자와 가족들은 ICD가 필요한 이유, ICD의 목적, ICD 체계의 기본적인 부분과 ICD 기능 방법에 대한 이해가 필요하다. 의사가 사용될 체계의 형태를 결정하고 나면, 간호사는 장치가 어떻게 이식되고, 유도와 맥박발생기가 어디에 놓여있는지에 대해 의사의 설명을 보충한다. 환자와 가족은 예상 입원기간과 추후 관리 계획에 대한 정보를 얻게 될 것이다. ICDs의 제조사들로부터 이용할 수 있는 환자교육에 대한 많은 자원에는 인쇄물과 비디오테입 등이 있다. 더불어 환자와 가족은 ICD를 가지고 있는 사람과 직접 만나 도움을 받을 수도 있다. 이 사람은 ICD를 가지고 사는 것에 대한 잘못된 생각을 바로 잡아주거나 어떤 공포를 완화시켜줄 수 있다.

이식 후 기간동안, 간호사는 어떤 심실성 부정맥이 발생하는지 환자를 지속적으로 감시하고, 가능하다면 즉각적

요법종류	모드/에너지/레벨	상태
항서맥	VVI/DDD/VDD	서맥
심박조율 / 양심실 심박조율		만성심부전
항빈맥 심박조율(ATP)	Burst/ramp ATP	AT/VT(120-200bpm)
심율동전환	10-36J	VT(180-230bpm)
제세동	30-36J	VF(〉230bpm)

표 3-18 이식형 심율동전환-제세동기(ICD) : 층요법(tiered therapy)

AT, atrial tachycardia; VT, ventricular tachycardia; VF, ventricular fibrillation

으로 중재한다. 만약 환자가 지속되는 VT를 경험하고, 치료가 전달되지 않는다면, 프로그램된 감지횟수를 빈맥횟수보다 높여야 하는 적응증이 된다. ICD를 사지고 있는 환자가 지속적이고, 혈역학적으로 불안정한 리듬이 있다면, ICD를 가지고 있지 않은 환자와 다르게 치료해서는 안 된다. 환자의 ICD로 치료가 되지 않으면 외부적인 심율동전환이 응급상황에서 주어질 수도 있다. 간호는 ICD 발생기 위나 패들(paddle) 주변에서 수행되어서는 안 된다.

간호사는 안전하고 충분한 간호를 제공하기 위해 환자의 ICD 특징과 프로그램된 설정에 대해 잘 알고 있어야 한다. 장치에 대한 정보는 환자침대 곁에서 즉각적으로 이용할 수 있어야 하고, 환자기록지에 분명하게 기록한다. 장치가 작동되면, 환자상태와 환자의 리듬을 사정하고 기록해야 한다.

부정맥이 없을 때 장치가 작동된다면, 유도가 이탈되거나 헤더에 연결이 느슨하거나 과잉감지된 설정 때문에 과도감지 되었을 가능성이 높다. 전기생리 점검을 통한 즉각적인 중재가 환자의 불편을 없애기 위해 필요하다.

다른 수술직후 간호(상처간호, 활동교육)는 심박동기 이식 후 환자간호와 매우 유사하다(Box 3-28). 더군다나 수술적접근이 심박동기 이식과 거의 일치하기 때문에 심박동기 이식으로 일어날 수 있는 부작용 또한 ICD 이식 후 부작용과 유사하다.

의사와의 협진에서, 간호사는 회복하는 동안의 매일의 활동에 대한 퇴원교육을 담당한다. 환자들은 보통 수영이나 환자 보트를 타는 것을 조심해야 하고, 전기를 발생시키거나 전기자기적 방해를 일으킬 수 있는 기구를 조작하는 것을 피해야 한다. 퇴원 교육시 고려사항은 환자와 가족이 함께 재검토해야 한다(Box 3-27).

ICD를 지니고 사는 것과 관련한 심리사회적 문제에 대한 토론 또한 퇴원준비의 한 부분이 되어야 한다. 정서적 적응이 환자마다 다름에도 불구하고, 많은 사람들은 첫 번째 충격을 받는 것에 대한 공포를 가지고 있다. 간호사가 토의해야 할 다른 잠재적인 환자의 관심사에는 신체상의 변화, 직장으로의 복귀, 여가활동 참여와 장치에 대한 가족과 친구의 반응 등이 포함된다. 지지그룹을 이용할 수 있다면, 환자와 가족이 만날 수 있도록 격려해야 한다.

BOX 3-27 교육 내용
이식형 제세동기(ICD) 대상자를 위한 교육 지침

ICD를 가진 환자를 교육할 때 아래 내용을 포함해야 한다
- ICD 삽입 필요성과 목적
- ICD의 구성요소
- ICD 작동법
- ICD 이식 후 신체반응
- ICD 이식과정
- 예상 입원기간
- 일상생활에서의 이식 후 활동
- ICD에서의 프로그램된 치료와 횟수 차단
- 추후 간호 계획과 의사에게 연락해야 할 때
- ICD 확인카드와 의학적 경고 팔찌나 목걸이의 중요성
- 최근 투약과 용량목록을 가지고 다닐 필요성
- 안전 주의
- 충격이 발생한 후에, 특히 완전하게 회복된 느낌이 없을 때 의사에게 연락하고 즉시 이용할 수 있는 응급전화번호의 중요성
- 한번 이상 또는 몇번 연속해서 충격이 발생할 때 즉시 의사에게 연락해야 하는 중요성
- 충격이 발생할 때 환자와 가족의 역할
- 가족, 지인, 동료, 여행 동반자에게 ICD에 관한 정보 제공
- 항공여행 때의 주의점과 공항 안전요원에게 ICD 정보 제공
- 가족구성원에게 심폐소생술 과정을 교육받도록 격려
- 지지그룹의 유용성

표 3-19 NBD 제세동기 코드

위치 : 분류

I: 충격챔버	II: 항빈맥 심박조율 챔버	III: 빈맥 감지	IV: 항서맥 심박조율 챔버
O= None	O= None	E=Electrogram	O= None
A=Atrium	A=Atrium	H=Hemodynamic	A=Atrium
V=Ventricle	V=Ventricle		V=Ventricle
D=Dual(A+V)	D=Dual(A+V)		D=Dual(A+V)

V. 심폐소생술

중환자실에서는 환자 통찰력은 간호사에게 특히 환자 상태 변화의 잠재 증상을 빈틈없는 관찰하도록 요구한다. 수많은 기술과 감시장치들이 효과적인 중재를 하는데 있어 간호사를 도와주지만 신체사정 기술은 계속해서 수행되고 향상되어야 한다.

그러나 어떤 중환자실에서는 환자의 상태가 악화될 수 있는 기회가 증가되기도 한다. 호흡과 순환의 정지는 심폐정지(cardiopulmonary arrest)로 알려져 있다. 환자의 심폐정지가 확인되면, 몇 초가 중요하다. 소생술이 4~6분 안에 이루어지지 않으면 환자는 비가역적인 뇌손상을 받게 된다. 환자를 살리려면 즉각적인 중재가 필수적이다. 즉각적이고 효과적인 심폐소생술(cardiopulmonary resuscitation, CPR)은 치명적인 합병증을 예방한다. CPR은 이 장에서 토론되는 기본심폐소생술(basic life support, BLS)과 상급 심폐소생술(advanced cardiac life support, ACLS)로 나눠진다. ACLS의 지침은 미국 심장협회(AHA)에 의해 개발되었고, Appendix A에서 찾아볼 수 있다. 장의 이 단락에서는 심폐정지 상황에서의 사정, 절차, 수행과 간호사역할에 대한 개요를 말하고 있다. Box 3-28에는 CPR동안 사용되는 어떤 일반적인 용어를 정의하고 있다.

1. 심폐정지의 원인

Box 3-29에 심폐정지의 원인이 나타나 있다. 심폐정지에는 많은 부가적인 원인들이 있다. 심정지 원인의 확정은

이차적으로 빠른 중재이다. 생명을 보존하기 위한 중재가 시작되면, 심정지의 원인이 확인되고, 근본적인 원인을 교정하기 위해 고안된 특별한 중재가 BLS와 ACLS 방법에 추가될 수 있다.

2. 심폐정지 환자의 사정과 관리

응급상황에서 심폐소생술을 수행하기 전에 먼저 환자를 사정해야 한다. 많은 기술적 감시장치들이 중환자실에서 사용되지만, 환자상태를 확인하는데 있어 가장 정확한 것은 간호사에 의한 매일의 건강 사정기술이다. 간호사는 각 환자마다 정확하게 설정된 침상의 모니터 알람을 확인해야 한다. 초기 설정이 항상 적절하지는 않다.

1) 반응 확인

간호사는 첫 번째로 CPR을 시작하기 전에 환자의 반응을 확인한다. 간호사는 CPR 시작 전에 호흡과 맥박을 확인하기 위해 10초 이상을 소요해서는 안된다.

만약 환자가 반응이 없다면 간호사는 도움을 요청하고 ("심폐소생술을 시작한다"), 기본 소생술을 시작한다. CPR을 위한 새로운 AHA의 지침에서, 소생의 더 효과적인 지침은 이전의 A-B-C보다 C-A-B이다. Box 3-30에 소생술의 중점 중재가 요약되어 있다.

2) 순환

흉부압박은 뇌와 중요한 장기에 혈류를 보내준다. 호흡이 정지된 환자에게도 헤모글로빈에 결합된 산소는 충분하며 산소를 운반할 수 있다. 중재의 이런 변화는 병원 밖에서 발생하는 심정지 상황에서 빠른 흉부압박의 시작이 생존률을 높인다는 국제 심폐소생술 연락위원회(ILCOR)에 의해 이루어진 수많은 연구결과에 기초한다. 너무 많은 시간이 흉부압박 전에 호흡을 사정하고, 환자의 자세를 취하고, 기도를 개방하고, 두번의 구조호흡을 제공하는데 허비되었다. CPR 프로토콜의 추가적인 변화는 다음과 같다 (1) 흉부압박은 최소 100회/분 이상한다, (2) 성인의 흉골은 적어도 2인치 이상의 깊이로 압박한다.

두번째 구조자가 도착해서도 흉부압박은 약해지지 않고 지속되어야 한다. 두번째 구조가 기도를 개방하고 압부

BOX 3-29
심폐정지의 원인

심장 원인
- 심근경색
- 심부전
- 부정맥
- 관상동맥 경련
- 심장탐폰

폐 원인
- 호흡저하로 인한 이차적인 호흡부전
- 기도폐색
- 급성 호흡곤란 증후군과 같은 가스교환장애
- 기흉과 같은 환기장애
- 폐색전

전해질 불균형
- 고칼륨혈증
- 저마그네슘혈증
- 고칼슘혈증/저칼슘혈증

중재 원인
- 폐동맥 카테터 삽입
- 심장 카테터 삽입
- 수술

혼합적인 원인
- 약물중독과 약물부작용

백으로 호흡을 불어 넣을 준비를 하고 첫번째 구조자는 흉부압박을 30번 완수해야 한다. 외부적 심장압박은 환자곁에 서서, 검상돌기 위에 손가락 두 개에서 세 개 너비로 한 손의 손바닥 밑둥을 위치시키고, 첫 번째 손 위에 다른 손의 손바닥 밑둥을 놓고 수행하는 간단한 기술이다. 압박은 똑바로 아래쪽으로 시행하고, 흉골은 적어도 2인치 이상 압박하고 즉시 손을 뗀다. 가슴은 압박과 압박 사이에 충분히 올라올 수 있도록 한다. 이 리듬은 분당 100번의 이상의 횟수로 유지한다. 호흡을 제공하기 위한 휴지기와 함께 압박 대 호흡비는 30:2로 사용한다. 환자가 인공호흡기를 하고 있다면 압박을 중단할 필요가 없다. 효과적이기 위해서 이 기술은 정확하게 알고, 능숙하게 사용해야 한다

(그림 3-44). 최근 연구에서는 병원 외부에서 심정지가 발생했을 때 흉부압박만 하는 CPR이 기존의 CPR보다 더 유용함을 보여주고 있다.

만약 한 사람이 호흡과 압박을 모두 시행해야 한다면, 30번의 외부 심장압박에 이어 2번의 완전한 호흡을 암부백을 통해 제공한다. 이 방법은 팀의 다른 구성원이 도착할 때까지 유지해야 한다. 다른 구조자가 도착하면, 한 명은 BVD를 사용하여 호흡을 불어넣어주고, 다른 사람은 흉부압박을 시행한다. 압박이 충분한지를 확인하기 위해 환자의 요골, 경동맥 또는 대퇴동맥 맥박을 확인한다. 만약 압박이 효과적으로 이루어지면, 맥박을 느낄 수 있을 것이다. 이 순환 확인은 세번째 구조자에 의해 이루어져야 한다. 맥박 확인을 위해 CPR이 중단되어서는 안된다. 노인 환자에게서의 CPR 고려사항은 Box 3-31에 나타나 있다.

3) 환자 자세
환자는 단단하고 평평한 표면에 앙와위 자세로 눕혀져

BOX 3-30
순환, 기도유지, 호흡

순환	• 분당 100회 이상으로 흉부를 압박한다.
	• 2인치 이상의 깊이로 흉부를 압박한다.
	• 등판을 넣거나 침상에 CRP 셋팅을 사용한다.
	• 안전한 횟수를 보조하기 위해 ECG 모니터를 관찰한다.
	• 압박 효과를 확인하기 위해 맥박(요골, 대퇴, 발)을 촉진한다.
	• 수동으로 혈압을 측정한다.
기도 유지	• 머리를 젖히고 턱을 드는 방법(head tilt-chin lift)을 사용하여 환자의 기도를 개방한다(경추손상 환자는 턱을 들어준다).
	• (가능하면) 구강인두 기도유지기를 넣는다.
	• 필요하면 흡인한다.
호흡	• Ambu-bag에 100% 산소를 연결한다.
	• 압박과 호흡은 30:2 비율로 한다.
	• 전문기도유지기를 넣은 상태에서 분당 6-8회 호흡을 불어 넣어준다.
	• 환자의 입과 코 주위를 밀착시킨다.
	• 가슴이 올라가고 내려오는 것을 관찰한다.
	• 맥박산소측정기를 모니터한다.
	• 양쪽의 폐음을 청진한다.

야 한다. 이 자세는 구조자가 기도를 개방 시키고, 자발호흡의 존재와 효율성을 사정할 수 있게 해준다. 만약 환자가 일반적인 병원침대에 있다면, 소생술 보드를 신체부위 아래에 놓는다. 만약 환자가 특수한 침대에 있다면, 침대에 있는 CPR 설정키를 선택한다.

만약 환자가 효과적으로 호흡을 하고 상해의 증거가 없다면 환자를 회복을 위한 자세로 취해준다.

회복을 위한 자세는 가래나 구토 또는 혀에 의한 기도 폐색의 가능성을 줄이기 위해 사용된다. 환자를 회복자세로 눕히기 위해서, 구조자는 환자의 어깨 가장 가까운 곳에 무릎을 꿇는다. 구조자는 구조자와 가장 가까운 쪽 환자 팔을 들고 팔꿈치를 구부린다. 그러면 팔의 자세가 취해져서 환자의 손바닥은 위쪽으로 향하고 환자의 얼굴 쪽으로 움직여진다. 그리고 나서 구조자는 구조자로부터 가장 먼 쪽 환자다리를 들고 환자의 몸을 가로질러 구조자 쪽으로 이동시킨다. 구조자의 한 손은 돌릴 때 환자의 머리를 지지하고, 다른 쪽 손은 구조자 쪽으로 환자의 허리를 돌린다(그림 3-45). 척추손상이 의심되거나 있는 환자를 움직일 때는 조심해야 한다. 한명의 구조자는 환자의 머리가 중립자세로 유지되도록 해야 한다.

4) 기도 유지

간호사는 기도가 적절한지 사정한다. 기도를 열고 개방 시키기 위해 환자를 눕힌다. 환자를 앙와위 자세로 눕히고, 머리들기-턱 당기기 방법(head tilt-chin lift)으로 기도를 열어준다. 이 방법에서 머리는 뒤로 젖히고, 기도를 열기 위해 턱은 들어 올리고 호흡을 위해 혀를 앞으로 당긴다(그림 3-46).

경추손상이 확실하거나 의심되는 환자의 경우에는 턱 밀기(jaw thrust) 방법을 사용한다(그림 3-47). 경추의 척수에 손상을 받지 않도록 하기 위해 환자의 머리와 목은 힘으로 움직여서는 안 된다. 머리를 중립 자세로 유지하기 위해 구조자는 측두하악골 관절 뒤 환자의 머리 양쪽 옆에 놓고 손을 부드럽게 턱을 앞으로 밀어준다. 이것은 호흡이 되도록 충분히 기도를 개방시켜준다.

BOX 3-31
노인환자 대상 CPR시 고려사항

- CPR 후 흉골이 골절되었는지 사정하라, 골절이 발생해도 CPR은 지속된다.
- 건강관리팀이 환자의 심폐소생술 금지(DNR: Do Not Resuscitate)나 기도삽관 금지(Do Not Intubate) 명령의 바램을 수행하는데 있어 확실하게 한다.
- 심폐소생술 과정 동안 가족의 참석을 고려한다.
- 대사반응이 변화되고 제거율이 늦어지기 때문에 약물효과를 주의한다.

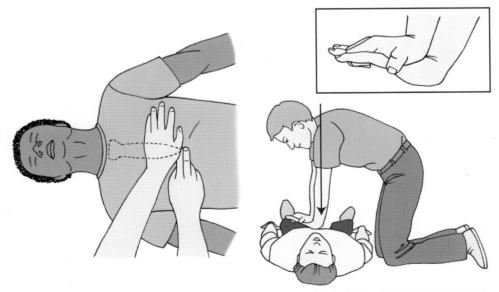

그림 3-44 외 흉부 압박. 왼쪽) 흉골의 아랫부분의 적절한 손의 위치, 오른쪽) 정확한 구조자세

환자의 기도가 개방 후 자발호흡이 돌아오지 않으면, 환자 호흡을 보조해야 한다.

5) 호흡

Bag-valve device (BVD)의 사용하여 구조자는 호흡 구조시 산소를 전달할 수 있다. BVD는 100% 고유량 산소와 연결되어 있고, 마스크 부분은 환자의 입과 코 위에 놓여진다. 만약 환자가 기도내관 튜브나 기관절개 튜브를 가지고 있다면, 연결관이 인공기도를 통해 호흡을 전달한다. 호흡을 불어넣어 주기 위해 저장백을 짜준다. 불어넣어준 호흡이 실제로 폐를 환기시키는지 확인하기 위해 환자의 흉곽을 관찰하는 것이 필요하다. CPR을 보조하는 두 번째 사람은 불어넣어준 호흡이 폐로 도달하는지 확인하기 위해 모든 폐 영역을 청진해야 한다. 산소포화도를 확인 하기 위해 맥박산소포화도 측정법이 사용된다.

한 명이 CPR을 시행하면, 두 번의 느린 호흡을 처음에 불어넣어 준다. 호흡이 환자의 위장으로 들어가지 않도록 조심해야 한다. 위장이 공기로 차게 되면 구토를 일으켜 흡인을 일으킬 수 있다. 압박 대 호흡은 30:2 비율로 한다. 전문기도유지기를 삽입하고, 인공기도의 위치를 확인하고, 압박과 호흡을 비동시적으로 제공할 수 있다. 인공기

도의 정확한 위치와 제공된 호흡의 효과성은 호기말 이산화탄소 모니터를 사용하여 확인해야 한다(기도삽관에 대한 추가적인 정보는 25장 참고). 호흡은 6에서 8초마다 한번 호흡을 제공한다(8-10회/분).

3. 심폐소생술팀 구성원의 역할

심폐정지("코드")가 발생하면, 응급구조팀의 많은 구성원들이 보고를 받는다. 각 기관은 이행에 대한 정책들을 가지고 있다. 많은 교육병원에서, 이행할 수 있는 사람들은 수련의, 의과대학생, 또는 다른 대학생들이 될 수 있다. Box 3-32에 심폐소생팀 구성원의 역할과 책임에 대해 기술되어 있다. 어떤 기관에서는 신속반응팀(Rapid Response Teams)이 심폐정지 상황에 출동한다(14장 참조).

4. 심폐정지에 사용되는 장비

소생술에 사용되는 장비는 주로 "구조카트"로 불리는 중심장소에 놓여 있다. 모든 병원은 병원전체에 걸쳐 쉽게 접근할 수 있는 위치에 이동식 카트는 가지고 있다. 이 카트는 일반적인 방법으로 구비되기 때문에 모든 병원에서

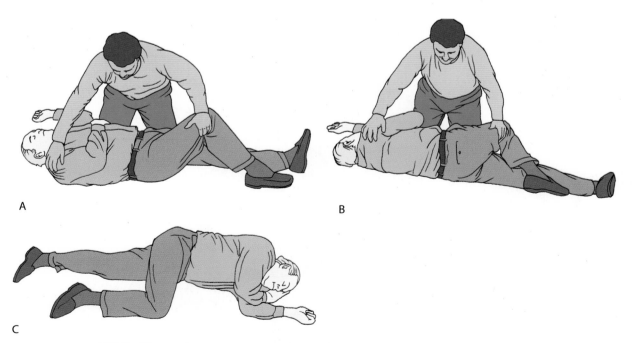

A

B

C

그림 3-45 BLS-회복을 위한 자세. 호흡은 있지만 반응이 없을 때 회복을 위한 자세로 취해주는 방법

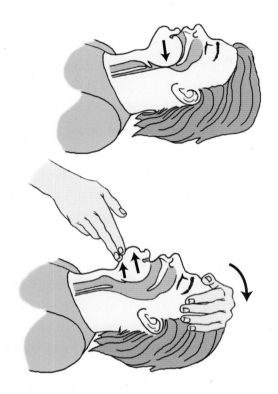

그림 3-46 머리를 뒤로 젖히고 턱을 들어 기도를 개방시킨다.

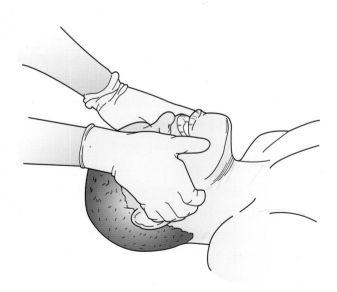

그림 3-47 경추손상이 의심될 때 머리를 들지 않고 턱을 미는 방법
(jaw thrust maneuver)

장비의 내용물과 배치가 비슷하다. 이 카트는 심폐정지 상황에서 내용물들이 완전하고 바로 이용할 수 있도록 하기 위해 매일 물품을 조사한다. 카트는 여러 개의 서랍, 더 큰 장비보관을 위한 평평한 윗면, 산소탱크 선반, 등받침대 보관을 위한 공간으로 구성되어 있다. 서랍과 기도삽관 상자에는 모든 중요한 장비들이 놓여 있고, 응급상황이 아닌 경우 사용하지 않기 위해 대부분 번호로 된 열쇠로 잠겨 있다. 장비를 찾으면서 열쇠가 고장 나면, 재공급품은 가장 편하게 다룰 수 있는 것이어야 한다.

서랍에는 특수한 장비들이 놓여 있어 직원들을 돕기 위해 라벨이 붙여져 있다. 기도삽관 상자는 구조카트의 나머지 부분과 분리되어 있는데, 왜냐하면 기도삽관은 호흡부전이 있거나 기도가 손상될 가능성이 있는 환자를 치료하기 위해 하나만 사용되기도 하기 때문이다. 기도삽관 상자와 더불어 심장모니터/제세동기(경피 심장조율기능을 할 수 있는)가 카트의 윗부분에 놓여 있다. 산소탱크, 산소 관과 BVD(암부백)는 이동식 흡인장치와 같은 이유로 카트의 바깥부분에 놓여져 있다. 표 3-20에는 카트 내부에 있는 장비와 약물의 내용물과 근거를 상세히 설명하고 있다.

5. 약물

수 많은 약물 중재가 심폐정지 상황 동안과 직후에 사용된다. 이런 약물들은 구조카트에서 즉시 사용될 수 있어야 하고, 약물에는 항부정맥제, 강심제, 혈관수축제와 전해질 보충물이 포함된다. 표 3-21에 약물, 사용 적응증, 용량이 열거되어 있다.

6. 제세동

중환자실의 모든 환자들은 심장모니터와 연결되어 있고, 심장모니터는 심폐정지동안 유용한 정보를 제공한다. 기본 소생술 과정(예, 심폐소생술)이 시작되면, 더 나아가 중재가 필요하게 된다. 간호사는 소생술 처음부터 끝까지 모니터에 나타나는 ECG 리듬을 사정한다. 만약 환자가 심실세동이나 맥박이 없는 VT가 있다면, 제세동준비가 즉시 되어야 한다. 외부 제세동기에 의한 전기적 충격의 전달은 심실세동과 심실빈맥의 재진입 이상동안 심실세포의 대

BOX 3-32
심폐소생술팀 구성원의 역할을 책임

코드 지시자(의사/전문간호사/ACLS 자격을 가진 직원)
- 진단을 내린다.
- 치료를 명령한다.

첫번째 간호사
- 코드명령자에게 정보를 제공한다.
- 환자를 보는 의사와 접촉한다.

두번째 간호사
- 응급카트 사용을 조정한다.
- 약물을 준비한다.
- 기구를 조립하고/ 건네준다.
- 제세동한다.

약물주입 간호사
- 약물을 주입한다.

담당간호사
- CPR 수행직원을 조정한다.

간호감독자
- 주변 사람들을 통제한다.

마취전문가/마취전문 간호사
- 기도삽관한다.
- 기도관리/산소화

호흡치료사
- 손으로 환기제공을 보조한다.
- 동맥혈 가스검사를 한다.
- 기도삽관을 돕는다.
- 인공호흡기를 준비한다.

기록자
- 사건상황과 관련 직원을 기록한다.

부분을 동시에 탈분극시킨다. 만약 상태가 좋고 심장의 내부적 전기전도체계에 큰 손상을 받지 않았다면, 방실결절이 심박동기로서의 기능을 회복할 것이다.

필요하다면, 기구가 준비되는 즉시 외부적 역충격이 시

행되어야 한다. 제세동기 패들(padle)을 위치시키고 나면 심장은 전류경로에 놓이게 된다. 전외측이나 흉골 첨부 위치로 알려진 전방부의 심첨부(anterior apex)가 가장 자주 사용한다. 앞쪽 패들(Padle)은 흉골 오른쪽에서 쇄골아래 환자의 오른쪽 상부 가슴에 견고하게 놓는다. 심첨부에 위치한 패들(padle)은 중간 액와선에서 환자의 왼쪽 하부가슴에 견고하게 위치시킨다(그림 3-48).

빠른 제세동은 90% 이상 VF에서 환자의 리듬으로 되돌리수 있다는 증거들이 나타나고 있다. 이전의 제세동 프로토콜에서 변화된 것은, 제세동은 CPR의 즉각적인 시행과 함께 한번의 충격을 시도해야 한다는 것이다. 단상성(monophasic) 제세동기를 사용한다면 360J로 설정해야한다. 이상성(biphasic) 제세동기는 120J 또는 200J로 설정해야 한다. 초기 설정은 기구마다 다르기 때문에 부서에 있는 제세동기를 잘 알고 있는 것이 매우 중요하다.

첫번째 충격에 이어, CPR 5회를 수행해야 한다. 만약 환자가 리듬이 회복되지 않는다면 두번째 충격을 전달해야한다. 각각의 충격 이후, 환자의 리듬이 회복되지 않는다면 사정하기 전에 CPR 5회를 완수해야 한다. 모든 직원들은 충격이 전달될 때 환자나 침대와의 접촉을 피하도록 한다. 맥박이 돌아오지 않는다면 각각의 역충격 후에 인공순환과 환기(CPR)의 즉각적인 재개시가 이루어져야 한다. Box 3-33에 제세동을 위한 절차가 개략적으로 설명되어 있다.

제세동기는 사용되는 파형의 유형에 기초하여 분류된다. 1970년대 초 이후에는 단상성(monophasic) 제세동기가 사용되어왔다. 제세동기의 이 유형은 하나의 패들이나 전극패들로부터 다른 곳으로 전류가 흐르는 방향을 바꿀 수 있다. 이상성(biphasic) 제세동기로 알려진 이 새로운 유형은 두 단계로 전류를 전달한다. 전류가 처음에는 한 방향으로 흐르고, 그 다음에 반대방향으로 흐른다. 이상성 파는 최고 전류를 거의 사용하지 않기 때문에, 제세동 동안 심장에 손상을 거의 주지 않는다. ICDs는 잠재적인 태아 부정맥 외의 환자에게 충격을 주기 위해 디자인된 기구이다. ICDs는 10년동안 이상성 기술이 사용되었지만, 최근에는 경 흉부적 이상성 제세동기도 가능해졌다.

표 3-20	소생장비 카트

장비	근거
기도삽관장비(따로 잠겨진 상자)	• 적절하고 개방된 기도를 유지시켜 소생술동안 폐의 산소화를 보장한다.
Straight and curved blades	• 인공환기를 가능하게 해 준다.
기관내관 튜브	• 복부팽만, 흡인 또는 구토를 감소시킨다.
주사기	• 흡인(suctioning)을 가능하게 한다.
Oropharyngeal airways	• 고농도 산소를 적용할 수 있다.
Nasopharyngeal airways	• 약물투여가 가능하다.
흡인 카테터	
산소(분리된 산소탱크)	• 벽에 있는 산소를 이용할 수 없을 때 산소를 이용할 수 있게 해준다.
Bag-valve device(암부백)	• 환자의 입과 코에 밀착시켜 사용한다. 구조자의 위험을 감소시켜준다
흡인장비	• 벽에 있는 흡인을 사용할 수 없을 때 흡인을 할 수 있게 해준다.
흡인기	• 기도삽관 전에 구강인두(비강인두) 기도를 깨끗하게 한다.
흡인카테터	
흡인관	
정맥 내(IV) 주입수액과 수액관	• 저혈압을 개선한다.
Nitroglycerin 수액관	• IV nitroglycerin의 침전을 예방한다.
약물투여(최소한의 ACLS 약물)	• Amiodarone
	• Lidocaine
	• Atropine
	• Epinephrine
	• Sodium bicarbonate
	• Calcium chloride
	• D50
	• Premixed dopamine infusion
Drip chart(카트의 바깥부분에 붙어있다)	• 복잡한 계산을 할 수 없는 소생술 동안이나 후에 ACLS/중환자 관리 약물의 적절한 용량을 빨리 알려준다.
혈액튜브	• 분석을 위해 혈액을 빨리 채취하여 보낼 수 있게 한다.
	• 붉은색-화학검사
	• 파랑색-응고검사
	• 보라색-혈액학 검사
	• 녹색-troponin
동맥혈 가스 키트	• 동맥혈 가스를 빨리 채취하여 보낼 수 있게 한다.
말초혈관 확보	• 수액과 IV 약물을 주입할 수 있게 한다.
미리 채워진 주입주사기(생리식염수)	• IV line을 빠르게 밀어 넣어 줄 수 있게 한다.
주사침	• 약물을 빼낼 때 사용한다
압박(심장) 주사침	• 심장압전에 사용된다.
종이와 펜이 있는 판: code sheet	• 심정지를 기록할 때 사용된다.
Pressure bags	• 수액을 다량 빨리 주입할 때 사용된다.
수동혈압계	• 소생술 효과를 모니터하기 위한 전용장비를 제공한다.
장갑(latex, nonlatex, sterile)	• 구조자를 보호한다.
	• 침습적/무균적 처치를 수행할 때 무균장갑을 제공한다.
제세동기/경피 심박동기	• 제세동, 심율동전환과 일시적 경피 심박조율에 사용된다.

*NAVEl: 기관내 튜브로 투여할 수 있는 약물의 기호화: Naloxone, Atropine, Valium, Epinephrine, Lidocaine

표 3-21 심정지 환자를 치료하기 위해 사용되는 약물

약물	분류	사용	용량
Adenosine	Antidysrhythmic	SVT, AF	6mg rapid IV followed by 10ml NS flush Repeat twice with 12mg Max. dose: 30mg
Amiodarone	Antidysrhythmic	VT, SVT, AF, VF	150~300mg bolus, 1mg/min for 6h, Then 0.5mg/min for 18h
Atropine	Anticholinergic	Bradycardia, PEA	0.5~1.0mg IV Max. dose: 3mg
Bretylium tosylate	Antidysrhythmic	VT, VF	
Calcium chloride	Electrolyte	Hyperkalemia, Hypocalcemia, calcium channel blocker toxicity	Syringe 10ml of 10% Solution(100mg/mL), 2~4mg/kg
Dobutamine	Inotrope: beta 1 agonist	Decreased cardiac output	5~20/kg/min
Dopamine	Inotrope: beta 1 agonist	Hypotension	5~20/kg/min
Epinephrine	Catecholamine	VF	Syringe 1:10,000, 1mg Bolus IV repeat q3~5min
Isoproterenol	Catecholamine: beta agonist	VT, VF	Drip 0.5~5/min
Lidocaine	Antidysrhythmic	VT,VF	Bolus 1~1.5mg/kg Drip 20~50/kg/min
Magnesium sulfate	Electrolyte	Torsades de pointes	Drip 1~2g/50mL NS
Nitroglycerin	Coronary vasodilator	Myocardial infarction, angina	5~100/min
Procainamide	Antidysrhythmic	VT, VF	Bolus 5~10mg/kg Over 8~10min drip 20~50mg /min
Sodium bicarbonate	Alkalinizer	Acidosis	50mEq syringe Normal dose 1mEq/kg
Verapamil	Calcium channel	SVT	2.5~5mg IV over 2min Repeat 5~10mg in 15~30min

*AF; atrial fibrillation, NA; normal saline, PEA; pulseless electrical activity, VF; ventricular fibrillation.

7. 외부형 자동 세동제거기

여러 연구에서 심실세동(ventircular fibrillation) 환자에서 빨리 제세동(defibrillation) 치료를 하였을 때 생존률이 높아짐을 보여 주고 있다. 외부형 자동 세동제거기(AED)가 발달함으로써 잠재적 생명의 위협이 되는 부정맥으로부터 생존율을 높이게 되었다. BLS/ACLS 훈련을 받지 않고도, 외부형 자동 세동제거기 사용법을 훈련받은 인력들이 여러 상황에서 제세동을 실시함으로써 생존율을 높이게 되었다.

AED는 선천적인 인체의 심장리등을 인식하는 컴퓨터 탐색 시스템과 제세동 카운터 쇼크(defibrillatory counter-shock)를 전달하는 부분으로 구성되어 있다. 리듬 분석을 한 후에는 30초 정도 지속되는 카운터 쇼크가 나타나는 사이클로 구성된다. 미국의 경우 AED는 최근에는 공항에서도 발견할 수 있고 기차역, 스포츠 경기장, 쇼핑몰에서 찾아볼 수 있다. 대부분의 병원 공공장소, 일반 병동, 실험실에서 쉽게 사용할 수 있도록 여러 곳에 비치해 두고 있음으로써 심정지 환자에서 가급적 빠르게 제세동 반응을 유도할 수 있다.

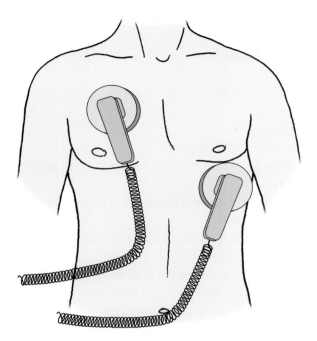

표 3-48 제세동기 패들의 표준적 적용 위치

BOX 3-33
제세동 적응증 및 절차

적응증
- 무맥박 심실 빈맥(pulseless ventricular tachycardia)
- 심실 세동

절차
1. 환자에게 제세동 패드를 붙인다.
2. 제세동기 스위치를 켠다.
3. 기구에 따라 단상성 제세동기는 200J, 이상성 제세동기는 120 또는 200J로 충전한다.
4. 의료인 모두 침상과 환자로부터 떨어져 접촉하지 않도록 한다.
5. 쇼크를 준다.
6. 치료가 효과적이었는지를 판단한다. 맥박을 체크하고 환자의 리듬을 관찰한다.
7. CPR을 지속한다.
8. ACLS 프로토콜에 따라서 쇼크를 다시 줄 수 있도록 준비한다.

---

8. 경피 박동조율

　제세동기/경피 박동조율기(transcutaneous pacing)는 크래시(crash cart) 위쪽에 비치해 두고 있다. 박동 생성 전극 "복합 패드"(combination pads)은 제세동을 위해서도 사용하지만, 경피 박동 조율을 목적으로 사용한다. 경피 박동조율은 경정맥 혹은 영구적 박동조율기(transvenous or permanent pacemaker)를 삽입하기 전에 일시적으로 사용한다. 복합패드는 전면과 후면에 배치함으로써 효율적 박동조율이 가능하다.

　간호사, 전문 간호사, 의사들은 쉽게 빨리 경피 박동조율 시술을 할 수 있으며 비침습적인 이러한 절차는 위험도가 낮으며 심폐소생술 상황에서 시간을 절약할 수 있다. 경피 박동조율기는 심장 완전(3도) 전도 차단, 약물치료에 반응을 보이지 않는 서맥, 심장무수축 등이 있을 경우에 시술하게 된다. 박동 조율 전극(pacing electrodes)는 환자의 리듬이 Mobitz 유형 II, 2도 심장 전도차단(second-degree, Mobitz II heart block)이 있을 때에 시술하기도 한다. 또한 침습적(경정맥) 박동세동기를 시술할 수 없는 경우 예를 들면 혈전용해제를 사용한 후 혹은 균혈증 환자에서 경피 박동조율기 시술을 하게 된다.

　경피 박동조율기는 서맥(bradycardia)이나 심장 무수축(asytole)의 경우에 "demand mode"로 사용하면 꼭 필요한 경우에 심장 박동을 조율한다. demand mode는 R파와 T파가 겹치는 (R on T 현상일 때)현상을 줄이기 때문에 안전하다. 박동세동기를 비동시성 모드(asynchronous mode)로 하면 심장의 내적인 박동수나 리듬에 상관없이 고정된 박동수를 유지하게 된다. 박동조율기는 T파에서 점화(firing)하게 되고 심방세동 혹은 심실성빈맥을 생성한다. 경피 박동조율의 절차는 Box 3-34에서 요약하였다.

　간호사는 의식이 있는 환자가 무슨 일이 일어나고 있는지 이해하도록 해야 한다. 비침습적 일시적 심장조율을 받고 있을 때 많은 특정 용어와 다양한 사람들이 관련된다. 그림 3-49 에서는 전극들 붙이는 적절한 위치를 보여준다. 피부가 면도 되어져 있지 않은 것은 피부자극이 없다는 것을 의미한다. 알코올이 포함되지 않거나 부착성이 있는 것이 사용되어져 있어서 전류의 흐름이 감소되지 않도록 해야한다. 간호사는 조율 횟수와 자극 역치를 설정한다. 혈압은 심장조율로부터 방해되지 않도록 오른팔을 사용해서 측정되어져야 한다.

경피 심장조율은 간호사가 계속적으로 성실히 모니터링 해야한다. 피부와 전극이 잘 붙어 있지 않으면 포획(capture) 이 일어나지 않을 수 있고, 심장조율기가 심장 내부의 리듬을 잘 감지하지 못하면 부적절한 심장 조율이 일어날 수 있다. 어떤 경우에서든 간호사는 효과적인 경피 심장조율이 생길 수 있도록 환자나 전극의 위치 문제를 인식해야 한다.

9. 치료적 저체온

병원이 아닌 곳에서 심실세동으로 인한 심장정지 고통을 당하는 무의식 성인 환자에 대해 필드에서 소생술을 시행할 때 경미하게 저체온을 유지하도록 하는 것이 도움이 된다. 심장정지 동안에 뇌로의 혈량이 줄게 되고 즉각적인 중재에도 불구하고 혈역학적인 혈량 감소로 인해 손상을 입게 된다.

뇌 산소 대사율(cerebral metabolic rate for oxygen, CMRO2)이 감소한다. 세포자멸사(apoptosis, 미리 계획된 세포의 죽음)와 자유 래디컬(free radical)생성은 저체온 상태에서 감소된다. 심장정지 후 환자를 저온으로 유지함으로써 신경학적 기능을 유지시킬 수 있다. 연구를 계속 진행하고 있지만, 이러한 치료는 현재 어린이에는 금기이다. 부정맥으로 초래된 심장정지 상황에서의 체온저하 치료를 지지하는 실증적 근거가 있다.

많은 기관에서 저체온 요법의 프로토콜을 적용하고 있다. 이런 프로토콜의 공통점은 환자의 체온이 섭씨 32도 ~34도 정도로 전신적으로 낮게 유지하는 것이다. 이것은 얼음 주머니, 냉각 담요, 혈관내 냉각 장치를 사용하는 것처럼 다양한 방법에 의해 적용된다. 환자는 저체온 상태로 8시간내지 12시간 정도 있게 되고 다음 8시간 내지 12시간 이후로 재가온된다.

치료과정에서 간호는 집중적으로 제공된다. 심율동과 평균 동맥압(MAP), 포타슘 수치와 혈당 수치를 모니터링 하는 것이 계속된다. 대부분의 경우, 환자는 기관내 삽관이 되어져 있고 인공호흡기를 사용하기 때문에 동맥혈가스분석과 인공호흡기 세팅도 주기적으로 확인되어야 한다. 간호사는 진정제나 신경근 차단 약제, 진통제가 수립

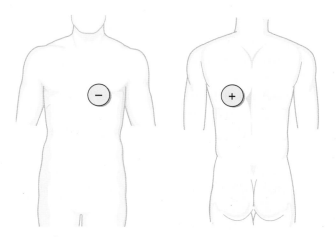

그림 3-49 경피 전극을 붙이는 표준위치

된 프로토콜에 따라 조화롭게 투여되는지 확인해야 한다. 중환자실에서 자주 볼수 없는 합병증인, 냉각기계로 인해 유발될 가능성이 있는 손상을 확인하기 위해 피부사정을

해야한다. 환자의 중심 체온이 측정되며 보통은 방광 내 관(bladder catheter)을 사용한다.

냉각의 적정 온도와 재가온 방법에 대한 연구는 지속되고 있다. 뇌혈관사고의 경우에 치료적 저체온의 효과에 대한 연구도 수행되고 있다. 가장 큰 논란 중 하나는 치료적 저체온에서 재가온 한 후 신경학적 손상을 가진 채 환자가 회복되어 장기적인 비용이 발생하는 것과 같이 환자의 삶의 질에 대한 것이다.

10. 심정지 상황에 가족이 있는 경우

심폐정지 치료에서 한 가지 집중적인 관심거리는 심폐소생술 상황에서 가족이 함께 하는가 하는 문제이다. 간호사들은 이러한 이슈의 양쪽 측면 모두에 대해 강력하게 의견을 내고 있다. 건강관리 기관에서 가족과 방문객 편의를 좀 더 배려하고 융통성을 더욱 발휘하게 되었다. 몇 군데 응급실 그리고 중환자실은 심폐소생술을 실시하는 장소에 가족이 함께 있을 수 있는 침상 옆 장소를 만들어 주고 있다. 가족에게 수행하고 있는 방법과 근거를 가능한 이해시키도록 모든 노력을 다 해야 한다. 이러한 방법에 가족을 참여시킴으로써 심폐소생술을 계속 요구할 것인지를 충분한 정보를 가지고 결정을 하게 된다.

많은 가족 구성원들은 심폐소생술을 하는 동안 환자와 함께 있기를 원한다. 모든 소생을 위한 노력을 다하는가 하는 확신을 희망한다. 또한 죽고 나서 몇 시간이나 몇 일 이후에서나가 아니라 사망 순간에 안녕을 말할 수 있는 기회를 갖기를 희망하기도 한다. 가장 중요한 이유는 고통 없이 죽음을 맞는 지를 확인하고자 하는 것이다.

환자 및 가족과 미리 사전의향에 대해 논의할 때 소생술기법을 설명하게 된다. 심정지 상황에서 가족들은 이러한 방법을 수행하는 것을 보고 소생술 중단에 관한 결정을 하게 된다.

가족이 성공적인 소생술이었음을 감사하고 인정하기 위해서도 경험해야만 한다. 가족이 건강전문가들이 환자를 구하기 위해 시간을 다투는 것을 보게 된다면 간호사, 의사, 호흡치료사 그리고 다른 팀원들이 우수한 그리고 열정적인 간호를 제공했다고 이야기 할 것이다.

많은 간호사와 의사들은 가족이 있는 가운데 심폐소생

술을 하는 상황에서는, 심폐소생술 시행에 집중이 잘 되지 않는다고 느낀다. 그리고 환자와 정서적 애착이 있는 개인이 의료진이 노력하는 것을 방해하게 된다고 생각한다. 소생술 제공자가 효과적으로 소생술 방법을 수행할 수 없다면, 그 방에서 가족 구성원을 에스코트 하는 규칙이 적절히 제시되어야 한다.

자가학습: 비판적 사고

1. 위의 사례에 대해 아래의 질문에 답하시오.
   a. 김씨에 대한 어떠한 정보가 추가로 필요한가?
   b. 간호사의 첫 번째 반응은 어떠해야 하는가?
   c. 우선적으로 무엇을 해야 하는가?
   d. 어떤 일을 예상할 수 있는가?
   e. 어떤 장비가 필요한가?
   f. 성공적인 소생술 후에는 어떠한 우선적인 간호행위가 필요한가?
   g. 김씨에게 무엇을 말할 것인가?

2. 김씨는 흉골 중앙부 흉통(mid-sternal chest pain), 숨참(shortness of breath), 발한(diaphoresis)을 호소하였다. 흉부 전면 심전도상 ST분절상승을 보였다. 30분 이내 김씨에게 투약하였을 심혈관계 약물을 열거해 보시오. 각 약물의 목적과 그 약물이 의도했던 효과를 보이는지를 어떻게 평가할 것인가?

3. 경피관상동맥 중재술(percutaneous coronary intervenrional, PCI) 혹은 경피 풍선판막성형술(Percutaneous Balloon Valvuloplasty, PBV) 중재시술 후 환자 간호 관리 절차에 대해 설명하시오.

4. 여러 가지 다양한 중재적 고안 장치를 관상동맥질환(coronary artery disease, CAD)에 이용한다. 이러한 고안 장치가 최적인 특정 병변 형태를 관련지어 분류하시오.

5. 대동맥내 풍선 펌프(Intra-aortic balloon pump, LABP) 치료의 효과는 효율적인 삽입시점이 중요하다. 적응증을 설명하시오.

11. 임상적 적용

사례 연구

심근 경색증

76세 김 씨는 하벽부 심근경색(inferior wall myocardial infarction)에서부터 최근 회복되고 있다. 이전 의료 병력은 고혈압, 심부전, 만성 폐색성폐질환, 제2형 당뇨병, 병적인 비만 등이다. 최근에는 다음과 같은 약물을 투약하고 있다.

Lisinopril 40mg PO qd
Metoprolol 25mg PO qd
Digoxin 250μg PO qd
Furosemide 40mg PO qd
Atrovent inhaler
Serevent inhaler
NPH 인슐린 20U 피하주사 qAM
NPH 인슐린 10U SC qPM
Nitroglycerine drip at 30μg/minute
Heparin drip at 700 units/hour

또한 비강 케뉼라로 2L의 산소를 흡입하고 있다. 우측 정주와 말초 정맥 카테터(antecubital peripheral IV catheter)를 통해 생리 식염수 용액을 시간당 84ml 주입하고 있다. 유치 도뇨(Foley catheter)를 가지고 있고 시간당 소변량은 50~50cc이고 투명하고 노란색이다. 정상 동성리듬(normal sinus rhythm)이며 심박수는 분당 70~80회이다. 저염식, 2,000칼로리 미국 당뇨병학회 권장 식사를 하고 있다. 남편이 매일 아침 10시에 방문하였으나 오늘 아침에는 30분 늦게 도착할 것을 전화로 알려왔다.

아침에 검사한 임상검사 결과는 다음과 같다.

소디움 133mEq/L
포타슘 2.8mEq/L
클로라이드 99mEq/L
CO_2(venous) 24mEq/L
BUN 22mg/dL
크레아티닌 1.3mg/dl INR 1.1
혈당 212mg/dl PTT 35초
총 칼슘 8.4mg/dL
마그네슘 1.4mEq/L
인산염 4.2mEq/L
백혈구수 7.4×10^3mL
헤모글로빈 11.3g/dL
헤마토크릿 33.4%
혈소판 수 220×10^3mL
프로트롬빈 타임 14.5초

김씨는 아침 투약을 오전 9시 10분에 했다. 지금 10시 15분인데 간호사실에서 김씨의 심박수가 분당 40회이고 동성 서맥이 나타나고 있음을 모니터했다. 바로 즉시 김씨 방으로 가서 분당 20회의 심한 서맥 상태임을 침상 옆 모니터에서 확인하였다. 김씨는 깊은 한숨 쉬는 호흡(deep sighing breath)을 보였고 경동맥을 두 손가락으로 촉진하였다. 희미해지는 맥박(faint pulse)이 관찰되었고 호흡하려는 노력이 없었다(no breath effort).

6. 내, 외 심실보조장치의 특징에 대해 비교 설명하시오.

7. IABP 치료를 받는 환자의 신체사정은 주요한 간호기능이다. IABP 삽입환자에서 간호사가 모니터링해야 하는 내용을 설명하시오.

8. 환자가 말기 질환자이고 이식형 제세동기(implantable cardioverter defibrillator, ICD)를 가지고 있을 때 사전에 의사결정을 하지 못하는 환자의 가족이 직면하게 되는 윤리적 이슈를 열거하시오.

9. 이씨는 이식형 제세동기(implantable cardioverter defibrillator, ICD)를 가지고 있고 여러번의 쇼크를 보고한다. 사정을 하기 위해서 어떤 정보를 수집해야 하는가? 어떠한 간호중재가 필요한가?

10. 인공심박동기에 의존을 하는 환자가 전지 고갈로 입원하였다. 환자가 혼자 살고 있고 병원 방문을 하고 있지 않음을 발견하였다. 환자의 인공심박동기 배터리(generator)를 교체하면서 추후 방문 관리를 포함하는 교육 계획을 세우시오.

Chapter 4

흔한 심혈관 질환

- 심장막성 흉통과 허혈성 흉통을 구별할 수 있다.
- 장기간의 심내막염이 심장 판막에 미치는 영향을 설명할 수 있다.
- 확장심장근육병과 비대심장근육병의 임상적 관리에 있어서 핵심적인 차이를 설명할 수 있다.
- 말초동맥혈관질환과 말초정맥혈관질환의 임상적인 양상의 핵심적인 차이를 설명할 수 있다.
- 급성 대동맥 박리와 만성 대동맥류의 임상 소견을 비교 대조할 수 있다.
- 고혈압 위기 환자 치료의 초기 간호계획을 세울 수 있다.

중환자실과 관상동맥질환 집중치료실은 급성 심근경색 환자들을 치료하기 위해 1960년대 중반에 처음으로 만들어졌다. 초기부터 중환자 간호사들은 광범위한 심장혈관 질환의 치료를 포함하여 지식을 확장해왔다. 급성 심근경색증 뿐 아니라 심장 근육, 심장막 및 판막의 감염과 염증, 심실 벽의 확장이나 비후, 대동맥과 말초 혈관계 침범하는 질환도 포함한다. 이 장에서는 흔한 심장혈관질환 즉 심장막염, 심근염, 심내막염, 심장근육병증, 말초혈관 질환, 대동맥 질환, 그리고 고혈압 위기에 대해 다루고자 한다.

1. 심장의 감염과 염증

심장의 감염과 염증 질환은 진단과 치료를 어렵게 하는 다양한 병인이 있다. 환자들은 심근경색을 의심하게 하는 급성 통증을 호소하거나, 몇 주가 지나도 해결되지 않는 피로와 애매한 "독감 같은" 증상 때문에 치료받기를 원할 수도 있다. 이런 질병은 심장 조직에 영구적인 손상을 유발할 수 있기 때문에, 환자들은 종종 심각한 장기간의 심장 기능 장애를 직면하기도 한다.

1) 심장막염

(1) 병태생리

두 겹의 벽으로 된 막성 주머니인 심장막(pericardium)

은 심장과 대혈관을 감싸고 있다. 외측은 거친 섬유성 심장막이고 내측은 장액성 막이다. 장액성 심장막(serous pericardium)은 벽쪽심장막이며(parietal pericardium)과 내장쪽심장막(visceral pericardium)으로 되어 있으며 벽쪽심장막은 섬유성 막의 안쪽 표면에 늘어서 있다. 벽쪽심장막은 안의 내장쪽 막을 형성하기 위해 스스로 접혀 대혈관까지 뻗쳐있는데 이것을 심외막(epicardium) 이라고 한다(그림 4-1).

이들 두 층 심장막 사이에는 10~50 mL의 맑은 장액성 액체가 있어서 심장 수축 시 마찰을 방지하는 윤활액과 같은 역할을 한다. 심장막은 심장을 둘러싸는 구조로 심장을 지지하고 감염으로부터 보호하는 기능을 한다.

심장막염은 심장막의 염증을 말하는 것으로, 급성 심장막염은 1~2주이상 지속되지 않는다. 때때로 인접한 횡격막을 침범하기도 한다. 원발성으로 또는 급성 심근경색이나 신부전증 같은 몇 몇 다른 질병으로부터 속발성으로 발생하기도 한다. 심장막염의 병인론은 다양하지만, 거의 90%의 환자가 정확한 원인을 알지 못하는 급성 심장막염으로 진단받는다. 심장막염의 원인은 Box 4-1에 열거하였다. Dressler 증후군은 심근 경색 발병 수 주 혹은 몇 달 후에 심장막염, 권태, 열, 그리고 백혈구 수치 상승 등이 나타나는 것을 말한다. 이 증후군은 경색 후에 발생하는 자가면역반응의 결과로 생각된다. 감염성 심장막염은 면역기

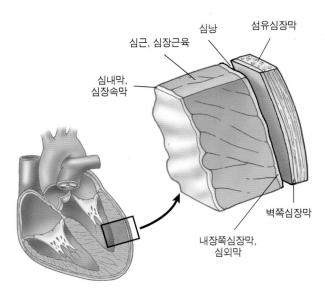

그림 4-1 심장의 층들, 내장쪽심장막, 심낭, 벽쪽심장막, 섬유심장막, 심근, 심내막

BOX 4-1
심장막염의 원인

- 원인불명 (흔히 바이러스성으로 추정됨)
- 감염성
- 세균성
- 결핵성
- 자가면역 혹은 염증성
- 전신홍반루푸스
- 약물
- 예방접종
- 신생물
- 방사선 치료
- 삽입세동제거기와 같은 장치 이식 후
- 급성심근경색증
- 심장폐 수술을 포함한 흉벽이나 심근의 손상
- 약물
- 투석이 필요한 만성신부전

능 손상환자에게 있어서 많이 발생하는 문제이다.

심장막염의 재발은 심장막 층의 유착이나 혹은 심장막과 인접 장기들과의 유착의 원인이 될 수 있다. 이렇게 되면 협착심장막염(constrictive pericarditis)를 초래하게 된다. 협착심장막염에서는 심장이 확장기 동안 충분히 신장되지 않아서 확장기 충만(diastolic filling)을 할 수 없는 것이 가장 큰 문제이다. 발병한 심장막을 외과적으로 제거하지 않는 경우 확장기 충만 부전이 지속될 것이고, 결과적으로 심박출량이 줄어들어 심부전의 전신 징후가 나타나게 된다. 심지어 발병한 심장막을 성공적으로 외과적 절제를 시행했어도 장기적인 생존율은 저조하다.

(2) 사정

① 병력과 신체검진

심장막염의 진단에 중요한 단서는 병력조사와 신체검진을 통해서 얻어질 수 있다. 급성 심장막염의 가장 중요한 증상은 흉통이다. 이 흉통은 흉막성 경향이 있고, 전형적으로 심호흡을 하거나 반듯이 누웠을 때 더욱 악화된다. 호흡시의 통증 때문에 환자들은 종종 호흡곤란은 호소하기도 한다. 앉거나 상체를 앞으로 숙이거나 호흡을 얕게 함으로써 종종 통증을 경감시킬 수 있다. 심장막염에서의 흉통은 허혈성 흉통과 구별하기 어려울 수도 있다. 흉통의 감별진단은 표 4-1에 요약되어 있다. 허혈성 통증은 환자의 체위를 바꾸어도 경감되지 않는다는 것이 심장막염의 통증과 감별할 수 있는 실마리 중 하나이다. 미열, 빈맥, 권태감과 같은 감염의 일반적 증상들도 있을 수 있다. 심장막 마찰음이 있으면 진단하지만 마찰음이 없다고 해서 심장막염이 아니라는 것은 아니다. 전형적인 마찰음은 심장주기에 따라서 변화하는 "삐걱거리는" 또는 "스치는" 높은 음조의 소리를 낸다. 음은 증감하기도 하고, 심지어는 질병의 과정 동안에 일시적으로 사라질 수도 있다. 그것은 청진기를 횡격막 아래에서 흉골 모서리 왼쪽 중간에 두었을 때 가장 잘 들린다.

급성 심장막염을 평가하거나 관리하는 명확한 가이드라인은 없다. 심전도는 진단을 내릴 때 가장 중요한 검사이다. 검사에서 확산된 ST분절이 상방향으로 오목하게 솟은 상승과 PR분절의 하강을 볼 수 있다. 이것은 급성 심근손상에서 특징적으로 경색 지점에 있는 유도에서 볼록하게 솟아오르는 것과 대조된다(그림 4-3). 단순 흉부 방사선 검사는 도움이 되지 않을 수 있다. 비록 급성 심장막염에서 심초음파 결과는 흔히 정상일지라도, 심장막병을 의심하는 환자임을 나타낸다. 임상검사로 전 혈구 측정검사(CBC), 심근효소(염증이 심근까지 퍼졌을 때 수치가 상승됨), 류마티스 인자 항핵항체(ANA) 역가가 포함된다. 감

진단	흉통의 발생	흉통의 특성	경감요인
협심증	급작스럽게 발생. 과식이나 격심한 활동 이후에 발생	움켜잡는 듯한 통증 쥐어짜는듯한 통증 질식할 것 같은 느낌	안정, 질산염 제재
급성 심근경색	다양하며 죽을 것 같은 느낌과 관련될 수 있음	협심증과 비슷하지만 더 극심함	안정시에도 통증은 경감되지 않음
심장막염	다양하며 며칠에서 수주에 걸쳐 또는 몇 달간의 "독감 같은" 증상이 있은 후 발생	흉막성 흉통 날카롭고 찌르는 듯한 통증	몸을 일으켜 앉기 얕은 호흡 비스테로이드성 항염증제제
급성 대동맥 박리	급작스럽게 발생. 실신과 동반되기도 함. 발생과 함께 강한 통증을 동반함.	찢어지는 느낌 터지는 느낌 환자의 인생에서 느낄 수 있는 통증 중 가장 격심한 통증	어떠한 방법으로도 통증은 경감되지 않음

표 4-1　흉통의 감별진단

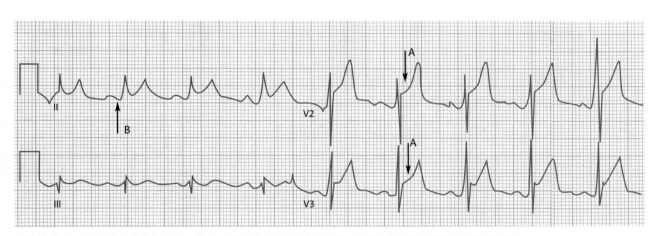

그림 4-2 급성 심장막염에서의 12유도 심전도. 확산되어 오목하게 상방향으로 상승한 ST 변화(A)와 분절 하강(B)

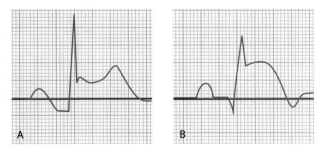

그림 4-3 급성 심장막염(A)과 심근 경색(B)에서 나타나는 ST 분절의 변화

염의 증거가 있다면 혈액배양을 하게 된다. 나머지 진단적 정밀검사가 음성이면 바이러스 검사를 할 수 있다.

(3) 관리

심장막염을 앓고 있는 환자를 위한 치료의 목표는 증상을 경감시키고 모든 가능한 원인 요인을 제거하고, 협착심장막염이나 심장눌림증을 일으킬 수 있는 심낭삼출 같은 합병증을 모니터링하는 것이다. 증상 경감은 아스피린이나 이부프로펜 같은 비스테로이드항염증제(NSAIDS) 처방을 포함한다. 스테로이드 제재는 모든 감염요인을 배제하고 내성이 있는 사례에서 적응증이 된다. 항응고제제는 심근경색증의 회복기에 있는 환자들에게는 처방을 피해야 한다. 간호 관리의 목표는 통증경감과 가능한 병인에 대해 환자와 가족에게 교육하는 것이다. 대부분의 심장막염의 사례에서 증상은 2~6주가 지나면 경감되며 재발을 경험하는 환자는 거의 없다.

2) 심근염

(1) 병태생리

심근염(myocarditis)은 심근의 염증이다. 일차성 심근염은 급성 바이러스 감염이나 감염에 대한 자가면역 반응과 관련된다고 여겨진다. 이차성 심근염은 특정 장기와 연관된 감염이다. 어느 연령대에서나 발병할 수 있는 이 두 가지 심근염의 잠재적인 요인은 Box 4-2에 열거되어 있다. 유병률에 대해서는 알려지지 않고 있는데, 그 이유는 임상증례가 너무나도 다양하고 때로는 아급성이기 때문이다. 심근염은 예후가 좋지 않은 만성, 진행성 질병으로 발전되는 치명적인 질병이 될 수도 있다. 이 병은 리듬장애, 울혈심부전 또는 사망으로 이르게 할 수 있다. 또한 젊은 운동선수에게 일어나는 급사의 원인으로도 알려져 있다.

(2) 사정

심근염의 임상발현은 다양하다. 바이러스성 심근염의 경우 전형적으로 리듬장애, 울혈성심부전과 같은 심장증상이 나타나기까지는 지연된다. 혈청효소 수치의 경미한 상승과 심전도에서 비특이성의 ST-T파의 변화를 동반한 피로, 호흡곤란, 두근거림, 명치부위의 불편감 같은 모호한 증상의 발현으로부터 심근염을 연상할 수 있다. 확진을 위해 심내막심근 생검이 필요하기도 한다. 그러나 조직검사상 양성이 아니라고해서 심근염을 배제할 수 있는것은 아니다. 최근 연구에서는 이 복잡한 질환을 조금 더 믿을 만하고 안전하게 진단하는 방법을 찾는 것에 초점을 맞추고 있다.

(3) 관리

심근염의 관리는 병인과 임상증례에 의해 좌우되지만, 치료는 주로 보조적이다. 심근염이 극심한 염증반응을 일으킴에도 불구하고, 코르티코스테로이드 제재나 면역억제제를 사용하는 치료법은 임상경과를 변화시키는데 효과적이지 않다. 심근염의 몇몇 사례에서는 더 이상의 후유증 없이 해결되기도 한다. 또 어떤 환자들에서는 아급성 질병의 진행을 의미하는 염증반응 관련 검사소견이 지속되기도 한다(예를 들면 백혈구 수 증가, 침강속도 상승 등). 심근염이 있는 운동선수는 발병 이후 적어도 6개월간은 경기에 참여해서는 안 된다. 훈련이나 경기에 복귀하는 것은 리듬장애와 같은 중요 임상 증상이 없고 심장 기능이 정상화 되는 것에 달려있다.

Box 4-3은 심근염 환자를 위한 간호진단의 예를 제시하였다. 심근염 환자를 위한 간호와 심부전 환자를 위한 간호는 유사하다. 그러나 간혹 치료방법이 없거나 심장이식이 필요하거나 예상치 않은 현실을 받아들여야 하는 환자와 가족들을 돕기 위한 간호가 필요하다.

BOX 4-2
심근염의 잠재적인 원인

바이러스
- Coxsackie virus(콕삭키바이러스)
- Adenovirus(아데노바이러스)
- Human immunodeficiency virus(사람면역결핍바이러스)
- Influenza virus

세균
- Clostridium Species(클로스트리듐 종)
- Corynebacterium diphtheria(디프테리아균)
- Streptococci
- Spirochetes (Lyme's disease)

Fungi
- Asperillus species
- Candida species(칸디다 종)

Toxins
- Tricyclic antidepressants(삼환계 항우울제)
- phenothiazines

BOX 4-3
간호진단의 예

- 심근의 염증과 관련된 급성 통증
- 심장 기능 악화와 관련된 피로
- 갑작스런 위독한 질환의 발병과 관련된 부적절한 대처
- 갑작스런 위독한 질환의 발병과 관련된 가족의 부적절한 대처
- 의료 요법과 관련된 무력함
- 이전 생활습관의 상실과 관련된 깊은 슬픔

3) 심내막염

(1) 병태생리학

심내막염(endocarditis)은 세균성, 바이러스성 혹은 곰 팡이균에 의한 심장판막을 포함한 심장내막 표면의 감염 을 말한다. 감염성 심내막염은 생각해볼 만한 이환률과 사 망률을 보이는 심각한 질병이다.

감염성 심내막염의 발생률은 연구에서 특정 인구집단 에 따라 다르지만 평균적으로 발생률은 증가하는 것으로 보인다. 감염성 심내막염의 위험군으로 알려진 선천성 심 장질환을 가진 어린이들은 생존율이 더 높기 때문에, 소아 인구 집단에서의 감염성 심내막염이 증가하는 것으로 여 겨질지도 모른다. 성인에서 감염성 심내막염의 위험군은 인공판막을 가진 경우, 정맥 내(IV) 약물 남용하거나 승모 판 탈출증이나 류마티스 심장병을 가진 경우를 포함한다. 연쇄상 구균(streptococci), 장내 구균(enterococci), 그리 고 황색포도알구균(Staphylococcus aureus)등의 감염성 미생물이 흔히 침범한다.

감염성 심내막염은 몇몇 결정적인 요소들의 발생을 필 요로 하는 복잡한 과정에 의해 진행된다. 첫째, 내피세포 의 손상으로 판막의 기저막이 와류에 노출이 된다. 이러한 와류는 판막 첨판에 혈소판과 섬유소(fibrin)로 구성된 덩 이(clot)를 만들어진다. 두 번째로, 이러한 덩이나 증식 (vegetation)은 치과 치료나 비뇨기과 시술을 했을 때 혈류 흐름을 따라 이동하는 박테리아에 의해 발생된다. 이러한 혈소판 섬유소 증식(vegetation)에 박테리아가 증식(pro- liferation)을 하는 이유는 두 가지로 설명한다. (1) 판막을 통과하는 와류로 인해 증식 주변에 세균이 더 많이 모이게 된다. (2) 증식(vegetation) 자체는 혈소판과 섬유소 층을 세균으로 덮어씌우는 것이다. 이것은 인체의 자연 방어체 계로부터 세균 집락을 보호해주는 역할을 하게 된다. 이렇 게 감염된 증식(vegetation)은 정상적인 판막기능을 방해 하고 결국은 판막구조를 파괴한다. 이러한 불완전한 판막 은 중증의 심부전을 초래하게 된다. 감염된 증식(vegeta- tion)이나 심각하게 손상된 판막의 조각들이 떨어져 나와 서 말초 색전을 일으킬 수가 있다.

(2) 사정

유발요인인 균혈증이 있고 나서 2주 이내에 심내막염의

BOX 4-4
심내막염의 위험요인

자연판막 심내막염
- 승모판막 탈출증
- 퇴행성 판막 질환 (대동맥판협착증과 같은)
- 선천성 심장 질환
- 류마티스 심장 질환
- 정맥 내 약물 남용
- 60세 이상의 연령

인공판막 심내막염
초기(수술 후 60일 이내)
- 병원감염
- 중심정맥관
- 기관 내 삽관

후기(수술 후 60일 이후)
- 치과, 비뇨생식기, 또는 위장계 치료

증상 및 징후가 나타나고, 세균혈증 혹은 곰팡이혈증, 판 막염, 면역반응, 말초 색전이 심내막염과 관련된 4가지 원 인 과정이다(Box 4-5). 전신 권태, 식욕부진, 피로, 체중감 소, 야간발한과 같은 비특이적인 합병증이 흔히 나타난다. 증상이 비특이적이기 때문에, 심내막염 진단 가능성을 경 계하면서 신중하게 과거력을 수집하고 신체검진을 해야 한다 심장잡음이 새로 생기거나 기존의 것과 다른 심장 잡 음이나 열은 거의 모든 환자에게 나타난다. 간호사는 이런 임상 증상이 있는 어떤 환자라도 감염성심내막염을 의심 해야 봐야 한다.

감염성 심내막염을 확인하기 위해서는 전형적인 원인 균으로부터 발생한 균혈증이 있고 심근에 증식(vegeta- tion)이 있는 것이 심장초음파와 같은 것에서 보여지거나 새로운 심장잡음 혹은 악화되는 잡음 소견이 있어야 한다 (Duke criteria). 보통 혈액 배양검사를 3번 시행하고, 오염 을 막기 위해 채혈 부위를 아주 세심히 준비해야 한다.

(3) 관리

감염성 심내막염을 빠르게 진단하고, 적절한 치료를 개 시하고 합병증을 조기에 알아내는 것이 환자에게 좋은 결 과를 가져올 수 있는 핵심이다. 항생제 치료는 자연 판막 인지 인공판막인지 등과 같은 환자의 상태나 결과를 기반

BOX 4-5
심내막염의 임상소견

- 열
- 심장잡음
- 비장종대
- 점상출혈
  손톱선상출혈
  Osler's nodes (손가락이나 발가락에 생기는 작고, 솟아오른 압통이 있는 결절)
  Janeway's lesions (손바닥이나 발바닥에 생기는 작은 홍반성 또는 출혈성 환부)
- 근골격계 호소증상
- 전신 또는 폐색전
- 신경계 징후
  두통
  진균성 동맥류

으로 한다. 흔히 감염성 심내막염을 일으키는 균이 항생제 내성을 가지는 경우가 극적으로 증가했기 때문에 추천되는 치료방법이 개정되었다. 병원체를 규명하는 동안 치료가 지연되어서는 안되고 혈액배양 검체 수집 후 치료를 곧바로 시작하여야 한다. 판막 기능 이상으로 속발한 울혈심부전이 심한 경우, 감염 조절이 되지 않는 경우, 인공판막의 기능 부전 혹은 판막분리가 있을 경우에는 즉각적인 외과적 중재가 필요하다. 감염성 심내막염의 완치는 증식(vegetation)에서부터 세균 집락을 완전히 제거하는 것이므로 어렵다. 보통 장기간의 항생제 치료과정이 필요하다.

2. 심장근육병증

심장근육병증(cardiomyopathies)은 심장 기능 이상을 일으키는 심장 근육의 병이고 그 결과 심부전, 리듬장애 혹은 급사하게 된다. 1995년부터 심장근육병증은 확장, 비후, 제한, 부정맥유발우심실 심장근육병증과 미분류 심장근육병증으로 분류되었다(표 4-2). 그러나 분자유전학의 발전과 영상 진단이 개선되면서 심근병증이 좀 더 이질적이라는 것을 밝혀냈고, 새로운 정의와 분류 방식을 제안하게 되었다(Box 4-6). 유전학상 주목할 점 4-1은 가족성 제한심장근육병증에 대한 정보이다.

이 장은 서구 지역에서 일차성 심장근육병증의 가장 흔한 분류인 확장성, 비대성 심장근육증에 대해 주로 이야기한다(Box 4-2).

정확히 심장근육병증이 어떻게 생기는 지는 완벽히 이해되지 않지만, 최근은 조사에 따른 이론은 허혈성, 면역성, 기계적인 요인 그리고 신경호르몬이 심장막, 근육 심장의 내피에 영향을 미치고 결과적으로 기능적인 변화를 가져온다고 제안하고 있다. 세포 수준에서의 구조적인 변화는 섬유소 요소를 포함한 수축과 탄력적인 근육의 세포를 대체하는 것을 포함한다. 이것은 동맥에서 평활근층과 심실의 강직을 초래한다. 비대심장근육병증(hypertropic cardiomyopathy)에서는 심장근육이 경직되고 양이 증가하고 확장을 잘 할 수 없게 된다. 확장심장근육병증(dilated cardiomyopathy)에서는 심실이 늘어나고 얇아지고, 오목한 모양에서 덜 효과적인 동그란 모양으로 변하며, 수축과 심실을 비우는 것에 문제가 생긴다. 경직되는 것과 공 모양으로 변하는 것은 같은 심장에서 생길 수 있고, 충분히 휴식하지 못하고 비워내지 못하여 심장박출량이 감소하는 결과가 나타난다. 노화, 죽상경화, 동맥경화에서도 보여지는 동맥이 경직되는 것은 일회 박출량을 감소시키고, 심장이 지나치게 채워짐으로 인해 심실 벽의 스트레

BOX 4-6
심장근육병증의 정의와 분류

정의

심장근육병증은 기계적이거나 혹은 전기적인 기능 이상, 혹은 둘 다 포함한 심근과 관련된 이질적인 질병 군을 말한다. 이런 심장기능 이상은 항상은 아니지만 보통은 유전적인 다양한 원인 때문이며, 부적절한 심실 비대나 확장으로 나타난다. 심장근육병증은 심장에 국한되거나 전신 질환의 일부이다. 종종 심장혈관계 사망이나 장애와 관련되어 심부전으로 진행한다.

분류

일차성 심장근육병증은 단독으로 혹은 대부분 심장 근육에 국한된다. 일차성 심장근육병증은 병인론에 따라 분류되고, 비대 심장근육병증과 같은 유전학성, 확장심장근육병증과 같은 유전학과 비유전학의 혼합성, 염증이나 분만 전후 관련된 심장근육병증과 같이 획득성 심장근육병증을 포함한다.
이차성 아밀로이드증이나 당뇨병 같은 전신 질환의 한 부분으로 심장근육이 포함된 심장근육병증을 말한다.

심장근육병증	설명	임상적 징후	관리
확장성(울혈성)시심장근육병증 심방 크기 증가 심방 크기 증가 근육 크기 감소	좌심실 또는 양쪽 심실의 수축장애와 확장	• 피로, 허약 • 울혈성 심부전, 특히 좌심실 부전 • 부정맥 • 승모판 역류, 때로 삼첨판에서도 발생	• 대증요법 • 심부전 조절 • 부정맥 조절
비후성심장근육병증 두꺼워진 심실중격 좌심실 비대	좌심실의 현저한 비대, 때때로 양측성으로 오기도 함. 그리고 통상적인(언제나 그런 것은 아니지만) 심실 중격의 과다비대	• 호흡곤란 • 협심증 • 피로 • 실신 • 심계항진 • 심방세동 • 심실 부정맥 • 울혈성 심부전 • 급사	• 대증요법 • 베타 차단 • 인공심박동기 • 수술
제한성심장근육병증 좌심실 비대 우심실 크기 감소	한 쪽 또는 양쪽 심실의 충만 감소 및 대상성 감소. 수축기 기능은 정상이거나 정상에 가까움; 보통 심장근육 침윤이 원인임 (예를 들어, 아밀로이드증 또는 심근 내막 질병)	• 호흡곤란 • 피로 • 울혈성 심부전 • 삼첨판과 승모판 역류 • 심장 차단 • 색전	• 대증요법 • 고혈압 조절 • 운동 제한

표 4-2 기능적 심장근육병증의 유형

유전학상 주목할 점 4-1

가족성 제한심장근육병증

• 심장근육병증에서 조금 흔한 것으로, 심장 근육이 경직되고 매 수축 이후 완전히 이완할 수 없는 것이다.
• 심장근육의 수축과 이완을 조절하는 것을 돕는 TNNI3 유전자의 돌연변이가 원인이다.
• 가족성 제한 심장근육병증과 연관된 TNNI3 유전자의 돌연변이는 결손된 troponin I 심장 동형 단백질을 만든다. 이 변한 단백질은 트로포닌 단백질 복합체의 기능을 파괴하고 심장근육이 완전히 이완할 수 없게 한다.
• TNNI3 유전자와 연관된 가족성 제한심장근육병증을 알기 위한 유전학적 검사가 가능하다.

스를 가중시킨다. 심장은 심박수를 증가시켜 감소한 일회 박출량에 맞서 심장 박출량을 유지하려고 시도한다. 그러나, 이것은 이완하는 시간을 감소시키고 채우는 것을 잘하지 못하게 되어 결국은 심부전이 진행되는 양상으로 나타난다.

심장 박출량이 감소하는 결과로 레닌-안지오텐신-알도스테론 시스템의 활성화를 일으키고 카테콜라민 분비를 유도하게 된다. 이전에 기술된 바와 같이, 이런 신경호르몬은 출혈같은 상황에서 처럼 혈압을 일시적으로 감소하는 것에 반응하려는 것이다. 그러나 심장근육병증에서 이 문제는 만성적이다. 결과적으로 일시적으로 작용하려 했던 신경호르몬의 작용은 영원한 것이 되고 심장박출량이 감소한 것의 해결책이 아니라 문제의 한 부분이 된다.

이 신경호르몬이 계속 존재하는 것은 심장이 타원형에

서 구형이 되고 펌프작용의 효율성을 감소시키는 심실 리모델링에 의해 그 기전이 가설로 내세워졌다.

근육섬유가 재정열하는 것은 알도스테론에 장기간 노출되는 것에 영향을 받은 것이며, 게다가 카테콜라민에 장기간 노출되어 베타 아드레날린성 수용체의 하향조절과 수축력 감소를 가져온다.

1) 확장심장근육병증

확장심장근육병증(dilated cardiomyopathy)은 좌심실벽의 두께는 정상이거나 줄어들었지만 심실 강의 크기는 증가되고 수축기능에 손상이 온 것이 특징이다. 심장은 심실이 늘어남에 따라 점차 공모양으로 변한다. 수축력이 감소하는 이유는 여러 가지가 있을 수 있는데 허혈, 알코올남용, 내분비 질환, 임신, 바이러스 감염과 판막 질환이 포함된다. 수축력이 감소되어 (박출률 40% 미만) 수축기말용적이 증가되고 시간이 지나 전부하가 증가되는 것을 동반하며 심실이 확장된다. 정상 심장에서 전부하가 증가되는 것은 일회 박출량의 증가를 가져오지만, 늘어난 심장에서는 용적이 늘어난 것은 일회 박출량의 감소를 가져온다. 심실 확장이 진행되면서 판막 첨판이 늘어나고 분리됨으로써 승모판막과 삼천판막 기능부전이 발생한다. 심실성 빈맥같은 리듬 장애와 전도 장애도 흔히 발생한다.

확장심장근육병증은 심부전의 세 번째로 흔한 원인이다. 젊은 층에서는 심부전의 가장 흔한 원인이며, 심장 이식의 가장 흔한 이유이다. 중년 남성에서 가장 흔히 발생하며 20~35% 의 경우는 가족성이 있다. 거의 모든 사례에서 원인은 밝혀지지 않고 있다. 확장심장근육병증의 병인론은 다양한데, 가족 및 유전적 인자, 바이러스 감염(예, 과거 바이러스성 심근염을 앓았던 경험) 그리고 면역학적 결함, 독성에의 노출 등을 포함한다. 몇몇 학자들은 확장심장근육병증의 가장 유력한 독성 원인은 알코올이라고 생각하고 있다. 확장심장근육병증은 허혈성과 비허혈성으로 나누어질 수 있다.

(1) 허혈성 심장근육병증

허혈성 심장근육병증은 심장근육 세포 대사에서 산소 공급이 적절하지 못한 결과로서 발생한다. 급성 혹은 만성으로 발생할 수 있고, 관상동맥이 막힐 때 생긴다. 산소는

세포기능에 필수적인 요소이다. 영양 물질의 대사와 세포내 과정에서 에너지원인 ATP 형성에도 필수적이다. 산소가 부적절하면, ATP는 기능 부전이 되며, 칼슘, 소듐, 포타슘 펌프가 실패하며 이것은 세포의 기계적, 전기적인 기능을 방해한다. 그 결과로 수축력이 감소하고 리듬장애가 발행한다. 산소가 근육 세포내에 저장되면, 기능은 회복되고 리듬 장애도 사라진다.

만약 허혈이 심해지거나 지속되면, 근육 조직은 죽고 심근경색증을 유발한다. 죽은 근육은 재생될 수 없고 흉터 조직으로 대체된다. 흉터가 크면 클수록 기능 장애는 심해진다. 근육 양이 감소하면서 혈액을 펌프질 하는 에너지가 감소되고 따라서 심장 박출량도 감소한다. 불안정 협심증과 심근경색증을 치료하는 목표는 수축 기능장애를 예방하기 위해 근육량을 보존하는 것이다.

만약 심근경색증이 작다면 신체의 안정과 휴식 시 산소 요구량을 충족시킬 만큼 충분한 근육을 가지고 있기 때문에, 손상이 심부전을 일으키기에는 부족할 수 있다. 박출률이 정상범위에 있지만, 비록 심장근육 손상 때문에 다소 감소될 수 있다. 그러나 다음의 경색이나 심장 근육의 다른 부분에서 지속되는 허혈로 부터 발생한 반복되는 손상은 보존된 기능도 고갈시킬 수 있다. 동면심근('Hibernating' myocardium) 은 심장 세포가 죽은 것(MI)은 아닌 구역이지만 수축하기에 산소와 영양이 부족한 부분이다. 심근경색증 이후에 환자의 상태가 안정화되면 생존 가능한 회복 가능한 허혈 상태이기 때문에, 동면상태일지 모르는 심장근육을 규명하는 것이 중요하다. 이 생존 가능한 것은 관류가 회복될 수 있으나 심장근육의 수행능력이 저하될 수 있고, 심실 기능은 개선될 수 있다.

심근경색증이 매우 크거나 건삭과 같이 매우 중요한 부위를 침범했다면 결과적으로 생명에 위협적일지도 모른다. 건(chordae)의 손상이나 파열은 급성이며 심각한 승모판역류와 심부전을 가져올 수 있다. 거대한 심근경색증이나 작지만 반복된 심근경색증의 결과로 발생한 심실의 펌프기능 상실은 급성 펌프 기능 상실을 가져올 수 있다. 이것은 심장 박출량이 모든 신체의 보상기전의 부족을 극복할 만큼 효과적이지 않다는 것이다.

이런 상태를 심장성 쇼크라고 표현하고 심장 박출량이 심각하게 부적절하고 왼쪽심실이 거의 비워지지 않는다.

결과적으로 왼쪽 심실의 확장기말 압력이 증가, 폐동맥 압력 증가, 폐부종이 나타난다. 산소 부족으로 기관 기능에 따라 종말 기관의 손상이 발생하기 시작한다. 피부는 아마 축축하고 창백하게 될 것이다. 호흡 수는 혈액에 가능한 많은 산소를 공급하기 위해 증가할 것이다. 폐부종은 폐를 무겁게 하고 탄성을 감소시키고 효과적인 일회 호흡양을 감소시킨다. 분당 호흡량을 유지하기 위해 호흡수가 증가한다. 게다가 산소를 적절히 공급받지 못한 조직은 젖산 (lactic acid)를 생산하기 시작하고 대사성 산증을 유발한다. 대사성 산증에 대해 단기적인 보상기전으로 분당 호흡량이 증가하거나 호흡수가 많아진다. 환자는 쉬고 있을 때도 숨이 차다고 표현하며, 어떤 기대어 누운 자세에서도 숨쉴 수 없을지도 모른다.

부적절한 관류 시기 동안 대부분 심장 박출량은 머리, 심장과 신장으로 공급되어 장기를 우선적으로 보호한다. 이런 장기들에서 압력차를 보존하기 위해 자동조절기전이 있다. 피부 근육 소화기관과 같은 다른 부분에서는 혈류의 흐름과 혈압이 감소하게 된다. 뇌에 부적절한 관류를 시사하는 것으로는 혼동, 지남력 장애, 졸림, 초조가 있다. 초기에 신장 관류가 부적절한 것으로는 혈액요소질소(BUN)와 크레아티닌이 증가하는 것으로 알 수 있다. 초기 BUN 대 크레아티닌의 비율이 정상적으로 10:1~20:1 정도에서 20:1 보다 크게 증가하고 이것은 콩팥전질소혈증이 시작된 것을 시사한다. 이때 관류가 신장으로 다시 돌아오면 BUN과 크레아티닌은 정상 수치로 돌아오며 신장 기능도 회복된다. 만약 부적절한 관류가 계속된다면 신장은 손상받게 되고, BUN 대 크레아티닌의 비율이 정상으로 돌아오더라도 BUN과 크레아티닌은 계속 증가한다. 신장의 허혈성 손상은 급성요세관괴사로 알려져 있고 회복이 가능할 수도 있다.

만약 심장성 쇼크가 지속되면 손상은 돌이킬 수 없고 환자는 죽게 된다. 환자가 적절하게 치료받았더라도 뇌나 신장보다 산소의 수요가 낮았던 지역에서는 손상이 더 일어날 수 있다. 심장 박출량이 낮은 상태가 지속되면 장폐색증이나 장괴사, 간부전을 일으킬 수 있고 피부 손상과 폐렴의 위험도 증가한다. 혈관성형술이나 관상동맥우회술 같은 중재로 심장근육의 관류가 보존되고 심장근육이 소비되지 않으면, 환자들은 완전히 회복될 수 있다. 만성심부전은 많은 환자에게서 발생하고 급성심부전과 같은 증상으로 특징지어지지만 보통은 낮은 강도이며, 신체가 심장 박출량이 저하되는 것에 보상하여 적응할 시간을 가지게 된다. 보통은 만성심부전은 급성심부전에서 보여지는 과중한 제한을 가지지 않는다. 환자들은 종종 사용 가능한 정도의 심장 박출량에 자신의 활동 정도를 맞춰나간다.

(2) 비허혈성 심장근육병증

비허혈성 심장근육병증은 몇 가지 요인으로부터 발생한다. 가장 많은 수는 특정한 원인을 알 수 없는 확장심장근육병증이다. 아직 우리가 알지 못하는 몇 가지 원인은 심장이 늘어나고 리모델링되고 비효율적인 펌프가 되는 것이다. 알려지지 않은 몇 가지는 심근염, 종종 심근의 바이러스 감염, 갑상선기능저하증 혹은 항진증, 판막 질환, 사람면역결핍바이러스 혹은 혈색소침착증이 있다. 게다가 심근염을 세균성이나 특발성일 수 있다. 비허혈성심장근육병증은 또한 임신, 알코올 남용, 고혈압, 빈맥 때문에 생기기도 한다. 갑상선기능저하증 혹은 항진증, 혈색소침착증, 판막질환과 빈맥으로부터 유발된 심부전은 회복가능하고 이런 문제들이 해결되면 교정된다.

허혈성 심장근육병증처럼 비허혈성 심장근육병증은 급성이거나 만성일 수 있다. 만성질환을 가진 환자들은 매일 활동을 수행하는데 종종 제한이 있다. 확장이 촉발되고 진행되는 것의 기전은 잘 이해되지 않고 있다. 확장심장근육병증은 허혈성이든 비허혈성이든 보상기전이 모두 소진된 후 증상이 나타난다.

결과적으로 증상이 시작되지 않는다면, 환자가 활동이 제한되고 병원을 찾기 전까지 병리학적인 변화가 조용히 진행될지도 모른다는 것이다. 그러나 심근염은 자주 급성으로 나타난다. 환자는 괜찮다고 느끼고, 운동시 숨이 차거나 피곤해지기 전까지 증상이 없다. 간혹 폐부종이 갑자기 발생한다. 심장의 근육의 염증으로부터 기능장애가 발생한다. 염증이 있는 근육세포의 대사 기능은 손상받아서 세포는 적절히 수축할 수 없고 심장 박출량이 감소한다. 심장성 쇼크에서부터 활동에 약간의 제한이 있는 정도까지 중증도는 다양하다. 초기 급성기가 지나면 환자들은 낮은 박출률 때문에 만성심장기능 상실이나 활동할 때 숨이

차는 것 때문에 신체적인 활동에 제한을 받는다.

알코올중독, 고혈압 특발성 병인론적 원인은 비허혈성 조건에서 오랜 기간에 걸쳐 확장심장근육병을 유발할 수 있다. 급성에서 몇 일이나 몇 주 걸리는 것과는 반대로 몇 달 내지는 몇 년이 걸린다. 심실이 확장되기 시작하면 이전에 설명했던 카테콜라민과 다른 신경호르몬적 요인들을 포함한 보상기전이 시작된다. 이 신경호르몬이 심장근육에 지속적으로 노출되면 심실이 정상적인 모양이고 효율적인 상피 크기에서 얇은 벽이고 비효율적인 모양으로 리모델링된다. 자연 경과는 심부전에 균형을 맞추고 증상이 없이 확장된 것부터 심부전의 보상에 실패하고 돌이킬 수 없는 심부전까지이다. 대부분의 환자들은 종종 심장기능 상실인 경우 더 이상 균형 맞추기 어렵고, 증상 때문에 매일 자신의 행동을 유지할 수 없다고 표현한다. 이 시점에서 투약은 모든 혹은 증상의 대부분을 완화시킬 수 있다. 그러나 구조적인 변화가 시작되면 약을 복용하더라도 증상은 시간이 지날수록 악화된다. 투약은 증상이 악화되는 것을 다루기 위해 조절할 수 있지만, 투약으로 충분하지 않을 것이고 환자는 죽게 된다. 보통 심장 박출량이 악화되어 기관의 기능을 상실하거나 심실 리듬장애 때문에 급사하게 된다. 다루기 힘든 심장기능 상실단계 이전에 환자의 증상을 조절하기 위해 많은 것을 할 수 있다. 활동 제한을 개선하고, 질병이 악화되는 것을 조절하고 삶의 질을 개선할 수 있다.

① 사정

확장심장근육병증의 자연 경과는 잘 밝혀져 있지 않다. 어떤 환자들은 무증상으로 남아있거나 증상이 아주 미약하다. 증상은 보통 점차적으로 나타나고 전형적으로 왼쪽 심실 심장기능 상실과 관련이 있다. 오른쪽 심부전이 있다면 경과가 좋지 못하다. 검사실 검사는 잠재적으로 HIV를 포함하여 회복 가능한 요인을 찾아내는 것이다. 심장초음파는 박출률과 일차적인 문제를 구분하는데 필요하다. 심장카테터 삽입(cardiac catheterization)은 관상동맥질환을 배제하는데 필요할 수도 있다.

② 관리

치료의 목표는 확장심장근육병증의 잠재적인 위험요소를 제거하고 규명하는데 있다. 음주로 인한 심장근육의 손상은 조기에 발견되고 더 이상 술을 마시지 않으면 회복 가능성이 있기 때문에 환자와 가족은 음주 습관에 대해 조심스럽게 생각해봐야 한다. 임상적인 관리는 심부전과 리듬장애 혹은 관상 동맥내 혈전과 같은 다른 문제를 조절하는 것에 초점을 둔다. 두심실 조율(biventricualr pacing)은 심각한 심부전의 증상이 있고 심전도 검사상 QRS 지연, 왼쪽 심실 확장, 박출률이 나쁘고 다른 의학적인 치료에 반응이 없는 환자에게 도움이 될 수 있다. 삽입형 제세동기(ICD)는 치명적인 리듬장애와 관련된 급사를 예방하기 위해 선택적으로 적용될 수 있다. 단지 심장이식과 몇 의학적인 치료만 삶을 연장시키는 것으로 보여진다.

2) 비대심장근육병증

비대심장근육병증은 고혈압이나 대동맥판막협착증과 같은 어떤 명확한 원인과 관련이 없이, 왼쪽 심실이 늘어난 것이 아니라 비대해진 것이 특징이다. 가장 특징적인 비대심장근육병증의 전형적인 특징은 이완기 기능장애이다. 심장은 수축을 할 수 있지만 이완은 할 수 없고 이완기에 비정상적으로 경직된 양상을 보인다. 몇몇 환자에게서는 중격의 비대가 생기고, 수축기 동안 왼쪽 심실에서 나가는 통로가 막히는 것으로 이어진다.

비대심장근육병증은 미국에서 발생하는 심장근육병증 중에 가장 흔히 발생한다. 흔히 상염색체 우성 유전 기형이 경우에 많고, 인구 500명중 약 1명의 발생빈도를 보이는 아마 가장 흔한 유전적인 심장혈관 장애일 것이다. 급사는 보통 심실성 부정맥으로부터 발생하는데, 이것은 증상이 없거나 가벼운, 모든 연령대의 사람들에게서 일어나는 비대심장근육병증의 심각한 상태이다. 미국에서 비대심장근육병증은 운동 선수뿐 아니라 취미로 운동을 하는 사람들에게도 급사를 일으킨다. 급사의 위험성은 지속적이고, 사망률은 젊은 환자들에서 더욱 높다. 비대심장근육병증(그 결과로 급사)의 위험군을 빨리 진단하는 것이 필수적이다.. 하지만 고위험군의 사람들을 진단해내는 최선의 방법은 밝혀지지 않고 있다.

(1) 사정

많은 비대심장근육병증 환자는 무증상이거나 약한 증상을 호소한다. 가족 검진이나 심장 잡음을 조사하면서 예상치 못하게 발견된다. 가장 흔한 증상은 운동할 때 악화되는 호흡곤란이다. 기절하거나 거의 기절할 것 같은 것도 흔히 일어난다. 초음파상에서 왼쪽 심실의 비대를 보일 때 확진한다. 왼쪽심실비대의 경계선상에 있는 것은 운동선수에게서는 정상적인 결과일 수 있다.

(2) 관리

증상을 조절하고 합병증을 예방하는 것과 급사의 위험을 줄이는 것이 관리의 목표이다. 유전 검사와 상담도 받을 수 있다. 대부분 증상이 있는 환자들은 의학적으로 관리받을 수 있다. 삽입형 제세동기는 혹은 급사로부터 회복된 환자들이나 급사에 다다를 수 있는 치명적인 심실 리듬 장애를 가진 환자들이 대상자이다. 중격 비대가 있어 증상이 있는 환자들에서, 중격의 일부를 제거하기 위해 에탄올을 이용한 경피적 차단술이나 수술이 필요할 수도 있다.

잠재적으로 사망할 수도 있는 질병에 대처해야 하므로 환자와 가족들에 대한 심리사회적 관심이 중요하다. 중증의 만성질환으로 인한 불확실성과 무력감 등의 느낌, 경제적 문제 등을 다루어야 한다.

3. 말초혈관병

말초혈관병(peripheral vascular disease)은 말초순환의 동맥, 정맥, 림프관 등의 뚜렷한 장애가 있는 것이다. 심장 외의 질환으로 전체 순환에 영향을 미치는 것을 말한다. 다음 부분에서는 말초 동맥과 정맥 질환에 대해 다루게 된다.

1) 말초동맥질환

말초동맥질환은 하지와 상지에 혈액공급이 폐색되는 것을 나타낸다. 말초동맥 질환의 발생빈도는 진단 방법과 연구 대상에 따라 영향을 받는다. 일반적인 증상이 있는 말초동맥 질환은 70대 혹은 그 이상의 연령 남자에서 흔하게 발생한다. 연령에 따라 서서히 발생빈도가 증가하지만 죽상경화증, 흡연이나 당뇨와 같은 위험 요인이 있는 어느 연령 층에서도 더 잘 발생하는 경향이 있다. 말초 동맥질환의 다른 위험 요인으로는 고혈압, 지질 장애 가족력, 폐경후와 호모시스테인 수치 상승 등이 있다. 미국에서는 연령이 많아짐에 따라, 말초동맥질환의 관리에 있어서 예방

과 치료뿐 아니라 삶의 질과 자립을 유지하는 것에 가장 큰 초점을 맞추고 있다(Box 4-7).

죽상경화증은 말초동맥질환의 가장 큰 원인이다. 말초동맥 질환은 주요한 분기점(major bifurcation)과 예각 형성 부분(area of acute angulation)에서 발생된다(그림 4-4). 당뇨병이 있는 사람에서는 작은 혈관과 원위부 혈관에 많이 침범하며 하지 침범이 상지 침범보다 흔하다.

폐쇄혈전혈관염(Thromboangiitis obliterans) 혹은 버거병(Buerger's disease)은 심각한 만성 염증성 질환으로 사지의 중간 정도의 동맥 혹은 작은 동맥에 영향을 미치고 인접한 정맥과 신경도 침범한다. 원인은 아직 알려지지 않았지만, 흡연과다와 관련이 있으며, 특히 젊은 흡연자에서 관련성이 높다. 만성 염증과정이 진행하면서 혈전이 동반되고 혈관 환부, 섬유소 폐색이 있게 된다.

(1) 사정

① 병력과 신체검진

말초동맥질환의 임상 징후는 사지의 혈액순환장애를 반영한다. 증상은 질병의 범위에 따라 다르고 곁순환(collateral circulation) 생성에 따라 다르다. 말초동맥질환의 전형적 증상인 간헐적 파행(intermittent claudication)은 다리와 궁둥이의 경련통, 작열감, 쑤시는 통증(aching pain)이며 쉬면 완화된다. 증상은 질병의 범위에 비례하는 것은 아니다. 만약 말초동맥 질환이 광범위하고 다층적일 때, 환자는 안정시 통증을 호소한다. 즉 환자는 발이나 발가락의 무감각과 작열감을 동반하게 된다. 환자는 사지의 탈모증 발톱과 손톱이 두꺼워짐, 피부건조증과 같은 변화를 경험할 수 있다. 색전을 동반한 급성 동맥 폐색이 발생

BOX 4-7
노인 환자에서 고려할 점

말초동맥질환
- 노인에서의 말초동맥질환의 관리는 동반질병, 다중약물요법, 재정적 신체적 인지적 제한, 사회적 지지 부족, 고립감, 우울과 불안 등으로 인해 조금 더 복잡하다.
- 증상이 있는 말초동맥질환의 발생빈도는 나이에 따라 증가하고 삶의 질에 직접적으로 영향을 미친다.
- 보존적 관리(예, 금연, 걷기, 발 관리)를 증상을 감소시키고 어떤 연령층에서도 유의하게 삶의 질을 향상시킨다.

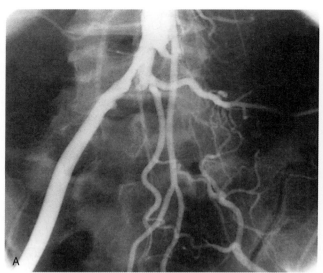 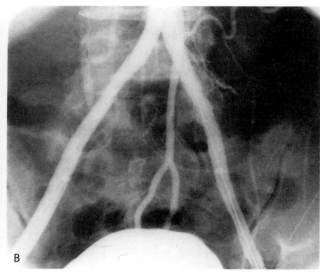

그림 4-4 A: 비교의 기준이 되는 혈관조영상은 좌장골동맥(left iliac artery)이 전체적으로 폐색되어 있음을 보여준다. 더욱이 우총장골동맥의 현저한 협착, 그리고 내장골동맥의 폐색이 있음을 보여주고 있다. **B:** 좌우총장골동맥 혈관성형술과 Palmaz stents 시술 후 마지막 촬영한 결과이다.

하면 갑작스런 사지 통증과 급성 동맥 폐쇄의 증상이 나타난다(Box 4-8).

말초동맥질환의 위험군 환자에게서 실무지침이 포함되어야 한다. 실무지침은 사지검진 및 말초맥박을 포함한 주의 깊은 혈관검진, 다리에서의 분절 압력(segmental pressure)을 측정하는 것, 발목/상완 인덱스(ankle/brachial index, ABI)를 포함한다. ABI는 발목과 상완의 수축기 혈압의 비율이다. 정상 ABI는 1.0이거나 그 이상이어야 한다. 심한 허혈성 사지 환자는 ABI가 0.518 보다 작다(그림 4-5).

트레드밀 검사(treadmill exercise testing)로 부터 관상동맥질환의 가능성을 평가하는 것과 같이 환자의 걷는 능력을 측정한 객관적인 측정 결과를 얻을 수 있다. 자기공명(magnetic resonance)이나 컴퓨터단층촬영(computed tomography)과 같은 비침습적인 영상은 질병이 얼마나 확장되었는지 평가하는데 필요하다. 혈관조영술은 보통 혈관재형성 과정에 제한적으로 사용되거나 수술 전 평가로써 사용된다(그림 4-4).

(2) 관리

말초동맥질환은 죽상경화증의 부작용의 위험이 증가하는 것과 관련이 있다. 사망률은 증상이 있는 환자에게서 높다. 따라서, 치료의 목표는 위험요소를 줄이거나 수정하는 것(특히 금연), 다리의 증상을 개선하고 사지의 생존을 유지하는 것이다. 위험 요소를 수정하는 것은 미국 국가의 지침에 포함되어져 있다. 이것은 즉각적으로 금연하는 것과 고혈압, 당뇨, 지질장애에 대해 적극적으로 치료하는 것

근거기반 실무 핵심 4-1
말초동맥질환을 가진 성인에서의 심장기능 상실

▲ 성인에서의 심장기능 상실의 위험요인
- 죽상경화성 관상동맥질환과 심근경색증 혹은 허혈
- 폐쇄성 판막질환이나 고혈압을 포함한 과도한 압력 부하
- 유전이나 가족성 장애, 침윤성 장애
- 노인
- 독소 (예, 알코올)

▲ 환자 평가의 시작
걷기를 포함한 운동 능력에 대한 평가
폐, 심장, 혈관계를 포함한 복합적인 신체의 평가
심장기능 상실이나 급사와 같은 가족력을 포함한 가족과 개인의 과거력, 약이나 알코올 남용 과거력

BOX 4-8
혈관폐색증상

급성 동맥 폐색

- 통증
- 맥박 없음
- 창백
- 감각이상
- 마비

심부정맥혈전증

- 발의 배굴 시 장딴지 통증
- 섰을 때의 통증
- 염증
- 부기
- 압통
- 발적, 쓰림

을 포함하고 필요하다면 약을 복용하게 된다. 다른 약물적인 요법으로 항혈소판제 아스피린 혹은 clopidogrel(plavix)가 심근경색증과 뇌졸중의 위험을 낮추기 위해 사용되고, cilostazol(Pletal)은 걷는 거리를 증가시키는데 사용된다. 혈관 확장제와 같은 약물 투여는 논란이 되고 있으며 임상적 개선효과를 보여주지 못하고 있다. 절뚝거림이 있는 환자에게 운동은 평균 걷는 능력을 향상시킨다.

혈관 성형술과 같은 말초 중재적 치료를 통해 많은 사례에서 순환 회복을 보인다 우회로 수술은 동맥 폐색이 있을 때 시행하게 된다.

2) 정맥질환

정맥염은 정맥의 직접적인 손상이나 정맥류의 합병증으로 발생한 혈관벽의 염증이다. 정맥 내부를 막는 고체인

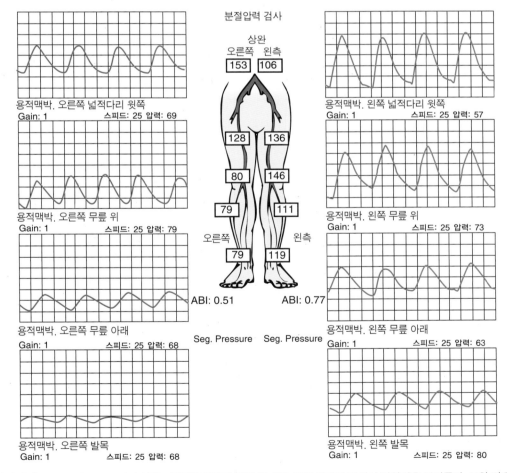

그림 4-5 분절압력(segmental pressure)과 ABI는 오른쪽 하지가 조금 더 심한 양쪽 하지의 폐쇄성 질환임을 보여준다. 또한 좌우의 상황 압력의 차이를 볼 때, 왼쪽 쇄골하동맥의 중요한 협착이 있을 것이다.

혈전을 형성할 수 있다. 이것이 떨어져 나갈 수 있고 정맥 혈전색전증을 만들 수 있다. 혈전 생성에 취약한 환자의 요인은 혈관벽의 손상, 혈액의 정체, 혈액 응고성이 증가한 경우이다(Virchow's triad). 이 세 조건은 1846년부터 혈전성 정맥염을 일으키는 원인요인으로 잘 알려져 있다.

미국에서 매년 발생하는 정맥혈전색전증은 100,000~300,000건으로 추정된다. 이 발생빈도는 나이가 증가할 수도록 증가한다. 정맥혈전색전증의 반 이상의 경우에서는 심부정맥혈전증을 동반하고, 나머지는 폐색전증을 포함한다. 심부정맥혈전증이 중요한 이환율과 사망률과 관련이 있기 때문에 간호사는 심부정맥혈전증의 위험요인에 익숙해져야 하고 또한 최근 권고되는 치료법도 잘 알아야 한다.

(1) 사정

심부정맥혈전증(DVT)은 통증, 부기, 압통, 침범 부위의 체온 상승이 특징적이다(Box 4-8). 환자는 Homans' sign 양성반응(발을 발등 쪽으로 굽히면 장딴지에 통증을 느끼는 것)을 나타낸다. 그러나 이런 임상적인 양상은 심부정맥혈전증에만 특이적인 것은 아니다. 정확한 진단을 내리기 위해서는 압축 초음파(compression ultrasonography)와 같은 진단적 검사가 필요하다.

(2) 관리

정맥혈전색전증(VTE)이 있는 환자를 치료하는 초첨은 증상을 완화시키고 혈류 흐름을 증가시키고 합병증을 예방하는 것이다. 심부정맥혈전증 환자는 폐색전의 위험이 높다. 치료 전략으로는 색전 형성을 예방하기 위한 항응고요법을 포함하며 장기적으로는 와파린(Coumadin)을 사용하여 재발을 예방한다. 환자의 과거력이나 임상 세팅에 따라 치료에 차이가 있을 수 있다. 출혈은 치료의 가장 흔한 부작용이다. 환자 교육에 있어서는 집에서 항응고제를 안전하게 복용하도록 하는 내용이 포함되어야 하며 또한 심부정맥혈전증의 재발을 감소시킬 수 있는 행동에 대한 교육도 필요하다. 정맥혈전색전증을 예방에 대해서는 근거중심실무 핵심 4-2에 논의되었다.

4. 대동맥질환

대동맥은 신체에서 가장 길고 강한 동맥이다. 그러나 시간이 지날수록, 선천적으로 퇴행성으로 혈류역학적으로 기계적인 요인의 스트레스가 이 탄력적인 혈관에 스트레스를 준다. 결과로 대동맥벽이 늘어나고 대동맥 박리나 파열과 같은 위험에 처하게 된다.

1) 대동맥류

대동맥류(aortic aneurysm)는 정상 직경의 1.5배 큰 크기로 대동맥이 국소적 확장(localized dilation)이 나타나는 것이다. 동맥류는 모양이나 형태, 위치에 따라 분류된다(그림 4-6). 방추형 동맥류(fusiform aneurysm)는 가장 흔한 유형으로, 동맥 전체둘레가 광범위한 확장을 보인다. 소낭성 동맥류(saccular aneurysm)는 풍선모양의 주머니가 국소적으로 돌출되어 있다. 동맥류는 흉부 또는 복부 동맥류이다. 둘이 동시에 있는 경우는 드물다.

진성 동맥류(true aneurysm)는 전체 혈관벽을 침범하고 방추형 혹은 소낭성으로 분류된다. 가성 동맥류(false aneurysm)는 혈액이 동맥 밖으로 새어 나왔을 때 형성되지만 주위 조직이 담고 있다.

(1) 복부대동맥류

복부대동맥류는 가슴대동맥류보다 흔하고, 남자에게서 더 잘 발생한다. 흡연이 복부대동맥류의 가장 선두적인 위험요인이고 다음으로는 연령, 고혈압, 지질 질환, 죽상동맥경화증이 있다. 죽상동맥경화증은 아마 복부대동맥류의 가장 주요한 요인이지만 유전적이나 환경적인 영향과 같은 다른 요인들도 거의 확실히 발생에 기여한다. 복부대동맥류에서 가장 위험한 것은 파열이고 높은 사망률을 보인다.

① 사정

대부분의 복부대동맥류 환자는 무증상이고 다른 문제를 위한 건강 검진할 때 발견된다. 복부 혹은 등 통증을 가장 흔히 호소하며 증상이 악화되는 것은 보통은 동맥류가 파열되거나 확장되는 것과 연관이 있다.

대동맥 동맥류를 신체검진으로 발견하기란 어려우며,

근거기반 실무 핵심 4-2
정맥혈전색전증 예방

▲ 기대되는 실무

- 정맥혈전색전증의 위험요소를 중환자실에 입실하는 모든 환자를 대상으로 사정하고, 그것을 바탕으로 심부정맥혈전증 예방을 위해 처방한다. [level D]
- 심부정맥혈전증을 예방하기위한 요법와 임상에 적합한 상황은 다음과 같다.
  - 중등도 위험군 (내과적 질환과 수술 후 환자) :저용량의 미분화(unfrac-tionated) 헤파린, 저분자중량 헤파린(LMWH, Low molecular weight heparin) 혹은 fondaparinux [level B]
  - 고위험군 (주요 외상, 척수손상 혹은 정형외과 수술) : LMWH,fonda-parinux 혹은 경구 비타민 K 길항제 [level B]
  - 출혈이 있는 고위험군 : 기계적인 예방법 점차적으로 압력을 가하는 스타킹(graduated compression stocking) 과/혹은 간헐공기다리압박 (intermittent pneumatic leg compression) 장치
  - 기계적인 예방법은 또한 항응고요법의 예방법과 병행할 수 있다.
- 다학제적 회진을 통해 환자마다 최근에 정맥혈전색전증의 위험요인에 대해 의사와 함께 매일 검토한다. 임상적인 상태, 중심정맥관의 필요성, 최근 적용한 정맥혈전색전증 예방 요법, 출혈의 위험과 치료에 대한 반응을 포함한다 [level E].
- 통증, 진정제, 신경근육 차단제, 인공호흡기 사용과 같은 이유로 환자가 움직일 수 없는 시간을 감소하기 위한 조치를 취하고 가능할 때마다 환자의 움직임을 극대화한다 [level E].
- 기계적인 예방요법 장치는 적절히 고정되었는지 확인해야한다. 피부를 관찰하거나 씻을 때 벗기는 것을 제외하고 항상 착용하도록 한다 [level E].

▲ 근거

- 정맥혈전색전증을 형성하는 다양한 내외과적 위험요인은 밝혀졌다. 치료 과정 중 발생하는 위험요소로는 부동, 진정제, 신경근육차단제, 중심정맥관, 수술, 패혈증, 인공호흡기치료, 혈관수축제의 투여, 심부전, 뇌졸중, 임신, 이전에 정맥혈전색전증의 경험과 신장 투석과 같은 것이 있다. 중환자는 많고 주요한 위험요인은 하나 혹은 그 이상 가지고 있다. 5개의 전향적인 연구에서, 중환자실 환자 중 예방 요법을 적용받지 않은 환자에서 정맥혈전색전증의 비율은 13~31%로 보고되었다. 정맥혈전색전증의 징후나 증상이 나타나지 않고 치명적인 폐색전증으로 나타나기도 하기 때문에, 다양한 전문가 조직체에서는 정맥혈전색전증을 예방 요법을 위험군에게 추천한다.
- 무작위시험에서는 중등도 위험의 중환자실 환자에게 저용량의 미분화헤파린과 LMWH를 둘 다 사용하는 것이 정맥혈전색전증을 예방하는데 효과적이라고 보고한다. 주요 외상이나 정형외과 수술을 받은 것과 같은 고위험군 환자에게는 LMWH가 저용량 미분화 헤파린보다 우수한 예방 효과가 있다고 보여진다. 헤파린유인성 혈소판감소증(heparin induced thrombocytopenia) 환자에게는 직접 LMWH 혹은 미분화헤파린 대신 트롬빈 억제제를 사용할 수 있다. 많은 연구에서 아스피린을 단독으로 사용하는 것은 어느 환자그룹에서도 정맥혈전색전증을 예방하기에 효과적이지 않다고 제안한다.
- 항응고제 기반의 방법보다 덜 면밀하게 시험되었을지라도, 점차적으로 압력을 가하는 스타킹(graduated compression stocking) 과/혹은 간헐공기다리압박 (intermittent pneumatic leg compression) 장치와 같은 기계적인 방법의 예방요법은 정맥혈전색전증의 위험을 감소한다고 보여진다. 하지 손상을 받지 않은 환자를 포함한 한 연구에서는 간헐적공기다리압박장치와 발정맥펌프(venous foot pump)를 비교하였다. 발정맥펌프 그룹에서 정맥혈전색전증 비율은 간헐적공기다리압박장치 그룹과 비교해서 3배 더 높았다. 연구자들은 간헐적공기다리압박장치가 이 환자군에서는 예방 요법 중에서 더 우위였다고 결론지었다.
- 일반적으로 기계적인 예방요법은 항응고제기반 요법과 비교하면 덜 효과적이다. 기계적인 예방요법은 사망이나 폐색전의 위험감소에는 기여하지 못해왔다. 무릎 아래 스타킹을 포함한 한 연구에서는 시중에서 구매할 수 있는 스타킹은 이상적인 압력의 차이를 만들어내지 못하며, 압력차의 위험한 역전이를 발생시키는 것을 보고했다. 기계적인 예방법은 출혈에 대한 위험을 고려하지 않아도 되기 때문에 바람직한 방법이다. 기계적인 예방요법과 약물적인 예방요법의 병합요법은 평균 효과 이상을 낼 수 있을거라 생각되지만 중증 치료 세팅에서 시험된 적이 없다.
- 정맥혈전색전증 예방을 위한 규정은 중환자실 입실처방에 포함되어야 하며, 예방 요법 수행률을 증가시키는 것으로 보고되었다. 한 연구에서는 중환자실에서 정맥혈전색전증의 예방요법을 환자의 매일 목표 서식 (daily goal form)에 적용했을 때, 의사나 간호사가 환자의 매일 치료 목적을 이해하는데 유의한 개선이 있었다고 보고되었으며, 중환자실 재실기간을 1.1일 감소시켰다.
- 중심정맥관을 가지고 있는 것은 일반적으로 상지의 정맥혈전색전증의 독립적인 위험 요소이다.
- 여러 연구에서 정맥혈전색전증으로 확진받은 다양한 환자군에서 부동은 동반질환이거나 다른 독립적인 위험 요소임을 규명했다.
- 점차적으로 압력을 가하는 스타킹(graduated compression stocking)을 부적절하게 착용했을 때, 압력차의 역전이 현상을 발생되고, 이것은 통계학적으로 적절한 압력차를 만들어낸 스타킹을 착용한 군과 비교했을 때 정맥혈전색전증의 발생 비율이 통계학적으로 유의하게 높았다. 간헐공기다리압박 장치의 수행률을 평가한 연구들은 장치의 위험군에서 미수행률이 22~81% 정도라고 보고하였다.

박리되는 대동맥류

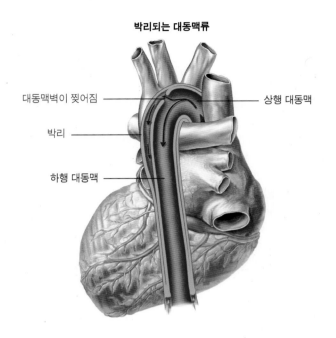

대동맥벽이 찢어짐

상행 대동맥

박리

하행 대동맥

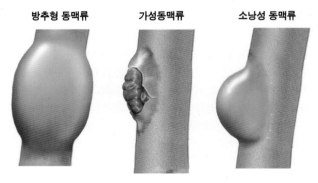

방추형 동맥류   **가성동맥류**   **소낭성 동맥류**

그림 4-6 대동맥 동맥류의 형태

(endovascular graft) 이라는 최소한의 침습적 방법을 통해 복구할 수 있다. 이 방법은 대퇴 동맥을 통하여 이식한다. 이러한 이식술은 자가 확장 스텐트 또는 풍선 확장 스텐트를 사용하여 대동맥 벽에 고정시키는 것이다. 혈관내 복구술(Endovascular repair)는 복부대동맥류의 고위험군을 위한 치료법이 되었다.

(2) 가슴대동맥류

가슴대동맥류는 상태적으로 덜 자주 발생하며, 동맥의 어느 부분(뿌리, 상행 혹은 하행대동맥, 대동맥 궁)을 포함하는가에 따라 분류된다. 병인이나 자연경과, 발생 부위에 따라 다르기 때문에 어느 부분에서 발생했는가는 매우 중요하다. 대부분의 상행 가슴대동맥류는 의학적으로 낭성으로 의학적으로 퇴화된다. 상행 가슴 대동맥류는 또한 결합조직 장애, 유전적 장애, 이판성 대동맥판, 감염, 감염성 질환, 만성 대동맥 박리와 외상과 관련이 있다.

① 사정

복부대동맥류 환자의 대부분처럼, 가슴대동맥류를 가진 환자는 진단을 받을 때 대부분 무증상이다. 증상은 대동맥판막기능부전을 포함하여 동맥류의 위치와 크기와 관련이 있다. 이것은 대동맥류가 대동맥의 뿌리를 침범했다면 심막압전(pericardial tamponade)의 증상을 보인다. 가슴대동맥류의 파열이나 급성 박리는 치명적일 수 있다.

특히 비만한 경우에는 어렵다. 복부에서는 복부잡음 (bruits) 또는 덩어리의 존재여부를 확인하기 위한 검진을 해야 하며, 말초 맥박에 대해서도 주의깊게 평가해야 한다. 복부초음파 검사가 확진하기 위한 가장 타당한 방법이다.

② 관리

대동맥 동맥류의 관리로는 고혈압의 조절과 흡연과 같은 위험요인을 제거하는 것이다. 환자는 초음파촬영과 같은 비침습적 검사를 지속적으로 받아야 한다. 동맥류 치료는 수술적으로 복구를 하는 것이며 5.5 cm 이상일 때 보통 외과적으로 치료한다(Box 4-9).

외과적 치료에 더해서, 복부 동맥류는 혈관내 이식

BOX 4-9
대동맥류 수술치료일 일반적인 적응증

복부
- 직경 5.5 cm 혹은 그 이상(남자)
- 여자의 경우, 4.5~5.0 cm(파열의 발생빈도가 더 크기 때문에)
- 4.5~5.5 cm: 임상현장이나 환자의 선호도에 따라

상행 가슴
- 직경 5.5 cm 혹은 그 이상(Marfan' s syndrome 환자의 경우 5cm)
- 동맥류가 커진다고 추측되는 증상이나 주변구조물을 압박하는 증상이 나타날 때

기타
- 동맥류의 갑작스런 확장(6개월 동안 성장률이 0.5 cm 이상)
- 사이즈에 관계없이 증상이 있는 동맥류

파열된 환자의 반수 이하의 환자만이 입원할 때 살아있으며 24시간까지 사망률은 거의 80% 이다.

② 관리

대부분의 상행 가슴대동맥류는 5.5 cm 혹은 그 이상 되었을 때 외과적인 복원의 적응증이 된다. 이런 적응증은 임상 상황과 동반된 질병에 따라 다양하다. 하행 가슴대동맥류의 복원은 직경이 6 cm 혹은 그 이상 되었을 때 추천된다.

2) 대동맥박리

급성 대동맥박리(aortic dissection)가 가장 흔하며, 대동맥을 침범하는 가장 치명적 과정이다. 사망률은 매우 높으며, 이 비극적인 재앙의 사건에서 사망률은 시간당 1%에 달한다. 보통은 대동맥의 파열로 사망에 이르게 된다. 60세 이상의 고혈압 병력이 있는 남자에서 발생빈도가 가장 높다. 다른 위험 요인으로는 낭성 의학적 퇴행(cystic medical degeneration), 임신, 외상이 있다.

(1) 병태생리

박리는 그림 4-7에서와 같이 대동맥 중간막(media)층과 혈액기둥이 세로로 분리된다. 박리는 대동맥 근위부 끝의 대동맥 벽이 찢어지면서 시작된다. 찢어진 부위를 통해 혈액을 뿜어나오고 가성 통로 혹은 대동맥의 진성 내강(lumen)보다 급격하게 커진 내강을 형성하게 된다. 대부분 환자에서 박리 면은 상행대동맥까지 침범한다. 박리는 그림 4-7에서처럼 위치에 따라 분류된다.

(2) 사정

환자 중 90%이상이 갑작스럽고, 강렬한 흉통을 호소한다. 자주 있는 그러한 흉통은 잡아째거나 혹은 찢어지는 것 같은 통증으로 묘사되며, 실신을 동반할 수 있다(표 4-1). 대부분의 환자에서는 신중하게 병력 청취와 신체검진을 함으로써 진단내릴 수 있다. 전문간호사를 대동맥판 역류의 심장잡음이 있는지 심음을 청진하고, 고혈압 등의 위험 요인이 있는 환자에서 말초맥박의 변화가 있는지를 확인해야 한다. 단순 흉부방사선 검사로 종격(mediastinum)이 넓어져 있음을 관찰할 수 있다. 만약, 관상동맥 박리가

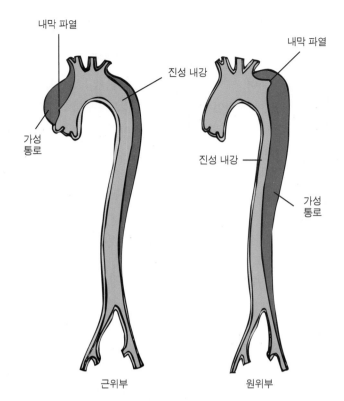

그림 4-7 **대동맥 박리의 두 가지 양상.** 벽이 찢어지면서 혈액이 뿜어 나오고 가성 통로나 관내강(lumen)을 형성한다. 가성 통로는 진성 관내강보다 급속으로 커진다.

있을 때는 심장허혈이 나타날 수 있다. 심장눌림증(cardiac tamponade)은 대동맥뿌리를 침범하는 박리가 있을 때 나타나는 또 다른 합병증이다. 대동맥활 혈관이 침범되면 신경학적 결손이 나타난다. 신동맥 박리가 있을 때는 혈청 크레아티닌 수치가 올라가고 소변 배설량이 감소하며 조절이 어려운 심각한 고혈압을 초래하게 된다. 급성 대동맥 박리를 확진하기 위해 경식도 심장초음파 혹은 조영-증강 CT를 촬영할 수 있다.

(3) 관리

급성 단계의 생존율은 박리 부위, 합병증의 심각성, 초기의 빠른 확진 등에 좌우된다. 임상적으로 혈압조절과 통증관리에 초점을 두게 된다. 상행 대동맥 박리가 있게 되면 수술치료를 하도록 한다.

5. 고혈압 위기

고혈압은 미국에서 거의 5천 만명에 달하는 사람들에게 영향을 미치며, 심장혈관질환의 조절 가능한 가장 중요한 인자이다. 이 위험범위를 인식하는 것으로부터 고혈압과 고혈압전기(수축기압이 120-139 mmHg 또는 이완기압 80-89 mmHg)를 포함하는 고혈압의 새로운 분류의 카테고리가 정해졌다(표 4-3). 고혈압전기 환자는 심혈관질환 발생 위험요인을 줄이기 위한 건강생활양식을 수정하고 적응해야 하므로 상담이 필요하다.

고혈압 환자는 고혈압 위기 위험요인이 있는 것으로 알려져 있다. 고혈압 위기 혹은 응급상황은 급성의 혈압상승으로(보통 수축기압 180 mmHg 이상, 이완기압 140 mmHg 이상) 급성의 혹은 절박한 목표 장기의 손상이 동반되는 것으로 정의한다. 이것은 드물지만, 잠재적으로 치명적인 상황이며 고혈압 환자의 1~2%에서 경험한다. 아프리카계 미국인과 노인에게는 더 자주 일어난다.

1) 병태생리

혈압이 급작스럽게 현저하게 상승하고 신체는 혈압상승으로부터 보호하기 위해 초기에 강력하게 혈관수축작용이 일어난다. 만약, 혈압이 매우 높은 위기상태의 고혈압이 유지되고 보상작용인 혈관수축이 실패하면, 압력과 전체 혈관계의 혈압과 혈류 흐름을 상승시키게 된다. 뇌혈류에서는 이런 상황이 고혈압 뇌병증(hypertensive encephalopathy)을 빠르게 유발시킬 수 있다. 고혈압 위기는 다양한 임상적 상황을 동반하게 된다(Box 4-10).

2) 사정

대부분의 고혈압 위기 환자들은 위중하며 즉각적인 치료를 필요로 한다. 임상소견은 혈관손상의 정도에 따라 다르다. 고혈압성 뇌병증 증상은 두통, 시력장애, 혼동, 오심, 구토 등이다. 안구검사에서 면봉에 삼출물과 출혈이 있는 경우, 이는 망막혈관 파열과 망막신경의 손상을 나타내는 것이다. 시신경유두부종(papilledema)이 있게 되면 두개강내압 상승으로 진단 내린다. 흉통은 급성 관상동맥 증후군이나 대동맥 박리를 나타낼 수 있다. 신장손상에 따라 환자는 소변감소증(oliguria) 또는 질소혈증(azotemia)이 나타난다.

3) 관리

목표는 치료 시작 후 1시간 이내에 평균 혈압을 낮추고 목표장기의 손상을 예방하거나 회복시키는 것이다. 고혈압 위기 치료에서는 구할 수 있는 약인지, 혹은 임상상황이 어떠한가에 따라서 여러 가지 약물을 정맥 내로 투약한다(표 4-4). 혈압을 너무 급작스럽게 낮추는 것을 피하기 위해 혈압 모니터링을 지속적으로 하는 것이 필요하다. 동

BOX 4-10
고혈압위기 요약

원인
- 급성 또는 만성 신장 질환
- 만성 고혈압의 악화
- 항고혈압제 투약을 갑작스러운 중단

관련된 임상 상황
- 급성 뇌혈관 증후군
  - 급성 뇌졸중
  - 고혈압뇌병증
  - 급성심장혈관증후군
  - 심근 경색
  - 불안정 협심증
  - 폐부종
- 대동맥 박리
- 광범위한 화상
- 수술 후 기간
- 크롬친화세포종(pheochromocytoma)
- 자간(eclampsia)

관리
- 동맥압 모니터링 및 정맥 내 약물 투여
- 목표는 관류저하(hypoperfusion)에 유의하며 1시간 이내에 평균혈압을 25% 미만까지 낮추는 것임.

표 4-3 성인에서의 혈압 분류		
혈압 분류	수축기압(mmHg)	이완기압(mmHg)
정상	⟨120	그리고 ⟨80
고혈압전기	120-139	혹은 80-89
고혈압 1기	140-159	혹은 90-99
고혈압 2기	≥160	혹은 ≥100

표 4-4	고혈압위기 응급상황에서 정맥 내 투약 약물			
약물	**분류**	**작용 발현**	**부작용**
소디움 니트로프루시드 (Sodium Nitroprusside)	혈관확장제	즉각적으로	저혈압, 오심, 구토, 근육단일수축, 티오시안산염 및 시안화물 독성, methemoglobinemia
니트로글리세린(Nitroglycerin)	혈관확장제	1~2분	저혈압, 반사빠른맥(reflex tachycardia), 두통, 장기 사용으로 인한 내성
라베타롤(Labetalol)	아드레날린 차단제	〈5분	오심, 구토, 기관지연축, 심장차단
페놀도팜(Fenoldopam)	혈관확장제	〈5분	반사빠른맥, 두통, 오심
에스모롤(Esmolol)	아드레날린 차단제	즉각적으로	저혈압, 심장차단
니카르디핀(Nicardipine)	칼슘통로 차단제	5~6분	반사빠른맥, 두통, 오심, 구토, 홍조
에날라프릴(Enalaprilat)	안지오텐신 전환효소 억제제	10~15분	저혈압, 신부전
하이드랄라진(Hydralazine)	혈관확장제	15~30분	반사빠른맥, 두통, 협심증 악화

맥 내 카테터를 통해 혈압을 모니터링 하는 것이 가장 적절하다. 일단 혈압이 안정되면, 치료의 목표는 위기의 원인에 따라 다르다. 모든 환자는 혈압의 조절과 고혈압 위기가 장래 나타나는 것을 예방하기 조심스러운 장기간의 관리가 필요하다.

6. 임상 적용

사례 연구

21세 백인 남자인 S씨는 2일 이내 흉통을 호소한 적이 있었고 응급실에서 검사를 받고 있다. 환자는 흉통이 날카롭고 가슴 가운데가 타는 듯 하다고 말하였다. 흉통은 깊게 숨을 들이쉴 때 더 악화되고 자세를 바꾸면 나아진다고 하였다. 그는 최근 상부 호흡기계 바이러스성 감염을 앓은 적이 있고 급성이며 담배는 피우지 않고 선천성 심장 질환의 가족력도 없다. 응급실에서 시행된 심전도 검사에서는 확산된 ST 분절 상승과 PR 분절 하강 소견이 보였다. 신체검진상 정상 S1, S2 심음이 들렸고 심장 잡음이나 말달림심장음(gallop)은 들리지 않았다. 심장의 끝에서 대부분 유난히 마찰음이 들렸고 심장주기에 따라 다양했다. 선행된 검사결과로 칼륨 4.2mEq/L , 혈액요소질소 20mg/dL, 크레아티닌 1.0mg/dL, 뇌나트륨이뇨펩티드(BNP) 50pg/mL, 트로포닌 I 0.10 ng/mL X 1cycle, 백혈구 9.0 X 103mL, 헤모글로빈 13.0g/dL, 헤마토크리트 43.3% 였다. C-반응 단백 수치는 10mg/L 였다. 후전방, 측면 가슴 사진은 특별한 것이 없었다.

S 씨는 급성 심장막염을 진단받고 심장 효소 수치를 관찰하기 위해 원격 모니터가 되는 병동으로 입원했다. 당신의 근무 전에 심장초음파에서 박출률(ejection fraction)은 65%(정상 50~70%)였고, 판막 구조와 기능, 심장근육 벽의 움직임이 정상임을 알 수 있었다. 그는 입원 전 복용중이던 약이 없었다. 응급실에 있는 동안 ketorolac 30mg을 정맥주사로 맞았고, 8시간마다 이부프로펜 800mg을 경구투여 하기 시작했다.

아침 보고하는 동안 당신은 S씨가 심장막염으로 진단받은 것에 대해 매우 걱정하고 있음을 알게 되었다. 그는 장기적인 질병 진행과정에 대해 질문했고, 얼마나 오랫동안 약을 먹어야 하는지, 운동하는 능력에 영향을 미치는지에 대해 궁금해했다. 그는 병원에서 제공하는 음식에 대해 관심가지지 않고 그가 언제 집에 갈 수 있는지 알기 원한다.

1. S씨의 의학적으로 가장 우선순위인 문제는?
2. S씨에게 가장 우선적인 간호 행위는?
3. S씨가 직면한 잠재적으로 장기적인 문제들은 무엇인가?

Chapter 5

심부전

- 심부전을 정의할 수 있다
- 심부전의 분류체계에 대해 기술할 수 있다.
- 심부전의 임상발현에 대한 생리적 근거를 기술할 수 있다.
- 심부전 환자에게서 기대되는 임상 사정결과를 기술할 수 있다.
- 심부전 환자의 치료관리에 대한 기대결과를 설명할 수 있다.
- 만성 심부전과 급성 악화에 대한 표준화된 약물요법과 그 합리적 근거를 설명할 수 있다.
- 심부전 관리의 비약물적 요법을 기술할 수 있다.
- 심부전에 관해 환자와 가족을 위한 교육계획을 수립할 수 있다.

심부전은 미국인의 약 580만명이 앓고 있는 질환으로 매년 550,000명이 새로이 심부전 진단을 받고 있다. 심부전 발생률은 65세 이후에 1,000명당 10명에 이르며, 이들 중 75%가 이미 고혈압을 가지고 있다. 발생률과 유병률을 보면 심부전은 특정 환자집단, 특히 노인과 고혈압이나 심근경색 병력을 가진 환자에서 흔히 발생한다. 다른 심혈관 질환의 사망률이나 질병률은 감소하였으나, 새로 발병된 심부전의 발생률은 계속 증가하고 있다. 2006년에 약 1,106,00명의 환자가 심부전 진단을 받고 퇴원하였다.

심부전은 갑작스럽게 발병하기 때문에 중환자실에서 흔한 진단명이다. 급성 심근경색증이나 만성 심부전의 급성 악화는 종종 생명을 위협한다. 갑작스런 심정지는 정상인과 비교하여 심부전 환자에서 6-9배까지 더 자주 발생한다. 전반적으로 심부전의 5년내 사망률은 남자에게서 59%, 여자에게서는 45%이다. 입원치료는 높은 경제적 비용과 관련이 있다. 2010년 직·간접으로 소요된 비용은 약 39조2천억원이다. 게다가 환자와 그 가족에게 입원 치료에 대한 신체적, 정서적 부담은 매우 크다.

심부전 환자 관리는 다른 건강 전문가뿐 아니라 의사, 간호사, 약사, 영양사간의 협력을 필요로 한다. 심부전 환자 간호는 의료체계의 모든 부분과 관련이 있다. 심부전 환자는 가정간호, 통원치료, 급성기 치료, 중환자 치료와 재활 시설 등에 있을 수 있다. 환자가 자신의 질병관리에 대한 책임을 지기 때문에 가정은 중요한 장소로서 역할을 하게 된다. 자가간호 증진을 강조하면서 입원을 줄이기 위해 더 많은 질환관리 프로그램이 가정에서 환자와 함께 파트너링하고 있다.

1. 정의

심부전은 숨가쁨, 운동 시 호흡곤란, 발작성 야간 호흡곤란, 기좌호흡, 말초 또는 폐부종의 특징을 보이는 임상 증후군으로서 모든 환자들이 이런 모든 임상적 지표를 가지고 있는 것은 아니다. 심부전은 종류 또는 증상을 초래하는 원인과 관계없이 일반적인 임상 증후군으로 기술되는 일반적 용어이다. 울혈성 심부전은 기능부전으로 야기된 순환장애가 폐혈관과 말초 조직의 울혈을 초래하여 호흡증상과 말초 부종을 초래하기 때문에 명명된 용어이다. 미국심장학회(American College of Cardiology, ACC) 와 미국 심장협회(American Heart Association, AHA) 특별 전문위원회에서 최근 출간된 수정된 지침에서는 울혈성 심부전 보다 심부전이라는 용어의 사용을 선호하고 있다. 그 이유는 만성 심부전 환자들에게서는 울혈과 관련된 악설음과 폐포 부종이 거의 나타나지 않기 때문이다. 적절한 치료관리를 위해 병태생리와 원인은 핵심이 되기 때문에 심부전을 분류하는 방식에 대한 고찰은 중요하다.

2. 분류

심부전은 증상, 징후들이 한 가지 유형 이상인 경우가 흔하고, 심부전의 유형이 서로 호환적으로 사용될 수 있어 이해하기가 더욱 어렵다. 심부전을 기술하고 분류하기 위해 몇 가지 범주가 사용된다. 심부전에 관한 정보를 조직하고 개별 환자 사례에 대한 논의를 위해 이와 같은 범주를 사용하는 것은 진단, 관리, 결과 및 평가를 더욱 분명하게 해 준다.

1) 급성부전과 만성부전

급성과 만성이라는 용어는 심부전의 증상 발현기간과 증상의 강도를 표현하는 것으로 급성 심부전의 경우, 보통 몇 시간이나 며칠에 걸쳐 급작스럽게 증상이 발현된다. 급성기 증상은 환자의 생명을 구하기 위해 즉각적인 또는 응급적인 중재가 필요로 되는 시점까지 진행된다. 만성 심부전은 몇 달이나 몇 년에 걸쳐 증상이 진행되는 것을 말하며, 만성기 증상들은 일상생활에 근거하여 환자가 생활하는 데 제한을 받는 상태를 의미한다. 만약 급성기 원인과 증상들이 개선되지 않는다면 심부전은 만성으로 진행된다. 예를 들어 심한 좌심실 손상을 받은 급성 심근경색증 환자는 좌심실 손상이 지속되면서 폐부종을 동반한 급성 심부전을 초래하게 한다. 결과적으로 환자는 심근경색증 후에 수축력이 저하된다(이로 인한 운동시 호흡곤란). 심부전의 급성 발현은 만성 증상으로 남게 된다. 증상들이 조절되거나 없어졌을 때에도 만성 심부전은 사라지지 않는다. 심부전을 앓고 있는 사람들은 다양한 보상상태를 나타내게 되는데, 그들은 기능 소실을 보상할 만큼의 충분한 예비력을 가지고 있고 보통 휴식 시 무증상인것처럼 보이기도 한다. 증상의 부재와 보상을 질환의 완치로 판단해서는 안 된다. 대부분의 만성 상태와 같이 심부전은 급성 보

상기전상실(decompensation)시기의 사건들에 의해 중단된 상대적으로 안정적인 시기가 있는 특징이 있다. 급성 보상기전상실은 종종 삶을 위협하고 집중치료를 요구한다. 급성 보상기전상실의 흔한 원인은 만성 심부전의 부적절한 치료이다. 이후 논의는 만성 심부전에 대한 근거기반 간호에 대해 중점을 두며 심부전의 급성 보상기전상실 심부전(acute decompensated heart failure, ADHF)의 진단과 치료에 대해 다루고자 한다.

2) 좌심부전과 우심부전

(1) 좌심부전

좌심부전은 좌심실이 적절하게 채워지고 비우지 못하는 상태를 말하며, 이는 심실내 압력을 증가시키고 폐혈관계의 울혈을 초래한다. 좌심부전은 다시 수축기와 확장기 기능장애로 분류된다.

① 수축기 기능장애(좌심실 기능이 감소된 심부전)

수축기 기능장애는 박출률이 40% 이하로 정의되며 수축력 감소에 의해 발생된다. 수축기 기능장애는 박출률(ejection fraction, EF) 또는 한 주기에 심실로부터 박출되는 좌심실 화장기말 용적(left ventricular end-diastolic volume, LVEDV)에 의해 추정된다. 만약 좌심실 확장기말 용적이 100 mL이고 1회 박출량이 60 mL라면 박출률은 60%이다. 정상 박출률은 50-70%이다. 수축력 약화로 인해 심실이 충분히 비워지지 못하여 결국 심박출량이 감소된다.

② 확장기 기능장애

확장기 기능장애는 잘 정의되어 있지 않고 측정하기가 훨씬 어렵다. 확장기 기능장애는 이완이 손상을 받았거나 혈액이 충분히 채워지지 않아서 발생된다. 확장기 동안 일어나는 복합적인 과정인 좌심실 충만은 수동적인 충만과 심방 수축에 의해 일어난다. 수축력은 정상적이거나 증가되어 있어 때때로 박출률이 80%정도로 나타나기도 한다. 만약 심실이 경직되어 있고 탄성이 약해지면(노화, 조절되지 않은 고혈압, 과용적) 이완은 느려지거나 불완전하게 된다. 만약 심박동수가 빨라지면 확장기는 짧아지거나 환자가 심방세동이 있는 경우 심방수축은 이루어지지 않는다. 이런 기전들은 심실 충만을 감소시키고 확장기 기능장

BOX 5-1
뉴욕 심장 협회(NYHA) 심부전의 기능적 분류

Class I: 신체 활동에 제한이 없다. 일상 신체 활동으로 심한 피로나 호흡곤란을 초래하지 않는다.

Class II: 신체 활동에 경미한 제한이 있다. 휴식 시 안정을 되찾으나 일상 신체 활동으로 인해 피로나 호흡곤란을 초래할 수도 있다.

Class III: 신체 활동에 현저한 제한이 있다. 휴식 시에도 증상이 나타나고 어떠한 신체 활동이라도 할 경우, 증상이 증가된다.

Class IV: 어떠한 신체 활동도 할 수 없다. 휴식 시에도 증상이 나타나고 어떠한 신체 활동이라도 하는 경우, 증상이 증가한다.

BOX 5-2
미국심장학회/미국심장협회의 심부전 단계 지침

A. 심부전 발생과 밀접한 관련이 있는 상태를 가지고 있는 심부전의 고위험 환자들로 심외막, 심근, 혹은 심장 판막의 구조적, 기능적인 비정상 상태를 확인할 수 없으며 심부전의 증상이나 징후가 나타나지 않은 환자.

B. 심부전 발생과 밀접한 관련이 있는 구조적 심질환을 가진 환자들이나 어떠한 심부전 증상이나 징후가 나타나지 않은 환자.

C. 기질적인 구조적 심질환과 관련된 심부전 증상이 있거나 있었던 환자.

D. 진행된 구조적 심질환과 함께 최대한의 치료에도 불구하고 안정 시에도 현저한 심부전 증상을 보이는 환자로서 특별한 치료가 요구되는 경우.

애를 초래하여 결국 심박출량을 감소시킨다.

(2) 우심부전

우심부전은 우심실이 적절하게 펌프하지 못하는 상태를 말한다. 우심부전의 가장 흔한 원인은 좌심부전이지만, 우심부전은 좌심실이 매우 정상적인 상태에서도 초래될 수 있다. 또한 우심부전은 폐질환과 원발성 폐동맥 고혈압(폐성심)으로부터 발생할 수 있다. 급성 우심부전은 폐색전에 의해 흔히 발생된다.

(3) 분류체계

① 뉴욕심장협회 기능분류체계

뉴욕심장협회(NYHA) 기능분류체계는 심부전 증상이 환자의 일상 활동을 얼마나 제한하는지를 측정하는 것이다(Box 5-1). 비록 박출률이 좌심실 기능을 규정하기 위해 사용되더라도 박출률은 환자의 기능 능력이나 예후와의 상관관계가 적은 편이다.

② 미국심장학회/미국심장협회 지침

미국심장학회/미국심장협회 지침에서는 심부전 환자의 예방, 진단, 관리, 예후를 체계화하는데 유용한 심부전의 4단계를 기술하고 있다(Box 5-2). 이 단계가 NYHA 기능분류체계를 대체함을 의미하는 것은 아니며 그 분류체계를 확대한 것이다. 단 C, D단계는 NYHA 기능적 분류체계에만 적용된다(근거기반 실무 핵심 5-1).

3) 심박출량 결정요인

모든 유형의 심부전의 근본적인 결과는 불충분한 심박출량이다. 즉, 1분에 심장에 의해서 박출되는 혈액의 양이 충분하지 못하다. 어떤 환자들은 안정 시에는 정상적인 심박출량을 보일 수 있지만 운동, 저산소혈증 또는 빈혈 시에는 증가된 요구를 충족시키기 위해 심박출량을 증가시킬 수 있는 예비능력이 발휘되지 못한다. 그러므로 심박출량의 생리기전을 이해하고 심박출량 감소의 보상기전을 고찰하는 것은 중요하다.

(1) 산소요구도

필요로 되는 심박출량은 산소에 대한 신체 대사 요구량에 의해 결정된다. 이는 기초대사율에 의해 측정되는 것으로, 신체는 안정 시 세포 기능을 유지하기 위한 열량을 소비하는데 충분한 산소를 필요로 한다. 조직에 전달되는 산소는 동맥 내 산소농도(CaO_2)와 심박출량에 의해 좌우된다. 동맥 내 산소포화도(SaO_2)와 헤모글로빈의 결합인 CaO_2는 건강한 사람에게서는 일정하다. 운동, 발열, 갑상선 기능항진증 또는 외상과 같이 산소에 대한 대사 요구를 증가시키는 요인들은 심박출량을 증가시킨다. 만약 저산소혈증이나 빈혈과 같은 경우에서처럼 CaO_2가 감소된다면, 대사 요구를 충족시키기에 충분한 산소를 공급하기 위해 심박출량이 증가된다. 빈혈 환자에게서 운동과 발열은

근거기반 실무 핵심 5-1
심부전 질환관리

심부전 질환관리 프로그램들은 환자의 특성과 요구를 기반으로 한 다음의 구성요소들을 포함할 것을 제안한다(근거강도=B).
- 환자의 요구에 맞게 개별화된 이해하기 쉬운 교육과 상담.
- 적절한 환자들(또는 가족 구성원이나 간병인)에게서 이뇨제 치료의 자가적응을 포함한 자가간호 증진.
- 이행을 높이기 위한 행동 전략 강조
- 퇴원 후나 불안정한 기간 후 세심한 관찰.
- 약물 치료 최적화
- 치료제공자들의 접근 증가
- 체액 증가에 대한 증상과 징후의 조기 파악
- 사회적 경제적 문제점에 대한 도움

심부전 질환관리 프로그램에 가정간호 및 심장재활과 같은 다른 인력과 함께 의사와 심부전 치료 전문가간의 치료 통합 및 조정을 포함

할 것을 권장한다(근거강도=C).

심부전 질환관리 프로그램을 진행중인 환자들은 본인 또는 가족구성원이나 간병인들이 독립적으로 처방된 치료 계획과 치료지침에 따른 적절하고 향상된 이행능력과 향상된 기능 능력과 증상 안정화를 보일 때까지 프로그램을 따르도록 권고한다. 더욱 진행된 심부전 고위험 환자들은 영구적으로 프로그램을 따를 것을 요구한다. 병세가 악화된 경험이 있거나 퇴원 후 불안정한 환자들은 그 프로그램에 다시 의뢰해야 한다(근거강도=B).

주석: 근거 강도의 등급제도 : A, 무작위통제 임상시험(단일 시험결과를 근거로 할당되어질 것) ; B, 코호트와 환자대조군 연구(사후검증, 하위그룹분석, 메타분석 ; 전향적 관찰연구 또는 레지스트리) ; C, 전문가 견해(관찰연구-역학 결과 ; 실제 대규모 사용으로부터 보고된 안정성)

대사 요구를 충족시키기에 충분한 산소 공급 위해 심장에게 엄청난 부담을 주게 된다.

건강한 심장을 지닌 사람은 이런 증가된 대사 요구를 충족시키고 심박출량을 증가시키기에 충분한 예비력을 가지고 있다. 심근경색증, 심근병증, 판막성 질환, 부정맥 또는 폐질환을 가진 환자는 운동과 관련된 산소에 대한 대사요구를 충족시키지 못할 수 있다. 이런 문제를 하나 또는 그 이상 가진 환자는 기본적인 산소 대사요구량을 충족시키지 못하여 안정 시에도 증상이 나타나게 된다.

(2) 기계적 요인과 심박동수

심박출량은 1회 박출량에 심박동수를 곱한 것과 같다. 1회 박출량과 심박동수, 심박출량과의 관계는 왜 심부전이 환자가 도움을 요청하는 증상들이 나타나기 전에 장기간에 걸쳐 발현되는지에 대해 이해하는데 결정적으로 중요하다. 좌심실의 전부하, 후부하, 수축력이 1회 박출량을 결정한다. 이 세 가지 요인은 상시 역동적 관계에 있다. 하나 또는 그 이상의 요인이 감소하면 휴식시 상시 1회 박출량을 유지하기 위해 또 다른 요인이 증가하여 보상한다. 카테콜라민과 다른 신경호르몬들은 각 조직에서 산소의 수요와 공급을 위한 1회 박출량을 유지하는 복잡한 균형에 기여한다. 간과 정맥계에 저장된 예비 혈액량에 대한

신경호르몬의 조절로 인해 상대적으로 1회 박출량의 부수적 증가가 가능하다.

심박출량의 가장 큰 증가는 1회 박출량 증가가 아닌 심박동수 증가로부터 오게 된다. 심장의 예비력은 증가된 요구에 반응함에 따라 산소공급을 증가시키는 능력이다. 예비력은 휴식시 초과하게 되는 요구를 만족시켜주는 것에 의미가 있다. 심부전 환자들은 휴식시 기능을 유지하기 위한 예비력이 필요하다. 예비력이 소진되었을 때 그들은 휴식시에도 증상을 호소하게 된다. 카테콜라민의 증가는 심실빈맥과 부정맥과 심정지의 위험을 높인다.

① 심박동수

앞서 언급하였듯이, 심박출량은 1회 박출량과 심박동수를 곱한 것이다. 따라서 심박동수가 2배로 증가하면 1회 박출량의 변화 없이 심박출량도 2배 증가한다. 1회 박출량의 감소, 동맥 산소농도의 감소 또는 대사요구의 증가에 대한 즉각적인 반응으로 심박동수가 증가한다. 그러나 어떤 시점에는 심박동수의 증가가 실제적으로 1회 박출량을 감소시켜 결국 심박출량을 감소시킨다. 그 이유는 확장기 동안 심실이 혈액을 채우게 되는데, 심박동수가 증가하면서 심실이 확장기동안 충분한 혈액을 채우는 시간이 감소하여 결국 전부하가 감소한다. 전부하의 감소는 수축력을

감소시킨다.

심박출량 조절에 있어 심박동수의 생리적 역할이 절대적인 심박동수 자체보다 더 관련이 있으므로 심장리듬은 중요하다. 이전에 언급하였듯이 빠른 빈맥은 1회 박출량을 감소시킬 수 있다. 심방세동, 심방조동, 방실접합부 리듬, 심실성 리듬, 심실 조율과 같은 규칙적이지 않은 심방 수축 리듬은 혈액 충만에 영향을 주어 결국 1회 박출량을 감소시키고 심박출량을 감소시킨다. 3도 방실차단이나 동기능부전 증후군(sick sinus syndrome)에서와 같이 심박동수가 너무 느려지게 되면 1회 박출량이 감소하는 것이 아니라 오히려 전반적인 심박출량이 감소함에 따라 결국 심박출량이 저하된다.

(3) 신경호르몬성 기전

산소에 대한 대사요구는 심박출량 조절에 있어 주요 요인이며 부하와 수축력간의 기계적인 관계는 대사요구를 조절하는 데에 중요한 수단이 된다. 따라서 신경호르몬은 심박출량에 대한 역동적인 요구를 충족시켜 주는 복합적

인 과정을 시작하게 하고 조정하고 매개하는 데에 있어 중요한 역할을 한다(그림 5-1).

① 카테콜라민

카테콜라민은 스트레스원에 대한 초기 "도전 또는 도피(fight-flight)" 반응의 일부인 부신 수질에서 분비된다. 스트레스원으로는 생리적이거나 심리적인 것이 있다. 코티졸이나 알도스테론과 같은 부신피질호르몬 뿐 아니라 에피네프린과 노르에피네프린이 분비된다. 에피네프린과 노르에피네프린은 심혈관계 조절에 관여된 중요한 카테콜라민이다. 심장과 혈관은 심박출량과 혈압을 유지하기 위해 이런 호르몬들과 결합하는 알파아드레날린과 베타아드레날린 수용체가 있는데, 노르에피네프린은 혈관저항을 증가시켜 혈압을 증가시키는 알파아드레날린 속성을 주로 가지고 있다. 에피네프린은 알파아르레날린과 베타아드레날린의 속성을 모두 가지고 있다. 베타작용제의 효과에는 심박동수 증가, 수축력 증가와 혈관 확장이 포함된다. 에피네프린의 최종 효과는 심박출량의 증가이며, 심근

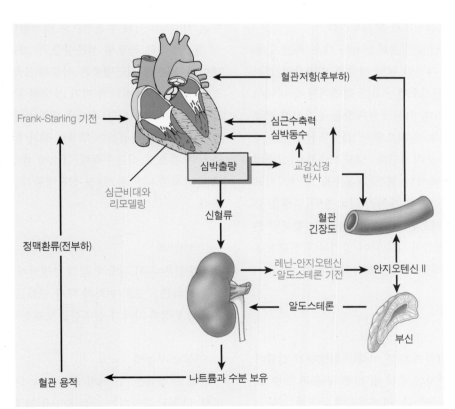

그림 5-1 **심부전의 보상기전.** Frank-Starling 기전, 교감신경 반사, 레닌-안지오텐신-알도스테론 기전과 심근 비대가 심부전 상태에서 심박출량을 유지하도록 작용함.

수축력의 증가와 후부하의 감소에 의해 1회 박출량을 증가시킨다. 심박동수와 1회 박출량이 함께 증가하는 것이 단일 요인에 의한 것보다 심박출량을 더 증가시킨다.

② 레닌-안지오텐신-알도스테론계

심부전과 관련되어 혈압을 조절하는 가장 중요한 기전 중 하나가 레닌-안지오텐신-알도스테론계이다. 혈류와 같은 체액은 압력이 높은 곳에서부터 낮은 곳으로 이동한다. 결과적으로 대동맥의 압력은 세동맥과 모세혈관을 포함한 대동맥 원위부 쪽의 압력보다는 더 높다. 동맥압은 세포기능을 유지하기 위해 세포로 산화된 혈액을 공급하는 데에 있어 중요하다. 체액량 변화, 자세 변화(앉거나 선 자세 서기 혹은 앙와위)와 심박출량 요구에 걸쳐서 정상 혈압을 유지하는 데에 있어 몇 가지 기전이 관여하게 된다. 레닌은 혈압의 근소한 저하에도 반응하여 신장에서 생성되는 효소로서 염분과 수분의 재흡수를 증가시키면서 신장에 대해 직접적인 효과를 나타낸다. 다량의 레닌은 폐로 이동하여 안지오텐신 I을 생성하기 위해 안지오텐시노겐은 활성화시키며, 폐에 있는 안지오텐신 전환효소(ACE)가 안지오텐신 I을 안지오텐신 II로 전환시킨다.

강력한 혈관수축제인 안지오텐신 II는 매우 빠르게 동맥저항을 증가시켜 즉각적인 혈압 상승과 단기간의 조직 관류를 유지시킨다. 안지오텐신 II는 정맥저항에 대해서는 미비한 효과를 나타내지만, 정맥저항을 증가시켜 결국 정맥환류도 증가시킨다. 안지오텐신 II는 부신피질을 자극하여 알도스테론을 분비시킨다. 알도스테론은 신장에 작용하여 원위세뇨관에서의 염분 재흡수를 증가시키고 신장에서의 수분 재흡수를 증가시켜 결국 순환 혈량을 증가시킨다. 즉, 레닌-안지오텐신-알도스테론계는 혈액량 손실(예, 출혈)로 인한 혈압이 감소되어 장기적인 전략으로 혈액손실을 보충하게 하는 과정을 시작하게 한다.

4. 병태생리

앞서 살펴본 생리 원칙에 대한 이해는 질병관리 전략에 대한 근거뿐 아니라 환자의 증상 및 징후, 반응과 질병 보상기전에 대한 이해를 돕는다. 병태생리에 근거한 심부전의 원인은 다양하다(표 5-1).

표 5-1	심부전의 원인	
손상된 심장 기능	**과도한 일 요구량**
심근 질환	**압력 증가**
심근병증	수축기성 고혈압
심근염	폐 고혈압
관상순환 부전	대동맥 협착
심근경색증	
판막 심질환	**용적 증가**
판막 협착증	동정맥 션트
판막 역류증	과도한 정맥수액투여
선천성 심질환	**관류량 증가**
	갑상선항진증
	빈혈
협착성 심낭염	

(1) 심근병증

심부전의 가장 특징적인 병태생리 요인은 심근병증이지만, 심근병증이 심부전과 같은 의미는 아니다. 어원적으로 심근병증은 심근의 진행성 병리적 과정이다. 심근병증은 선천적이거나 후천적으로 발생한다. 비후성, 비폐쇄성 심근병증과 확장성 심근병증 두 가지가 가장 흔한 형태이다. 비후성 심근병증은 심실의 근육의 양이 증가되어 결과적으로 심실벽의 두께가 상당히 두꺼워진다. 비후된 심근은 장기간의 저항 증가에 대한 반응이다(후부하). 확장성 심근병증은 심실벽 두께의 증가 없이 심실의 크기가 증가한 것으로 심근수축력 감소에 대한 반응인 것이다. 보다 자세한 내용은 제4장 심근병증과 그림 5-2를 보도록 한다.

(2) 부정맥

심부전은 흔히 심방과 심실 부정맥과 관련된다. 심부전을 초래하는 구조적 변화와 대사 변화는 부정맥을 종종 초래하고 부정맥 자체가 심부전을 초래한다.

① 심방 부정맥

심방 부정맥은 두 가지 기전으로 심부전을 유발한다. 첫째, 단축된 확장기는 심실 충만을 감소시키고 확장기 기능장애를 초래하거나 악화시켜 결과적으로 심박출량 감

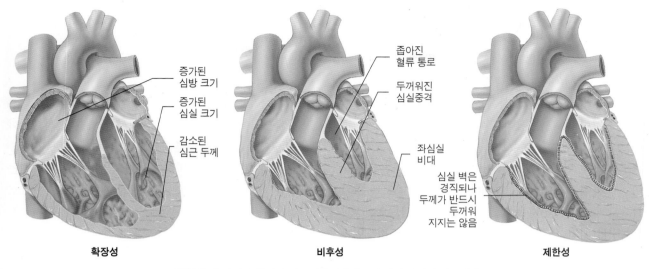

증가된
심방 크기

증가된
심실 크기

감소된
심근 두께

좁아진
혈류 통로

두꺼워진
심실중격

좌심실
비대

심실 벽은
경직되나
두께가 반드시
두꺼워
지지는 않음

확장성   비후성   제한성

그림 5-2 다양한 형태의 심근병증에서의 심실 비대 패턴과 리모델링

소와 심부전 증상을 초래한다. 빈맥이 심방세동에 의해 발생될 때 심방성 수축(atrial kick)의 소실은 좌심실 기능장애에 대한 심방 부정맥의 영향을 증가시킨다. 한 연구에서 심방세동 환자의 11%에서 수축기 기능장애가 진행되었고 그 중 6%가 사망하였다.

심방세동은 심부전 환자에서 중요한 문제이며 220만명의 미국인들에게 영향을 주고 있다. 심방세동을 가진 환자의 평균 연령은 75세 이다. 또한 80세 이상 미국 노인의 8.8%에게 영향을 주고 있으며, 부정맥 환자 중에서 심방세동이 있는 환자는 그렇지 않은 환자에 비해 뇌졸중의 위험이 5배 증가한다. 심방세동과 심부전 모두의 발병률은 심부전 환자가 어느 시기에서든 심방세동이 생길 가능성이 증가하면서 연령에 따라 증가한다.

② 심실 부정맥

심실 부정맥, 특히 조기심실박동과 지속되지 않은 심실빈맥(nonsustained ventricular tarchycardia, NSVT)은 허혈성이든 비허혈성이든 확장성 심근병증 환자에서 흔하다. 삽입형 제세동기의 상용이전에 심실부정맥이나 서맥으로 인한 갑작스런 사망은 심부전과 관련된 사망 중 30~40%를 차지한다. 삽입형 제세동기 사용의 보급화로 인해 갑작스런 사망에 의한 사망률은 12.7%로 감소하였다. 조기심실박동과 NSVT도 특정 환자의 급작스런 사망에 대한 위험을 확실하게 예측할 것으로 보여지지는 않아 왔다. 그러나 이런 부정맥이 존재한다는 것은 전반적으로 심근이 손상되었음을 반영한다.

심실 부정맥의 진행에는 몇 가지 기전이 관여된다. 낮은 박출률은 심근섬유의 신전을 초래함으로써 자극에 대한 흥분성을 증가시킨다. 자극에 대한 흥분성은 카테콜라민 증가에 의해서도 영향을 받고, 교감신경 긴장도 증가와 때론 항부정맥 약물에 의해서도 영향을 받는다. 레닌-안지오텐신-알도스테론계의 활성화는 부정맥을 발생시키는 전반적인 환경에 관여한다. 즉 허혈은 Na^+-K^+ 펌프 장애를 초래하고, 세포로부터의 칼륨 손실은 조기심실박동의 위험을 증가시킨다. 이전의 심근경색증이나 수술로 인한 반흔조직은 부정맥의 발생을 자극할 수 있다. 칼륨, 칼슘, 마그네슘을 포함한 전해질의 이동은 장기간 혹은 다량의 이뇨제 사용과 관련된다. 폐기종 또는 만성 기관지염과 같은 폐질환이 심부전과 동반되기도 하고, 폐질환은 저산소혈증을 초래하며 이는 심실 부정맥의 발생과 관련된다. 심부전이 없는 환자에게 발생하는 심실 부정맥의 전통적인 원인으로는 회귀, 자동성의 증가와 후전위 지연과 같은 것이 관련된다.

(3) 급성 보상기전상실 심부전

만성 심부전은 악화되거나 보상기전상실시기에 의해

단절된 상대적으로 안정적이거나 보상이 이루어지는 다양한 시기로 특정 지울 수 있다. 심부전 환자는 심부전 증상을 매일 경험하지 않거나 증상을 잘 조절하면서 살게 되나, 어느 순간 급격히 악화되어 결국 좌심실 기능과 관련된 증상의 증가와 일상 생활에서의 제한을 증가시킨다. 몇 가지 요인이 만성 심부전의 악화 또는 ADHF를 초래한다. ADHF에 대한 현행의 치료는 지침을 따르지 않고 적절한 과정에 대한 합의도 부족한 상태이다. 심근 수축 촉진제, 이뇨제와 같은 ADHF 치료의 대부분은 심근세포를 파괴함으로써 심부전 진행을 빠르게 하고, 레닌-안지오텐신계를 활성화시킨다는 점에는 합의를 하고 있다. 유감스럽게도 그것들이 종종 유일한 수단으로만 사용될 뿐이다. 결과적으로 임상연구 중에서 가장 빠르게 성장하고 있는 것 중 하나는 ADHF의 이해와 축적된 근거를 기반으로 한 치료를 위한 더 나은 치료법을 개발하는 것이다.

알코올, 빈혈, 저산소혈증, 고혈압, 허혈과 좌심실 기능의 악화가 급성 보상기전상실을 발생시킨다. 산소 요구를 증가시키고 심실기능의 부전으로 심박출량을 증가시키는 요인(예, 고혈압, 빈맥, 빈혈, 운동)은 심부전 악화를 초래한다. 유사하게, 이미 손상된 심실의 기능을 저하시키는 요인(예, 알코올, 칼슘통로차단제와 베타차단제와 같은 근수축을 약화시키는 약물)이 급성 악화를 초래한다. 심실이 더 많은 자극을 받게 되면서 심실은 비효율적으로 기능하게 되고 좌심실 확장기말 압력이 증가하여 폐동맥압이 증가한다. 폐동맥압의 증가는 기좌호흡, 폐부종, 정맥압 상승, 간 울혈, 하지 부종과 발작성 야간 호흡곤란을 초래한다. 환자는 혈압이 저하되고 심박동이 빨라지며 신전성 질소혈증(prerenal azotemia)을 보이기도 한다. 만약 빠르고 적극적으로 치료를 하게 된다면 급성 보상기전상실은 개선된다.

5. 사정

심부전은 양측 폐기저부의 수포음(crackle)이 특징인 폐부종이 있는지에 의해 정의 내려져 왔다. 일단 수포음이 없을 때에는 심부전을 배제하였다. 그러나 만성 심부전은 일회적이지 않은 지속적인 상태로 폐부종이나 수포음은 거의 드물다. 심부전을 진단하고 그 원인을 파악하며 치료 성과를 평가하기 위해 건강력, 신체검진, 진단적 절차와 혈액역동학적 평가를 실시한다.

1) 병력

심부전의 증상은 비특이적이다(예, 많은 증상들이 다른 질병과정에서도 흔하다. 건강력에서는 폐질환, 상태악화 또는 숨가쁨, 운동 시 호흡곤란, 피로와 하지 부종 등의 증상을 초래하는 다른 상태들이 아닌 심부전으로 해석되는 맥락을 파악하고자 증상을 확인하게 된다. 건강력만으로 확진하지는 못하나 건강력은 어떤 추후 검사와 진단적 검사가 적합할 지를 결정하는 데에 도움이 된다.

(1) 발병

"언제부터 증상이 시작되었습니까?"가 기본적인 질문이다. 이 질문에 대한 답을 통해 급성 또는 만성 상태인지를 구분 짓는다. 증상을 목적으로 첫 방문을 한 것이라면 대부분의 환자들은 2주 이내의 급성 발병을 보인다. 추가로 환자들에게 지난 해 동안 활동 지속성에 대한 질문을 하면, 만성 심부전 환자들은 이용 가능한 에너지 범위 내에서 증상을 조절하기 위해서 활동이 점점 느려졌다고 말한다. 최근 증상을 확인하는 것은 환자가 현재 자신의 증상을 인식하고 있는지 또는 증상을 견딜 수 없는지를 알게 해 준다. 증상에 대한 정확한 사정이 중요한데 그 이유는 가역적인 허혈은 급성적으로 생명을 위협하는 원인이기 때문이다. 증상을 확인하고 치료하면 만성 심부전을 피할 수 있고 환자의 생명을 구할 수 있다.

(2) 기간

지속적인 증상인지와 증상이 활동, 자세변화, 음식 섭취 또는 다른 사건들과 무관한지를 확인하는 것은 중요하다. 이는 심부전과 유사한 증상을 보일 수 있는 다른 상태를 감별하는 데에 있어 도움이 된다. 심부전 증상은 전형적으로 활동 시에 악화되고 안정시에 호전된다. 기침과 숨가쁨은 누워있으면 심해지고 앉아 있으면 완화된다. 식도열공탈장과 위역류에서 숨가쁨, 흉통과 기침을 할 수 있지만 전형적으로 식사 후에 발병하거나 저녁에 더 자주 발병한다. 폐질환이나 수면 무호흡에서도 심부전의 특징인 숨가쁨이 안정시나 밤에 자다 깰 정도로 나타날 수 있다.

증상	측정방법	질문내용
기좌호흡	평상 시 환자가 잘 때 사용하는 베개의 개수	밤에 잘 때 몇 개의 베개를 받치고 잡니까? 만일 하나 이상이라면, 편하기 위해서인지 또는 하나 혹은 두 개로는 숨을 쉴 수 없기 때문입니까?
운동 시 호흡곤란	쉬거나 숨을 고르기 위해 멈추지 않고 걸어갈 수 있는 거리 쉬거나 숨을 고르기 위해 멈추지 않고 올라갈 수 있는 계단의 수 화장실 가기나 사소한 집안 일 등의 일상생활 수행을 할 때 환자가 쉬어야 하는 횟수	쉬거나 숨을 고르기 위해 멈추지 않고 어느 정도의 거리와 몇 개의 계단을 오르내릴 수 있습니까? 더 이상 앞으로 갈 수 없거나 숨이 차는 것 때문에 멈춥니까? 말초혈관성 질환이나 정형외과문제를 가진 환자들을 위한 질문: 숨을 쉴 수 없기 때문에 멈춥니까, 통증 때문에 멈춥니까? 어느 것이 먼저입니까?
발작성 야간 호흡곤란	밤마다 혹은 주 당 평균 횟수	잠든 후에, 숨쉬는 것 때문에 갑자기 일어나야 했던 적이 있습니까? 정상적으로 숨을 쉬기 위해서 얼마나 시간이 지나야 합니까? 숨가쁨을 완화시키기 위해 일어나 앉는 것 말고 취하는 행동이 있습니까?
현기증 혹은 몽롱한 상태	증상유무(환자가 일어설 때와 활동을 할 때 발생하는지, 지속되는지 주의)	머리가 어지럽거나 정신이 몽롱해진 적이 있습니까? 이러한 증상들이 나타날 때 어떻게 합니까?
흉통 혹은 압박감	증상유무	흉통이나 압박감이 있습니까? 흉통이나 압박감을 느낄 때 숨을 제대로 쉴 수 없습니까? 통증과 호흡곤란 중 어느 것이 먼저 옵니까?

* 진행성 허혈인지를 정하기 위해 흉통은 자세하게 조사해야 하는데, 심부전 증상의 평가 동안 흉통이 처음으로 나타난 환자에서는 허혈성이 분명하다. 일단 허혈이 배제되었어도 여전히 흉통이 있을 수 있으므로 이런 질문들을 이용해서 평가해야 한다.
* 숨가쁨 후에 동반되는 흉통은 심부전에 의해 종종 초래된다.

(3) 중증도

증상의 중증도는 기능적 분류를 정하는 데에 있어 근거가 되기 때문에 중요하다(Box 5-1). 또한 증상의 심각성은 치료 성과를 평가하는 데에 있어 중요한 표준이 된다. 치료의 주 목표는 증상개선 또는 가능하다면 증상 제거이다. 심각성의 평가를 위해 환자에게 증상에 대한 구체적인 질문을 해야 한다(표 5-2).

(4) 동반 질환

많은 심부전 환자는 심부전을 악화시키는 동반 질환을 가지고 있다. 이런 질환들 중 가장 흔한 질환이 관상동맥질환, 고혈압, 당뇨, 만성 폐색성 폐질환과 만성 신부전이다. 하나 또는 그 이상의 동반 질환의 악화는 안정상태의 만성 심부전을 악화시킨다. 관상동맥질환, 고혈압과 당뇨에 있어서 심부전은 이들 질병과정 중 합병증의 장기결과일 것이다. 동반질환을 확인하고 철저하게 조절함으로써 심부전의 증상을 조절하고 치료할 수 있다.

(5) 약물

환자가 복용하고 있는 약물 목록과 그 용량을 확인하는 것은 매우 중요하다. 목록에는 처방 약물과 비처방 약물을 모두 포함시켜야 한다. 새로이 발병된 심부전의 경우에는 과거 복용한 약물조차도 증상의 심각성에 영향을 줄지 모른다. 예를 들어 고혈압 때문에 칼슘통로차단제를 복용해왔고 현재는 박출률의 감소와 심부전을 보이는 환자는 그 약물을 바꾸고 심근 기능을 억압하지 않게 되면 증상이 호전될 것이다. 다른 약물들도 심부전 발생과 관련된다. 비스테로이드성 항염증제(NSAIDs)와 같은 비처방 약물을 복용한 환자는 신혈류에 대한 NSAIDs의 영향 때문에 심부전과 신기능의 악화를 보일 것이다. NSAIDs는 심박출량이 감소된 상태에서 신혈류를 유지하고자 분비되는 프로스타글란딘의 효과를 차단한다. 전신에 작용하는 충혈제거제와 함께 감기약을 복용하게 되면 혈압을 상승시켜 심부전 증상을 악화시킨다.

(6) 정신사회적 요인

비심인성 요인도 심부전에 영향을 준다. 많은 심부전 환자들이 노인이기 때문에, 환자들은 처방에 따라 약을 구매하거나 약을 먹는 것을 기억하는 데에 문제가 있다. 재정적 곤란으로 인해 환자들은 약물 구입이 어려울 수도 있다. 이동 수단은 친구나 가족에게 의존하게 되고, 가사일은 피로와 숨가쁨 때문에 하기 어렵거나 할 수 없게 될 것이다. 엘리베이터 없이 2층이나 3층에 사는 환자들은 격리되고 고립된다. 정확한 발생률은 알려지지 않으나 우울은 흔하다. 가족기능장애가 나타나고 돌봄과 재정적 지원을 위해 환자에게 의존한 가족구성원(예, 손자, 배우자)은 환자관리에 부담을 가중시킨다. 문맹은 여전히 있으며, 글을 읽을 수 있는 환자조차도 약물 지침서를 정확하게 읽지 못한다. 어떤 환자들은 화장실 사용이 불확실한 장소를 방문했을 때에 이뇨제 복용을 건너뛰기도 하며 환자들은 집에 돌아와서도 이뇨제를 복용하지 않는다. 이런 요인들이 의미가 있지만, 환자들이 동일한 건강관리시설을 여러 차례 방문할 때까지는 이런 요인들은 분명하게 드러나지 않을 것이다. 반복된 입원과 사망률 증가를 초래하기 전에 조기 사례관리와 퇴원계획이 필요하다.

(7) 물질남용

알코올과 마약(예, 코카인) 사용은 심부전의 발현과 진행에 관여되기 때문에 중요하다. 만약 심근병증의 원인이 알코올 남용이라면, 금주를 함으로써 질병은 개선된다. 물질 남용 문제를 가진 환자는 종종 약물을 구입하거나 복용하는 것을 잊어버리게 된다. 그들은 집이 없을 수도 있어 정규적인 추후관리를 위해 건강관리시설을 다시 방문하지 않을 가능성이 높다.

2) 신체검진

심부전에 있어 신체검진은 환자가 ① 급성 또는 만성 심부전인지, ② 수축기 또는 확장기 기능장애인지에 따라 다르다. 좌심실 기능장애의 생리적 변화가 오랜 시간에 걸쳐 발생하면 신체는 적응하고 보상을 한다. 결과적으로 중등도 또는 심한 질병임에도 불구하고 신체검진상 다수의 결과는 정상 소견을 보일 것이다. 그러나 문제가 급성적으로 발병할 때는 보상이나 적응할 시간이 없어 증상과 그 결과는 심각하다. 비정상적인 결과를 보인 수축기 기능장애로 인한 만성 심부전 환자는 지속적으로 비정상적인 결과를 보이는 반면에, 확장기 기능장애로 인한 심부전 환자는 악화 기간 동안에만 비정상적인 결과를 보인다.

다음의 결과 중 하나 또는 그 이상의 결과가 급성 보상기전상실의 특징이다. 환자들은 건체중(dry weight)에서 약 2~20 kg 가량 과부하되어 있다. 건체중은 정상혈량 상태에서의 환자체중을 말한다. 건체중의 유지를 위해 자가 모니터링이 필요하다. 0.5~1 kg 내에서 건체중을 유지하는 것은 보상기전상실을 예방할 수 있다. 두 번째 결과는 혈액요소질소(BUN)와 크레아티닌의 비율이 20:1 이상인 것과 함께 BUN과 크레아티닌의 상승이 특징인 신기능 부전이다. 세 번째 결과는 운동시 호흡곤란과 흔히 '피로'로 표현되는 운동 지속성 감소를 보이는 심박출량 감소이다. 환자는 기좌호흡의 증가, 발작성 야간 호흡곤란 또는 이두 가지를 모두 호소할 것이다. 어떤 환자는 이런 모든 결과를 보이기도 하고 안정 시 숨가쁨(NYHA 단계 IV)과 체인 스톡스(Cheyne-Stokes) 호흡을 보이기도 한다.

(1) 전반적인 상태(전반적인 외모)

급성 심부전과 만성 심부전의 급성 보상기전상실 환자들은 종종 호흡이 빠르고 불안해 보이고 똑바로 앉아 있거나 앞으로 기대거나 팔을 탁자나 무릎에 올려놓고 있다. 안정한 상태의 만성 심부전 환자는 다소 편안해 보이지만 악액질(cachexia), 근육위축, 얇은 피부 등을 나타낼 수 있다.

(2) 활력징후

수축기 기능장애 환자는 다소 낮지만 무증상의 혈압(수축기, 80-99 mmHg; 이완기, 40-49 mmHg)을 나타낸다. 심박동수는 빠르거나(90회/분 이상) 안정 시에는 더 낮아진다. 확장기 기능장애 환자는 고혈압이 있을 수도 있고 없을 수도 있다.

정기적인 체중측정은 체액 상태를 확인하는 데에 있어 매우 중요하다. 잘 조정된 체중기를 이용하여 정확하게 측정된 매일의 체중은 섭취량과 배설량보다 더 정확하게 체액 상태를 추정하게 해 준다. 물 1리터가 1 kg이기 때문에 체액 상태를 평가하기 위해 매일의 체중을 측정한다. 하룻밤 동안의 급격한 체중 변화는 수분정체나 이뇨와 관련된다.

(3) 경부

경정맥압은 우심의 충만압을 반영한다. 총 체액량이나 우심방압이 증가할 때 경정맥압은 상승하고 정맥은 확대된다. 경정맥압은 내경정맥을 확인하고 센티미터를 단위로 쇄골위치에서부터 맥박이 보이는 높이까지를 측정하여 산정한다. 환자 머리를 45도 정도 상승시킨다. 외경정맥은 정상용적과 압력을 지닌 환자에서도 종종 팽창되고 두드러져 보이기 때문에 경정맥압 측정시 외경정맥을 측정하지 않는 것이 중요하다.

(4) 폐

호흡리듬뿐 아니라 호흡수를 측정하고 호흡 깊이를 관찰하는 것은 중요하다. NYHA 단계 IV 심부전환자가 체인스톡스 호흡 양상을 보이는 것은 보통이다. 심부전은 단계 IV로서 만성적이며 지속적인 것으로 간주되거나 급성 보상기전상실로 나타날 것이다.

흉부 청진 결과 거의 정상일 것이다. 폐동맥압이 증가된 환자에게서는 시간이 지나면서 림프 손상이 증가되기 때문에, 체액은 폐포에 흡수되지 않는다. 수포음은 폐포내 물을 통과하는 공기방울에 의해 생성된 소리로서 폐포 내에 물이 없다면 소리는 들을 수 없다. 압력이 갑작스럽게 증가할 때 물은 증가된 정수압에 의해 폐포안으로 밀려들어가게 된다. 결과적으로 급성 심부전과 급성 보상기전상실에서 폐부종은 흔한 것으로 양측 폐기저부 수포음이 발생한다. 일측성 수포음이나 비의존성(nondependent), 중력에 영향을 받지 않는 수포음은 심부전이 아닌 폐질환의 지표이다. 폐부종은 천식과 같은 반응성 기도 질환과 구별하기 어려운 천명음을 일으킬 수 있다.

(5) 심장

좌심부전에서부터 좌심 우심부전 또는 폐동맥압의 만성적인 상승까지의 진행과정에서 좌측 흉골연에서 우심실 박동 혹은 폐동맥 박동을 볼 수 있고 촉지할 수 있다. 최대 박동점이 심하게 전위되어 있을 수 있다. 진행된 심부전에서 최대 박동점은 후액와선과 제5번 또는 6번 늑연골이 만나는 지점에 위치할 것이다. 그림 5-3은 심부전 환자에서 검진해야 할 심장 청진 부분을 제시한 것이다. 제1심음과 제2심음은 정상적으로 들을 수 있으나 갑작스럽게 제3 심음이 청진되는 것은 심부전이 임박하였거나 악화되었음을 경고하는 것이다. 만성 심부전에서 제3심음은 흔하며 만성적인 결과이다. 제4심음은 오래 지속된 고혈압 환자에서 흔하며 전조증상으로 고려되지는 않는다. 그러나 심한 심부전에서 네 가지 모든 심음이 들을 수 있는데 이를 중합성 분마음(summation gallop)이라 한다. 심부전의 원인이 판막질환일 때 손상 받은 판막과 관련된 심잡

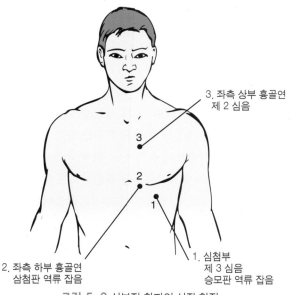

3. 좌측 상부 흉골연
제 2 심음

1. 심첨부
제 3 심음
승모판 역류 잡음

2. 좌측 하부 흉골연
삼첨판 역류 잡음

그림 5-3 심부전 환자의 심장 청진

음이 들린다. 확장성 심근병증 환자에서는 승모판 역류 잡음이 흔히 들린다. 이런 범수축기 잡음(holisystolic murmur)은 좌측 흉골연에서 가장 잘 들리거나 심장비대 환자에서는 심첨부에서 가장 잘 들린다. 승모판은 구조적으로 손상을 받지 않는다. 만성 심부전에서 좌심실의 확장은 승모판륜(mitral annulus)을 확장시키고 판막 도엽(valve leaflets)의 폐쇄를 방해한다. 결과적으로 혈액이 승모판을 거쳐 뒤로 역류하여 매 수축기마다 좌심방으로 역류된다.

승모판 역류증이 급성적으로 진행되면 승모판의 개폐를 담당하는 유두근이 손상되기 때문에 심한 급성 심부전을 초래한다. 심근경색증 환자에서의 갑작스럽게 승모판 역류 잡음이 들리는 것은 심부전 임박을 경고하는 것이다. 심한 수축기 기능장애 환자에서 이런 심잡음이 사라진 것은 심부전의 악화를 암시한다; 심실이 심잡음을 생성하는데 필요한 와류를 형성할 만큼 펌프를 할 수 없다.

삼첨판 역류는 우심부전만 있는 환자에서나 승모판 역류증과 같은 이유로 인한 좌심부전에서 진행된다. 이런 심잡음도 범수축기 잡음으로 우측 흉골연에서 가장 잘 들리며 이는 흡기 시 더 증가한다. 승모판 역류증과 삼첨판 역류증 잡음이 모두 있을 때 이 둘을 구분하는 것은 불가능하다.

(6) 복부

복수나 간 하부연을 확인하기 위해 복부를 촉진, 타진한다. 정맥압 상승으로 나타나는 우심방 상승은 우심부전의 특징이며 증가된 정맥용적에 대한 저장소가 되는 간은 울혈이 되었을 때 크기가 증가한다(간 비대). 일단 간에 혈액이 고이게 되면 문맥압과 장의 모세혈관압이 증가한다. 림프계가 압력을 감소시키기 위해 충분한 체액을 배출시킬 수 없게 될 때 복수가 생성된다. 복수는 복강 내로 빠져나간 체액양이나 삼출물의 축적이다. 간 비대와 복수가 없을 경우, 울혈된 간에서 체액증가를 확인하지 못한다. 간경정맥 역류가 초래됨으로써 이런 드러나지 않았던 체액을 확인할 수 있다. 간경정맥 역류를 사정하기 위해 간을 누르고 있으면서 내경정맥을 관찰한다. 내경정맥의 박동이 상승하거나 내경정맥이 울혈되면 간경정맥 역류의 양성 반응인 것이다.

(7) 사지

하지에서는 부종이 있는지를 검사한다. 심부전과 관련된 부종은 양측성이고 중력 의존성이며 요흔성이다. 일측성이고 비요흔성 부종은 심부전과 관련이 없으며 동맥부전, 점액수종(myxedema)혹은 림프부종과 같은 다른 질환을 의심해야 한다. 거동할 수 있는 환자의 경우 부종은 경골위의 피부를 눌러 보아 평가할 수 있다. 그 부분이 눌려지는 것을 요흔성 부종이라고 한다. 부종은 보통 점진적으로 나타나며 만약 상위에서 부종이 나타났다면 손목에서보다 발목에서 심하며, 대퇴에서보다 더 심할 것이다. 침상에 누워만 있는 환자의 경우 부종은 후부(천골부위)에서 주로 나타나며, 허리부위의 체액이 과다할지라도 전경골 부종을 초래하지 않는다. 환자 다리의 뒷면, 엉덩이, 등 부위에서 요흔성 부종을 사정해야 한다. 때로는 기동하는 환자의 경우 심하게 체액과다로 인해 천골전반 부종이 나타날 수 있다. 천골전방 부종과 요흔성 부종 여부를 사정하기 위해 천골부위 피부를 눌러본다.

요흔성 부종의 심각성을 기술하고 있는 몇 가지 분류가 있다. 없는 것이 다른 것들보다 우위이며 경도가 가장 중요한 요소이다. 부종이 없는 0점에서부터 심한 부종인 4점까지 척도 상 일련의 점수가 부종을 눌렀을 때 깊이에 근거하는지 또는 하지 부종의 높이에 근거하는지는 중요하지 않다. 척도가 의심된다면, 부종이 눌러지는 깊이와 수준을 명확하게 기술하는 것이 주관적으로 측정되는 점수보다는 효율적으로 부종 상태에 대해 의사소통할 수 있게 한다. 의료진들 사이에서 명확한 기술이 가능해지면 더 나은 평가가 가능할 것이다.

오랜 정맥 정체와 그로 인한 부종은 피부색과 피부결의 변화를 초래한다. 피부는 거칠어지고 탈색되며 사정하기 힘들어질 수도 있다. 이런 변화들은 부종이 급성적인 것이 아니라 만성적임을 의미한다. 만성부종에서의 급성적인 증가는 사정하기 어렵다. 피부 바로 위를 직접적으로 누르기 보다는 경골의 측면을 향해 피부를 세게 누르는 것이 도움이 될 것이다. 그림 5-4는 ACC/AHA의 심부전 단계 D를 나타내는 환자의 신체사정 결과를 보여준다.

3) 임상검사

임상검사는 몇 가지 수축기 기능장애의 가역적 원인을

제외시키고 환자관리 전략의 효과를 모니터링하기 위해 활용한다. 새로이 심부전을 보이는 환자의 초기평가에서는 일련의 기본적인 검사가 처방된다(표 5-3).

와파린(warfarin)과 같은 항응고제를 복용하는 환자는 약물의 용량이 적정한지를 평가하기 위해 국제표준화비율(INR)을 정기적으로 검사한다. 아미오다론을 투여하기

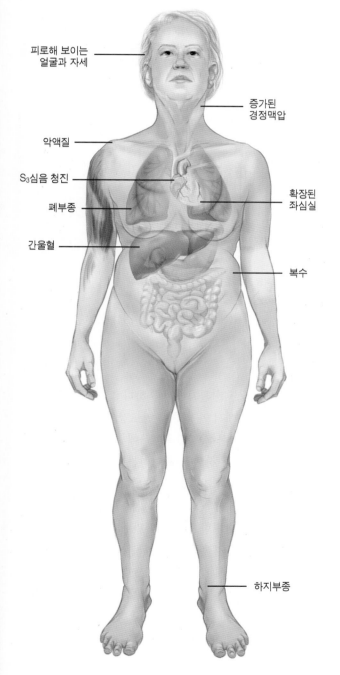

피로해 보이는
얼굴과 자세

증가된
경정맥압

악액질

S₃심음 청진

폐부종

간울혈

확장된
좌심실

복수

하지부종

그림 5-4 ACC/AHA의 심부전 단계 D 환자의 신체검진 결과

전에 확산능(diffusion capacity, DLCO)을 포함한 폐기능검사와 함께 갑상선 기능과 간 기능검사를 받아 그 기준 수치를 확인한다. 이런 검사들은 적어도 매년 그리고 합병증이 발생했을 때 반복 실시한다.

BNP는 심실이 과다 충만되었을 때 심실에서 분비되는 자연발생 물질이다. BNP수치는 좌심실 확장기압이 증가함에 따라 증가하며 그 수치는 1,000pg/mL 이상일 것이다. 또한 BNP수치가 폐동맥폐쇄압(pulmonary artery occlusion pressure, PAOP)과 상관관계가 있기 때문에 심부전의 좋은 생리적 표지자가 된다. BNP와 pro-BNP의 임상검사가 승인되면서 심부전 증상이 있는 환자의 평가를 하는 데에 있어 BNP의 활용이 촉진되고 있다. BNP 수치가 80pg/mL 이상 상승된 환자에서 심부전 증상 악화의 원인으로서 심부전 보상기전상실을 확증하는 PAOP의 증가를 볼 수 있다.

비록 BNP 수치와 심부전간의 관계가 분명하다고 할지라도, 심부전 관리에 있어 BNP 수치의 적정 활용은 명확하지 않다. BNP의 가장 중요한 활용방안은 응급실에서 호흡곤란의 관련 원인으로서 폐질환과 심부전을 감별할 수 있다는 점이다. 많은 환자들이 심부전과 폐질환을 함께 가지고 있다. 급성 호흡기계 문제의 원인으로서 두 가지 상태(폐질환, 심부전)를 명확하게 구별할 수 있는 검사가 있다는 것은 개별화된 맞춤형 치료를 위해 중요하다. 그 외에 BNP는 치료의 적정성과 심부전의 급성적인 진행과정 평가에 대한 표지자로 제안되어 왔다. 그러나 이런 활용에서 BNP의 신뢰성은 아직 입증되지 못하고 있다.

4) 진단검사

진단검사는 기본 수치를 확증하고 가능한 가역적 원인을 확인하고 치료 효과를 평가하고 상태변화를 사정하기 위해 실시한다. 심부전이 의심되면 몇 가지 침습적, 비침습적 검사를 관례적으로 실시한다. 심부전 증상이 처음으로 확인되었을 때 어떤 검사는 초기에 실시되고 일부는 정기적으로 실시하며 일부 검사는 적응증에 해당될 때 검사를 실시한다.

(1) 심전도

심전도는 심박동수, 리듬을 사정하기 위해 실시하고 부

표 5-3	새로 발병된 심부전의 기초 평가에 사용되는 임상검사	
임상검사	의의	시행 시기
전혈구 검사	빈혈이나 감염의 징후를 확인할 때 사용	특별한 증상이 없으면 매년마다
		악화될 때마다
철분 검사	빈혈 검사	철분 결핍성 빈혈을 평가하기
	혈색소침착증을 선별하기 위해 사용	위하여 필요할 때
갑상선 기능 검사(갑상선	심부전의 원인으로 갑상선 기능	amiodarone을 투여하기 전
자극호르몬과 자유 티록신)	항진증이나 갑상선 기능	적응증이 되지 않는다면
	저하증을 배제하기 위해 사용	추후검사를 실시하지 않음
전해질 검사	이뇨의 효과를 평가하기 위해서 사용	이뇨제 용량 변화 시, 과도한 이뇨증,
	특히 칼륨 수치에 대해 평가	그리고 칼륨에 영향을 미치는 약물의 적정 시
	저나트륨혈증이 흔함	(ACE 억제제, 안지오텐신 수용체 차단제
		spironolactone)
BUN 과 크레아티닌	신기능을 사정하기 위해 사용:	부종 증가 혹은 악화 시
	BUN: 크레아티닌 비율은 신장선	ACE 억제제의 적정 시
	질소혈증과 신질환을	
	선별하기 위해 사용	
간 기능검사, 특히 알부민,	빌리루빈과 AP는 심부전으로	증상 악화 시
빌리루빈,	인한 간 울혈시 증가함	
alkaline phosphatase	낮은 알부민 수치는 말초	지질을 낮추는 약이나
	부종을 감소 시키는 것을 더욱 어렵게 함	amiodarone의 투여 전
HIV	병인으로서의 HIV/AIDS를	병력이나 상태 변화가 감지될 때
	감별하기 위해 사용	
지질 검사	관상동맥 질환의 위험과 영양학적	치료 평가를 실시하기 위해
	상태를 사정하기 위해 사용	매년 혹은 그 이상 더 자주 실시

정맥, 전도장애, 심근경색증을 진단하는 데에 유용하다. 그 외에 심전도는 심방 비대와 심실 비대를 확인하기 위해 사용된다. 그러나 이런 경우에서(심장 비대와 심실 비대) 심초음파는 심장의 구조적인 변화를 정량화 할 수 있기 때문에 훨씬 도움이 된다.

심전도는 심부전 환자에서 흔한 심방세동과 심실부정맥을 확인하는 데에 유용하다. 갑작스런 심부전 증상의 악화는 새로 발병된 심방세동, 특히 빠른 심실 반응과 관련된 심방세동에 의해 초래된다. 심전도는 급성, 만성 심부전에서 흔한 조기심실박동을 식별할 수 있다. 무증상의 비자극성 심실빈맥(NSVT)은 중환자실, 원격측정(telemetry) 병동에서 모니터링되는 환자나 홀터 모니터링 환자에서 종종 발생한다. 이런 무증상 부정맥은 보통 치료를 하지 않고 예후적 중요성도 불분명하다. 반면에 지속적이지 않을지라도 증상이 있는 심실 빈맥의 경우 삽입형 제세동기

를 삽입한다.

전도장애는 심부전 환자에서 흔하다. 좌각블록은 수축기 기능장애 환자에서 가장 흔한 전도장애로 심전도상 해석이 어렵다. 이러한 좌각블록때문에 새로 발생한 전측(anterior) 허혈이나 경색을 확인하는 것이 불가능하다. 각블록과 방실차단의 진단을 위해 12유도 심전도를 실시한다.

심전도는 새로 발병한 심부전과 관련되는 허혈, 심근경색증과 이전의 심근경색증을 진단하는 데에 유용하다. 전형적인 흉통을 보이지 않는 환자(당뇨병 환자나 여성과 같은)에게서 심전도를 이용해 진단 내려지지 않았던 이전의 심근경색증을 확인할 수 있다. 새로 발병한 심부전은 심근경색증의 첫 적응증이 될 것이다. 심전도는 새로 발병한 심부전의 정확한 진단을 내리기 위한 일련의 검사로서 실시되며 그 후에는 새로 발생한 허혈이나 리듬변화를 반영

하는 새로운 증상을 확인하기 위해 필요한 경우 실시한다. 그 외에 심전도는 흉통의 원인으로서 허혈을 제외시키기 위해 흉통을 경험하는 입원환자를 대상으로 실시한다.

(2) 심초음파 검사

심초음파 검사는 초음파를 심장이 위치한 흉부안쪽으로 침투시켜 반사되는 파를 기록하여 심방, 심실, 벽, 판막, 대동맥, 폐동맥과 대정맥과 같은 큰 혈관의 2차원 화상을 재현한다. 이 기법은 심장의 구조와 기능에 대한 정보를 제공해 주고 박출률을 측정하고 판막 구조와 기능을 평가하고 비정상적인 벽의 움직임을 보여 준다. 전통적인 심초음파에 도플러를 추가시킴으로써 용적과 혈관 및 심장을 통한 혈류의 방향을 평가할 수 있다. 심초음파의 신뢰성은 심초음파 의료기사의 수행능력과 그 결과를 해석하는 심장전문의의 능력에 의해 상당한 영향을 받는다. 심초음파는 비만 환자, 유방이 지나치게 큰 환자나 전후 가슴직경이 큰 경우와 공기포획상태(air trapping)에 있는 환자(예, COPD 환자)에서는 사용이 제한된다.

경식도심초음파(TEE)는 앞서 소개된 경흉부 심초음파(TTE)에 추가하여 실시되는 것이다. 경식도심초음파를 활용함으로써 경흉부 기법의 제한점을 보완할 수 있다. 그러나 트랜스폰더(transponder)를 이용하여 식도 아래로 통과해야 하기 때문에 위험이 증가하고, 의식화 진정요법(conscious sedation)을 필요로 한다. 경식도 심초음파를 활용하였을 때 승모판을 평가하고 벽을 통한 응괴를 확인하는 능력은 매우 향상된다.

(3) 방사선핵종 심실조영술

방사선핵종 심실조영술(radionuclide ventriculography)이나 multigated acquisition (MUGA) 스캔은 방사성 동위원소를 이용하여 박출률을 계산하는 가장 정확한 방법이다. MUGA 스캔은 결과 해석을 사람에 의한 주관적 분석에 근거하지 않기 때문에 박출률의 계산에 있어 현재 최적 표준이다. MUGA 스캔은 박출률 외에 비정상적인 벽 움직임, 확대, 비후를 확인할 수 있다. 그러나 MUGA 스캔에 의해서는 판막기능과 혈류 방향은 평가할 수 없다.

(4) 단순 흉부방사선 검사

단순 흉부방사선 검사는 숨가쁨이나 운동시 호흡곤란 환자를 선별 검진하는 데에 유용하다. 임상의는 단순 흉부방사선 검사를 활용하여 환자의 증상 원인으로서 감염이나 폐렴, 만성 폐쇄성 폐질환, 종양을 진단에서 제외시킬 수 있다. 단순 흉부방사선 검사는 폐부종과 만성 울혈을 확인하는 데에 도움이 된다. 그러나 환자 상태 및 체액 상태의 변화는 단순 흉부방사선 검사 상에서 식별하지 못하기 때문에 이 방법은 치료를 평가하는 데에는 도움이 되지 않는다.

(5) 운동검사

심근경색증 환자의 운동검사에 대한 자세한 내용은 제2장에서 다루었으므로 여기에서는 다루지 않도록 하겠다. 특히 NYHA class III, IV인 만성심부전 환자는 허혈이 있거나 허혈이 증상 악화, 부정맥 또는 급성 보상기전상실의 원인이 될 때 조차도(운동검사를 통해) 허혈을 기록할 만큼 오래 걷거나 빨리 걸을 수 없을지 모른다. 결과적으로 약물 스트레스 검사가 허혈을 감별하는데 더욱 도움이 될 것이다.

심폐운동검사는 운동시 호흡곤란이 심혈관계 원인(심실기능장애), 폐질환(COPD, 제한성 폐질환) 또는 다른 질병상태와 더 관련이 있는지를 결정하기 위해 실시한다. 이 검사는 활동제한에 대한 정확한 측정이 요구될 때나 심장이식에 대한 평가를 해야 할 때 실시한다. 단계별 운동반응에 대해 12유도 심전도 검사를 실시하고 혈압을 측정하는 동안 환자는 트레드밀 또는 자전거를 이용하여 운동을 한다. 이를 통해 산소소모량과 심장지수, 혐기성 역치(anaerobic threshold)를 측정한다.

5) 혈역동학 검사

혈역동학적 모니터링의 기본 내용은 제2장에서 다루었다. 이 장에서는 급성 심부전과 만성 심부전의 급성 보상기전상실을 사정하고 관리하는 데에 있어 혈역동학적 모니터링의 적용에 대해 다루고자 한다. 평가와 치료요법 지침을 위해 체액 상태, 심장 기능과 증상의 원인에 대한 보다 더 민감한 정보를 수집하는 것이 필요하다. 대부분의 급성 심부전이나 만성 심부전의 급성 보상기전상실 환자의 경우, 건강력과 신체검진에 근거한 문제는 분명하다. 그 문제는 심근수축력 약화 외에 용적 과부하와 관련된 심박출량 감소와 좌심실 확장기말 압력 증가가 함께 있다는 것이다. 낮은 심박출량의 정확한 정량화나 PAOP에 의한 좌심실 확장기말 압력의 추정은 신체검진에 의해 수행된 기본적인 사정내용과 관리에 영향을 주지 못한다.

(1) 혈역동학적 모니터링의 적응증

다량의 이뇨제 사용이나 심근수축 촉진제(inotropic)의 사용이 PAOP나 심박출량에 대한 어떤 수치에 근거해서 결정되는 것은 아니다. 오늘날 폐동맥 카테터는 중환자실에서는 흔한 것이지만 비싸고 위험성이 있다.

따라서 세분화되고, 전문화된 관리만이 폐동맥 카테타 장치와 관련된 위험을 줄일 수 있다. Evaluation Study of Congestive Heart Failure and Pulmonary Artery Catheterization Effectiveness (ESCAPE) 연구 결과에 따르면 증상, 생존일수, 처음 6개월 동안 병원 밖에서 지낸 일수, 병원 입원기간, 병원에서의 사망건수, 30일내 사망의 변화에 있어 차이가 없었다.

심부전 환자의 3가지 유형이 혈역동학적 모니터링에 대한 적응증에 해당된다. 첫 번째 유형은 심근수축 촉진제와 정맥주사용 이뇨제를 투여 받기 시작했지만 이뇨제에 의해 적절하게 반응을 하지 않고 증상이 호전되지 않는 환자이다. 두 번째 유형은 COPD와 심부전을 모두 가지고 있는 경우이다. 때론 폐동맥압 측정만으로도 현재 보상기전 상실의 원인을 감별할 수 있다. 이런 상황에서 BNP 검사는 수치가 80pg/mL 이하일 때 심부전을 제외시킬 수 있으나 BNP 수치 증가는 좌심부전이나 COPD의 악화나 폐색전과 관련이 있는 우심부전에 의해 발생될 수 있다. 세 번째 유형의 환자는 말초 부종이나 복수가 계속 나타나고 악화된 질소혈증을 암시하는 신기능 지표를 보이는 경우로 체액 균형에 대한 보다 분명한 정의가 내려져야 하는 경우이다. 이런 환자에서 폐동맥 카테터 없이 체액의 상태를 결정하는 것은 불가능하다.

요약하면, 폐동맥 카테터는 다음의 상황에서 필요하다.

• 환자가 심부전에 대한 치료요법에 반응을 하지 않는다.

• 호흡곤란 원인이 폐와 관련된 것인지 심장과 관련된 것인지에 대한 감별이 필요하다.
• 복합적인 체액 상태에 대한 평가가 요구된다.

이들 범주는 상호 배타적이지 않으며 매우 중복되어 있다. 따라서 이 장에서는 명확함을 주기 위해 각각 분리해서 다루고자 한다.

① 심부전 실증적 요법(empirical therapy)에 대한 부적절한 반응

호흡곤란, 용적 과부하와 신기능 부전은 급성 심부전이나 만성 심부전의 급성 보상기전상실에서 흔히 나타난다. 전형적으로 문제 해결을 위해 환자들에게 심근수축 촉진제와 정맥용 이뇨제를 투여한다. 치료요법시 용량을 적정하게 유지하기 위한 근거로서 환자의 증상 호전상태를 모니터링한다. 대부분의 환자에서 빠르게 호전되고 치료요법 실시 2-3주 후에 심근수축 촉진제를 점차적으로 중단하게 되고 환자는 퇴원 준비를 위해 경구용 약을 다시 복용하기 시작한다.

② 호흡곤란의 원인으로서 심장과 폐

치료요법에 반응을 하지 않는 극소수의 환자들에서 폐동맥 카테터는 증상이 지속되게 하는 요인, 특히 심장과 폐 관련 원인을 확인하는 데에 도움이 된다. 폐질환과 이미 밝혀진 심부전 환자에서의 운동시 호흡곤란, 기좌호흡, 발작성 야간호흡곤란의 악화요인을 구별하는 것은 특히 어렵다. COPD 환자와 심부전 악화 환자에서 건강력과 신체검진의 결과는 종종 동일하다. 폐동맥압, PAOP와 심박출량, 심장지수는 COPD와 급성 심부전을 구별하는 데에 있어 유용하고 질병 개선을 위한 맞춤형 치료요법의 결정을 하는 데에 매우 유용하다. 호흡기계 증상의 원인이 폐 관련 요인인 환자에서는 폐동맥 수축기압과 확장기압이 모두 상승되지만, PAOP, 심박출량과 심장지수는 정상이다. 호흡기계 증상의 원인이 주로 심장 관련 요인인 환자에서는 폐동맥 수축기압과 확장기압이 모두 상승되지만, 폐동맥 쐐기압이 상승되고 심박출량과 심장지수는 감소된다.

③ 복합적인 체액상태

환자들은 초기에는 심근수축 촉진제와 함께 또는 심근수축 촉진제 없이 정맥주사용 이뇨제에 대해 반응한다. 이런 초기 이뇨 후에 환자들은 지속적인 말초부종 상태에서 BUN과 크레아티닌의 상승과 관련된 소변량 감소를 보이기 시작하는데 이를 흔히 "intravascularly dry" 라고 한다.

이런 문제를 다루는 전략은 분명하지 않다. 폐동맥 카테터의 삽입은 높은 폐동맥압이 원인인지와 좌심실 확장기말 압력의 상승 때문에 폐동맥압이 상승되었는지를 결정한다. 그런 후 환자의 혈청 알부민 측면에서 결과를 평가할 수 있고 1차 간부전, 패혈증, 혈관 부전과 같은 동반질환측면에서 결과를 평가할 수 있다. 심장신장 증후군(cardiorenal syndrome)과 신정맥울혈 간의 관계에 대한 보다 새로운 가설이 이런 현상을 더 잘 설명할 수 있다.

6) 맥박산소측정

맥박산소측정(pulse oxymetry)은 심부전 환자에서 종종 사용된다. 관례적인 간헐적 모니터링은 거의 가치가 없다. 맥박산소측정은 부적절한 정보를 줄 수 있고 환자의 산소전달상태에 대한 잘못된 안전의식을 갖게 할 수 있다(Box 5-3). 맥박산소측정 결과는 정상적일 것이다. 환자가 심한 폐부종을 보이지 않는다면 보통 심부전에서는 추정된 산소포화도의 감소를 보이지 않는다.

폐부종을 수반하지 않는 심부전 환자에서 맥박 산소측정 시 낮은 결과는 폐질환이 심부전에 합병되고 있는 상태임을 암시한다. 저산소증은 동반된 폐질환이 없는 상태에서는 거의 발생하지 않는다. 급성 보상기전상실과 관련된 체인 스톡스 호흡 환자에서도 산소포화도는 95% 이상을 보일 것이다. 맥박산소측정 결과는 산소화를 정확하게 사정하기 위해 요구되는 정보의 1/2 정도만을 제공한다. 또한 만약 헤모글로빈이 알려져 있지 않다면 산소포화도는 무의미하다. 심박출량이 감소되고 예비력이 없는 환자에서 정상적인 동맥 산소농도로도 조직 저산소증을 초래한다. 만약 실제로 헤모글로빈이 낮은 환자에서(헤모글로빈이 10g/dL 이하로 떨어지지 않으면 거의 수혈을 하지 않는다) 동맥산소농도가 감소된다면, 심부전을 동반한 환자는 보상을 하기에 충분할 만큼의 심박출량을 증가시킬 수 없다. 맥박산소측정은 중환자실에서 급성 폐부종환자에게 계속적인 모니터링을 위해 사용될 때는 어느 정도 의미가 있다. 특히 허혈성 심근병증과 심근경색증 환자에서 지속적인 모니터링을 통해 간호사는 임박한 허혈이나 진통제의 부작용이나 의식하 진정요법에 대해 준비해야 한다.

6. 심부전의 급성 보상기전상실의 관리

심부전의 급성 보상기전상실은 만성 심부전이 급성적으로 악화된 것으로 여러 가지 원인에 의해 발생한다. 심부전은 진행성 질환으로서 만약 환자가 보상할 수 있는 범위를 넘어서까지 기능이 악화되면 증상이 악화된다. 비록 심장 기능이 안정화되더라도 폐렴, 빈혈, 부정맥, 고혈압이나 외상과 같은 다른 건강문제의 발생으로 인해 증가된 대사요구를 충족시키기 위한 심박출량을 증가시키기 위해 손상된 심장은 더 많은 부담을 갖게 된다. 식사조절 실패, 약물을 복용하지 않거나 체중 증가는 상태를 악화시킨다. 가능하다면 근본적인 문제를 조절하기 위한 장기 전략을 수립하기 위해 보상기전상실의 원인을 규명하는 것이 중요하다. 그러나 중재기 동안의 급성 악화는 환자의 생명을 구하기 위해 적극적으로 치료해야 한다. 만성 심부전이 급성 악화된 환자 관리에서 중요한 관심사는 생명을 위협하는 상태에 처한 환자의 경우와 동일하다. 가장 중요한 우선순위부터 치료를 시작하는데 즉, 기도유지, 호흡, 순환이다. 일단 이런 문제를 먼저 다룬 후 환자관리의 초점으로 원인적 요인과 장기 전략을 다루고자 한다.

1) 기도유지 및 호흡

심부전의 급성 증상을 보이는 대부분의 환자에서 기도 개방성이 문제가 되는 것은 아니다. 또한 산소포화도는 폐부종이 심하거나 폐질환을 동반하지 않는 한 보통 손상 받지 않는다. 그러나 급성 심부전이나 급성 악화 시 심각한 폐부종을 동반할 때, 기도유지가 손상을 받게 된다. 심한 폐부종시 표면활성제가 폐포로부터 제거되어 폐 순응도(lung compliance)를 감소시키고 환기가 어렵게 된다. 또한 COPD나 제한성 폐질환 환자에서 폐 탄성의 손상은 정상적인 분당 환기를 유지하지 못하게 한다. 정상적인 분당 환기가 유지되지 못하고 있다는 지표는 호흡부담(work of breathing)의 증가와 호흡성 산증과 관련된 동맥혈 이산화

BOX 5-3
맥박산소측정

맥박산소측정(SpO2)은 동맥의 산소포화도(SaO2)나 산소를 운반하는 헤모글로빈(Hb) 수치를 측정한다. 산소포화도와 헤모글로빈은 동맥혈 산소 함유량(CaO2)의 두가지 주요 구성요소이다. 동맥혈 내 용해된 산소(PaO2)는 동맥혈 산소 함유량의 아주 작은 부분을 차지한다. 심박출량에 동맥혈 산소 함유량을 곱하면 조직 산소 공급(DO2)과 같다. 만약 동맥혈 산소 함유량이 어떠한 이유에서건 감소한다면, 심박출량은 (주로 심박동수) 보상을 위해 증가한다. 이것이 빈혈이나 저산소혈증 환자들이 빈맥 증상을 보이는 이유다. 심박출량이 동맥혈 산소 함유량(CaO2)의 감소를 보상하기 위해 증가할 수 있는 한, 조직은 기능하기에 충분한 양의 산소를 공급받게 되며 환자들은 증상을 보이지 않는다. 심부전과 같이 심박출량을 더 이상 증가시킬 수 없을 때, 동맥혈 산소 함유량의 적은 감소만으로도 증상을 나타낼 수 있으며 상태가 악화되거나 사망에 이를 가능성이 있다.

$$[SaO_2 \times Hgb \times 1.34] + [PaO_2 \times 0.0031] = CaO_2$$
$$CaO_2 \times CO \times = DO_2$$

대부분의 간호사들은 동맥의 산소 포화도가 85%일 때는 염려하지만 98%일 때는 아니다. 다음의 예들은 정상 헤모글로빈과 85%의 동맥 산소 포화도를 가진 환자들이 98%의 산소포화도와 헤모글로빈 수치 10인 사람들보다 더 높은 혈중 산소량을 갖고 있으며 더 원활한 산소 운반을 하고 있다는 것을 나타낸다. 이러한 사례의 환자들은 안정 시 정상적인 심박출량을 보이나 동맥혈산소 함유량의 감소에 대한 반응에서는 심박출량을 증가시킬 수 없다. 정상 혈액 가스 농도를 보이며 5L의 심박출량을 가진 환자들은 1000mL O2/minute의 산소 운반도를 보인다:

$$[SaO_2 \times Hgb \times 1.34] + [PaO_2 \times 0.0031] = CaO_2$$
$$[0.098 \times 15 \times 1.34] + [90 \times 0.0031] =$$
$$19.7 + 0.3 = 20mL\ O_2/min$$
$$CaO_2 \times CO \times 10 = DO_2$$
$$20mL\ O_2/min \times 5000mL \times 10 = 1000mL\ O_2/min$$

SaO2가 낮고 헤모글로빈 수치가 정상인 경우

$$[SaO_2 \times Hgb \times 1.34] + [PaO_2 \times 0.0031] = CaO_2$$
$$[0.85 \times 15 \times 1.34] + [60 \times 0.0031] =$$
$$17.085 + 0.186 = 17.271mL\ O_2/min$$
$$CaO_2 \times CO \times 10 = DO_2$$
$$17.271mL\ O_2/min \times 5000mL \times 10 = 863.55mL\ O_2/min$$

SaO2는 정상이고 헤모글로빈 수치가 낮은 경우

$$[SaO_2 \times Hgb \times 1.34] + [PaO_2 \times 0.0031] = CaO_2$$
$$[0.98 \times 10 \times 1.34] + [98 \times 0.0031] =$$
$$13.132 + 0.3 = 13.44mL\ O_2/min$$
$$CaO_2 \times CO \times 10 = DO_2$$
$$13.44mL\ O_2/min \times 5000mL \times 10 = 672mL\ O_2/min$$

SaO2와 헤모글로빈 수치가 모두 낮은 경우

$$[SaO_2 \times Hgb \times 1.34] + [PaO_2 \times 0.0031] = CaO_2$$
$$[0.85 \times 10 \times 1.34] + [60 \times 0.0031] =$$
$$11.39 + 0.186 = 11.58mL\ O_2/min$$
$$CaO_2 \times CO \times 10 = DO_2$$
$$11.58mL\ O_2/min \times 5000mL \times 10 = 579mL\ O_2/min$$

탄소분압(PaCO2)의 상승이다. 예를 들어 폐부종이 지속되어 환기 부담이 증가되기 때문에 환자는 초기에는 비교적 잘 견디겠지만 지치게 된다.

(1) 삽관

심부전 환자에서의 기도삽관의 기준은 호흡곤란 환자의 경우와 동일하다. 삽관과 보조적 환기는 환자가 산소화를 유지할 수 없거나 환기를 할 수 없을 때 적용한다. 폐부종 환자와 100% 산소공급시 지속적으로 산소포화도가 90% 이하인 환자에게는 그들 스스로가 산소를 섭취할 수 있을 때까지 삽관을 해야 한다. 만약 호흡 부담의 증가로 호흡근의 피로를 초래하고 pH 저하와 관련된 PaCO2가 상승한다면 비록 환자가 보조 없이도 호흡을 할 수 있더라도 삽관을 실시한다. 삽관이 12시간~24시간 이상 필요로 되지 않지만 호흡정지 후에 환자에게 삽관을 하기 보다는 기도를 보호하는 편이 더 바람직하다. 기계환기를 적용하고 있는 환자의 치료에 대한 자세한 내용은 제10장을 보도록 한다.

(2) 이뇨

일단 기도유지가 확보되면, 폐부종을 감소시키는 데 주력한다. 대부분의 경우, 적극적으로 정맥주사용 이뇨제를 사용한다. 신체검진에서 양측의 수포음이 청진되는 것이 항상 총 체액량 과다를 의미하는 것은 아니다. 말초 부종, 간 울혈이나 복수, 신기능과 함께 수포음을 평가하는 것이 수포음 만을 평가하는 것보다 체액을 사정하는 데에 더 바람직하다. 만약 환자가 용적 과부하로 판정되면 정맥주사용 이뇨제를 사용하여 빠르게 과다한 체액을 배설하게 하고 환자의 상태를 빠르게 호전시킨다. 적극적으로 이뇨제를 사용할 때는 환자에게 정맥주사용으로 경구 용량의 loop 이뇨제를 투여하기 시작한다. 이뇨제 투여에 따른 적절한 반응은 정맥주사 투여 2시간 이내 1L 소변을 배출하는 것이다. 만약 소변 배설량이 1L 이하이면 최대용량까지 도달하거나 소변 배설량이 1L에 도달할 때까지 그 용량을 두 배로 증가시킨다(Furosemide의 경우 1회 400 mg). 만약 정맥주사용 loop 이뇨제가 이 수준까지 이뇨를 시키기에 충분하지 않다면, Metolazone과 같은 thiazide계 이뇨제를 loop 이뇨제와 함께 경구로 투여한다. 바람직한 체중감소는 환자의 건체중에 도달할 때까지 1일 1~2kg 정도이다. 초기 체중감소는 보다 많은 편이다. 칼륨과 마그네슘 수치에 대한 주의 깊은 모니터링이 요구된다. 만약 이뇨에 대한 반응으로 크레아티닌이 상승하기 시작한다면 이뇨가 완전히 이루어진 후까지 안지오텐신 전환효소 억제제를 일단 중지한다.

2) 순환

일단 기도가 유지되고 산소와 이산화탄소 수치를 유지하기에 적합한 호흡이 되면 세포에 혈액을 공급하고 세포기능에 필요한 산소공급을 하기 위한 순환이 우선이 된다. 관류의 적절성을 결정하기 위해 두 가지 지표가 사용된다. 첫 번째 지표는 신체기관의 기능이다. 부적절한 관류는 뇌에 영향을 주어 혼동과 의식수준의 변화를 초래하고 신장에 영향을 주어 BUN과 크레아티닌을 상승시키며, 위장관계에 영향을 주어 장폐색과 간 부전을 초래한다. 두 번째 지표는 대사성 산증이다. 만약 관류가 심하게 부족하거나 대사산물로 생성된 젖산을 완충시키기 위한 신체 능력이 떨어지게 되면, pH가 감소함에 따라 중탄산나트륨이 감소하여 대사성 산증을 초래한다. 심부전 환자는 대부분 만성적으로 저혈압 상태이기 때문에 저혈압만으로 저관류 상태를 진단하기에는 충분하지 않다. 저관류와 관련된 저혈압은 후부하의 증가 없이 혈류를 증가시키는 방법으로 치료해야 한다. 문제는 심근수축력 감소로 인한 심박출량 저하이다. 환자에게 심장성 쇼크나 만성 심부전의 급성 보상기전상실과 관련된 급성 심부전이 발생했을 때 치료 목표는 심박출량을 증가시키는 것이며, 몇 가지 중재로 심박출량을 증가시킨다. 심박출량 감소에 대한 정상적인 생리적 반응은 혈관을 수축시키고 후부하를 증가시키는 것이다. 심부전 환자에서 후부하는 극적인 혈압 상승 없이도 증가되므로 낮은 혈압이 후부하 감소를 의미한다는 가정은 위험하다. 후부하를 감소시키는 것이 1회 박출량을 증가시키고, 혈압이 낮은 환자에서도 낮은 혈압을 보상하는 것 이상으로 1회 박출량을 증가시키고 관류를 증가시킨다.

환자의 증상과 울혈의 심각성을 분류하는 하나의 체계가 Nohria 등에 의해 개발되었다. 이 2×2 표는 체계적인 치료를 위한 기초로 사용될 수 있다. 그림 5-5는 이 연구결과를 제시한 것이다.

(1) 혈역동학 최적화

심박출량을 증가시키는 한 가지 방법은 전부하를 최적화하는 것이다. 만약 환자가 탈수 상태이거나 체액 과부하 상태라면 심근수축력이 손상 받은 것이다. "따뜻함과 축축함"과 "차가움과 축축함" 둘 다 이뇨제 치료의 이득이다. "차가움과 축축함" 상태에서는 inodilator (수축촉진제와 혈관확장제를 결합시킨 치료요법)나 기계적인 도움없이 이뇨작용 일으키는 것은 불가능할 것이다. "차가움과 건조함"은 보통 주의 깊은 수분보충을 필요로 한다.

전부하 감소는 보통 의원성 과다이뇨와 관련된다. 그러나 안정된 용량의 이뇨제를 복용 중인 환자가 만약 처방된 용량의 이뇨제를 복용하는 중에 고혈당이나 구토와 설사를 경험하게 되면 탈수가 된다. 주의 깊은 체액 공급을 통해 이런 문제를 교정하고 심박출량을 향상시킨다. 전부하 감소의 특징인 증상이 있는 저혈압, BUN과 크레아티닌의 증가는 빨리 기준 수준까지로 회복시켜야 한다.

전부하 증가나 울혈은 보다 흔한 문제이며; 환자는 총 체액량이 과부하하게 된다. 체액 과부하와 심근 수축력 감

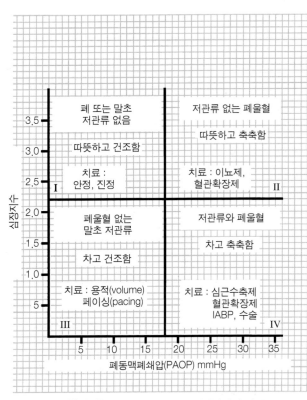

그림 5-5 Forrester subsets : 임상상태와 치료

(2) 수축력 증가

심박출량을 증가시키기 위해 심근수축력을 증가시키고 후부하를 감소시키는 것이 필요하다. 심근수축력을 직접적으로 증가시키는 약물을 심근 수축촉진제라고 한다. 모든 심근 수축 촉진제는 심근의 산소 소비를 증가시킨다. 심부전 환자에게 유용하기 위해서는 산소 소비보다 산소 전달에서 더 많은 향상이 이루어져야 한다. 이런 이유로 인해, 에피네프린과 isoproterenol과 같은 심근 수축 촉진제는 사용해서는 안 된다.

다음은 심근 수축 촉진제 사용의 적응증이다.

- 특히 증상이 있는 저혈압의 경우, 낮은 심박출량과 높은 PAOP
- 과다 용적 환자에서 이뇨제에 대한 반응이 미약하면서 높은 PAOP
- 좌심부전의 직접적 결과인 심한 우심부전
- 충분한 유지요법에도 불구하고 안정상태에서 심부전의 증상

Dopamine은 중간 정도의 용량에서 우수한 심근수축 촉진제이다. 그러나 Dopamine은 특히 고용량에서 혈관을 수축시키기 때문에 심부전 환자에서 후부하를 증가시키고 1회 박출량을 감소시키나 매우 소량에서는 증가시키지 않는다. 비록 근거자료는 없을지라도 소위 'renal-dose dopamine'이 심부전 환자에서 자주 사용된다. renal-dose dopamine의 사용은 Dopamine의 효과가 용량과 관련된다는 지식에 근거한 것이다. 저용량인 1-3 mg/kg/min에서 Dopamine의 주요 효과는 신장의 도파민 수용체를 자극하여 신장과 내장혈관을 확장시켜 혈류를 증가시킨다. 고용량에서의 Dopamine은 심근수축을 촉진하고 혈관을 수축시킨다. Dopamine의 규칙적인 투여가 이뇨를 증진시키거나 신부전을 예방한다는 근거는 없다.

소위 inodilators 약물은 심장과 혈관에 위치한 베타아드레날린 수용체를 자극하여 심근 수축력을 증가시키고 혈관을 확장시킨다. 중환자실에서 가장 흔하게 사용하는 두 가지 inodilators는 Dobutamine과 Milrinone이다. 비록 이 약물들의 약리기전은 다르지만, 이 약물들은 베타아드레날린 수용체를 자극한다. 이 약물들이 베타수용체

소로 인해 폐동맥압의 증가와 과다 충만과 함께 울혈을 초래한다. 심장이 과다 충만되면 심장이 강직되고 혈액을 비우고 채우는 기능을 잘 하지 못하게 된다. 그 결과 1회 박출량이 감소되고 때로는 국소화된 허혈을 초래한다. 허혈은 더욱 더 심근수축력을 악화시킨다. 환자는 관상동맥질환에 대한 기록이 없을 지라도 전형적인 협심증을 나타낸다. 정맥주사용 loop 이뇨제를 통한 이뇨는 1회 박출량을 최대로 활용한 압력-용적 역동(pressure-volume dynamics)을 회복시킨다. 이뇨제에 반응하지 않는 환자에게 심근수축력의 증가가 전부하를 감소시켜 줄 것이다.

지속적인 폐동맥압의 증가는 경정맥 울혈, 간 울혈, 복수, 하지부종을 일으킨다. 심장신장 증후군에 대한 새로운 이론은 이러한 울혈이 신장의 정맥계를 침범하여 구심성 혈류를 손상시킬 만큼 원심성 압력을 매우 높이고 사구체여과율(glomerular filtration rate, GFR)을 감소시킨다. 감소된 GFR은 BUN, 크레아티닌, BUN/크레아티닌 비를 높이고, 결과적으로 이뇨제에 대한 부적절한 반응과 휴식시 적절한 심박출량에도 불구하고 지속적인 증상을 호소하게 한다.

를 자극하기 때문에 심박동수를 변동 시킬 수 있어(예, 심박동수 증가) 빈맥이나 심실 부정맥 환자에서는 주의 깊게 사용해야 하고 서서히 적정시켜야 한다.

심근수축 촉진제와 inodilators의 효과는 폐동맥 카테터를 삽입했을 때 측정될 수 있다. 이 약물들은 최적의 용량까지 적정되었을 때 심박출량이 증가하고 PAOP가 감소한다. 소변 배설량이 증가하고 BUN과 크레아티닌이 기준 수준으로 회복할 것이다. 부적절한 관류 때문에 손상을 받았던 기관의 기능도 향상될 것이다.

(3) 혈관확장

때로 inodilators의 단독 사용은 후부하를 감소시키기에는 충분하지 않다. 심장성 쇼크나 고혈압성 응급과 관련된 상태 악화를 보이는 환자에 있어 후부하는 1차적인 제한 요인이다. 혈압을 감소시키고 조절시키거나 손상된 심근의 부하를 감소시키기 위해 즉각적인 치료가 요구되며 비경구적 약물치료를 이용한 혈관 확장은 삶을 유지하거나 종말기관의 손상을 제한하기 위해 필요로 된다. Nitroprusside는 가장 짧은 반감기를 가지고 가장 빠르게 작용하는 약물이다. Nitroprusside는 빠르고 효율적으로 혈압을 감소시키기 위해 사용되고 과도한 반응 때문에 약물을 중단하게 되면 그 효과는 몇 분 내로 제한된다. Nitroprusside는 지속적인 점적주입으로 투여해야 하고 응급소생술이 가능한 상황에서 혈압을 정확하게 모니터링해야 한다.

Nesiritide와 BNP는 만성 심부전의 급성 보상기전상실의 치료를 위한 혈관확장제로서 최근 승인되었다. 이 혈관확장제가 Nitroprusside나 니트로글리세린 보다 더 효능이 좋은지는 분명하지 않다. 비록 Nesiritide가 다른 혈관확장제 보다 더 우수한 제품으로 판매되고 있었음에도 불구하고 신장 기능장애, 사망의 위험성에 대한 의문점들이 나타나고 있었다. Nesiritide의 적절한 사용에 대한 많은 논쟁들이 여전히 존재하고 있다.

간헐적인 혈압 조절을 위해 정맥주사용 또는 경구용 Hydralazine은 심근 수축력의 감소 효과없이 혈관을 확장시켜 후부하를 감소시킨다. 설하용 Nifedipine은 혈압을 조절하기 위해 절대로 사용해서는 안 된다. 정맥주사용 니트로글리세린은 전부하를 감소시키고 고혈압성 응급과

관련된 협심증을 치료하는 데에는 유용하지만 후부하 감소나 항고혈압제로서는 좋지 않다. 대동맥내 풍선펌프는 심장성 쇼크에서 관류압을 증가시키고 좌심실의 부담을 감소시킴으로써 후부하를 감소시키는 데에 있어 매우 탁월하다고 입증되었다. 대동맥내 풍선펌프 맞박동(counterpulsation)은 급성 좌심실 부전으로 고통받는 급성 심근경색증 환자에서는 생존을 위해 중요하다. 대동맥내 풍선펌프 맞박동은 재혈관 시술을 통해 산소화와 기능을 회복하거나 기절 심근이 다소 회복이 될 때 까지(재혈관화를 할 수 없는 환자에서) 환자의 생명을 지지하기 위해 한정된 시간동안 사용된다. 대동맥내 풍선펌프 맞박동에 대한 좀더 자세한 설명은 제 3장을 참고한다.

좌심실 보조장치(left ventricular assist devices, LVADs)의 개선된 설계와 경험의 증가뿐만 아니라 FDA 승인과 보험 상황은 매우 심각한 심부전을 치료하는데 있어서 이 기구의 사용을 많게 하였다. 한때 LVADs는 이미 심장이식에 이름을 올려 기다리고 있는 환자들을 위한 가교역할로서만 승인되었다가 현재는 최종 치료로서 활용되고 있다. LVADs는 현재 이식을 기대할 수 없거나 이식을 받을 수 있는 자격이 없는 환자들을 위한 심부전 치료로 사용되고 있다. 이 기구는 건전지를 이용하여 작동되는 기능을 포함하고 있어 환자로 하여금 집으로 돌아가서 지역사회 안에서 사회화 되고 일상의 삶에서 활동적으로 참여할 수 있게 하였다.

(4) 심박동수

적절한 심박출량을 위해 심박동수와 리듬이 잘 조절되어야 한다. 만약 동기능부전 증후군(sick sinus syndrome)과 제 2, 3방실차단, 동성 서맥과 같이 심박동수가 너무 느리게 되면, 보상을 하기 위해 1회 박출량이 적절하게 증가될 수 없어 상태가 악화된다. 너무 느리거나 너무 빠른 심박동수는 심실 충만에 손상을 주고 허혈이 있는 환자에서 직접적으로 심근수축력을 감소시킬 수 있다. 빠른 심박동수는 감소된 1회 박출량을 보상하기 위한 기전으로 보통 1회 박출량을 증가시키고자 반응한다. 베타아드레날린성 심근 수축 촉진제의 투여는 심근 수축의 효과와 함께 심박동수를 증가시키며 심박출량도 매우 증가시킨다. 그러나 만약 그 향상이 지속적인 것이라면, 서맥에 대한 원인을

확인하고 치료해야 한다. 많은 경우에서 서맥 문제들은 전도계에 대한 허혈 손상으로부터 발생한다. 이 상황에서는 영구적인 인공심박동기를 이용하여 문제를 해결한다. 만약 서맥이 허혈의 진행 결과로 인한 것이라면, 허혈에 대한 치료와 함께 일시적인 인공심박동기를 적용한다(인공심박동기에 대한 자세한 내용은 제3장 참조). 만약 서맥이 약물의 결과로 인한 것이라면, 그 약물에 대한 적응증을 재평가할 때까지 그 약물을 보류하거나 중지한다. 이 상황에서 베타차단제는 24~36시간 동안 보류해야 하지만 갑작스럽게 중단해서는 안 된다. 만약 서맥이 베타차단제에 의한 것이라면, 그 약물을 적정하는 동안 일시적인 인공심박동기를 적용한다.

동성 빈맥은 1회 박출량 감소로 인한 결과로 심박출량 감소를 초래한다. 1회 박출량의 증가없이 빈맥을 치료하는 것은 말단기관의 관류를 악화시킨다. 만약 1회 박출량의 근본적인 감소를 개선한다면 동성 빈맥은 해결된다.

빈맥이 빠른 심실반응을 동반한 심방조동이나 심방세동에 의해 발생한 것일 때 심박동수는 문제의 원인이며 직접적으로 이를 조절하는 것이 필요하다. 만약 심장리듬으로 인해 환자가 무의식상태에 있다면 직류 전기충격 심율동전환(direct-current countershock cardioversion)기법이나 경동맥 마사지와 같은 물리적 방법이 도움이 된다. 만약 리듬을 늦추기 위해 약물이 필요로 된다면, 수축기 기능장애에서 사용하기에는 Amiodarone이 가장 위험이 적은 약물이다. Verapamil이나 Diltiazem과 같은 칼슘통로차단제는 강력하게 심근 수축을 감소시키고 낮은 심박출량의 상태를 악화시킨다. 많은 경우에서 빈맥은 허혈이나 고혈압성 위기와 관련되므로 근본적인 문제의 치료는 빈맥을 치료하는 것이다. 일단 환자가 안정되고 심박출량이 inodilators나 혈관확장제에 의해 유지된다면 상태 악화를 발생시킨 조절되지 않은 동반 질환을 치료해야 한다. 헤모글로빈이 10g/dL 이하인 빈혈의 경우 수혈을 통해 치료해야 한다. 수혈은 비록 그 결정이 과학적 근거가 아닌 기술에 근거한 결정일지라도, 관상동맥 중재술을 받지 못하는 광범위한 관상동맥질환을 가진 허혈 대상자와 증상이 있으면서 불안정한 상태의 대상자에게 보다 분명하게 적용된다. 폐렴이나 다른 감염을 진단하고 적절한 항생제 사용으로 치료해야 한다. 필요하다면 혈당은 인슐린으로 조절

한다. Box 5-4는 심부전에 대한 간호진단의 예를 제시한 것이다.

만성 심부전의 효과적인 관리는 ADHF를 예방하는 것이 관건이다. 의학적 치료가 최적화되고, 환자들이 자가간호를 잘 수행하고 의료제공자들이 환자들과 그 보호자들과 자주 정기적인 만남을 갖더라도, 이런 통제 밖에서 발생하는 사건들이 보상기전상실을 초래할 수 있기 때문에 ADHF를 모두 예방할 수 있는 것은 아니다. 울혈상태를 감소시키고, 지침에 근거한 약물을 처방하고, 퇴원 전 환자와 보호자를 교육하는데 주력해야 한다. 그리고 나서 만성 심부전 환자의 지침에 근거한 관리를 이해하는 것이 중요하다.

7. 만성 심부전의 관리

심부전은 질병이라기보다는 질병의 징후를 의미하나, 질병에 적용되는 동일한 치료원칙에 근거하여 치료적 관리가 이루어져야 한다. 질병의 원인을 확인하고 그 원인을 치료한다. 만약 원인을 확인하지 못하여 치료를 할 수 없다면, 질병의 증상을 치료해야 한다. 종종 심부전의 원인을 확인하지 못하고, 심지어 질병의 원인을 확인하였어도 원인이 비가역적일 수 있다. 심부전의 가역적 원인에 대해서는 이전에 고찰하였으므로 이 장에서는 다루지 않는다.

확장기 기능장애로 인한 심부전은 복합적이고 그 자체에 대한 정의가 부족하다. 약물 및 치료요법에 대한 연구에서도 거의 확장기 기능장애 환자를 포함하지 않아서 근거기반 치료요법은 거의 없다. 일반적으로 치료 전략은 혈압과 체액량, 심박동수와 리듬을 조절하는 것에 초점을 두는데, 이런 조절을 어떻게 시작하고 유지해야 하는 지에 관해서는 아직까지 합의된 바는 없다.

확장성 심근병증과 수축기 기능장애로 인한 만성 심부

BOX 5-4
심부전 환자의 간호진단

- 변화된 전부하와 관련된 심박출량 감소
- 변화된 심근수축력과 관련된 심박출량 감소
- 변화된 심박동수와 관련된 심박출량 감소
- 감소된 심박출량과 질병상태와 관련된 활동지속성 장애

전은 보다 잘 정의 내려져 있다. 따라서 이 부분에서는 만성 심부전과 급성 보상기전상실의 관리에 대한 근거기반 지침을 다루고자 한다. 급성 심부전의 관리는 급성 보상기전상실의 관리와는 구별되나 정맥주사용 심근수축 촉진제, 이뇨제의 사용과 후부하 감소는 두 가지 상태(급성 심부전, 급성 보상기전상실)에서 유사하다.

1) 약물 치료

ACC와 AHA는 심부전의 약물관리에 대한 합의된 근거기반 지침을 발표하였다(표 5-4). 이 지침에서는 심부전의 내과적 관리에 대해 임상연구에 근거한 가장 최근의 권고안을 제시하고 있다. 예를 들면, 노인 환자에서 심부전은 특별한 관리가 필요하다(Box 5-5).

(1) 안지오텐신 전환효소 억제제

안지오텐신 전환효소 억제제제(angiotensin-converting enzyme inhibitors)는 오늘날 심부전에 대한 표준 치료의 주요핵심이다. 이것은 사용된 전형적인 세가지 약물 병용 중 1/3을 대표한다. The studies of Left Ventricular Dysfunction (SOLVD)와 Cooperative North Scandinavian Enakaoril Survival Study (CONSENSUS) 연구에 따르면 증상관리 뿐 아니라 사망률에 있어서 향상을 보였고 심지어 가장 심한 심부전 환자에서도 운동 지속성의 향상을 보였다. 안지오텐신 전환효소 억제제는 전형적으로 저용량에서 시작하여 임상연구에서 확정된 목표 용량까지 서서히 상승시킨다. 연구들에서 안지오텐신 전환효소 억제제가 적합한 환자에게 적정용량 이하로 처방되고 있다고 보고했을 때, the Assessment of Treatment with Lisinopril and Survival (ATLAS) 연구에서는 단독 약물만으로는 충분하지 않고 최적의 결과를 얻기 위해서는 임상연구에서 사용된 목표용량을 필요로 한다는 것을 보고하였다.

안지오텐신 전환효소 억제제는 레닌-안지오텐신-알도스테론계를 차단함으로써 혈관을 확장시키고, 알도스테론의 작용을 억제시키고 후부하와 나트륨 정체를 감소시킨다. 레닌-안지오텐신-알도스테론계에 심근세포가 장기간 노출된 효과를 차단함으로써 안지오텐신 전환효소 억제제는 사망률을 감소시키고 리모델링을 억제한다.

안지오텐신 전환효소 억제제는 몇 가지 부작용이 있다.

BOX 5-5
노인 환자에서 고려할 사항

심부전

심부전을 가진 대부분의 환자들은 고령이며 그 중에서도 많은 이들이 "초고령"에 속한다. 그들은 다양한 제한점이 있으며 심부전과 관련이 있거나 관련이 없는 동반질환뿐만 아니라 젊은 환자들에게 찾아볼 수 없는 두드러진 회복성과 순응성을 보인다. 그러므로 그들의 제한점과 개개인의 강점을 파악하는 것이 매우 중요하다. 환자의 소망에 따라 동반질환을 적극적으로 치료하는 것이 매우 중요하며 모든 단계와 계획에서 그들을 포함시켜야 한다.

또한 약물을 복용할 때나 평가 시 혹은 어떠한 약물에 대해 교육을 할 때는 낙상의 위험, 활동 수준, 시력, 눈과 손의 협응 능력, 인지 능력, 그리고 기억력 등을 사정하는 것이 매우 중요하다. 일부 고령 환자에서 성공적인 약물 복용을 위해 가족이나 친구의 도움이 매우 중요하다. 많은 노인 환자들의 다수가 비싼 약값을 지불할 만한 경제적 능력이 없으므로 재정적 상태를 고려하는 것도 중요하다. 약물과 음식 중 고민하는 것은 선택의 여지가 없다.

어떤 환자들은 안지오텐신 전환효소 억제제에 대해 알레르기 반응을 일으키고 구강, 인두와 후두부종을 수반하는 치명적 반응인 혈관부종을 경험한다. 어떤 환자들이 이런 반응을 일으킬 지에 대해 예측할 방법은 없으나, 반응을 일으킨다면 약물을 중단하고 환자기록지에 기록하여 다시는 안지오텐신 전환효소 억제제를 처방하지 않도록 하는 것이 중요하다. 또한 환자에게 안지오텐신 전환효소 억제제의 약물이름을 교육하고 왜 이런 약물들을 복용해서는 안 되는지에 대해 교육한다.

안지오텐신 전환효소 억제제를 복용하는 일부 환자에서 불편하긴 하지만 위험하지는 않은 기침이 나타난다. 전형적으로 안지오텐신 전환효소 억제제를 투여한 후 환자들은 지속적이고 마른 기침을 호소한다. 기침은 환자의 자세나 하루 중 특정 시간과 관련되지 않으며 안지오텐신 전환효소 억제제를 중단하면 사라진다.

고칼륨혈증은 안지오텐신 전환효소 억제제를 복용하는 일부 환자에서 발생한다. 기침과 마찬가지로 고칼륨혈증은 약물을 중단하면 사라진다. 6.0 mEq/L 이상의 혈청 내 칼륨 수치는 부정맥을 초래할 가능성이 있으며 교환 수지

표 5-4 심부전 치료에 사용되는 약물들

약물	작용	시작 용량	목표 용량	적응증, 금기, 부작용
만성 심부전 억제제(ACE 억제제) Lisinopril Enalapril Captipril	레닌-안지오텐신-알도스테론 기전을 차단하여 증상과 사망률을 감소시킴 후부하 감소를 위해 안지오텐신 I 에서 안지오텐신 II로의 전환을 차단	Lisinopril: 2.5~5 mg qd Enalapril: 2.5~5 mg bid Captopril: 6.25~12.5 tid	Lisinopril: 20~40 mg qd Enalapril: 10~20 mg bid Captopril: 50 mg bid	혈관부종, 고칼륨혈증, 크레아티닌 상승., 증후성 저혈압 유발 기능
Hydralazine	순수한 혈관 확장제 후부하를 감소하기 위해 사용	10~25 mg PO q6~8h	75 mg PO q6 or 100 mg PO q8h	빈맥 유발 기능 ACE 억제제의 불내성시, 추가적인 혈압 조절이 필요할 때, 심각한 승모판 역류와 심방부전 시 후부하의 감소를 위해 사용
질산염제제 Isosorbide Dinitrate Isosorbide Mononitrate	전부하를 감소시키고 협심통을 경감시키며 기좌호흡을 감소시킴	Isosorbide domotrate: 10 mg q6h (밤중 용량 유지) Isosorbide mononitrate: 30 mg qd	Isosorbide domotrate: 40 mg 될 때까지 q6h (밤중 용량 유지) Isosorbide mononitrate: 120 mg 될 때까지 qd	두통이나 저혈압과 같은 증상에 의해 제한된 용량 증상을 경감시킬 수 있는 최소한의 용량만을 사용
디곡신	경구용 심근수축 촉진제 심장 신경호르몬성 충격차단	0.125~0.25 mg PO qd	0.125~0.25 mg	신장 배설에 의해 제한; 크레아티닌이 1.3mg/dL 이상일 경우 적은 용량 사용 환자가 amiodarone을 복용중이라면 용량을 감소시켜야 함
이뇨제 Fuosemide Metolazone	체액량 조절	Furosemide: 20~40 mg(한번도 이뇨제를 복용하지 않은 환자일 경우) Metolazone: 2.5~5 mg qd	체액을 조절하기 위하여 필요하다면 320mg 까지 bid Metolazone은 Furosemide에 추가로 필요시 10 mg qd	이뇨제 필요 용량은 유지시보다 적극적 이뇨 시 고용량이 필요함 Furosemide와 Metolazone의 조합은 매우 강력하고 칼륨, 마그네슘, 칼슘의 소실이 부정맥의 위험성을 급격하게 증가시킬 수 있음
Spironolactone	알도스테론의 작용을 막으며 칼륨을 보존	25 mg qd	25 mg qd	고칼륨혈증 유발이 가능하므로 칼륨 수치를 정기적으로 확인해야 함 남성에게서 여성형 유방 발생 가능

베타차단제 (beta blocker) Metoprolol SR Carvedilol Bisoprolol	증상향상, 운동지속성증가, 입원기간과 사망률 감소	Metoprolol SR: 12.5 mg qd Carvedilol 3.125 mg bid Bisoprolol: 1.25 mg qd	Metoprolol SR: 100~200 mg qd Carvedilol 25~50 mg bid Bisoprolol: 10 mg qd	약물의 시작과 적정 동안 증상 악화의 촉진 가능 체중과 심박동수를 주의 깊게 사정; 갑자기 약물을 중단하지 말 것 효과는 장기적으로 나타나며 3개월까지는 효과가 없을 수 있음
급성 심부전과 만성심부전의 급성 악화				
Inodilator Dobutamine Milrinone	수축성의 증가와 후부하를 감소시키므로 심박출량 증가 증가된 전방(forward) 혈류가 좌심실의 이완기말 감소시킴	Dobutamine: 2~5 μg/kg/min Milrinone: 0.2~0.3 μg/kg/min	Dobutamine: 5~15 μg/kg/min Milrinone: 0.375~0.7 μg/kg/min	원하던 혈류역동학적 효과를 낸다면 최소한의 용량만 사용 빈맥과 심실성 부정맥 유발 가능 베타차단제를 복용 중인 환자에게 효과적으로 사용될 수 있음
Dopamine	신장 관류를 증가시키고 이뇨를 증가시킴	1~3 μg/kg/min	1~3 μg/kg/min	많은 용량을 쓸수록 도파민은 후부하를 증가시킴 말초로 투여하지 말 것
Nitroprusside	후부하의 감소와 혈압 조절을 위해 사용	0.5 μg/kg/min	1.5 μg/kg/min까지 사용	고용량이나 장기간의 투약은 시안화물 수치의 상승과 관련 있으며 피해야 함
Nesiritide	후부하 감소를 위해 사용	2 μg/kg/min를 0.01 μg/kg/min와 함께 주입	0.005 μg/kg/min에서 최대 0.3 μg/kg/min까지 증가	수축기압이 90 mmHg 이하라면 주의하여 사용
Hydralazine	후부하 감소와 혈압 조절 위해 사용	5~10 mg IV q4h PRN	5~10 mg IV q4h PRN	빈맥 유발 가능

(exchange resin)를 이용하여 치료해야 한다. 혈청 크레아티닌 수치가 1.5 μg/dL 이상인 환자에게는 안지오텐신 전환효소 억제제를 투여하면 신부전을 초래할 것이라는 잘못된 신념에 의해 안지오텐신 전환효소 억제제를 종종 투여하지 않는 경우가 있다. 사실, 크레아티닌 수치가 증가된 환자는 안지오텐신 전환효소 억제제를 투여하기 시작했을 때 정상 크레아티닌 수치를 보인 환자에서 보다 더 크레아티닌 수치가 증가하는 것 같지는 않다. 안지오텐신 전환효소 억제제를 투여하기 시작했을 때 크레아티닌 수치가 증가될 가능성이 높은 두 가지 유형의 환자는 신동맥 협착증 환자와 저혈량 환자이다. 안지오텐신 전환효소 억제제를 투여 받는 환자는 혈압이 감소한다. 무증상의 수축기 혈압 80-99 mmHg는 흔하며, 확장기압은 40-59 mmHg이다. 이런 낮은 혈압은 환자가 정상적인 수축기 기능을 유지한다면 뇌와 신장으로의 관류가 손상 받지 않기 때문에 증상은 나타나지 않는다. 혈류와 1회 박출량의 증가는 저항감소에 대해 충분한 보상을 하며, 조직은 실제적으로 더 많은 혈액을 공급받게 되고 그런 이유로 인해 더 높은 저항과 압력에서도 더 많은 산소를 공급받는다. 무증상의 저혈압에 대해 안지오텐신 전환효소 억제제를 중단하거나 용량을 감소시킬 필요는 없다.

안지오텐신 전환효소 억제제를 견딜 수 없는 환자에게는 다른 선택을 한다. Hydralazine과 Nitrates의 사용이 안지오텐신 전환효소 억제제에 대한 연구에 앞서 진행되었으며 사망률에 있어 유사한 이점을 보였다. Hydralazine은 하루에 3-4번 복용해야 하고 많은 환자들이 다양한 약물을 복용해야 하는 어려움을 가지고 있다. 장시간 지속되는 Nitrates 사용시에는 Hydralazine를 병용한다. 만약 복용

시 문제가 있다면, Isosorbide mononitrate나 니트로글리세린과 같이 1일 1회 처방한다. Isosorbide dinitrate는 적어도 6-8시간의 간격을 두고 투여한다.

기침 때문에 안지오텐신 전환효소 억제제를 사용할 수 없는 환자를 위한 또 다른 대안은 안지오텐신 Ⅱ 수용체 억제제이다. 심부전 치료에 있어 Losartan, Valsartan과 Candesartan 등이 최근 연구되고 있다. 초기 결과에 따르면 이런 약물들은 안지오텐신 전환효소 억제제를 복용하지 못하는 환자에서 효과적이다. Valsartan과 Candesartan은 심부전에 대한 FDA 적응증에 해당된다.

(2) 디곡신

강심배당체(cardiac glycosides)인 디곡신(Digoxin)은 심부전의 관리에서 수세기 동안 사용되어 왔다. 그러나 최근까지도 디지탈리스제제가 심부전 관리에서 어떤 실제적인 차이를 보였다는 객관적인 증거는 없다. 1993년부터 시작한 Prospective Randomized Study of Ventricular Failure and Efficacy of Digoxin (PROVED) 연구와 최근에 진행된 Randomized Assessment of Digoxin on Inhibitors of Angioten-Converting Enzyme (RADIANCE)와 Digitalis Investigation Group (DIG) 연구에서는 심부전 치료에 있어 Digoxin의 가치가 있음을 시사하는 증거를 제시하였다. 비록 어떤 연구에서도 디곡신이 사망률에 영향을 준다고 시사한 바는 없어도 모든 연구에서 디곡신이 심부전으로 인한 입원을 감소시킬 뿐 아니라 증상 관리와 운동 지속성을 향상시킨다는 일치된 결과를 제시하였다.

디곡신은 1일 0.125mg을 투여해야 한다. 저용량은 신부전 환자나 Amiodarone을 투여받은 환자에서 사용된다. 디곡신은 혈중 내 농도가 2.0 ng/mL 이내로 유지되는 한 부작용이 거의 없고 안전하다. 어떤 연구에서도 심부전을 위한 치료용량 수준을 규명하고 약물 수준을 해석할 지침을 밝히지는 못하였다. 심방세동 연구들에서 투여한 전통적인 치료수준은 매우 높은 편이며 보다 낮은 수준(예, 1.0 ng/mL)이 유익하고 더 안전하다.

(3) 이뇨제

이뇨제인 Lasix(furosemide)가 1960년대부터 사용되기 시작한 이래로 이뇨제는 심부전 관리의 주요 부분을 차지

하였다. 심부전 환자에서 흔한 부종은 신경호르몬적으로 매개된 나트륨과 수분 정체에 의한 용적 확장의 결과이다. 복강 및 늑막과 같은 "third space"에 과도한 체액 축적 및 정수압 증가의 결과로 흔히 나타난다. 부종은 환자가 일상의 식사에서 나트륨을 감소시키지 못할 때 악화된다. 진행된 심부전 환자는 흔히 영양부족상태이고 혈중 내 알부민 수치가 낮아져 수분의 재흡수를 하기 위한 교질삼투압의 감소를 초래한다. 과다용적으로 인한 증상이 있는 환자는 건체중까지 이뇨를 했을 때 극적으로 증상이 호전됨을 느낀다. 안지오텐신 전환효소 억제제와 베타차단제와 같은 약물은 정상 혈량을 가진 환자에게 가장 잘 작용한다.

Furosemide와 같은 loop 이뇨제는 심부전 환자의 이뇨를 위해 표준화된 치료제이다. 보다 비싼 loop 이뇨제도 이용가능하지만 Furosemide보다 더 좋다는 것을 보여 주진 못하였다. loop 이뇨제는 역치 약물이며, 환자마다 그 역치는 다양하기 때문에 loop 이뇨제는 환자의 반응에 의해 적정 용량을 결정해야 한다. 건체중을 유지하기 위해 경구로 Furosemide 200 mg을 필요로 하는 환자에서 1일 100 mg씩 두 번은 충분하지 않다. 1일 200 mg 이상의 용량이 필요로 된다. 환자가 경구로 240 mg 이상을 투여 받고 있을 때, 여전히 부종이 있거나 부종이 심해진다면 이뇨제 내성을 고려해야 한다. loop 이뇨제는 중단해서는 안되나 부종이 조절될 때까지 단기간의 정맥주사용 이뇨제나 Metolazone과 같은 thiazide계 이뇨제 추가가 필요하다.

loop나 thiazide계 이뇨제와 병용하는 것이 한가지 이뇨제만을 사용하는 것보다 더 효율적이다. 그러나 이런 약물의 병용은 고질적인 부종 치료를 위해 필요로 되고 부종이 해결될 때 적정 용량의 loop 이뇨제를 결정하여 지속적으로 투여한다.

심부전이 진행되거나 악화되었을 때 용량 조정이 필요하다. 환자에게 스스로 체중을 측정하고 측정된 체중을 기록하도록 교육해야 한다. 밤새 약 1 kg 이상의 체중이 증가하였거나 1주에 약 2 kg 이상이 증가하였을 때 이뇨제 용량을 추가해서 조절해야 한다. 당뇨환자들이 sliding-scale(대상자 상태에 따라 인슐린 용량을 조절하는 척도) 인슐린을 이용하여 자신의 혈당을 관리하는 것과 같이 일부 환자들은 sliding-scale 이뇨제(대상자 상태에 따라 이뇨제 용량이 조절되는)를 이용하여 자신의 체액을 관리할

수 있다.

(4) Spironolactone

칼륨 보존 이뇨제인 Spironolactone은 이뇨 기능이 약하다. 특히, 이 약물은 이뇨작용을 위해서는 사용되지 않는다. Randomized Aldactone Evaluation Study (RALES) 연구에서는 안지오텐신 전환효소 억제제, 디곡신, 이뇨제와 함께 Spironolactone을 복용한 NYHA III 또는 IV 단계 환자의 사망률을 조사하였다. 그 결과 1일 Spironolactone 25 mg만을 복용한 환자에서 사망률이 30% 감소하였다. 사망률이 감소된 이유는 분명하지 않지만, Spironolactone이 알도스테론을 차단하여 알도스테론에 의한 심근 손상을 막은 것으로 예상된다. 이론적으로 관심을 가지는 부분은 이미 칼륨을 보존하는 안지오텐신 전환효소 억제제를 복용하는 환자에게 또 다른 칼륨 보존 이뇨제를 추가하는 것이다. 그러나 Spironolactone을 중단할 만큼 혈청 내 칼륨수치가 높은 환자는 거의 없었다. 그런 많은 환자들이 이틀 한번 투여되는 Spironolactone을 잘 견디고 그 성과는 좋았다.

(5) 베타차단제

심근 수축력을 감소시키는 작용을 갖는 베타차단제는 수축기 기능장애 환자에게 효과가 있는 중재로 거의 적용되어서는 안 된다. 몇 년 동안 널리 보급된 관리표준에 따르면 비효과적인 심장수축을 보이는 환자에게는 베타차단제를 사용하지 않았다. 지난 30년 동안 소규모 연구와 대규모, 국제적 다기관, 무작위, 위약-통제 연구에서 이러한 견해에 대해 연구하였다. 소규모 연구들에 대한 메타분석이나 최근 연구 분석에 따르면 NYHA II, III 단계 심부전환자의 사망률에서 34%의 향상을 보였다. 베타차단제의 또 다른 장기적 이점은 운동 지속성과 증상 조절을 향상시키고, 입원을 감소시키며 박출률을 증가시킨다.

베타차단제의 단기간 사용은 심부전을 악화시킨다. 결과적으로 베타차단제는 안지오텐신 전환효소 억제제, 디곡신과 이뇨제와 함께 최적의 복합 약물요법(background therapy)으로서 활용하여 환자가 안정상태일 때만 시작하는 장기적인 치료 전략으로서 사용되어야 한다. 베타차단제는 환자의 상태가 악화되었을 때 시작해서는 안 된다.

이미 사용된 특정 약물의 경우 극소량에서 시작하고 서서히 목표 범위까지 증가시킨다. 베타차단제의 시작과 적정 (titraction)은 이 책에서는 다루지 않지만 그밖의 다른 부분에서는 개요를 설명하고 있다.

어떤 상황에서도 베타차단제는 갑자기 중단해서는 안된다. 반동성 빈맥은 특히 관상동맥 부전이 있는 환자에서는 치명적일 수 있다. 베타차단제 복용 중 심부전 보상기전상실로 인해 입원하는 환자에게는 베타차단제를 계속 복용시킨다. 만약 베타차단제의 용량 적정(titration)과 상태 악화 발병 간의 일시적인 관계가 있다면, 그 용량을 환자가 가장 견딜 수 있는 수준까지 감소시킨다. 베타 차단제를 복용하는 환자는 베타아드레날린 수용체의 상향 조절때문에 베타차단제의 중단없이 심근수축 촉진제를 투여 받으며 잘 반응한다.

(6) 칼슘통로차단제

Diltiazem, Verapamil, Nifedipine과 같은 제1세대 칼슘통로차단제는 수축기 기능장애 환자에서는 피해야 한다. 이런 약물들은 베타차단제의 장기간 효과 없이 강력한 심근수축력 감소 효과를 나타낸다. Amlodipine이나 Felodipine과 같은 제 2세대 칼슘통로차단제는 미약한 심근수축력 감소효과와 함께 혈관을 확장시키기 때문에 심부전 환자에서 사용되어 왔다. 이런 약물들은 흔히 목표용량의 안지오텐신 전환효소 억제제를 복용중이나 JNC-7에서 권고하는 혈압을 초과한 환자의 혈압을 조절하기 위해 사용한다(심부전 환자에게 JNC-7에서 권장하는 혈압은 130/80 mmHg 이하임).

(7) 질산염제제

질산염제제(Nitrates)는 혈관확장제로서 주요 효과는 후부하를 감소시키는 것이다. 관상동맥 확장제로서 Nitrates는 협심증을 치료하기 위해 사용된다. 매우 고용량에서 Nitrates는 혈압을 감소시키나 Nitrates가 고혈압 치료를 위해 첫번째로 선택되는 약물은 아니다. 체액량이 결핍되었거나 우심실 경색이 있는 환자에게 Nitrates을 투여했을 때 Nitrates는 갑작스런 저혈압을 초래하는데 이는 1회 박출량과 심박출량을 유지하는 전부하가 적절하지 못하였기 때문이다.

질산염제제는 심부전 환자에서 기좌호흡이나 운동 시 호흡곤란의 증상을 완화시키기 위해 사용된다. 종종 환자가 누워있을 때 정맥환류량(전부하)의 증가는 폐동맥압을 증가시키는데 그 이유는 기능이 저하된 좌심실이 감당하기에는 용적이 너무 많기 때문이다. 전부하와 폐동맥압의 갑작스런 증가는 호흡곤란을 유발한다. 누워 있다가 앉으면 전부하가 감소되고 증상이 완화된다. Nitrates는 전부하를 감소시키고 좌심실에서 박출되는 혈액 양을 조정하여 궁극적으로 호흡곤란을 완화시킨다. 이런 이유로 해서 기좌호흡과 운동 시 호흡곤란의 관리를 위해 특별히 협심증이 없는 환자에게 Nitrates를 사용한다.

2) 비약물 치료

(1) 환자 역할

심부전 환자의 증상관리와 입원 감소를 위해 몇 가지 전략을 사용할 수 있다. 성공을 위해서는 환자의 참여와 노력이 필요하다.

특히 나트륨 제한은 중요하다. 환자들은 더 이상 소금을 사용할 수 없다고 하면 그들의 식사에서 모든 소금을 없애야 한다고 믿는다. 환자들에게 통조림용 스프나 야채의 소금 함량이 매우 높다는 것을 교육해야 한다. 또한 식품에 함유된 자연산 염분 성분과 음식을 제조하는 과정에서 첨가되는 염분에 대한 교육은 필수적이다. 환자들에게 식품 성분을 표기한 라벨을 확인하도록 교육하고 최소한의 염분으로 최적의 영양을 공급하는 식품을 찾도록 교육한다.

술은 금해야 한다. 이전에 언급하였듯이 알코올은 심장 기능을 억제한다. 많은 환자들이 매일 와인이나 술 한 잔은 관상동맥질환의 위험을 감소시킨다는 것을 알고 있다. 비록 이것이 사실일지라도 이런 연구들은 수축기 기능장애가 없는 환자를 대상으로 수행되었다. 이런 사실을 명백하게 설명하고 환자에게 알코올의 부작용을 설명하는 것이 중요하다.

운동을 하도록 격려해야 한다. 심부전 환자들은 지구력이 제한되므로 운동의 목표는 단기간의 고강도 운동을 하는 대신에 오랜 시간 동안 저강도 운동을 하여 지구력을 증가시키는 것이다. 일부 심부전 환자는 진행성 심부전 환자보다는 더 높은 기능 수준에서 운동을 시작하고 운동 내성도 더 좋은 편이다. 심부전 환자에서의 운동은 심혈관 건강의 개선을 위한 운동과는 다르며 심박동수는 운동 효율성의 좋은 지표는 아니다.

심부전 환자에게 그들의 활동 수준을 유지하도록 격려해야 한다. 걷기가 가장 많이 추천되는 운동으로 속도나 거리 모두 중요하지 않다. 환자는 운동을 중단하고 쉬거나 자신이 관리할 수 있는 속도로 "숨을 헐떡임" 없이 매일 15-20분 동안 운동을 해야 한다. 일부 환자에게는 운동을 하기 전에 충분한 휴식이 필요하며, 낮은 강도에서 정해진 시간 동안 운동을 하기 전에 충분한 휴식을 취해야 한다. 역도(weight-lifting)는 후부하를 증가시키고 증상을 악화시킬 수 있어 추천되지 않는다.

환자가 퇴원하여 증상을 조절하기 위해 가장 중요한 것은 약물 복용하는 것이다. 두 번째로 중요한 활동은 매일 체중을 측정하는 것이다. 밤사이 약 1kg 이상의 체중변화가 있는 것은 수분 축적 때문이다. 만약 환자가 매일 체중을 측정하고 기록한다면 1L 이하의 체액 축적을 확인할 수 있다. 환자는 지나친 체액 과부하로 인해 정맥주사용 이뇨제 투여를 위해 입원하기 전에 이뇨를 시작할 수 있다.

수분제한은 환자를 지치게 하는 것이며, 심한 저나트륨혈증이 없는 상태에서 수분제한이 유용하다는 증거는 없다. 또한 수분을 제한함으로써 부종을 감소시키거나 조절하는 데에 대한 생리적 근거도 없으며 수분을 제한하는 것이 효과적이라는 증거도 없다. 심부전 환자에서의 문제는 수분정체를 유도하는 나트륨에 기인한 것이다. 이뇨제 부분에서 언급하였듯이 나트륨을 제한함으로써 부종을 감소시키거나 조절한다.

(2) 삽입형 제세동기

확장성 심근병증에서 심실 빈맥이나 심실세동으로 인한 급사 발생률이 매우 높은 편이다. 무증상성 심실 빈맥은 흔하지만 그로 인한 예후의 영향은 알려져 있지 않다. 삽입형 제세동기는 실신 경험이 있는 환자나 급사로부터 생존한 환자에게 보통 적용한다. 삽입형 제세동기는 생명을 위협하는 부정맥을 차단한다. 만약 이 장치가 자주 작동되거나 증상이 있는 NSVT가 발생한다면 리듬을 조정하기 위해 Amiodarone을 추가한다.

(3) 양심실 조율

심부전과 심실 내 전도지연(QRS 기간) 130milliseconds)이 있는 환자군에서 양심실 조율(biventricular pacing)이나 심장 재동기화(cardiac resynchronization)는 심

박출량을 향상시켜 증상과 운동 지속성을 구형으로 확장된 심장의 양쪽 심실을 조율함으로써 심근 재형성(remodeling)과 각 차단으로 인해 상실되었던 정상 심실 전체의 수축을 유도한다.

BOX 5-6　교육 내용

심부전 환자의 생활

약물

- 지시대로 처방된 모든 약물을 복용한다. 만약 당신이 그럴 여유가 없다면 당신을 돌보는 이가 알게 하여 다른 누군가가 도와줄 수 있게 한다.
- 당신이 나아졌다고 느낀다고 약을 중단하지 않는다. 이 약물들은 어떠한 경우에도 당신이 평생 복용해야 할 것 들이다. 몇몇 약물들은 시간이 지나면서 조정될 수 있지만 건강 관리자는 변화를 줄 때 당신과 상의할 것이다.
- 당신은 몇 가지 약물을 복용할 것이다. 이 약물들은 서로 간에 방해 작용을 하지 않으며 함께 복용함으로써 단독 작용 시 보다 상승작용을 나타낼 수 있다.
- 갑작스러운 약의 중단은 심각한 문제를 야기할 수 있기 때문에 약이 떨어지지 않게 한다.
- 매일 동일한 시간에 약을 복용한다.
- 만일 몇 시간 동안 밖에 있다면, 그리고 화장실을 갈 수 없다면 집에 올 때까지 이뇨제는 복용하지 않는다. 심각한 수분 축적과 심부전을 악화시킬 수 있기 때문에 이뇨제의 용량을 하루도 거르지 말아야 한다.

식사

- 식사 준비 시와 식탁에서 소금이 들어간 음식을 치워서 염분 섭취를 제한한다. 요리시 어떠한 음식에도 소금을 첨가하지 않는다.
- 자연적으로나 가공된 고염분 음식을 피한다. 통조림 스프, 통조림 야채, 통조림 고기, 소금에 절인 양배추, 오이 피클, 치즈, 그리고 가공된 음식들은 모두 소금을 포함하고 있다. 마늘과 양파 소금, 글루타민산과 같은 조미료들은 소금과 같다. 염분 대용식은 칼륨으로 만들어졌기 때문에 피한다; 당신이 복용하는 약과 함께 혼합되어 칼륨 과다를 유발할 수 있다. 햄버거, 감자튀김, 프라이드치킨과 같은 패스트푸드를 피한다.
- 후추, 양파와 마늘 분말, 허브, 씨앗은 사용 가능하다.
- 신선하거나 얼린 야채(소스를 함께 얼리지 않은 것), 지방이 적은 신선한 고기와 오리고기, 생선(튀기지 않은 것)을 좋다.

매일 체중 측정

- 매일 같은 시간에 체중을 재고 기록한다.
- 체중을 재기에 가장 좋은 시간은 아침에 당신이 처음으로 일어나서 화장실을 다녀온 직후이다.
- 가능하다면 옷을 입지 말고 체중을 잰다.
- 일지에 매일 체중을 기록하고 건강 관리자를 방문할 때 이것을 가지고 온다.
- 당신의 체중이 0.1 kg 이상 증가하고 다음 날에도 원래 체중으로 돌아가지 않거나 일주일에 1.5 kg 이상 체중이 늘어난다면 전화한다.

활동

- 가능한 한 활동적인 생활을 한다.
- 골격근이 튼튼할수록 심장은 더 쉽게 기능할 수 있다.
- 운동 효과의 적절성을 맥박으로 판단하지 않는다.
- 만일 피곤하거나 숨이 차다면 일단 활동을 멈추고 휴식을 한 다음 다시 시작하라. 목표는 하루에 쉬지 않고 15-20분 가량 활동하는 것이다.
- 속도나 거리에 목표를 두지 말고 어떠한 속도이던 간에 당신이 수행할 수 있을 만한 것이 가장 좋다. 가사일이나 정원일 또한 좋은 활동이다. 당신이 즐길 수 있는 활동을 선택한다.
- 숨이 차는 것은 불편한 것이나 위험한 것은 아니다. 이것은 당신이 이 시기의 운동 한계에 도달했다는 것을 의미하지만 일단 호흡이 정상적으로 돌아오면 다시 할 수 있다. 만일 숨이 차기도 전에 멈춘다면 활동 내성을 증가시킬 수 없을 것이다.
- 당신이 얼마나 많은 운동량을 참을 수 있는지 의문이 든다면 당신의 건강 관리자와 상의한다.
- 건강 관리자가 당신에게 그러한 활동이 가능하다고 하지 않는 이상 무거운 것을 들지 않는다.

건강 관리자에게 전화해야 하는 경우

- 갑자기 체중이 늘어나거나 줄어든 경우
- 자는 도중 숨이 차서 앉아서 숨을 쉬어야 할 경우
- 밤에 잘 때 더 많은 베개를 필요로 하거나 누울 수 없을 경우
- 안정 시에도 숨이 찰 경우
- 너무 숨이 차거나 피곤해서 평소에 오르내리던 계단을 올라갈 수 없을 경우
- 발이나 다리가 부을 경우
- 실신하거나 그런 느낌을 받을 경우
- 서 있을 때 몽롱해지고 허약감을 느끼는 경우

BOX 5-7
만성 심부전의 급성 보상기전상실 환자를 위한 협력적 치료지침

결과	중재
산소화/환기	
조직의 대사요구량에 맞는 충분한 산소량을 유지한다.	Hgb≤9.0g/dL 이라면 적혈구의 수혈을 고려한다.
	SpO₂〉90%를 유지하기 위해 산소를 보충한다.
최소 동맥혈 산소 함유량:	만약 환자가 호흡성 산증이나 100% 산소 마스크로 산소포화도를 유지할 수 없다면, 기관 내 삽관과 기계환기를 고려한다.
1. Hgb≥10g/dL	저산소혈증의 원인으로서 폐 문제를 우선적으로 고려하고 BNP
2. SpO₂≥90%	수치를 확인한다.
환자의 호흡부전 증상은 잘 관리된다.	침상 머리를 상승시키거나 호흡부전을 경감시킬 수 있는 가장
1. 환자는 안정 시 호흡부전이 없다고 말한다.	편안한 자세를 환자가 선택하게 한다.
2. 환자는 활동 제한을 주는 호흡부전을 느끼기 전에 활동이 증가되었다고 말한다.	환자의 얼굴에 축축한 타월을 적용한다.
3. 보상기전상실 전보다 더 낫거나 동등한 NYHA 분류를 보인다.	환자의 얼굴에 공기의 흐름을 형성하도록 선풍기나 다른 방법을 사용한다.
	일단 안정 시 호흡부전이 완화된다면 가능한 한 바로 그리고 많이 환자에게 보행을 권한다.
순환/관류	
심박출량이 최대화된다.	이뇨제, 체액 요법, nitroglycerin, nitroprusside, nesiritide 등
최대한의 심박출량	혈관확장제의 사용으로 전부하를 최대화한다.
1. 심장 지표 〉2.0	Milrinone이나 dobutamine 등의 심근수축 촉진제를 사용하여
2. SvO₂ 〉50%	수축력을 증가시킨다.
3. 소변 배설량 〉30 mL/h	이뇨제와 혈관확장제를 사용하여 후부하를 줄인다.
4. 의식과 지남력의 기준선	환자의 혈압의 기준선을 결정한다; 수축기압은 〈 90mmHg이다.
	만약 혈압이 기준선보다 아래라면, 혈압의 기립성 감소와 탈수를 암시하는 심박동수의 증가를 사정한다.
저혈압은 무증상이고 환자의 혈압은 기준선에 이른다.	만일 저혈압 증상이 나타나지 않는다면 ACE 억제제와 다른 후부하 감소 약물을 지속적으로 사용한다.
	만약 환자가 기립 시 증상을 보인다면 증상이 완화될 때까지 침상 안정을 시킨다.
	만약 환자가 기립성으로, 증상을 보이고 BUN과 크레아티닌 수치가 상승한다면, 이뇨제 사용을 유지하고 생리식염수를 정맥내로 주입한다.
체액/전해질	
정상 체액량을 유지한다;	투여 2시간 안에 1L의 소변량을 배설하기 위해 loop이뇨제를
1. 말초 부종의 부재	투여한다.
2. 복수의 부재	매일 체중을 측정한다.
3. 건체중의 기재	건체중에 도달할 때까지 하루 1-2kg의 체중 감소를 위해 노력한다.
4. 기준치의 BUN과 크레아티닌	적어도 하루 한 번 전해질 수치를 확인한다.
5. 촉촉한 구강 점막	필요 시 칼륨, 마그네슘, 칼슘을 공급한다.
	혈청 알부민 수치를 측정한다.
	만약 loop이뇨제만으로 효과가 부족하다면 metolazone이나 심근수축촉진제를 투여한다.
	새로 나타난 혹은 악화된 수포음을 의사에게 보고한다.

교육/퇴원 계획

재입원을 하지 않을 것이다.

약물 투여 방법에 대한 환자의 이해정도를 사정한다.

서면화된 설명서를 주기 전에 환자의 읽기 능력을 사정한다.

만약 환자가 읽고 보고 기억하는데 문제가 있다면 가족 구성원 중 한 명을 교육에 참여시킨다.

약을 준비하는 방법을 고려하면서 환자가 하루 한 번만 약 상자를 열 수 있도록 한다.

환자에게 체액 균형을 위해 매일 체중을 측정하는 것이 중요하다는 것을 교육한다.

환자가 매일 스스로 체중을 측정하고 기록하도록 한다. 만약 체중이 1-2kg 이상 기준치를 초과할 때 의사에게 보고하도록 한다.

환자나 가족이 반복된 심부전악화의 초기 징후 및 증상이 있다면 의사에게 연락하도록 한다.

환자에게 염분 함량이 높은 음식에 대해 교육한다.

환자에게 술을 끊도록 격려한다.

환자에게 걷도록 격려하고 가능한 한 활동적으로 지내도록 격려한다.

만약 환자가 잦은 입원이나 약물 구입의 문제점을 갖고 있다면 사회 복지기관으로의 의뢰를 고려한다.

3) 환자교육

여러 차례 입원을 요하는 심한 상태 악화는 피해야 한다. 만약 1~1.5kg의 체중 증가가 간헐적인 여분의 이뇨제 복용으로 치료된다면 입원을 요하는 6~9kg의 체중 증가는 발생하지 않을 것이다. 환자들로 하여금 스스로 심부전과 동반 질환을 조절하도록 하기 위해서는 자신의 질병상태를 조절할 능력을 갖도록 해야 한다. 삶의 질을 향상시키고, 병원 입원기간과 치료 비용을 줄이는 질병 관리 프로그램에 대한 많은 연구가 있어 왔다.

가정간호는 질병관리에 대한 다양한 기회를 제공해 준다. 가정간호사가 환자의 가정을 방문하여 필요로 되는 교육을 하게 되며, 방문회수가 제한되는 상황에서도 가정간호사에게는 사정뿐 아니라 중재를 할 많은 기회가 있다.

퇴원계획은 입원 첫날부터 시작한다. 교육, 의뢰와 추후관리 프로그램은 추후 입원을 예방할 목적으로 시작한다. 환자교육은 필수적이나 교육만으로는 환자 자신을 효과적으로 치료하기에는 충분하지 않다. 밀접한 추후관찰, 지도, 기술(skill) 증진은 환자가 배웠던 정보를 더욱 효과적으로 사용하게 한다(Box 5-6). 환자는 심부전 대상으로 수행되어 온 여러 임상 연구 결과를 집결한 표준 약물들을 투여 받아야 한다. 그러나 무엇보다도 효과적인 치료관리를 위해 환자는 건강관리제공자와 협력해야 한다(Box 5-7).

8. 임상 적용

사례 연구

A는 4년전 중격심근경색 이후 만성 심부전이 있는 64세 농부이다. 그의 박출률은 36%이며, NYHA II로 투약 중이다. 현재 보상단계로 심근경색 이후로 일의 속도는 느리지만 농사일을 계속하고 있으며 소와 닭을 기르며 그의 일을 문제없이 하고 있다. 그 사이 제 2형 당뇨병이 발병되었으나 경구로 Glypizide 5mg bid를 복용하면서 잘 조절되고 있으며, 최근 HbgA1c 는 5.8%였다. 지난 3주에 걸쳐 그는 같은 양의 일에도 쉽게 지치기 시작했다. 발목 부종이 평상시처럼 다음 날에도 가라앉지 않았고 복부가 커져 바지를 채울 수 없었다. 지난 밤에는 숨이 차서 침대에 누울 수 없어 안락의자에서 잠을 잤다. 그의 아내는 그가 오늘 심장내과의사를 만나도록 하였다. A 의 심전도검사 결과, 새로이 하부 심근경색(inferior MI)과 162miliseconds의 QRS duration을 보이는 좌측 각차단을 보였다. 그는 심장 카테터와 ADHF의 치료를 위해 관상동맥 치료병동(Coronary care unit)에 입원하였다. A는 집에서 규칙적인 체중 측정을 하지 않았고 지난 4주전 외래 방문보다 체중이 19.5kg가 증가하였다. 신체검진 결과, 새로운 승모판막 역류 심잡음이 (II/VI), S₃, 경정맥 확장이 귀까지 있었으며 복수도 있었다. 호흡음 감소나 수포음은 없었다. 혈압은 88/46 mmHg, 맥박 76회/분, 호흡 28회/분, 체온 37.1도였다.

심도자술을 통해 95% 폐색이 있던 우측 관상동맥에 스텐트를 삽입하였다. 스텐트 삽입 후 심장지수는 3.1L/min/m²였다. 새로 시행한 심초음파 검사상 박출률이 26%로 감소하였고 심실 비동조성 (ventricular dysynchrony)이 관찰되었다. A는 양심실 조율기가 포함된 삽입형 제세동기를 삽입하였다.

그의 중요한 혈액검사소견은 다음과 같다.

Glucose 186 mg/dL	total bilirubin 3.8 mg/dL
NA 128 mg/dL	Albumin 3.8 g/dL
K 5.8mEq/L	Alkaline phosphatase 160 units/L
BUN 68 mg/dL	
Creatinine 2.1 mg/dL	

1. 무증상 심근경색은 당뇨병 환자에서 흔하다. 새로이 확인된 심근경색이 A가 경험한 증상의 증가와 보상기전상실에 어떤 영향이 있었는가?

2. A는 심실 비동조성이 있다. 양심실 조율기가 그의 증상을 어떻게 호전시키겠는가?

3. A는 ADHF와 관련된 많은 체중 증가의 가능성을 줄이기 위해 구체적으로 어떠한 일을 할 수 있는가?

Chapter 6

급성 심근경색증

Objectives

- 죽상경화증의 병태생리학적 기전 및 위험요인에 대해 설명한다.
- 협심증의 분류, 사정 및 관리에 대해 기술한다.
- 협심증과 심근경색증을 가진 대상자에 대해 각각의 병태생리학적 기전 및 사정을 비교하여 기술한다.
- 심근경색증을 가진 대상자에게 행해지는 진단적 검사에 대해 설명한다.
- 대상자의 관리에 있어 단계별(초기, 치료기, 회복기) 치료계획을 세운다.
- 심근경색증을 가진 대상자의 합병증을 기술한다.
- 심장재활의 원리 및 환자교육에 대해 설명한다.

심혈관질환은 세계적으로 중요한 건강문제로서, 2008년 전 세계적으로 약 17,300,000명이 심혈관질환으로 사망했으며, 사망한 사람의 약 80%는 경제수준이 낮은 국가에서 발생하였다. 미국의 경우, 심혈관질환은 전체 인구의 주요 사망원인으로, 1일 기준 약 2,200명이 사망하고 있으며, 매 37초당 평균 1명이 죽는 것으로 보고되고 있다.

심혈관질환은 다양한 인종에서 나타나며 미국인의 전반적인 사망률은 인구 10만 명당 251.2명이며 한국은 심장질환 사망률이 암 1위, 뇌혈관질환 2위에 이어 3위를 차지한다. 또한 심장질환에 의한 사망률이 1990년 10만 명당 39.6명에서 2013년에는 50.2명으로 증가하였다.

심혈관질환으로 죽는 사람들 가운데 대다수는 관상동맥질환(심근경색증과 협심증)에 기인한다. 미국의 경우, 거의 매 25초마다 심장 사건(cardiac event)이 나타나며, 매 분당 1명이 죽는다. 2007년에는 6명 사망 중에 1명이 관상동맥질환이었다. 매년마다, 약 785,000명의 미국인이 심장발작 및 470,000명이 재발작을 경험하게 될 것이다. 또한 매년 195,000명의 무증상 심근경색증이 나타나고 있다. 압도적인 사망률과 이환율 통계수치가 나타남으로써, 심질환의 예방, 진단, 관리에 대한 더 활발한 연구들이 진행되었다. 1951년에 Framingham 연구에서 밝혀진 위험요

인과 1960대에 심장집중치료실의 등장 이래로, 중환자 간호사들은 심장질환과 관련된 사망률을 줄이는데 주요한 역할을 담당해왔다. 중환자간호사들은 숙련된 사정기술과 신속한 판단 및 심혈관질환의 급성기에 처한 환자를 치료하는데 필요한 치료적 중재를 발전시켜왔다. 간호사는 환자교육과 정서적 지지 제공을 함으로써 환자와 그 가족들이 최대한 그들의 건강수준을 회복하여 가정 및 지역사회로 복귀하도록 돕고 있다.

1. 죽상경화증

죽상경화증(atherosclerosis)이란 심혈관질환의 주요 원인으로, 이 용어는 그리스어로부터 유래되어, athero는 "끈적끈적한", sclerosis는 "딱딱한" 의미를 내포하고 있다.

1) 병태생리

죽상경화증은 복잡한 과정으로 증상이 발생하기 전에 오랜 기간에 걸쳐 진행된다. 죽상경화증 과정이 완전히 이해되지 않았지만 동맥 내벽의 손상이 있을 때 시작되는 것으로 알려졌다. 동맥 내벽 손상의 잘 알려진 세 가지 원인은 콜레스테롤과 중성지방의 증가, 고혈압 및 흡연 등

이다.

지방, 콜레스테롤, 노폐물, 칼슘 및 섬유소(fibrin)가 동맥 내벽에 쌓이게 되면, 이러한 물질의 축적 결과가 잘 알려진 죽종(Atheroma)이다. 이러한 지질 판(plaque) 형태는 동맥 내 혈류의 흐름을 부분적 혹은 완전히 차단하게 된다.

혈관 손상과 동맥 내벽에 이러한 물질들의 축적은 백혈구와 평활근 및 혈소판을 이 부위에 응집시키게 되며, 그 결과 콜라겐(collagen)과 탄력섬유의 기질(matrix)이 형성되고 내막은 점차 두꺼워진다. 섬유성판(fibrous plaque)의 중심부는 괴사되거나 출혈, 석회화 될 수 있다. 또한 혈전도 생길 수 있으며 그 결과 혈관 내강의 차단은 점점 심해진다(그림 6-1). 이러한 섬유성판은 관상동맥, 슬와동맥, 내경동맥 및 복부대동맥 등에서 발견된다.

섬유성판으로 인해 동맥을 통과하는 혈류의 양은 감소되고, 그 결과 조직에 산소공급도 감소된다. 증상은 손상부위의 혈류공급이 약 75%까지 차단되어야 나타나며, 증상의 발생은 측부순환의 발달 정도와 관련이 있다. 측부순환(collateral vessels)은 간측 동맥에서의 다른 분절 혹은 두개의 동맥을 연결하는 소동맥에서 일어나는데 정상 상태에서의 이러한 측부동맥(collateral arteries)이 거의 혈류

를 공급하지 않는다. 동맥의 폐색이 점점 커지면서 폐색의 근부위에 압력이 증가한다. 그 결과 혈류는 측부로 순환하게 되고, 시간이 지남에 따라 혈관이 커지고 확장된다(그림 6-2).

혈관은 이러한 선택적 경로를 통해 차단된 영역주위로 혈액의 흐름을 재할당 한다.

과학기술이 발달됨에 따라 죽상경화증의 병태생리기전에서 염증의 역할이 주목 받게 되었다. 염증의 고전적인 징후 및 증상은 발적, 통증, 열감 및 종창인데, 이러한 증상들은 손상된 조직이 항상성을 회복하기 위한 과정으로서, 세 가지 단계를 포함한다. 혈관확장 및 혈관의 침투성 증가(permeability), 혈액으로부터 조직의 식세포의 이동(emigration), 조직회복이다. 항상성을 회복하기 위한 이러한 과정은 중요한 역할을 하지만, 죽상경화증의 경우 그 과정은 파괴적일 수 있다. 죽상경화성 판은 염증 분자들에 의해 계속 커져가고 지질 핵(lipid core) 위에 섬유성 막(fibrous cap)을 형성한다. 이러한 막이 증가함에 따라 염증성 물질들은 막을 약화시키고 곧 파열된다. 일단 막이 파열되면 응고기전이 활성화되어 응괴(clot)가 형성되고, 혈관 내 혈액의 흐름이 차단된다.

염증 표지자는 죽상경화증의 위험을 사정하기 위해 이

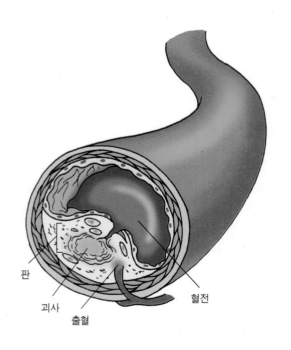

그림 6-1 **죽상경화판의 혈전**. 부분 또는 완전 혈관내강을 막을 수 있음

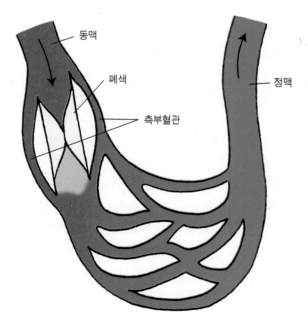

그림 6-2 죽상경화증의 진행에 따른 측부순환의 발달

용되고 있는데 C-반응성 단백(C-reactive protein, CRP)은 전신염증반응 동안 증가되는 급성기단백질이다. 최근 고감도 C-반응성 단백(high sensitive C-reactive protein, hs-CRP)이라 불리는 더 민감한 C-반응성 단백 혈액 검사가 심장질환의 위험도를 분별하는데 사용될 수 있다. hs-CRP의 높은 수치는 불안정형 협심증과 심근경색증을 지닌 환자에서 재발성 심장 사건(coronary events)의 예측 인자이다. 심혈관질환의 예방 목적으로 혹은 심혈관질환을 가진 환자에서 hs-CRP가 1.0 mg/dL미만은 저위험, 1.0~3.0 mg/dL 이하는 평균위험, 3.0 mg/dL 초과는 고위험이다.

2) 위험인자

죽상경화증의 원인은 명확히 알려지지 않았으나, 역학연구들을 통해 죽상경화증을 진전시키는 위험요인들이 확인되고 있다. 이러한 위험요인들은 크게 조절되지 않는 주요위험요인과 조절 가능한 주요위험요인으로 나뉜다. 주요위험요인은 심혈관질환의 위험을 유의하게 증가시키는 것이며, 그외에 위험요인은 심혈관질환의 위험을 증가시키는 것과 관련된 요인들을 말한다. 많은 위험요인들을 가질수록 관상동맥질환의 발생의 기회가 크다.

(1) 조절되지 않는 주요위험요인

① 연령

연령이 증가함에 따라 죽상경화성 병변에 기인한 질환들의 유병률이 증가하며, 관상동맥질환으로 사망한 사람들의 약 83%가 65세 이상의 노인이다. 노년층에서 급성 심근경색증을 앓는 여성들이 몇 주 이내에 사망할 확률이 남성보다 훨씬 높다.

② 유전(인종 포함)

가족 중에 죽상경화증이나 관상동맥질환의 병력이 있을 경우 발병할 확률이 높다. 심혈관질환의 가족력이 있는 사람들의 대다수가 한 가지 이상의 다른 위험요인을 가지고 있다. 심혈관질환의 유병률은 인종마다 다소 차이가 있으며 흑인에게서 특히 유병률이 높다. 이는 고혈압, 비만, 당뇨병의 유병률과도 관련이 있다.

③ 성별

남성이 여성보다 관상동맥질환의 발병률이 높으며, 심근경색증을 가진 남성들은 대게 젊은층이며, 폐경기 이후 여성은 관상동맥 질환의 사망률이 높다.

(2) 조절 가능한 주요위험요인

① 흡연

흡연자가 비흡연자보다 심근경색증에 걸릴 위험이 2~4배 높다. 흡연은 급사의 가장 큰 위험요인이며, 다른 위험요인과 더불어 관상동맥 질환의 위험을 더 많이 증가시킨다. 비흡연자들에게 있어 타인에 의한 간접흡연 또한 심질환의 위험을 증가시킨다.

② 고콜레스테롤혈증

고콜레스테롤혈증은 관상동맥질환의 위험을 증가시키는데, 다른 위험요인이 있을 때 위험요인이 더 크다. 중년층에서 총콜레스테롤이 200 mg/dL 이하인 사람은 상대적으로 관상동맥질환의 유병률이 낮다. 총콜레스테롤의 혈중농도가 200~239 mg/dL는 중등도 정도의 수치이지만 위험 수치에 해당하며, 240 mg/dL 이상일 경우 관상동맥질환의 위험이 2배 이상 증가한다.

혈중에서 콜레스테롤 대부분은 "나쁜" 콜레스테롤이라 부르는 저밀도지단백(low-density lipoprotein, LDL)에 의해 운반되며 LDL은 동맥벽에 축적된다. 이때 LDL의 지속적인 축적은 관상동맥질환의 위험을 증가시키게 된다. LDL의 적정수치는 100 mg/dL 이고, 심근경색증과 같은 고위험요인 환자들의 치료적 목표는 70 mg/dL 이하이다.

고밀도지단백(high density lipoprotein, HDL)은 콜레스테롤을 조직으로부터 제거시키는 역할을 하는 지질형태이다. 즉 과도한 콜레스테롤 축적 시, 간으로 콜레스테롤을 운송하여 대사시키기 때문에 HDL을 "좋은" 콜레스테롤이라 부르며 HDL이 40 mg/dL 미만일 때 관상동맥질환의 발병 위험이 커진다.

중성지방(triglyceride)은 체내 지방의 가장 흔한 형태로 정상 수준은 연령과 성별에 따라 다르다. 죽상경화 발생의 비율은 고LDL 또는 저HDL 중 하나와 고중성지방의 결합으로 가속화될 것이다.

심근경색증 고위험 환자는 다중 위험요인(특히 당뇨병) 또는 심하거나 잘 조절되지 않는 위험요인 또는 대사증후군(고중성지방과 저HDL을 포함한 비만과 관련된 위험요인들)을 가진 심혈관질환이 있는 환자로 정의된다. 고위험군은 관상동맥질환 또는 뇌 혹은 사지 혈관질환 또는 당뇨 또는 다중(2가지 이상)위험요인을 가지고 있을 때 10년 이내에 심장마비 발생 위험이 20% 이상이다. 중간 위험군은 관상동맥질환의 두 가지 이상 위험요인을 지니며 10년 이내에 심장마비 발생 위험이 10%~20%이다. 심근경색증 저위험/보통위험군은 두가지 이상의 위험요인과 10년 이내에 심장마비 발생 위험이 10% 이하 또는 하나의 위험요인과 심장마비 발생 위험이 0%인 사람들이다.

③ 고혈압

고혈압은 질병초기에 어떠한 증상이나 징후가 나타나지 않기 때문에 침묵의 살인자로 불리어지고 있으며, 관상동맥질환의 주요 위험요인이다. 비만, 흡연, 고콜레스테롤혈증, 또는 당뇨병의 위험요인이 고혈압을 일으킨 경우 심장 질환이나 뇌졸중의 위험은 여러 배 증가한다.

④ 신체적 활동 부족

신체적 활동의 부족은 심혈관질환의 발병에 중요한 역할을 한다. 규칙적 운동의 부족은 과체중 및 비만, 고콜레스테롤혈증과 병합되어 심혈관 질환의 위험을 증가시킨다. 규칙적인 중등도 이상 신체활동은 심장질환예방을 돕는다. 비록 중강도의 운동이라도 규칙적으로 장기간 실시한다면 심장질환을 예방하는데 도움이 될 것이다

⑤ 비만과 과체중

비만과 과체중은 관상동맥 질환 및 뇌졸중의 사망률 증가와 밀접한 관련이 있으며, 과체중은 고혈압, 인슐린저항성, 당뇨 및 이상지질혈증의 발생을 증가시킨다. 특히 복부비만은 심혈관질환의 가장 중요한 예측인자이다. 허리둘레 수치 및 체질량 지수(body mass index, BMI)는 개인의 체지방을 측정하는 지표로서 여성의 경우 허리둘레가 93.5cm 이상, 남성의 경우 100cm 이상일 때 심혈관질환의 위험이 높다.

⑥ 당뇨

당뇨병은 심혈관질환의 발병과 매우 높은 상관성이 있으며, 혈당수준이 일정하게 유지되더라도 심혈관질환의 위험이 높다. 당뇨를 가진 환자의 약 75%는 심장질환 또는 혈관질환을 가지고 있다.

(3) 기여 위험 요인

① 스트레스

스트레스에 대한 개인의 반응은 심혈관질환의 발병에 영향을 끼칠 수 있는데, 스트레스에 처했을 때 대응하는 개인의 행동방식(예:흡연, 폭식)은 심혈관질환의 발병률을 증가시키게 된다.

② 지나친 알코올 섭취

지나친 알코올 섭취는 고혈압, 심부전, 뇌졸중과 연관이 있다. 중간정도의 음주를 하는 사람의 심혈관질환 위험은 음주를 하지 않는 사람보다 오히려 낮다. 여기서 중간정도의 음주란 여성의 경우 하루 1잔, 남성의 경우 하루 2잔을 의미한다.

2. 급성 관상동맥증후군

급성 관상동맥증후군(Acute Coronary Syndrome)은 급성 심근허혈의 임상적 증상을 가진 환자를 서술하는데 사용된다. 급성 관상동맥증후군은 불안정형협심증과 급성 심근경색증을 포함하는 용어이다. 불안정형협심증은 예기치 못한 흉통 혹은 불편감이 안정 시에도 나타나는 것이며, 심근경색증은 ST분절 상승 심근경색증(STEMI)과 비ST분절 상승 심근경색증(NSTEMI)으로 구분된다. 불안정협심증과 비ST분절 상승 심근경색증의 병태생리 기원과 임상 양상은 유사하나 정도에 차이는 있다. 비ST분절 상승 심근경색증은 허혈이 심근의 손상을 초래할 정도로 심하고 순환에 심근 괴사를 나타내는 표지자를 방출 할 때로 정의된다. 그러나 심전도에서는 ST분절은 상승하지 않는다. 불안전협심증 환자는 허혈성 통증의 초기 발병 후 표지자가 혈액 내에서 감지되지 않는다. 불안정협심증은 안정 시 흉통이 보통 20분 이상 지속되거나, 새로운 발병(2개월 미만) 심한 협심증이 생긴 경우, 강도, 지속시간, 빈도 또는 이러한 요소의 결합의 증가 발생이 점강성(crescendo) 패턴으로 나타날 수 있다. ST분절 상승 심근경색증 환자는 심전도에서 ST변화와 순환에서 표지자가 발견된다. 급성심근경색증 환자의 약 67%는 비ST분절 심

근경색증이고 33%는 ST분절 상승 심근경색증이다.

3. 협심증

라틴어에서 유래된 협심증(angina)이라는 단어는 "질식할 것 같은"이라는 뜻을 포함하는 것으로 협심증은 관상동맥질환에 기인하여 흉통 혹은 불편감을 묘사하는 것으로 쓰여 진다. 환자들은 "압박하는 듯한", "조이는 듯한", "무거운 듯한", "답답한" 등으로 흉통을 묘사한다.

1) 병태생리

협심증은 심근의 산소요구와 산소공급 간의 불균형에 의해 초래되는 일시적, 가역적 심근허혈을 의미한다. 대개 협심증은 산소공급의 부족에 기인한다. 산소공급부족의 주요 원인은 관상동맥 내 죽상경화성병변에 의해 혈관 내가 좁아져 있기 때문이다. 비폐색혈전은 죽상경화성판을 파열시키고, 그 결과 심근 관류를 감소시키게 된다. 심근으로 혈류공급이 감소함에 따라 관상동맥 내 혈류는 보상기전에 의해 자동 조절된다. 즉 동맥 내 평활근의 이완이 혈류의 저항을 감소시킨다. 이 보상 기전이 대사요구에 더 이상 반응할 수 없으면 심근허혈이 발생하여 환자가 통증을 호소하게 된다.

불안정협심증의 흔하지 않은 원인으로 관상동맥 혈관경련에 의한 역동적 폐쇄가 있다. 이때 경련은 혈관 평활근의 과도한 수축 및 내피세포의 기능장애, 작은 저항 혈관의 비정상적 수축에 기인한다. 경련의 결과로서 심근의 관류가 방해받으며, 그 결과 산소공급이 감소하게 된다. 동맥 내 염증은 불안정형협심증을 초래하는 산소공급을 감소시키는 또 다른 요인이다. 염증과정은 동맥혈관을 좁게 하고, 판(plaque)을 불안정화 시키며, 파열 및 혈전을 생성하게 한다. 최근 연구들은 급성 관상동맥증후군에서의 염증성 변화에 대한 이해를 높이고 있다.

산소요구의 현저한 증가는 불안정협심증의 또 다른 원인으로서, 특히 환자가 관상동맥질환을 동반하고 있다면, 열, 빈맥, 갑상선중독증과 같은 상태의 산소요구 증가는 불안정협심증을 일으킬 수 있다.

산소공급과 산소요구 간에 불일치할 때 심근조직은 지속적으로 산소와 영양분을 요구하게 되고, 점차 평상시의

심근수축만으로는 효과적으로 에너지와 산소를 공급하지 못하게 된다. 이때 혈액공급에 의존하는 조직은 점차 산화된 혈액을 공급받지 못하게 되므로 허혈 상태가 된다. 혐기성 대사로는 요구되는 총 에너지의 6%만을 제공할 수 있다. 글리코겐과 삼인산아데노신(adenosine triphosphate; ATP) 저장이 고갈되면서 세포에 의한 당의 흡수는 현저하게 증가한다. 포타슘은 허혈이 진행되는 동안 심근세포로부터 급속히 빠져나가게 되며 세포의 산화는 빨리 진행된다.

2) 분류

협심증을 표현하는 용어는 임상에서 여러 가지가 있다. 안정협심증(만성안정협심증 혹은 전형적협심증, 혹은 운동성협심증)은 평상시에 예측 가능한 발작성 흉골 하 통증을 묘사하는데 통증은 주로 무리한 육체활동이나 감정적 스트레스가 있을 때 나타나며, 휴식이나 니트로글리세린(nitroglycerin)에 의해 완화된다.

불안정협심증은 경색전협심증 혹은 점강성협심증(crescendo angina)이라고 일컬어지며 주로 휴식 시에도 나타나는 심인성 흉통으로 언급되어진다. 불안정협심증을 가진 사람들은 안정협심증을 가진 환자에서 보다 지속적이고 심한 흉부 불편감을 경험하게 된다. 불안정협심증은 급성 관상동맥증후군의 일종으로서 급성심근경색증, 부정맥 및 급사의 위험을 증가시킬 수 있기 때문에 즉각적인 치료를 요구한다. 이형협심증은 Prinzmetal 협심증 혹은 혈관경련성 협심증이라고 불리는 일종의 불안정협심증의 형태로서, 주로 휴식 시나 한밤중과 아침 8시 사이에 발생한다. 반면 무리한 활동이나 감정적 스트레스 후에는 잘 나타나지 않는다. 이형협심증은 관상동맥 경련의 결과로 나타나며 이형협심증을 앓고 있는 사람들은 최소 한 개 정도의 관상동맥의 죽상경화성 병변을 갖고 있거나 거의 차단에 가까울 정도의 경련을 경험하게 된다. 캐나다 심혈관학회의 분류체계에 따른 협심증은 네 가지로 분류 할 수 있다(Box 6-1).

3) 사정

(1) 병력

관상동맥질환에 기인한 심근허혈을 나타내는 5가지 주

요 요소가 건강력을 통해 신속히 수집되어져야 한다. 이러한 5가지 주요 요소는 주 증상, 관상동맥질환에 대한 이전 과거력에 대한 정보, 대상자의 성별과 연령, 현재 갖고 있는 위험요인 수가 포함되어진다.

간호사는 대상자의 병력을 수집할 때 통증사정도구로 NOPQRST를 흔히 사용한다(Box 2-1 참고). 대상자의 평상시 정상 상태를 확인한 후에, 간호사는 통증의 발병시간에 대해 질문해야 한다. 즉, 통증을 야기 또는 악화시키는 요인이 무엇이고 통증을 완화시키는 것은 무엇인지를 사정해야 한다. 또한 협심증은 무리한 활동 또는 감정 상태에 의해 흔히 일어날 수 있으며, 식사를 한 후나, 추위에 노출 되었을 때, 안정 시에도 나타날 수 있다. 흉통을 호소하는 대상자들은 종종 설하 NTG 투여나 휴식(안정)시에 통증이 완화되어질 수 있다. 협심증이 점점 심해지면(불안정형 협심증), 통증은 활동 시 보다는 오히려 안정 시에 나타날 수 있으므로 더 이상 휴식이나 설하 NTG로 통증이 완화되지 않는다. 흉통의 양상 또는 질(quality)은 종종 깊고, 흉부 전체 또는 팔로 방사된다. 대상자들은 무겁고, 압박되어지고, 질식할 것 같은, 숨 막히는 듯한 느낌으로 묘사할 수도 있다. 통증의 부위(region) 및 방사통(radiation)에 대해 문진할 때 대상자들은 흉골 하, 왼쪽 가슴부위, 상복부의 통증과 함께 왼쪽 부위의 팔, 목, 등 또는 턱 쪽의 방사통도 함께 말할 수 있다. 통증의 중증도(severity)는

BOX · 6–1
캐나다 심혈관학회 분류체계에 따른 협심증의 분류

Class I: 걷기, 계단 오르기와 같은 일상의 신체적 활동으로 협심증을 유발하지 않음. 평상시보다 심한 활동으로 협심증이 유발됨

Class II: 일상 활동의 경미한 제한이 있음. 빠르게 걷거나 계단을 올라가기, 오르막 걷기, 식사 후 걷거나 계단 올라가기, 춥거나 바람이 불 때와 정서적인 스트레스 또는 깨어난 후, 몇 시간 동안일 때 협심증을 유발함. 안정 상태에서 정상적인 속도로 두 블록 이상을 걷거나 계단을 한 층 이상 오를 때 협심증을 유발함

Class III: 신체적 활동의 현저한 제한이 있음. 안정 상태에서 정상적인 속도로, 하나 또는 두 블록 이상을 걷거나 계단을 한 층 오를 때 협심증을 유발함

Class IV: 모든 신체 활동 시 불편감을 경험함. 안정 시에도 협심증 증상을 유발함

대상자들이 경험하는 통증의 정도를 1부터 10까지의 시각 상사척도를 이용하여 평가할 수 있다. 간호사는 통증이 얼마나 지속되는지, 얼마나 자주 일어나는지, 하루 중 어느 때 발생하는 지 등을 문진하고 호흡곤란, 오심, 구토와 발한과 같은 관련 증상에 대해서도 함께 물어야 한다. Box 6-2는 심근허혈을 나타내는 대상자와 관련된 사정결과를 요약하고 있다. 얻어진 정보에 기초하여, 협심증은 안정 시 흉통, 2달 이내에 새로 발생 된 심한(severe)흉통, 진단 받았을 당시보다 강도와 지속시간, 빈도가 증가된 흉통, 세 가지 양상 중 하나로 분류된다.

협심증을 경험하고 있는 노인 대상자 특히 여성노인의 경우 신경수용체 변화로 인해 전형적인 흉통과는 다른 증상들을 표현할 수 있다. 노인 대상자에게서 고려해야 할 사항은 Box 6-3에 제시하였다.

(2) 신체검진

신체검진은 통증의 원인이 무엇인지, 동반질환이 있는지, 통증에 인한 혈류역학변화 사정에 중요하다. 활력징후를 측정할 때 간호사들은 대상자의 양쪽 팔에서 혈압을 측정해야 한다. 만약 협심증이 유발되는 상황에서 신체검진을 시행한다면 대상자는 빈맥 또는 교대 맥 양상을 보일 수 있으며, 협심증의 초기에 대상자들은 고혈압 또는 저혈압이 나타 날 수도 있다. 한편 대상자가 차갑고, 끈적끈적한 피부를 보일지 모르는데, 피부에 대한 좀 더 구체적인 사정을 시행하면, 노란색의 결절 혹은 판(plaques)형태의 황색종(xanthomas)을 피부에서 관찰할 수 있다. 황색종은 고콜레스테롤혈증의 적응증이 될 수 있다. 심혈관의 폐색을 의심할 수 있는 경동맥 혹은 대퇴동맥의 혈관잡음 또한 청진 될 수 있다. 간호사들은 2심음(S2) 기이성(paradoxical)분열음 혹은 3심음(S3)을 청진할 수 있는데 둘 다 좌심실부전을 나타낸다. 4심음(S4) 도 청진가능한데 이는 좌심실의 순응도가 저하되었음을 나타낸다. 맥박결손의 경우는 말초혈관 질환을 의심할 수 있다.

(3) 진단검사

12유도 심전도는 협심증을 가진 대상자를 진단하는 데 기초가 되는 검사로 흉통을 가진 환자로부터 즉각적으로 시행될 수 있으며 협심증을 호소하는 동안, 심전도는 심근

BOX 6-2
심근경색으로 인해 발생된 흉통 NOPQRST의 특징

N-Normal
- 흉통이 시작되기 전 환자의 심전도

O-Onset
- 흉통/불편감이 시작된 시기

P-Precipitating and Palliative Factors

악화요인
- 운동
- 과식 후 운동
- 격심한 운동
- 춥거나 바람 부는 날 걷기
- 추운 날씨
- 스트레스 또는 불안
- 화
- 공포

완화 요인
- 운동을 멈춤
- 앉아서 휴식
- 설하로 니트로글리세린 복용; 심근경색의 흉통은 종종 설하로 니트로글리세린 투여 시 흔히 완화되지 않음

Q-Quality
- 중압감
- 압박감
- 쥐어짜는 듯함
- 숨 막힘
- 꽉 죄이는 듯함

R-Region and Radiation
- 흉골 아래에서 등, 왼팔, 목, 턱으로 방사
- 상흉부
- 상복부
- 왼쪽 어깨
- 견갑골 하부

S-Severity
- 통증의 정도는 1부터 10까지로, 이전에 경험하지 못한 가장 심함 통증을 10으로 볼 때, 종종 5 이상의 점수

T-Time
- 통증이 30초~30분 정도 지속
- 불안정 협심증이나 심근경색일 경우 통증이 30분 이상 지속될 수도 있다.

BOX 6-3
노인환자에 대한 고려

급성관상동맥 증후군
관상동맥질환은 노인대상자에게 가장 흔하며 심각한 질환이다. 노인대상자들은 흔히 베타교감 신경계반응의 감소 및 동맥 탄성의 감소에 기인한 심장의 후부하 증가, 고혈압, 심근비대, 심실 이완기능 장애 등과 같은 수많은 공유 질환들로 인해 문제를 나타낸다.

노인은 전형적인 흉골 하 통증보다는 호흡곤란, 혼돈, 쇠약, 실신과 같은 비전형적 증상을 나타내기가 쉽다. 피하지방의 분포 및 양의 차이 때문에 추위에 노출될 때 협심증 증상을 더 빨리 나타낼 수 있다. 노인들에게 협심증의 증상으로 허약, 숨 가쁨 또는 피로 같은 증상이 인지되면 따뜻한 옷을 입을 수 있도록 교육해야 한다.

환이 상당히 진행되고 있음을 나타내는 것이다. 이소성 박동 또한 협심통을 호소하는 동안 나타날 수 있다. 협심통을 호소하는 동안 심전도는 정상으로 나타날 수도 있기 때문에 반드시 이전에 찍은 심전도 결과와 비교해 보아야 한다. 활동 중의 심전도 모니터링은 특히 안정 시에 흉통을 호소하는 사람의 협심증 진단을 하는 데 유용하다. 표준 12유도 심전도는 심장의 후벽부, 측부와 심첨부에 대한 적절한 정보를 제공하지 않기 때문에 제한된 진단적 검사이다.

생화학적 심장표지자는 급성관상동맥증후군의 진단 및 예후 결정에 매우 중요하다(2장 생화학적 심장표지자 참고). 심장에 특이적인 트로포닌(troponin[troponin T, troponin I])은 급성 관상동맥질환에 의해 지속적인 흉통을 나타내는 모든 환자에게 가장 선호되는 검사이다. 트로포닌은 심근 괴사의 진단을 위한 선호되는 심장 표지자로서 CK-MB를 대신한다. 그러나 트로포닌수치는 증상 발생 후 최소 6시간까지 증가하지 않을 수 있다. 급성관상동맥증

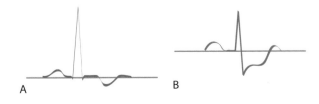

그림 6-3 T파 역전 **(A)**과 ST분절 하강**(B)**.

허혈을 나타내는 T파 역전 및 ST분절 하강을 나타낼 수 있다(그림 6-3). 휴식 동안 증상이 있건, 무증상이든 간에 심전도 상 일시적 ST분절의 변화(≥ 0.05 mV)는 관상동맥질

후군과 일치하는 증상의 발병이 6시간 이내이면 미오글로빈과 같은 심근손상의 초기 표지자와 트로포닌과 같은 후기 표지자의 측정이 이루어진다. 만약 환자가 흉통을 호소한 지 6시간 이내에 혈액검사를 실시해서 이들 표지자가 음성이 나온다면, 흉통의 시작으로부터 6~12시간 사이에 또 한 번의 채혈이 이루어질 수 있다. 트로포닌 수치는 5~14일정도 상승을 유지하므로 발병 증상 후 며칠 동안 환자에게 유용한 심장표지자 일 수 있다. 기타 혈액검사로는 일반혈액화학검사, 전혈구검사 및 혈액응고관련 검사들이 실시되어진다. 총 지질농도(lipid profile)는 급성관상동맥증후군의 발병 24시간 이내 측정되어져야한다. 염증 혈장 표지자는 급성관상동맥증후군의 진단에 도움이 될 수 있으며, hs-CRP검사에 의해 나타난 높은 CRP수치는 사망 위험이 증가함을 의미하며 백혈구 수도 염증의 다른 유용한 표지자이다.

다른 진단적 검사는 운동부하 검사가 있으며, 이 검사를 위해서는 심전도 및 혈압측정이 운동 전, 중, 후에 함께 병행되어야 한다. 운동부하 검사는 특히 환자의 중증도를 판별하는 데 도움이 된다. 운동하기에 적합하지 않은 대상자의 경우 약물부하검사가 실행되며 검사 시 사용되는 약물은 환자의 안정 시 심근의 산소요구도를 증가시키는 것으로, 정맥주입을 통해 투여되며, 약물은 아데노신, 도부타민과 디피리다몰이 흔히 사용된다. 심장의 영상학적검사로는 보통 흉부방사선검사가 많이 이용되며 관류 영상은 심근 관류의 결손을 확인하기 위해 운동 또는 약물부하검사와 함께 사용될 수 있다. 양전자 단층촬영(positron emission tomography; PET)영상은 심근의 경색된 부위를 감별하는 데 매우 유용하다. 심초음파 검사는 심근벽의 운동기능 이상과 두께, 판막기능 및 박출 계수(ejection fraction, EF)를 평가하는데 좋으며, 자기공명영상(magnetic resonance imaging, MRI)과 관상동맥 컴퓨터단층촬영법(coronary computed tomographic angiography, CCTA)은 심초음파를 비롯한 다른 진단적 검사 결과가 명확하지 않을 경우에 구조적 심혈관의 이상을 파악하는데 도움이 된다.

관상동맥조영술 검사는 관상동맥질환을 확진하기 위해 시행되는 침습적 진단검사로서 조영술 결과를 통해 대상자의 치료를 약물요법으로 할지 수술요법이 필요한지를 결정하는 데 매우 유용하다(심혈관 진단검사 참고).

4) 관리

협심증을 가진 대상자의 치료목표는 산소공급과 산소요구 간의 균형을 회복하는 것으로 간호사는 대상자의 활력징후 및 심리적 정서상태를 수시로 사정해야 한다. 또한 심근허혈과 부정맥을 감시할 수 있도록 심장 관련 모니터들을 대상자들 가까이 두어야 하며, 산소요구를 최소화하기 위해서 대상자들이 안정하도록 교육한다. 불안정협심증환자에게 산소공급을 증가시키기 위해 산소요법을 부가적으로 실시하기도 한다. 맥박산소측정기(pulse oxymeter)와 동맥혈검사를 산소공급 상태를 평가하기 위하여 측정한다.

(1) 약물요법

약물요법은 협심증 대상자의 관리에 중요한 부분을 차지한다. 증상의 정도, 혈류역학 상태 및 현재 또는 과거의 약물복용과 관련된 자료들이 약물치료의 지침이 된다.

니트로글리세린(NTG)은 혈관 확장을 통해 심실의 전부하를 감소시킴으로써 심근의 산소 요구를 줄이는 혈관확장제이므로 치료의 중심이 되며 허혈 부위의 동맥 및 측부순환을 향상 시킨다. NTG는 급성 협심증 발작 시 설하 또는 분무형태로 사용되는 약물이다. 만약 NTG 설하(0.4 mg) 또는 분무형태가 5분 후(15분 이내에 3번까지)에도 흉통이 완화되지 못하면, 정맥주입을 통해 NTG를 투여해야 한다. NTG 정맥 투여 시 10mcg/min으로 시작해야 하며, 3~5분 간격으로 대상자의 증상양상 및 혈압을 관찰하여 증상과 징후가 완화되면 약물용량을 더 증가시킬 필요 없다. 반면 증상이 완화되지 않으면, 혈압의 변화가 심하지 않은 한 약물용량을 증가시킬 수 있으며 최대 용량은 200mcg/ min이다. 일단 대상자가 흉통을 더 호소하지 않고 허혈의 증상이 12~24시간 동안 나타나지 않으면 정맥 NTG는 구강이나 부착형태의 질산염(nitrates)제재로 바꾸어 주어야 한다.

모르핀(morphine sulfate)은 설하로 NTG를 연속 3회 이상 복용하였거나 적절한 항허혈요법에도 불구하고 증상이 지속되면 고려된다. 모르핀은 혈류역학의 이점과 함께 강한 진통제 및 항불안제이다. 1~5 mg 정맥 요법의 용량은 증상 완화와 편안함 유지에 권장된다. 간호사는 지속해서 NTG 정맥주입을 하고 있는 대상자의 호흡수 및 혈압을 잘 관찰해야 한다.

베타차단제(β-blockers)는 심근수축력 감소, 동방결절 및 방실결절 속도를 감소시킴으로써 심근의 산소소모량을 줄이는 데 사용된다. 심근수축력 감소는 심장의 작업량을 감소시켜 심근의 산소요구량을 줄인다. 심박수 감소는 이완기가 충만할 수 있도록 시간을 증가시켜 관상동맥으로의 혈류유입을 개선한다. 베타차단제는 불안정협심증과 비ST분절상승 심근경색증 환자들에게 첫 24시간 이내에 구강으로 시작된다.

칼슘통로차단제(Calcium channel blockers)는 불안정협심증과 비ST분절상승 심근경색증 환자에게 사용되며 후부하, 심근수축력과 심박수 감소에 의해 심근의 산소요구가 감소한다. 약물로는 베라파밀(Calan)과 딜티아젬(Cardizem)이 가장 흔히 사용되고 있다. 간호사는 저혈압, 심부전 악화, 서맥 및 방실차단과 같은 부작용이 환자에게 보이는지 신중히 관찰한다. 칼슘통로차단제는 무반응 또는 질산염제제와 베타차단제의 불내성 환자에게 허혈과 관련된 증상을 치료하기 위해 투여 할 수 있다.

아스피린, 항응고제, 항혈소판제 약물의 병용이 불안정협심증 또는 비ST분절상승 심근경색증 환자에게 권장된다. 아스피린은 금기가 되지 않는 한 불안정협심증 또는 비ST분절상승 심근경색증 환자에게 투여가능하다. 클로피도그렐(Plavix)은 아스피린을 사용할 수 없는 환자들에게 선택적으로 사용된다. 추가적 항혈소판요법으로 티에노피리딘(Ticlid) 치료가 사용되며 여기에 클로피도그렐과 프라수그렐(Effient)이 포함된다. 항응고요법은 불안정형협심증과 비ST분절 상승 심근경색증 환자에게 권장된다. 항응고제 약물로는 에녹사파린, 헤파린, 또는 폰다파리눅스(제XA인자 억제제)와 비발리루딘(직접 트롬빈억제제)이 있다.

폐울혈 또는 40% 이하의 좌심실 박출량이면서 저혈압이 없는 환자는 안지오텐신 전환효소(angiotensin-coverting enzyme, ACE)억제제를 24시간 이내에 구강 투여한다. 안지오텐신 II수용체차단제(angiotensin II receptor blocker)는 ACE억제제를 견딜 수 없는 환자에게 사용한다.

(2) 침습요법

침습요법은 불안정협심증환자 치료 시 사용될 수 있다. 대동맥 내 풍선확장펌프(Intra-aortic balloon pump; IABP)는 중환자에게 주로 사용하는 방법으로 관상동맥으로 관류를 증가시키거나 후부하를 감소시키기 위해 사용된다. 경피적 경혈관 관상동맥 확장술(percutaneous transluminal coronary angioplasty; PTCA) 및 스텐트 삽입술 또한 불안정협심증환자의 주요 치료방법 중 하나이다. IABP 및 PTCA와 스텐트 삽입술에 관한 내용은 3장에 자세히 언급되어 있다. 관상동맥 우회로술(coronary artery bypass grafting; CABG)은 외과적 수술로서 자세한 내용은 7장 심장 수술에서 다루어지고 있다.

(3) 위험요인 수정

협심증을 예방하기 위한 위험요인 수정은 대상자의 흉통을 예방하거나 악화시키는 것을 줄여줄 수 있다. 대상자들은 우선 금연 및 적정체중을 유지하고 규칙적으로 운동해야 한다. 식이와 투약의 경우 고혈압, 당뇨 및 고지질증을 조절하기 위해 사용된다. 환자에게 가정에서 지켜야 할 내용은 Box 6-4에 기술되어 있다.

4. 심근경색증

심근의 산소공급과 요구 간의 불균형으로 야기된 지속적인 허혈 상태는 심근경색증을 일으킨다. 허혈 상태가 지속되면 심근 세포 및 근육은 점차 손상되고 결국 비가역적으로 괴사에 이르게 된다. 산소공급과 요구도 간에 불균형을 일으키는 요인은 여러 가지가 있을 수 있으나 관상동맥 내 혈전은 심근경색증의 가장 중요한 위험요인으로 알려졌다. DeWood와 그의 동료들의 연구에 의하면 급성 심근경색증의 증상이 처음 나타난 시점으로부터 4시간 이내에 환자 중 87%가 혈전폐색을 가지고 있는 것으로 나타났다. 혈전폐색 발생은 12~24시간에 약 65%까지 감소한다. 심근경색증은 임상적 증상, 심초음파 소견, 혈액검사 및 병리학 검사 등의 여러 가지 진단적 절차를 통해 확인되며, 유럽심장학회와 미국심장학회는 Box 6-5와 같이 심근경색증을 재정의 하였다.

BOX 6-4 교육 내용
협심증 환자를 위한 가정내 교육지침

활동과 운동

• 통증을 촉진하지 않는 운동프로그램에 매일 참여한다.
• 필요에 따라 휴식 시간과 중등도 활동을 교대로 한다.

식이

• 적절한 열량 섭취와 함께 균형 잡힌 식사를 한다.
• 비만하다면, 집중적인 체중감량 프로그램에 참여한다.
• 식사 후 바로 활동하는 것을 피한다.
• 심박동수가 증가할 수 있으므로 카페인 섭취를 제한한다.
• 저지방 식이를 한다.

흡연

• 금연 프로그램에 참석한다. 흡연은 심박동수, 혈압, 혈중 일산화
탄소 수치를 증가시킬 수 있다.
• 흡연 환경을 피한다.

추위

• 춥고 바람 부는 날씨를 피한다. 필요하면 실내에서 운동한다.
• 실외에서는 따뜻한 옷을 입고, 스카프로 입과 코를 가린다.
• 추울 때는 중간 정도의 속도로 걷는다.

약물

• 항상 설하 니트로글리세린을 가지고 다닌다.
• 약은 차광을 위해 어두운색 약병을 넣어둔다.
• 솜은 약의 활성 성분을 흡수해 버릴 수 있기 때문에 약병 안에 솜
을 넣어두지 않는다.
• 통증이 생기면, 혀 밑에 약을 넣고, 활동을 멈추고, 약이 녹기를
기다린다. 3~5분 이내에 통증이 없어지지 않으면 약을 한 알 더
투여한다.
• 통증이 지속된다면, 즉각적인 치료를 요구한다.
• 두통, 홍조, 어지럼증 등 니트로글리세린의 부작용을 알고 있다.

1) 병태생리

심근경색증의 대부분은 관상동맥 내 죽상경화증이 원인이며, 혈전 형성은 주로 죽상경화성 병변의 부위에서 가장 흔하게 발생하며, 이는 심근조직 내의 혈류공급을 차단하게 된다. 죽상경화성 판 파열은 심근경색증을 가진 대부분 환자와 혈전 생성을 더욱 촉진한다. 앞서 언급한 바와 같이 죽상경화성 판의 진행에서 염증의 역할은 매우 근거 있는 것으로 받아들여지고 있다. 심혈관 위험인자들은 내피세포의 손상을 가져와 결국 내피세포의 기능 이상을 초래한다. 내피세포의 기능부전은 죽상경화성판 형성 및 염증반응의 활성화에 의해 야기된다. 판 파열 시 혈전이 혈류를 차단하고 이 때문에 심근경색증을 초래할 수 있다. 그림 6-4는 안정형 협심증과 급성 관상동맥 증후군에서의 죽상경화성 판을 보여주고 있다. 심근의 비가역적 손상은 혈류가 차단된 후 약 20~40분 후부터 일찍 진행되어 조직괴사까지 진행될 수 있다. 그러나 경색 과정이 몇 시간 내에 끝나는 것은 아니다. 조직괴사는 연속적으로 발생하게 된다. Reimer와 그의 동료들에 의하면 세포 괴사는 심내막 하층에서 처음 발생하며 이후는 연이은 물결처럼 심장의 전 층으로 퍼져나간다. 개를 이용한 동물실험에서 그들은 관동맥 폐색과 조직 관류 간의 시간이 짧으면 짧을수록 심근조직의 손상을 최대한 막을 수 있다고 보고하였다. 이

BOX 6-5
심근경색증의 유형별 임상진단

Type 1
급격한 혈전성 관상동맥 폐색에 의한 자발성 심근경색증

Type 2
관상동맥의 경화성 병변이 없이 발생하는 심근경색증(예: 관상동맥 연축, 관상동맥색전증, 빈혈, 부정맥, 고혈압, 저혈압)

Type 3
심근효소의 증거가 확인되지 않은 채, 직접적인 심근 괴사의 증거는 없지만, 심근허혈의 소견이 있는 급사와 관련된 심근경색증

Type 4a
PCI와 관련된 심근경색증

Type 4b
스텐트(stent) 내의 혈전에 의한 심근경색증

Type 5
CABG와 관련된 심근경색증

러한 연구결과는 심근조직의 실질적 양은 관상동맥의 폐색이 시작된 순간으로부터 6시간 이내에 혈류가 복구된다면 심근조직의 실질적 손상을 최대한 막을 수 있다. 심근경색증과 관련된 세포 손상은 경색의 범위(새로운 심근 괴사), 경색확대(경색부위가 불균형하게 얇아지고 확대됨),

또는 심실 재형성(심실이 불균형하게 얇아지고 확대됨)을 수반한다.

(1) 경색의 크기

심근경색증의 크기에 영향을 미치는 요인들로는 허혈의 범위, 중증도 및 기간 및 혈관의 크기와 측부순환량, 내적 응고체계의 상태, 혈관긴장도, 허혈 당시 심근의 대사요구도 등이 포함된다. 심근경색증은 좌심실의 손상을 흔히 유발하며, 좌심실의 기능을 변화시킨다. 심근경색증은 우심실 또는 양쪽 심실 모두에서도 일어날 수 있다.

전층경색(transmural infarction)은 심근의 모든 층의 조직괴사를 초래하는 것으로 혈액을 펌프 하는 것이 심장의 고유한 기능이기 때문에 심근 일부가 괴사하고 기능부전일 때 수축기와 이완기 시 심장의 작업량은 유의하게 변화될 것이다. 만약 전층경색이 크기가 작다면 괴사한 심근벽에서 운동부전이 일어나게 되고, 심근조직의 손상이 더욱 진행된다면 심근은 완전 운동상실로 이어진다.

심근경색이나 확장기 충만압 또는 수축기 펌프능력이 변화되어 정상적인 심장의 기능이 가능하지 않을 수 있으며, 이에 따라 심박출량도 적응한다.

(2) 경색의 위치

경색 크기뿐만 아니라 경색의 위치도 심실기능을 결정하는 중요인자이다. 심근경색증은 주로 좌심실의 전부, 중격, 측부, 후부, 하벽부에 위치할 수 있는데 최근 들어서, 심근경색증이 우심실에서도 나타나는 것으로 알려졌다.

(3) 전벽 좌심실

좌심실의 전벽과 심실중격경색은 좌전하행 관상동맥(left anterior descending, LAD)의 폐색에 기인한다. LAD는 좌심실의 전방부, 심실중격 및 심실 전도조직에 산화된 혈액을 공급하고 있다(1장 관상동맥 해부과 생리 참고). 전중격벽의 심근경색증은 가장 흔한 유형으로서 좌심실 기능에 상당히 큰 영향을 미친다. 전중격 심근경색증을 가진 대상자들은 부적절한 펌프기능으로 심부전, 폐부종, 심장성쇼크 및 급사의 위험이 높다. 전중격 심근경색증은 또한 각 차단(bundle branch block)과 섬유속 차단(fascicular block) 같은 심실 간 전도장애의 위험 증가와 관련이 있다.

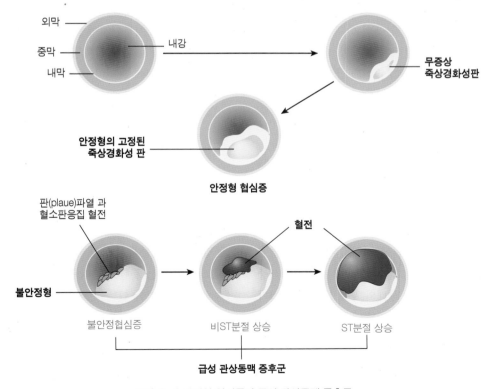

그림 6-4 안전형 협심증과 급성 관상동맥 증후군

(4) 측부와 후벽부 좌심실

좌심실의 측부 및 후벽부경색(lateral and posterior left ventricle)은 좌측회선 관상동맥의 폐색으로부터 발생한다. 좌측회선 관상동맥은 측부 및 후벽부의 산화된 혈액공급 외에 전 인구의 약 50%에서는 동방결절에, 전인구의 약 10%에서는 방실결절에 혈액을 공급하기도 한다. 측부 및 후벽부의 경색은 전중격부 경색보다는 흔한 것은 아니다. 심근경색증이 측부 및 후벽부에서 일어나 좌심실 기능에의 영향은 전중격부 심근경색증을 가진 사람들보다는 심하지 않다. 측부 및 후벽부 심근경색증을 가진 환자들은 동방결절 및 방실결절의 기능부전과 연관된 부정맥의 위험이 나타날 수 있다. 예를 들면, 유주성 심장 인공심박동기(wanderign atrail pacemaker), 동정지(sinus pause), 방실 접합부리듬(junctional rhythm)을 포함한다.

(5) 하벽부 좌심실

하벽부 경색(inferior left ventricle)은 우관상동맥의 폐색에 기인한다. 우관상동맥은 하벽부와 우심실에 산화된 혈액을 공급한다. 인구의 약 50%에서 동방결절, 인구의 약 90%에서 방실 결절에 혈액을 공급한다. 하벽부 경색은 측부 혹은 후벽부 경색보다는 비교적 흔하나 전중격 경색보다는 흔하지 않다. 좌심실 기능에의 잠재적 영향은 전중격경색 환자보다는 하벽부 경색환자가 덜 하다. 우관상동맥은 전도계에 산화된 혈액을 더 많이 공급하기 때문에 대상자들은 동방결절 및 방실 결절의 변화된 기능과 관련하여 부정맥의 위험에 흔히 직면할 수 있다.

(6) 우심실

우관상동맥은 하벽부와 우심실(right ventricle)에 혈액을 공급하는데 결과적으로 하벽부의 경색을 초래할 수 있는 우관상동맥은 우심실경색과 상당히 연관되어 있으며 대상자들은 양측심실 기능부전에 기인하여 변화된 혈류역학 상태에 적응하게 된다. 그 결과, 하벽부 심근경색증과 함께 비정상적인 혈류역학 상태와 우심실 경색 환자가 더 높은 사망률(25%~30%)을 나타내며, 부정맥은 동방결절 및 방실결절의 기능이상과 관련이 있다.

(7) 경색의 유형

흉통을 호소하는 대상자들의 경우 심전도 상 ST분절 상승이 동반되거나 그렇지 않은 경우도 있다. 대개의 대상자는 ST분절의 상승 및 병적 Q파(Q wave MI)가 동반된다. ST분절의 상승을 나타내는 환자 중에 일부는 병적 Q파가 없어 (non Q wave MI) Q파의 존재로 대상자를 구분하기도 한다. ST분절의 상승이 동반되지 않는 대상자들의 경우 불안정협심증 혹은 비ST분절 상승 심근경색증(NSTE-MI)이라고 진단한다(그림 6-5).

ST분절은 QRS군의 마지막 부분에서 T파의 시작까지 이어지는 시기로서 심전도 상에 나타난다. 정상적으로 ST분절은 등전성이고 QRS군과 같은 기저선에 위치한다. ST분절이 상승할 때 상승의 정도는 심전도 상에서 mm로 측정된다(근거기반 실무 핵심 6-1: ST분절 모니터링 참고).

Q파는 심전도 상 QRS군에 속하는 것으로 특히 Q파는 QRS심실군에 R파 전의 첫 음의 방향이다. Q파는 정상심전도 상에는 나타나지 않으며 의미있는 Q파의 존재는 심근경색증을 의미한다(심전도 파형 2장 참고).

2) 사정

심근경색증이 의심되는 대상자의 건강사정은 체계적이고 전반적으로 이루어져야 한다. 건강력은 신체검진 및 진단검사의 평가와 함께 시행되며, 의미 있는 자료에 근거하여 급성기 단계에 관리가 시작되고 일단 대상자가 안정되면 심장재활의 계획이 초기에 이루어져야 한다.

(1) 병력

심근경색증을 가진 대상자가 가장 흔하게 호소하는 증상은 흉부 불편감 혹은 통증이다. 다른 사정 결과는 Box 6-2 에 제시한 것과 유사하다. 협심증 환자와 마찬가지로 심근경색증 환자들은 압박감, 쥐어짜는 듯한 느낌, 질식할 것 같고, 숨 막히는 듯한 느낌의 증상을 호소한다. 종종 "내 가슴에 누군가 앉아 있는 듯해요" 하는 것과 같은 느낌을 호소하기도 한다. 또한 흉골 하부 통증이 목과 왼쪽 팔, 등 혹은 턱으로 방사될 수도 있다. 단 협심증과 달리 심근경색증 환자의 통증은 종종 휴식이나 NTG 설하 투여로도 쉽게 완화되지 않고 통증의 지속기간이 길다는 것이다. 사정 시

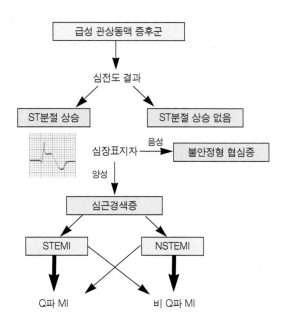

그림 **6-5 급성 관상동맥 증후군.** 환자들은 심전도 상 ST분절의 상승을 나타내거나 혹은 나타내지 않을 수 있다. ST분절의 상승을 나타내는 환자들에서 Q파가 있는 급성 심근경색증(QwMI)으로 발전할 수도 있고(굵은 화살표), 반면 Q파가 없는 급성 심근경색증(NQMI)으로 발전할 수도 있다. ST분절의 상승이 없는 경우는 불안정형 협심증이나 비ST분절 상승 심근경색증(NSTEMI)으로 발전할 수 있다.

Box 2-2를 참고하여 문진한다. 여성과 노인은 기본 양상이 다르게 나타날 수도 있으며, 흔히 숨가쁨이 일어난다.

하벽부 심근경색증의 경우 오심과 구토의 증상이 동반될 수도 있다. 이러한 위장관계 증상은 미주신경의 자극 및 통증이 지속되는 것과 연관된다. 대상자들은 처음에 제산제와 가정용 비상약들을 먹으면서 위장관계 증상을 완화시키려 하지만 이러한 행위들은 병원에서의 치료를 지연시키는 결과를 초래한다. 발한, 호흡곤란, 쇠약, 피로, 불안, 안절부절, 혼돈, 숨 가쁨, 죽을 것 같은 느낌 등의 병력이 추가로 수집될 수 있다. 대상자가 안정된 후에 포괄적인 병력이 수집되어야 하며 위험요인에 대한 정보 및 이전에 심장질환이나 수술병력이 있는지 가족력이 있는지를 확인하는 것은 중요하다. 이러한 정보들은 환자교육 및 심장재활과 가정에서의 간호시 좋은 지침이 될 수 있다.

(2) 신체검진

신체검진에서 대상자들은 흔히 안절부절 해 보이거나

스트레스를 받는 것처럼 보인다. 종종 신체검진 시 요구되는 자세가 호흡을 증진하거나 통증을 완화할 수 있다. 피부는 차고 축축하며, 활력징후는 교감신경 긴장증가로 미열, 고혈압, 빈맥이 나타나거나 미주신경긴장으로 저혈압과 서맥이 나타날 수 있으며, 맥박은 불규칙하거나 약하다.

심혈관계 검진 시 추가로 비정상적인 것들이 나타날 수 있는데, 대상자가 좌측으로 돌아누울 때 전 흉부의 비정상적 박동을 느낄 수 있다. 이러한 결과는 심첨박동이 부족하거나 미만성 수축이 존재할 때 나타난다. 청진시 제 1 심음은 심근수축력 저하로 작게 들릴 수 있으며, 심근경색증을 가진 대상자에서 제 4 심음이 좌심실 탄력성 감소 결과로 청진시 들리며, 제 3 심음은 좌심실의 수축 기능부전으로 청진이 쉽게 들리지 않는다. 일시적 수축기 잡음이 유두근 기능부전에 의해 청진될 수 있으며, 약 48~72시간 후에 대부분의 대상자에서 심낭마찰음도 청진될 수 있다. 신체검진에서는 경정맥 확장 및 심부전이나 폐부종 같은 합병증의 진행과 관련한 자료를 확인할 수 있다. 호흡은 다소 힘들거나 빠를 수 있으며, 비정상적인 호흡양상(미세한 폐포음[fine crackles], 거친 폐포음[coarse crackles], 건성수포음[rhonchi])을 호흡음 청진 시 들을 수 있으며 이러한 비정상적인 호흡음은 심부전 혹은 폐부종이 있을 가능성을 시사한다.

심실의 심근경색증을 가진 대상자들은 흔히 경정맥 확장, 말초혈관 부종 및 중심정맥압의 상승 등을 나타낼 수 있으며, 이는 우심실 기능부전에 인해 혈류가 정체되어서 발생하는 것이다.

(3) 진단검사
① 심전도

관상동맥은 약 70%가 막힐 때 산소요구도가 산소공급을 훨씬 초과하게 되어 심근허혈을 초래하게 된다. 허혈상태가 교정되지 않으면 심근 손상이 진행되고, 결국 심근에 적절한 혈류가 공급되지 않으면 심근경색증이 발생한다. 허혈과 손상은 가역적 과정이나 경색은 비가역적이다. 심전도는 허혈, 손상 및 경색의 양상을 확인하는 데 유용하며 심근이 허혈, 손상 및 경색될 때 심근 세포의 탈분극과 재분극 즉 QRS군, ST분절 및 T파의 변화를 초래한

근거기반 실무 핵심 6-1
ST-분절 모니터링

예상연습

- 표준 12유도 심전도가 가능한 경우, 지속적인 ST분절 모니터링은 모든 12유도를 이용하여 수행해야 한다.
- 표준 12유도 심전도가 불가능한 경우, 허혈 및 / 또는 부정맥에 대한 환자의 요구와 위험을 근거하여 ST분절 모니터링을 위한 가장 적절한 유도를 사용한다.
- STEMI 또는 PCI 사이에 얻어진 급성관상동맥증후군과 알려진 "ST fingerprint" 환자의 경우, 유도를 최상의 표시(들)을 사용하여 환자의 "ST fingerprint" 를 관찰한다.
- ACS에서 "ST fingerprint" 를 알 수 없는 경우, 유도 III 와 V3를 사용한다.
- 확정적 ACS가 없는 환자의 경우, 유도 III 와 V5 관찰해야 한다.
- 심장 이외 수술을 했거나, ICU에 입원한 환자의 경우, 유도 V5가 이 집단의 환자에서 많이 나타나며, 수요 관련 허혈을 구별하기 위해 중요하다.
- 심전도 피부 전극을 부착하기 전에 환자의 피부를 준비한다.
- 적절한 유도 배치가 결정되면 지워지지 않는 잉크로 피부에 전극 위치를 표시한다. 위양성 ST분절 변화를 생성 할 수 있으며, 모니터링 하는 동안에 피부 전극의 위치를 변경하지 않는다.
- 바로 누운 자세 환자의 ST분절 평가의 경우, 환자의 기저선 ST분절의 1~2mm 위, 아래 ST 알림 지표를 설정하고, ST분절은 ECG complex의 J point 이상이 0.06초 변화를 측정한다(하단 그림 참고).
- 최근 1분 동안 1~2mm의 ST 상승 또는 하강은 임상적으로 중요하고 환자 사정의 좀 더 확실한 지표가 될 수 있다.

이론적 근거

- ST분절 모니터링은 무증상 허혈을 탐지하는데 유용하다. ECG에 탐지되는 심근허혈의 에피소드의 70~90%는 임상적으로 무증상이기 때문에 환자의 자가 보고 증상보다 더 민감하다. ST분절 모니터링의 추가가 환자 성과를 향상시키는지를 확인하는 무작위 대조 시험이 수행되지 않았다. (Level V)
- 지속적인 ST분절 모니터링에 의해 탐지된 몇몇 연구는 기계 환기 이탈의 과정 동안에 발생 할 수 있는 무증상 심근경색증을 증명하고 있다. 이탈 과정의 시작 이전에 ST분절 편위의 존재는 이탈 실패의 가능성을 증가하는 것으로 나타났지만, 이탈 결과에 ST분절 모니터링의 효과는 알려져 있지 않다. 이탈 동안 지속적인 ST분절 모니터링의 임상적 유용성이 연구되어 있지 않다(Level IV).
- 연구는 여러 유도에서 ST분절의 변화를 지켜보고(가급적 12유도) 실질적으로 허혈 사건 특정의 기회를 향상하는 것을 보여준다. (Level V)
- 모든 12유도를 침상 옆 모니터에서 이용할 수 없는 경우, 가장 ECG유도가 보여주는 최대 ST분절 편위를 선택하는 환자의 "ST fingerprint" 을 사용한다. ST fingerprint는 관상동맥 폐색의 해부학적 위치에 따라 특정한 환자에 고유한 ST분절 상승 및/ 또는 하강의 유형으로 정의된다. 지문은 잘 알려진 허혈(STEMI 또는 PCI 시)동안에 얻을 수 있다.(Level V)
- 두개의 유도가 ST분절 모니터링을 위해 사용 할 수 있고, ST fingerprint를 사용할 수 없는 경우 유도III와 V3이 급성관상동맥증후군 또는 의심되는 급성관상동맥증후군환자에게 권장되어진다.(Level IV)
- 심장 이외 수술을 했거나, ICU에 입원한 환자의 경우, 유도 V5가 이 집단의 환자에서 많이 나타나며, 수요 관련 허혈을 구별하기 위해 중요하다. (Level IV)

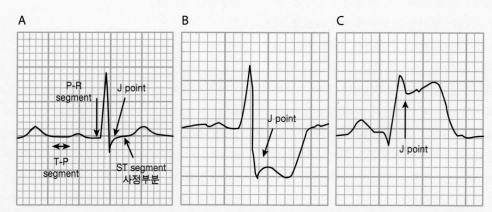

그림. A: 정상 심전도에서는 T-P분절과 P-R분절이 등전위선 지점에 보여 진다. ST분절은 J point 후 0.06초에 나타나게 된다. B: 심전도는 거의 5mm의 ST분절 하강을 보여 진다. C: 약4mm의 ST분절 상승이 보여지고 있다.

- 전극을 올바르게 부착하기 전에 피부 준비를 하지 않으면 모니터링 알람 소리의 잘못된 원인이 될 수 있다. 준비는 전극 부착 부위 피부에 털을 옆으로 밀거나 피지 제거를 위해 알코올로 피부를 깨끗이 해야 한다. (Level IV)
- 전극 위치 변화가 일상 심전도 중에 발생한다. 전문가 합의는 전극이 어떤 이유 (유도 V_2와 V_3는 보통 심초음파의 기록에 제거 됨)로 제거되어진 경우, 원래 위치에 교체 할 수 있도록 지워지지 않는 잉크로 전극의 위치를 표시하는 것을 권장한다. 전극이 불과 원래 위치에서 1cm 정도 다르게 재배치되었을 때 심장(흉부 유도) 가까이에 위치하는 전극에서 얻은 심전도 정보가 변경될 수도 있다. (Level II)
- 체위 변화(우, 좌 측위)는 가짜 허혈상태를 보일 수 있으므로 ST분절 알람이 울리면 환자는 양와위를 취해야 한다. 바로 누운 상태에서 ST분절 편위가 존재한 경우에는 심근허혈의 표시로 고려되어야 한다. 가능하면, ST모니터링의 시작 시에서 우측및 좌측으로 누울것을 생각하고 "위치 12유도 심전도"를 얻을 수 있다. 위치와 관련된 심전도는 거짓 ST분절 변화를 구별하는데 사용될 수 있다. (Level IV)
- 허혈의 위험이 높은 환자에서는 기저선 ST분절 1mm 상하에서 ST분절 알림 지표를 설정한다. (Level II)
- ST분절은 ECG complex의 J point 이상이 0.06초 변화를 측정한다. (Level II)
- 최근 1분 동안 1~2mm의 ST 상승 또는 하강은 임상적으로 중요하고 환자 사정의 좀 더 확실한 지표가 될 수 있다. (Level II)
- 관상동맥질환을 가진 환자 대부분 완벽하게 등전위 ST분절을 갖고 있지 않기 때문에, 환자의 기저선 ST수준 주위로 1~2mm 알림 지표 설정이 중요하다.(Level IV)
- 모니터링의 목표는 각 환자에 대해 고려되어야 한다. 예를 들어, STEMI를 위해 환자에게 나타난 ST 모니터링의 목표는 치료의 최초 첫 시간 이내의 빠른 ST분절 회복(다시 등전선으로)을 관찰하는 것이다. 반면에, ACS 나타난 환자에서 목표는 일과성 또는 재발 ST분절 변화를 결합하는 것이다.(Level II)
- 신생아에서 등전선 위에 1mm 이상 ST분절 상승은 드물다. 신생아 및 유아에서는 등전선의 TP분절 대신 PR분절로 더 낳은 방법을 고려하고 있다. T파는 일반적으로 생활의 첫 주에서 매우 다양하다. 1주일 후, T파는 유도 V_1 안에서 음극이고, 유도 $V_5 \sim V_6$ 안에서 양극이다.

AACN 근거 수준 시스템

Level A 양적연구의 메타분석 또는 지속적으로 특정 행위, 중재 또는 치료를 지원하는 결과와 함께 질적연구의 메타합성(metasynthesis)

Level B 지속적으로 특정 행위, 중재 또는 치료를 지원하는 결과가 잘 설계된 통제 연구

Level C 질적 연구, 서술 또는 상관관계 연구, 통합적 고찰, 체계적 고찰, 또는 일관성 없는 결과를 가진 무작위 대조군 연구

Level D 권고를 지지하기 위해 전문가 평가(peer-reviewed) 를 받은 임상연구

Level E 다양한 사례 보고서, 전문가 견해를 근거 기반 한 이론 또는 권고를 지지하기 위해 전문가 평가(peer-reviewed)를 받은 임상연구가 없음.

Level M 제품 제작자의 권고 만

다. 표 6-1은 심근경색증의 위치, 침범된 혈관, 심전도결과 및 임상 적용 등을 나타내고 있다.

② 허혈

심전도 상 심근허혈은 허혈부위의 T파 역전 혹은 ST분절의 하강을 초래한다. 허혈의 대표적 특징인 역전된 T파는 대칭적이고 상대적으로 좁고, 약간 뾰족하다. 반대로 비대칭적인 T파의 역전양상은 허혈이 아닌 심실비대 혹은 각 차단(bundle branch block, BBB)일 가능성이 있다(그림 6-6). ST분절의 약 0.08초 동안의 1~2 mm 하강은 심근 허혈을 암시할 수 있다. 허혈은 편평하거나 약간 하강 상태의 ST분절이 T파와 결합하여 급한 경사각을 만들때 의심해 봐야한다(그림 6-7).

③ 손상

심근 손상을 나타내는 심전도 양상은 허혈 이상으로 세포 손상이 진행되었음을 의미한다. 심근 손상도 허혈처럼 치료적 중재가 즉각적으로 이루어진다면 가역적인 과정이다. 앞서 언급한 바와 같이 손상과정은 심내막하층부터 시작하여 심근의 전 층을 따라 진행된다. 만약 손상과정이 지속된다면 결국 전층 심근경색증에 이르게 된다. 심전도 상 급성 심근의 손상은 ST분절의 상승이 특징이다. 정상 심전도 상에서는 ST분절이 기저선으로부터 1 mm 이상, 전흉부 유도에서 2 mm 이상 올라가 있지 않다. 급성 심근 손상시 ST분절의 상승은 하강되고 오목한 모양의 T파와 동반 출현한다(그림 6-8).

④ 경색

심근손상이 지속될 때 심근경색증이 나타나는 데 심근경색증의 심전도 상 소견은 T파, ST분절, Q파의 변화를 야기 시킨다. 그림 6-9에는 심근경색증 시 심전도의 점진적 변화양상을 보여주고 있다. 초급성(hyperacute)심근경색증에서 T파는 높고 좁게 나타난다. 이러한 모양은 초급성기 혹은 뾰족한(peaked) T파로 표현된다. 수 시간 내에 이러한 초급성기 T파는 역전양상을 보인다.

이어서 ST분절이 상승하는데 이는 수 시간에서 수일까지 지속한다. 손상된 심근을 나타내는 심전도 상의 ST분절 상승은 손상된 부분과 멀리 떨어져 있는 유도에서는 ST분절 하강으로 나타난다. 이런 양상을 역ST분절 변화라고 한다. 역ST분절 변화는 대개 경색 초기에 나타나지만, 심전도 상에서 오래가지는 않는다. 역ST분절 하강은 단순히 ST분절 상승의 거울상(mirror image)일 수 있다. 그러나 다른 경우의 역변화가 있다면 이는 또 다른 관상동맥의 협착에 기인한 허혈을 반영하는 것일 수 있다.

심근경색증에서 심전도 변화의 마지막 단계는 Q파의 변화 즉, QRS군의 초기로 아래로 편향된 Q파는 심실중격으로부터 전기적 충격의 흐름을 반영하는 것이다. 작고 좁

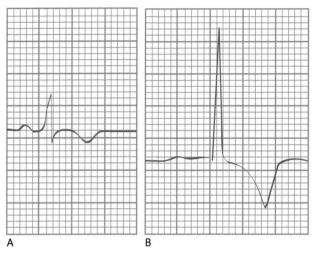

그림 6-6 **A:** 허혈 시 T파의 역전 **B:** 좌심실비대 시 T파 역전 비교.

은 Q파는 정상 심전도에서 I ,II , III, aVR, aVL, V$_5$와 V$_6$ 유도에서 나타난다. 심근경색증에서 Q파는 보통 폭인 0.04 초이고 R파의 높이의 1/4~1/3 정도이다. 경색을 나타내는 Q파는 보통 경색이 일어난 지 몇 시간 내에 일어나지만 어떤 환자들의 경우는 경색 후 24~48시간이 지나도 나

위치	관상동맥	심전도 근거	임상 결과
전중격벽	좌전방 하행 가지: 좌심실벽, 심실중격, 심실전도조직에 혈액 공급	V$_1$~V$_4$, Q파와 ST분절 상승	의미 있는 혈류역학 손상가능성 있음; 울혈성 심부전, 심장성쇼크, 심실 간 전도 장애
측벽	좌회선가지: 좌측벽과 좌후벽, 45%사람들에서 동방결절에, 10%의 사람들에서 방실결절에 혈액공급	I, aVL, V$_5$, V$_6$, Q파와 ST 분절상승	후벽을 포함하는지 평가; 혈류역학변화; 동방결절과 방실결절 기능이상으로 인한 부정맥
후벽	좌회선가지: 좌측벽과 좌후벽, 45%사람들에서 동방결절에, 10%의 사람들에서 방실결절에 혈액공급	V$_1$~V$_4$,ST분절을 동반한 높게 상승한 R파, V$_7$~V$_9$, Q파와 ST분절 상승	측벽을 포함하는지 평가; 혈류역학변화; 동방결절과 방실결절 기능이상으로 인한 부정맥
하벽	우관상동맥: 좌심실하벽, 우심실, 55%의 사람들에서 동방결절, 90%의 사람들에서 방실결절에 혈액공급	II, III, aVF에서 Q파와 ST분절 상승	우심실벽을 포함하는 평가: 혈류역학변화 동방결절과 방실 결절 기능이상으로 인한 의미 있는 부정맥가능성
우심실벽	우관상동맥: 좌심실하벽, 우심실, 55%의 사람들에서 동방결절, 90%의 사람들에서 방실결절에 혈액공급	우측 전흉부유도에서 Q파와 ST분절 상승 (RV$_1$~RV$_6$)	하벽을 포함하는지 평가: 혈류역학변화 동방결절과 방실결절 기능이상으로 인한 의미있는 부정맥 가능성

표 6-1 심근경색증의 위치, 심전도 소견과 임상 결과

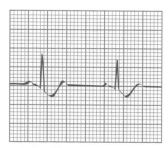

그림 6-7 심근허혈을 지속적으로 나타내는 ST분절의 변화. T파가 아주 미세하게 둥글기보다는 수직형태로 곧추서서 나타낼 때 ST분절이 어떻게 뽀족한 각을 형성하는지를 주목해야 한다.

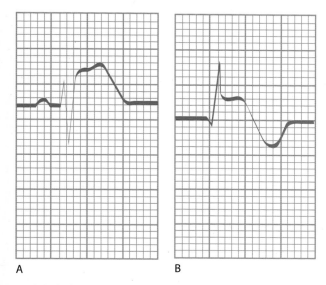

그림 6-8 급성 심근손상을 지속적으로 나타내는 ST분절 양상. A: T파의 역전이 없는 ST분절 상승. B: T파의 역전이 있는 ST 분절의 상승. 상승된 ST분절은 하향의 둥근 모양으로 T파를 동반한다.

타나지 않는다.

심근경색증 발생 후 며칠 이내에 ST분절의 지속적 상승은 심실류(ventricular aneurysm)가 있음을 나타낸다. T파는 몇 주 동안 역전된 양상을 보이며 이는 경색부위 가까이 있는 허혈을 나타낸다. 결국, T파는 다시 수직 형태로 돌아온다. Q파는 사라지지 않고 이전에 경색을 경험하였음을 나타낸다. 심전도 양상은 급성 심근경색증과 과거심근경색증(old MI)를 구분하는 데 사용되며, 비정상적 Q파는 급성 심근경색증을 의미하는 ST분절의 상승을 동반한다. ST분절의 상승을 동반하는 비정상적 Q파는 이전에 심근경색증이 있었음을 의미하며 심전도 상 심근경색증이 얼마 동안 있었는지는 알 수 없다. 이러한 양상은 약 2주 또는 20년 전에 경색이 있었음을 의미한다.

심전도는 허혈, 손상 및 경색을 구분할 뿐 아니라 심장의 비정상적인 양상이 해부학적으로 심장의 어느 부위에서 나타난 지를 알게 해준다. 심전도 유도 $V_1 \sim V_4$는 좌심실의 전중격(anteroseptal)부위를 나타내고, 하벽부(inferior)부위는 II, III, aVF유도에서, I, aVL, V_5와 V_6유도에서 좌심실의 측부(lateral)부위를 잘 보여준다(그림 6-10). 기본적인 12유도 심전도는 우심실 혹은 좌심실의 후면에 대한 상태를 적절히 제공하지는 못한다. 따라서 이러한 해부학적 부위를 잘 볼 수 있는 추가적인 전극유도가 요구된다.

흉부의 6개 유도 중 어느 것도 후벽부의 비정상적 소견을 정확히 반영할 수 없으므로 심전도 표준 12유도에서는 후벽부의 손상을 확인하기가 힘들다. 우심실 상태를 정확

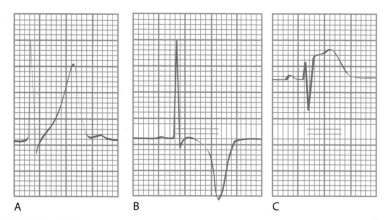

그림 6-9 심근경색증을 가진 환자에서 심전도의 변화. A: 초급성 T파로 알려진 키 큰 뽀족한 T파. B: 대칭적인 T파의 역전. C: ST분절 상승. D: Q파의 출현.

히 보기 위해서는 우측 흉부유도를 흉부 오른쪽에서 시작하여 오른쪽으로 V_1~V_6 유도를 찍음으로써 알 수 있다.

이러한 우측 후벽부의 비정상적 소견을 확인하기 위해서는 전흉부 유도 중 V_7, V_8과 V_9이 있다. V_7은 우측 겨드랑이에 위치하고 V_8은 후견갑골선상, V_9은 좌측중앙 척추선에 위치하는데, 이들 세 가지 후면부 유도는 V_6와 같은 수평선 상에 따라 위치한다. 기록은 이전에 언급한 바와 같은 범주로 허혈, 손상 혹은 경색으로 나타난다. 만약 후면부에 부착된 유도들로부터 기록하지 않아도 후벽부를 감지할 수 있다. 이는 전측벽이 해부학적으로 후측벽과 반대되는 위치에 있으므로 V_1과 V_2를 포함한다. 만약 ST분절의 하강이 있는 큰 R파가 V_1과 V_2에 있다면 그 양상은 후벽부 심근경색증이 지속되고 있음을 의미한다. 그림 6-11에서 6-14까지는 심근경색증을 가진 대상자의 12유도 심전도결과를 보여주고 있다.

⑤ 혈액 검사

심근 세포가 경색손상을 받을 때 생화학적 표지자가 심근으로부터 유리되어 혈류로 나오게 된다. 이러한 생화학적 표지자의 비정상적 상승들은 급성심근경색증을 진단하는 데 있어 표지자의 상승 또는 소실 및 분포 등의 양상에 따라 매우 유용하다(참고 2장 임상검사).

⑥ Creatine Kinase

크레아틴 키나아제(Creatine Kinase, CK)는 주로 심장 및 골격근에서 발견되며, 심근이 손상 받게 되면 CK가 혈류로 유리된다. CK의 상승은 경색이 시작된 지 약 6~8시간 이내에 이루어지며, 경색 후12~28시간에는 최고조에 이르고, 24~36시간 정도 후에는 정상으로 돌아온다. CK의 동종효소들은 CK가 심근 혹은 골격근으로부터 유리되었는가에 따라 결정된다. CK-MB의 상승은 심근 세포의 손상을 나타내는 데 유용하며, 심근경색증을 가진 대상자들에서 CK-MB는 3~12시간에 혈청에서 나타나, 24시간에 최고조에 이르고, 48~72시간에 정상으로 돌아온다. 단일 클론성 항체에 기초하여 CK-MB를 측정하는 새로운 추출법은 통상적 기법과 비교하면 민감도와 특이도가 높다. 또한, 결과는 30분 이내에 알 수 있으며, 특히 응급실에서 심근경색증을 진단하는 데 유용하다.

⑦ Creatine Kinase Insoforms

심근 세포가 CK-MB를 유리할 때 두 가지 동종을 신속히 변환시킨다. 즉 CK-MB$_1$은 혈장에서 확인되며, CK-MB$_2$는 조직에서 발견된다. 정상인들에서 이 두 가지 동종은 같은 양을 가져 거의 1을 나타내지만, 심근경색증을 가진 환자에서는 CK-MB$_2$가 상승하여 CK-MB$_2$/CK-MB$_1$의 비율이 1보다 크다. 이러한 비율은 혈액검사에서 즉시 측정될

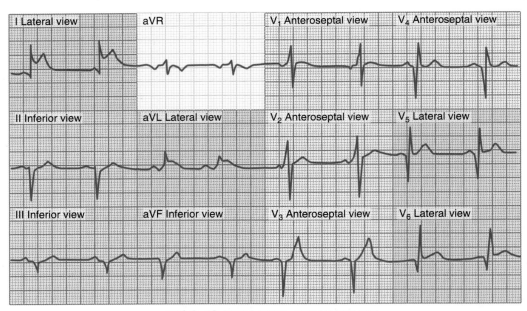

그림 6-10 **12유도 심전도:** 심장영상 유도 관계

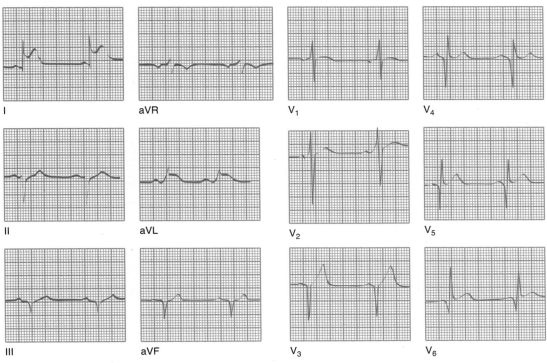

그림 6-11 **측부의 급성 심근경색증에서 나타난 12유도심전도 결과.** ST분절 상승이 I , aVL, V₅와 V₆유도에서 나타난다. II, III과 aVF유도는 Q파와 ST분절 상승 이 보이지 않아 과거에 하벽부 심근경색증을 나타낸다.

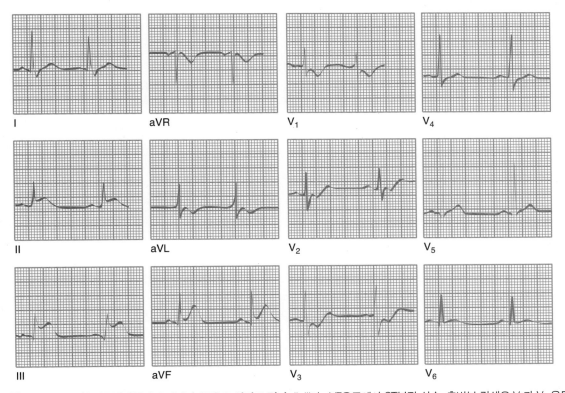

그림 6-12 **하벽부의 급성 심근경색증에서 나타난 12유도 심전도 결과.** II, III과 aVF유도에서 ST분절 상승. 후벽부 경색은 V₁과 V₂ 유도에서 키 큰 R파, ST분절 하강과 T파 역전을 보인다.

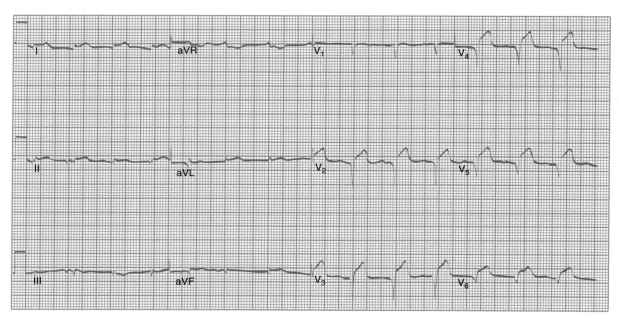

그림 6-13 전벽부와 측벽부의 심근경색증에서 나타난 12유도 심전도 결과. I, aVL, V5와 V6(측벽부)와 V2, V3과 V4(전벽부) 유도의 ST분절 상승과 Q파

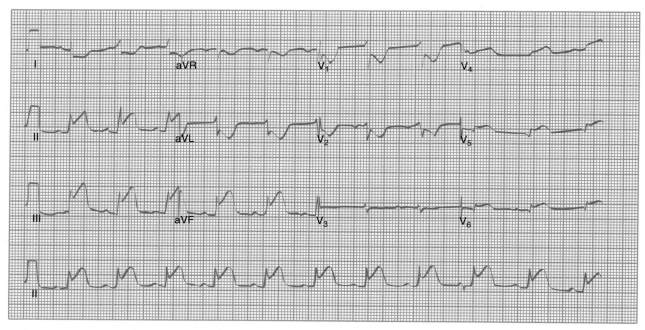

그림 6-14 우심실경색에서 나타난 12유도 심전도 결과. 6개의 흉부유도는 흉부의 오른쪽에 위치한다. RV4, RV5와 RV6유도에서의 ST분절 상승. 심전도는 하부유도(II, III, aVF)에서 ST분절 상승. 하벽부의 심근경색증 환자는 흔히 우심실 경색을 가진다.

수 있으며, 급성 심근경색증의 진단적 표지자로 매우 우수하다. CK-MB$_2$ 대 CK-MB$_1$이 비율은 일반적인 CK-MB 추출법과 비교하면 심근경색증이 발병된 지 6시간 이내인 환자들을 진단하는데 민감도와 특이도가 향상된 것이다. 동종인 CK-MB$_2$는 또한 첫 24시간 동안 심근경색증이 진행되는지를 확인하는데 있어서도 민감도가 높다.

⑧ Myoglobin

미오글로빈(Myoglobin)은 골격근과 심근에 있는 산소 결합형 단백질로서 허혈 손상 시 크레아틴 키나아제(CK)보다 먼저 유리된다. 따라서 혈청 내 Myoglobin의 상승은 증상이 나타난 후에 즉시 확인할 수 있다. Myoglobin수준은 급성 심근경색증의 1~4시간 이내에 상승하여 6~7시간 후에는 최고조에 이른다. Myoglobin은 골격근에서도 존재하기 때문에 Myoglobin의 상승은 심근경색증을 진단하는 데는 제한이 있다. 그러나 Myoglobin의 초기 상승은 심근경색증을 탐지하는 데는 도움을 줄 수 있다.

⑨ Troponin

트로포닌(Troponin)은 두 가지 이형(troponin T와 troponin I)을 가진 수축성 단백질이다. Troponin은 건강한 사람들에게는 확인되지 않으며, 골격근 손상 시에도 크게 영향을 받지 않는다.

Troponin은 심근경색증 발현 후 몇 시간 이내 민감한 지표로 발견될 수 있으며 Troponin I는 약 3~12시간에 증가하여 24시간에 최고조에 이르고 약 5~10일간 상승한 채 유지된다. Troponin T는 3~12시간 후에 증가하여 12시간~2일간 최고조에 이르고 약 5~14일간 상승한 채 지속된다. 심장의 troponin은 심근경색의 높은 민감도와 특이도가 있어 관상동맥의 발병 진단을 위한 선호되는 심장 표지자이다. 혈액화학검사, 전혈구 수치, 항응고검사, 지질검사, CRP, 백혈구 수 검사도 포함된다.

(4) 기타 진단 검사

심근경색환자에게 단순 흉부 X선 촬영을 시행한다. 심초음파는 판막 문제와 같은 구조의 이상을 검출하기 위해 행한다. 방사선핵종 영상검사, 자기공명영상, 자기관류영상, 디지털 감산 혈관조영술(digital subtraction angiogra-

phy, DSA), 단일양자방출전산화 단층촬영술(single-photon emission computed tomography, SPECT)이 포함된다 (2장 진단검사 참고).

3) 관리

(1) 조기 관리

심근경색증이 의심되는 대상자가 응급실에 도착했을 때 환자에 대한 초기 진단 및 관리는 재관류를 빨리하면 할수록 대상자의 생존율을 증가시키므로 매우 신속히 이루어져야 한다. 대상자의 초기사정은 이상적으로는 응급실 도착 후 첫 10분 이내에 이루어져야 한다. 대상자의 건강력 및 심전도는 초기심근경색을 진단하는 데 매우 중요하며 심전도는 ST분절이 기저선으로부터 1 mm 이상 상승이 있는지를 확인해야 한다. ST분절의 상승은 관상동맥 폐색을 의미한다. 대상자는 ST분절 모니터링으로 지속적인 심장모니터에 중점을 두어야 한다.

만약 초기사정 시 심근경색증이 의심된다면 Box 6-6에 제시된 중재들을 시작해야 한다. 간호사들은 활력징후를 자주 측정하고 정맥로를 확보하고, 지속으로 심전도리듬을 모니터해야 한다. 또한, 심장 관련 생화학적 표지자 및 혈액화학검사, 지질 관련 지표들을 확인하기 위해 혈액을 채취해야 한다. 단순 흉부 X선 촬영과 심초음파는 가능한 빨리 실시해야 하며, 이런 검사는 동맥파열 및 급성 심낭염을 배제하는데 유용하다. 초기 사정 동안 대상자와 보호자들이 불안해할지 모르므로 검사 및 절차에 대한 간단하고 명료한 설명이 이루어져야 한다. 안심 시켜주고 정서적 지지를 해주는 것은 간호사의 중요한 책임이다.

합병증 사정은 간호중재 시 매우 중요하며, 대상자에게 관상동맥의 재폐색 증상이 나타나는지 관찰해야 한다. 재폐색의 증거는 흉통, ST분절 상승, 혈류역학 불안정 등이 포함된다. 출혈에 대한 사정 또한 필요하며, 피하지방 조직 또는 점막하 출혈이 있는지도 자세히 사정해야 한다. 간호사는 소변이나 변에서 출혈의 양상이 있는 지, 두개강내 출혈에 기인한 의식변화 등을 포함한 장기 내 출혈의 징후도 관찰해야 한다.

• 경피적 관상동맥중재술

심근조직의 조기 재관류는 심근기능을 보호하는 데 필

수적이다. 약물요법과 더불어 경피적 관동맥중재술(percutaneous coronary intervention, PCI)은 허혈성 심근조직에 혈류를 재관통 시키는 효과적인 시술이다. 일차적 경피적 경혈관 관상동맥 확장술(percutaneous translumninal coronary angioplasty, PTCA)는 좁아진 관상동맥 부위를 확장하는 침습적 시술로서 PCI의 일부이며, 일차적 PTCA는 증상발현 후 12시간 이내에 행해져야 하고 흉통이 지속

될 때도 행해질 수 있다. 이러한 치료적 중재는 심도자실이 위치한 곳에서 숙련된 의료진들에 의해 행해진다. 당단백질 IIb/IIIa 길항제가 PCI를 받은 급성심근경색증 환자에게 사용된다. 이 약물은 혈소판 응집의 강력하고, 특이적인 억제제이다(3장 PTCA 절차 참고).

일차적 PTCA를 받는 대상자에 대한 사정은 섬유소용해제 치료 시와 유사하다. 일차적 PTCA는 섬유소용해제 요

BOX 6-6
심근경색증 의심 환자의 초기 중재

행위: 아스피린 투여, 160~325mg을 씹는다.

이론적 근거: 아스피린은 혈소판 응집을 감소시키기 때문에 사용된다. 혈소판이 관상동맥 판이 파열됐을 때 혈전 형성의 주요 구성요소 중 하나이기 때문에 중요하다. 아스피린은 독자적으로 급성심근경색증에 인한 사망률을 낮추는 것으로 알려졌다. 심근경색증 진단을 받은 환자는 반드시 아스피린을 지속적으로 복용해야 한다.

행위: 초기에 12유도 심전도검사를 한 후 심장모니터를 통해서 보다 나은 심전도 기록을 얻는다.

이론적 근거 : 12유도 심전도검사는 환자의 진단과 치료를 위한 의사 결정 시 중요하다. 12유도 심전도검사를 한 후 지속해서 심장을 모니터 하는 것은 부정맥을 찾아내고 ST분절의 변화를 모니터하기 위함이다.

행위: 비강캐뉼라를 이용하여 산소를 공급한다.

이론적 근거: 심근경색증환자에서 폐부종에 의한 저산소혈증이 종종 발생한다. 폐부종이 심하면 환자는 호흡장애가 생겨 기도 삽관이 필요할 수도 있다. 맥박산소측정기(pulse oximeter)로 자주 체크 하고, 동맥혈가스분석검사를 실시할 수도 있다.

행위: 설하로 니트로글리세린을 투여한다(수축기압이 90mmHg 미만이거나 심박동수가 분당 50회 미만 또는 100회 이상이 아닐 때). 0.4mg을 매 5분마다 총 3번 투여.

이론적 근거 : 니트로글리세린은 혈관확장을 돕기는 하지만 심근경색증 초기에 통증 완화 효과는 비교적 적다. 지속적 통증을 지닌 급성심근경색증 및 고혈압의 조절, 또는 폐울혈 관리를 위해 정맥으로 니트로글리세린을 투여한다.

행위: 모르핀(morphine sulfate)을 포함한 적절한 진통제를 투여한다.

이론적 근거: 모르핀은 심근경색증으로 인한 통증 완화제이다. 약물은 정맥으로 소량씩(2~4mg) 투여하고 통증이 완화될 때까지 매 5분마다 반복해서 투여한다. 모르핀이 호흡억제 및 저혈압을 유발할 수 있으므로 주의 깊게 호흡상태 및 혈압을 모니터한다.

행위: 베타차단제투여

이론적 근거: ST분절 상승 심근경색증 발생 후 첫 몇 시간 이내 동

안, 베타차단제는 심박수 감소, 전신 동맥압, 그리고 심근수축력 감소에 의해 심근의 산소요구도가 감소 할 수 있다.

섬유소용해요법. 대상자가 심근경색증을 진단받으면 섬유소용해요법(fibrinolytic therapy)이 특별한 금기사항이 아니라면 재관류를 위해 사용된다. 섬유소용해제는 관상동맥 혈전을 녹이는 약물로서 플라스미노겐(plasminogen)을 플라스민(plasmin)으로 전환한다. 이러한 전환은 섬유소(fibrin)를 섬유소원(fibrinogen)으로 분해함으로써 응고물질을 녹인다. Box 6-7에 혈전용해제의 금기사항이 제시되어 있다. 스트렙토키나아제, 알테플라제, 레테플라제(reteplase)와 테넥테플라제를 포함하는 섬유소용해제는 ST분절 상승 심근경색증 환자 치료에 사용된다.

대상자가 응급실에 도착한 지 30분 이내에 가장 중요한 활동은 포괄적인 대상자 사정 및 섬유소용해제 투여이다. 섬유소용해제치료는 증상이 발현된 후 첫 3시간 이내에 최대 효과를 누릴 있으며, 시간의 경과는 섬유소용해요법의 효과에 감소가 있다.

섬유소용해제 요법을 받는 대상자에 있어 18G와 같은 비교적 굵은 주사바늘로 정맥주사 부위를 2~3개 확보해야 한다. 하나의 정맥주입 경로는 섬유소용해제 투여를 위한 목적이며, 다른 하나 또는 두 개의 경로는 다른 약물 투여를 위해 필요하다. 혈액 채혈을 위해서 다른 정맥주입 장치가 필요할 수 있다.

간호사는 섬유소용해제 투여 중과 투여 후에 대상자를 세밀히 관찰해야 하는데 즉, 흉통 완화, ST분절 상승이 정상으로 돌아오는지, 재관류 부정맥이 나타나는지, 알러지반응, 출혈, 저혈압의 증상 등을 자세히 사정해야 한다. 재관류 부정맥은 심실빈맥, 방실블럭차단, 가속심실고유율동(accelerated idioventricular rhythm)등을 포함한다. 합병증에 대한 사정은 간호중재 시 매우 중요하며, 대상자의 관상동맥 재폐색의 증상이 나타나는지 관찰해야 한다. 재폐색의 증거는 ST분절 상승, 혈류역학 불안정 등을 포함한다. 출혈에 대한 사정 또한 필요하며, 피하지방 조직 또는 점막하에 출혈이 있는지도 세심하게 사정해야 한다. 간호사는 대소변에서 출혈의 양상이 있는지, 두개강 내 출혈에 인한 의식변화 등을 포함한 장기 내 출혈의 징후도 관찰해야 한다.

절대적 금기사항
- 이전의 두개내출혈 있는 경우
- 구조화 된 뇌혈관병변 있는 경우 (예, 동정맥기형)
- 두개강 내 종양이 있는 경우 (원발성 또는 전이성)
- 대동맥박리가 의심되는 경우
- 활동성 출혈 또는 출혈 잘 되는 체질인 경우(월경제외)
- 3개월 이내에 중요한 폐쇄성 두부 또는 얼굴외상이 있는 경우

금기사항 관련요소
- 만성, 심각한, 조절되지 않는 고혈압의 과거력
- 현재 심한 조절이 되지 않는 고혈압 (수축기혈압〉180 mmHg 또는 이완기혈압〉110mmHg)+
- 3개월 이상 허혈성 뇌졸중 및 치매 과거력이 있거나 금기사항이외의 두개내질환
- 외상성 또는 지연된 (10분 초과) 심폐소생술 또는 대수술 (3주 이내)
- 최근의 외상 (2~4주 이내)
- 압박하지 않고 있는 혈관천자
- 스트렙토키나아제/anistreplase: 이 약에 노출(5일 이상)되거나 알레르기반응이 있는 경우
- 임신
- 치유되지 않은 위궤양
- 항응고제 사용: INR이 높거나, 출혈의 위험이 높을 때

* 임상 의사 결정을 위한 자문 등의 견해 및 포괄적 또는 확정적이지 않을 수 있음.
+ 심근경색증 위험이 낮은 환자에서 절대적 금기사항이 될 수 있음
CPR, cardiopulmonary resuscitation; INR, internationl normalized ratio.

법이 불가능한 대상자들에게 대안적 재관류법으로 우수하며, 간호사는 시술 후 합병증에 대한 세심한 관찰을 해야한다. 이러한 합병증으로는 복강 내 혹은 혈관출혈, 급성 재폐색, 후기 재협착 등을 포함된다. PCI가 성공하지 못하면 응급관상동맥우회로술(emergency CABG)을 시행한다.

(2) 집중적인 치료 및 회복기 간호

중환자실 입원한 대상자의 치료목표는 심근의 작업량을 최소화하는 반면 심박출량을 최대한 유지할 수 있도록 하는 것이다. 이러한 목표를 성취하기 위해 대상자의 활력 징후를 자주 측정해야 하며, ST분절의 변화가 없는지 심전도의 변화를 계속 관찰해야 한다. 연속적인 심전도 측정 및 심장표지자 평가가 이루어져야 하며, 전혈구 수치 및 일반생화학검사도 자주 모니터해야 한다.

입원 후 첫 12시간 동안 혈류역학이 안정되고 허혈성 흉부불편감이 없는 환자들도 침상안정을 할 수 있도록 해야 하는데, 활동은 혈류역학의 안정된 범위 내에서 계획해야 한다. 또한, 대상자의 통증을 완화하는데 지속적인 관심이 필요하며, NTG는 진통제 대용으로는 적당하지 않다. 맥박산소측정기는 산소포화도를 지속적으로 모니터 할 수 있으며, 초기 저산소증을 확인하는 데 유용하다. 산소포화도 수치가 6시간 이상 안정되었을 때, 지속적인 산소요법을 위한 요구도가 재평가돼야 한다.

대상자는 통증이 없어질 때까지 금식처방이 날 수 있으며, 통증이 없으면 맑은 유동식에서 일반식으로 진행할 수 있다. 체액저류 여부를 확인하기 위해 매일 몸무게 측정 및 섭취량과 배설량 측정을 기록해야 한다.

환자에게 발살바수기(valsalva maneuver)을 피할 수 있도록 대변연화제를 투여한다. 발살바조작 동안, 닫힌 성문에 대한 강제 호기는 수축기혈압과 심박수의 급격한 큰 변화를 일으킨다. 이러한 변화는 심실부정맥의 위험이 있는 환자의 국소적 재분극과 장소에 영향을 미칠 수 있다. Box 6-8 에 급성 심근경색증 환자를 위한 간호진단이 있다.

① 약물요법

입원 후 첫 24시간동안 예방적으로 항부정맥제 투여가 권장되지 않으나 아트로핀, 리도케인, 아미오다론, 경피적 심박조율(pacing)패치, 혹은 경정맥 심박조율선(pacing wire), 제세동기와 에피네프린은 부정맥을 관리하는 데 필수적이다. 아스피린을 매일 처방하는 것도 필수적이며, 클로피도그렐은 ST분절 상승 심근경색증 대상자에게 14일 동안 계속된다. 안지오텐신전환요소(angiotensin converting enzyme, ACE) 억제제는 전벽부 심근경색을 가진 대상자, 폐울혈 또는 좌심실 박출률이 40%보다 적거나 저혈압 증상이 없는 심부전을 가진 심근경색증 환자에게 첫 24시간 이내에 투여된다.

ST분절 상승 심근경색증 후 며칠 동안은 혈당수치를 정상화하는 것이 중요하여 인슐린 주입이 요구될 수 있다.

마그네슘 결핍이 있는 환자는 마그네슘 처방을 받으며,

연장된 QT간격과 함께 다형성 심실빈맥(Torsades de pointes ventricular tachycardia)을 지닌 환자도 마그네슘으로 치료한다.

정맥으로 베타차단제를 사용하는 것은 경색이 수 시간 내에 광범위하게 진행되었을 때 처방되며 이후 금기가 되지 않는 한 구강으로 복용한다. 베타차단제는 심근경색증을 가진 대상자의 합병증 및 사망률을 감소시키기 위해 사용되는 소수 약물 중 하나로서 이 약물은 심박수 및 심근 수축력을 저하해 산소요구도를 감소시킨다. 심실이완기가 지연되어 관상동맥으로의 혈액유입을 증가시킨다. 칼슘통로차단제는 베타차단제가 효과가 없거나 금기가 될 때 주로 사용된다. 첫 24~48시간 이상 질산염 치료의 유지는 재발한 협심증 또는 지속적인 심부전을 가진 대상자에게 유용할 수 있다.

정맥주사로 비분획 헤파린(unfractionated heparin)이나 저분자량 헤파린(low-molecular-weight heparin) 사용은 전신색전증 위험이 큰 환자에서 ST분절 상승 심근경색증 후 사용된다. 이러한 위험군은 전벽심근경색증, 심방세동, 심인성쇼크 또는 이전의 색전증이 있었던 환자에서 높다.

② 혈류역학 모니터

혈류역학 모니터(Hemodynamic Monitoring)을 위한 폐동맥압 측정은 진행성 심부전, 폐부종, 심인성쇼크, 저혈압 혹은 구조적 합병증(심실중격결손 및 유두근파열 혹은 심장압전)이 의심될 때 주로 행해진다. 폐동맥폐색압(pul-monary artery occlusion pressure, PAOP)은 좌심실 충만압을 사정하는 데 이용되며, PAOP가 18 mmHg 이하이면 수분 부족, 18 mmHg 이상일 경우는 폐울혈 및 심인성쇼크를 의심할 수 있다. 혈액희석법을 이용하여 혈류역학 상태를 좀 더 자세히 확인하기 위해 심박출량 혹은 심장지수를 측정할 수 있다. 어떤 경우에는 정맥 산소포화도를 관찰할 수 있다. 혈류역학모니터에 대한 자세한 내용은 2장에서 확인할 수 있다. 침습적인 동맥압 모니터는 혈관수축제 혹은 혈관확장제가 투여되거나 저혈압이 심각한 심근경색증 환자에게 적용된다. 급성심근경색증을 가진 대상자에게 안내되어야 할 학제적 접근은 Box 6-9에 환자를 간호하는데 필요한 자세한 정보를 제시하고 있다.

③ 추가 진단검사

컴퓨터 영상 검사. 컴퓨터 영상검사(computer imaging test)의 한 분류는 방사성핵종 영상(radionuclide imaging)과 방사성핵종 혈관조영술(radionuclide angiography)이다.

방사선핵종 연구는 관상동맥질환뿐만 아니라 심근의 허혈과 경색의 부위 및 정도에 대한 정보를 제공한다.

환자에게 주입된 방사능추적자(radioactive tracer)가 영상화된다. 방사성핵종검사에는 thallium검사, 게이트심장혈액풀 스캔(gated cardiac blood scan, MUGA), 섬광조영술(scintigraphy)이 포함된다.

또 다른 검사는 자기공명영상(magnetic resonance imaging, MRI)이 있다. 이 진단검사는 심장과 대동맥의 구조 및 기능 이상을 알기 위하여 강한 자기장과 저에너지 고주파신호를 이용한다. 관상동맥 자기공명 혈관조영술(coronary magnetic resonance angiography)은 판의 존재 및 혈관 벽의 영상을 만드는 조영제와 결합한 MRI의 원리를 사용한다.

컴퓨터단층촬영(computed tomography, CT)은 심장과 대동맥을 포함하여 가슴의 단면 영상을 보여준다. CT혈관조영술(CT angiography)은 조영제 주입 후 심장의 CT스캔을 포함하며, 심장과 관상동맥의 혈류순환에 대한 정보를 제공한다. 전자빔 CT은 초고속 CT의 일부로, 탐지 및 관상동맥 판의 칼슘양을 수량화하는 데 매우 유용한 도구로 고려된다. 이는 상당한 협착 병변의 발생 전에 동맥경

BOX 6-8

급성 심근경색증 환자

- 심근경색증, 협심증과 관련된 급성 통증
- 심박출량 감소: 횟수, 리듬, 전도에 영향을 주는 전기적 요인
- 심박출량 감소: 전부하, 후부하, 또는 좌심실 수축력부전와 관련된 기계적 요인
- 질병과 대상자의 미래에 미치는 영향과 관련된 지식부족
- 질환에 대한 공포, 죽음, 중환자 치료 환경과 관련된 불안, 스트레스 과다
- 심박출량 감소 또는 심근조직 관류의 변화와 관련된 활동 지속성 장애
- 심근경색증 치료를 위한 혈전용해 치료와 관련된 비효과적 뇌 조직 관류의 위험

화성 판의 형성을 참고 할 수 있다.

심장 양전자방출 단층촬영(cardiac positron emission tomography, cardiac PET)은 관상동맥질환이나 손상되었으나 기능 가능한 심근 근육을 감지하는 방사선핵종의 CT 영상을 결합한다. PET은 심근 근육 생존성을 결정하는 유용한 검사이다.

단일광자 단층촬영(single photo emission computed tomography, SPECT)는 방사선핵종을 주입하여 체내의 영상을 여러 방향에서 받아 컴퓨터로 계산하여 단층 영상을 그려낸다. SPECT는 혈류이상 및 관상동맥질환의 정도와 심각성을 진단하는 데 사용된다(2장 컴퓨터 영상검사 참고).

심초음파. 심초음파(echocardiogram)는 심장으로 고주파를 전달하여 영상을 얻는 비침습적 검사이다. 진단적 검사 시 흔히 사용되며 박출계수(ejection fraction, EF), 심근벽의 운동성, 수축기 및 이완기 심실혈류량, 판막기능, 혈전 및 심낭액, 심장 내 종양과 대동맥박리 등을 진단하는 데 사용된다.

이면성, 도플러, 경식도 초음파는 심근경색증을 가진 환자들에게 흔히 사용되는 심초음파의 유형이다(2장 심전도 참고).

스트레스검사. 운동부하 심전도로 잘 알려진 스트레스검사(stress test)는 퇴원 전이나 퇴원 후 첫 주 이내에 실시하며 이 검사는 대상자의 기능상태 및 일상생활 활동수준 등을 사정하는 데 유용하다. 스트레스검사는 관류영상과 함께 경색부위의 크기를 진단하는 데 도움이 된다(2장 스트레스검사 참고).

관상동맥조영술. 입원기간 동안 대상자들은 관상동맥조영술(coronary angiography)에 의해 좀 더 정확한 진단을 얻을 수 있다. 관상동맥조영술 결과에 따라 PTCA 혹은 스텐트 삽입을 시행할지, CABG를 할지를 의사가 결정한다.

4) 합병증

간호사들은 심근경색증을 가진 환자가 합병증이 있는지 자세히 관찰해야 한다. 수많은 합병증이 발생할 수 있으며 Box 6-10에 제시되어 있다. 합병증을 조기에 발견하고 신속히 치료하는 일은 대상자의 사망률 및 악화를 방지하는 데 필수적이다.

(1) 혈류역학 합병증

재발성 심근허혈은 일시적이다. 재발성 심근경색증은 재경색이 첫 24시간 이내에 발생하는 경우로, 심장 관련 혈청 표지자가 정상 수준으로 돌아오기 전이기 때문에 진단하기가 매우 힘들다. 조기사정과 관리가 이러한 혈관합병증 예방 및 발견에 필수적이다. 심근 산소요구도를 줄이고 통증을 완화하기 위한 노력이 필요하다. 응급 PTCA와 수술이 고려될 수 있다.

심장성쇼크는 심근경색증의 심근합병증 중 가장 심각한 상태이다. 심장성쇼크는 좌심실 기능부전에 인하여 심장의 수축력 손실이 발생한다. 심장성쇼크는 심근경색으로 입원한 환자의 가장 흔한 사망 원인이다.

심장성쇼크의 임상적 증상은 빠르고 약한 맥박, 맥압 감소, 호흡곤란, 흡기 시 악설음, 경정맥 확장, 흉통, 차고 축축한 피부, 핍뇨, 의식수준 저하 등을 포함한다. 동맥혈가스 분석 검사 시 PaO_2 감소 및 호흡성 알칼리증으로 나타난다. 혈류역학모니터 결과는 수축기혈압 85 mmHg이하, 평균동맥압 65 mmHg 이하, 심장지수 2.2L/min/m^2이하, PAOP 18 mmHg 이상으로 나타난다. 심장효소는 약간 상승하나 최고치에 이르는 데는 시간이 걸린다.

심장성쇼크 치료 목표는 심근의 작업량을 줄이고, 심근 산소공급을 증가시키는 것이다. 심근조직의 관류를 개선하고, 살아있는 심근을 최대한 보존시키는 즉각적인 활동이 이루어져야 한다. 산소화를 개선시키기 위해 보충적으로 산소공급 처방이 수행되고 필요하다면 대상자에게 기관 삽관과 인공호흡기가 적용될 것이다. 또한, 혈압을 유지하도록 노력을 기울여야 하고, 이를 위해 혈관확장제 투여는 중지해야 한다. 도파민을 정맥주입 하게 되면 혈압과 심근수축력을 개선할 수 있다. 도부타민은 심근수축력을 개선하므로 특히 저박출성 일 때 유용하다. 혈관확장제인 니트로푸르시드(Nitroprusside)는 말초 혈관 저항 감소와 좌심실의 전부하를 저하함으로써 심박출량을 개선하기 위해 혈관수축제와 함께 사용될 수 있다. IABP를 사용할 수도 있고 관상동맥 관류를 개선하기 위해 좌심실 후부하를 줄이기 위한 침습적 장치들이 필요할 수 있다(3장 IABP치료 참고).

(2) 기계적 합병증

심근경색증의 가장 흔하고 심각한, 기계적 합병증은 심실중격벽 파열 및 좌심실벽 파열이다. 이러한 상태는 생리적인 악화를 가속한다.

① 심실중격벽 파열

심실중격벽의 급성 파열의 빈도는 재관류요법으로 감소하였고, 심실중격벽 파열(ventricular septal wall rupture)은 ST분절 상승 심근경색증 환자의 약 1%, 심장성쇼크로 인한 환자 4%에서 발생한다. 심실중격벽 파열의 위험성은 첫 24시간 이내부터 5일간 지속된다. 대상자는 새로운 형태의 크고 범수축기 잡음이 흉골 연부 위에서의 진동과 함께 동반되어 청진 된다. 또한 대상자는 진행성 호흡곤란, 빈맥, 폐 울혈을 경험한다. 산화된 좌심실 혈액이 우심실로 이동하기 때문에 우심방, 우심실 및 폐동맥의 산소분압은 우심방보다 우심실이 높게 나타난다. 이러한 산소농도는 폐동맥도자술시 얻어질 수 있다. 때로는 응급심도자술과 수술 교정이 요구되기도 한다.

대상자는 수액공급, 수축력 증가 약물(도파민, 도부타민), 후부하 감소(니트로프루시드)와 IABP등이 응급상황에서 행해질 수 있고, 조직의 섬유화를 위해 봉합이 요구된다.

② 좌심실벽 파열

좌심실벽 파열(Left ventricular free wall rupture)은 ST분절 상승 심근경색증을 가진 환자의 1~6%에서 발생하며, 좌심실벽 파열은 심근경색증 후 첫 24시간 이내 또는 심근경색증 후 3~5일 뒤에 발생한다. 조기 파열은 상당한 콜라겐 침착 전에 경색의 초기 진전의 결과이고 늦은 파열은 심실 벽의 경색 확장과 관련이 있다. 좌심실벽 파열은 70세 이상, 여성, 고혈압 환자 및 심근경색증을 처음 경험한 환자에서 나타나기 쉽다. 대상자는 지속적인 흉통, 갑작스러운 저혈압, 경정맥 확장, 심낭압전 및 전기적-기계적 심전도 상의 해리를 경험하는데 이는 너무나 갑작스럽고 생명에 위협적으로 발생하게 된다.

③ 심낭 합병증

심낭염(pericarditis)은 경색이 일어난 후 일반적이며 경색 후 3일 내로 발생하거나 몇 주 후에 발생할 수 있다. 대상자는 허혈성 흉통과 유사한 흉통을 호소한다. 심낭염의 전흉부 통증은 심호흡, 기침, 연하 및 똑바로 누워있을 때 심해지며 환자가 앉아 있거나 앞으로 기댈 때 통증은 감소한다. 대상자는 며칠간 지속하는 38.6℃ 정도의 발열을 보이며, 심낭마찰음은 보통 흉골 연을 따라 청진 가능하며, 어떤 경우에는 일시적이다. 심전도는 보통 둥글고 ST분절 상향이 5개 이상의 유도에서 나타난다. 아스피린, 인토메타신과 부신피질호르몬과 같은 항염증제가 4~7일간 처방된다.

④ 혈전색전증 합병증

혈전색전증(thromboembolic)은 심근경색증 환자에서 항응고요법의 투여로 인해 과거보다 적게 나타난다. 전신염증반응은 경색, 부동, 정맥혈의 정체 및 심박출량 저하와 관련이 있기 때문에 심부정맥혈전증을 촉진하기도 한다. 심근경색증 후 대상자들은 좌심실벽에서 흔히 발생되는 전신 색전 위험이 있다. 또한, 색전은 뇌, 신장, 장간막, 대퇴 동맥 등을 차단할 수 있으므로 와파린(warfarin)과 함께 헤파린 혹은 저분자헤파린을 6~12개월간 처방한다.

⑤ 리듬장애 합병증

급성 심근경색증은 심부정맥과 전도체계 장애를 흔히 동반하며 생명에 치명적인 위협을 줄 수 있다. 전도장애의 합병증의 원인은 여러 가지가 있는데 심근허혈, 심근괴사, 자율신경계 이상, 전해질 불균형, 산·염기 불균형 및 약물 부작용 등을 포함한다.

입원 전 발생한 심실부정맥은 대부분이 급사의 원인이 되며, 심근허혈은 세동성 역치가 낮다. 심근경색증 후 발생하는 심실부정맥은 대부분 예후가 좋지 못하며 환자들은 빈맥 혹은 서맥 등을 다양하게 경험하며 상심실성 부정맥은 좌심실부전에 기인한 좌심방 압력의 상승을 초래한다.

심근경색증 후 전도성 장애(conduction disturbances)는 동방결절, 방실결절, 심실전도 조직의 이상 등에 의해 야기되어질 수 있다. 우관상동맥은 동방결절에 혈류를 공급하며, 좌회선관상동맥은 동방결절의 1/2에 해당하는 혈류를 공급한다. 우관상동맥은 하부, 우측 후부, 우심실에

BOX 6-9
심근경색증 환자를 위한 통합적 간호 지침

결과	중재
산소화/환기	
환자는 정상범위의 동맥가스분석결과를 보이며 맥박 산소측정 결과 90% 이상을 유지한다.	• 매 2~4시간마다 호흡음을 사정 한다. • 처방 된 동맥혈 가스검사를 실시하고 호흡곤란 증상을 확인 한다. • 맥박산소측정기를 이용하여 동맥 내 산소포화도를 모니터한다. • 필요하면 처음 6시간동안 비강캐뉼라 혹은 안면 마스크를 통해 산소를 공급한다. • 필요하면 기관 삽관과 기계 환기를 실시한다(참고 Box 10-16).
흉부 X선상 폐부종이 없고 호흡음이 깨끗하다.	• 매일 흉부 X선 촬영을 한다. • 처방 된 이뇨제를 투여한다. • 체액 과다 증상을 모니터한다.
무기폐를 보이지 않는다.	• 삽관을 하지 않은 환자에게 매 4시간마다 혹은 필요시에 강화폐활량계, 기침과 심호흡을 하도록 격려한다. • 침상 안정 시 2시간 마다 체위변경을 한다.
순환/관류	
활력징후는 정상범주에 있고, 평균동맥압〉70mmHg, 심장지수는〉2.2L/m²이다.	• 급성심부전 시 1~2시간마다 심박수와 혈압을 모니터 한다. • 폐동맥카테터 삽입을 돕는다. • 폐동맥카테터를 삽입하고 있다면 1시간 마다 PAP, PAOP, CVP, RAP, 6~12시간마다 심박출량, SVR과 PVR을 모니터한다. • 정맥주사 부위를 유지한다. • 혈류역학지표와 의사의 처방에 따라 심근수축 촉진제 및 혈관확장제를 투여하여 후부하를 감소시킨다. • 혈압, 심박동수, 혈류역학지표에 대한 약물 효과를 평가한다. • 필요시 IABP를 준비한다.
환자는 심박출량 감소로 인한 울혈성 심부전의 증거를 보이지 않는다.	• PAOP 또는 중심정맥압 수치에 따라 수액공급을 제한 한다. • 경정맥 팽창, 폐악설음, S₃ 또는 S₄, 말초부종, 증가된 전부하, 상승된 중심정맥압, RAP 또는 PAOP 파형을 사정한다. • 매일 12유도 심전도를 모니터하고, 필요시에도 모니터한다.
환자는 더 이상 변형된 심전도 또는 비정상 심장효소와 같은 심근 기능장애의 증거를 보이지 않는다.	• 처방에 따라 심장표지자, 마그네슘, 인산, 칼슘, 포타슘을 모니터한다. • 진행된 심근경색증과 일치되는 심전도의 변화를 모니터한다. • 만약 하벽 또는 우심실에 침범된 경우, 우측 전흉부유도 및 12유도 심전도 측정을 고려한다. • 프로토콜이나 처방에 따라 비정상 상태를 보고하고 치료한다.
부정맥을 조절한다.	• 적절한 유도를 이용하여 지속적으로 심전도를 모니터한다. • 매 근무 번마다 심조율기록지를 기록한다. • 부정맥을 조절하기 위한 약물 투여를 예상한다.
섬유소용해요법 후 환자는 통증 완화가 되었음을 표현 한다; 출혈의 증거 없음; 알레르기 반응 증거 없음	• 통증을 사정, 관찰하고 치료한다. • 부정맥, ST분절이 기준선으로 회복, 재관류 증상을 모니터한다. • 신경학적, 위장관의 출혈 증상을 모니터한다. • 프로토콜에 따라 PT, aPTT, ACT를 모니터한다. • 항응고제 해독제를 사용하기도 한다. • 가려움, 두드러기, 갑작스런 저혈압, 또는 빈맥을 사정한다. • 프로토콜에 의해 하이드로코르티손 또는 디펜히드라민(Benadryl)을 투여한다.

결과	중재
심인성쇼크, 심장판막 기능장애, 심실중격결손의 증거는 보이지 않는다.	• 심전도, 심음, 혈류역학지표, 의식수준과 호흡음을 모니터한다. 적응증이 된다면 좋지 않은 변화는 보고하고 치료한다.
수액/전해질	
신기능이 유지 된다; 소변량은 30mL/h 이상, 임상검사 정상범주	• 1~2시간마다 섭취량과 배설량을 측정한다. • 매일, 필요시에 혈액요소질소(BUN), 크레아틴, 전해질을 측정하고 매일 체중을 측정한다. • 처방에 따라 수액과 이뇨제를 투여한다.
움직임/안전	
환자는 일상생활의 제한을 따른다.	• 제한의 이유를 분명하게 설명한다. • 첫 6시간동안 침상 옆 변기를 이용하면서 침상안정을 취한다. • 식사를 위해 의자까지, 혼자 목욕하기, 화장실까지 가도록 한다. 지속적으로 활동 시에 환자 반응을 사정한다.
환자는 낙상이나 우발적으로 자신에게 해를 끼치지 않는다.	• 낙상, 타박상, 또는 손상을 예방하기 위한 환경을 제공한다. • 병원정책에 따른 간호를 시행한다.
피부통합성	
환자는 피부손상의 증거를 보이지 않는다.	• 침상 안정 시 2시간마다 체위변경을 해 준다. • 체위변경 시 압력을 받는 부분의 피부상태를 평가한다. • 고위험 환자에게는 압력 완화/감소용 매트리스 적용을 고려한다. • Braden척도를 이용하여 피부손상위험을 모니터한다.
영양	
열량과 영양소섭취량은 대사 요구에 맞춘다(예, 기초에너지 소비).	• 적절한 식이제공: 경구, 비경구, 장관영양 • 첫 24시간 동안 맑은 또는 완전한 유동식을 공급한다. • 염분, 지방, 콜레스테롤, 수분과 열량을 제한한다. • 영양사나 영양 지원 서비스 담당자에게 상담을 요청한다.
환자는 영양상태 반영하는 임상 검사수치가 정상범주에 있다.	• 알부민, 전알부민, 트랜스페린, 콜레스테롤, 중성지방, 총 단백질을 모니터한다
안위/통증조절	
통증이 완화되었음을 표현한다. 심박동수, 혈압, 호흡수의 증가나 활동이나 절차 수행 시 초조감과 같은 통증의 징후를 보이지 않는다.	• 통증 강도를 사정하기위해 시각상사척도를 이용한다. • 통증의 질, 기간, 위치를 확인한다. • 정맥주사용 모르핀을 투여하고 통증과 혈류역학 반응을 사정한다. • 흉통 시 적절하게 진통제를 투여하고 반응을 사정한다. • 절차 수행 시나 진통제 투여 후 통증 반응을 사정한다. • 절차 수행 시나 진통제 투여 후 통증에 대한 생리적 반응을 모니터한다. • 조용하고 평온한 환경을 조성한다.
심리사회적	
환자는 절차, 상담 중에 활력징후나 대상자의 태도를 통해 불안이 감소되었음을 표현한다.	• 치료나 상담 시 활력징후를 사정한다. • 조용하고 친절한 태도로 환자에게 설명하고 안도감을 갖게 한다. • 신중하게 진정제를 투여하고 반응을 관찰한다.
환자/가족은 질문을 하고 간호에 참여하면서 심근경색증과 치료계획에 대해 이해하였음을 말로 표현한다.	• 사회사업기관과 성직자에게 상담을 요청한다. • 대처기전을 사정한다. • 느끼는 감정을 자유롭게 표현하게 한다. • 가능한 한 환자간호에 환자 자신과 가족의 참여를 격한다. • 적절한 안정과 수면을 취할 수 있는 시간을 갖도록 한다.

결과	중재
교육/퇴원계획	
환자는 흉통이나 흉부 불편감의 발생을 알린다.	• 모든 흉통의 발생을 보고하는 것이 중요함을 설명한다.
	• 가족에게 자주 설명하고 정보를 제공한다.
가족은 급성 심근경색증의 위험한 단계 시 적절한 대처를 한다.	• 가족이 치료계획, 치료에 대한 환자 반응, 예후 등에 관해 질문을 하도록 격려한다.
	• 입원동안 조기에 적절한 의뢰와 상담을 요청한다.
퇴원을 준비하기 위해 환자는 불안수준, 식이제한, 약물복용, 통증이 있을 때 해야할 행동에 대해 이해하고 말로 표현한다.	• 위험한 시기가 지나면 심장에 좋은 식이, 심장재활프로그램, 스트레스 감소 전략, 흉통관리에 관한 가족 대상 교육을 실시한다.

BOX 6-10
급성심근경색증 합병증

혈류역학 합병증
- 저혈압
- 폐울혈
- 심장성쇼크
- 우심실 경색
- 허혈재발
- 경색 재발

심근성 합병증
- 이완기 기능이상
- 수축기 기능이상
- 울혈성 심부전

기계적 합병증
- 승모판막역류
- 좌심실벽 파열
- 심실 중격 파열
- 좌심실 동맥류

심낭성 합병증
- 심낭염
- 드레슬러 증후군(Dressler's syndrome)
- 심낭 삼출물

혈전용해성 합병증
- 벽의 혈전증(Mural thrombosis)
- 전신적인 혈전색전증
- 심부정맥 혈전증
- 폐 색전증

전기적 합병증
- 심실 빈맥
- 심실 세동
- 상심실성 빈맥(supraventricular tachydysrhythmias)
- 서맥성 부정맥(bradydysrhythmias)
- 방실결절 차단(atrioventricular block)(1도, 2도, 3도)

산화된 혈액을 공급하기 때문에 하부, 우측 후부 및 우심실벽 심근경색증을 가진 대상자들은 동방결절의 기능 이상을 가져올 수 있다. 측벽 심근경색증을 가진 대상자들 또한 좌회선동맥이 심장의 측면부위 혈액을 공급하기 때문에 동방결절 전도장애의 위험이 있다.

우관상동맥은 전체 인구의 약 90%에서 방실결절에 산화된 혈액을 공급한다. 따라서 하부, 우측 후부 또는 우심실의 심근경색증을 가진 환자들은 방실결절 전도장애의 위험이 있다. 1도 방실차단 및 Mobitz type I (Wenckebach)차단이 나타날지 모르나 이는 일시적이다. 이러한 전도장애는 완전 방실차단으로 진행될 수 있고 심박동기(pacing)가 요구된다.

좌측전하행관상동맥은 히스 속과 방실 각에 혈류를 공급하므로 좌측전하행관상동맥의 차단으로 야기된 전벽 심근경색증환자는 심실전도결손의 위험이 있다. 우각차단, 좌각차단, 전섬유속차단, 후섬유속차단, 양섬유속차단, 삼섬유속차단 등의 전도장애가 발생할 수 있다.

심근경색증을 가진 대상자들에 대해 간호사들은 계속해서 심박수 및 리듬을 모니터해야 하고 말초맥박과 심첨맥박을 사정하고, 심음을 청진하고, 혈압 및 여러 혈류역학검사를 모니터해야 한다.

심부정맥 및 전도장애 치료의 목적은 심박수, 리듬, 방실동시성을 정상으로 회복시키고, 심박출량을 적정하게 유지하는 것이다. 심율동전환은 심방세동 혹은 심방조동과 같은 상심실성 부정맥을 가진 환자를 치료하는 데 사용되며, 경피적 심박동기(pacing)은 일시적 심박동기를 준비할 때까지 방실차단 부정맥 등의 응급상황 시 사용된다. 대상자들은 맥박수와 리듬을 일정하게 유지하기 위해 영

표 6-2	환자교육: 급성 심근경색증 후 목표

		기대되는 결과	
내용	**급성기**	**중환자실 퇴원 전**	**병원 퇴원 시**
심질환의 병태생리	1~10까지의 통증척도를 이용하여 협심증을 확인 할 수 있다.	협심증치료를 시작할 수 있다 (안정, 산소공급, NTG).	의학적 지원을 요청 할 때 약물에 대해 알고 있다.
병원환경	절차를 이해한다.	적절한 질문을 한다.	질병과정과 치료에 대해 알고 있다.
생활습관수정	활동제한을 이행한다. 식이제한을 이행한다.	활동과 심장의 부담 간의 관계를 말할 수 있다. 가벼운 활동을 시작한다. 위험요인을 말한다. 적절한 음식을 선택한다.	견딜 수 있을 정도의 활동을 수행 할 수 있다. 심장재활프로그램에 참여한다. 식이제한을 말할 수 있다.
질병치료	처방에 따라 약물을 복용한다.	약물을 확인 할 수 있다. 위험요인을 확인 할 수 있다.	약물, 용량, 시간, 약리작용과 부작용에 대해 알고 있다. 위험요인 감소 계획을 한다. 심장재활프로그램을 시작한다.
정서적적응	지지체계를 말할 수 있다.	생활습관 변화에 대해 의사소통하기 시작한다. 위험한 질병에서 생존한 것과 관련된 정서적 상태를 해소하기 시작한다.	생활습관변화의 계획에 환자 자신과 배우자가 함께 참여한다. 감정을 표현한다. 집단회복프로그램에 참여한다.

구적 심박동기를 삽입할 수도 있다. 또한 이식형 제세동기는 심실부정맥을 치료하는데 사용되어진다(3장 심박동기와 이식형 제세동기 참고).

5) 심장재활

퇴원준비는 대상자의 입원 중 전 기간에 걸쳐 이루어져야 한다. 대상자와 가족의 교육은 매우 중요하며, 중환자들은 보통 정보를 보유하거나 새로운 지식을 습득하는데 동기가 부족하지만, 생명에 위협을 초래하는 사건을 경험한 후에는 배우려는 동기부여가 증가한다. 급성 심근경색증 후 환자 및 가족교육에 대한 안내를 표 6-2에 기술하였다.

심장재활은 심근경색증 후 대부분의 환자에게 추천되며 운동, 교육 및 상담으로 이루어져 있다. 심장질환에 대해 부정적인 생리적, 심리적 영향을 제한하고 위험요인을 수정하고 급사 혹은 재경색의 위험을 줄이고, 심장관련 증상, 죽상경화성의 진행 및 심리적 상태를 안정화시키는데 있다. 심장재활프로그램의 구성요소는 운동, 금연, 지질관리, 체중조절, 혈압관리, 심리적 중재 및 일상생활로의 복귀 등으로 이루어져 있다. 심장재활프로그램은 환자의 기능적 상태 및 삶의 질 개선 및 심리적 스트레스를 줄여주

고, 심질환의 재발 및 심혈관질환으로 인한 사망률을 감소시키는데 기여하였다. 그러나 심장재활의 이점이 잘 알려져 있지만, 병원에서 퇴원전에 심장재활에 대한 참여가 약 33%보다 적은 환자들에게만 이루어지고 있다. 심근경색증 환자의 가족들은 환자가 심장재활프로그램에 적극 참여할 수 있도록 도와주어야 한다. 심근경색증 환자들이 퇴원 후 18개월 이내에 심장마비를 경험할 수 있기 때문에 가족들은 심폐소생술을 배워야만 한다.

5. 임상 적용

사례 연구

71세 남성 권씨는 오전10시 30분 응급실에 왔다. 그는 1시간 전부터 흉골하 가슴통증과 함께 좌측팔부위로 방사통이 있었다. 통증은 안정 하거나 설하 NTG로도 완화되지 않았다. 통증은 10점 만점 중 약 8점이며, 오심은 있으나 구토는 없었다. 흡연, 비만, 당뇨, 그리고 고콜레스테롤증의 과거력이 있으나, 약물 알러지는 없다.

신체검진 상 의식은 명료하며 협조적인 상태이고, 피부는 차고 축축하며 발한이 있다. 혈압은 98/50mmHg, 심박수동 110회/분이나 규칙적이며, 호흡수 22회/분도 산소를 비강캐뉼라로 2L/분 유지하고 있으며, 체온 36.7℃ 이다.

심장검진 시 제 1, 2, 3심음이 들렸고, 경정맥확장은 관찰되지 않았다. 말초 맥박은 약하며, 양측 말초부종 1+이었다. 폐 청진 시 양쪽 기저부에서 악설음(crakles)이 들렸으나 청색증이나 고상지두는 관찰되지 않았다. 복부검진 시 정상 장음이었고, 복부는 편평하고 부드러웠으며 촉진되는 덩어리는 없었다.

12유도 심전도에서 V_1에서 V_4까지 4mm정도의 ST분절의 상승이 나타났고, 혈액검사결과: CM-MB 양성, Troponin 비정상적이었다. 아스피린이 처방되었고, 정맥혈관을 확보하여, 통증완화를 위해 황산모르핀이 정맥주사로 투여되었다. 급성 전중격심근경색증 진단을 받고 심혈관중환자실에 입원하였다. 입원 2일째 혈압 82/58mmHg, 맥박 128회/분, 호흡 28회/분이었다. 신체검진 상 흡기 시 악설음이 들리며, 경정맥 확장, 피부 차고 축축하며, 소변양이 시간당 30cc로 감소되었다.

1. 권씨는 전중격심근경색증을 진단받았다. 어떤 관상동맥이 막힌 것 같으며, 당신이 모니터를 하는 동안 잠재된 합병증은 무엇인가?
2. 입원 2일째, 신체검진 상에서 권씨가 의미 있는 신체적 변화가 나타났다. 그는 심근경색증 후 어떠한 합병증을 보이고 있는가?
3. 입원 후 2일 동안 권씨의 치료적 목표는 무엇인가?

참고문헌

1. Mendis, S., Puska, P., & Norrving, B. (2011). Global atlas on cardiovascular disease prevention and control. Geneva: The World Health Organization in Collaboration with the World Heart Federation and the World Stroke Organization.

2. Kochanek, K. D., Xu, J., Murphy, S. L., Minino, A. M., & Kung, H. C. (2011). Deaths: Preliminary data for 2009. National Vital Statistics Reports, 59(4), 1-51.

3. Roger, V. L., Go, A. S., Lloyd-Jones, D. M., Adams, R. J., Berry, J. D., Brown, T. M., et al. (2011). Executive summary: Heart disease and stroke statistics-2011 update: A report from the American Heart Association. Circulation, 123, 459-463.

4. Radker, P. M. (2003). C-reactive protein: A simple test to help predict heart attack and stroke. Circulation, 108, e81-e85.

5. American Heart Association. Risk factors and coronary heart disease: AHA scientific position. Retrieved June 27, 2011, from http://www.americanheart.org

6. National Cholesterol Education Program, National Heart, Lung, and Blood Institute National Institutes of Health. (2001, May). National cholesterol education program expert panel on detection, evaluation, and treatment of high blood cholesterol in adults (adult treatment panel III). Third report of the national cholesterol education program (NCEP) expert panel on detection, evaluation, and treatment of high blood cholesterol in adults (adult treatment panel III) executive summary. (Issue Brief No.1-3670). USA.

7. Kumer, A., & Cannon, C.(2009). Acute coronary syndromes: Diagnosis and management , part 1. Mayo Clinic Proceedings, 84(10), 917-938.

8. Anderson, S. L., Adams, C. D., Antman E. M., Bridges, C. R., Califf, R. M., Casey, D. E., et al. (2007). ACC/AHA 2007 guidelines for the management of patients with unstable angina/non-ST-elevation myocardial infarction: Executive summary: A report of the American College of Cardiology/American Heart Association task force on practice guidelines (writing committee to revise the 2002 guidelines for the management of patients with unstable angina/non-ST-elevation myocardial infarction). Circulation, 116, 803-877.

9. Wright, R. S., Anderson, J. L., Adams, C. D., Bridges, C. R., Casey, D. E., Ettinger, S. M., et al. (2011). 2011 ACCF/AHA focused update of the guidelines for the management of patients with unstable angina/non-ST-elevation myocardial infarction (updated the 2007 guideline): A report of the American College of Cardiology Foundation/ American Heart Association task force on practice guidelines. Circulation, 123, 2022-2060.

10. National Heart Lung and Blood Institute People Science Health. (2011, June 01). What is angina? Retrieved December 15, 2011. from http://www.nhlbi.nih.gov/health-topics/topics.angina.

11. DeWood, M. A., Spores, J., Notske, R., Mouser, L. T., Burroughs, R., Golden, M. S., et al. (1980). Prevalence of total coronary occlusion during the early hours of transmural myocardial infarction. New England Journal of Medicine, 303, 897-902.

12. Thygesen, K., Alpert, J. S., & White, H. D. (2007). Universal definition of myocardial infarction. Circulation, 116, 2634-2653.

13. Reimer, K. A., Lower, J. E., Rasmussen, M. M., & Jennings, R. B. (1977). The wavefront phenomenon of ischemic cell death. 1. Myocardial infarct size versus duration of coronary occlusion in dogs. Circulation, 56, 786-794.

14. Antman, E. M., Anbe, D. T., Armstrong, P. W., Bates, E. R., Green, L. A., Hand, M., et al. (2004). ACC/AHA guidelines for the management of patients with ST-elevation myocardial infarction. A report of the American College of Cardiology/ American Heart Association task force on practice guidelines (committee to revise the 1999 guidelines for the management of patients with acute myocardial infarction). Circulation, 110, e82-e292.

15. Grauer, K.(1998). Practical guide to ECG interpretation (2nd ed). St. Louis, MO: Mosby-Year Book.

16. Jong, G. P., Ma, T., Chou, P., Shyu, M. Y., Tseng, W. K., & Chang, T. C.(2006). Reciprocal changes in 12-lead electrocardiography can predict left main coronary artery lesion in patients with acute myocardial infarction. International Heart Journal, 47 (1), 13-20.

17. Kumar, A., & Cannon, C. (2009). Acute coronary syndrome: Diagnosis and management, part II. Mayo Clinic Proceedings, 84(11), 1036-1063.

18. Soine, L., & Hanrahan, M. (2010). Nuclear and other imaging studies. In S. L. Woods, E. S. Forelicher, S. A. Motzer(Ed.), Cardiac Nursing, 6th ed (pp.319-325). Philadelphia, PA: Lippincott Williams & Wilkins.

Chapter 7

심장수술

Objectives

- 관상동맥우회술과 판막수술의 적응증을 설명한다.
- 관상동맥우회술 전·후 환자 간호에 대해 설명한다.
- 승모판막과 대동맥판막의 협착과 폐쇄부전에 대한 병태생리를 비교 설명한다.
- 심장수술 후 합병증 예방을 위한 간호중재에 대해 설명한다.
- 경동맥 내막절제술 전·후 환자 간호에 대해 설명한다.

심혈관질환과 관련된 위험요인을 없애고 조절하기 위한 끊임없는 노력에도 불구하고, 심혈관 질환은 미국이나 한국에서 여전히 주요 사망원인으로 나타나고 있다. 혈전 용해제나 항응고요법, 풍선이나 레이저를 이용한 혈관성형술과 관상동맥내 스텐트 삽입 등의 새로운 치료법 개발로 심장질환의 내과적 치료가 향상되어왔으나 일부 대상자는 여전히 외과적 중재를 필요로 한다. 관상동맥질환과 판막질환은 대표적으로 심장수술이 적용되는 질병이다. 비수술적 요법에 대해서는 3장에서 기술하였다.

1. 심장수술 적응증

1) 관상동맥질환

관상동맥질환의 병태생리는 6장을 참고하면 된다.

(1) 관상동맥 우회술

관상동맥 우회술(coronary artery bypass graft surgery)은 수술초기에 혈관이나 도관을 분리하고 병변이 있는 관상동맥부위에 우회로를 만들어 주는 것으로 관상동맥질환의 치료법으로 이용되어왔다. 이는 협심증을 완화시키고 운동 내성을 향상시키는데 효과적이어서 좌관상동맥(left main coronary artery) 질환이나 좌심실기능 저하가 동반된 좌전방하행동맥, 우관상동맥, 좌측회선가지가 침

범된 관상동맥질환(three vessel disease) 대상자의 삶을 연장시키고 있다. 경피적 경관 관상동맥성형술과 스텐트 시술이 증가하여 관상동맥우회술이 감소하고 있으나 고령, 복잡한 관상동맥질환 좌심실기능 부전이 심한 경우, 이미 관상동맥 우회술을 받은 적이 있는 환자에서는 관상동맥우회술이 여전히 시행되고 있다. 우회술과 관련된 사망률을 줄이기 위해서는 응급 수술 여부, 연령, 이전의 심장수술 여부, 성별, 박출계수(ejection fraction, EF), 좌관상동맥 협착 정도, 70%이상 협착된 주요관상동맥의 수 등을 고려해야 한다. 이상적인 이식도관(graft conduit)의 기준은 (1)관상동맥과 비슷한 직경, (2)질병이나 혈관벽의 기형이 없을 것, (3)적절한 길이이다. 몇몇 다른 혈관들도 사용 가능하지만 가장 흔히 사용되는 이식혈관은 복재정맥(saphenous vein)과 내유동맥(internal mammary artery)이다.

① 복재정맥

복재정맥은 정맥의 한쪽 끝을 대동맥에 연결(근위부 문합, proximal anastomosis)하고, 다른 한쪽 끝을 관상동맥 폐색부위를 지난 바로 아래의 관상동맥에 연결(원위부 문합, distal anastomosis)하여 관상동맥의 폐색 부위에 우회로를 만드는데 사용된다. 복재정맥은 단순하게 대동맥과 관상동맥을 단대측 문합(end to side anastomosis)을 하거

나, 연속문합(sequential or skip)으로 대동맥에 단대측 문합을 하고, 하나의 관상동맥에는 측대측 문합(side to side anastomosis)을 다른 관상동맥에는 단대측 문합을 할 수 있다(그림 7-1)

복재정맥은 무릎 위, 아래에서 모두 떼어낼 수 있지만, 일반적으로 관상동맥과 직경이 비슷한 무릎 아래의 정맥을 선호한다. 정맥을 떼어내기 위해서는 다리 안쪽면을 따라서 절개하거나, 정맥부위에 작은 절개를 넣고 절개선 안으로 혈관을 볼 수 있는 굴곡광섬유경(fiberoptic scope)을 넣어 정맥을 분리한다.

광섬유경을 이용해서 정맥을 제거하면 상처치유가 빠르고 절개부위의 합병증 발생률이 낮다. 복재정맥의 50%는 10년 후 폐색된다. 복재정맥 기능 부전은 혈전증, 섬유성내막과잉증식, 죽상경화증의 세가지 주요 과정으로 설명할 수 있다. 혈전증은 수술 후 1개월에 가장 흔히 발생하는 것으로 수술 후 초기 복재정맥의 폐색 예방을 위해 아스피린이 권장되지만 지속적으로 사용해야 되는 것은 아니다. 복재정맥의 폐색 발생률을 줄이기 위해 사용한다.

② 내유동맥
내유동맥은 외과적 재혈관화(revascularization)를 위해

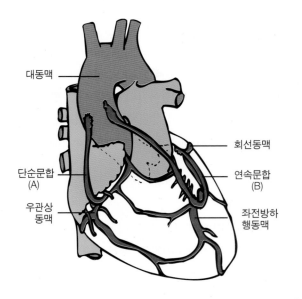

그림 7-1 복재정맥을 이용한 대동맥-관상동맥 우회술. A: 대동맥에서 우관상동맥으로 연결한 단순문합 **B:** 대동맥에서 좌전방하행동맥과 좌회선가지로 연결한 연속문합

(그림 내 표기) 대동맥 / 회선동맥 / 단순문합 (A) / 연속문합 (B) / 우관상동맥 / 좌전방하행동맥

복재정맥의 대안으로 선호되는 혈관이다. 내유동맥은 근위부 말단이 쇄골하동맥에 연결되어 있어서, 병변이 있는 관상동맥 우회로를 만들기 위한 경상이식편(pedicle graft)으로 사용된다. 좌우 내유동맥이 모두 사용될 수 있으나 좌측 내유동맥이 우측 내유동맥보다 길고 굵기 때문에 좌전하행관상동맥의 우회로로 흔히 사용되며 우측 내유동맥은 우관상동맥이나 회선가지에 연결할 때 사용된다.

내유동맥은 쇄골하동맥의 두 번째 분지로 흉벽의 앞쪽에서 늑연골 뒤의 흉골 옆에서 아래로 내려온다. 내유동맥을 분리하기 위해서는 늑막강으로 들어가서 흉벽으로부터 내유동맥을 분리하고 늑간동맥분지들은 소작한다. 복재정맥에 비해서 내유동맥은 이식혈관의 개방성이 우수하여 수술 후 10년 개방률이 90%이다. 또한 내유동맥 이식혈관은 죽상경화증 발생이 거의 없기 때문에 재발률이 낮고 생존률이 높다.

③ 기타 다른 이식혈관
재수술을 요하는 대상자는 본인의 혈관 중 다른 혈관을 찾아서 우회로를 만들어 주어야 한다. 요골동맥의 사용이 늘어나고 있는데 이는 요골동맥을 떼어내는 기술이 발달함에 따라 협착률이 감소하였기 때문이다. 요골동맥은 두껍고 근육층의 동맥이어서 기계적 자극에 의한 경련이 일어나기 쉽다. 때문에 경련을 예방하기 위해 수술 하는 동안 자극을 최소화하고 동맥에 칼슘통로차단제를 관류시킨다. 요골동맥이 이식되는 경우 혈관경련이 거의 없었고, 5년 개방률도 좋았다. 수술 후 경구용 질산염 Nitrate (isosorbide monitrate)를 투여한 후 nitroglycerin을 투여하는 것은 경련발생을 줄이고 칼슘통로차단제보다 더 효과적인 것으로 나타났다. 이식혈관으로 사용하기 위해서는 장단기 개방률이 좋아야 한다. 우측 위대망동맥(gastroepiploic artery)은 흉골절개선을 배꼽 쪽으로 길게 넣은 후 위의 대만부(greater curvature)를 지나가는 동맥을 절개해서 얻을 수 있다. 관상동맥 이식에 사용되는 혈관으로 개방률은 좋은 편이나 장기추적 결과는 없다. 복재정맥이나 제대정맥, 소의 내유동맥 등의 동종이식 혈관은 개방률이 낮아서 추천할 만하지 않다. 재혈관화에 잘 이용되는 혈관 비교를 표 7-1에 제시하였다.

표 7-1	관상동맥우회술에 이용되는 혈관의 특성	
종류	장점	단점
내유동맥	혈관내피가 동맥압과 고속혈류에 적응되어 있기 때문에 내막과잉증식이나 죽상경화증 유발이 덜하다. 장기개방률이 좋다. 내유동맥의 신경전달을 유지하기 때문에 심근의 요구에 따라 혈류를 조절하기 위해 혈관크기를 조절할 수 있는 능력을 가진다. 내유동맥만을 사용할 경우 다리 절개가 필요하지 않다. 혈관내경이 관상동맥과 유사하다.	내유동맥을 박리하는데 시간이 오래 걸리므로 수술후 출혈의 위험성이 높아진다. 흉막강 내로 접근해야 하므로 수술 후 흉막 내 흉관이 필요하다. 수술후 통증이 증가한다. 양측 내유동맥을 모두 이용하는 경우 특히, 당뇨환자의 경우 감염과 흉골 감염의 위험성이 높아진다.
복재정맥	박리하기 쉽다. 이식해야 할 혈관이 많은 경우 길게 박리할 수 있다.	내유동맥에 비해 혈관의 개방성이 짧다. 다리절개로 인해 부종과 감염이 있다(fiberoptic 사용시 흔하지 않음).
상완동맥	박리하기 쉽다. 복재정맥에 비해 혈관의 개방성이 좋다. 혈관내피가 동맥압과 고속혈류에 적응되어 있기 때문에 내막과잉증식이나 죽상경화증을 덜 유발한다.	연축의 가능성이 있다(내과적 치료로 가능). 수술 전 척골 동맥의 기능에 대한 사정이 반드시 필요하다.

(2) 무펌프 관상동맥우회술 (Off-pump CABG: OPCAB)

심폐기가 없던 시절에는 실제로 심장이 뛰는 상태에서 관상동맥우회술을 시행했었다. 심폐기가 개발되면서 "심장이 뛰는 상태"에서의 심박동하수술(beating heart surgery)은 거의 사라지게 되었다. 심폐기는 펌프 산화기(pump oxygenator)로 대상자의 혈액을 산화시켜 온몸으로 보내는 역할을 한다. 그러나, 심폐기로 인한 합병증을 개선하기 위해 외과의들은 무펌프 관상동맥우회술(또는 심박동하 관상동맥우회술)을 다시 고려하게 되었다.

처음에 외과의들은 정중 흉골절개를 꺼려하여 심폐기 사용여부와 무관하게 관상동맥우회술을 시행할 때 좌·우 개흉술(thoracotomy)을 이용한 최소 절개법을 사용하였다. 이 방법이 최소절개 관상동맥우회술(minimally invasive direct CABG, MID CABG)로써, 작은 절개를 통해 수술이 이루어지므로 심장 전체에 접근하기 어려워서 이식 혈관 수에 제한을 받는다. 가장 흔히 사용되는 것이 좌전방하행동맥으로, 최소절개선을 어느 쪽에 넣었느냐에 따라 우관상동맥이나 후하행동맥에도 시행될 수 있다. 최소절개 관상동맥우회술의 결과가 예상만큼 성공적이지 않지만, 여전히 환자의 상태에 따라 사용되고 있고, 최근 경향은 정중 흉골절개와 무펌프관상동맥우회술을 하는 것이다.

1990년대에는 심폐기로 인한 신경계 합병증, 특히 인지기능장애가 많았기 때문에 OPCAB가 다시 시도되었다. 처음에는 OPCAB의 결과가 좋았으나 심폐기를 사용한 CABG보다 데이터가 적어서 비교하는데 어려움이 있었다. OPCAB후 재원기간이 감소하고 신경계 기능장애도 감소하였으나 Peel 등은 뇌졸중 발생률은 심폐기 사용 CABG와 큰 차이가 없음을 보고하였다. OPCAB에서는 48시간에서 72시간에 뇌졸중 증상이 나타났고, 심폐기 사용 CABG 에서는 수술 직후 증상이 나타났다. 시간이 지남에 따라 전신염증반응증후군(systemic inflammatory response syndrome, SIRS)이 광범위한 작은 색전을 발생시킨다는 것으로 설명할 수 있다. 미세색전증(microembolization)은 내피세포(endothelium)의 염증으로 인해 일어나고 응고반응을 활성화시킨다.

OPCAB가 새로운 기법이기 때문에 간호학 문헌에는 OPCAB 후 대상자 간호 시 유의점에 대해 잘 기술되어있지 않다. OPCAB 수술 대상자가 많은 기관의 데이터를 보면 항응고요법에 대해 강조하고 있다. 혈소판 응집을 억제하고 응고과정을 억제하기 위해 헤파린(weight based protocol), aspirin, clopidogrel(Placix), 저분자량 헤파린(low-molecular-weight heparin)과 같은 전통적인 약물을 적극적으로 사용한다. 간호사정 시 신체 어느 부분에나 있을 수 있는 색전 징후를 발견하는데 초점을 두고 위장관 출혈이나 헤파린으로 인한 혈소판감소증(heparin induced thrombocytopenia)과 같은 항응고요법의 부작용 여부를 지속적으로 관찰해야 한다. SIRS는 48~72시간 내에 발생하기 때문에 중환자 간호사는 OPCAB를 받은 대상자를 지속적으로 사정하고, 특히 신경학적 변화나 심전도상 ST분절의 변화가 있을시 즉시 보고해야 한다. OPCAB를 위해 개흉술(thoracotomy)을 한 경우에는 통증이 더 심하기 때문에, 수술 후 대상자가 기침과 심호흡을 잘 할 수 있기 위해서 진통제가 더 필요할 수 있다. OPCAB 후 가장 중요한 간호중재는 고위험요인을 확인하는 것이며 이를 통해 대상자의 경과를 향상시킬 수 있다.

(3) 경심근 레이저 재혈관화

경심근 레이저 재혈관화(transmyocardial laser revacularization:TMR, TMLR)는 다른 치료에 반응하지 않고 지속적으로 재발하는 불안정형 협심증 대상자에게 적용된다. 적응 대상은 이전에 CABG 수술을 받았거나, 수차례 중재술을 받고 최대한의 약물치료를 받은 환자, 또는 두 가지 모두 해당하는 경우이다. 재혈관화를 촉진하는 통로를 만들기 위해서는 좌심실 벽안에 레이저 탐침(probe)를 삽입한다. 통로의 수와 위치는 대상자의 수술 전 심장 기능에 따라 결정된다. 재혈관화는 이론적으로 두 가지 기전인 혈관신생(angiogenesis)과 (2) 직접 채널 개통 및 내피세포화(endothelialization)에 의해 일어난다. 혈관신생의 경우, 새로운 혈관을 생성하거나 기존의 혈관을 재구성하여 기능부전 부위에 측부순환을 증가시킨다. 내피세포화에 의한 직접 통로 개통은 손상된 좌심실벽에 직접적인 관류를 가져오게 된다. 실제적인 기전은 명확하게 이해되지는 않으나 임상적 결과는 향상되고 있다. TMR에서 재혈관화는 수개월이 걸리며, 이에 대해 대상자와 가족에게 강조하여 이야기해야 한다. TMR의 경우 파장이 다른 세 종류의 레이저인 홀뮴(holmium: YAG), 엑시어(excimer), 이산화탄소가 사용되고, 모든 절차는 최소한의 조직손상으로 혈관이 개통된다.

TMR 대상자 간호는 몇 가지 주요 측면에서 심장수술 후 간호와 유사하다. TMR을 받은 대상자는 비교적 정상

적인 삶을 살게 되지만 주의가 요구된다. TMR 대상자는 수술 후 48~72시간 사이에 좌심실 기능 감소를 유발할 수 있는 직접적인 심근 손상을 받게 된다. 따라서 며칠 동안은 Dobutamine이나 Milrinone과 같은 심근수축강화제가 사용되어야 한다. TMR의 효과는 시간이 지나면서 나타나기 때문에 좌심실 충만압이 높은 대상자도 울혈성 심부전 위험이 있기 때문에 체액상태를 조심스럽게 관찰해야 한다. 심실에 불안정한 부분이 있을 수 있기 때문에 부정맥 치료가 필요할 수도 있으며, Amiodarone이 흔히 사용된다. TMR 시 통로 부위의 신경이 제거되기 때문에 협심증이 발생하더라도 대상자가 통증을 느끼지 못할 수 있다. 이 때문에 어떠한 변화라도 감지될 수 있도록 ST분절을 지속적으로 모니터하고 질산염 제제 약물을 이용한다. 심근경색을 예방하고 통로의 개방성을 유지하기 위해서 항응고요법을 시작한다.

2) 판막질환

심장판막은 혈액이 한 방향으로만 흐르도록 하는 역할을 한다. 하지만 질병으로 인해 판막 구조에 변화가 생기면 이러한 기능에 장애가 생긴다. 질병은 판막의 협착이나 폐쇄부전(역류)을 유발할 수 있다(그림 7-2). 협착된 판막은 판막 개구부가 좁아져 혈류의 부분적인 폐색을 유발하고, 협착된 판막 뒤편의 압력은 증가하고 진행하는 혈류는 감소한다. 판막 폐쇄부전은 폐쇄가 불완전 하거나 혈류가 새는 것을 말하며 혈류가 반대방향으로 역류되어 판막 뒤쪽의 압력과 혈량이 증가한다.

협착과 폐쇄부전은 하나의 판막에 독립적으로 나타나거나 동반되어 나타날 수도 있으며, 둘 이상의 판막에 동시에 나타날 수도 있다. 4개의 판막에 이상이 나타날 수 있으나 그 중 승모판과 대동맥판은 흔하면서도 심각한 혈역학적 변화를 일으킨다. 판막질환은 병력, 임상증상 및 징후, 신체검진, 심잡음 청진(2장 참조)을 통해 진단할 수 있고, 심초음파와 심도자술 시 측정한 판막 전후의 압력차(gradient)로 확진 할 수 있다. 승모판막 전후의 압력차를 측정하기 위해서 이완기 동안의 좌심방압과 좌심실압을 측정한다. 판막전후 압력 차가 15~20 mmHg이상(좌심방 이완기압이 좌심실 이완기압 보다 15~20 mmHg이상 높은 경우)인 경우는 중증 승모판 협착을 의미한다. 심도자를

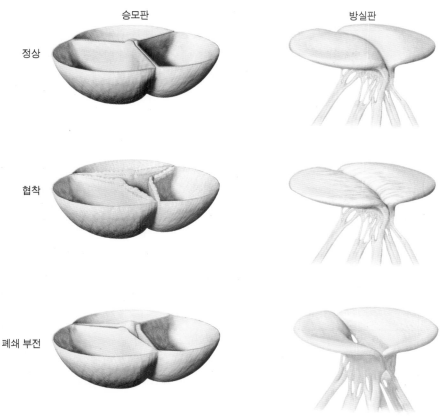

승모판   방실판

정상

협착

폐쇄 부전

그림 7-2 정상판막과 질병에 이환된 판막

통해서 판막 면적도 측정한다. 정상 판막 면적은 4~6cm²이다. 면적이 1.5cm² 미만인 경우에는 승모판 협착으로 진단하게 되며 수술 적응증이 된다.

대동맥판막 전후의 압력차를 측정하기 위해서는 수축기 동안 좌심실과 대동맥 근위부의 압력을 측정한다. 50mmHg 이상의 차이가 있는 경우는 임상적으로 대동맥판 협착과 유의한 관련이 있다. 정상 판막면적은 2.6~3.5cm²이고, 대동맥판 협착은 판막 면적이 1cm²미만인 경우에 발생한다. 판막의 폐쇄부전은 불완전한 판막을 통해 조영제가 역방향으로 역류되는 것으로 진단할 수 있다.

(1) 병태생리

① 승모판 협착

승모판 협착(mitral stenosis, 그림 7-3A)은 류마티스 심질환으로 인해 흔히 발생된다. 이 질병과정에서 판막 소엽과 교련부, 건삭 부위의 섬유성 경축과 유합을 일으킨다.

협착된 판막 뒤쪽으로 혈액이 역류하면서 좌심방이 확장되고 좌심방 압력이 증가하게 된다. 이로 인해 폐순환으로의 혈류가 증가하고 높은 압력이 지속됨에 따라 폐모세혈관에 수분이 정체되고 간질강으로 수분이 이동하여 폐포 내에 수분이 증가하게 되면 폐동맥고혈압이 발생되고 결국은 우심부전이 초래된다. 이러한 병태생리 기전에 의해 승모판 협착이 있는 대상자는 피로와 호흡곤란, 기좌호흡, 폐부종을 보이게 되며, 좌심방의 확장으로 40~50%에서 심방세동(atrial fibrillation)이 나타난다.

② 승모판 폐쇄부전

승모판 폐쇄부전(mitral insufficiency, 그림 7-3B)은 급성으로 발병하거나 시간이 경과하면서 나타난다. 만성 승모판 폐쇄부전은 류마티스 심장질환, 점액수종성 승모판 퇴화, 노화와 관련된 퇴행성 변화나 좌심실확장에 의해 일어날 수 있다. 기본적인 판막 기능부전은 판막소엽이 두꺼워지거나 늘어나서 생기고, 이로 인해 혈액이 역류하게 된

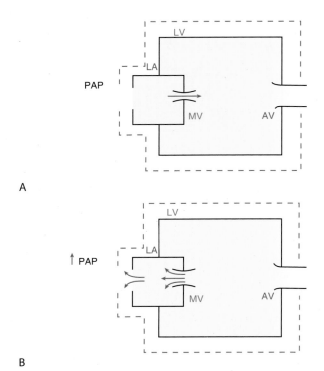

그림 7-3 승모판 기능부전 A: 승모판 협착, B: 승모판 폐쇄부전.
PAP(pulmonary artery pressure, 폐동맥압), LV(left ventricle, 좌심실),
MV(mitral valve, 승모판), LA(left atrium, 좌심방), AV(aortic valve, 대
동맥판)

다. 심실수축기 동안 좌심실 혈액의 일부가 대동맥판을 통해 분출되지 않고 좌심방으로 역류된다

이러한 역류로 인해 심박출량이 감소하고 심박출량을 보상하기 위해 좌심실 비후가 발생하지만 이는 판막역류를 악화시킨다. 좌심실혈액량이 과도하게 많아지면 좌심실이 확장된다. 좌심방으로 혈액의 역류가 일어나면서 좌심방압력이 증가하고 좌심방이 확장된다. 과도한 혈액 과잉으로 인해 폐순환량이 증가하지만 질병이 어느 정도 진행될 때까지는 호흡기 증상이나 우심 장애 증상은 나타나지 않는다. 만성 승모판 폐쇄부전 대상자는 흔히 피로와 심계항진, 때로는 호흡곤란을 호소한다. 급성 승모판 폐쇄부전은 심내막염이나 흉부외상, 심근경색으로 인해 유발된다. 심내막염은 판막소엽이나 건삭을 침식하고 천공을 유발하며, 외상은 건삭을 파열시킨다. 심근경색은 유두근파열을 초래하고 이에 따라 심실 수축기에 혈액이 좌심방으로 역류된다. 판막 기능부전이 급성으로 나타난 경우에는 보상을 위한 확장이나 비후 등이 일어날 시간이 충분치

않으므로 급성 승모판 폐쇄부전의 경우 심박출량이 급격하게 감소하고 폐부종과 쇼크로 이어진다. 급성 승모판 폐쇄 부전에서 혈역학적 안정을 가져올 수 있는 최적의 치료는 응급 승모판막 치환술이다.

③ 대동맥판 협착

대동맥판 협착(aortic stenosis)은 류마티스열, 선천적으로 이첨판인 대동맥 판막의 석회화, 노인의 석회화 퇴행으로 인해 발생한다. 판막교련부(commissure)의 융합(fusion)과 첨판(cusp)의 섬유성 경축(contracture)으로 인해 좌심실의 혈액 박출이 폐쇄된다. 전방 심박출량이 감소하면 심박출량을 유지하기 위해서 좌심실 비후가 일어난다. 협착이 악화되면 보상기전이 이뤄지지 않고 좌심실의 혈액량과 압력이 과잉되어 좌심실 확장을 유발한다. 증가한 좌심실압은 뒤쪽으로 좌심방과 폐혈관에 영향을 미치게 된다(그림 7-4A).

대동맥판 협착으로 인해 심박출량이 감소하면 협심증과 실신이 나타난다. 과도한 좌심실 비후는 심근의 산소요구량을 증가시키고, 동시에 심박출량과 관상동맥 관류를 감소시킨다. 따라서 심근 허혈이 악화되면 협심증이 발생한다. 실신은 심박출량이 신체에서 요구한 심박출량에 미치지 못하게 될 때 나타나고, 이는 대동맥판 협착 후기에 나타난다.

대동맥판 협착이 심한 대상자가 운동을 하면, 골격근의 혈관은 혈액공급을 증가시키기 위해 확장된다. 정상적으로는 몸에서 요구한 만큼 심박출량도 증가하게 된다. 그러나 대동맥판 협착이 있는 경우 이러한 반응이 일어나지 않는다. 심박출량의 증가없이 혈관확장만 이루어지면 뇌혈류량이 충분하지 않게 되어 실신을 하게 된다. 대동맥 협착 대상자는 운동시 호흡곤란과 기좌호흡, 발작성 야간 호흡곤란을 경험한다.

④ 대동맥판 폐쇄부전

승모판 폐쇄부전(aortic insufficiency)과 같이 대동맥판 폐쇄부전은 급성으로 일어나기도 하고 시간이 경과하면서 나타날 수도 있다. 만성 대동맥판 폐쇄부전은 일반적으로 류마티스열이나 상행대동맥류에 의해 발생한다. 류마티스질환은 판막첨부의 비후와 위축을 유발하고, 대동맥

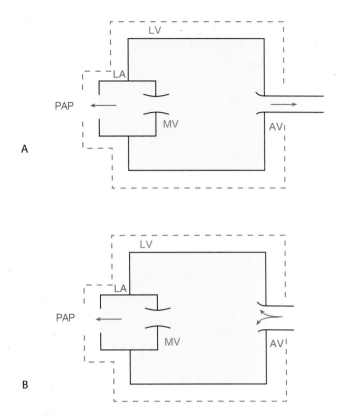

그림 7-4 대동맥판 기능부전 A: 승모판 협착, **B:** 승모판 폐쇄부전. PAP(pulmonary artery pressure, 폐동맥압), LV(left ventricle, 좌심실), MV(mitral valve, 승모판), LA(left atrium, 좌심방), AV(aortic valve, 대동맥판)

류는 판막륜의 확대를 유발하여 판막 소엽의 모서리가 가까워지면서 잘 닫히지 않고, 좌심실 이완기 동안 혈류가 대동맥에서 좌심실로 역류된다. 이로 인해 심박출량이 감소하고 좌심실 혈량과 압력이 증가하면 좌심실비후가 일어난다. 결과적으로 좌심실 압력이 증가하여 좌심방과 폐순환으로 혈류가 역류된다(그림 7-4B). 만성 대동맥판 폐쇄부전 대상자는 피로를 호소한다. 또한 이완기압이 낮아서 맥압이 증가한다. 강력한 심실 수축에 이어 이완기에는 대동맥 근위부에서 좌심실로 역류하면서 맥박이 빨라지다가 갑자기 사라지기도 한다(Water-hammer of Corrigan's pulse). 대동맥판 폐쇄부전은 좌심실의 심근산소요구량과 공급량의 불균형을 일으켜 협심증을 유발한다. 좌심실비후가 악화되면 산소 요구량이 증가하나 이완기 동안 대동맥에서는 근위부의 역류로 인해 관상동맥의 혈류가 감소한다. 급성 대동맥판 폐쇄부전은 흉부둔상, 상행대동

맥류 파열, 감염성 심내막염으로 인해 발생된다.

급성 대동맥판 폐쇄부전 대상자에게는 보상성 좌심실 비후가 일어날 시간이 충분하지 않기 때문에 좌심부전과 폐부종이 발생한다. 또한 심박출량이 감소하므로 혈압을 유지하기 위해서 전신혈관저항(systemic vascular resistance, SVR)이 증가한다. SVR이 증가하면 역류정도도 심해지고 상황은 더욱 악화된다.

(2) 수술적 치료

판막수술의 목적은 증상을 완화시키고 혈역학적으로 정상을 유지하는 것이다. 수술은 좌심실 기능이 유의하게 감소하거나 대상자의 활동이 심각하게 제한되기 전에 시행한다. 또한 대동맥판 협착으로 인한 협심증이나 실신, 승모판 협착으로 폐동맥 고혈압 등의 악화 증상이나 징후가 있기 전에 시행한다. 수술을 하기에 너무 위험한 대상자의 경우 일차적으로 고려할 수 있는 경피적 풍선 판막 성형술은 3장에서 언급하였다. 수술 치료에는 판막 재건술과 판막치환술이 있다. 판막재건술은 판막치환술보다 수술로 인한 사망률이 낮고, 혈전색전증 및 항응고 요법과 관련된 합병증이 거의 없어서 판막재건술은 증가하고 있다.

① 판막재건술

수술 중에 판막 재건(valve reconstruction)의 효과를 사정할 수 있는 경식도초음파(TEE)가 개발되면서 판막재건술이 증가하고 있다. 승모판에는 대부분 판막재건술이 적용된다. 승모판 치환술에 비해 재건술은 장기간 항응고요법을 적용할 필요가 없고 혈전색전증이나 심내막염의 위험이 낮고 재수술 감소 및 수술 후 생존률이 높다. 하지만 대동맥판막질환의 경우에는 수술 후 폐쇄부전과 재협착 등이 나타남으로써 재건술이 성공적이지는 못하다.

승모판에서 가장 흔한 재건술은 교련절개술(commissurotomy)이다. 중증의 승모판 협착 대상자에게는 적용되지 않지만 약간의 석회화와 역류가 있는 중정도의 협착에는 효과적이다. 교련절개술 시 융합된 교련부를 외과적으로 분리하게 되는데, 석회화된 조직은 제거하여 융합하고, 짧아진 건삭은 절개한다. 이러한 절차는 판막소엽의 운동성 증가, 승모판 면적 증가, 협착 정도를 감소시킨다.

승모판 폐쇄부전을 위한 다른 방법은 재건술이다. 판막륜이 확장되어 역류가 유발될 경우 봉합이나 인공링(prosthetic ring, Carpentier-Edwards 판막륜 성형 링)을 이용해서 판막륜 성형술을 시행한다. 늘어난 판막륜 조직을 조이기 위해서는 링을 승모판륜 주변에 봉합한다. 봉합은 늘어난 판막륜을 줄여서 소엽 모서리가 잘 유합되게 함으로써 역류를 줄인다. 건삭이 늘어나 있거나 파열된 경우에는 외과적으로 짧게 해주거나 파열된 건삭을 대치해주는 것이 효과적이다. 늘어난 승모판 소엽은 소엽의 일부를 잘라내고, 천공된 소엽은 패취를 대서 재건한 후 판막륜 성형링으로 지지해준다.

재건술은 질병 초기에 좌심실 기능 손상이나 재건 불가능한 손상이 일어나기 전에 시행하는 것이 효과적이다. 판막성형술 후 판막륜 성형링을 사용하지 않았다면 항응고요법이 반드시 필요한 것은 아니다. 이러한 경우 링이 내피세포화되는 약 3개월 정도만 항응고요법을 적용한다. 재건술이 시행될 수 없는 경우는 치환술을 시행한다.

② 판막치환술

최초의 판막치환술은 1960년 Harken과 Starr에 의해서 새장형 볼 인공판막(caged ball prosthesis)으로 시행되었다. 그 이후 새로운 판막이 많이 개발되었다. 판막치환술은 중앙흉골절개술을 하고 심폐기를 사용하며 심근보호 기법(이 장의 후반부에 자세히 설명되어있다)이 이용된다. 승모판은 좌심방을 통해 접근한다. 인공판막을 제 위치에 봉합할 때 환자의 판막을 절개하기 보다는 건삭과 유두근을 보존한다. 이 기법은 좌심실의 기능과 박출계수(ejection fraction, EF)를 유지하는데 도움이 된다. 대동맥판막은 상행대동맥을 통해 접근한다. 환자의 판막을 절개해내고 판막륜의 크기를 재고 알맞은 크기의 인공판막을 판막륜에 봉합한다. 수술이 끝난 후 대상자는 중환자실로 옮겨진다. 이상적인 인공판막은 내구성이 있어서 일생동안 유지되고 인간의 판막처럼 정확하게 기능을 해야 한다. 판막은 정상적 혈액동성을 유지해야 하고 중앙 개구부를 통과할 때 혈액의 와류(turbulance)는 없어야 하며, 판막 간의 압력차가 없고, 폐쇄 시 역류가 없어야 한다. 혈전을 생성하지 않고 혈액성분에 손상을 주지 않아야 하며 소음이나 항응고요법에 대해 대상자가 받아들일 수 있어야 한

BOX 7-1
인공판막의 장점과 단점

기계판막
- 장기적 내구성 좋음
- 혈역학적 적절성
- 혈전색전증의 위험이 높아 장기간 항응고 요법이 필요함
- 출혈위험 증가

생체(biological)판막
- 내구성 낮음
- 기계판막보다 혈역학적 안정성 좋음(사이즈가 작은 경우는 제외)
- 용혈 없음
- 혈전색전 위험이 낮아 항응고 요법 필요하지 않음
- 출혈위험 낮음

다. 불행히도 이러한 기준을 모두 충족하는 인공판막은 아직까지는 없고, 현재 연구 중이다.

ㄱ. 판막의 종류

인공판막은 기계판막과 생체(biological)판막 두 가지가 있다. 기계판막은 합성물질로 만들어지는 반면 생체판막은 합성물질과 화학처리가 된 생체조직을 결합하여 만든다. 대상자의 적절한 판막선택을 위해서는 다양한 종류의 판막이 가지는 장점과 단점을 비교하는 것이 필요하다. 인공심장판막의 장점과 단점은 Box 7-1에 제시되어 있다.

기계판막은 장기 내구성이 좋지만 혈전색전증의 위험이 높고, 장기간 항응고요법을 필요로 한다. 생체판막은 혈전색전의 위험이 적고 장기간 항응고요법을 할 필요가 없으나 기계판막에 비해 내구성이 낮다. 부검을 통한 연구에서 생체판막은 이식 후 6년 정도 지나면 구조적 퇴행이 시작되고, 판막의 수명은 대략 10년 이내로 볼 수 있다. 기대수명이 긴 대상자는 내구성이 좋은 기계판막을 사용할 수 있다.

ㄴ. 생체판막

노인의 경우에는 장기간의 내구성을 고려하기 보다는 항응고요법으로 인한 부작용을 고려하여 석회화와 변형이 적은 생체판막을 이용한다. 생체판막은 항응고요법을

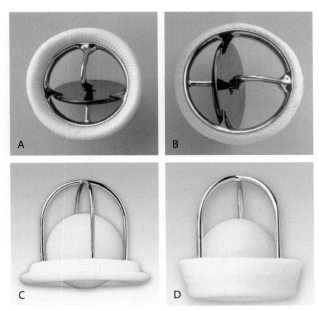

그림 7-5 A: Medtronic Hall Easy-Fit, 대동맥판형 **B:** Medtronic Hall Easy-Fit, 승모판형 **C:** Starr-Edwards Silastic ball, 대동맥판형 **D:** Starr-Edwards Silastic ball, 승모판형

잘 따를 수 없거나 장기간 항응고요법이 금기인 대상자, 혹은 임신을 계획 중인 가임기 여성(항응고제인 Warfarin 은 태반을 통반한다)에게 사용된다.

ㄷ. 기계판막

기계판막(mechanical valve)에는 caged ball, tilting disk, bileaflet(그림 7-5) 형이 있다. 새장 안의 볼(caged ball)판막은 봉합용 링이 붙어있는 금속 새장모양 안에 플라스틱이나 금속 볼이 들어있다. 판막 뒤쪽에 압력이 높아지면 볼이 새장 안으로 밀려들어가고 그 주위로 혈액이 흘러나온다. 판막 앞쪽에 압력이 높아지면 볼이 봉합링의 맞은편 위로 밀려가서 역류를 방지한다. Caged ball 판막의 예가 Starr-Edwards판막이다(그림 7-5C, D). caged ball은 혈역학적으로 혈류가 중앙으로 흐르지 않도록 하여 소량의 협착성 압력차를 유발하고, 새장모양 틀의 크기와 높이로 인해 심실 밖으로 나가는 혈류를 일부 차단할 수 있다. 플라스틱과 금속이 혈전생성을 유발하고 볼 주변과 새장을 통과하는 와류(turbulent flow)를 유발하기 때문에 판막 주변이나 판막에 혈전이 생성될 수 있다. 혈전색전증이 가장 흔한 문제이고, 장기적 항응고요법이 필수적이나 내구

성이 좋다.

Tilting disk 판막은 봉합링에 부착된 지지대에 디스크가 있다. 판막 뒤쪽의 압력이 증가하면 디스크가 약 60~80도 정도 열리고 그 주변으로 혈액이 흐르게 된다. 판막 앞쪽에 압력이 증가하면 디스크가 뒤쪽으로 기울고 봉합링에 인접해서 닫히게 된다. 이러한 반중앙형 혈류가 낮은 윤곽때문에 tilting disk판막은 혈류의 폐쇄를 덜 유발하고 Caged ball 판막보다 혈역학적으로 안정적이다. Tilting disk판막은 내구성이 좋으나 혈전색전의 위험이 높아서 항응고요법이 필요하고, tilting disk판막종류로는 Medtronic-Hall 판막과 Omniscience판막이 있다.

Bileaflet tilting disk판막은 두 개의 Pyrolytic carbon 반원형 디스크 혹은 봉합링에 연결된 소엽들로 구성되어 있는 가장 최근에 나온 기계판막이다(그림 7-5A, B). 판막 뒤쪽의 압력이 증가하면 소엽이 봉합링과 수직으로 열리고 중앙개구부를 통해서 최소한의 폐쇄가 생기면서 혈액이 흐른다. 판막 앞쪽의 압력이 높아지면 소엽은 봉합링에 수평으로 돌아오게 되어 폐쇄부전을 예방한다. Bileaflet tilting disk판막은 내구성과 함께 혈역학적으로 안정적이나 혈전형성의 위험이 있어서 항응고요법이 장기간 필요하다. Bileaflet tilting disk판막의 예로는 St. Jude Medical 판막이 있다.

ㄹ. 생체판막

생체인공판막(조직판막, biological valve)은 판막치환술의 대안으로 사용된다. 돼지 이종이식(porcine betergraft)은 돼지의 대동맥판막을 절개해서 글루타르알데히드(glutaraldehyde)에 보존하고, 봉합링에 붙어있는 틀 위에 만든다. 돼지 판막으로는 Hancock과 Carpentier-Edwards 판막이 있다. 생체인공판막의 크기가 작은 경우 판막을 넣어 혈류 차단 및 압력차를 만드나 이를 제외하고는 일반적으로 생체인공판막은 혈역학적 안정을 보인다. 가장 큰 장점은 기계판막에 비해 혈전색전의 위험이 낮다. 혈전색전증은 대부분 봉합링이 내피세포화되는 이식 후 첫 3개월 이내에 발생하기 때문에 생체판막을 이식한 대상자들은 이 시기 동안 항응고요법을 적용받게 된다. 항응고요법에 대한 결정은 환자의 상태에 근거하여야 한다. 승모판 치환술 후 만성 심방세동이 있는 대상자는 생체판막

을 이식했다 할지라도 심방에 고여 있는 혈류가 혈괴를 형성할 위험이 있기 때문에 항응고요법이 장기간 필요하다.

2. 심장수술

양질의 간호에 대한 요구 및 비용이 증가함에 따라 심장수술은 세밀한 판단 하에 이루어지게 되었다. 특별히 중환자실 간호사들은 한정된 자원을 가지고 대상자 중심에서 적정한 간호를 제공하고 양질의 결과를 유지하기 위해서 이론적 지식과 사정 기술, 문제해결능력을 적절하게 통합해야 한다.

1) 수술 전

심장수술을 위한 수술 전 준비는 신체적, 심리적 요소가 포함된다. 신체적 준비로는 다른 수술환자와 유사하게 병

력, 신체검진, 흉부방사선 촬영, 심전도 등이 포함된다. 병력과 신체검진은 이전의 신경학적 상태나 최근 투약내용, 다른 동반 질환(당뇨, 폐질환, 신장질환 등)에 대한 정보를 알 수 있기 때문에 매우 중요하다. 흉부방사선 촬영으로 대동맥 석회화에 대한 정보를 얻을 수 있고, 심전도를 통해 대상자의 심장리듬에 대한 기본 정보를 얻을 수 있다. 임상병리 검사는 전혈구 검사(complete blood count, CBC), 전해질 검사, PT(prothrombin time), PTT(partial prothrombin time), BUN(blood urea nitrogen), Creatinine 이 포함된다. 대상자가 폐질환을 가지고 있는 경우 폐기능 검사와 동맥혈 가스분석 검사를 시행할 수 도 있으나 비용을 고려해서 꼭 필요한 검사만을 시행한다. 불안을 감소시키고 수술 전후 스트레스에 대한 신체적인 반응을 줄이기 위해서는 수술전 교육이 중요하다. 수술절차와 수술 중, 수술 후 경험하게 될 것에 대해 설명한다. 흔히 대상자가

BOX 7-2 교육 안내
수술 전 환자교육 내용

주요장비
- 심장모니터
- 동맥관
- 열희석 폐동맥 카테터
- 정맥관과 정맥주입펌프 기계
- 기관삽관과 인공호흡기
  - 흡인
  - 기관삽관시(말 할 수 없으므로) 다른 의사소통방법
  - 발관(extubation) 예측 시기
- 유치도뇨관(뇨의 배뇨감 증가)
- 흉관(제거 시기)
- 인공심박동 전선(wire)
- 비위관
- 억제대

절개 및 드레싱
- 중앙 흉골절개술이나 다른 방법의 절개
- 다리 절개 부위 봉합선(복재정맥을 사용하는 경우)

수술 직후 대상자의 외양
- 수술실에서 베타딘 소독액 사용과 관련된 노란 피부색
- 수술 중 저체온으로 인한 창백하고 차가운 피부
- 심폐기 사용 중에 주입된 용액이 제 3의 공간으로 이동하여 목, 얼굴, 손이 부음

마취로부터 회복
- 회복실에 가지 않고 중환자실에서 회복하게 됨
- 개인에 따라 회복시간이 다름
- 확실한 감각을 느끼게 됨
- 확실한 소리를 들을 수 있음
- 반응할 수 없으나 듣거나 인식할 수 있음

불편감
- 불편감 정도
- 통증 시기
- 이완요법
- 체위변경/기기
- 약물
- 자가조절진통제(PCA)와 조기 진통제 투약의 중요성

수술 후 호흡기 간호
- 돌아눕기
- 중앙흉골절개선을 베개로 지지하는 것
- 발관 후 효과적인 기침과 심호흡(수술 전에 연습)
  - 폐활량계(Incentive spirometer)
  - 조기 이상

기타
- 수술 후 점진적 활동
- 중환자실 면회에 대한 규칙
- 흉골절개의 안전성 유지를 위한 팔 사용 금지

중환자실에 가지 않지만 수술 전에 중환자실을 둘러보게 함으로써 대상자와 가족들이 특수 장비와 환경에 익숙해질 수 있다. 심장수술 후 잘 회복하는 환자들을 보면서 신뢰를 얻고 불안을 경감하는데 도움이 된다. 가족들은 대상자 교육에 중요한 작용을 한다. 대상자가 중환자실에 머무는 것과 관련된 구체적인 교육 내용은 Box 7-2에 제시되어있다.

2) 수술 중

(1) 수술방법

심근 혈관재형성술(revascularization)과 판막 수술 시에는 흔히 정중흉골절개술이 시행된다. 흉골은 흉골 톱으로 흉골병에서 흉골돌기까지 분리하고, 종격동의 앞면과 심낭이 드러나도록 늑골을 벌린다. 심낭이 열리고 심장과 대동맥이 노출되면 심폐기를 돌린다. 심근 혈관재형성술이 정교해짐에 따라, 수술 절개를 최소화하기 위한 새로운 중재가 개발되었다. CABG 후 재수술을 하는 대상자가 증가하였고, 중앙흉골을 통한 접근이 재수술에서 사용되는 경우, 먼저 사용한 이식혈관에 대한 손상이나 병변이 있는 이식혈관을 조작함으로 인해 발생하는 색전이 발생할 수 있다. 측면에 작은 절개를 넣는 개흉술(thoracotomy)의 경우 정중흉골절개 반복으로 인한 위험을 위해 사용된다. 절개법의 선택은 대상자의 구체적인 요구와 외과의의 경험을 바탕으로 이루어진다.

① 심폐기

1953년 Gibbon에 의해 심폐기(cardiopulmonary bypass)가 개발되고 실제적으로 적용 가능해짐에 따라 오늘날 심장수술이 가능해졌다. 수술하는 동안 심장이 멈춰 있어야 하고 비워져야 하기 때문에 심폐기가 사용된다. 심폐기는 펌프산화기(pump oxygenator)라고도 불리며, 대상자의 혈액을 산화하고 전신으로 순환하게 하는 역할을 한다. 심폐기를 사용하기 전에 혈액이 아닌 전해질 용액으로 펌프관을 준비시킨다. 우심방부속기(appendage)에 위치한 카테터 또는 하대정맥과 상대정맥에 각각 위치한 두 개의 카테터를 통해 환자의 저산소화된 정맥혈을 펌프로 보낸다. 다른 관은 산화혈이 체순환이 되도록 상행대동맥에 위치시킨다(그림 7-6). 혈액이 심폐기를 순환하는 동안 과도한 혈관의 응고가 일어나는 것을 예방하기 위해 헤파린을 사용한다. 심폐기가 설치된 후에는 정상 심장과는 달리 무박동성 혈류를 생성하는 롤러 형태의 펌프에 의해 혈액이 도관에 펌프되도록 한다. 대상자로부터 나온 정맥혈은 정맥관을 통해 보유기로 흘러가고 이후 산소와 이산화탄소의 교환이 일어나는 산화기로 들어간다. 그후 혈액은 열교환기를 통해 초기에는 차가워지고 나중에는 다시 덥혀진다. 심폐기를 적용하는 동안 대상자의 대사를 줄이기 위해 심부체온을 28℃~32℃로 낮게 유지한다. 이렇게 대사요구량을 감소시키는 것이 주요 장기를 허혈성 손상으로부터 보호하고 무박동성 관류로 인한 부작용을 예방하는데 도움이 된다.

산화된 혈액은 필터를 통과하여 동맥관을 통해 대상자의 상행대동맥으로 들어간다(그림 7-6). 체외순환이 이루어지고 전신적으로 저체온이 되면 관상동맥 바로 위의 대동맥을 교차겸자(cross clamp)하고 정질액이나 혈액 심정지액을 대동맥 근위부로 주입한다. 대동맥을 교차겸자 후에는 관상동맥의 혈액 순환이 정지되기 때문에 심근은 허혈상태가 된다. 4℃의 차가운 심정지액이 대동맥 근위부에 주입된다. 심정지액은 관상동맥을 순환할 때 높은 포타슘 농도로 인해 즉각적인 심정지 및 심장 이완상태가 유발되고 차가운 온도는 심근의 저체온을 일으킨다. 심정지와 저체온은 심근조직의 대사 요구를 감소시켜 심근허혈을 최소화한다. 심정지액은 세포대사를 지속할 수 있는 물질을 제공하고, 심근보호를 위해 적절한 pH와 칼슘농도를 유지할 수 있게 한다. 심정지액 내의 혈액이나 산화 정질액은 산소를 공급함으로써 심근허혈을 최소화시킨다. 심정지액은 대동맥 근위부로 지속적으로 주입하거나 15분에서 30분 간격으로 간헐적으로 주입하고 심장의 전기적 활동이 되살아날 때마다 주입된다. 이러한 절차에 대한 방법은 외과의의 선호에 따라서 다양하다.

심정지액의 관류가 막히게 되거나 관상동맥에 병변이 있는 경우 심근의 냉각이 일어나지 않을 수도 있기 때문에 부적절하게 냉각된 부위는 허혈성 손상의 위험이 있다. 따라서 냉각된 생리식염수 슬러쉬를 심낭내에 부어서 국소적으로 저체온을 유발시킨다. 국소적 저체온을 수반하는 심정지액은 결국 심장을 냉각시켜서 심장의 온도를 고르게 유지시킨다. 차가운 심정지액의 주요 단점은 수술 후

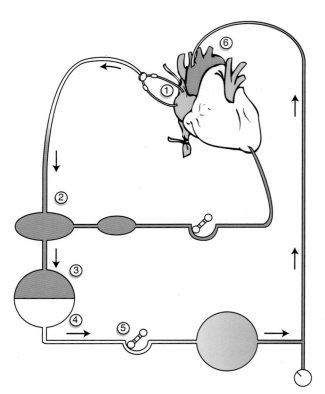

그림 7-6 심폐기를 통한 혈류 흐름: ① 산화전 대상자의 혈액이 상대정맥과 하대정맥의 정맥관을 통해 심폐기로 들어간다. ② 혈액이 일시적으로 보유기에 머무른다. ③ 산화기에서 대상자 혈액내의 이산화탄소를 제거하고 산소를 공급한다. ④ 열교환기에서 혈액을 차갑게 했다가 다시 재보온한다. ⑤ 롤러 펌프들이 심폐기관내의 혈액을 다시 대상자에게 펌프해서 보낸다. ⑥ 산화된 혈액이 대동맥관을 통해서 상행대동맥으로 들어간다.

심근억제와 심실성 부정맥 및 뇌혈류 감소, 비가역적인 혈소판 기능부전, 산화헤모글로빈 해리곡선의 좌측 이동으로 인한 조직으로의 혈액공급 감소 등이 있다. 차가운 정질액의 심정지액이 주입된 심장은 혈액을 관상동맥순환으로 재공급(재관류)해야 한다. 이러한 산소 재공급은 심근세포를 손상시킬 수 있는 독성물질 분비를 유발할 수 있다(재관류 손상). 이러한 단점을 피하기 위해 일부 심장외과의는 37℃ 정상온도의 혈액 심정지액을 공급하고 심장을 정상체온으로 유지시킨다. 정상온도의 심정지액으로 수술을 받은 대상자는 인공호흡기 사용시간이 짧고, 중환자실에서 보온도 거의 필요하지 않다.

저체온 기법을 이용한 경우 수술이 끝난 후에는 대상자의 심부체온을 37℃로 올리기 위해 열교환기를 이용하여 혈액을 다시 따뜻하게 한다. 심장 챔버(chamber)와 대동맥 근위부의 공기를 제거하고 대동맥 교차겸자를 제거하면 혈액이 다시 관상동맥으로 관류되어 심근이 따뜻해진다. 관류와 보온이 계속되고 자발적인 심장리듬이 돌아오는 동안 체내 세동제거 및 심장리듬 시작을 위해 필요한 경우 심박동기(pacing)을 사용할 수 있다. 안정적인 심장리듬과 심박동수가 회복되면, 심박출량과 혈압을 유지하기 위해 전체 심폐기를 부분심폐기로 전환한다. 부분 심폐기를 돌리는 동안 대상자의 혈액 일부는 심장과 폐를 순환하지만 일부는 펌프를 계속 순환하고 있다. 동맥압이 적정 상태로 유지되고 심박출량이 안정적이면 심폐기를 제거한다. 심장이 적절한 심박출량을 유지하면 우심방과 대동맥의 관을 제거하고, 헤파린의 해독제인 Protamine sulfate를 주입한다. 인공호흡기 이탈(weaning)을 하는 동안 심박출량이 부적절한 경우에는 심근수축강화제를 투여하거나 대동맥 내 풍선 박동장치(intra-aortic balloon counter-pulsation, IABP)를 이용한다(3장 참조).

② 수술종료

수술 후 심박동기(cardiac pacing)가 필요하다고 판단되는 경우 일시적 심박동기 사용을 위한 전극을 심외막에 부착하고 흉벽을 통해 정중흉골절개선의 좌우 측면으로 꺼낸다. 심실조율전극은 일반적으로 정중흉골절개선의 좌측에, 심방 전선(wire)은 흉골의 오른쪽에 위치하게 한다(그림 7-7). 페이스 메이커를 지닌 환자 간호에 대한 내용은 3장을 참조하면 된다.

배액을 위해 종격동과 심낭강에 삽입한 흉관은 정중흉골절개선 바로 아래 자창(stab wound)을 통해 나온다. 수술 중 흉강에 접근한 경우 늑막에 관을 삽입하게 된다. 늑막강과 종격동의 배액을 촉진하기 위해 딱딱하고 구멍이 큰 흉관 대신 비교적 작고 유연한 흉관을 사용하게 된다. 적절하게 지혈이 된 후 흉골 모서리를 스테인리스 스틸 등의 철사로 와이어링하고 절개부위를 봉합한 후 드레싱 한다.

3) 수술 후

대상자는 중환자실로 직접 이송되어 마취에서 깨어나게 되는데, 보통 수술 후 24시간 동안 머무르게 된다. 중환자실에 도착한 대상자는(기관 내 튜브, 혈역학 모니터를 위한 선 등) 여러 가지 선과 관을 가지게 된다. 수술 직후

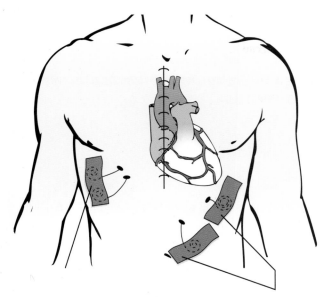

그림 7-7 **일시적 심외막 조율 전선:** 흉벽에서 심방전선과 심실 전선의 위치

에는 Box 7-3에서 제시된 바와 같이 심장모니터뿐 아니라 혈역학적 안정성 및 산화유지를 위한 치료가 필요하다. 심폐기는 비정상적인 혈액변화를 초래하고 혈류 흐름을 변화시키기 때문에 심각한 영향을 줄 수 있다(표 7-2).

수술 후 과정은 대상자의 수술 전 상태에 따라 다르다. 사망률을 높이는 요인으로 나이, 성별, 과거 수술력(재수술 여부), 수술 전 심근경색 여부, 당뇨나 말초혈관질환, 신기능부전, 만성 폐쇄성 폐질환(COPD) 등의 동반질환 여부 등이 있다. 수술이 정규수술인지 응급수술인지 또한 결과에 영향을 미친다. 중환자실 간호사는 이러한 상태를 인식함으로써 문제를 예측할 수 있다. 심장수술을 받은 대상자의 안정을 위해서는 정확한 사정과 엄격한 모니터링, 적절한 중재가 중요하다. Box 7-4는 수술 후 대상자를 위한 간호진단과 동반되는 문제 목록이며 Box 7-5는 수술 후 대상자 간호 지침이다. 특정 문제를 가지고 있는 대상자도 있으며, Box 7-6은 노인 심장 환자 관리시 고려할 사항이다.

(1) 저체온 예방

심폐기 사용과 관계없이 심장수술 후 저체온은 가장 흔한 부작용이다. 심폐기를 따뜻하게 하면 대상자의 심부체온은 37℃로 회복된다. 그러나 이렇게 따뜻해진 혈액이 말

BOX 7-3
심장수술 직후 환자간호

중환자실 도착 시 우선적인 중재
- 대상자의 침상모니터를 연결하고 심장 리듬을 관찰한다.
- 동맥관과 폐동맥관 등을 모니터와 연결하고 영점을 맞춘 후 압력과 파형을 관찰한다.
- 심박출량(CO)과 심장지수(CI)를 확인하고 심근수축촉진제(inotropics)나 혈관수축제가 투여되는지 확인한다.
- 인공호흡기를 연결하고 양측 호흡음을 청진한다.
- 호기말 이산화탄소($ETCO_2$) 장치를 인공호흡기에 연결하고 파형과 수치를 확인한다(기관 내 튜브의 위치를 파악하는 중요한 지표이다).
- 맥박산소측정기(pulse oxymetry)를 대상자에게 연결하고 산소포화도 파형과 수치를 확인한다.
- 말초맥박과 조직관류 징후를 확인한다.
- 흉관을 관찰하고 배액 양상을 관찰한다: 배액량, 색깔, 흐름, 공기유출을 확인한다.
- 체온을 측정하고 체온이 36℃ 미만인 경우 보온을 시작한다.

혈역학적 안정상태를 회복한 경우
- 소변량을 측정하고 양상을 확인한다.
- 임상검사결과를 확인한다(도착 후 30분 이내).
- 흉부방사선 촬영을 한다.
- 12유도 심전도를 찍는다.
- 기관에 따라 다르지만 도착 15분 정규 혈액 검사를 실시한다 (동맥혈가스분석, 포타슘, 포도당, PTT, 혈색소 등).
- 신경학적 상태를 사정한다.
- 심박동기의 기능을 확인하기 위해 capture와 sensing을 사정한다.

초순환을 시작하게 되면 열이 주변 조직에 전달되어 심부체온은 떨어지게 된다. 대상자가 중환자실로 옮겨질 때 체온은 일반적으로 35~36℃ 정도이다. 무펌프관상동맥우회술(OPCAB)의 경우 추운 수술실에 오랫동안 노출됨으로써 이차적인 열손실이 발생하고, 이로 인해 저체온이 유발된다. 저체온은 말초혈관 수축 및 산화혈색소 해리 곡선의 좌측 이동을 일으키고 산소가 혈색소에서 조직으로 해리되는 것을 감소시킨다. 또한 신체 내 모든 효소가 적정 체온에서만 적절한 기능을 하기 때문에 저체온으로 인해 혈액응고에 문제가 나타날 수 있다.

표 7-2	심폐기의 영향

결과	임상증상
모세혈관 투과성 증가 혈액과 비생리적 표면 혹은 심폐기 회로(circuit)사이의 접촉면(interface)으로 인해 다음의 결과를 초래한다. • 모세혈관 투과성을 증가시키는 보체 활성화 • 혈소판 활성화-혈소판은 혈관수축물질을 분비하고 　모세혈관 투과성을 증가시킨다. • 모세혈관 투과성을 증가시키는 기타 혈관수축물질이 분비된다.	심폐기 사용 후 6시간 동안 다량의 체액이 혈관 내에서 간질강 내로 이동한다. 대상자에게 부종이 나타난다.
혈액희석 • 체회순환시 회로를 준비하는데 사용되는 용액이 대상자의 　혈액을 희석한다. • 항이뇨호르몬인 vasopressin(ADH) 분비가 증가한다. • 무박동성 신장관류로 인해 레닌-안지오텐신-알도스테론 　(renin-angiotensin-aldosteron)이 증가한다. • 총 체액량이 증가한다.	무박동성 관류와 저체온시 혈액의 점도가 감소하여 모세혈관 관류가 증가한다. 혈색소와 적혈구용적률이 감소한다. 혈액희석으로 인해 응고인자가 감소한다. 혈관내 교질삼투압이 감소하여 체액이 혈관내에서 간질강내로 이동한다. 신장의 집합관에 수분이 정체된다. 알도스테론이 신장의 세뇨관에서 나트륨과 염분과 수분의 정체를 유발한다.
응고변화 응고전 효과 • 혈액과 심폐기 회로의 비내막상피세포 표면의 접촉면이 　내인응고과정을 활성화 시킨다. • 혈소판이 손상되어 내적 경로가 활성화 된다. • 항응고 효과 : 　- 혈액과 심폐기 회로 간의 접촉면이 심폐기 튜브에 혈소판의 부착 　　및 응집, 비정상적 혈소판 기능, 응고인자를 고갈시키는 응고기전의 　　활성화, 응고인자를 포함한 혈장단백질의 변성을 야기시킨다. 　- 혈액희석으로 인해 응고인자가 감소한다.	미세혈전의 위험이 증가한다. 혈소판수가 정상보다 50~70% 감소한다. 수술 후 비정상적 출혈이 일어난다. 특이적 출혈가능성이 존재한다.
혈구 손상 혈액이 내막상피세포가 아닌 표면에 노출되어 기계적 손상이 유발되고 변형된다. • 혈소판 손상 • 적혈구 용혈 • 백혈구 손상	 혈소판수가 감소한다. 유리 혈색소와 소변 내 혈색소가 증가한다. 적혈구용적률이 감소한다. 면역반응이 감소한다.
미세색전 조직이 떨어져나오거나 공기, 혈소판 응집에 의한 색전이 형성된다.	뇌, 폐, 신장 등에 미세색전증 가능성이 있다.
혈관저항증가(systemic vascular resistance) 심폐기 작동시 cathecholamine분비가 증가한다. 신장에 무박동성 혈류가 공급되면서 renin 분비가 증가한다. 저체온이 악화된다.	고혈압 가능성이 증가한다. SVR이 증가하여 심박출량이 감소한다.

　대상자가 중환자실에 입원하고 있는 동안 간호사는 심부체온을 반영하는 폐동맥 카테터나 고막체온계를 통해서 대상자의 체온을 사정해야 한다. 직장체온은 수술 후 8시간까지는 심부체온과 관련이 없고, 방광체온 역시 급속한 냉각과 보온으로 인해 심부체온과는 차이가 있다. 실내온도를 높이고 히터(radient hearter)와 담요 및 보온 담요 등을 이용하여 심부체온을 효과적으로 올릴 수 있다. 급속한 혈관확장으로 인한 혈역학적 불안정을 예방하기 위해

BOX 7-4
심장수술 환자에서 간호진단 예

- 좌심실의 전부하, 후부하, 수축력의 변화와 관련된 심박출량 저하
- 심장리듬변화와 관련된 심박출량 저하
- 심폐기 사용과 심박출량 저하와 관련된 조직관류장애
- SIRS 과정에 대한 이차적인 미세색전증과 관련된 조직관류장애
- 심폐기 사용, 마취, 흉곽팽창감소, 무기폐, 객담배출장애와 관련된 가스교환장애
- 기관내삽관, 외과적 절개, 흉관, 늑골 확장으로 인한 물리적 자극과 관련된 안위손상
- 죽음에 대한 공포, 중환자실 환경과 관련된 불안
- 비정상적 출혈과 관련된 체액 부족의 위험성
- 외과적 수술, 침습적 방법, 배액관, 과소환기, 객담 정체와 관련된 감염의 위험성

서는 서서히 온도를 높이도록 한다. 오한(shivering)은 중환자실 입실 후 90~180분에 잘 일어나는데, 대사율을 높이고 산소소모와 이산화탄소 생산 증가 및 심근 부하를 증가시키기 때문에 예방하는 것이 중요하다. 좌심실의 기능이 약한 경우 좌심실 기능의 심각한 저하를 막기 위해서 진정제와 신경근육차단제를 함께 사용하여 오한을 예방한다. 대상자가 오한으로 인해 불편감을 호소하는 경우에는 Meperidine(Demerol)으로 조절할 수 있다.

재보온 후에 대부분의 대상자들은 체온이 과도하게 올라간다. 이는 수술 중 마약이나 마취제 사용으로 인해 시상하부의 조절 중추와 말초혈류 및 반응기전이 재조정되어 나타나는 것이다. 추위로 인해 수축된 말초혈관은 열소실을 막는 역할을 한다. 대상자가 수술 후 출혈이 있는 경우 응고효소기능과 응고능력을 정상화하기 위해서 체온조절은 매우 중요하다.

BOX 7-5
심장수술 대상자를 위한 통합적 간호 지침

결과	중재
산소화/환기	
대상자의 동맥혈 가스분석 결과가 정상이고 말초 산소포화도가 92% 이상이다. 흉부방사선 상 폐부종이 최소화되고 호흡음이 향상된다.	프로토콜에 따라 동맥혈을 채취하여 가스분석한다. 말초 산소포화도와 호기말 CO_2를 동맥혈 가스분석 결과와 비교한다. 호흡치료전문가와 의사에게 의뢰한 후 인공호흡기 세팅을 조정한다. 프로토콜에 따라서 호흡치료 전문가를 활용해서 인공호흡기를 이탈(weaning) 한다. 대상자가 혈역학적으로 안정되고 기도를 확보할 수 있으면 발관한다. 발관 후 산소를 공급한다.
무기폐가 향상된다.	폐활량계(incentive spirometer)를 사용하도록 하고, 발관 후 2~4시간마다 기침과 심호흡을 격려한다.
흉관의 개방성이 유지된다.	혈괴의 배출을 돕기 위해 필요시 흉관을 주물러 짠다.
순환/관류	
대상자는 임상적으로 적절한 관류를 유지한다. 활력징후가 정상범위 내에 있고 평균동맥압(MAP)이 70mmHg 이상이고, 좌심실 기능을 의미하는 심장지수(CI)가 적정 범위 내에 있다	폐동맥 카테터가 있는 경우, 폐동맥압(PA)과 폐모세혈관쐐기압(PCWP), 중심정맥압(CVP), 우심방압(RAP), 심박출량, 체순환저항(SVR), 폐순환저항(PVR)을 측정한다. 심전도, ST분절, 동맥혈압을 지속적으로 관찰한다. 혈역학적 지표나 의사의 처방에 따라 심장수축강화제를 투여하고 혈관확장제를 투여하여 후부하를 감소시킨다. 폐동맥쐐기압과 중심정맥압에 따라 체액을 조절한다. 혈압, 심박동수, 기타 혈역학적 지표로 약물의 효과를 평가한다. 프로토콜이나 의사의 처방에 따라 부정맥을 치료하고 관찰한다. 일시적 심박동 조율의 필요성을 사정하고 전선이 전기적으로 안전하게 놓

	여 있는지 확인한다.
	필요시 IABP를 준비한다.
	의사와의 협력을 통해 심박출량 감소나 수술 후 심근경색으로 인한 울혈성 심부전을 최소화한다.
	경적맥 팽대, 악설음, 제3심음, 제4심음, 말초부종, 전부하 증가를 사정한다.
대상자는 열이 날 것이다.	심전도 상 변화가 있을 시 12유도 심전도를 모니터한다.
	매시간 체온을 측정한다.
	보온 담요와 히터, 온수보온기로 한 시간에 1℃ 씩 체온을 올린다.

혈액학적 문제

대상자는 최소한의 출혈이 있고 심장압전이 일어나지 않는다.	흉관배액량이 시간당 200ml 이하이다.
	심장압전의 증상(저혈압, 기이맥, 빈맥, 폐동맥압력이 평형(equalization))을 관찰한다.
	흉부방사선 촬영 상 중앙흉골이 넓어졌는지 확인하고 필요시 의사에게 알린다.
	PT, PTT, ACT, CBC를 확인한다.
	처방이나 프로토콜에 따라 Protamine, 혈액제재나 다른 혈액응고인자를 투여한다.
	혈관수축제가 필요한지 사정하고 약물투여가 현격하게 증가한 경우 심장압전을 의미하는 변화일 수 있으므로 의사에게 보고한다.

체액/전해질

대상자는 수술 전의 신장기능을 유지하거나 향상된다.	소변량이 약 0.5ml/kg/h로 유지되는지 신장기능을 평가한다.
	칼륨이 4.0mEq/L이상으로 유지되도록 보충(replace)한다.
	1-2시간마다 I&O를 확인한다.
	BUN, 크레아티닌, 전해질, 마그네슘, 인산을 확인한다.
	체중을 매일 기록한다.
	처방에 따라 수분을 공급하거나 이뇨제를 투여한다.

기동성/피부통합성

대상자는 근력과 관절가동범위를 유지하고 정상적인 피부통합성을 유지한다.	침상안정을 하는 동안 2시간 마다 체위를 변경하고 피부 상태를 관찰한다.
	발관 후에 침상밖으로 움직이도록 한다.
	식사중에 의자에 앉거나 화장실을 가거나 걷기, 필요시 보조기구를 사용하는 등 활동을 점진적으로 증가시킨다.
	활동시 활력징후, 호흡을 사정한다.
절개부위에 감염의 징후가 업이 회복된다.	흉골절개 부위의 상처를 매일 사정한다(특히 당뇨환자의 경우).
	흉골절개 부위와 다리 절개부위에 홍반이나 부종, 분비물이 있는지 사정한다.
	부종을 경감시키기 위해 TED 호스를 적용하고 다리를 올린다.
	장기환자의 경우 대사요구량에 맞는 칼로리와 영양소를 공급한다.
	prealbumin의 변화를 관찰한다.

안위와 통증조절

대상자는 수술 통증이 완화된다.	통증의 양상, 기간, 위치 등을 사정한다.
대상자는 HR, BP, RR의 증가나 활동시 흥분등의 통증 및 불안관련 증상이 없다.	통증 정도를 사정할 때는 시각사상척소(visual analog scale, VAS)를 이용한다.
통증 조절 약물을 시기적절하게 투여하는 것이 중요하다.	조용한 환경을 제공하여 적정시간 수면과 휴식을 취할 수 있도록 한다.

교육/퇴원계획

대상자와 가족은 다음에 대한 필요성을 이해한다.

검사, 시술, 치료

필요에 의하거나 병원의 정책에 의한 자가보호장치

가정으로의 퇴원준비 대상자는 활동수준, 식이제한,

약물복용, 절개부위간호에 대해 이해한다.

영양 지원 서비스에 의뢰한다.

입원기간 동안 필요 시 사회사업과에 적절하게 의뢰한다.

심장건강에 좋은 식이, 운동제한(5kg 이상 들어올리지 않기,
운전제한 등), 스트레스 경감 전략,

통증관리, 절개부위간호에 대해 가족교육을 시작한다.

BOX 7-6
심장수술을 받은 노인대상자에 대한 고려 사항

신체적 변화

심혈관계
- 심근의 뻣뻣함이 증가
- 말초혈관의 뻣뻣함 증가 및 혈량의 변화에 적응하는 능력 감소
- 전도체계의 세포가 콜라겐과 탄력섬유로 대치
- 동방결절과 방실결절 내 심박동기(pacemaker)세포 수 감소
- 베타 아드레날린 자극에 대한 심장의 반응 감소

호흡관계
- 탄력섬유와 콜라겐 파괴로 폐의 탄성 감소
- 흉강의 유순도(compliance) 감소
- 호기근육 약화와 점막섬모 활동 감소

신장계
- 피질 네프론의 점진적 감소와 수질의 요농축 경사도(gradient) 감소
- 심장의 농축능력 감소
- 신장에서의 약물 배설 감소(80세 까지 40%정도 감소)

위장계
- 장내 약물흡수 감소
- 간기능 저하로 간에서의 약물대사 감소

근골격계
- 골다공증

면역계
- 면역반응감소, 특히 영양불량이나 혈청단백질이 감소한 경우

신경계
- 신경전달물질 감소
- 급성 혼동 위험 증가

투약에 대한 반응
- 근육조직 비율 감소
- 체지방 비율 증가
- 체수분 감소

임상적 영향
- 높은 충만압(폐동맥이완기압과 폐동맥 쐐기압)
- 혈관수축력 감소로 체위 변경에 따른 기립성 저혈압
- 동방결절과 방실결절 손상
- 일회박출량 증가에 의한 심박출량 유지
- 탈수에 대한 신장의 반응 저하
- 효과적 수분 보유 감소
- 약물독성과 작용시간 비정상적 지연
- Digoxin 등 약물의 치료적 범위가 좁아지고 약물에 민감해짐
- 간에서의 약물 작용시간이 길어지고 강력한 약물효과가 나타남
  (Benzodiazepine 등)
- 체액 감소의 결과로 수용성 약물의 혈중농도가 증가함
- 지용성 약물을 지방에 저장하고 지방조직이 증가함으로 인해 약물의 효과가 서서히 나타나고 지방에서 서서히 분비됨으로써 작용시간이 길어짐

대상자 교육
- 감각결손에 대한 편의 제공
  - 보청기를 장착하고 기능 확인
  - 큰소리로 얼굴을 보면서 말하기
  - 큰글씨를 사용하여 읽기 쉽게 하기
- 한 번에 한 가지씩만 교육하고 이동하기 전에 대상자가 이해했는지 확인
- 단순한 것부터 시작해서 복잡한 정보로 넘어감
- 대상자와 보호자를 모두 교육

BOX 7-7
SIRS의 정의

SIRS는 아래의 상황이 두 개 이상 있는 경우를 말한다.
체온 > 38 또는 < 36
심박동수 > 90회/분
호흡수 > 20회/분 또는 $PaCO_2$ < 32mmHg
백혈구수 > 12,000cells/m^3, < 4,000cells/m^3 또는 > 10% 미
성숙세포(bands)

(2) 전신감염증후군 관찰

수술을 포함한 모든 치료 과정은 전신감염증후군(systematic inflammatory response syndrome, SIRS)을 일으킨다. 최근 중환자의학분야에서는 SIRS가 많은 환자들에게 문제를 일으키기 때문에 이에 대한 연구를 중점적으로 하고 있다. 관상동맥우회술 후에 신체 전체에 감염이 일어날 수 있다. 증상이나 징후는 발열, 빈맥, 빈호흡, 그리고 백혈구 증가이다. SIRS와 감염이나 패혈증을 감별하기 위해서 American College of Chest Physicians(ACCP) 1997년 중환자 전문가들이 현재에도 사용하고 있는 감별조건을 제시하였다(Box 7-7).

패혈증은 근거가 밝혀진 감염에 대한 전신반응이며 SIRS와 같은 기준에 의해 결정된다.

SIRS는 조직이나 혈관이 손상되었을 때 나타나는 정상적인 방어기전이고, 혈관손상, 염증 반응, 응고기전과 상호관련이 있다. 혈관을 자르는 외상이나 몇몇 내막상피세포의 저산소증 등으로 인해 혈관 내막상피세포의 통합성이 깨지면서 국소적인 염증반응이 시작되고 "protector" 세포(림프구나 대식세포)로부터 사이토카인(cytokine)이라고 하는 중개물질이 분비되기 시작한다. 이는 중개물질이 다른 세포(호중구, 단핵구 등)로 신호를 보내고 다른 중개물질을 분비한다. 이후 내막상피세포는 산화질소(Nitric oxide, NO) 등의 혈관확장물질을 분비하여 손상부위의 혈류가 증가 되어 산소가 증가한다. 이와 반대되는 중개물질들이 혈관확장 작용의 균형을 유지하기 위해 혈관수축을 유발하여 혈소판이 손상부위에 부착되어 응고과정이 시작된다. 또한 내막상피세포 손상은 모세혈관 투과성을 증가시킨다.

심폐기가 SIRS를 유발하는 주요요인으로 생각되면서 전문가들은 심폐기 사용을 재고하기 시작했다. 그러나 Valley 등은 OPCAB에서도 심폐기 사용시 분비되는 다른 종류의 중개물질분비를 포함한 SIRS 반응이 나타남을 보고하였다. SIRS를 일으키지 않는 치료법은 거의 없다. 염증과정이 매우 복잡해서 수많은 반응을 모두 억제할 만한 약품개발은 어려운 실정이다. 스테로이드를 수술 전에 투여할 경우 SIRS가 다소 감소하는 것으로 나타났으나 신중하게 사용되어야 하고, 특히 당뇨환자의 경우 더욱 그러하다. 간호사는 신경계, 심혈관계, 폐, 신장계 등 어느 부위에서 나타날 수 있는 색전을 조기에 발견하기 위해서 섬세한 사정 기술을 이용해야 한다. 대상자를 사정하고 수술 후 간호를 제공할 때에는 항상 의심을 가져보는 것이 중요하다고 하겠다.

(3) 통증 조절

심장수술 후에 대상자들은 흉골과 다리절개, 흉관, 늑골확장 및 치료활동으로 인해 통증을 호소한다. 중환자실 환경은 소음과 불빛 때문에 신체적 통증을 증가시키고 분리와 공포로 인해 심리적 통증을 증대시킨다. 통증은 교감신경을 자극하여 심박동수와 혈압을 높이고 대상자의 혈역학적 상태를 변화시킨다. 불편감 역시 흉부확장 감소 및 무기폐와 객담 정체를 일으킨다.

통증 지각은 대상자에 따라 다르게 나타나지만, 정중 흉골절개가 개흉술(thoracatomy) 보다 통증이 덜하고, 대부분은 수술 후 3~4일에 통증이 가장 심함을 호소한다. 다리절개로 인한 불편감은 활동 시 더 심해지고, 특히 다리의 부종이 있는 경우에는 더 심해진다. 수술 중에 수 시간동안 늑골이 벌려진 채 부동 상태로 있었기 때문에 등과 목 근육이 신전되면서 허리와 목의 불편감을 느낄 수 있다. 내유동맥을 이식한 대상자들은 늑간근육이 신전되고, 신경이 많이 분포된 벽측흉막에 절개선이 들어가서 통증을 더 심하게 호소할 수 있다.

관상동맥우회술 후 협심증은 이식혈관의 기능부전을 의미한다. 따라서 간호사는 절개부위 통증과 협심증으로 인한 통증을 구별할 수 있어야 한다. 절개부위 통증은 일반적으로 국소적이고, 방사되지 않으며 날카롭거나 둔하고, 쑤시는 듯 하거나 타는 듯 할 수 있다. 이 통증은 심호

흡이나 기침, 움직임에 의해서 악화된다. 협심증 통증은 일반적으로 전흉부나 흉골하부에 나타나지만 위치가 정확하지 않고, 팔이나 목, 턱 등으로 방사되며 간혹 압박감을 호소하기도 한다. 그리고 호흡이나 움직임에 의한 영향은 받지 않는다.

간호중재의 목표 중 하나는 통증 사정도구를 이용해서 대상자의 통증 정도를 사정하고, 대상자의 통증 정도에 따라 진통제를 투여하여 대상자가 통증이 완화되었다고 보고하는 것이다. 또한 불안이나 공포와 같은 통증을 악화시키는 요인을 제거하는 것이다. 가장 흔히 사용되는 진통제는 몰핀, Fentanyl, hydromophone(Dilaudid) 등이다. 이러한 약물은 ketorolac(Toradol)등의 비스테로이드성 항염제(NSAIDs)와 함께 투여된다. 신기능이 저하된 대상자의 경우 NSAIDs를 주의해서 투여해야 한다. 늑간신경차단이나 척수 마취 등의 중재도 드물게 사용된다. 안위와 조기 이상을 위해 통증조절이 적극적으로 이루어져야 하고, 음악치료나 심상요법 등의 대체요법도 통증을 조절하는데 도움이 된다.

(4) 심혈관계 합병증 예방

대부분의 심혈관 합병증은 예방될 수 있고, 이로 인해 환자의 재원일수 감소 및 더 나은 성과를 얻게 된다. 이는 환자에 대한 철저한 관찰과 적절한 중재로 인해 가능하다.

① 체액량 유지

전부하를 유지하기 위해서는 혈관 내의 적절한 체액량이 가장 중요하다. SIRS로 인한 모세혈관의 투과성 증가는 혈관 내 체액을 간질강으로 이동시키게 된다. 적정수준의 심장기능과 혈압을 유지하기 위해서는 적절한 혈량을 채워주는 것이 필요하다. 생리식염수, 혈량 보충제(het-astarch)나 고장성 용액(예: 3% 식염수 등) 등 다양한 종류의 수액이 사용될 수 있다. 강력하게 사용해야 하는 수액은 없으나 출혈이 있는 대상자의 경우 혈액제제가 필요하다. 대상자의 혈압에 따라서 주입속도를 조절하게 되는데, 보통 속도로 주입시 혈압이 반응하지 않는다면 pressure bag이나 구경이 큰 카테터를 이용해서 500ml정도 주입한다. 혈역학 지표상 중심정맥압이 낮거나 (8~10mmHg 미만) 폐모세혈관 쐐기압이 낮고 (14~18mmHg 미만), 심장

지수가 2.5L/minute/m² 미만인 경우에는 중재가 필요하다. 이러한 수치들을 절대적 목표로 하여 이용할 때는 주의하여 사용해야 한다. 심장수술 전 심장 상태 역시 중요하다.

대상자가 최근에 심근경색이나 좌심실 기능부전이 있었다면, 적정 심기능을 유지하기 위해서 높은 압력이 요구된다. 판막질환으로 인한 좌심실 비후가 있는 대상자는 혈량 소생에 큰 영향을 받는다.

모든 중재의 효과는 대상자 사정을 통해서 평가되어야 한다. 사지(특히, 무릎)의 얼룩반점(mottling) 유무와 말초맥박(특히, 족배동맥)의 특성은 조직관류를 평가하는데 중요한 지표가 된다. 맥박이 약하거나 무릎에 얼룩반점이 있는 경우는 조직관류 저하를 의미한다. 이러한 임상 상태를 해결하고 압력을 높이는 것은 조직관류의 적절한 회복 지표가 된다. 예리한 중환자실 간호사는 사지의 외양과 맥박을 지속적으로 관찰해야 한다.

② 부정맥 관찰

관상동맥우회술 후 부정맥은 중요하다. 심장리듬의 변화에 따른 혈역학적 상태는 CABG수술을 받은 대상자뿐 아니라 모든 중환자들에 있어서 신속한 중재의 지표가 된다. 응급상황에서는 전문심폐소생술(ACLS) 알고리즘이 적용된다. 대상자의 기존의 리듬에 대해 아는 것이 중요하고 부정맥은 심방조기수축에서 심실세동이나 심정지에 이르기까지 다양하게 발생한다.

동성빈맥은 가장 흔히 발생되는 부정맥이고, 다양한 요인에 의해 일어난다. 가장 흔한 원인은 교감신경흥분제, SIRS, 저혈량증, 고열 및 통증이다. 장시간 빈맥이 지속되면 관상동맥 충만 시간이 감소되므로 위험하다. 동성 서맥도 발생되지만, 대상자가 교감신경흥분상태에 있기 때문에 흔히 일어나지는 않는다. 대부분의 경우 수술 전 사용된 베타차단제로 인해 발생된다.

심방조기수축 원인은 전해질 불균형, 허혈이나 경색, 관류저하 등으로 인해 나타난다. 잦은 심방조기수축은 심방세동이 있을 수 있는 전조(precursor)가 될 수 있고, 매우 흔하게 발생하며 특히 심방확장을 일으키는 폐질환이나 판막질환의 병력이 있는 환자에서 주로 나타난다. 심방조기수축의 간단한 치료법은 칼륨과 마그네슘을 보충해주

는 것이다. 칼륨을 적절한 수준으로(4~4.5mEq/L) 유지하고, 마그네슘 2g을 정맥주사하면 심방조기수축을 최소화할 수 있다.

심방세동은 관상동맥우회술 후 발생할 수 있고, 예방이 최우선이다. 처음 발생한 심방세동은 Procainamide나 Amiodarone을 이용해서 동성리듬으로 전환시켜주어야 한다. Procainamide를 분당 20mg의 속도로 1g까지 부하(loading)한 후 부정맥이 교정될 때까지 분당 2mg을 주입한다. Amiodarone은 10분 이상 150mg을 부하한 후 6시간 동안 분당 1mg을 주입하고, 이후 18시간 동안은 분당 0.5mg을 주입한다. 또한, 추가적인 부하가 필요할 수도 있다. 만성 심방세동의 경우 심방혈전이나 색전의 위험이 있으므로 항응고요법을 받고 있는 대상자가 아닌 경우에는 동성리듬전환(conversion)은 금기사항이다. 심실박동수(ventricular response)를 조절하기 위해서는 Diltiazem을 사용하는데, 0.75mg/kg의 용량을 부하한 후 시간당 5mg을 투여한다. 수술 직후에는 응급 심율동전환(cardioversion)이 필요하고 항응고요법을 하고 있지 않다면 좌심방에 혈전이 있는지 검사하기 위해 도플러 심초음파나 경식도 심초음파를 시행할 수 있다.

전도차단(heart block)은 판막수술을 받은 환자에게 일어나는데 이는 전도계에 근접한 수술부위의 부종으로 인해 나타난다. 이러한 부정맥은 수술 후 부종이 완화되는 48~72시간이 되면 보통 없어지기도 한다. 심근허혈이나 심근경색도 전도차단을 일으킨다. 심장수술을 받은 대상자는 심외막 심박조율 전선(epicardial pacing wire)을 장착할 수 있다. 이 전선은 Atropine이나 Isoproternol 등과 같은 약물을 사용하는 것에 비해 심실의 반응을 조절하는데 효과적이다. 방실결절이 정상인 경우라면 심방수축을 통해 적절한 혈역학 상태를 유지할 수 있으므로 심방조율(atrial pacing)이 선호된다. 그러나 방실결절이 제대로 기능하지 않는다면 방실 연속 조율(AV sequential pacing)이 필요하다. 심실조율은 마지막 선택법이다. 72시간 동안 조율이 필요하다면, 특히 판막 수술을 받은 경우에는 영구적 심박동기를 고려해야 한다. 심박동기에 대해서는 3장에서 자세히 다루었다.

빈맥성 부정맥이 발생한 경우에는 응급상황이 초래될 수 있다. 혈역학적으로 불안정한 빠른 리듬을 가진 대상자의 경우 첫 번째 중재는 심율동전환이고, 다음은 ACLS 지침을 따른다. 심실성 부정맥이 발생한 경우에는 전기충격요법이나 약물요법이 필요하다. 수술 후 심실조기수축이 발생하면 마그네슘 2~4g을 정맥내로 투여한다. 새로운 ACLS 지침에서는 Lidocain의 사용을 덜 강조하고 있고, 특히 좌심실 기능부전 환자의 경우 Amiodarone을 일차 선택약(drug of choice)으로 사용하도록 권장하고 있다. 심실빈맥이 심실세동이나 무박동성 리듬으로 악화되는 경우 심폐소생술이 즉각적으로 시행되어야 하고, 의료진은 심정지를 유발하는 상황을 파악하여 교정하며 침상 옆에서는 흉부를 개방할 준비를 해야 한다.

③ 심근수축력 향상

심근에 대한 조작, 온도변화, 관류저하가 일어난 경우 수축력은 감소한다. 수축력을 향상시키는 첫 단계는 최적의 혈액량을 확보하는 것이다. 혈액량이 심박출량과 심장지수를 증가시키지 않는다면 혈액량 소생 확보가 필요하다. 심근 수축력이 감소된 환자의 경우 교감신경흥분제를 추가하고 적정용량을 유지시켜야 한다. Epinephrine, Dobutamine, Milrinone은 심근 수축력을 증가시키지만 빈맥을 일으킨다. 어떤 약물을 선택하느냐는 기관이나 건강관리전문가들에 따라 다를 수 있다.

선택 약물을 추가할 때는 심실기능부전의 원인을 확인해야 한다. 심근허혈이나 심근경색은 일반적으로 심장기능을 저하시킬 수 있으나 다른 요인에 의해서도 나타난다. 기절 심근(stunned myocardium)은 심근 혈류가 일시적으로 감소하기 때문에 좌심실의 기능이 일시적으로 억제되어 일시적인 기능부전을 유발한다. 이 경우 보통 심근의 기능은 정상이다. 동면심근(hibernationg myocardium)은 만성적으로 손상을 받지만 아직 심근조직 생존이 가능하고, 지속적인 심근의 관류 저하나 반복된 기절(stunning)은 안정시에 좌심실 기능부전을 일으킨다. 심장의 기능을 평가하는 것은 심박출량과 심장지수 만은 아니다. 좀 더 복잡한 케이스 경우 혼합정맥혈 가스(mixed venous blood gas), 혼합정맥혈 포화도(mixed venous blood saturation, SvO$_2$), 동정맥 산소차이가 유용하게 사용된다. 이러한 지표는 산소운반과 산소소모를 나타내고 치료에 도움이 된다. 중증의 심근 기능부전의 경우에 지속적인

SvO_2 모니터를 할 수도 있지만, 비용이 비싸고 기대 효과에 대한 결과차이가 증명되지 않았으므로 표준지침으로 이용되고 있지는 않다.

앞서 언급한 상황에서 관상동맥 관류의 증진을 위해서 대동맥 내 풍선 박동장치(IABP)를 이용한다. IABP에 대한 자세한 내용은 3장에서 언급하였다. 기계적인 요인들은 심장기능을 억압할 수 있다. 가장 흔한 요인인 심장압전은 외과적 중재를 필요로 한다. 이에 대해서는 다음 장에서 다룰 것이다. 원인이 무엇이든 심장의 기능을 향상시키는 주요 요인은 심장의 기능 유지를 위한 보조기구나 이용시간이다. 그러나 장기간의 약물요법이나 기계적 보조장치는 심장이식을 기다리는 동안 사용될 수 있는 심실보조장치임 고려해야 한다.

④ 혈압조절

전신혈관저항(SVR)을 감소시키는 것은 심박출량을 증가시킬 수 있는 또 다른 방법이다. 대상자가 혈압을 올리는 약물 보조 없이 적정 혈압(평균 동맥압 70 mmHg 이상이거나 수축기압 120 mmHg이상)을 유지하는 경우나 심근수축촉진제를 투여받고 있는 대상자일지라도 후부하를 감소시켜야 한다. 이에 Nitroprusside, Nitroglycerin, Hydralazine, Labetalol, Captopril 등의 안지오텐신전환효소억제제(ACE 억제제)가 이용되고, 빠른 효과를 원하는지에 따라 약물을 선택하게 된다. 예를 들어 IV 제제인 Nitroprusside는 후부하를 급격하게 감소시키고, Hydralazine이나 ACE억제제제등의 약물은 후부하 감소의 효과를 증폭시키기 위해 사용된다. ACE 차단제는 신기능을 악화시키기 때문에 신장기능 손상 환자에게는 주의해서 사용해야 한다. 위 약물들은 수술직후에 사용하는 경우 혈압도 낮추므로 이식혈관 통합성을 유지하는데 매우 중요하다. 혈압을 잘 유지하는 사람이 훌륭한 의료진이라 할 수 있다.

(5) 폐합병증 예방

수술 후 폐기능은 수술 전 기능 상태에 따라 다르며, 최근에는 비용절감 측면에서 수술준비 검사 정도가 달라졌다. COPD나 폐고혈압 등의 폐질환 과거력이 있는 대상자의 경우에는 기본적인 폐기능 검사와 동맥혈 가스분석이 수술 후 폐기능을 조절하는 데 도움이 된다. 이 검사는 대상자가 인공 호흡에 어떠한 반응을 보일 것인지를 예측하는데 도움이 된다.

심장 수술 후 폐기능 부전은 염증반응과 함께 일어난다. 외과적 외상과 국소적인 심근허혈 등 다양한 발생요인에 의해서 보체계 및 호중구가 활성화되어 내막상피세포를 통과하게 하는 사이토카인(Cytokine)을 분비한다. 이러한 요인에 의해 폐 등의 말단 장기부전(end-organ dysfunction)을 초래한다. 폐에서의 이러한 변화는 환기-관류 불균형, 단락화(shunting), 무기폐를 초래하는 미세순환의 변화와 가스교환의 변화를 일으킨다.

적절한 산화와 환기를 위해서는 기계적환기가 필요하다. 적절한 산화는 환기에 의한 산소운반 정도에 따라 결정되고 산도는 40~50%에서 시작한다. 효과적인 산화는 간헐적인 동맥혈 가스분석과 함께 맥박산소측정기(pulse oxymetry)로 모니터 한다. 호기말양압(PEEP)은 폐포의 개방성 유지 및 산화 향상을 위한 표준 중재이다. PEEP은 보통 $5cmH_2O$로 시작하지만 저산소혈증이 나타나는 경우 $10cmH_2O$정도로 올릴 수 있다. PEEP을 올리는 경우 전부하가 감소될 수 있기 때문에 심박출량이 감소하거나 혈압이 떨어질 수 있다. 인공호흡기 적용 초기에는 흔히 보조양식(assist-control)이나 동시적 간헐적 인공호흡(synchronized intermittent mandatory vertilation, SIMV)을 적용하고 환자가 발관(extubation)할 준비가 되면 지속적 양압환기(continuous positive airway pressure, CPAP)로 변경한다.

적절한 환기는 신체 사이즈에 따른 일회호흡량(tidal volume)과 적절한 호흡수를 통해 조절된다. 환기를 관찰할 때는 호기말 CO_2를 모니터하는데 이는 동맥혈 가스분석 상의 이산화탄소 분압($PaCO_2$)과 관련이 있다. 호기말 CO_2를 모니터는 기관 내 튜브의 적절한 위치를 확인하는데도 사용된다.

최근 회복시간을 줄여주는 새로운 심장 마취 기법이 개발되면서 인공호흡기 적용시간도 짧아졌다. 인공호흡기 제거는 관상동맥우회술 수술을 받은 환자의 경우 매우 빨리 이루어진다. 환자가 지시에 협조적이고, 기도 방어능력을 보이면 단시간 호기말양압을 시도해 본다.

발관이 가능한 환자는 (1) 심장기능이 좋고(CI

> 2.2L/minute/m²), (2) 산증 없이 적절한 산화와 환기가 이루어지고, (3) 흉관 출혈량이 적을 때이다. 유발성 폐활량계(incentive spirometer)를 적극적으로 이용하고 거동을 해야 적절한 폐기능을 유지할 수 있다. 중환자실 간호사는 계속적인 사정이 중요하므로 호흡음을 자주 청진하여 환자 상태를 파악해야 한다. 호흡음 감소, 특히 좌하엽의 호흡음 감소는 수술 후 무기폐인 경우 흔히 나타난다. 빈호흡이나 부속근 사용, 호기 지연 등의 증상은 폐기능 손상을 의미하기 때문에 호흡 양상을 관찰하는 것도 중요하다. 기관지확장제 치료를 해 볼 수 있고, 만일 가정에서 기관지확장제를 사용해왔던 환자라면 계속해서 사용해야 한다.

장기간의 인공호흡기 이용은 심장수술의 합병증이다. 장기간의 심장기능 저하는 지속적인 인공호흡을 필요로 하게 된다. 심근보호를 위한 냉동보존기법이나 절개로 인한 횡격막신경 손상의 경우 횡격막 기능손상으로 인해 호흡부전을 초래할 수 있다. SIRS, 조직관류저하와 관련된 급성호흡곤란증후군(acute respiratory distress syndrom, ARDS)도 인공호흡치료 기간을 지연시킨다. 이러한 상태는 인공호흡기 이탈 과정과 환자의 안위에 부정적 영향을 끼칠 수 있으므로 폐기능이 손상된 환자의 경우에는 기관절개술(tracheostomy)을 고려해야 한다. 호흡기능 부전 환자들은 인공호흡기 이탈 프로토콜을 이용하고, 전문간호사와 다학제적 팀 접근을 통해서 더 나은 상태로 호전될 수 있다.

(6) 신경학적 합병증 예방

심장수술 환자의 신경학적 회복은 수술 전 신경학적 상태, 나이(70세 이상), 대동맥 죽상경화증 유무, 고혈압, 당뇨, IABP 사용 등의 여러 요인과 관련이 있다. 마취방법이 변화하면서 신경학적 회복 시간이 많이 단축되었다. 최근에는 신경근육차단제와 함께 마약이나 Benzodiazepine이 사용되고 있고, 가스는 덜 사용되고 있다. 이로 인해 혈역학적으로 불안정한 경우를 제외하고는 환자를 수술실에서 옮기는 과정에 진정제가 거의 필요 없게 되었고, 환자가 가능한 빨리 마취에서 회복되고 깨어날 수 있게 되었다. 이를 사용할 때에는 나이, 신부전 등과 같이 몇 가지는 고려해서 사용해야 한다. 노인인 경우 마약이나 마비제는

대사속도가 젊은 사람에 비해 느리기 때문에 회복하는데 더 오랜 시간이 걸린다. 환자가 깨어나는데 어려움이 있고 동공 크기가 pinpoint인 경우 마약길항제인 Naloxone (Narcan)이 필요하다. Naloxone은 생리식염수 10 ml에 0.4 mg을 희석하여 사용하고, 진통효과를 유지하면서 의식을 회복하게 하기 위해서는 매 5분마다 1~2 ml를 투여한다. 환자가 근력이 약하다면 신경근육차단제 길항제도 필요하다. Glycopyrrolate 0.6 mg과 Neostigmin 3 mg 이상을 정맥 내로 투여한다. 신부전 환자의 경우 이러한 약물을 배설하는 능력이 떨어지므로 발관(extubation)을 촉진하기 위해서 마약과 신경근육차단제의 길항제가 필요하다.

환자가 깨어나면 신경학적 검진 표준을 이용해서 지속적으로 의식수준과 운동 및 감각능력을 사정해야 하는 것이 필요하다. 수술 후 신경학적 결손은 (1) 주요 병소(뇌졸중), 혼미, 혼수상태와 (2) 지적 능력 손상의 두 가지로 나누어 볼 수 있다. 뇌졸중의 가장 중요한 지표는 대동맥 근위부의 죽상경화증이고 이것은 대동맥을 조작하면서, 특히 대동맥 내 삽관이나 교차겸자시 색전을 형성하게 된다. 저산소증, 조직관류저하, 출혈, 대사이상은 뇌졸중을 일으킨다. 기억력, 언어, 정신운동 기능에 결손이 있기 때문에 인지기능변화를 발견하기는 쉽지 않다. 환자 가족들로부터 미세한 변화를 발견하는 데 도움을 받을 수 있다. 이러한 변화는 대부분 수술 후 즉각적으로 발견이 가능하지만 경우에 따라서는 12~36개월이상 지속될 수도 있다. 뇌졸중은 뇌의 CT나 MRI를 통해서 확진하지만 색전의 경우 검사상 즉각적으로 나타나지 않을 수도 있기 때문에 이러한 검사는 반복해서 시행해야 한다. 이러한 합병증을 예방하는 것은 어렵지만 환자상태와 시술을 고려하여 선택한다면 위험을 줄일 수 있다. 경동맥질환이 있는 환자의 경우 혈압을 높게 유지하는 것이 뇌조직 관류에 도움이 될 수 있다. 색전이 있는 다른 환자에게 성공적으로 사용되는 혈전용해요법도 출혈의 위험이 있는 CABG 환자에게는 사용할 수 없다.

(7) 수술 후 출혈 관리

수술 후에는 출혈이 있을 수 있는데, 이에 대한 적절한 시기와 방법을 아는 것은 중요하다. 일반적으로 심장환자

에게 유익한 항응고 요법은 출혈의 문제를 가져온다. 출혈을 적정 시기에 교정함으로써 합병증 발생과 그로 인한 비용도 낮출 수 있다. 수술 전 사용한 항응고제와 혈전용해제, 항혈소판제제(예: 아스피린, 클로피도그렐〈플라빅스〉)의 사용으로 수술 후 출혈은 증가한다. 만약 환자가 클로피도그렐을 복용중이라면 수술 5일전에 약물을 끊어야 한다.

심장 수술 후에는 심낭 및 흉강 배액과 감압이 필요하다. 전통적으로 굵고 견고한 흉관을 사용함으로써 환자는 매우 불편하였다. 최근에는 작고 유연한 흉관을 이용함으로써 환자의 불편감은 감소되고 조기이상이 가능해졌으며 늑막삼출액의 축적도 감소하였다. 관이 더 길어지고 유연해져서 늑막배액이 촉진됨으로서 6주 후 임상 관찰 결과에서는 늑막삼출액이 감소한 것으로 나타났다.

철저한 흉관배액 관찰은 합병증을 미리 예측하게 하므로 매시간 관찰한다. 보통 배액량은 시간당 100~200 ml정도이고, 배액량은 자세나 온도에 따라 달라질 수 있다. 배액량이 증가하는 경우에는 15~30분 간격으로 자주 측정해야 한다.

흉관 배액이 시간당 200ml이상으로 증가하는 경우에는 중재가 필요하다. 수술 시 사용된 헤파린의 작용을 억제하기 위해 헤파린 100 unit 당 Protamine 1 mg을 주사한다. 헤파린이 영향을 미치는 응고기전의 내인성 경로(intrinsic pathway)를 평가하기 위해서는 PTT를 검사한다. 환자가 저체온인 경우에는 반동현상 때문에 Protamine이 더 필요할 수도 있다. 저체온의 경우 효소가 적절하게 기능할 수 없기 때문에 출혈이 악화될 수 있으므로 체온을 올리는 것이 중요하다. 그러나 환자의 체온이 올라가면 출혈을 유발하는 헤파린이 다시 활성화된다. 두 번째로 출혈을 줄이기 위해 혈소판을 6 unit 수혈한다. 혈소판 제제는 각기 다른 공여자로부터 얻어진 것이기 때문에 수혈부작용을 유발할 수 있다는 것을 명심해야 한다. 따라서 수술 전에 관상동맥의 혈전형성 예방을 위해 혈소판 기능부전 상태를 치료해야 한다. 혈소판 기능부전과 수술 후 출혈의 원인에는 아스피린 등의 약물, 심폐기, 기계적으로 혈소판을 파괴하는 IABP, 헤파린에 노출된 후 혈소판 기능에 문제를 일으키는 헤파린에 의한 혈소판 감소증 등이 포함된다.

혈액응고 검사는 수혈여부 및 실혈량 사정을 위해 시행하지만 절대적인 지표는 아니다. 출혈이 증가하는 경우 응고 기전 중 외적 경로 및 다른 인자가 필요한지 결정하기 위하여 PT를 시행한다. PT가 15초 이상으로 지연된 경우에는 fibrinogen과 같은 인자 부족으로 나타난 것을 의미하고, 이러한 경우 신선동결혈장(FFP)를 줄 수 있다. 출혈이 혈액응고장애에 의한 것인지 수술 후 출혈인지를 구분하는 것은 중요하다. 흉관 배액량이 시간당 500 ml 이상으로 과도한 경우에는 수술 후 출혈이므로 재수술이 필요하다.

심각한 출혈 시 출혈을 줄이기 위한 다른 중재로는 cryoprecipitate(factor I과 VIII)와 factor VII과 같은 강력한 섬유질 용해 억제제인 Aminocapronic acid(Amicar), 혈액응고기전 초기에 kallikren을 차단하는 Serin-protease inhibitor인 Aprotinin, 응고인자 VIII에 영향을 끼치고 혈소판 응집을 촉진하는 Desmopressin acetate(DDAVP)가 사용될 수 있다. 흉골절개부위의 흉관으로 배액되는 혈액을 특수배액 체계를 이용해서 자가수혈(autotransfusion) 함으로써 수혈 요구량을 줄일 수 있다. 그러나 배액된 혈액 재주입이 섬유소 용해를 자극하고 출혈을 악화시킬 우려가 있으므로 일반적으로 이용되지는 않는다.

수술 중 출혈 예방법은 혈액희석과 자가손실(autologous losses)을 최소화하고 충분한 재보온과 섬유소용해 억제제를 사용함으로써 응고상태를 적정화하는 것이다. 손실된 혈액량은 보충이 필요하며 신중하게 고려되어야 한다. 적혈구 수혈은 간염이나 면역결핍증의 감염성 질환에 노출위험을 높일 뿐 아니라 면역억제와 미세순환 합병증을 증가시킨다. 수혈을 결정하는 지표로서 혈색소를 이용하는데 아직까지 논란의 여지가 있다. 최근 연구에서는 중증도가 낮은 중환의 경우 수혈제한전략(혈색소 7g/dL 미만)을 이용한 결과 사망률이 낮아졌다는 보고가 있다.

심장압전은 수술 후 출혈 증가로 인해 과도한 액체나 혈액이 심낭에 고여서 우심방·실의 압력이 증가하여 구조적 허탈(collapse)이 일어나는 심각한 합병증이다. 압전은 심낭에 혈액이 고이는 속도에 따라 급격하게 진행되기도 하고 서서히 진행되기도 한다. 환자가 과도한 출혈로 인해 치료를 받을 때는 흉관 배액량을 철저히 관찰하고 흉관의 개방성을 유지해야 한다. 약물(특히 norepinephrine〈Levophed〉)을 증량 투여할 때에 심박출량이 감소하거나 혈압이 떨어지는 것은 중요한 경고 증상이다. 심장압전은 CVP와 폐동맥 이완기압(PAD), PAWP가 서로 같아지고, 증가하면서 우심장내 압력이 감소하여 허탈되는 것이다. 임상상황에서는 이러한 증상이 후기에 나타날 수 있다. 또한 체액 보충에도 불구하고 심장기능이나 혈압이 감소하면 이는 초기 증상이다. 호흡에 따라 동맥관 파형이 달라지는 것(기이맥:pulsus paradoxus) 역시 심장압전을 예측할 수 있는 또 다른 경고 증상이다. 정확한 진단은 심초음파를 통해 이루어진다.

압전을 예방하기 위해서는 혈괴가 생길 무렵, 음압을 유지하도록 흉관을 훑어내리거나 주물러 짠다. 이렇게 하면 심방이나 심실이 억압되어 심장압력, 특히 CVP가 올라간다. 또 다른 유용한 중재로는 허탈된 구조의 압력을 올리기 위해서 체액(volume)을 보충해준다. 심낭에 창(pericardial window)을 내어주는 것은 가장 좋은 외과적 중재법이다.

(8) 신장 합병증 예방

수술 전 신장기능 상태에 따라 수술 후 신장기능은 달라진다. 수술 전 위험요인은 나이, 중증도 이상의 울혈성 심부전, 관상동맥우회술 과거력, 1형 당뇨나 신장질환(혈청 creatinin 1.4~2.0mg/dL) 이다. 수술 후 경과는 수술시 심폐기의 적용 여부에 따라 대부분 영향을 받는다. 체외순환기를 사용한 관상동맥우회술의 경우에는 만니톨과 이뇨제를 사용하여 체외순환기를 돌리기 때문에 초기 소변량이 많을 수 있다. 하지만 시간이 지남에 따라 소변량은 점차 감소하게 된다. OPCABG에는 위에서 제시한 중재과정이 없기 때문에 소변량이 적다. 어떤 환자들은 과도한 체액량을 지녔다 하더라도 자가 이뇨능력이 가능하지만, 대부분은 24~48시간 이내에 염증반응이 줄어들어 모세혈관의 투과성이 줄어들고 간질액이 혈관내로 이동하므로 Furosemide(Lasix)와 같은 이뇨제의 도움이 필요하다. 이뇨 후에는 정상 심장리듬을 유지하기 위하여 칼륨이나 마그네슘 등의 전해질 보충이 중요하다. 신장기능부전이 있는 환자는 약한 대사성 산증이 있을 수 있고, 수술 후 지속될 수도 있다. 산증이 나타나면 원인(호흡성, 대사성, 혼합성)에 맞는 적절한 중재를 해야 한다. 중재의 핵심은 대사기능 및 심장기능을 보존하면서 많은 수분을

제거하는 것이다.

① 핍뇨

신장의 관류가 감소하면 일반적으로 소변량이 0.5m/kg/hour 미만으로 감소한다. 유치도뇨관이 막히거나 위치가 잘못된 경우에 이런 문제들이 나타나므로 이 경우를 가장 먼저 생각해야 한다. 심박출량 감소는 소변량 감소를 가져온다. 저혈량증은 체액량과 관련된 가장 흔한 문제이므로 수액주입 후에는 중재의 효과를 평가하기 위해 폐동맥압과 심박출량/심장지수를 사정한다. 과도한 체액은 손상된 심근의 기능을 감소시킬 수 있기 때문에 체액 보충이 필요한지를 주의 깊게 사정해야 한다. 이때 심근수축 촉진제나 혈관촉진제가 필요하다. 환자의 신장 관류압(평균동맥압이나 수축기압)에 따라 혈관수축제량을 조절해야하므로 환자의 기저 혈압 파악은 매우 중요하다.

위와 같은 중재를 하였음에도 불구하고 효과가 없다면 이뇨제를 사용해야 한다. Loop이뇨제(Furosemide)가 가장 먼저 사용된다. 소변량이 증가하지 않으면 용량을 늘리거나 신장의 집합관에 작용하는 Thiazide와 같은 다른 이뇨제를 추가하면 된다. Creatinin과 BUN도 주의 깊게 모니터해야 한다.

② 신부전

심장 수술 후 급성 신부전으로 인한 사망률은 60%이상으로 나타났다. 급성신부전이 발생하는 경우에는 투석이 필요하다. 이는 환자 상태나 의료인의 선호도에 따라 방법이 달라진다. 지속적 정맥대 정맥 혈액여과(continuous venovenous hemofiltration, CVVH)와 혈액투석에는 몇 가지 방법이 있다. CVVH는 전부하 손상을 최소화시키고, 점진적 시행이 되므로 혈역학적으로 불안정한 환자에게 선호된다. 투석을 받은 환자에게는 수분제한과 장기간의 신기능 부전에 따른 영양 교정 및 단백질과 칼륨 제한 식이 교정의 표준중재가 이루어진다. 심부전은 31장, 투석은 30장을 참조하면 된다.

(9) 내분비 합병증 예방

당뇨는 심혈관계 질환을 일으키는 주요 위험요인의 하나이다. 당뇨는 전신에 영향을 미치므로 혈당을 지속적으

로 모니터하고 엄격하게 조절해야 한다. 수술 후 초기에는 혈당을 200 mg/dL 미만으로 유지하는 것이 상처 치유에 특히 중요하다. 초기에 인슐린을 지속적으로 주입하여 혈당을 엄격하게 관리하면 흉골 상처의 감염을 50%까지 감소시킬 수 있다. 혈당이 조절되면 인슐린을 피하로 주사하고 혈당을 자주 관찰해야 한다. 이러한 인슐린 요법은 당뇨성 케토산증 발생을 줄인다. 고혈당이 물론 해롭지만 심한 저혈당도 치명적일 수 있어서 엄격한 혈당관리가 필요하다.

수술 전 정규적으로 스테로이드를 사용하게 되면 부신 기능이 억압되어 부신기능부전이 나타난다. 부신 기능 억제를 예방하기 위해서 수술 후 Hydrocortisone를 부하용량(stress doses: 8시간 마다 100mg)으로 투여한 후 다시 기존의 용량으로 돌아가야 한다. 환자가 혈관수축제를 투여받고 있고, 투약 중단을 할 수 없다면 부신기능부전을 의심해야 한다. 이는 부신의 저관류로 인해 나타난다. Cortisol 수치가 낮으면 부신기능부전으로 확진 할 수 있다. 갑상선기능부전 중 특히 갑상선 기능 저하증은 노인과 여성에서 흔히 발생한다. 수술 중의 여러인자들이 기능부전을 일으키지는 않지만 수술 전 기능상태는 알아야 한다. 갑상선 호르몬 중 특히 T3(triiodothyroxine)가 심혈관계에 영향을 끼칠 수 있기 때문에 수술 후에 진단받지 않았던 기능부전이 발현될 수도 있다.

(10) 위장관계 합병증 예방

다행히 수술 후 위장관계 합병증은 흔하지는 않고, 일반적인 수술 후 경과와 비슷하다. 발관 후 환자는 8시간 동안 금식을 하고, 위내 감압을 위해 비위관을 삽입해 둔다. 그 후 소량의 물이나 얼음을 먹게 된다. 비교적 간단한 간호 중재이지만 이것은 수술 전 투여 받은 부교감신경 차단제로 인해 수술 후 갈증을 경험하는 환자에게는 매우 중요하다. 얼음은 갈증을 해소하고, 오심이나 구토, 흡인의 가능성을 줄여준다.

담낭염, 췌장염, 장경색과 같은 합병증은 드물게 나타난다. 이 기전은 확실하지 않지만 내장(splanchinic)의 관류 저하와 위장 허혈과 관련이 있다. 통증, 팽만이나 고창음(tympany)이 있는지 면밀하게 복부를 사정함으로써 미묘한 비정상을 발견할 수 있다. 젖산(Lactate) 수치가

2.5mmol/L 인 경우는 내장의 관류저하를 의미한다. 그러나 심폐기로 인한 무박동성 혈류는 안지오텐신II(angiotensin II)를 분비하여 내장허혈을 악화시켜 나타난 결과일 수도 있으므로 임상적으로 더 자세한 검사가 필요하다.

(11) 감염관찰

수술 후 초기에는 시상하부가 재조정되면서 온도가 변화된다. 발열반응은 흔히 SIRS와 재보온에 의한 과잉 상승(overshooting)이 원인이다. 고열(38℃ 이상)이 48~72시간 이상 지속되면, 감염을 의심해야 한다. 감염 예방은 모든 치료에 있어서 매우 중요하다. 감염예방을 위해서 Vancomycin 과 Cephalosporin(Cefazolin, Ceftazidime)계 항생제가 사용된다. 항생제 적용 시기는 중요한데, 적정 결과를 얻기 위해서는 피부를 절개하기 전인 수술 전에 투여되야 한다. 항생제 용량은 수술 전 신기능에 따라 결정된다. 항생제 사용으로 인해 수술 후 경과도 단축되었다. 종격동염(mediastinitis)은 관상동맥우회술 환자에게 주요하게 나타나는 감염이고, 재원기간과 사망률을 증가시키는 치명적인 합병증이다. 종격동염의 위험요인은 비만, 심장수술 과거력, 당뇨와 수술 중의 요소 즉, 과도한 전기소작(electrocautery) 사용, 양쪽 내유동맥 사용으로 인한 흉벽의 혈액순환 저하이다. 치료는 광범위한 항생제 사용과 성형술이다. 초기에 인슐린을 피하주사 대신 정맥 주입을 사용하였을 때 종격동염 발생이 감소되는 것으로 나타났다. 관상동맥우회술 환자가 포함되지 않는 연구에서는 사망률 감소 효과도 있었다. 환자에게 움직일 때 팔을 과도하게 사용하지 않도록 하고 기침 시 흉골절개 부위를 베개로 지지하도록 교육한다. 또한 환자가 똑바로 누워 자도록 하는 것도 중요하다. 이러한 지침을 따르면 흉골의 안정성이 유지될 수 있다.

(12) 환자 교육과 퇴원 계획

심장 수술 후 재원기간은 보통 4~7일 정도이다. 재원기간이 짧기 때문에 퇴원계획은 입원과 동시에 시작되어야 한다. 약물에 대한 금기사항이 없는 환자는 베타차단제, ACE 차단제(EF<40%), 스타틴(항고지질혈증제)을 가지고 퇴원한다. 만약 약물에 금기증이 있다면 그 이유를 기록해

BOX 7-8 교육 내용
심장수술 후 회복

일반적 지침

- 첫 3개월 동안 5kg 이상의 무거운 물건을 들어 올리지 않는다.
- 골프나 테니스와 같은 격렬한 팔 운동을 피한다. 의자나 침대에서 일어날 때 다리를 이용한다. 팔은 무게를 실지 않아야 하고 균형을 잡는데에만 사용한다.
- 수술 후 6주 동안은 운전을 하지 않는다.
- 의사의 지시에 따라 활동을 점진적으로 늘려간다.
- 쉬지 않고 계단을 두 층 정도 올라갈 수 있을 때 성생활이 가능하므로 의사와 상의한다.
- 3-4개월 동안은 흉골에 압박을 줄이는 자세를 취하고 옆으로 누워 자거나 엎드려 자지 않는다.
- 수술 절개 부위를 매일 관찰하고 비누와 물로 깨끗이 한다.
- 약물의 복용 이유와 용량, 횟수, 부작용 등을 이해한다.
- 식이제한을 따른다.
- 통증 정도와 관리방법에 대해 이해한다.

위험요인

- 위험요인과 심장수술 후 건강에 미치는 영향, 수정방법 등에 대한 지침을 따른다.
- 적절한 의뢰기관을 찾는다(체중조절이나 금연 프로그램 등).

추후 관리

- 외래 방문일에 대한 방법 및 시기를 안다.
- 고열, 발적, 압통, 배액, 부종 등과 같은 감염 증상 및 징후를 잘 관찰한다.
- 의사에게 즉시 보고한다.
- 어지러움이나 피로, 갑작스런 체중 증가나 말초부종, 호흡곤란, 흉통 등이 있을 시 외래를 방문한다. 검사전 약물이 투여될 것이라고 말한다.
- 환자는 검사 중에 환자복만 입는다고 설명한다.
- 심도자실은 일반적으로 춥고, 검사테이블은 단단해서 시간이 지연되면 불편할 수 있다고 설명한다.
- 검사 중에 환자가 고개를 돌리거나 숨이나 기침을 참으라는 요구를 받을 수도 있다고 설명한다.
- 검사 중에 불편감이 있을 수도 이지만 국소 마취가 통증을 최소화하기 위해 투여될 수 있다고 설명한다.
- 시술 중과 시술 후 수시간동안 심장모니터가 사용될 것이라고 설명한다.
- 시술 이후에 수시간 편평하게 누워있어서 카테터 삽입부의 출혈 가능성을 최소화하도록 설명한다.
- 방사성 조영제가 배출되는 것을 돕기 위해 시술 후에 가능한 많은 수분을 섭취해야 한다고 설명한다.
- 환자와 가족에게 질문을 할 수 있도록 한다.

놓아야 한다. 금연은 퇴원교육에 반드시 포함시켜야 한다. Box 7-8에 심장수술간호교육에 대해 요약하여 제시해 놓았다.

3. 경동맥 내막절제술

경동맥의 협착이나 폐색은 죽상경화성 질환에 의해 나타나고 이것은 뇌졸중을 일으킨다. 경동맥 내막절개술(carotid endarterectomy)은 경동맥의 혈류를 보존하기 위해 시행되는 가장 흔한 비심장혈관성 시술이고, 뇌졸중의 위험과 뇌졸중 관련 사망을 감소시킨다.

우측 경동맥은 대동맥궁의 우측에서 갈라져 나오는 무명동맥(innominate artery)의 분지이다. 좌측 총경동맥은 대동맥궁에서 기시한다. 갑상선 부근에서 총경동맥은 내경동맥과 외경동맥의 두 갈래로 나누어진다. 이 분기점 근

처에 위치한 경동맥동(carotid sinus)에 경동맥 화학수용체가 있고, 이것은 혈액 내 이산화탄소와 산소 수준에 민감하게 반응한다. 외경동맥은 눈과 뇌를 제외한 머리와 목에 혈액을 공급한다. 내경동맥은 안동맥과 후교동동맥, 전뇌동맥, 중뇌동맥으로 연결되고 뇌에 혈액을 공급한다(그림 7-8).

경동맥폐색질환을 가진 환자는 갑작스런 연하곤란, 편측 운동 약화, 표현성 실어증, 어지러움, 기억력 결손, 반맹증이 나타난다. 심장(관상동맥)이나 다리(말초혈관질환)와 같이 다른 신체부위에서도 혈관질환의 징후를 관찰할 수 있다. 경동맥 폐색 질환의 위험요인은 뇌졸중과 관련이 있으므로 환자의 위험요인을 잘 관리해야 한다. 고혈압은 뇌졸중의 가장 중요한 위험요인이므로 수술 후 혈압조절은 중요하다. 흡연이나 고지혈증, 알코올 섭취, 폐경 후 호르몬 요법은 환자관리에 영향을 준다. 경동맥 폐색질환 위

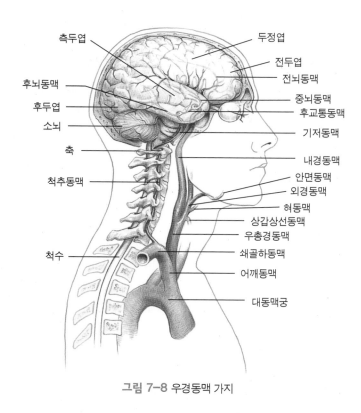

측두엽

두정엽

전두엽

후뇌동맥

전뇌동맥

후두엽

중뇌동맥

소뇌

후교통동맥

축

기저동맥

척추동맥

내경동맥

안면동맥

외경동맥

혀동맥

상갑상선동맥

우총경동맥

척수

쇄골하동맥

어깨동맥

대동맥궁

그림 7-8 우경동맥 가지

험이 있는 대상자는 흔히 좁아진 동맥을 통한 와류(turbulent flow)가 발생되어 동맥 위에서 경동맥 잡음(carotid bruit)이 청진된다. 경동맥 초음파(carotid doppler ultrasonography)로 협착유무와 정도를 측정할 수 있으나 협착의 정도를 가장 정확하게 알 수 있는 검사는 혈관조영술이다. 비교적 덜 침습적인 자기영상혈관조영술도 사용될 수 있다.

1) 경동맥 내막절제술의 적응증

경동맥 폐색질환은 전신 죽상경화증의 일부로 4장에서 자세히 다루었다. 경동맥 내막절제술은 최근 허약 증상이 없이 경동맥 허혈이 있고 동측 경동맥에 70~99%의 협착이 있는 환자에게 시행된다. 50% 미만으로 경동맥이 협착되어 있고, 증상이 있는 환자에게는 시행되지 않는다. 이런 환자들은 내과적인 약물치료를 하는 경우 더 효과적이다. 또한, 경동맥 내막절제술은 5년 기대수명을 생각할 수 있는 40-75세의 환자가 적합하다.

2) 수술절차

턱 바로 아래에서부터 흉쇄유돌근의 전방 아랫부분을 따라 피부를 절개하고, 총경동맥, 내경동맥과 외경동맥을 분리한다. 수술부위 쪽 경동맥을 겸자로 잡는다. 겸자법(clamping)은 겸자로 잡은 쪽의 관류가 Willis 환과 측부순환을 통해서 이루어져 관류가 충분하지 못하므로 동측 뇌반구와 눈에 허혈이나 경색상태를 만든다. 동맥을 겸자하는 동안 혈전색전 형성을 예방하기 위하여 겸자 전에 헤파린을 주입한다. 적절한 순환상태 관찰을 위해서는 수술 중에 뇌파기록을 지속적으로 모니터한다. 순환이 불충분한 경우 일시적으로 총경동맥에서 내경동맥의 원위부를 연결하는 우회로나 단락(shunt)을 만들어 지속적 관류가 이루어지게 한다. 단락을 가지고 치료를 받는 환자들은 흔히 반대쪽 경동맥 협착이나 신경학적 결손, 뇌혈관 사고 과거력, 새로 발견된 뇌졸중이 있다. 내막절제술이나 궤양 또는 협착이 있는 죽상반을 제거하고 동맥을 봉합한다. 일차 봉합이 혈관의 협착을 유발하는 경우 패취를 이용한다.

3) 수술 후 간호

회복실에서 발관 후 환자는 심전도 모니터와 동맥관, 중심정맥압 모니터링과 산소를 흡입하면서 중환자실로 이송된다. 예전에는 일반적으로 환자는 24시간 동안 중환자실에 머물렀지만, 최근 비용문제 때문에 준중환자실(intermediate care unit)에서 환자를 모니터하도록 하고, 재원일수를 하루로 줄이도록 하고 있다.

(1) 혈압조절

수술은 경동맥 내 압력수용체의 민감도에 비정상적인 영향을 주므로 수술 후 24시간까지는 혈압이 불안정하다. 이것은 압력반사장애 증후군(baroreflex failure syndrome)이라고 하고 보통 양측 경동맥을 모두 수술한 경우 발생한다. 수술 전 고혈압은 수술 후 고혈압에 중요한 영향을 미치므로 중환자실 간호사는 환자의 수술 전 혈압 범위를 알고 있어야 한다. 혈압상승은 상처부위의 출혈위험성을 높이고, 혈전형성을 유발한다. 혈압조절 목표는 수축기압을 120~170 mmHg 사이로 유지하는 것이다. 수축기압이 170 mmHg가 넘는 경우 Nitroprusside나 다른 정맥제제로 치료해야 하고, 120 mmHg 미만인 경우 수액요법에 반응하지 않으면 정맥 수액요법 또는 노에피네피린이나 Phenylephrine을 주입해서 치료해야 한다.

(2) 상처간호

수술 부위의 압력을 최소화하기 위해서는 환자의 머리와 목을 똑바로 해야 한다. 환자 목이나 어깨 뒷 부분과 이 부위의 드레싱 부분에 혈액이 있는지 관찰한다. 지속적인 심부조직의 삼출물과 기침, 발관하는 동안 잘 빠지지 않거나 봉합선 파열은 수술부위에 출혈을 일으킨다. 출혈의 위험은 헤파린, 아스피린, 항혈소판제제를 사용하는 항응고요법에 의해 악화된다. 간호사는 수술받은 쪽과 수술받지 않은 쪽을 비교하여 목의 크기를 사정한다. 부종은 혈종(hematoma)이 형성되었음을 의미한다. 말하기, 연하, 호흡에 불편감을 호소하는 환자는 의사에게 즉시 보고해야 한다. 혈종에 의해 기관 압박이 있을 수 있기 때문에 혈종이 의심되면 외과적 흡인이 필요하다. 상처부위 혈종은 환자의 약 5.5%에서 발생한다.

(3) 신경학적 합병증 예방

뇌손상이나 국소적 신경손상이 일어날 수 있다. 수술 전후 뇌졸중은 약 3%의 환자에서 발생하고 죽상경화성 파편에 의한 색전이나 수술 부위의 공기, 경동맥 겸자(clamping)로 인해 혈류가 감소되어 발생한다. 신경학적 사정에는 첫 24시간 동안 의식수준, 동공반사, 안구 움직임, 지남력, 적절한 반응과 운동기능(굴곡, 신전, 손동작) 사정이 포함된다. 비정상이 발견되는 경우 즉시 의사에게 보고해야 한다.

관류과다증후군(hyperperfusion syndrome)은 협착정도가 심한 환자에게 일어난다. 이론적으로 협착부위에서 먼 대뇌반구가 저관류로 나빠지면서 작은 혈관이 자가조절 기능을 잃고 최대한으로 확장된다. 협착이 교정되더라도 여전히 자가조절이 마비되어 모세혈관을 보호하기 위한 혈관수축이 일어나지 못하면 혈류는 확연하게 증가한다. 결과적으로 그 부위에 부종과 혈종이 나타나므로 엄격하게 혈압을 조절하는 것이 매우 중요하다.

몇 개의 뇌신경은 수술부위를 가로지르고 있어 손상에 노출될 수 있다. 가장 흔하게 침범 받는 것은 안면신경과 미주신경, 설하신경, 부신경(spinal accessory nerve)이다.

표 7-2 경동맥 내막절개술 후 뇌신경 기능 사정

신경	신경 중재	기능사정	기능손상
안면신경(VII)	안면근육의 운동기능	웃고 찡그리는 능력	입의 비대칭적 경축
미주신경(X)	인두와 인후의 운동과 감각기능	목소리의 지로가 톤 및 연하능력	연하곤란, 쉰 목소리, 발음 문제, 구개반사 소실
설하신경(XII)	혀의 근육	혀의 움직임	연하곤란, 발음 문제, 혀의 편위, 간혹 기도 손상
부신경(XI)	삼각근과 흉쇄유돌근	어깨를 움츠리고 팔을 수평으로 올리는 능력	처진 어깨, 저항을 주었을 때 어깨를 못 올림, 팔을 수평으로 못 올림

BOX 7-9 　교육 내용
경동맥 내막절개술 후 간호교육 내용

위험요인 교정

- 금연
- 저지방식이
- 혈압이 있는 경우 혈압 조절

활동

- 일상적으로 활동 제한은 없다. 목을 정상적인 방법으로 움직인다.

절개부위 간호

- 멍이나 색깔변화가 흔히 있을 수 있다.

- 절개부위를 물과 비누로 씻는다.

일반적 관리

- 절개부위 감염의 증상과 징후에 대해 잘 알고 있다.
- 눈에 보이는 이상이나 기억력 변화, 감각변화, 말하거나 연하능력 장애는 의사에게 보고한다.
- 약물의 적응증과 복용이유, 용량, 빈도, 부작용에 대해 알고 있다.
- 외래 방문 약속을 지킨다.

수술 후에 표 7-2에 제시된 각신경의 구체적인 기능 사정이 이루어져야 한다. 신경결손이 있는 경우 간호사는 의사에게 알리고, 환자에게는 신경결손 발생 이유와 일시적인 현상임을 설명해준다.

(4) 가정 간호 시 고려할 점

환자들은 보통 수술 후 하루나 이틀 후에 퇴원한다. 아스피린(81 또는 325 mg/일)은 뇌졸중, 심근경색, 사망을

일으킬 수 있는 가능성을 줄여주므로 수술후 3개월동안 복용해야 한다. 비록 경동맥내막절제술이 혈관수술이라 하더라도 수술 후 나타나는 합병증은 대부분 신경학적 증상으로 나타나므로 간호사는 환자의 미묘한 신경학적 변화까지도 사정해야 한다. 환자의 가족들이 환자가 심혈관계 질환을 가지고 있고 위험요인을 교정해야 한다는 것을 이해해야 한다. 교육해야 할 내용은 Box 7-9에 제시되어 있다.

4. 임상 적용

사례 연구

관상동맥우회술

51세 여자 환자 김씨는 5시간동안 3개의 이식을 하는 CABG 수술을 받은후 중환자실로 이동되었다. 내유동맥은 LAD로, 복재정맥은 RCA와 diagonal artery로 이식되었다. 김씨는 수술전 좌심실기능이 양호하였다(EF: 50%). 과거력으로는 관절염이 있어서 통증감소를 위해 많은 용량의 이브프로펜(ibuprofen)을 복용하였다. 중환자실에

도착하였을 때 흉관을 통해 200cc가 나왔고, 30분 후에는 250cc까지 증가하였다. 현재 혈압 100/50mmHg, 김씨의 평균 혈압은 130/70mmHg이었다.

1. 현 상황에서 출혈의 양을 증가시킨 원인은 무엇인가?
2. 김씨에게 즉각적으로 해주어야 할 중재는?
3. 간호사가 제공해야 되는 가장 중요한 중재는 무엇인가?

Chapter 8

호흡기계 해부와 생리

Objectives

■ 호흡기계의 주요 구조를 이해한다.

■ 코에서 폐포까지 기도를 통한 공기의 움직임을 설명한다.

■ 폐포 팽창을 유지시키는 표면활성제의 기능을 설명한다.

■ 기관지 순환과 폐순환의 기능을 구분한다.

■ 폐 안팎으로의 공기 이동, 폐 순응도, 기도 저항에 대한 환기 기전을 설명한다.

■ 폐포-모세혈관 막을 통한 가스 확산에 영향을 미치는 네 가지 요인을 설명한다.

■ 환기/관류 불균형을 유발하는 생리적, 병태생리적 기전을 설명한다.

■ 산화헤모글로빈 해리곡선에 영향을 주는 질환과 산소 교환에 미치는 효과를 이해한다.

■ 화학수용체와 폐 수용체의 기능을 설명한다.

호흡기계는 구조적으로 가스가 외부 환경과 내부 환경 사이에서 이동할 수 있게 한다. 호흡기계의 주요 기능은 가스교환이며, 공기 중의 산소를 혈액 안으로 이동시키고, 이산화탄소는 혈액 밖으로 이동시켜 외부 환경으로 배출시킨다. 또한 호흡기계는 산-염기 균형 조절, 혼합물의 대사, 흡입된 이물질을 걸러내는 기능을 한다. 호흡기계의 정상적인 구조와 적절한 기능은 신체의 안과 밖으로 가스를 이동시키는데 필수적이다. 호흡기계의 해부와 생리에 대한 지식은 간호사가 호흡기계 사정 기술, 호흡기계 관리 원칙과 호흡기계의 일반적인 질환을 이해하는데 도움을 준다.

1. 호흡기계 해부

1) 흉곽

흉곽(thorax)은 호흡기계의 주요 구조들을 포함하고 있다. 이런 구조물에는 흉강(thoracic cage), 호흡근, 폐, 흉막강(pleural space), 종격(mediastinum)이 포함된다(그림 8-1). 흉강은 단단하지만 유연성이 있는 구조이다. 흉강의 골격 구조는 흉강 내 주요 장기를 보호한다. 흉강의 유연

성은 폐의 흡기/팽창과 호기/수축을 할 수 있게 한다. 흉강은 12개 척추로 구성되어 있고, 각 척추에는 한 쌍의 늑골이 연결되어 있다(그림 8-2). 앞쪽으로는 1번~7번째 늑골이 흉골에 연결되어 있고(그림 8-3), 8번~10번째 늑골은 각 늑골의 바로 위쪽 연골에 연결되어 있다. 11번~12번째 늑골은 앞쪽의 다른 구조에 연결되어 있지 않아 부유늑골(floating ribs)이라고 불린다.

(1) 폐, 종격, 흉막강

흉강 내에서 보호를 받는 폐는 흉부의 양측에 위치한다. 공기로 채워진 스폰지 구조의 폐는 종격에 폐 인대로만 연결되어 있다. 오른쪽 폐는 3개의 엽(lobe)으로 되어 있고 왼쪽 폐는 심장이 차지한 공간으로 인해 2개의 엽으로 이루어져 있다. 각 폐의 기저부는 앞쪽으로 쇄골중간선과 6번 늑골이 만나는 점과 액와중간선과 8번 늑골이 만나는 점에 놓여있다. 폐 첨부는 쇄골의 안쪽에서 2~4cm 위쪽까지 걸쳐져 있다.

양쪽 폐 사이의 공간이 종격이다. 종격은 심장, 혈관, 림프절, 흉선, 신경섬유, 식도를 포함한다. 흉막은 폐를 둘러

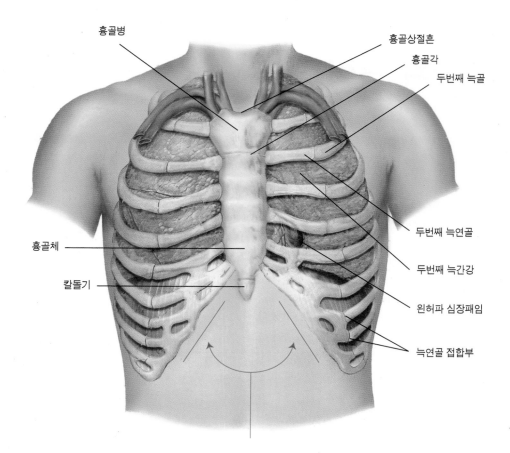

흉골병

흉골상절흔

흉골각

두번째 늑골

두번째 늑연골

두번째 늑간강

왼허파 심장패임

늑연골 접합부

흉골체

칼돌기

그림 8-1 흉벽의 구조

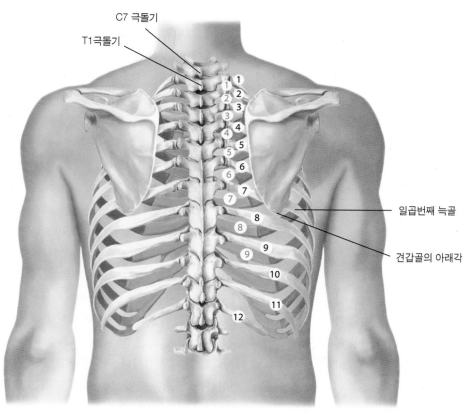

C7 극돌기

T1극돌기

일곱번째 늑골

견갑골의 아래각

그림 8-2 흉강 후면

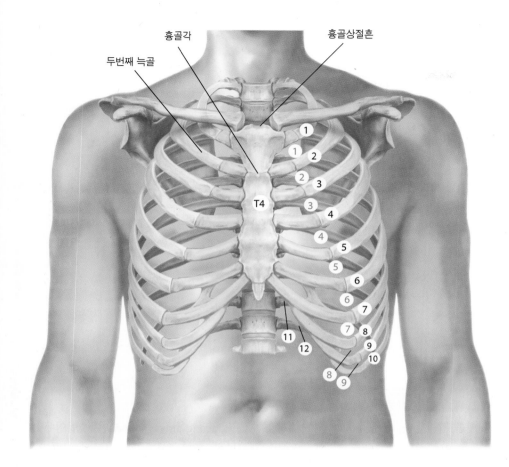

그림 8-3 흉강 전면

싸고 흉벽을 따라 위치한다.

벽측 흉막(parietal pleura)은 흉벽을 덮고 있는 막이고, 내장측 흉막(visceral pleura)은 폐의 실질을 덮고 있다(그림 8-4). 이 두 개의 흉막 사이의 작은 공간에 있는 얇은 층의 장액성 액체가 내장측 흉막과 벽측 흉막이 흡기와 호기 동안 서로 미끄러질 수 있게 한다. 흉막강 내부의 압력을 흉막강내압(intrapleural pressure)이라고 한다. 흉막강내압은 정상적으로 폐 내부의 압력보다 낮다. 이것이 폐를 팽창하도록 하는 음압이다. 만약 흉막강내압의 음압이 소실되면(예를 들어 흉부 손상으로 인해 대기압에 노출되어) 폐는 허탈 되는데, 이 경우를 기흉(pneumothorax)이라고 한다. 또한 흉막강은 액체가 축적될 수도 있는데, 흉막강 내에 비정상적으로 체액이 모인 상태를 흉막삼출(pleural effusion)이라고 한다.

(2) 호흡근

흉강을 상승시키는 근육은 흡기근(muscles of inspira-

tion)으로 분류된다. 흡기에 관한 주요 근육은 횡격막이다. 횡격막은 얇고 돔과 같은 모양으로 횡격막 신경이 분포되어 있다. 횡격막이 수축하면 복부 장기들은 아래쪽으로 내려가게 되고, 흉부는 수직으로 확장된다(그림 8-5). 정상 호흡에서 횡격막은 약 1cm 움직이지만 최대 흡기 상태에서는 총 이동 폭이 10cm까지 되기도 한다. 외늑간근(external intercostal muscle) 또한 흡기를 돕는다(그림 8-6). 이 근육들은 인접한 늑골에 붙어서 앞쪽을 향해 아래로 기울어져 있다. 외늑간근이 수축할 때 늑골은 앞쪽을 향하면서 위쪽으로 당겨져서 흉곽의 좌우경과 전후경을 증가시킨다. 흡기 보조근에는 사각근(scalene)과 흉쇄유골근(sternocleidomastoid)이 있다. 사각근은 1번과 2번 늑골을 상승시키고, 흉쇄유돌근은 흉골을 상승시킨다. 정상 호흡 시 이 두 근육은 사용되지 않지만 운동 중에는 흡기를 돕기 위해 수축한다.

흉강을 압박하는 근육은 호기근(muscles of expiration)으로 분류된다. 정상 호흡 동안 호기는 대부분 수동적 과

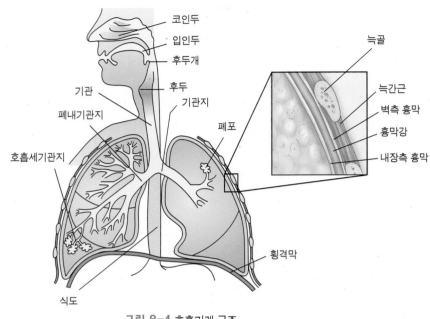

그림 8-4 호흡기계 구조

정이다. 호기 시 횡격막은 이완되고, 폐의 탄성 반동(elastic recoil)과 흉벽, 복부 장기들이 폐를 압박한다. 운동을 하는 동안 호기는 능동적 과정이 될 수 있다. 복근과 늑간근은 흡기 노력을 증가시킬 수 있다(그림 8-5). 복근이 수축할 때 복강내압이 증가하여 횡격막을 상승시킨다. 또한 복근은 배변, 구토, 기침 시에도 이용된다. 내늑간근(internal intercostal muscle)이 수축할 때 늑골은 아래를 향해 안쪽으로 당겨져서 흉부 용적을 감소시킨다.

2) 전도성 기도

전도성 기도(conducting airways)는 코인두, 입인두, 기관, 기관지, 세기관지, 종말세기관지를 포함한다(그림 8-4). 전도성 기도는 일련의 관(tube)들로 폐로 깊이 들어갈수록 수는 많아지고 좁아지며, 가스교환이 이루어지는 영역에 연결되는 통로로서(그림 8-7) 흡입된 공기를 따뜻하게 하고 보습하며 여과시킨다. 전도성 기도는 폐포를 포함하지 않아 가스교환에 참여하지 않기 때문에 해부학적 사강(anatomical dead space)을 이룬다. 해부학적 사강의 용

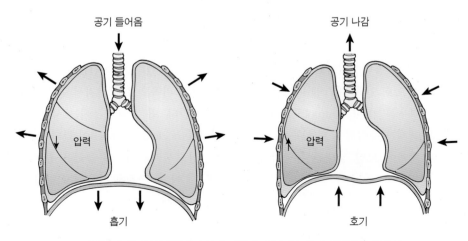

그림 8-5 흉부 전면에서 본 흡기와 호기 동안 늑골과 횡격막의 움직임

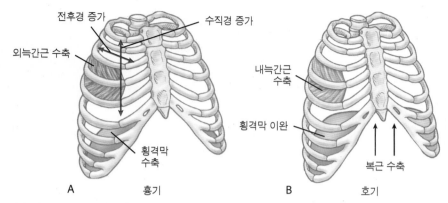

전후경 증가

수직경 증가

외늑간근 수축

내늑간근
수축

횡격막 이완

횡격막
수축

복근 수축

A 흡기

B 호기

그림 8-6 A, B: 횡격막의 수축과 늑간근의 기능. 늑골의 상승과 함몰을 보여주는 흡기와 호기 동안의 흉강의 수축과 확장

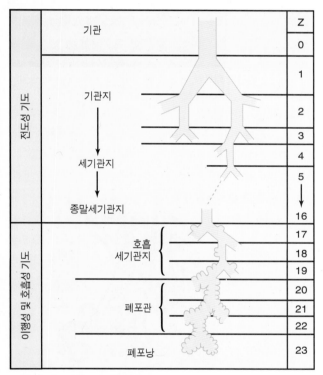

		Z
	기관	0
전도성 기도	기관지	1
		2
		3
	세기관지	4
		5
		↓
	종말세기관지	16
이행성 및 호흡성 기도	호흡 세기관지	17
		18
		19
	폐포관	20
		21
		22
	폐포낭	23

그림 8-7 **인간 기도의 계통도.** 처음 16 세대(generation)(Z)는 전도성 영역을 구성하고, 17-23 세대는 이행과 호흡성 영역을 구성한다. 아동기 동안 기도의 직경과 길이가 증가하고 폐포의 수와 크기가 증가하여 호흡기계 발달이 성숙하여 성인에 도달하는 청소년까지 지속된다.

적은 약 150mL이다.

(1) 코인두와 입인두

코인두는 흡입된 공기를 따뜻하게 하고, 여과할 수 있어

서 정상 호흡 동안 공기가 호흡기계로 들어오기 좋은 경로이다. 바깥 통로에는 큰 입자를 여과하는 거친 털이 나 있다. 비강의 윗부분은 흡입된 공기를 따뜻하게 하고 보습해준다. 만약 코 안이 막혔거나 다량의 가스교환이 필요할 때(예, 운동하는 동안)는 입인두가 또 다른 경로가 된다. 입인두의 폐쇄는 즉각적인 호흡 중단을 초래한다(질식). 이물질과 감염, 손상 또는 알레르기성 반응으로 인한 인두 기도의 부종도 기도 폐색의 원인이 된다.

(2) 후두개

후두개(epiglottis)는 혀 뿌리의 뒤쪽에 있다(그림 8-4). 후두개는 위 아래로 움직이는 나뭇잎 모양의 연골이다. 흡기 동안 후두개는 위로 움직여 공기가 기관으로 이동하도록 한다. 삼키는 동안에는 아래로 움직여 후두를 덮어 음식이나 액체가 식도로 들어갈 수 있게 한다. 배변 시 특히 변비와 같이 무리하게 힘을 주는 동안 흡입된 공기는 일시적으로 후두개가 닫힘에 의해 폐 속에 머무르게 된다. 복부 내부 근육의 수축은 복강내압과 흉강내압(intrathoracic pressure)을 상승시킨다. 이러한 종합적인 과정을 발살바수기(Valsalva maneuver)라고 한다. 갑작스런 흉강내압의 상승은 복귀정맥혈을 감소시켜 심장박출량을 감소시키기 때문에 발살바수기는 위험할 수 있다.

(3) 기관기관지 분지

기관기관지 분지(tracheobronchial tree) 는 기관, 기관지, 세기관지로 구성되어 있다. 기관은 후두와 폐의 주기관지와 연결되어 있는 속이 빈 관 혹은 '바람 관(windpipe)' 이다(그림 8-4). 기관은 주로 평활근이며, 기침을 하거나 또는 평활근의 기관지 수축으로 인해 기관이 찌그러지는 것을 방지하는 말발굽 모양의 연골 링에 의해 지지된다.

기관의 끝은 두 개의 큰 주기관지로 나뉘어 진다. 기관이 나뉘는 지점은 기관용골(carina)이라고 불린다. 기관용골은 감각신경세포에 의해 신경 자극이 주어진다. 기관용골이 자극되면(예, 기도 흡인하는 동안) 기침 반사와 기관지 수축이 유도된다. 오른쪽 주기관지는 왼쪽보다 더 넓고 짧다. 따라서 오른쪽 주기관지가 이물질의 흡인이 가장 흔하게 발생하는 부위이다. 오른쪽과 왼쪽의 주기관지는 좀 더 작고 많은 분지로 나뉘어진다(그림 8-8). 오른쪽과 왼쪽의 주기관지는 엽기관기(lobar bronchi)와 구역기관지(segmental bronchi)로 나뉘고, 세기관지로 나뉘어 종말세기관지(terminal bronchi)가 된다. 종말세기관지는 폐포가 없는 가장 작은 기도이다. 주기관지는 기관의 구조와 비슷하고, 연골 링에 의해 지지되는 기도이다. 그러나 기관지가 폐로 뻗어감에 따라 호흡세기관지 정도에서 없어질 때까지 연골 링은 불규칙해지고 작아진다. 여기에서 평활근이 세기관지를 둘러싼다. 이 근육의 수축(기관지연축)이 세기관지의 협착과 가스 흐름의 장애를 유발한다.

3) 호흡성 기도

종말세기관지는 호흡성 기도로 분지된다. 호흡성 기도는 호흡 세기관지, 폐포관(alveolar duct), 폐포주머니(aleveolar sac)가 포함된다(그림 8-7). 호흡 영역은 폐의 대부분을 이루며, 용량은 2.5~3L이다.

(1) 호흡 세기관지

각 호흡 세기관지는 소엽(lobule)을 형성한다. 소엽은 폐의 가장 작은 기능적 구조이며, 가스교환이 이뤄지는 부분으로 세동맥, 폐모세혈관, 세정맥으로 구성되어 있다(그림 8-9). 혈액은 폐동맥을 통해 들어오고 폐정맥을 통해 나간다. 여기가 체내에서 정맥을 통해 고농도의 산소화된 혈액이 흐르는 유일한 곳이다.

(2) 폐포

그림 8-9에서와 같이 각 호흡 세기관지는 끝이 폐포 덩

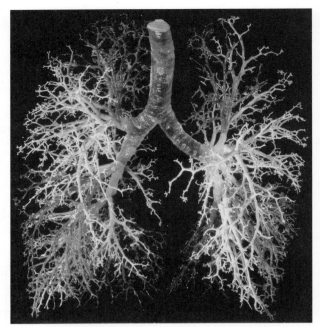

그림 8-8 **인간의 폐모양.** 폐포를 잘라버리고 기관으로부터 종말세기관까지의 전도성 기도를 보여주고 있다.

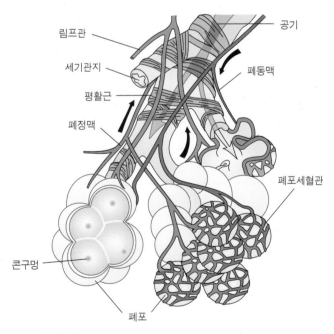

그림 8-9 기관지 평활근 섬유, 폐 혈관, 림프관이 나타난 폐 소엽

어리로 이루어지는 몇 개의 폐포관을 형성한다. 폐포는 호흡기계의 끝이며 가스교환이 이루어지는 곳이다. 폐포는 얇은 벽으로 된 컵 모양의 구조이다. 성인의 폐에는 약 3억 개의 폐포가 있고, 총 표면적은 85m²이다. 또한 폐포에는 식세포 역할을 하는 대식세포가 있다. 이러한 세포는 폐포에서 폐포로 이동하면서 이물질을 제거하고 폐포를 무균상태로 유지한다.

폐포의 구조는 type I 폐포세포와 type II 폐포세포의 두 종류 세포로 구성되어 있다. Type I 폐포세포는 편평상피세포이며, 총 폐포 표면적의 약 90%를 차지한다. 가스교환은 이 세포를 따라 일어난다. Type II 폐포세포는 폐의 표면활성제를 분비한다. 표면활성제는 지단백이며, 폐내 표면장력을 감소시킨다. 표면활성제는 호기 동안 작은 기도들이 허탈되지 않도록 하고, 흡기 시에는 더 쉽게 폐포가 팽창될 수 있도록 한다. 따라서 type II 폐포세포의 손상은 폐포 허탈을 일으키고 폐의 가스교환 장애를 초래한다.

4) 폐순환

폐는 기관지순환과 폐순환에 의해 이중으로 혈액이 공급된다. 기관지순환은 혈액을 기도에 공급하고, 폐순환은 가스교환에 관여한다.

(1) 기관지순환

흉곽의 왼쪽에 혈액을 공급하는 기관지동맥은 대동맥에서 기시하고, 흉곽의 오른쪽에 혈액을 공급하는 동맥은 내흉동맥, 쇄골하동맥, 늑간동맥에서 나온 분지이다. 기관지순환의 모세혈관은 기관지정맥으로 흘러 들어가 결국 대정맥이나 폐정맥으로 배출된다. 기관지순환은 가스교환에 관여하지 않는다. 폐정맥으로 들어간 혈액은 산소가 없는 혈액으로 왼쪽 심장에서 흐르고 있는 산소화된 혈액과 섞인다. 이것이 해부학적 단락(anatomical shunt)이 되고, 동맥의 산소포화도가 항상 100% 미만이 되는 이유이다. 기관지순환을 통한 혈액량은 적어서 폐 이식 이후처럼 기관지순환 없이도 폐는 정상적으로 잘 기능할 수 있다.

(2) 폐순환

폐순환은 폐동맥에서 시작되어 폐의 가스교환을 돕는

다(그림 8-10). 그림 8-10에서와 같이 산화 전 혈액이 우심실에서 나와서 폐동맥으로 들어간다. 폐동맥으로부터 흘러나온 혈액은 분지를 이루는 동맥들을 통과하여 모세혈관으로 흐른 뒤 세정맥들을 통해 폐정맥으로 돌아간다.

폐포벽에서 모세혈관은 조밀한 그물망(network)을 형성한다(그림 8-9). 모세혈관 분절의 직경은 약 10 μm이며, 단 한 개의 적혈구에 적합한 크기이다. 혈액-가스 장벽이 매우 얇다는 것은 가스교환을 위해서 지극히 효율적일 뿐만 아니라 모세혈관이 쉽게 손상 받을 수 있다는 것을 의미한다. 폐 내부의 압력의 증가(높은 호기말양압으로 발생한 것과 같은) 또는 폐 용적의 증가(일회호흡량을 크게 적용한 기계환기 시 발생한 것 같은)는 모세혈관의 손상을 일으켜 혈장이 폐포강으로 새어나가게 할 수 있다. 각 적혈구는 모세혈관망에서 약 0.75초를 소요하며, 이 시간 동안 2~3개의 폐포를 가로지르게 된다. 폐포 가스와 모세혈관의 혈액 간에 산소와 이산화탄소가 거의 완전한 평형상태가 되는 것이 바로 이 짧은 시간 동안 이뤄질 수 있다.

폐동맥은 우심실에서 나오는 전체 혈액량을 받는다. 그러나 전신순환 저항과 비교하여 폐순환의 저항은 매우 낮으며, 이는 폐혈관 구조는 전신순환혈관과 같은 혈관 평활근이 없기 때문이다. 따라서 폐순환에서 수축기압과 이완기압은 훨씬 더 낮다. 정상 폐동맥압은 20~30/8~15mmHg이다. 전신순환계에서 고혈압이 발생하는 것과 마찬가지로 폐순환에서도 고혈압이 발생하는데 이것을 폐동맥 고혈압tension)이라고 한다.

5) 폐 림프계

폐는 매우 나쁜 환경에 노출된 신체 중 가장 표면적이 넓다. 다행히 폐는 흡입된 물질을 조절할 수 있는 다양한 기전이 있다. 코는 큰 입자를 걸러내고, 전도성 기도 안에 있는 물질은 기도에 있는 섬모에 의해 제거된다. 섬모는 이물질을 후두개 쪽으로 쓸어 내리고 그곳에서 이물질이 삼켜진다. 포식작용에 의해 폐포 내의 이물질은 대식세포나 백혈구에 의해 파괴된다. 폐포에 도달한 이물질은 림프 조직에 의해 제거된다. 림프관은 폐혈관과 평행하게 있다(그림 8-9). 림프관은 소엽을 둘러싸고 있어서 간질강으로부터 나온 입자와 단백질의 제거를 돕는다. 림프관은 결국

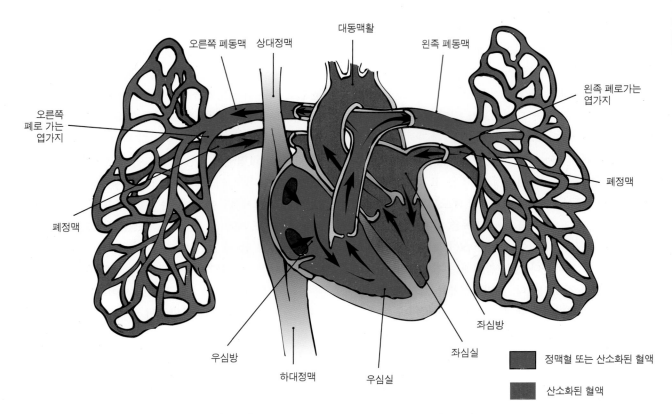

그림 8-10 오른쪽 심장에서 폐와 왼쪽 심장으로의 혈액 순환

폐문에 위치한 림프절로 배출된다.

2. 호흡기계 생리

호흡의 목적은 조직에 산소를 공급하고 이산화탄소를 제거하는 것이다. 호흡생리는 다음의 세 과정으로 이루어진다. (1) 환기 또는 대기와 폐포 간의 공기 이동 (2) 폐모세혈관과 폐포 간의 산소 및 이산화탄소의 확산 (3) 세포내외로 산소와 이산화탄소의 수송

1) 환기

환기 동안 폐 안으로 공기가 이동하는 것을 흡기(inspiration)라고 하고, 폐의 외부로 공기가 이동하는 것을 호기(expiration)라고 한다. 공기는 압력이 높은 곳에서 낮은 쪽으로 이동한다. 호흡이 시작되기 위해 폐포 내 압력이 감소되어 폐내부로 공기가 이동한다.

(1) 환기 역학

환기는 압력 및 폐의 내외부로의 공기 이동에 관여하는 근육 통합성의 변화, 폐 순응도(lung compliance), 기도저항을 포함하는 다양한 변수를 가진 복잡한 과정이다. 이러한 변수들을 환기 역학이라고 한다.

① 폐 내외부로의 공기 이동

폐 내외부로의 공기 이동은 흉강을 확장시키고 수축시키는 근육과 한 부분에서 다른 부분으로의 공기 이동을 촉진하는 압력의 변화가 요구된다. 폐는 두 가지의 방법으로 확장하고 수축한다: (1) 횡격막이 위. 아래로 움직여서 흉강을 길게 하거나 짧게 하는 것 (2) 늑골이 올라가거나 내려가서 흉강의 전후경을 증가시키거나 감소시키는 것.

물리학 법칙에 의하면 가스는 항상 압력이 높은 곳에서 낮은 쪽으로 이동한다. 호흡과정에는 기도내압(airway pressure), 흉막강내압, 폐포내압(intra-alveolar pressure), 흉강내압 등이 관한다(그림 8-11). 기도내압은 전도성 기도에서의 압력이다. 흉막강내압은 내장측 흉막과 벽측 흉

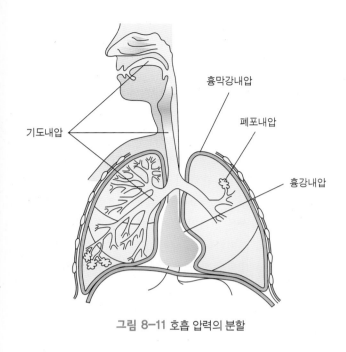

기도내압
흉막강내압
폐포내압
흉강내압

그림 8-11 호흡 압력의 분할

막 사이의 좁은 공간에서의 압력이다. 폐포내압은 폐포 안의 압력이다. 폐포내압과 흉막강내압의 차이를 경흉부압

(transpulmonary pressure)이라고 한다. 흉강내압은 전체 흉강 내 압력이다.

그림 8-12는 환기에 관여된 역학을 보여주고 있다. 그림 13-12A는 안정 시 압력상태이다. 약간 음압인 흉막압은 폐가 안정 상태에 열려 있도록 흡입 상태를 만든다. 흉벽에 대해 폐를 유지하기 위한 음압이 없으면 폐의 탄성반동이 폐 허탈을 일으킬 수도 있다. 후두개가 열리고 공기흐름이 없을 때 전도성 기도의 압력과 패포 압력은 대기압과 같다. 그림 8-12B는 흡기 동안의 압력을 보여준다. 횡격막과 늑간근육이 수축하는 흡기 시 흉강 용적은 증가한다. 흉벽이 확장되면 폐를 바깥쪽으로 밀어 흉막강내압은 더 음압이 된다. 폐포압이 좀 더 음압이 됨에 따라 전도성 기도를 통해 대기 공기가 폐포로 들어온다. 흡기 후 근육은 이완되고 흉강은 안정상태로 복귀한다. 가슴 크기의 감소와 폐 압박의 감소로 폐포내압이 형성되어 호기 동안 폐 바깥쪽으로 공기를 밀어낸다. 한 호흡주기는 1회의 흡기와 호기로 구성된다. 안정 시 흡기는 1초이고 호기는 2초간 지속된다.

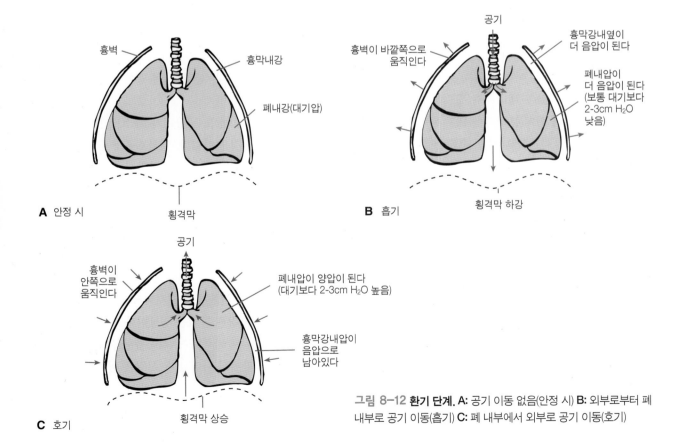

그림 8-12 환기 단계. A: 공기 이동 없음(안정 시) B: 외부로부터 폐 내부로 공기 이동(흡기) C: 폐 내부에서 외부로 공기 이동(호기)

① 폐 순응도

폐의 팽창 정도를 순응도라고 한다. 순응도는 조직이 얼마나 쉽게 늘어나는가 또는 확장성을 측정한 것이다. 만약 순응도가 감소되면 흡기를 위한 폐의 확장이 더 어려워진다. 반대로 순응도가 증가하면 폐 조직은 더 쉽게 확장된다. 순응도는 폐 압력 변화에 대한 폐 용적 변화의 비로 나타낸다.

순응도 = 폐 용적의 변화(L)/ 폐 압력의 변화(cm H₂O)

순응도는 풍선을 불 때 뻣뻣하고 저항감이 있는 새풍선에 비해 이전에 불었던 풍선이 더 불기 쉽다는 비교를 통해 이해될 수 있다. 폐 순응도는 폐의 탄력소(elastin)와 교원섬유(collagen fiber), 폐포의 표면장력에 의해 결정된다. 폐 조직은 탄력소와 교원섬유로 구성되어 있다. 교원섬유는 늘어나는 것을 방해하여 폐 확장을 어렵게 하는 반면, 탄력소 섬유는 늘어나는 것을 쉽게 하여 폐 확장을 쉽게 한다. 폐 섬유화나 간질성 폐질환에서 발생하는 것처럼 교원섬유가 반흔조직으로 대체되면 폐는 뻣뻣해지고 불응성이 된다.

폐포에 있는 액체는 높은 표면장력을 가지고 있다. 표면장력이 높을 때 폐포의 습기가 있는 내부 표면은 다른 쪽으로부터 분리되기가 어렵고, 흡기 동안 폐포를 열고 공기를 채우는 데 더 많은 에너지자 필요하다. 표면장력이 낮으면 폐포벽은 더 쉽게 분리되어 흡기 동안 폐포를 공기로 채우기 위해 더 적은 에너지가 필요하게 된다. type II 폐포세포에서 분비되는 표면활성제라고 불리는 지단백물질은 폐에서 이런 용액의 표면장력을 낮춘다.

표면활성제가 폐의 팽창에 미치는 중요한 영향은 (1) 표면장력을 감소시키고, (2) 폐 순응도를 증가시켜 팽창을 쉽게 하며, (3) 폐포의 안정화와 폐포가 좀더 균등하게 팽창되도록 하고, (4) 폐포를 건조하게 유지해서 폐부종의 예방을 돕는 것이다. 표면활성제 없이 폐 팽창은 매우 어렵다. 표면활성화를 분비하는 type II 폐포세포는 임신 26~28주까지는 성숙되지 않는다. 미숙아는 충분한 양의 표면활성제가 없으므로 폐포의 허탈과 신생아 호흡곤란증후군으로 알려진 심한 호흡부전이 초래된다. 표면활성제의 결핍이나 생성 부족은 성인의 급성 호흡곤란증후군

을 유발할 수 있다.

② 기도 저항

전도성 기도에서 공기흐름은 대기와 폐포 간의 압력 차이뿐 아니라 공기가 기도를 통해 움직일 때 발생하는 저항에 의해서도 영향을 받는다. Poiseuille의 법칙에 의하면 흐름에 대한 저항은 반경의 4제곱에 반비례한다(R=1/r⁴). 만약 가스가 통과하는 관의 반지름이 반으로 줄면, 저항은 16배 증가한다(2×2×2×2=16). 이것은 호흡성 기도에서는 기도 직경의 작은 변화가 공기흐름 저항에 엄청난 영향을 준다는 것을 의미한다. 정상적으로 기도 저항은 적어서 폐로 다량의 공기가 움직이기 위해서 적은 압력 변화만이 필요하다. 그러나 폐의 분비물이나 기관지경련에서 야기된 것 같은 기도 직경이 감소된 상태에서는 기도 저항이 현저하게 증가한다. 기도 저항이 증가된 사람들은 기도 저항이 증가되기 전의 공기흐름과 같은 비율로 유지하기 위해서 공기를 이동시키기 위해 추진 압력(호흡노력)을 증가시켜야 한다.

(2) 환기 사정

분당환기량(minute ventilation)은 분당 흡기량과 호기량이다. 이것은 일회호흡량(tidal volume, VT)과 호흡수를 곱해서 계산한다. 안정 시 분당환기량은 약 7,500mL/분이다.

기도로 들어오는 모든 공기가 가스교환이 일어나는 폐포에 도달하는 것은 아니다. 일회호흡량 중 폐포의 가스교환에 참여하지 않는 부분을 사강환기(dead space ventilation)라고 한다. 사강환기는 해부학적 사강 용적과 생리적 사강(physiological dead space) 용적을 포함한다. 해부학적 사강은 전도성 기도 내의 공기량이며, 정상적으로 약 2mL/kg 또는 약 150mL이다. 해부학적 사강은 신체 자세와 질환 상태에 따라 달라진다. 만성폐쇄성 폐질환(COPD) 같은 질환에서는 해부학적 사강이 정상보다 더 크다. 생리적 사강은 환기는 정상이나 폐포로의 관류가 감소되거나 없을 때 발생하며, 심박출량 감소나 폐색전증과 같은 특성 질환에서 나타난다. 사강은 동맥혈 이산화탄소 분압을 증가시키는데 이는 조직에서 나온 이산화탄소를 운반하는 혈액이 폐포로 도달하지 못했기 때문이다.

폐포 환기(alveolar ventilation)는 매 분마다 호흡 영역으로 들어오는 신선한 가스량을 말한다. 폐포 환기는 가스 교환에 사용되는 신선한 흡입 공기량을 나타내기 때문에 매우 중요하다. 폐포 환기는 분당환기량에서 사강을 뺀 것으로, 동맥혈 이산화탄소분압($PaCO_2$)과 반비례한다. 사람이 과도하게 호흡하면 폐포 환기는 증가하고 동맥혈 이산화탄소분압은 감소하며, 폐포 환기가 감소하면 동맥혈 이산화탄소분압은 증가할 것이다.

(3) 폐용적과 폐용량

폐 내외부의 공기흐름으로 실제 폐용적(lung volume)을 측정한다. 비록 '폐기능'으로 측정되는 것이라 할지라도 실제로 이러한 용적들을 '폐의 해부학적' 측정을 나타낸다. 환기 평가에 있어서 구조 또는 해부가 주로 기능을 결정한다.

환기 또는 폐기능 검사는 흉부와 폐가 폐포 내외로 공기를 이동시키는 능력을 측정한다. 폐기능 검사에는 폐용적 측정, 폐용량(capacity) 측정, 동력학(dynamics) 측정이 포함된다. 이러한 측정은 운동과 질환에 의해 영향을 받는다. 연령, 성별, 신체 크기, 자세는 검사결과를 판독할 때 고려해야 할 변수들이다(Box 8-1 호흡기계의 해부 및 생리에 영향을 주는 연령에 따른 변화 요약). 그림 8-13은 정상 폐용적과 폐용량을 나타내는 폐기능 검사이다. 폐용적 측정은 호흡주기의 다양한 지점에서 폐가 보유하는 공기량을 나타낸다. 표 8-1에 나타난 바와 같이 폐용적의 측정은 일회호흡량(VT), 흡기예비량(inspiratory reserve vol-ume, IRV), 호기예비량(expiratory reserve volume, ERV), 잔기량(residual volume, RV)이 포함된다. 폐용량의 측정은 폐 주기의 일부를 수량화한다. 이것들은 앞서 말한 폐용적의 조합으로 측정되고, 흡기용적(inspiratory capacity, IC), 기능잔기용량(functional residual capacity, FRC), 폐활량(vital capacity, VC), 총폐용량(total lung capacity)이 포함된다(표 8-1).

(4) 호흡을 위한 "일"

정상적인 편안한 호흡은 흡기 중에 근육수축이 일어나

> **BOX 8-1**
> **노화에 따른 호흡기계의 해부생리적 변화**
>
> - 흉부 전후경 증가
> - 순응도 증가
> - 해부학적 사강 증가
> - 잔기량 증가
> - 호흡근의 힘 감소
> - 폐포 수의 감소로 인한 확산에 필요한 표면적 감소
> - 폐포 탄성력 감소
> - 흉벽 움직임 감소
> - 폐활량 감소
> - 혈중 산소 감소-60세 이상에서 매 1년 증가 시마다 기본 동맥혈 산소분압 80mmHg에서 1mmHg씩 뺄 것
> - 헤모글로빈의 감소와 산소의 운반능력 감소로 인해 빈혈이 흔함

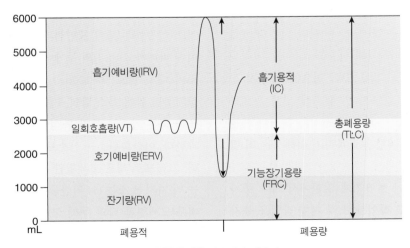

그림 8-13 폐용적과 폐용량

표 8-1	폐용적과 폐용량		
용어	설명	소견	정상 수치
폐용적			
일회호흡량(VT)	각 호흡 시 흡기되고 호기되는 공기의 양	중증 질환에서 조차 변화가 없을 수 있다.	500mL
흡기예비량(IRV)	정상 흡기 후 최대한 들이쉴 수 있는 공기의 양		3,000mL
호기예비량(ERV)	정상 호기 후 최대한 내쉴 수 있는 공기의 양	비만, 복수, 임신과 같은 제한성 질환에서는 감소된다.	1,100mL
잔기량(RV)	최대 호기 후 폐에 남아있는 공기의 양	폐쇄성 질환에서 증가할 수 있다.	1,200mL
폐용량			
폐활량(VC)	최대한 들이쉬고 최대한 내쉬는 공기의 양	신경근육병, 전신 피로, 무기폐, 폐부종, 만성폐쇄성 폐질환에서 감소될 수 있다.	4,600mL
흡기용적(IC)	정상 호기 후 최대한 들이쉴 수 있는 공기의 양	흡기용적의 감소는 제한성 폐 질환을 의미할 수 있다.	3,500mL
기능잔기용량(FRC)	정상 호기 후 최대한 들이쉴 수 있는 공기의 양	만성폐쇄성 폐질환 시 증가할 수 있고, 급성 호흡곤란증후군에서 감소될 수 있다.	2,300mL
총폐용량(TLC)	최대 호기 후 폐 안에 있는 공기의 양, 폐활량, 흡기예비량, 호기예비량 및 잔기량의 합과 같다.	무기폐나 폐렴과 같은 제한성 질환에서 감소될 수 있고, 만성폐쇄성폐질환에서 증가될 수 있다.	5,800mL

는 반면, 호기는 폐의 탄성반동에 의한 수동적 과정이다. 그러므로 정상적인 안정 상태에서 근육수축 또는 일(work)은 흡기 동안에만 필요하다. 흡기 일은 세 영역으로 나눌 수 있다: (1) 순응도 작업(compliance work) 또는 탄성 작업(elastic work)이라고 부르는 폐와 흉벽의 탄성에 대항하여 폐를 확장시키기 위해 필요한 일 (2) 조직 저항 작업(tissue resistance work)이라고 부르는 폐와 흉벽의 점성을 극복하기 위해 요구되는 일 (3) 기도 저항 작업(airway resistance work)이라고 부르는 폐로 공기가 이동하는 동안 기도 저항을 극복하기 위해 요구되는 일. 정상적으로 편안한 호흡 중에는 총 작업 중 단지 적은 퍼센트만이 조직 저항을 극복하기 위해 사용되고, 기도 저항을 극복하기 위해서는 약간 더 많은 일이 필요하며, 단지 신체가 소비하는 총 에너지의 3-5%만 환기를 위해 필요하다. 그러나 빠른 속도로 기도를 통해 공기가 흘러야 하는 힘든 호흡 동안에는 기도 저항을 극복하기 위해서는 더 많은 일이 이용된다.

이 세 형태의 일 모두가 호흡기계 질환에서 자주 증가된다. 폐 섬유화는 순응도 작업과 조직 저항 작업을 증가시킨다. 기도를 막는 질환은 기도 저항 작업을 증가시킨다. 특히 기도 저항이 증가되거나 폐 순응도가 감소된 사람이라면 심한 운동 중에 필요한 에너지량이 50배나 증가할 수 있다.

2) 확산

폐포가 신선한 공기로 팽창되고 나면 호흡과정의 다음 단계는 폐포에서 폐 모세혈관으로의 산소 확산과 폐 모세혈관에서 폐포로의 이산화탄소의 확산이다. 확산 또는 분자의 이동은 고농도에서 저농도로 일어난다. Fick의 법칙은 폐포-모세혈관 막을 통한 가스 확산에 대해 설명하고 있다(그림 8-14). Fick의 법칙에 의하면 반투과막을 통한 가스 이동률은 조직 표면적과 두 곳 사이의 가스 압력 차이에 비례하고, 조직의 두께에는 반비례한다. 폐포의 표면적이 매우 넓고(50~100m²), 폐포막의 두께가 $0.3\mu m$임을 상기하면 혈액-가스 막의 수준은 가스 확산에 이상적이다. 또한 다른 가스는 분자 특성에 따라 다른 비율로 막을 통과한다. 이산화탄소는 산소보다 약 20배 더 빠르게 확산된다. 그러므로 폐포-모세혈관 간의 가스교환에 영향을 미치는 네 가지 요소는 (1) 확산을 위해 이용 가능한 표면적 (2) 폐포-모세혈관 막의 두께 (3) 막을 투과하는 가스의 분압 (4) 가스의 용해성과 분자 특성(표 8-2)이다. 이 요소들 중 하나 또는 그 이상에 영향을 주는 어떤 상태나 질환은 폐

표 8-2	폐포-모세혈관 가스교환에 영향을 미치는 요소
가스교환에 영향을 주는 요소	예
확산을 위한 표면적	폐 제거 또는 폐기종이나 만성 기관지염과 같이 폐 조직을 파괴하거나 환기/관류의 부조화를 유발하는 질환
폐포-모세혈관 막의 두께	폐렴, 간질성 폐질환, 폐부종 같이 막의 두께를 증가시키는 질환
폐포의 가스분압	산소분압이 감소하는 고도가 높은 곳에 오르기. 반대로 흡입된 공기의 가스분압이 증가하면(산소요법) 확산을 위한 압력 차이가 증가한다.
가스의 용해성과 분자량	세포막에서 더 많이 용해되고, 폐포-모세혈관 막을 통해 산소보다 더 빨리 확산되는 이산화탄소

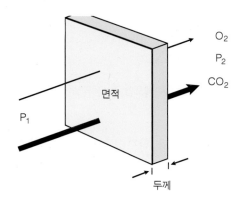

그림 8-14 Fick의 법칙은 조직막을 통한 확산을 설명한다. 확산되는 가스의 양은 표면적과 조직막 간의 분압 차이(P_1과 P_2)에 비례한다. 반대로 확산되는 가스의 양은 조직막의 두께에 반비례한다. 이산화탄소의 분자 특성 상 산소보다 약 20배 빠르게 확산된다.

포-모세혈관 막을 통과하는 산소와 이산화탄소의 확산에 손상을 준다.

3) 관류

산소가 폐포에서 폐 모세혈관으로 한번 확산되면 혈류에 의해 폐로부터 운반된다. 이러한 폐의 가스교환 기능은 호흡성 기도를 통과하는 지속적인 혈류가 있어야 한다. 관류라는 용어는 폐 모세혈관망을 통과하는 혈액의 흐름을 말한다. 폐 모세혈관은 폐포벽 주위로 조밀한 그물망을 형성하여 가스교환을 위해 최대한으로 효율적인 구조를 만든다(그림 8-9). 폐의 호흡영역에서 모세혈관의 그물은 매우 조밀해서 이 같은 혈관에서의 흐름을 종종 혈액 "시트(sheet)"와 유사한 것으로 표현하기도 한다. 이 혈관들은 폐포에서 낮은 산소농도를 감지하면 혈관을 수축시킨다.

이러한 저산소성 혈관수축(hypoxic vasoconstriction)이라고 불리는 반응의 정확한 기전은 알려져 있지 않으며, 폐의 저산소 부위로부터 혈류를 멀어지도록 하는 효과가 있다. 이 영역으로부터 혈류를 전환시킴으로써 가스교환의 나쁜 영향이 감소된다.

4) 환기와 관류의 관계
(1) 환기의 분포

폐의 모든 영역에서 동일하게 환기가 이뤄지는 것은 아니다. 체위는 환기 분포에 영향을 준다. 앉거나 선 자세에서는 폐의 아래쪽이 위쪽보다 환기가 더 잘되고, 앙와위에서는 폐 첨부와 기저부는 거의 같은 정도로 환기가 되나 폐의 아랫면(후면)이 윗면(전면)보다 더 많이 환기된다. 측위에서는 아래쪽 폐(dependent lung)에서 환기가 가장 잘 이루어진다.

(2) 관류의 분포

환기에서와 같이 폐 혈류의 분포는 자세와 중력에 영향을 받는다. 서 있는 자세에서는 폐 첨부보다 폐 기저부에서 혈류가 더 좋다. 앙와위에서는 폐 첨부로부터 기저부까지 혈류가 거의 같지만 폐의 아랫면(후면)이 전면보다 많다. 엎드린 자세에서도 폐 첨부와 기저부는 마찬가지이다: 아랫면(지금은 폐의 전면)의 혈류가 폐의 후면보다 많다.

사람의 폐에서는 상당한 혈류의 불균형이 있다(그림 8-15). 혈류의 고르지 못한 분배는 혈관 내 정수압의 차이로 설명할 수 있다. Zone 1에서는 폐포압이 폐동맥압과 폐정맥압 보다 높다. 폐포의 모세혈관은 압력에 의해 기본적으로 납작해서 혈류가 없다. Zone 2는 폐동맥압이 폐포압보

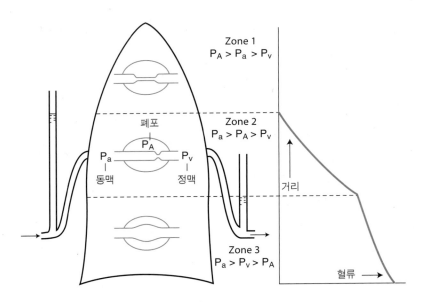

그림 8-15 모세혈관에 영향을 주는 압력에 따른 폐에서 혈류의 불균등한 분포에 대한 설명. PA, 폐포압; Pa, 동맥압; Pv, 정맥압

다 높아 약간의 혈류가 있다. 이곳에서 혈류는 동맥압과 폐포압의 차이에 의해 결정된다. Zone 3에서는 폐혈관에 영향을 주는 미약한 폐포압이 있고, 혈류는 동정맥압의 차이라는 일반적인 방법에 의해 결정된다.

(3) 환기와 관류의 조화

효과적인 폐의 가스교환은 관류와 환기의 균형 또는 조화에 달려있다(그림 26-16A). 사강과 단락의 두 요인이 관류와 환기의 조화를 방해할 수 있다. 이 장의 앞에서 기술한 바와 같이 사강은 호흡기계에서 가스교환에 관여하지 않는 영역이다. 전도성 기도 내 공기는(약150mL) 가스교환에 관여하지 않으며, 이를 해부학적 사강이라고 한다. 해부학적 사강은 기도내삽관 시 증가한다. 폐의 Zone 1에서 환기는 되지만 관류가 없는 영역을 폐포 사강이라고 한다. 또한 폐의 다른 부분에서는 무기폐나 폐렴으로 허탈된 폐에서 발생하는 것과 같은 폐포 사강이 있다. 단락은 산소를 받지 않은 폐포를 우회한 혈액을 말한다. 단락은 해부학적 단락(anatomical shunt)과 생리적 단락(physio-logic shunt)의 두 가지 형태가 있다. 해부학적 단락이 있는 경우, 혈액은 폐를 통과하지 않고 심장의 오른쪽에서 왼쪽으로 이동한다. 해부학적 단락은 선천성 심장에서 발생한다. 생리적 단락의 경우, 혈액은 충분한 양의 산소를 취하지 않고 폐를 지나쳐 간다.

환기-관류의 불균형은 환기 또는 관류가 부적절하거나 둘다 부족한 경우 발생한다. 환기와 관류의 불균형은 다음 세가지 형태로 나타난다.

- 생리적 단락(낮은 환기/관류의 비율). 관류가 환기보다 많아서 비율은 낮고 단락이 있다. 단락은 가스교환 없이 혈액이 폐포를 지나가는 것을 의미한다. 낮은 환기/관류 비는 폐렴, 무기폐, 종양, 점액전색(mucus plug)이 있는 경우에 나타난다(그림 8-16B).
- 폐포 사강(높은 환기/관류 비). 환기가 관류보다 많아서 비율이 높고 폐포 사강이 생기게 된다. 폐포는 관류가 부적절해서 가스교환이 일어나지 않는다. 높은 환기/관류 비는 폐색전증, 폐경색증, 심장성 쇼크, 일회호흡량이 많은 기계환기에서 나타난다(그림 8-16C).
- 환기 단위(Silent unit). 환기와 관류가 모두 감소되었을 때 무환기 단위가 발생한다. 환기 단위는 기흉과 심한 급성 호흡곤란증후군에서 나타날 수 있다(그림 8-16D).

5) 가스 이동

(1) 산소

산소는 혈액에 용해되거나 헤모글로빈에 결합되어 이동된다. 동맥혈 산소분압은 혈장에 용해된 산소량을 나타

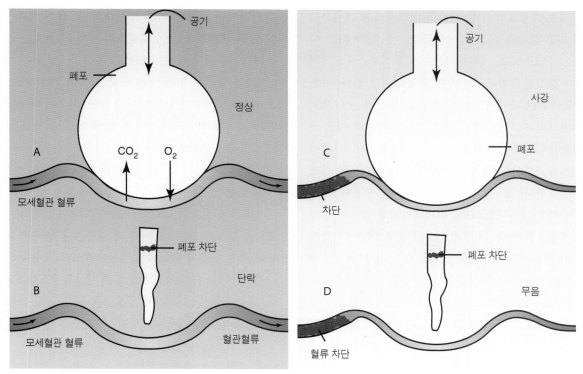

그림 8-16 다양한 환기-관류 상태에 대한 도식. A: 정상 환기와 정상 관류를 가진 정상 단위 **B:** 낮은 환기/관류 비-환기는 안되나 정상 관류를 가진 폐포 **C:** 높은 환기/관류 비-환기는 정상이나 관류가 안 되는 폐포 **D:** 무음 단위-환기와 관류가 없는 폐포

낸다. 모든 산소의 3% 미만이 이 형태로 운반되는 반면, 혈액으로 운반되는 97%의 산소는 헤모글로빈에 결합되어 있고, 이를 산소헤모글로빈(oxyhemoglobin)이라고 한다. 완전히 포화되었을 때 헤모글로빈 1g은 약 1.34 mL의 산소를 운반한다. 산소가 폐포-모세혈관 막을 통과하여 확산되면 적혈구 내의 헤모글로빈과 가역적인 결합을 한다. 산소헤모글로빈은 동맥혈 내로 운반되고 세포 대사에 사용되기 위해 조직에서 이용할 수 있게 된다. 산소포화도(SaO_2)는 산소와 결합한 헤모글로빈 분자의 백분율을 나타낸다.

헤모글로빈 분자에서 산소와 결합하는 네 부위 모두가 산소와 결합하였을 때를 완전 포화상태라 하고, 네 부위보다 적게 결합된 경우를 부분 포화상태라고 한다. 친화력(affinity)이라는 용어는 산소와 결합하는 헤모글로빈의 능력을 의미한다. 친화력이 높을 때 헤모글로빈은 폐포-모세혈관 막에서 산소와 쉽게 결합한다. 그러나 조직에서는 헤모글로빈이 쉽게 산소를 내어놓지 않는다. 친화력이 낮을 때는 헤모글로빈이 폐포-모세혈관 막에서 산소와 쉽게 결합하지 못한다. 대신 친화력이 낮으면 헤모글로빈은 조직에서 더 쉽게 산소를 내어놓는다. 헤모글로빈과 산소의 친화력은 산소헤모글로빈의 해리곡선으로 설명된다 (그림 8-17).

산소헤모글로빈 해리곡선은 산소헤모글로빈 포화도(산소와 결합한 헤모글로빈의 백분율, SaO_2)와 동맥혈 산소분압 간의 관계를 도표화한 것이다. 곡선의 처음 부분은 기울기가 매우 급하다가 꼭지점에서는 기울기가 완만하다. 완만한 지점은 폐에서 헤모글로빈과 산소의 결합을 나타낸다. 곡선의 경사면은(40~60 mmHg 사이) 모세혈관에서 일어나는 헤모글로빈으로부터 산소의 방출을 나타낸다. 동맥혈 산소분압이 40 mmHg이면 헤모글로빈 분자의 70~75%는 산소로 포화되어 있다. 이것은 응급상황이거나 격렬한 운동을 하는 경우 조직에 공급할 수 있는 산소 보유량이 된다.

산소에 대한 헤모글로빈의 친화력은 pH, 이산화탄소 농도, 온도, 2, 3-디포스포글리세레이트(2, 3-DPG)에 영향을 받는다. 2, 3-디포스포글리세레이트는 혈액에서 발견되는 대사적으로 중요한 혈중 인산염 화합물이며 대사상태에 따라 다른 결합을 이룬다. 헤모글로빈은 pH가 높고, 이산화탄소가 감소하고, 체온이 낮고, 2, 3-디포스포글리세레이트가 감소된 상황에서 산소와 더 쉽게 결합한다. 이는 산소헤모글로빈 해리곡선이 왼쪽으로 이동하는 것으로 나타난다(그림 8-17). 곡선이 왼쪽으로 이동할 때 어떤 동맥혈 산소분압에서도 산소포화도는 더 높게 되며, 산소에 대한 헤모글로빈의 친화력이 증가하고, 조직으로의 산소 방출이 감소한다. pH가 낮고, 이산화탄소가 증가하고, 체온이 상승하고, 2,3-디포스포글리세레이트가 증가된 상태에서 헤모글로빈은 좀 더 쉽게 산소를 방출한다. 이 관계는 곡선이 오른쪽으로 이동하는 것으로 나타난다(그림 8-17). 오른쪽으로 이동한 곡선에서는 어떤 동맥혈 산소분압에 대해서도 산소포화도는 더 낮고, 산소에 대한 헤모글로빈의 친화력은 감소되며, 조직으로의 산소 방출은 증가한다.

(2) 이산화탄소

이산화탄소는 혈액에서 용해된 이산화탄소(10%), 헤모글로빈에 결합된 이산화탄소(30%), 중탄산염(60%)의 세 가지 형태로 운반된다. 이산화탄소는 대사에 의한 부산물이며, 세포 밖으로 나와 모세혈관으로 확산된다. 대부분의 이산화탄소는 헤모글로빈과 결합하는 장소인 적혈구로 확산되고, 대부분이 중탄산염으로 적혈구로부터 방출된다. 폐 모세혈관에서는 이산화탄소의 농도가 폐포보다 더 높아서 이산화탄소는 이러한 농도차를 끌어 내리고, 폐포로 확산되어 호기된다. 호기 회수의 증가는 이산화탄소를 더 많이 제거한다. 이산화탄소의 이동은 혈액의 산-염기 상태와 몸 전체에 큰 영향을 미친다. 신장이 하루에 100mEq 미만의 고정산을 배출하는 데 비해 폐는 하루 10,000mEq 이상의 탄산을 배출한다. 따라서 폐포 환기의 변화(이어서 이산화탄소의 배출)에 의해 정확하게 산-염기 균형을 조절할 수 있다.

6) 호흡 조절

호흡은 신경계와 화학적 조절에 의해 조절된다. 신경계 조절은 연수와 교뇌(예, 뇌간)에 있는 호흡 중추에 의해 이루어진다. 호흡의 화학적 조절은 화학수용체를 통해 일어나며, 혈액의 pH와 혈중 산소량과 이산화탄소량에 반응한다. 화학수용체는 연수에 있는 호흡중추 근처, 경동맥, 대동맥활(aortic arch)에 위치한다.

(1) 뇌간 중추와 호흡주기

심장과 달리 폐는 자발적인 리듬이 없다. 환기는 뇌간의 역동적 작동과 호흡근육의 정상적인 경로에 영향을 받는다. 연수에는 횡격막 수축(횡격막 신경을 통한)에 의해 흡기를 자극하는 중추와 호기와 흡기의 늑간근육과 호흡보조근에 분포된 다른 중추 등 두 개의 중추가 있다(그림 8-18). 연수 또한 호흡을 조절하는 두 개의 중추, 호흡조정중추(pneumotaxic center)와 지속흡입중추(apneustic center)를 가지고 있다. 지속흡입중추가 자극이 되면 흡기를 지속할 수 있게 한다. 수의적인 조절과 불수의적인 조

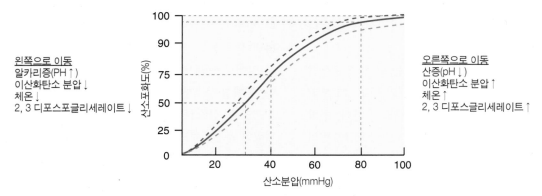

그림 8-17 산소헤모글로빈 해리곡선. 곡선의 왼쪽으로의 이동은 어떤 동맥혈 산소분압에서도 산소포화도가 높고, 산소에 대한 헤모글로빈의 친화력이 증가되었으며, 조직으로의 산소 방출이 감소된 것을 나타낸다. 곡선의 오른쪽으로의 이동은 어떤 동맥혈 산소분압에서도 산소포화도가 낮고, 산소에 대한 헤모글로빈의 친화력이 감소되었으며, 조직으로의 산소 방출이 증가된 것을 나타낸다.

절은 뇌의 다른 중추에서 나오는 신경섬유에 의해 이루어
진다. 환기의 신경조절은 그림 8-18과 같다. 안정 시 호흡
에서는 다음 과정이 일어나는 것으로 생각된다. 흡기근육
에 분포되어있는 신경세포가 흡기근육에 자극을 전하면
흡기가 일어난다. 또한 이 신경세포는 호흡조정 중추를 자

극한다. 연이어 이 중추는 흡기 신경세포에 억제하는 자극
을 되돌려 보내 흡기를 멈추게 한다. 호기는 수동적으로
뒤따라 나타난다. 호기 후 흡기 신경세포는 다시 자동적으
로 자극을 주도록 자극이 된다. 운동이나 좀 더 활발한 환
기가 일어나는 상황 동안은 연수의 호기 신경세포가 참여

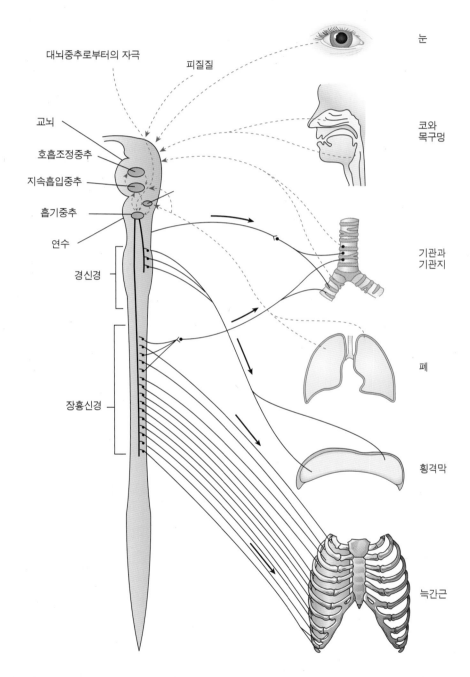

그림 8-18 호흡중추의 작용에 대한 도식도. 구심신경세포(afferent neuron)를 통해 전달된 자극은 중추 신경세포를 활성화시킨다. 활성화된 중
추 신경세포는 호흡근에 전달되는 원심신경세포(efferent neuron)를 활성화 시킨다. 호흡운동은 다양한 자극에 의해 변화될 수 있다.

하여 능동적 호기를 유발되는 것으로 생각된다.

(2) 화학수용체

화학수용체는 혈중 이산화탄소와 산소량을 감시하는 몸에 심어진 레이더와 같다. 수용체로부터의 신호는 호흡중추로 전달되고 가스가 정상 범위를 유지하기 위해 환기가 조절된다. 화학수용체에는 중추 화학수용체와 말초 화학수용체의 두 가지 형태가 있다:

중추 화학수용체는 이산화탄소 농도의 변화를 감지한다. 중추 화학수용체는 연수의 호흡중추 가까이에 위치하고 뇌척수액과 접촉하고 있다. 이산화탄소는 자유롭게 혈액뇌장벽(blood brain barrier)을 통과하여 뇌척수액으로 확산된다. 뇌척수액의 이산화탄소 농도가 증가하고 pH가 감소되면 근접한 호흡중추가 더 많은 이산화탄소를 배출하기 위해 호흡을 증가시키도록 자극된다.

말초 화학수용체는 대동맥활과 경동맥에 위치한다. 이 화학수용체는 동맥혈 중 산소 농도 변화에 민감하다. 이 수용체는 동맥혈 산소분압이 60 mmHg 미만이 될 때 까지는 호흡 조절이 거의 없다. 동맥혈 산소분압이 60 mmHg가 되면 호흡중추는 더 많은 산소를 들이마시기 위해 호흡수와 호흡 깊이를 증가시키도록 자극된다.

(3) 폐 수용체

호흡과정에서 기도 저항과 폐 확장이 중요하다. 폐와 흉벽 수용체는 호흡과정의 상태에 대한 정보를 호흡중추에 제공한다. 폐 수용체는 팽창(stretch) 수용체, 자극(irritant) 수용체, 모세혈관근접(juxtacapillary) 수용체의 세 형태가 있다. 팽창 수용체는 전도성 기도의 평활근층에 위치하여 기도의 압력변화에 반응한다. 폐가 완전히 확장되었을 때, 이 수용체는 흡기를 억제하고 호기를 자극한다. 팽창 수용체는 기도 저항과 폐 순응도의 변화에 반응하려는 시도로 호흡수와 일회호흡량을 조절함으로써 호흡양상을 만들기 때문에 중요하다.

기도 내 위치한 자극 수용체는 흡입된 먼지, 연기, 화학물질, 찬 공기에 의해 자극된다. 이 수용체의 자극은 기도 수축과 빠르고 얕은 호흡을 유발한다. 자극 수용체는 천식에서 발생하는 기관지 수축의 주요 역할을 할 수 있다.

모세혈관근접 수용체는 폐 모세혈관 가까이에 있는 폐포벽에 위치한다. 이 수용체는 폐 울혈을 감지한다. 이 수용체의 자극은 폐렴과 폐부종이 있는 환자에서 특징적인 빠르고 얕은 호흡을 일으킬 수도 있다.

3. 임상 적용

자가학습: 비판적 사고

1. 흡기와 호기 과정을 기술하라.
2. 폐포-모세혈관 가스교환에 영향을 주는 네 가지 요소는 무엇인가?
3. 산소헤모글로빈 해리곡선에 대해 기술하라. 왼쪽으로의 이동은 무엇을 나타내는가? 오른쪽으로의 이동은 무엇을 나타내는가? 이 곡선의 이동을 초래하는 네 가지 요소를 기술하라.

Chapter 9

환자 사정: 호흡기계

Objectives

- 호흡기계 사정에서 건강력의 구성요소를 기술한다.
- 호흡기계 사정에서 시진, 촉진, 타진, 청진 방법을 설명한다.
- 맥박 산소측정의 목적을 설명한다.
- 동맥 산소포화도와 동맥혈내 산소분압을 비교한다.
- 동맥혈 가스검사 결과를 분석한다.
- 혼합 정맥혈 산소포화도 감시의 목적을 기술한다.
- 호흡기계 진단검사의 목적과 관련된 간호의미를 논의한다.

간호사들은 포괄적인 건강력 청취와 철저한 신체검진을 수행함으로써 호흡기계 문제가 있는 환자의 치료에 기여한다. 이러한 정보는 간호사들이 환자상태를 파악하기 위한 기본 건가사정에서 얻어지며 환자의 상태가 급격하게 변하는 것을 감지하는 체계를 제공한다. 호흡상태를 변화시키거나 향상시킬 수 있는 중재전, 중, 후에 사정이 이루어져 더욱 유용하다. 간호사는 다른 건강관리 전문직보다 지속적으로 환자와 함께 하기 때문에 환자의 변화 상태를 감지하기 쉽다. 질적인 사정은 다른 진단검사에 의해 제공되는 정보에 선행해서 합병증이나 환자상태의 변화를 알려준다.

1. 건강력

환자의 건강력에 대한 철저한 문진은 전체 신체사정과정에서 필수요소이다. 적합하게 행해진 환자의 건강력 청취는 이후의 신체검진을 적절하게 이끌어 주는 역할을 한다. 많은 경우에 건강력 청취는 환자와의 관계를 형성하는데 첫 단계가 된다. 환자들은 때로 질환의 원인을 파악하는데 기본이 될 수도 있는 정보를 숨기거나 개인적인 경험을 잘 보고하지 않는다. 환자의 보고를 지속적으로 평가해

봄으로써 정확한 건강력을 얻을 수 있다. 면담자는 환자가 최대한 편안하게 느끼는 방식으로 검진을 진행해야 한다.

호흡기계 건강력의 구성요소는 (1) 주호소, (2) 현병력, (3) 과거력, (4) 가족력, (5) 개인사회력, (6) 호흡기계 문진(Box 9-1)이다. 환자의 건강력은 주호소와 현재 질환에 대한 정보에서 시작한다. 환자가 응답할 수 없으면, 친척이나 보호자로부터 정보를 얻는다. 현재 질환에 대한 자료는 문제의 발생, 증상, 문제를 해결하기 위해 시도된 노력들의 결과 등을 포함한다. 일반적으로 자세하게 조사되어야 하는 주 증상으로 호흡곤란, 흉통, 객담 형성, 기침이 있다. 전반적으로 환자의 과거력과 호흡기계 가족력, 개인 사회력 등이 환자의 현재 의학적 문제를 야기한 요소들을 밝혀줄 수도 있다. 흡연은 환자의 호흡기 건강에 심각한 영향을 미치기 때문에 환자의 흡연력은 피운 양과 얼마나 오랫동안 흡연을 했는지 양적으로 조사되어야 한다. Box 9-2는 흡연의 양(pack years)을 계산하는 과정을 보여준다.

1) 호흡곤란

호흡곤란은 일반적으로 폐나 심장문제를 가진 환자들에게서 나타난다. 증상발생에 대한 정보가 문제의 원천과

BOX 9-1
건강력의 주요 요소

주호소
- 환자가 기술하는 문제점

현병력
- 증상과 징후에 대한 완벽한 분석
- 호흡곤란, 운동시 호흡곤란
- 흉통
- 기침
- 객담 생성
- 객혈
- 천명
- 좌위호흡
- 곤봉지
- 피로
- 청색증

과거력
아동기의 질병과 예방접종
- 백일해
- 이하선염
- 낭성 섬유증
치료 및 입원을 포함한 과거의 급만성 상태
- 인후염
- 상기도감염
- 편도선염
- 기관지염
- 부비동염
- 폐기종
- 천식
- 기관지확장증
- 결핵
- 암
- 폐고혈압
- 심부전
- 호흡기계에 영향을 주는 근골격계 및 신경 질환
위험 요인
- 나이
- 비만
- 흡연
- 환경 노출: 석면, 석탄 가루, 화학물질, 독성 가스, 먼지, 알레르기원
과거 수술력
- 편도절제술

- 흉부수술
- 관상동맥우회술
- 심장판막수술
- 대동맥류 수술
- 외상 수술
- 기관절개술
과거의 진단 검사 및 치료
- 결핵 피부반응 검사
- 알레르기 검사
- 폐기능 검사
- 단순 흉부방사선 검사
- 전산단층촬영술(CT)
- 자기공명 혈관촬영술 (MRI)
- 기관지내시경
- 심장부하검사
- ventilation perfusion scanning
- 폐혈관조영술
- 흉부천자
- 객담 배양
투약
- 산소 투여 여부
- 기관지확장제
- 진해제
- 거담제
- 용해제
- 항감염제
- 항히스타민제
- 메틸산틴제
- 항염증제

가족력
- 부모형제의 건강상태나 사망원인 결핵, 낭성 섬유증, 폐기종, 천식, 악성

개인사회력
- 흡연, 음주, 불법 약물 사용
- 가족 구성
- 직업 환경: 석면, 화학물질, 석탄 가루 노출
- 생활 환경: 알레르기원이나 독성 물질에 노출, 난방 및 환기 시스템의 유형
- 식이
- 수면 양상: 베개 사용

- 운동
- 문화적 신념
- 종교
- 사회적 지지
- 성생활
- 최근 여행

신체 사정
- HEENT: 인후염, 부비동염, 귀 감염, 코중격 편위, 편도선염
- 심장계: 심부전, 부정맥, 관상동맥질환, 판막질환, 고혈압
- 위장계: 체중 감소, 오심, 구토
- 신경계: 길리안-바레 증후군, 중증근무력증, 근위축측삭경화증, 위약감
- 근골격계: 척추측만증, 척추후만증

BOX 9-2
흡연 갑년(pack year) 계산방법

갑년=하루당 흡연한 담배갑의 개수 x 흡연한 년수
예: 환자가 신체검진 동안 15년동안 매일 2갑씩 흡연했다고 보고 한다.
2갑/일 x 15년=30갑년

기간에 대한 실마리를 제공한다. 다음과 같은 질문을 하도록 한다.

- 환자가 누워있을 때 호흡곤란이 발생했는가?(심부전에서 흔한 증상이며 환자이 머리를 높여주면 완화된다)
- 호흡곤란 때문에 밤에 자다가 깨는가(발작야간호흡곤란: paroxysmal nocturnal dyspnea)?
- 호흡곤란이 운동시에 발생하는가?

발작야간호흡곤란과 좌위호흡(orthopnea)은 때로 심부전을 의미하지만 다른 다양한 폐질환에서도 발생할 수 있다. 악화 요소와 호흡곤란 시간의 길이, 시도된 완화를 위한 처치 등을 포함하여 호흡곤란의 전체과정을 기술하는 것이 필요하다.

2) 흉통

일차성 폐질환에서 발생한 호흡곤란은 협심증(angina)과 구별되어야 하는 전흉부 불편감과 연관이 있다. 우선적으로 환자가 한 종류 이상의 통증을 경험하는지 확인한다. 각 흉통 유형마다 환자에게 무엇이 통증을 완화시키거나

악화시키는지 묻는다. 예를 들면, 호흡하거나 움직임으로 해서 통증이 악화될 수도 있고(예, 흉수(pleurisy)) 체위변화나 움직임으로 해서 통증이 완화될 수도 있다. 지금까지 통증완화를 위해 사용된 방법들의 결과에 대해서도 묻도록 한다(예, 처방전 없이 살수 있는 일반의약품, 처방약품, 휴식, 나이트로글리세린, 제산제, 트림). 또한 통증의 질과 어디로 방사되는지, 통증의 중증도, 기간, 기타 관련 증상에 대해 묻도록 한다.

암기법(mnemonics)이 흉통을 포함한 어떤 유형의 통증 사정에서도 도움이 될 수 있다. "PQRST"라는 암기법에서, "P"는 provoking(통증의 원인이 되거나 악화시키는 활동)과 palliative(통증을 감소 시키거나 없애는 것)를 나타낸다, "Q"는 통증의 quality(예, 박동성의, 꿰뚫는, 으깨는)을 나타낸다, "R"은 region과 radiation(통증이 있는 곳: 이 통증이 목과 왼쪽 어깨, 턱 등과 같은 신체의 다른 부위로 방사되는가?)을 나타낸다; "S"는 severity(통증을 0에서 10 척도로 계량화 한 것, "0"은 통증이 전혀 없음을 나타내고 "10"은 상상할 수 있는 가장 심한 통증을 나타낸다)를 나타낸다. "T"는 timing(이 통증이 언제 시작해서 언제 멈추었는가?)을 나타낸다.

3) 객담생성

호흡기 질환은 때때로 객담을 생성하거나 객담의 변화를 초래한다. 환자에게 지난 24시간 동안에 생성된 객담의 양(예, 큰 스푼 하나 가득한 양, 반 컵 정도의 양)과 색에 대해 묻도록 한다. 객담의 색은 감염에 대한 중요한 정보를 제공한다. 객담의 색이나 양 어느 쪽이든 증가하는 것은 종종 감염을 의미한다. 노란색, 녹색, 갈색의 객담은 전형적으로 세균성 감염이 없음을 의미할 수도 있다. 객담의

색깔은 객담안의 백혈구에서 기인한 것이다. 그러나 노란 색의 객담은 객담 내 호산구가 많을 경우에 생길 수도 있으므로 이 경우에는 감염보다는 알레르기를 의미한다. 녹슨 색깔의 객담(혈액과 섞인 노란색의 객담)은 결핵을 의미할 수도 있다. 점액질의 끈끈하거나 혈액이 줄무늬처럼 있는 혈담은 바이러스성 감염의 징후이다. 지속적인 소량의 혈담은 암종이 있는 환자에서 보인다. 다량의 응혈은 폐허혈이 있는 환자의 객담에서 보인다.

종종 기침으로 객담을 배출해내지 못할 때도 있다. 감염이 있는 환자가 객담을 기침으로 배출하지 못하면 저산소혈증이 악화될 수 있으며, 객담생성의 저하는 모세기관지염을 의미할 수도 있다. 객담생성이 없는 기침은 보통 세균성이 아님을 의미한다.

객담이 코나 흉부, 부비동 후비루 배출에서 오는 것인지를 아는 것이 중요하다. 만성적인 객담생성은 만성 폐쇄성 폐질환(COPD)을 의미한다.

가끔 환자들은 객담에 혈액이 있다는 것을 언급하기 두려워한다. 환자나 가족, 보호자에게 혈담에 대해 묻는 것은 필수적이다. 혈액의 양도 반드시 평가되어야 한다. 혈담속의 혈액이 줄무늬였는지 얼룩 정도였는지, 피색깔의 점액이 있었는지, 순수한 혈액(밝은 적색이나 진한 적색) 있었는지 등과 같이 주의 깊은 질문을 통해 혈액 섞인 트림과 구토나 객담생성과 관련이 있는지 확인해야 한다. 이는 때로 기관지염과 폐렴에서 보이기도 하고 단독으로 발생하기도 하고 폐색전시 나타나기도 한다.

4) 기침

기침은 다양한 의미를 가지는 흔한 호흡기 증상이다. 기침은 외부인자에 의해서나 호흡기 점막의 염증에 의해서, 또는 종양에 의한 기도의 압력 때문에 자극되어 발생될 수 있다. 구체적으로 기침은 흡연과 알레르기, 가슴통증, 천식, 안지오텐신 전환효소 억제제(ACE inhibitor)와 배타 차단제(beta-blockers)와 같은 특정 약물에 의해 발생할 수 있다.

2. 신체검진

호흡기계 신체검진은 기본적인 자료를 수집하는데 있

어 신뢰할 수 있는 수단이고 건강력을 통해 얻은 정보에 의해 진행된다. 철저한 신체검진은 시진, 촉진, 타진, 청진을 포함한다.

1) 시진

환자의 시진을 통해 확인해야할 요소들(Box 9-3)은 다음과 같다.

청색증은 피부나 점막이 푸른 빛깔로 변색되는 것을 말한다. 청색증은 빈혈이 있는 환자에서는 알아내기가 상당히 어렵다. 다혈구혈증이 있는 환자는 산소분압이 정상이라도 사지에 청색증을 보일 수 있다. 말초정색증은 사지나 코끝이나 귀끝에 발생한다. 정상적인 산소분압하에 있어도 만일 이런 말초부위에 혈류가 감소한다면, 특히 춥거나 의존적인 자세를 하고 있다면, 말초 청색증이 나타날 수도 있다. 중심부 청색증은 혀나 입술에서 관찰되고 일반적으로 환자가 낮은 산소분압임을 의미한다. 불행하게도 청색증의 출현은 후기의 불길한 증상이다.

노력성 호흡(labored breathing)은 호흡부전의 중요한 표시이다. 시진의 한 부분으로서 환자가 호흡부속근(사각근과 흉쇄유돌근)을 사용하는지 여부를 확인한다. 늑간함몰(intercostal retraction, 즉 흡기 동안 늑골사이의 근육과 피부의 함몰)은 일반적으로 환자가 흡기시에 정상보다 더 큰 노력을 하고 있음을 의미한다. 환자가 수동적인 호기동안 복근을 사용하는지 관찰한다. 노력성 호흡은 스타카토식 말하기(staccato speech)가 동반될 수도 있는데 이는 환자의 말하는 양상이 숨을 들이쉬면서 자주 중단되는 것이다. 때때로 환자가 다음 숨을 들이쉬기 전에 말할 수 있는 단어의 수를 세는 것이 노력성 호흡의 정도를 측정하는 좋은 방법이 될 수 있다.

흉부의 전후경(즉, 전흉부부터 후흉부까지의 길이)을 측정한다(그림 9-1). 전후경이 증가하는 것은 종종 폐쇄성 폐질환에서 폐가 과다팽창함으로써 발생한다. 전후경의 증가는 척추후만증(척추의 굴곡)이 있는 환자에서 보일 수도 있다.

흉곽 기형과 반흔은 호흡부전의 이유를 파악하는데 중요한 자료이다. 척추측만곡증이나 연가양(flail chest)등과 같은 흉곽기형은 환자가 호흡부전이 왜 있는지를 알려줄 수도 있다. 반흔은 흉곽의 최근이나 오래된 손상을 의미할

BOX 9-3
호흡기계 신체사정에서 시진 과정의 구성요소

일반적인 사정

- 정신활동
- 불안수준
- 말하기
  - 단음적으로(staccato)
  - 논리정연함
  - 실어증
  - 명료한 발음
  - 목이 쉼
- 피부 탄력성
- 피부 통합성
  - 상흔
  - 발적
  - 상처
- 피부색
  - 창백
  - 청색증
- 무게
  - 비만한
  - 영양불량의
- 신체 자세
  - 앞으로 기댄
  - 팔을 올리고 있는

흉부

- 흉곽 대칭성
- 흉골의 위치
- 전후경과 횡경의 비율
- 호흡의 횟수, 양상, 리듬, 기간
- 부속근 사용
- 흉곽과 복부 움직임의 율동성
- 척추 정렬
- 과잉유두
- 표재성 정맥양상

두경부

- 비익확장
- 입술을 오므린 호기 호흡
- 구강호흡 대 비호흡
- 목과 어깨의 사용
- 기도 위치

사지

- 곤봉지
- 부종
- 말단 청색증

수 있고 부전의 가능한 요인에 대한 단서가 될 수도 있다. 예를 들면 자동차 충돌로 으깨거나 눌린 상처와 같이 흉곽에 생긴 최근의 상해의 증거가 현재의 호흡부전의 원인일 수도 있다.

환자의 자세를 반드시 관찰해야 한다. 폐쇄성 폐질환이 있는 환자들은 앉아있거나 쇄골을 상승시키기 위해서 탁자에 팔꿈치를 받치고 앞으로 기대어 앉는다. 이런 자세는 환자가 흉곽을 조금이라도 더 팽창시킬 수 있게 해 준다.

기도의 위치를 관찰하는 것도 중요하다. 기도가 원래 위치인 중앙에 있는지 한쪽으로 편위되어 있는지를 확인해야 한다. 흉막삼출, 혈흉, 기흉이나 긴장성 기흉은 침범된 쪽과 반대방향으로 기도를 편위시킬 것이다. 그러나 무기폐와 섬유증, 종양, 횡격막 마비가 있는 환자에서는 기도가 종종 침범 받은 쪽으로 당겨지기도 한다.

호흡수는 중요한 지표이다. 안정적인 환자에서는 적어도 15초동안 측정되어야 하고 중환자는 1분동안 측정한다. 환자의 호흡수는 평소 호흡수와 반드시 비교되어야 한다. 일분당 24회에서 26회 호흡하는 것이 어떤 환자에서는 정상일 수 있으나 다른 환자에서는 비정상일 수 있다. 환자의 가족이나 친구들이 환자의 평소 호흡수에 대해 중요한 정보를 제공할 수도 있다. 호흡의 깊이는 호흡수만큼 의미가 있다. 예를 들어, 만일 환자가 분당 40회 호흡을 한다면 환자의 심각한 호흡기계 문제가 환자의 호흡부전의 원인이라고 생각할지도 모르나 이 호흡수는 당뇨성 산증에 의해 야기된 쿠스마울 호흡(Kussmaul respiration)의 결과일 수도 있다. 환자의 호흡이 40회/분으로 빠르고 얕다면 이는 원발성 호흡기계 문제에서 기인한 중증의 호흡부전일 수 있다. 깊고 빠른 호흡은 산증을 보상하기 위한 것

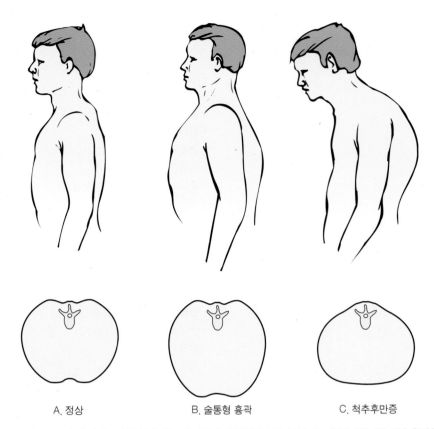

A. 정상   B. 술통형 흉곽   C. 척추후만증

그림 9-1 흉곽의 형태와 기형. A: 정상 흉곽 **B:** "술통형 흉곽", 폐기종에서 전형적으로 형성되는 흉곽기형, **(C)** 척추후만증, 노인에서 가장 흔한 흉곽기형

을 나타낼 수 있다. 호흡의 양상도 그것이 다양한 질병과 정과 관련되어 있기 때문에 함께 관찰되어야 한다.

흡기시간 대 호기시간은 폐쇄성 폐질환 여부를 확인하는데 도움이 된다. 어떤 종류의 폐쇄성 폐질환 환자라도 호기가 흡기보다 1.5배 이상 길다.

흉곽팽창을 관찰하는 것은 환자를 검진하는데 있어서 중요한 부분이다. 정상적으로 7.5 cm(3인치)의 흉곽팽창이 최대 호기부터 최대 흡기까지 발생한다. 호흡을 위한 노력에서 복부의 움직임(여성보다 남성에서 정상적인 경향이 있음)이 관찰될 수도 있다. 강직성 척추염에서는 흉곽팽창이 제한되어 있다. 시진하는 동안 상부흉곽의 팽창과 하부흉곽의 팽창을 비교한다. 폐쇄성 폐질환을 가진 환자가 하부흉곽을 팽창시키는데 집중하고 횡격막을 적절하게 사용하는지에 대해 판단하기 위해 횡격막을 적절하게 사용하는지에 대해 판단하기 위해 횡격막의 움직임을 관찰한다. 좌우의 흉곽팽창을 보는 것이 중요한데 이는 특

히 점액질 덩어리에 의해 발생하는 무기폐의 경우 공기가 폐저부를 통해 균등하게 움직일 수 없기 때문에 편측성으로 흉곽팽창이 감소될 수 있어서이다. 비정상적인 흉곽팽창은 연가양(flail chest)에서도 발생할 수 있다. 여기에서 흉곽은 흡기동안 팽창하는 대신 축소된다. 연가양은 호흡동안 흉벽의 통합성을 유지할 수 없는 늑골손상이나 골절에서 발생할 수 있다. 간호사는 복부와 흉부가 함께 상승하고 수축하는 지 여부나 이런 노력활동이 조절되지 않는지 여부를 확인하도록 한다. 호흡을 위한 노력이 균형적인가? 비동시성의 호흡활동은 호흡일량을 증가시키면서 호흡의 질을 떨어뜨리고 환기보조를 도입할 필요성이 있음을 알려준다.

폐색전, 폐렴, 흉막삼출, 기흉, 늑골골절과 같은 흉부통증과 관련된 문제들은 흉곽팽창의 감소를 가져올 수 있다. 주기관 중 어느 한쪽(보통 오른쪽)에 삽입된 기도내삽관이나 비기도삽관은 한쪽 흉곽의 팽창을 감소시키는 심각

한 원인이 된다. 만일 삽관이 오른쪽 주기관으로 들어간다면 왼쪽 폐가 팽창하지 않는다. 그리고 환자는 왼쪽에 무기폐와 저산소혈증을 경험하게 된다.

환자의 사지를 검진함으로써 환자의 호흡상태에 대한 부가적인 자료를 파악할 수 있다. 곤봉지는 손가락 끝부분의 확장으로 호흡기와 심혈관계 질환을 가진 환자에서 보인다(그림 9-2). 정확한 원인은 모르지만 만성적 저산소증이 하나의 원인이다. 사지를 부종과 말초 청색증 측면에서 검진하는 것이 중요하다.

2) 촉진

흉부 촉진은 폐나 흉부의 비정상적인 소견을 나타낼 수도 있다. 흉부를 촉진하기 위해 검사자는 환자의 흉부에 자신의 손바닥을 올려놓는다. 환자가 말할 때 후두에 의해 소리가 만들어지고 이런 소리가 기관지 구조를 따라 전달된다. 여기에서 흉벽의 공명 활동이 야기된다. 촉각진탕은 환자의 음성이나 말이 기관지나 폐를 통해 흉벽으로 전도되어 검사자의 손에 느껴지는 것으로 큰 기관지 상부에서 더 쉽게 촉진되고 폐 상부에서는 촉진하기가 더 어렵다.

촉각진탕을 사정하기 위해 흉벽의 등쪽 표면위(그림 9-3)로 검진자의 손을 이동하는 동안 환자에게 "하나"를 말하도록 요청한다. 촉각진탕은 폐의 단위용적당 공기가 증가했을 때 감소되거나 감지되지 않을 수 있는데 이는 공기가 소리의 전도를 방해하기 때문이다. 예를 들면, 폐기종을 가진 환자는 신체검진상 촉각진탕이 감소되었거나 없

다. 촉각진탕은 폐렴 때문에 폐의 경화가 있는 경우와 같이 고형물질이 존재할 때 약간 증가된다.

촉각진탕을 변화시키는 다른 호흡기 상태는 표 9-1과 같다. 촉진은 또한 피하의 폐기종을 사정하는데도 사용된다. 이는 폐포밖으로 공기가 새서 피하조직을 통해 공기가 이동하는 상태이다. 흉부와 목을 가로질러 손가락을 부드럽게 굴리면서 피부아래 있는 공기주머니를 감지할 수 있다. 피하 폐기종은 피부를 눌러보았을 때 "바삭바삭"소리가 난다. 피하 폐기종은 기흉이나 호기말 양압의 사용으로 폐압이 증가되어 작은 폐포가 터져 야기될 수 있다. 중증의 경우에는 피하 폐기종이 하부 흉부와 어깨, 얼굴로 번질 수도 있다.

호흡시 흉곽팽창을 평가하기 위해서 촉진도 필요하다(그림 9-4). 이 절차를 수행하기 위해 검진자는 환자 뒤에 서서 손바닥을 환자의 후외측 흉곽에 가볍게 밀착시키면서 10번째 늑골위치에 극돌기를 따라 엄지를 놓는다. 환자에게 정상적으로 호기 후 깊게 흡기하도록 요청하고 두 경우에 엄지가 벌어지는 것을 관찰한다. 흉벽의 팽창은 대칭적이어야 한다. 비대칭적인 팽창은 허탈된 폐나 편측부 질환을 의미할 수 있다. 함몰은 흡기시 폐쇄의 징후일 수 있으므로 즉각적인 관찰을 필요로 한다. 환자의 기관을 촉진하는 것은 호흡기계 신체검진에서 중요한 부분이다. 기관이 정중선에 위치하는지 촉진하기 위해 검진자는 검지를 흉골상절흔에 놓고 절흔 양쪽을 검사하면서 기관을 촉진한다(그림 9-5). 기관은 흉골상절흔 위 정중선에 위치해 있어야 한다.

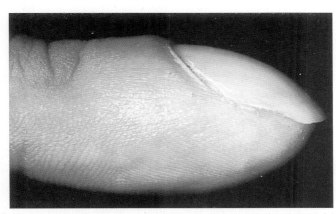

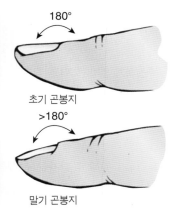

180°
초기 곤봉지

>180°
말기 곤봉지

그림 9-2 곤봉지에서는 조갑판(nail plate)과 근위조갑 주름 사이의 각도가 180°나 그 이상으로 커져 있다. 손가락의 곤봉지는 호흡기나 심혈관계 질환을 가진 환자들에서 보인다.

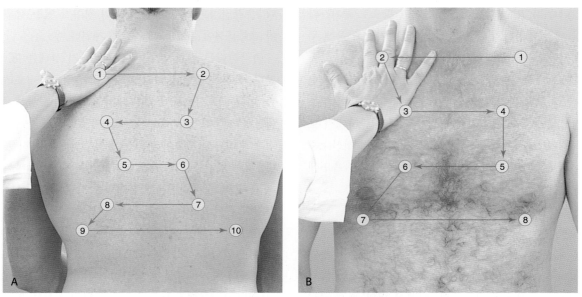

그림 9-3 흉부촉진은 순차적으로 진행해서 목 근처에서 시작해서 아래방향으로 체계적으로 이동한다. **A:** 후면 흉부, **B:** 전면 흉부

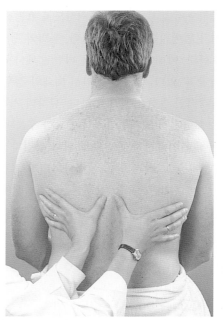

그림 9-4 **흉곽팽창을 촉진하기.** 엄지손가락을 10번째 늑골부위에 둔다.

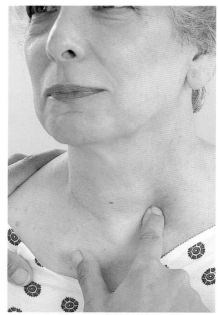

그림 9-5 **기관 촉진하기.** 기관은 흉골상절흔 위 정중선에 있어야 한다.

3) 타진

환자의 흉부를 타진하기 위해 검진자는 손가락을 직접 환자의 흉벽에 대고 그 손가락을 다른 손가락으로 두드린다(그림 9-6). 정상적으로 흉곽은 공명되거나 속이 텅 빈 소리를 낸다. 기흉과 폐기종과 같이 흉부나 폐에 공기가 증가하는 질환에서는 과공명 타진음이 들린다. 그러나 이런 크고 낮은 음의 소리는 때때로 감지하기 어렵다.

더 중요한 것은 편평음이다(예, 공기를 포함하고 있지 않는 신체 부분을 타진할 때 들리는 소리). 편평음은 공기가 찬 부위를 타진하는 것에서 공기없는 부위를 타진하는

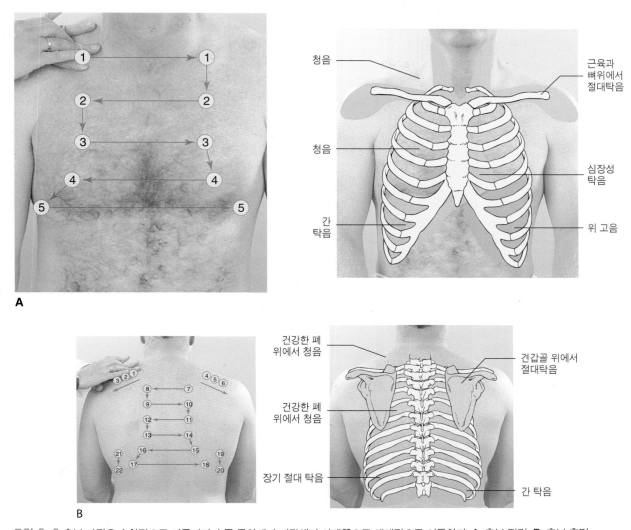

그림 9-6 흉부 타진은 순차적으로 이루어져서 목 근처에서 시작해서 아래쪽으로 체계적으로 이동한다. A: 흉부 전면, B: 흉부 후면

것으로 진행할 때 소리가 변화하는 것을 확인함으로써 쉽게 구별된다. 만일 광범위한 흉막삼출이 있다면 부드러운 고음이 들릴 가능성이 높다. 둔탁음은 중간정도의 강도와 음고이다. 이는 폐렴이나 폐부종, 폐출혈 때문에 무기폐나 경화가 있을 때 들린다. 고음의 드럼 같은 소리는 천식이나 광범위한 기흉이 있을 때 들리는 고음고의 잡음이다. 다양한 호흡기 병리와 관련된 타진음이 표 9-1에 기술되어 있다.

4) 청진

흉부 청진을 위해 청진기의 막형(diaphragm)을 흉벽에 대고 눌러준다. 전흉부와 등쪽흉부를 청진하는 순서가 그림 9-7에 제시되어 있다. 검진자는 호흡음의 강도나 크기를 듣는다. 정상적으로 환자가 조용한 호흡에 비해 최대 심호흡을 할 때 호흡음의 크기는 4배정도 증가한다. 호흡음은 큰 기관지를 들을 때 상부와 중심흉부에서 더 크게 들리고 작은 기도에서 더 조용하게 들린다. 호흡음의 강도는 기도를 따라 감소된 공기흐름과 폐와 청진기 사이에 존재하는 물질에 의해 더 감소될 수도 있다. 흉막이 두꺼워지고 흉막삼출이나 폐기종, 비만에서 비정상적인 물질(섬유화된 조직, 체액, 공기, 지방)이 호흡음을 차단시켜 호흡음이 더 작은 것처럼 들리게 할 수 있다. COPD나 무기폐와 같은 기도 폐쇄에서 호흡음의 강도가 감소된다. 얕은 호흡과 함께 기도를 따라 공기의 흐름이 감소되어서 호흡

표 9-1 특정 호흡기 질환에서 신체검진 소견

상태	기관	타진음	호흡음	촉각진탕과 목소리 전이	부잡음
정상	중심선	공명음	폐포음, 커다란 기관지와 기관위로는 기관지 폐포음과 기관지음	정상	없음, 예외적으로 폐의 기저 부위에서 이행성 흡기 악설음이 조금 들릴 수 있음
기관지염 기관지 염증과 점액질로 좁아짐	중심선	청음		정상	없이거나 미약한 거친 악설음이 흡기 초기와 호기에 있음; 또는 천명음이나 나음
경화	중심선	공기가 없는 부위 위로 탁음	침범된 부위가 기관지음	침범영역위는 증가됨, 지성과 양명성음, 섭음흉성	침범영역에서 말기 흡기 악설음 들림
무기폐 붕괴된 폐 부분	발생한 쪽으로 편위될 수 있음	공기가 없는 부위 위로 탁음	보통 호흡음이 들리지 않음; 예외-우상엽 무기폐는 인접한 기관음이 전달될 수도 있음	보통 없어짐; 예외 (예, 우상엽 무기폐)에서는 증가될 수 있음	없음
흉막삼출 흉강에 수액있음	커다란 흉막삼출에서 발생하지 않은 쪽으로 편위	흉수 위로 탁음에서 절대탁음까지	감소되거나 들리지 않음, 그러나 기관지 호흡음이 커다란 삼출 꼭대기 부위에서 들릴수 있음	감소되거나 없어짐, 그러나 커다란 삼출의 꼭대기쪽으로 증가될 수 있음	없음, 예외적으로 늑막마찰음 있을 수 있음
기흉	공기가 많은 쪽의 반대 방향쪽으로 편위	공기가 있는 흉막위로 과공명음 또는 고음	흉막공기위로 호흡음 감소되거나 들리지 않음	흉막의 공기부위에서는 감소되거나 사라짐	없음. 예외적으로 늑막마찰음 있을 수 있음
폐기종 비정상적으로 팽창된 폐포	중심선	과공명음	감소되거나 들리지 않음	감소됨	없거나 동반한 만성기관지염으로 인한 악설음, 천명음, 나음 있을 수 있음
천식 기관지경련	중심선	정상에서 과공명음까지	천명음에 의해 가려질 수 있음	감소됨	천명음, 악설음도 들릴 수 있음

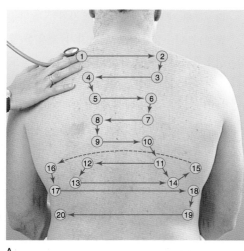 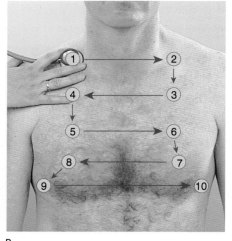

그림 9-7 흉부 청진은 순차적으로 이루어져서 목근처에서 시작해서 아래쪽으로 체계적으로 이동한다. **A:** 흉부후면 **B:** 흉부전면

음이 커지지 않는다. 흉곽이나 횡격막의 제한된 움직임이 있을 때 제한된 부위에서 호흡음 감소가 있다.

일반적으로 정상적인 흉부에서는 네가지 종류의 호흡음을 들을 수 있다(표 9-2). 폐포호흡음(vesicular breath sounds)은 강도가 낮고 저음으로, 흡기가 호기보다 길다. 기관지 폐포호흡음(bronchovesicular breath sounds)은 중정도의 음고이고 호기와 흡기가 같은 길이이다. 기관지 호흡음(bronchial sounds)은 폐포호흡음에 비해 음고와 강도가 높은 소리로 호기가 흡기보다 길다. 기관호흡음(tracheal breath sounds)은 크고 고음고의 소리이고 호기와 흡기의 길이가 유사하다.

기관지 호흡음은 정상상태에서 뿐만 아니라 폐렴에서처럼 경화가 있을 때도 흉골병 위쪽에서 들린다. 기관지 호흡음은 정상폐가 눌리고 소리가 조직을 통해 전달되는 흉막삼출이 있는 윗부분에서 들린다. 기관지 호흡이 있는 곳이라면 어디든지 두가지의 연관된 변화가 있을 수 있다: 양명성음(egophony)과 속삭임흉성(whispered pectoriloquy)

양명성음은 환자가 "이"를 말할 때 검진자는 청진기를 통해 "에이" 소리를 듣게 되는 변화를 말한다. 이는 경화가 있을 때 발생한다.

속삭임흉성은 환자가 속삭일 때 청진기를 통해 크고 또렷한 소리를 듣게 되는 것을 말한다. 정상적으로 속삭이는 소리는 청진기를 통해 약하게 들리거나 거의 들리지 않는

다. 목소리 전도가 증가된 것은 폐에 있는 공기가 폐렴이나 폐부종, 폐출혈에의해 액체로 대치되었을 때 발생한다.

부잡음(adventitious breath sounds)은 청진으로 들리는 부가적인 호흡음으로 불연속음(discontinuous), 연속음(continuous), 마찰음(rub)등을 포함한다. 불연속음은 짧고 비음악성의 산발적인 음을 말하고 여기에는 미세한 악설음(fine crackles)과 거친 악설음(coarse crackles)이 포함된다(악설음은 이전에 악설음-rales-으로 알려져 있다.) 미세한 악설음은 부드럽고 고음의 매우 짧은 소리로 보통 흡기동안 발생한다. 악설음은 기도나 폐포에 있는 액체나 붕괴된 폐포의 개방으로 인해 발생한다. 일부 호흡기 질환에서 흡기 후반 동안 악설음이 발생하고 반면 폐쇄성 폐질환에서는 흡기 초기동안 악설음이 발생한다. 악설음은 공기가 기관지염이나 폐렴과 같이 더 광범위한 체액의 축적이 있는 곳을 통과할 때 거칠어진다. 기침으로 제거되는 악설음은 의미있는 폐질환과 관계가 없다. 악설음을 사정할 때 검사자는 호흡주기동안 소리의 크기와 음고, 길이, 양, 위치, 시기 등을 확인하도록 한다.

연속적인 부잡음은 악설음보다 더 길고 천명음(wheezes)과 통음(rhonchi)을 포함한다. 천명음은 연속적인 음악소리로 길이가 악설음보다 더 길고 호흡주기 전반에 걸쳐 존재한다. 천명음(쉬쉬 소리나는 천명음으로도 알려짐)은 연속적이고 날카로운 음질을 가진 고음의 부잡음이다. 이들은 천식이나 COPD, 기관지염과 같이

표 9-2 호흡음의 특징

	소리의 기간	호기음의 강도	호기음의 음고	정상적으로 들리는 부위
폐포음*	호기보다 흡기음이 더 길게 지속된다	부드러운	상대적으로 낮은	양쪽 폐
기관지폐포음	흡기와 호기음이 비슷하게 들린다	중정도의	중정도의	전면의 첫번째와 두번째 늑간과 견갑골 사이
기관지음	호기보다 흡기음이 더 길게 지속된다	시끄러운	상대적으로 높은	흉골병위
기관음	흡기와 호기음이 비슷하게 들린다	매우 시끄러운	상대적으로 높은	목의 기관위

*막대의 두께는 강도를 의미한다; 기울기가 가파를수록 음고는 더 높아진다.

좁아지거나 부분적으로 폐쇄된 기도를 공기가 통과할 때 발생된다.

통음은 또 다른 유형의 연속적인 부잡음으로 깊고 저음의 때때로 낭랑한 천명음이나 코고는 듯한 소리로 표현되는 우르르 거리는 잡음이다. 통음의 존재는 큰 기도에 분비물이 있음을 의미한다. 기관지염과 같은 상태에서 낭랑한 천명음이 발생한다. 이런 소리는 기침으로 깨끗해 질 수도 있다.

마찰음(friction rubs)은 바삭바삭 삐걱거리는 소리로 흡기보다 호기에 더 자주 들린다. 마찰소리는 장측 흉막과 벽측흉막이 서로 부딪히면서 만들어내는 소리이다. 마찰음의 원인을 파악하기 위해 검진자는 환자에게 폐를 청진하는 동안 호흡을 참고 있도록 요청한다. 만일 이 소리가 환자가 호흡을 멈춘 상태에서도 지속된다면 이는 심낭마찰음일 가능성이 높다. 흉막마찰음은 호흡이 멈추면 나타나지 않는다.

노인에서는 해부학적 생리학적 특성으로 다른 검진소견을 보인다. Box 9-4는 노인기 환자에서 나타나는 특이한 호흡기 소견을 설명하고 있다.

3. 호흡기계 감시

1) 맥박 산소측정

산소의 약 3%가 혈장에 용해되어 있다(Box 9-5). 동맥혈내에 용해되어 있는 산소 분압은 PaO_2로 측정한다. 정상 PaO_2는 해수면에서 80-100mmHg이다. 나머지 97%의 산소는 적혈구의 혈색소에 부착되어 있다. 혈색소 1gm은 최대 1.34mL의 산소를 운반할 수 있다. 혈색소의 포화도는 혈색소가 운반할 수 있는 용량에 비교하여 혈색소가 현재 운반하고 있는 산소량으로 정의되고 백분율로 표기한다.

혈색소의 O_2 포화도 = 혈색소가 운반하고 있는 O_2양 / 혈색소가 운반할 수 있는 O_2양 × 100

혈색소가 운반할 수 있는 산소량이 1.34mL/g로 일정하기 때문에

1.34mL/g × 혈색소량(gHgb) × 혈색소 포화도(% saturation Hgb) = 혈색소가 운반하고 있는 O_2양(mL)

혈색소의 동맥내 산소포화도는 SaO_2로 알려져 있다. 정상 SaO_2는 93%에서 99%까지의 범주이다.

PaO_2와 SaO_2의 관계는 산화혈색소 해리곡선(그림 9-8)으로 표현된다. 이 곡선의 초반부는 매우 가파르나 꼭대기에서 편평해진다. 편평한 부분은 PaO_2의 커다란 변화가 PaO_2에서는 단지 작은 변화를 야기함을 의미한다. 이 곡선의 임계점은 PaO_2가 60mmHg 아래로 떨어졌을 때 발생한다. 이 지점에서 곡선은 날카롭게 떨어지는데 이는 PaO_2의 적은 규모의 하강이 SaO_2에서 큰 폭의 하강과 연관된다는 것을 의미한다. 곡선이 오른쪽으로 이동했을 때는 혈색소가 산소와 결합하는 능력이 감소하고 이로인해 조직에 더 많은 산소가 유리되게 된다. 곡선이 왼쪽으로 이동하면 혈색소가 산소와 결합하는 능력이 증가하고 이는 조직에 유리되는 산소가 더 적어지는 상황이 초래된다.

BOX 9-4
노인의 호흡기계 사정

- 검진 동안 호흡을 참을 수 있는 능력이 감소됨
- 과공명이 증가됨(폐의 팽창성이 증가되었기 때문에)
- 흉벽팽창 증가
- 늑골의 석회화로 부속근 사용 증가함
- 피하조직이 감소함
- 등의 만곡이 두드러짐
  - 후만(kyphosis; 비정상적인 척추의 볼록한 모양 그림 9-1C 참조)
  - 척추후만증(Gibbus; 중증의 후만(kyphosis))
  - 동반한 질환 없이 기저 악설음이 있음(몇 회의 기침으로 제거할 수 있어야 함)

BOX 9-5
산소가 혈액으로 운반되는 방법

PaO_2로 측정되는 혈장내에 용해되어 있는 산소	0.3mL/혈액100mL
SaO_2로 측정되는 혈색소와 결합된 산소	19.4mL/혈액100mL
혈액 내 총 산소	10.7mL/혈액100mL

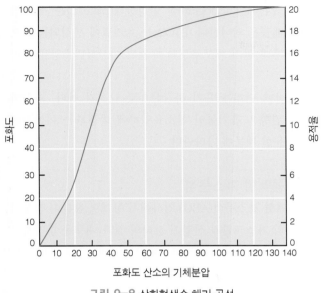

그림 9-8 산화혈색소 해리 곡선

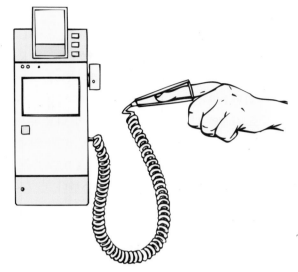

그림 9-9 맥박 산소 측정기

8장에 산화혈색소 해리곡선에 대해 더 자세하게 논의되어 있다.

그림 9-9의 맥박산소측정기(pulse oximeter)는 SpO_2(맥박산소측정기로 측정된 산소 포화도)로 알려진 값을 측정하는 기구이다. SpO_2는 혈색소의 동맥산소포화도를 반영한다. 산소측정기를 통해 발광감지기(light-emitting sensor)와 수광감지기(light-receiving sensor)가 동맥혈내 산화혈색소와 환원혈색소에 의해 흡수된 빛의 양을 계량한다. 맥박산소측정기에 나타난 값은 3분에서 10분간 얻어진 다양한 값들의 평균을 구한 것이다. 이는 환자의 움직임 때문에 야기되는 변이를 감소시킨다. 일반적으로 감지기는 손가락이나 귓불에 부착하는 클립이 있고 박동하는 파형의 질을 평가할 수 있다. 신생아에서 맥박산소측정기를 이용하여 사정하기 위해 유연한 소식자(probe)를 손바닥, 손목, 발 등에 놓고 포화도를 측정할 수 있다.

맥박산소측정기는 동맥혈가스(ABG) 감시를 대신해서 사용되어서는 안 된다. 맥박산소측정기는 동맥혈과 맥박 산소 측정값 사이에 관계가 형성되었을 때 산소 포화도의 경향을 사정하기 위해 사용 될 수는 있다. 맥박 산소측정기로 얻어진 값은 혈관수축제나 정맥내 조영제가 사용되었을 때와 쇼크, 심정지, 중증의 빈혈 등이 있을 때는 신뢰할 수 없다. 맥박 산소측정기는 흡연자들에서 상승되어 있는 일산화탄소혈색소(carboxyhemoglobin)와 질산(nitrate) 및 리도카인(lidocaine) 요법을 받고 있는 환자들에서 보이는 methomoglobin과 같은 결합혈색소(dyshemoglobin)을 가진 환자들에서는 제한적으로 사용된다. 특정 환자들에서 맥박 산소 측정 결과를 해석할 때 이러한 제한점을 고려해야 한다.

2) 말단호흡의 이산화탄소 감시

말단호흡의 이산화탄소 (ETCO₂) 감시는 동맥혈에 용해되어있는 이산화탄소 백분율($PaCO_2$)이 폐포내 이산화탄소(P_ACO_2) 백분율과 유사해지는 호기말에 이산화탄소의 정도를 측정하는 것이다. 그러므로 호기말에 측정된 배출된 이산화탄소(ETCO₂) 검체가 폐포내 이산화 탄소의 정도를 추정하는데 사용될 수 있다. 폐포내 이산화탄소 정도와 동맥내 이산화탄소 정도는 유사하다. 그러므로 ETCO₂가 $PaCO_2$를 평가하기 위해 사용될 수 있다. 비록 $PaCO_2$와 ETCO₂가 유사하지만 ETCO₂가 보통 $PaCO_2$보다 2-5mmHg 정도 낮다. 비록 $PaCO_2$와 ETCO₂의 차이($PaCO_2$-ETCO₂ 경사도)가 여러가지 요인들에 기인하지만 폐혈류가 가장 중요한 결정인자이다.

ETCO₂값은 기관내 삽관이나 구강 기도, 비인두기도를 통해 배출된 가스의 표본으로 부터 구해진다. ETCO₂가 지속적으로 폐포 환기의 측정치를 제공하기 때문에 이는 환자에서 인공환기기기를 제거하는 동안과 심폐소 생술시, 기관내 삽관시에 환자를 감시하는데 유용하다.

ETCO₂치의 정확성은 고농도의 산소와 수증기의 영향을 받을 수도 있다. ETCO₂를 이용할 때는 반드시 모니터하고 있는 결과에 미치는 영향을 생각해야 한다. 고농도에서 이산화탄소와 산소의 상호작용 때문에 적외선 흡수의 손상으로 실제와 다르게 낮은 ETCO₂치가 나올 수 있다. 그리고 수증기가 적외선 흡수를 방해함으로써 실제보다 높은 측정치를 나타낼 수 있다. 그러므로 ETCO₂값을 기타 다양한 임상자료와 결합하여 해석하여야 한다.

배출된 이산화탄소 파형은 호기말 이산화탄소분압측정도(capnogram)으로 불리는 ETCO₂와 시간의 곡선으로 화면상에 보여진다. 이는 각 호기마다 환자의 ETCO₂정도에 대한 지속적인 그래픽 자료를 제공해 준다. 여기에서 파형의 변화는 임상적 비정상이나 기계적인 비정상 아니면 이 둘 모두를 의미하고 간호사나 다른 훈련된 전문가에 의한 즉각적인 사정이 필요하다.

호기말 이산화탄소분압측정도(capnogram)에서 파형은 네단계로 구성되고, 이들 각 단계는 호흡주기의 특정부분을 나타낸다(그림 9-10).

첫번째 단계는 기초 단계로 흡기와 초기호기를 나타낸다. 이때는 해부학적 사강에 이산화탄소가 없는 공기가 배출된다. 이때의 수치는 건강한 성인에서 0이어야 한다.

두번째 단계는 호기 상승선으로 폐에서 이산화탄소가 배출되는 것을 나타낸다. 환자의 폐에서 이산화탄소가 감지기로 전달되는 것을 지연시키는 어떠한 과정도 호기 상승선을 연장시킨다. COPD와 기관지경련과 같은 상태들이 연장된 호기 상승선의 생리적 원인으로 알려져 있다.

세번째 단계는 이산화탄소 제거가 급속하게 지속되면

서 시작된다. Capnogram상 안정상태(plateau)는 폐포 가스의 배출을 의미한다. ETCO₂는 호기말에 생성되는 값으로 최후의 환기 폐포로부터 배출된 이산화탄소양을 의미한다.

네번째 단계는 흡기 하강선으로 알려져 있다. 파형의 하강 편향은 흡기동안 산소유입하에 발생하는 이산화탄소의 유실 때문에 나타난다

3) 동맥혈 가스분석

동맥혈 가스분석(ABG) 검사에서 동맥혈 표본이 검체되고 폐의 가스교환과 산염기 상태의 질과 내용을 파악하기 위해 동맥혈을 분석한다. ABG검사는 PaO_2, SaO_2, $PaCO_2$, pH와 중탄산염(HCO_3^-) 수준을 측정한다. 동맥혈 가스분석 절차는 우선 직접적으로 동맥천자를 통해 동맥혈을 얻거나, 요골동맥에 삽입된 동맥기기를 통해 동맥혈을 채취한다. 최근 기술의 발달로 동맥내에 fiberptic 감지기를 삽입하여 연속적인 ABG 감시가 가능해졌다. 정상 동맥혈 가스 수치는 Box 9-6에 제시하였다

(1) 혈중 산소측정

산화는 PaO_2와 SaO_2를 평가하는 ABG를 통해 측정될 수 있다. 이전에 언급하였듯이 3%의 산소만이 동맥혈내에 용해되고 나머지 97%는 적혈구의 혈색소에 붙어있다.

정상적인 PaO_2는 해수면에서 80~100mmHg(기압계상 760mmHg)이다. 고산지대에 사는 사람들은 기압이 더 낮기 때문에 정상적인 PaO_2가 더 낮다. PaO_2는 나이에 따라 감소되는 경향이 있다. 나이가 60~80세인 환자들은 PaO_2가 60~80mmHg정도가 정상이다. 비정상적으로 낮은 PaO_2는 저산소혈증(hypoxemia)이라고 부른다. 저산소혈증은 많은 조건에서 발생할 수 있는데 일반적으로 그 근원

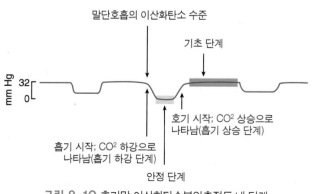

그림 9-10 호기말 이산화탄소분압측정도 네 단계

BOX 9-6
동맥혈 가스 정상치

PaO_2 : 80~100mmHg

SaO_2 : 93~99%

$PaCO_2$: 35~45mmHg

pH : 7.35~7.45

HCO_3^- : 22~26mEq/L

에 따라서 분류된다 : 폐내(intrapulmonary, 폐의 문제), 심내(intracardiac, 폐혈류나 폐기능을 손상시키는 심장혈류의 문제), 관류장애(폐조직의 부적절한 관류, 이로 인해 폐포로부터 산소획득이 감소됨).

정상적인 SaO$_2$는 93%에서 97% 정도이다. SaO$_2$는 중요하게 사정되어야 할 산화 수치인데 이는 조직에 공급되는 대부분의 산소가 혈색소에 의해 운반되기 때문이다.

(2) 혈액 pH 측정

pH는 혈액내 수소이온 농도의 측정이고 혈액의 산성이나 알칼리성에 대한 정보를 제공한다. 정상적인 pH는 7.35에서 7.45까지 이다. 수소이온들이 축적됨에 따라 pH는 떨어지고 이로인해 산혈증(aciademia)이 초래된다. 산혈증은 혈액이 너무 산성화된 상태를 말한다. 산성증(acidosis)은 산혈증을 일으키는 과정을 가리킨다.

수소이온의 감소는 pH의 증가와 알칼리 혈증을 초래한다. 알칼리 혈증은 혈액이 너무 알칼리화된 상태를 가리킨다. 알칼리증(alkalosis)은 알칼리 혈증을 유발하는 과정을 가리킨다. Box 9-7은 산-염기 균형에서 사용되는 용어들을 살펴본 것이다.

① 산(Acids)

산은 수소이온(H$^+$)을 용액에 주는 물질이다. 휘발성산과 비휘발성산의 두 가지 종류의 산이 있다.

휘발성산은 액체와 기체상태를 전환할 수 있는 것이다. 기체상태에서는 폐에서 제거될 수 있다. 혈청내에 있는 주된 산은 탄산(carbonic acid, H$_2$CO$_3$)이다. 이 산은 신장에서 생산되는 효소에 의해 이산화탄소와 물로 분해된다.

BOX 9-7
임상 용어: 산-염기

산: 수소이온을 내놓을 수 있는 물질, 예: H$_2$CO$_3$(산)→ H$^+$+ H$_2$CO$_3$

염기: 수소이온을 받을 수 있는 물질, 모든 염기는 알칼리성 물질이다. 예: HCO$_3^-$(염기)+ H$^+$= H$_2$CO$_3$

산혈증: pH가 7.35보다 낮은 상태의 산성화된 혈액
알칼리 혈증: pH가 7.45보다 높은 상태의 알칼리화된 혈액

산증: 산혈증을 초래하는 과정
알칼리증: 알칼리 혈증을 초래하는 과정

비활성산은 기체형태로 전환되지 않는 산으로 폐에서 배출될 수 없는 것들이다. 이들은 오직 신장(대사과정)에 의해서만 배출될 수 있다. 비휘발성산의 예는 젖산(lactic acid)과 케톤산(ketoacids)이다.

산-염기 장애는 호흡기 문제이거나 대사성 문제에 기인될 수 있다. 표 9-3은 산-염기 장애의 가능한 원인과 증상을 나타낸 것이다. 어떤 종류의 산이든 과다는 산혈증을 초래한다. 만일 이산화탄소가 축적되면 호흡성 산성증이 발생한다. 만일 비휘발성 산이 축적되면 대사성 산성증이 발생한다.

알칼리 혈증은 혈청에서 너무 많은 산을 잃어버림으로써 발생할 수 있다. 너무 많은 이산화탄소를 잃어버리면 호흡성 산증이 초래된다. 정상적인 양보다 적은 양의 비휘발성산이 있으면 대사성 알칼리증이 초래된다.

② 염기(Base)

염기는 수소이온을 받아들일 수 있는 물질이어서 순환 혈액에서 수소이온을 제거한다. 혈청에서 발견되는 주된 염기는 중탄산(bicarbonate)이다. 혈청에서 가능한 중탄산의 양은 신장(대사과정)에 의해 조절된다. 혈액 내 너무 적은 양의 중탄산이 있으면 대사성 산성증이며, 너무 많은 양의 중탄산이 있으면 대사성 알칼리증이다.

산혈증이나 알칼리 혈증을 유도하는 상태는 다양한 생리적 과정에 의해 영향을 받는다(표 9-3 참조). 이들 과정들은 호흡계나 신장계 기능이나 기능부전, 조직 산화, 순환, 젖산 생성, 물질 섭취, 소화기계에서 전해질 소실 등은 포함한다. pH의 비정상을 파악하기 위해 가능한 기여요인부터 조사하는 것이 필요하다.

(3) 혈액내 이산화탄소 측정

PaCO$_2$는 동맥혈내 용해되어 있는 이산화탄소의 압력을 가리킨다. 이산화탄소는 세포 대사의 자연적인 대사산물이다. 이산화탄소 수준은 일차적으로 폐의 환기능을 통해 조절된다. 정상적인 PaCO$_2$는 35~45 mmHg이다. ABG 판독에서 PaCO$_2$가 높으면 산증을 초래한다. 신체에서 이산화탄소를 제거하는 것은 폐의 주된 기능이고 환기량과 혈액내 이산화탄소 양 사이에는 중요한 관계가 있다.

만일 환자가 호흡을 적게 한다면 이산화탄소가 축적되

표 9-3 산-염기 장애의 가능한 원인과 증상

상태	가능한 원인	징후 및 증상
호흡성 산증		
$PaCO_2 > 45mmHg$	중추 신경계 억제	호흡곤란
pH < 7.35	두부 외상	안절부절함
	과다진정	두통
	마취	빈맥
	상부척수 손상	혼동
	기흉	무기력
	과소호흡	부정맥
	기관지 폐쇄와 무기폐	호흡부전
	중증의 호흡기 감염	의식혼미
	심부전과 폐부종	반응 감소
	커다란 폐색전	
	중증근무력증	
	다발성 경화증	
호흡성 알칼리증		
$PaCO_2 < 35mmHg$	불안과 신경질적임	어지러움증
pH > 7.45	공포	혼동
	통증	주의집중 가마소
	과다호흡	마비
	열	팔과 다리의 테타니성 경련
	갑상선중독증	심부정맥
	중추신경계 병소	심계항진
	Salicylates	발한
	그램 음성균 패혈증	구강건조
	임신	혼탁한 시야
대사성 산증		
$HCO_3 < 22mEq/L$	산의 증가	두통
pH < 7.35	신부전	혼동
	케톤산증	안절부절함
	혐기성 대사	무기력
	기아	위축
	Salicylates 중독	혼수상태
	염기 소실	Kussmaul 호흡
	설사	오심과 구토
	장루	부정맥
		따뜻하고 발적된 피부
대사성 알칼리증		
$HCO_3 > 26mEq/L$	염기 획득	근육 꼬임과 경련
pH > 7.45	중탄산 이온의 과도한 사용	Tetany
	투석에서 Lactate 주입	어지러움
	제산제 과다섭취	허약감
	산 소실	위축
	구토	어리둥절함
	비위관 흡인	경련

저칼륨혈증	혼수상태
저염소혈증	오심과 구토
이뇨제 주입	호흡 감소
Aldosterone의 수치 증가	

고 $PaCO_2$수치는 최고기준치인 45 mmHg 이상으로 상승할 것이다. 이산화탄소가 정체됨으로써 호흡성 산증이 초래된다. 호흡성 산증은 만일 호흡중추가 억압되고 호흡수나 호흡의 질이 정상적인 이산화탄소 농도를 유지하기에 불충분할 때 발생될 수 있다.

만일 환자가 과호흡을 한다면 이산화탄소는 신체에서 제거될 것이고 $PaCO_2$수치는 최저치인 35 mmHg이하로 감소될 것이다. 이산화탄소의 과다 소실로 인해 호흡성 알칼리증이 유발된다.

(4) 혈액내 중탄산치 측정

혈액에서 발견되는 주요 염기인 중탄산(HCO_3^-)은 수소이온을 수용할 수 있는 능력 때문에 신체가 pH를 조절하도록 돕는다. 중탄산 농도는 신장에 의해 조절되고 조절 중 대사과정으로 불리운다. 정상적인 중탄산 수치는 22~26 mEq/L이다. 중탄산은 "염기"(알칼리)로 인식된다. 중탄산 수준이 26 mEq/L 이상으로 상승할 때 대사성 알칼리증이 발생한다.

대사성 알칼리증은 염기물질이 유입되거나 대사성 산이 소실됨으로써 발생한다. 중탄산 수치가 22 mEq/L이하로 감소하면서 대사성 산증이 존재하는 것이다. 대사성 산증은 염기물질의 소실이나 대사성 산을 얻음으로써 발생한다.

(5) 산-염기 균형의 변화

산-염기 균형의 교란은 대사체계나 호흡기계의 비정상에서 초래된다. 호흡기계가 문제라면 이는 혈액내 이산화탄소에 의해 감지될 수 있다. 만일 대사체계가 문제라면 혈액내 중탄산에 의해 감지될 수 있다.

① 호흡성 산증

호흡성 산증은 $PaCO_2$가 45 mmHg보다 클 때와 pH가 7.35보다 적을 때로 정의된다. 호흡성 산증은 폐에 의한

이산화탄소의 제거가 부적절한 것이 특징이고 이는 비효과적인 폐기능이나 과도한 이산화탄소 생성의 결과일 수 있다.

② 호흡성 알칼리증

호흡성 알칼리증은 $PaCO_2$가 35 mmHg보다 적고 pH가 7.45보다 큰 상태로 정의된다. 호흡성 알칼리증은 혈액에서 이산화탄소가 과도하게 제거되는 것이 특징이다.

③ 대사성 산증

대사성 산증은 중탄산 수치가 22 mEq/L보다 낮고 pH가 7.35보다 적은 것으로 정의된다. 대사성 산증은 비휘발성산이 과도하게 생산되거나 혈액내 산농도에 비해 중탄산 농도가 부적절한 것이 특징이다.

④ 대사성 알칼리증

대사성 알칼리증은 중탄산 수치가 26 mEq/L보다 높고 pH가 7.45보다 높은 것으로 정의된다. 대사성 알칼리증은 비휘발성산을 과도하게 잃거나 중탄산 생산이 과도한 것이 특징이다.

(5) 동맥혈 가스분석 결과 해석

ABG 결과를 해석할 때 세가지 요소가 반드시 고려되어야 한다: (1) 산화 상태, (2) 산-염기 상태, (3) 보상의 정도, ABG 판독을 위한 방법이 해석을 위한 예제와 함께 Box 9-8에 제시되어 있다.

① 산화 평가

환자의 산화 상태를 검사하기 위해서는 PaO_2와 SaO_2를 평가하는 것이 필수적이다. 만일 PaO_2치가 환자의 정상치보다 낮다면 저산소혈증이 있는 것이다. 만일 SaO_2치가 93%보다 낮다면 불충분한 양의 산소가 혈색소와 결합해

있는 것이다.

② 산-염기 상태 평가

산-염기 상태를 평가하는데 있어 첫 번째 단계는 동맥 pH를 검사하는 것이다. 만일 pH가 7.35보다 낮다면 산혈증이 있는 것이다. 만일 pH가 7.45보다 높다면 알칼리 혈증이 있는 것이다.

산-염기 상태를 평가하는 두 번째 단계는 $PaCO_2$검사이다. 35 mmHg보다 낮은 $PaCO_2$는 호흡성 알칼리증을 의미하고 반면 45 mmHg보다 높은 $PaCO_2$는 호흡성 산증을 의미한다.

산-염기 상태를 평가하는 세 번째 단계는 중탄산 수준의 검사이다. 만일 중탄산치가 22 mEq/L보다 낮으면 대사

성 산증이 존재하는 것이다. 만일 중탄산치가 26 mEq/L보다 높으면 대사성 알칼리증이 존재하는 것이다.

때때로 환자가 호흡성 장애와 대사성 장애 모두를 보이기도 하고 이는 산혈증이나 알칼리 혈증을 야기한다. 알칼리증은 중탄산의 증가와 이산화탄소의 감소에 의해 발생할 수 있고 또한 산증은 중탄산의 감소와 이산화탄소의 증가로부터 발생할 것이다. 급성 신부전으로 대사성 산증을 가진 환자는 매우 느린 호흡수를 가질 수 있고 느린 호흡은 환자가 이산화탄소를 보유하도록 해서 결과적으로 호흡성 산증이 야기된다. 그러므로 ABG는 혼합형 호흡성 대사성 산증을 반영한다. Box 9-9는 혼합형 가스의 사례들이다.

③ 보상 평가

만일 환자가 알칼리 혈증이나 산혈증을 보인다면 신체가 비정상을 보상하려고 시도하고 있는지 확인하는 것이 중요하다. 신체의 완충체계가 정상적인 pH를 유지하기 어렵다면 신장이나 호흡기계는 이를 보상하려고 시도한다. 이 문제가 호흡기계에서 기인한 것이면 신장이 이를 교정하기 위해 일을 할 것이다. 폐가 대사 문제를 감지하고 이를 교정하기 시작하는 것은 5분내지 15분 정도 짧게 소요된다. 호흡기계에서 시작된 문제를 신장이 교정하는 것은 1일 이상 걸릴 수 있다. 하나의 체계는 과다하게 보상하지는 않는데 이는 보상체계로 인해 산증인 환자가 알칼리증이 되거나 알칼리증인 환자가 산증이 되는 일은 결코 발생하지 않는다는 것을 의미한다. 호흡기계는 다음과 같은 형태로 대사성 기반의 pH 불균형에 반응한다 :

- 대사성 산증 : 호흡수와 깊이가 증가된다.
- 대사성 알칼리증 : 호흡수와 깊이가 감소된다.

BOX 9-8
동맥혈 가스분석 결과의 해석 방법

방법

1. PaO_2와 SaO_2를 평가하여 산화상태를 검사한다.
2. pH를 평가한다. 산성인가, 알칼리성인가, 아니면 정상인가?
3. $PaCO_2$를 평가한다. $PaCO_2$가 높은가, 낮은가, 아니면 정상인가?
4. HCO_3^-를 평가한다. HCO_3^-가 높은가, 낮은가, 아니면 정상인가?
5. 보상이 일어나고 있는지를 평가한다. 보상이 완전히, 아니면 부분적으로 일어났는가, 아니면 보상이 일어나지 않았는가?

사례

표준 혈액가스: 사례 1

  PaO_2 : 80mmHg 정상

  SaO_2 : 95% 정상

  pH : 7.30 산혈증

  $PaCO_2$: 55mmHg 증가함(호흡성 원인)

  HCO_3^- : 25mEq/L 정상

결론: 호흡성 산증(보상이 일어나지 않은)

표본 혈액가스: 사례 2

  PaO_2 : 85mmHg 정상

  SaO_2 : 90% 낮은 포화도

  pH : 7.49 알칼리 혈증

  $PaCO_2$: 40mmHg 정상

  HCO_3^- : 25mEq/L 증가함(대사성 원인)

결론: 낮은 포화도를 동반한 대사성 알칼리증(보상이 일어나지 않은)

BOX 9-9
혼합형 호흡성 대사성 장애에서 동맥혈 가스의 예

혼합형 산증	혼합형 알칼리증
pH : 7.25	pH : 7.55
$PaCO_2$: 56mmHg	$PaCO_2$: 26mmHg
PaO_2 : 80mmHg	PaO_2 : 80mmHg
HCO_3^- : 15mEq/L	HCO_3^- : 28mEq/L

신장계는 다음과 같은 형태로 호흡성 기반의 pH 불균형에 반응한다.

- 호흡성 산증 : 수소이온 분비와 중탄산 이온 재흡수가 증가한다.
- 호흡성 알칼리증 : 수소이온 분비와 중탄산 이온 재흡수가 감소한다.

ABG는 그 보상정도에 의해 정의된다 : 보상되지 않는(uncompensated), 부분적으로 보상된(partially compensated), 완전 보상된(completely compensated). 보상 수준을 결정하기 위해 pH와 이산화탄소, 중탄산이온을 검사한다. 첫째, pH가 산성인지 알칼리성인지 결정한다. pH가 정상범주 내에 있지 않는 다는 것이 산증이나 알칼리증을 의미한다. 만일 pH가 정상범주내에 있다면 7.40(정상 pH 범주의 중간지점)의 어느 쪽에 있는지를 확인하는 것이 중요하다. pH가 7.38은 산증의 경향이 있는 반면 pH 7.41은 알칼리증의 경향이 있는 것이다. 다음으로 산증이나 알칼리증을 설명하기 위해 이산화탄소나 중탄산 이온의 변화가 있었는지를 평가한다. 마지막으로, 보상 체계(대사성이나 호흡성)가 정상 pH로 되돌리기 위한 시도를 하고 있는지를 결정한다. 일차적인 비정상(대사성이나 호흡성)은 비정상적인 pH(산성이나 알칼리성의)와 관계가 있다. 이차적인 비정상은 일차적인 이상을 교정하기 위한 시도이다. Box 9-10에 있는 보상을 정의하는 원칙을 이용하면 환자의 ABG의 보상상태를 파악할 수 있다.

4) 혼합정맥혈 산소포화도

혼합 정맥혈 산소포화도(SvO₂)는 산소 공급과 산소 요구 사이의 균형을 평가하는 측정지표이다. 사지 정맥에서 추출한 혈액은 대부분 말단부위에 대한 정보를 제공한다. 사지 정맥에서의 대사가 전체 신체대사와 다르다면 잘못 해석될 수 있다. 체취 부위가 춥거나 관류 저하가 있다면 (예, 쇼크상태), 또는 그 환자가 채취 부위에 국소적 운동을 수행했다면(예, 손가락을 폈다 쥐었다 하는 것), 또는 국소 염증이 있다면 이런 차이는 더욱 강조될 수 있다.

때때로 혼합 정맥혈을 얻기 위해 중심정맥카테터를 통해 혈액이 채취되는데 중심정맥카테터 말단이 상대정맥

BOX 9-10
동맥혈 가스의 보상 상태

보상되지 않은: pH는 비정상이고 CO₂나 HCO₃ 중 어느 하나가 비정상이다. 보상체계가 다른 쪽을 교정하려는 시도하는 증거는 없다.
아래 사례에서 낮은 CO₂농도(정상치인 35~45mmHg 아래의)의 결과 환자의 pH는 알칼리성이다. 신장체계 수치(HCO₃)는 일차적인 호흡기성 장애를 보상하기 위한 정상범주(22~26 mEq/L)에서의 이탈이 일어나지 않았다.

PaO₂ :	94mmHg	정상
pH :	7.52	알칼리성
PaCO₂ :	25mmHg	감소됨
HCO₃⁻ :	24mEq/L	정상

부분적으로 보상된: pH는 비정상이고 CO₂와 HCO₃ 모두 비정상이다: 이는 한 체계가 다른 체계를 교정하려는 시도 중이나 완전하게 성공하지 못했음을 의미한다.
아래 사례에서 환자의 낮은 CO₂농도 때문에 알칼리성을 유지하고 있다. 신장체계 수치(HCO₃)는 일차적인 호흡기성 장애를 보상하기 위해 정상범주를 벗어났지만 pH를 정상범주로 돌려놓지 못하였다.

PaO₂ :	94mmHg	정상
pH :	7.48	알칼리성
PaCO₂ :	25mmHg	감소됨
HCO₃⁻ :	20mEq/L	정상

완전 보상된: pH는 정상이고 CO₂와 HCO₃ 모두 비정상이다. 정상 pH는 하나의 체계가 다른 체계를 보상할 수 있었음을 의미한다.
아래 사례에서 환자의 pH는 정상이나 알칼리증()7.40)으로 향하는 경향이 있다. 일차적인 비정상은 호흡기인데 이는 PaCO₂가 낮기 때문이다(감소된 산 농도). 18mEq/L 인 중탄산 이온 수치는 감소된 염기 농도를 반영하고 이는 알칼리증이 아니라 산증과 연관된다. 이 사례에서 감소된 중탄산이온은 호흡성 알칼리증을 완전 보상하였다.

PaO₂ :	94mmHg	정상
pH :	7.44	정상, 알칼리증으로 향하는 경향성이 있음
PaCO₂ :	25mmHg	감소됨, 일차적인 문제
HCO₃⁻ :	18mEq/L	소됨, 보상반응

이나 우심방 어느 곳에 위치하는지에 따라서 신체의 다양한 부위에서 귀환하는 정맥혈의 불완전한 혼합이 존재한다. 완전하게 혼합된 혈액을 위해서는 폐동맥 카테터에서 혈액을 채취하는 것이 필요하다. 폐동맥 카테터를 사용함으로써 사지로부터 귀환하는 혈액이 우심실에서 혼합된 표본을 구할 수 있다.

혼합 정맥혈의 산소 측정은 조직의 산화상태를 나타내지만 SvO₂가 심장과 폐 각각의 산화상태에 대한 기여도를 구별하지는 못한다. SvO₂는 조직 수준에서의 산소요구에 비해 산소공급이 적절한지를 나타낸다. 정상 혼합 정맥 산소포화도는 60~80%이다. 정상 SvO₂는 조직에 대한 산소공급이 조직의 요구에 맞는 적합한 정도임을 의미한다. 그러나 정상수치가 관류를 유지하기 위해 보상기전이 필요한지에 대해서는 알려주지 못한다. 예를 들면 부족한 산소공급을 보상하기 위해 심박출량 증가가 필요로 된다.

낮은 SvO₂는 조직에 대한 산소공급이 감소했거나 높은 요구도 때문에 산소사용이 증가한 것에 기인할 수도 있다. 산소공급이 감소하는 것은 혈액소가 적거나 출혈이 있거나 심박출량이 작기 때문이다. 산소 요구도가 증가하는 것은 고체온이나 통증, 스트레스, 몸의 떨림 현상, 경련 등에 기인된다. 40~60% 정도의 SvO₂는 심부전에서 발생될 수 있고, 40% 이하의 수치는 명백한 쇼크를 나타낸다. SvO₂가 감소하는 것은 때때로 다른 혈액역학적 변화 전에 발생해서 이는 중환자를 사정하고 관리하는 데 있어서 훌륭한 임상 사정 도구이다. 낮은 SvO₂를 보이는 환자에 대한 중재의 목표는 수혈을 하거나 심박출량을 증가시킴으로써 산소공급을 증가시키는 것을 포함한다. 치료의 목표도 높은 요구도의 원인을 제거하는데 있다.

높은 SvO₂수치는 산소공급이 요구량을 초과하고 있거나 요구가 감소된 것을 나타낸다. 증가된 SvO₂수치는 산소전달이 증가된 것(흡입 산소분획, FiO₂)이나 저체온, 갑상선 기능 저하증, 마취 등과 연관이 있다. 증가된 SvO₂는 조직이 산소를 사용할 수 없는 초기 단계의 패혈성 쇼크(septic shock)에서 볼 수 있다. 표 9-4는 비정상 SvO₂의 가능한 원인을 요약한 것이다.

지속적으로 SvO₂를 감지할 수 있는 감지기가 그 끝에 부착된 폐동맥 카테터는 산소공급과 요구 사이의 불균형에 대해 지속적으로 사정할 수 있도록 한다. 부착된 산소측정기가 있는 카테터가 없을 경우에는 일반적인 폐동맥 카테터에서 폐동맥에서 혈액을 채취해서 혈액가스와 SvO₂분석을 위해 검사실로 표본을 보내고 같은 방식으로 검사정보를 이용할 수 있다.

4. 호흡기계 진단검사

1) 단순 흉부방사선 검사

단순 흉부방사선 검사는 흉부의 해부학적 생리적 양상을 사정하고 병리적 과정을 감지하기 위해 빈번하게 사용되는 의미있는 진단도구이다. X-선이 흉벽을 통과하기 때문에 다양한 구조들이 보이게 된다. 뼈와 같이 밀도 높은 조직들은 X-선을 흡수해서 방사선상에 불투명하거나 백색으로 보인다. 심장과 같이 혈관과 혈액으로 가득 찬 장기들은 어느 정도 밀도 있는 구조이고 방사선상에 회색 영역으로 보인다. 흡입 동안 정상적인 폐는 공기가 차 있어서 방사선상에 검게 보인다. 폐의 어떤 부분이 더욱 밀도 높은 물질인 물로 차 있을 때 폐가 백색으로 보인다.

방사선 검사는 임상 소견과 의심되는 비정상 상태를 검증하는 사정도구로서 사용된다. 체계적인 접근을 통해 이전 사진과 현재 사진을 비교함으로써 방사선 검사를 시행

표 9-4	비정상 혼합혈 정맥 산소 포화도(SvO₂)
비정상	**가능한 원인**
낮은 SvO₂ 〈60%	산소공급의 감소
	• 빈혈이나 출혈로 인한 낮은 적혈구용적율(hematocrit)
	• 낮은 동맥혈 포화도와 폐질환, 환기-관류 장애로 인한 저산소혈증
	• 저혈량증, 심부전, 심인성 쇼크, 심근경색증으로 인한 낮은 심박률량
	산소요구량 증가
	• 고체온, 경련, 떨림, 통증, 불안, 스트레스, 과도한 운동과 같은 대사요구량 증가
높은 SvO₂ 〉80%	산소공급 증가
	• 보충적인 산소
	산소요구량 감소
	• 마취, 저체온, 초기단계의 패혈증
	기술적 문제
	• 폐동맥 쐐기압 카테터로 인한 잘못된 결과판독
	• 카테터 말단에 응고된 혈액 덩어리가 있음

한다. 권장되는 방법 중 하나는 필름을 바깥에서부터 안쪽으로, 위쪽에서 아래쪽으로 움직이면서 검사하는 것이다. 연조직 부위와 골격 구조, 골격 바로 밑부분의 내피, 내부 구조를 검사한다. 연조직은 동질성을 확인함으로써 방사선 검사를 시행하며 측면부위에서 시작해서 중심쪽으로 검사한다. 측면 연조직에서 공기가 보일 경우 기흉(pneumothorax)이 있음을 의미할 수 있다.

흉부사진에서 확인되는 골격구조는 늑골, 쇄골, 흉골, 흉골병, 척추를 포함한다. 정상적인 흉부 사진에서는 대략 여덟이나 아홉개의 늑골이 폐조직과 겹쳐져 있다. 늑골은 각 늑골의 굴곡을 따라 골절의 존재를 검사하고, 이는 앞쪽에서 시작해서 후면을 따라 이동한다. 늑골과 같이 다른 골 구조물도 맞는 위치와 손상되지 않았는지를 검사한다.

횡격막의 윤곽 또한 방사선 사진에서 검사한다. 정상적으로 횡격막은 날카롭고 뾰족한 늑골횡격막각(costophrenic angle)과 함께 둥근 모양이다. 흉막삼출이 각을 둔하게 만들 수 있다. 횡격막의 윗부분은 6번째 늑골부위에서 보여진다. 횡격막이 낮아져 있는 것은 폐기종에 의한 과팽창을 나타낼 수 있다.

폐실질은 오른쪽과 왼쪽을 비교하고 위에서 아래로 이동하면서 검사한다. 정상적인 공기가 차 있는 폐는 뼈와 심장과 비교할 때 검거나 매우 어둡게 보여야 한다. 검사시 대칭성을 보는 것이 중요하다. 흉곽의 한 쪽에서 비정상적으로 고밀도를 보이는 것은 부종이나 종양, 흉막삼출, 폐렴 등을 의미할 수 있다.

폐엽간 열구는 폐의 엽을 나눈다. 우폐의 소열은 보통 전방 사진에서 나타난다. 방사선 사진에서 보이는 정상적인 열구의 비정상적 배치는 무기폐나 엽성 무기폐 등이 있음을 의미한다.

기도는 흉추 상부의 중심선에 나타나야 한다. 기도가 무기폐 영역쪽이나 기흉이나 흉막삼출, 종양의 반대쪽으로 편위될 수 있다.

2) 환기-관류 스캔 검사

환기-관류 스캔검사는 환기-관류 관계가 변화를 검사하는데 사용되는 핵의학 영상검사이다(환기-관류 관계에 대해서 8장을 참조하시오). 환기-관류 스캔은 정상적으로 기능하는 각 폐의 비율을 파악하고, 폐색전을 진단하고 위치를 찾고 폐혈관 공급을 사정하는데 도움이 된다.

환기-관류 스캔은 두 부분으로 이루어진다 : 환기 스캔과 관류스캔. 환기스캔에서 환자는 방사성 불투과성 가스를 흡입하면 정상적인 호흡에서 공기가 가는 같은 길을 따라간다. 병리적인 상태에서는 환기가 감소된 부위가 스캔 상에서 보인다. 관류스캔에서는 방사성 동위원소가 정맥 내로 주입되고 폐로 가는 혈류가 가시화된다. 폐색전이 있을 때 색전 이후에 혈류가 제한되고 이 때문에 침범받은 부위가 잘 가시화 되지 않는다.

환기-관류 스캔은 스캔의 환기부분을 수행하기가 어려워서 기계환기에 의존하고 있는 환자에서는 사용할 수 없다. 환기-관류 부적합은 폐렴과 같은 폐질환을 가진 환자에서 환기-관류 스캔의 해석을 어렵게 할 수도 있다. 이러한 제한점 때문에 폐혈관조영술이 중환자에서 특히 폐색전이 의심된다면 더욱 적합할 수도 있다.

3) 폐혈관 조영술

폐혈관 조영술은 폐혈관의 방사선 촬영 검사를 위해 방사성불투과성 물질을 급속하게 주입하는 것을 포함한다. 폐혈관 조영술이 가장 일반적으로 사용되는 때는 폐색전이 의심될 때이다. 방사성불투과성 물질이 한쪽 팔이나 양쪽 팔 또는 대퇴정맥이나 폐동맥 카테터에 주입된다. 좁아진 혈관을 통해 방사성 불투과성 물질의 흐름이 손상되거나 어떤 혈관에서 물질의 흐름이 갑작스럽게 끊기는 것이 양성 검사결과이다.

4) 기관지내시경검사

기관지내시경검사는 굴곡성 기관지 내시경을 통해 후두, 기도, 기관지를 직접적으로 볼 수 있는 검사이다. 기관지내시경검사는 진단적으로 조직을 검사하거나 분비물을 수집하거나 병리적 과정의 정도와 위치를 확인하고 생검을 하는데 사용된다. 또한 기관지내시경검사는 치료적으로 이물질과 기관과 기관지의 분비물을 제거하고, 수술후의 무기폐를 치료하며, 병소를 제거하기 위한 수단으로 사용된다.

기관지내시경검사를 준비할 때 건강력과 신체검진이 반드시 이루어져야 한다. 흉부방사선과 혈액 응고검사, 동맥혈가스분석검사 또한 이루어진다. 시술이 행해지기 전에 진정제를 정맥내로 주입하거나 마취를 하기도 한다. 만일 기관지내시경검사의 목적이 치료적이라면 기침이나 분비물을 감소시키는 약물투여는 하지 않는다(예, 기관내 국소마취, 아트로핀, 코데인).

기관지내시경검사 후에는 후두경련이나 열, 혈역학 변화, 심부정맥, 기흉, 출혈, 심폐정지 등의 합병증을 주의깊게 사정해야 한다.

5) 흉막천자

흉막천자 시 공기나 흉수의 제거, 진단적 평가를 위한 검체 채취 혹은 약물 주입을 위해 흉막 공간에 바늘을 삽입한다. 흉막천자 전에 흉부방사선 검사와 혈액응고검사, 환자교육이 필수적이다. 불안을 감소시키기 위해 약물을 주입할 필요가 있는 경우도 있다. 기관지내시경검사와 다르게 흉막천자는 환자의 협조가 필요하다. 그러므로 시술에 따른 통증과 불편감을 최소화하기 위해 전반적인 진정보다는 국소적인 마취를 시행한다. 시술 동안 환자는 늑골이 들어올려지고 분리되게 하기 위하여 팔과 어깨를 들어올리고 바로 세운 자세로 의자나 침대 끝에 앉는다. 이 자세가 바늘 삽입이 보다 쉽게 될 수 있다. 만일 환자가 팔을 들어올릴 수 없다면 침대 책상머리에 팔을 올리고 침대에 앉는 것도 취할 수 있는 다른 자세이다.

흉막천자 동안 간호사의 일차적인 역할은 환자에게 안위를 제공하고 환자의 호흡기계를 지속적으로 사정하고 시술이 끝난 후 무균드레싱을 상처부위에 시행하고 처방에 의해 표식이 된 검체를 검사실로 보내는 것이다. 흉막천자 후 간호는 기흉과 통증, 저혈압, 폐부종 등의 합병증을 사정하는 것을 포함한다.

6) 객담배양 검사

객담 검체는 호흡기 사정의 일부분이다. 건강한 환자는 객담을 배출하지 않기 때문에 폐부위의 객담을 배출시키기 위해서 환자에게 기침을 하도록 지시한다. 검사실로 검체를 보내기 전에 객담이 침에서 배출된 것인지를 구분하는 것이 기본적이다.

대부분의 경우 객담검체는 배양과 민감성 검사를 하기 위해 채취된다. 검체는 특정한 미생물과 이들에 반응하는 약물민감도를 검사한다. 아울러 객담검체는 세포와 항산

성균의 검사를 위해서도 사용된다. 항산성균 배양은 순차적인 표집(일반적으로 3일 이상)이 필요하고 결핵과 mycobacteria의 유무를 확인하기 위해 사용된다.

7) 폐기능 검사

폐로 유입되고 배출되는 공기흐름을 통해 폐용적의 실제적인 측정을 할 수 있다. 비록 이런 용적이 "폐기능"의 측정으로 불리우지만 실제로는 해부학적 폐를 측정하는 것이다. 환기의 평가에서 구조나 해부는 때로 기능을 결정짓는다. 환기기능이나 폐기능 검사는 폐포 안이나 밖으로 공기를 이동 시키기 위한 흉곽과 폐의 능력을 측정하는 것이다.

폐기능 검사는 용적측정과 용량측정, 역동성 측정을 포함한다. 이런 측정치는 운동과 질환에 의해 영향을 받는다. 연령과 성별, 신체크기, 자세 등이 검사결과가 해석될 때 고려되어야 할 다른 요인들이다. 8장의 그림 8-13은 정상적인 폐용적과 용량을 보이는 폐기능 검사를 보여주는 것이다.

① 용적 측정

용적 측정은 다양한 호흡주기 부분 동안 폐가 보유하는 공기의 양을 나타낸다. 폐용적을 측정하는 것은 평상호흡기량(tidal volume, V_T), 흡기예비기량 (inspirator reserve volume, IRV), 호기예비기량(expiratiory reserve volume, ERV), 잔기량(residual volume, RV)을 포함한다(8장 표 8-1 참조).

② 용량 측정

용량 측정은 호흡주기의 부분을 양적으로 나타낸 것이다. 이것은 앞의 용적(volume)의 조합과 흡기용량(inspiratory capacity, IC), 기능성잔기용량(functional residual capacity, FRC), 폐활량(vital capacity, VC), 총폐용량(total lung capacity, TLC)을 포함한다

③ 역동성 측정

역동성 측정은 호흡 시(호흡 일) 기도 저항과 소비되는 에너지에 대한 자료를 제공한다.

호흡 수나 빈도는 분당 호흡횟수이다. 휴식 시에 호흡 수는 약 15회/분이다.

분당 용적은 때때로 분당 환기라고도 불리우며, 이는 분당 흡입되고 배출되는 고기의 용적이다. 이는 평상호흡기량(V_T)을 호흡수와 곱하여 계산한다. 휴식 시에 분당 용적은 대략 7,500 mL/분이다.

사강은 폐포 가스교환에 참여하지 않는 평상호흡기량의 부분이다. 사강은 기도(해부학적 사강)내에 있는 공기와 가스교환에 참여하지 않는(생리적 사강; 예, 폐색전 때문에 관류되지 않는 폐포에 있는 공기나 저관류되는 폐포내에 있는 공기) 폐포내 공기의 용적을 더한 것이다. 성인의 해부학적 사강은 보통 pound로 측정된 체중과 같다(예, 140-Ib 인 사람에서 140 mL). 건강한 사람에서 사강은 해부학적 사강으로만 구성된다. 생리적 사강은 특정 질병 상태에서 발생한다. 사강은 폐포내 이산화탄소 분압(P_ACO_2)에서 동맥내 이산화탄소분압($PaCO_2$)을 빼서 계산한다. 건강한 성인에서 사강의 정상치는 평상호흡기량(V_T)의 40%보다 적다. 사강-평상호흡기량 비율은 기계환기의 유효성을 평가하기 위해 사용된다.

폐포환기는 폐포내 가스교환에 참여하는 평상 공기의 용적으로 표현된다. 이 용적은 V_A로 나타내며 분당 용적을 나타낸다. V_A는 환기 유효성을 측정한 것이다. 이는 사강이나 평상호흡기량보다 혈액 가스 수치와 더 관계가 있는데 이는 이들 두 측정치가 생리적 사강은 포함하고 있기 때문이다. V_A는 평상호흡기량(V_T)에서 사강(V_D)을 뺀 후 그 결과치를 호흡수(f)와 곱하여 계산한다.

$$V_A = (V_T - V_D) \times f$$

약 2,300mL의 공기(기능성잔기용량, FRC)가 호기말에 폐에 남아있다. 새로운 호흡을 할 때마다 폐포에 약 350mL의 공기가 유입된다. 새로 유입된 폐포 공기 대 폐에 남아있는 공기의 총 용적의 비율은 350 mL/ 2,300 mL이다.

그러므로, 새로운 공기는 폐에 있는 총 용적의 약1/7이다. 정상치는 5,250 mL/분(350 mL/호흡 × 15회/분 = 5,250 mL/분)이다. 정상 호흡(평상호흡기량, TV)은 분당 7,500 mL의 공기로 대치될 수 있고 이는 0.008초/mL가 요구된다.

$$1분/7,500 \text{ mL} \times 60초/1분 = 0.008초/\text{mL}$$

그러므로, 폐의 FRC는 만일 공기확산이 단일하다면 18.4초(2,300 mL × 0.008초/mL = 18.4초) 내에 완전하게 대치될 수 있다. 이런 느린 교대율로 인해 호흡시마다 폐포내 공기 농도가 급속하게 변동되는 것이 방지된다.

5. 임상 적용

사례 연구

56세 여성인 김씨는 복강경 담낭절제술 받고 회복실을 거쳐 관찰실(intermediate care unit)에 입원하였다. 특별한 상황은 없었고 통증 조절을 위한 자가통증조절기(patient-controlled analgesia, PCA)를 가지고 있다. 김씨는 고혈압, 중등 비만, 고콜레스테롤혈증이 있다. PCA는 hydromorphone 0.2mg이 10분 설정으로 되어 있고 주입 속도는 0에서 1.2mg/h이다.

근무조 변경 시 환자 사정에서 김씨는 심박동수 68회/분, 호흡수 18회/분, 혈압 175/149mmHg, 체온 36.7℃로 안정적인 활력징후를 보이고 있다. 간혹 심방조기수축(premature atrial contraction, PAC)을 보이는 동방 결절 리듬을 보였다. 청진 시 호흡음은 깨끗하며, 2L 산소 주입 시 맥박산소측정기는 96%의 포화도를 보인다. 김씨는 PCA로 통증을 조절하는 중이며 흡기말 이산화탄소 측정 시 36mm 이다. 김씨의 통증 정도는 10점 만점에 9점이며 추가적인 통증 투약을 원하고 있다. 의사와 상담 후 hydromorphone을 기본 속도 0.3mg/h로 하고 최고 1.5mg/h로 증량하라는 지시가 처방되었다. 통증 투약을 변경하고 한 시간 뒤, 김씨의 진정 상태가 변하고 호흡수가 8회/분으로 감소했다는 것을 발견하였다. 그리고 SPO_2가 86%로 감소하고 $ETCO_2$가 48mmHg로 증가하였다.

1. 환자의 호흡 상태에 변화를 초래한 주요 원인은 무엇인가?
2. $ETCO_2$의 상승에 대하여 설명하시오.
3. 마약성 제제를 증량한 것 외에, 김씨의 호흡 저하를 유발할 수 있는 다른 요인은 무엇인가?

Chapter 10
10
환자 간호: 호흡기계

Objectives

- 기관지 위생법의 유형과 효과를 기술한다.
- 흉부물리요법의 유용성과 금기증을 비교한다.
- 산소요법을 받는 환자에 대한 사정과 간호를 기술한다.
- 경구기관 삽관과 경비기관 삽관의 적응증과 합병증을 비교한다.
- 기흉을 예측할 수 있는 중환자실에서의 일반적인 간호 수행을 요약한다.
- 여러 흉관배액장치들의 원리를 비교한다.
- 흉관배액장치를 가지고 있는 환자에 대한 간호관리를 설명한다.
- 천식과 만성폐쇄성폐질환자의 기관지 경련 치료를 위한 약물요법에 관하여 설명한다.
- 양압환기와 음압환기의 차이를 설명한다.
- 양압환기 중 압력조절과 용적조절 인공호흡기의 차이를 설명한다.
- 인공호흡기 모드 중 보조조절환기, 동시간헐적강제환기, 압력보조환기, 압력조절환기를 비교한다.
- 안전한 흡입 산소농도(FiO_2)로 산소공급을 최대화하는 전략을 기술한다.
- 호기말양압환기의 부작용과 특징, 치료법을 기술한다.
- 기관절개술과 기관내삽관의 장점과 단점을 비교한다.
- 기계환기 환자를 위한 간호를 기술하고 합병증 예방법을 설명한다.
- 장·단기 인공호흡기 이탈의 차이점에 관하여 논한다.

호흡은 생명을 유지하기 위한 필수적인 기능이다. 따라서 간호사는 중환자의 호흡을 돕는 중요한 역할을 수행한다. 즉 간호사는 환자의 요구를 사정하고, 빠르고 효율적인 간호를 제공하며, 간호중재의 결과에 대한 평가와, 환자와 가족을 지지, 교육, 준비시키는데 정통하고 숙련되어야 한다. 환자의 호흡 상태에 따라 다양한 기술, 장비, 절차들이 적용된다.

1. 기관지 위생법

기관지 위생법(bronchial hygiene therapy: BHT) 혹은 폐위생은 폐 합병증을 예방하고 치료하는데 도움이 된다. 기관지 위생법의 핵심은 환기와 확산을 향상시키는 것이다(그림 10-1). 환기와 확산은 분비물 제거, 가스교환의 개선과 같은 치료적 목표를 통해 달성된다. 기관지 위생법은 폐기능 부전을 고려하여 적절한 방법을 선택한다. 정상적인 기도는 기침반사와 정상적인 점액 생성을 하며 잘 기능하는 섬모를 가지고 있다. 그러나 호흡기 문제를 가진 환자는 폐렴이나 무기폐로 인해 심호흡, 기침을 할 수 없거나 무력감, 진정 또는 통증으로 점액을 효과적으로 제거하지 못할 수 있다. 기관지 위생법에 대한 요구와 효과 사정은 신체사정, 단순 흉부방사선 검사, 동맥혈가스 측정, 그리고 기타 정보에 기초한다. 기관지 위생법으로 흔히 사용되는 것은 기침, 심호흡, 흉부물리요법, 기관지확장제 분무요법(뒷부분의 약물요법에서 다룬다) 등이다.

1) 기침과 심호흡

분비물을 배출해야 하는 환자에게 효과적인 기침은 필

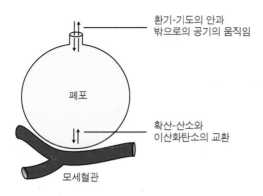

그림 10-1 폐의 주요 기능: 환기와 확산

수적이다. 심호흡과 기침의 목적은 폐 확장, 분비물 이동, 축적된 분비물로 인한 부작용(무기폐, 폐렴)의 예방이다. 기침은 협조가 가능하고 또한 객담을 배출해낼 정도의 힘이 있는 환자에게만 효과가 있다.

기침 시의 이상적인 자세는 환자가 침대나 의자 가장자리 위에 똑바로 앉되 발을 받치고 있는 자세이다. 청진을 위해 환자에게 느리고 깊게 숨을 들이마시고 적어도 2~3초 멈춘 후 다시 천천히 내쉬도록 교육한다. 부가음이 청진되면 분비물이 있다는 의미이므로 환자에게 최대로 숨을 들이쉰 상태에서 기침을 시작하게 한다. 부가음이 청진되지 않더라도 환자는 예방적 목적으로 매시간 기침과 심호흡을 시행해야 한다. 환자에게 호흡의 깊이에 관한 즉각적인 시각적 피드백을 줌으로써 심호흡을 격려하고 호흡량을 늘리기 위하여 보상성 폐활량계를 사용할 수 있다. 환자가 깨어있는 동안 매시간, 10번씩 보상성 폐활량계를 이용한 호흡을 하게 하는데, 점차적으로 목표 호흡량을 증가시킨다. 간호사는 이 과정에서 환자가 심호흡을 하고 뒤이어 기침을 할 수 있도록 지도하고 보상성 폐활량계의 용적을 기록해야 한다. 보상성 폐활량계를 이용한 기침과 심호흡 운동은 들숨의 양을 늘려 결국 무기폐를 예방해준다.

2) 기도청결과 관련된 보조요법

질병이나 외상 혹은 수술로 인하여 기침 능력이 제한된 환자의 객담을 제거하기 위하여 다양한 종류의 보조요법을 사용할 수 있다. 아카펠라 밸브와 플러터 밸브는 진동을 가하여 분비물을 기도 벽에서 떨어뜨림으로서 결국 기침으로 제거할 수 있게 하는 간헐적인 호기말양압환기 방법이다. 아카펠라 밸브는 플러터 밸브만큼 효과적이면서도 사용법이 쉬워 특히 노인들에게 적당하다. 두가지 밸브 모두 호기말 양압과 진동을 제공하여 기도에 붙어 있는 분비물을 느슨하게 만드는 역할을 하지만 아카펠라 밸브는 15 L/min 이상 혹은 이하의 공기흐름을 견디는 환자 모두에게 적절하다. 특히 호기 속도가 느린 환자에게도 적용할 수 있다는 장점이 있다. 환자가 기침할 때 간호사는 늑골의 아랫부분을 단단하게 지지해줌으로써 기침을 세게 할 수 있게 해준다. 낭성섬유증 혹은 다른 만성폐질환이 있을 경우, 다양한 종류의 기관지청결법을 사용할 수 있다. 간호사는 반응성 기도로 인해 정상적인 기침과 함께 천명음의 가능성이 있는 환자에게 자발적 배액(autogenic drainage; AD)을 가르칠 수 있다. AD는 1-2회의 큰 기침보다는 통제된 호흡과 낮은 압력의 작은 기침을 여러 번 반복하는 방법이다. 빠른 속도의 진동을 흉벽에 가해주는 고빈도 진동조끼도 사용할 수 있다. 빠른 속도로 흉벽을 진동하면 분비물의 이동이 촉진된다. 이 조끼는 전통적인 흉부물리요법을 대체하여 중환자실의 수술 후 환자 뿐 아니라 기관지확장증, 낭성섬유증, 만성폐쇄성폐질환, 폐이식, 척수손상이나 사지마비 환자에게도 시험적으로 적용되고 있는데 객담 제거와 폐기능 향상에 효과적인 것으로 보고되었다. 또한 수술환자에게도 적용 가능하고 가정에서 대상자 스스로 적용할 수 있다는 장점이 있다. 분비물을 제거하기 위한 또 다른 방법으로 EzPAP, 이단양압환기(bilevel positive airway pressure; BiPAP), 그리고 보상성 폐활량계가 있다. EzPAP과 BiPAP은 모두 기도에 양압을 제공하는 장치로 5-20 cmH_2O의 압력과 산소를 이용하여 기도 동원(airway recruitment)을 가능하게 하고 무기폐를 예방해준다. 이 두 방법 모두 분무 약물요법과 병용되기도 한다. EzPAP은 지속적인 기도 양압(continuous positive airway pressure; CPAP)만을 제공해주는 한편, BiPAP은 흡기 시에는 높은 압력을 호기 시에는 낮은 압력을 제공해준다. 두 방법 모두 보상성 폐활량계만으로는 무기폐를 예방하거나 줄일 수 없을 때 선택된다.

3) 흉부물리요법

흉부배액, 체위, 흉부타진 및 진동은 폐기능을 향상시키려는 환자의 노력을 강화시키는데 사용하는 흉부물리요법의 방법들이다. 이러한 방법들은 체위배액과 연결하여 적용할 수 있고 일반적으로 기관지확장제 치료 전에 실시하며, 흉부물리요법 후에는 심호흡과 기침을 실시하게 한다. 기본적으로 환자의 체위를 똑바로 누운 자세에서 앉는 자세로 변경하기만 해도 가스교환이 촉진된다. 측위는 특히 한쪽 폐 병변을 가진 환자의 가스교환을 향상시킬 수 있는데, '건강한' 폐가 아래로 놓이면 전체적인 산소화가 향상될 수 있다. '건강한' 폐가 아래로 놓일 때 폐단락(shunting)이 감소하기 때문이다.

(1) 체위배액

체위배액은 기도내 분비물이 중력에 의해 주기관지와 기관으로 배액 되도록 자세를 변경해주는 것이다(그림 10-2). 체위배액에서 가장 중요한 것은 무기폐가 있는 폐엽을 집중 공략해야 하고 또한 기침이나 흡인으로 점액을 배출시켜야 한다는 것이다. 그러나 모든 중환자에게 모든 체위배액 자세를 적용할 수 있는 것은 아니다. 흡인을 위해 머리가 아래로 향한 자세를 취할 때에는 호흡곤란, 부정맥과 같은 환자 상태를 반드시 점검해야 한다. 변형된 기법으로 부드러운 타진법과 점액이동을 촉진시키기 위한 타진기가 있는데 타진기를 사용할 때에는 수술부위를 피해야 한다.

(2) 흉부타진과 진동

훈련받은 의료인들에 의해 수행되는 흉부타진과 진동은 분비물을 흉벽으로부터 떨어뜨리기 위해 적용한다. 타

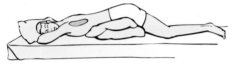
A. 얼굴 기대기-둔부를 베개로 40~45cm 들어올려 30° ~45° 각도가 되게 함
목적: 후면 하부 폐엽을 배액하기 위함

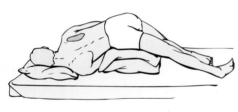
B. 왼쪽으로 눕기- 둔부를 베개로 40~45cm 들어올려 30° ~45° 각도가 되게 함
목적: 오른쪽 폐의 외측 하엽을 배액하기 위함

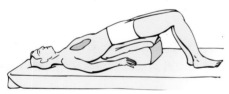
C. 등쪽으로 눕기- 둔부를 베개로 40~45cm 들어올려 30° ~45° 각도가 되게 함
목적: 전면 하부 폐엽을 배액하기 위함

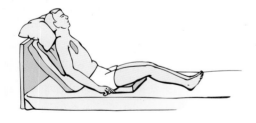
D. 똑바로 앉기 또는 반기대기
목적: 상부 폐엽 부분을 배액하고 좀 더 강력한 기침을 하기 위함

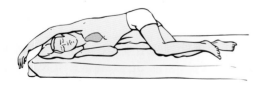
E. 오른쪽으로 눕기- 둔부를 베개로 들어올려 30° ~45° 각도가 되게 함
목적: 왼쪽 폐의 하엽을 배액하기 위함

그림 10-2 체위 배액에 이용되는 자세

BOX 10-1
흉부물리요법의 금기

체위배액의 금기
- 두개내압 상승
- 식사 직후/경관 영양 동안
- 기침 불능
- 저산소증/호흡의 불안정
- 혈역학적 불안정
- 의식수준 저하
- 최근의 눈 수술
- 식도열공탈장
- 비만

타진과 진동의 금기
- 늑골 골절/골다공증
- 흉부/복부의 외상 또는 수술
- 폐의 출혈 또는 색전
- 흉부 악성종양/유방 절제
- 기흉/피하 기종
- 경추 외상
- 결핵
- 늑막 삼출/농흉
- 천식

진은 두 번째 손가락에 엄지를 붙이고 손가락을 구부려 컵 모양으로 흉벽을 치는 것을 말한다. 타진을 위한 환자의 자세는 폐의 부위에 따라 좌우된다. 수건이나 베갯잇을 타진부위에 대고 한 자세 당 3-5분 동안 수행한다. 타진은 척추, 흉골 위나 흉곽 아래에는 절대로 시행하지 않는다. 타진과 진동은 흉곽 위에서만 실시한다. 만약 타진이 바르게 시행되면 환자가 아파하거나 피부가 붉어지지 않을 것이다. 박수소리(찰싹 소리와 반대되는)는 올바른 손 자세를 의미한다. 기구를 이용한 타진도 가능하다.

진동은 환자가 입술 오므리기 호흡을 길게 하는 동안 실시한다. 이렇게 하면 내쉰 공기의 흐름 속도와 흔들림이 증가하여 분비물이 묽어진다. 진동 기법은 해당 흉부에 손가락을 편 상태로 나란히 손을 올려놓고 손바닥을 편평하게 놓고 실시한다. 환자는 깊게 숨을 들이마시고 천천히 내쉰다. 환자가 숨을 내쉬는 동안 간호사는 빠르게 팔과 어깨 근육을 수축시켜 환자의 흉부를 진동한다. 진동은 흉

벽의 통증이 심한 환자에게 타진 대신 사용된다.

최근 출시되는 중환자실 침대는 타진, 진동 혹은 지속적인 측위 회전치료를 제공할 수 있는 옵션이 부착되어 있다. 이러한 침대를 이용하면 체위변경하기 어려운 중환자에게도 흉부물리요법을 제공할 수 있다. 대부분 다양한 강도를 선택할 수 있도록 고안되어 있으므로 간호사는 대상자가 견딜 수 있는 체위변경의 정도와 흉부물리요법의 강도를 파악해야 한다. 지속적인 측위요법(continuous lateral rotation therapy: CLRT)는 특히 인공호흡기 치료를 받는 환자에게 효과적이다.

(3) 금기와 적응증

흉부물리요법 중 어느 한 기법이 나머지보다 더 효과적이라는 증거는 없으며 각각의 기법들을 사용하는데 많은 금기사항이 있다(Box 10-1). 최근의 연구들은 점액 폐쇄로 유발되는 무기폐와 낭포성섬유증 및 기관지확장증과 같이 객담생성의 증가(적어도 하루에 30 mL)를 초래하는 질병을 제외하고는 흉부물리요법이 그다지 효과적이지 않을 수 있다고 보고하고 있다. 무기폐의 원인인 점액전(mucusplugs)을 제거하기 위한 대체치료로 기관지내시경을 사용할 수 있다. 천식 환자에게 흉부물리요법을 실시할 경우 기관지 경련이 초래될 수 있으며 일측성 폐렴환자에게는 오염된 물질을 폐 조직으로 퍼뜨릴 수 있으므로 주의해야 한다.

흉부물리요법에 관한 간호계획은 환자마다 개별화 되어야 하고 이익과 잠재적 위험의 측면에서 평가해야 하며 치료목적이 실패했을 때는 즉시 중단해야한다. 흉부물리요법을 할 수 없는 환자는 분비물 정체를 예방하고 배액을 돕기 위해 매 2시간마다 환자의 체위를 측면으로 변경시킨다. 의자에 앉는 것으로부터 체중부하와 보행으로의 점진적 이동은 힘과 지구력을 길러줄 뿐 아니라 폐 위생의 일부분으로써 모든 인공호흡기 치료 환자에게 적용해야 한다. 인공기도를 가지고 있거나 기침을 효과적으로 하지 못하는 환자는 흉부물리요법 후에 흡인이 필요할 수도 있다.

흉부물리요법은 해당 폐 부위에 맞는 특정한 체위배액 자세와 병행할 때 효과적이다. 일측성 병변을 가진 환자들은 보다 나은 환기와 관류를 위해 건강한 폐가 아래로 가

는 체위를 취한다. 병변이 있는 폐를 아래쪽으로 두면 환기-관류 불균형과 단락이 발생하여 저산소혈증이 유발될 수 있다. 그러나 환자가 폐농양을 가지고 있다면 병소가 있는 폐를 아래쪽으로 하는 것이 좋다. 병소를 위로 할 경우 화농성 분비물이 반대쪽 폐로 배액될 수 있으며 이 경우 건강한 폐마저 오염되고 가스교환에도 악영향을 줄 수 있다.

(4) 환자의 체위

최근 보고된 연구들에 의하면 급성 호흡부전 환자에게 복위를 취해주면 생존율을 높이지 못할지 모르지만 산소화는 향상시킬 수 있다고 한다. 복위는 급성 폐손상(acute lung injury: ALI)이나 급성 호흡곤란증후군(acute respiratory distress syndrome: ARDS)을 가진 중환자에게 사용되는 비교적 최신치료 기법이다. ALI는 PaO_2/FiO_2가 300 미만이고 ARDS는 PaO_2/FiO_2가 200 미만인 경우로 정의된다. 체위를 변경해주면 중력으로 허탈된 폐의 동원이 증가하여 산소화가 향상될 수 있으며 결국 아래쪽 폐의 관류와 환기도 향상될 수 있다. 복위를 유지하려면 인력과 특수장비가 필요하다. 또한 복위로 인한 여러 부작용을 예방하기 위해서는 훈련된 직원이 체위변경을 시행해야 한다.

인공호흡기 치료를 받는 환자는 항상 침상 머리를 30도 상승시켜야 한다. 이 경우 폐 확장이 증진될 뿐 아니라 누운상태에서 유발될 수 있는 기도 흡인 및 인공호흡기관련 폐렴(VAP)을 예방할 수 있다. VAP 예방을 위한 침상 30도 상승 전략은 이미 여러 기관의 인공호흡기 번들(근거기반 프로토콜)에 포함되어 있다. 환자가 많이 움직이면 산소화, 분비물 이동, 기도유지가 향상된다. 자동으로 체위를 변경해주는 측위 회전요법 침대는 환자의 주기적 체위 변경을 지속적으로 제공해주지 못하는 간호보다 효율적일 수 있다.

지속적인 측위유치요법(CLRT)을 이용하여 환자의 체위를 변경해주면 산소화가 향상되는 것은 물론 침범된 폐조직으로의 혈류가 증가한다. CLRT는 하루 중 18-24시간 동안 40도 미만의 측위를 지속적으로 유지해주는 방법이다. 측위를 취해주면 더 나은 폐의 혈류와 환기도 향상시켜준다. CLRT가 입원기간이나 인공호흡기 적용일수를 줄여주지는 못하지만 폐렴의 발생률은 낮춰줄 수 있다. 아직까지

복위나 측위 회전요법이 인공호흡기 환자의 생존율을 낮춘다는 증거는 보고되지 않았지만 CLRT로 인해 산소화와 폐포 동원이 향상됨에 따라 VAP 및 관련 비용이 감소하였으며, 복위의 경우 산소화를 향상시켰다는 보고가 있다. CLRT의 최적의 효과를 기대하기 위해서는 하루에 18-24시간 동안 적용해야 하고 가능한 최대한 측위를 취해주어야 한다. 일부 회전요법 가구는 40도 이상의 측위를 취해주고 CLRT 침대는 40도 미만으로 유지한다. 두 기구 모두 타진과 진동 모듈이 부착되어 있다.

인공호흡기 환자의 체위변경은 산소화 향상 뿐 아니라 욕창 예방을 위해서도 시행해야 하는 간호중재이다. 따라서 전통적인 간호사에 의한 체위변경에 비해 CLRT를 사용할 경우 욕창 예방이라는 부가적인 장점을 기대할 수 있다. 욕창예방을 위한 체위변경은 점점 더 중요하게 인식되고 있으며 Joint Commission과 같은 의료기관평가원에서도 이를 필수 안전항목으로 지정하고 있다. 매 2시간마다 체위를 변경할 때마다 간호사는 환자의 후두부, 몸통, 사지의 압력지점을 사정해야 하는데 특히 관류가 저하된 환자에게 더욱 중요하다. 가이드라인에서는 욕창 위험을 사정하기 위하여 Braden scale과 같은 척도를 사용하도록 권고하고 있다. 환자의 위험도는 매일 사정해야하고 욕창이 발생한 경우 상처관리팀에 의해 관리를 받아야 한다. 체위를 변경하거나 복위를 취해줄 때 조직손상이 발생하지 않도록 주의한다. 장시간 같은 체위를 유지하고 있으면 욕창이 발생할 수 있고, 체위를 변경할 때에는 튜브나 관이 빠질 수 있다. 중환자실 간호인력은 복위에 대한 교육과 훈련을 받아야하고 체위 변경 시 튜브와 관을 잘 지켜봐야 하며 장기간의 측위로 인한 압력을 피할 수 있어야 한다. 저압공기매트리스가 욕창예방에 도움을 줄 수 있지만 저압공기매트리스를 욕창발생의 주 예방요법으로 간주해서는 안된다. 특수장비를 이용하여 인공호흡기 치료 환자를 움직이게 하면 환자의 산소화 관련 결과가 향상될 수 있으며 VAP와 욕창도 예방할 수 있다. 궁극적으로 중환자가 체중부하, 의자에 앉기, 물리치료를 거쳐 걸을 수 있게 되면 전반적인 신체기능이 향상되고 독립적인 기능을 회복하게 된다.

2. 산소요법

산소요법은 환자의 저산소혈증(혈중 산소수치가 낮음)을 교정하기 위해 고안되었다. 조직의 산소 이용능력이 감소된 상태를 저산소혈증이라고 한다. 저산소증은 산소공급이 부족한 상태로 전신적일 수도 있고 또한 지엽적일 수도 있다. 외호흡과 내호흡이 손상되면 환자의 세포기능을 유지하기 위하여 부가적인 산소공급이 반드시 필요하다. 산소요법은 저산소혈증을 교정하고 호흡과 심근의 부담을 줄여준다. 가스교환을 변화시키는 모든 질병은 저산소혈증을 초래할 수 있다.

천식, 기관지염, 폐렴, ALI, ARDS, 만성 폐쇄성 폐질환(chronic obstructive pulmonary disease: COPD)은 산소공급에 문제를 초래하는 질병들이다. 폐절제술이나 폐엽절제술과 같은 수술 뿐만 아니라 기흉과 혈흉을 초래하는 외상적 사건이나 다량의 흉막삼출을 유발하는 사건은 특히 가스교환에 지장을 줄 수 있다. 비강 캐뉼라를 통한 산소공급은 공기 부족과 숨참을 줄이는데 충분한 산소를 전달한다. COPD 환자는 폐의 영구적인 변화로 인해 특히 스트레스, 질병, 감염, 운동 시 산소 전달이 지연되기 때문에 지속적인 산소공급이 필요할 수 있다. COPD나 폐기종 환자들의 경우 고농도 산소를 공급과 관련된 이산화탄소 정체와 혼수(narcosis)를 모니터하여야 한다. 이러한 환자들의 화학수용체는 더 이상 정상 이산화탄소 분압과 pH에 반응하지 않기 때문에 고농도의 이산화탄소를 잘 견디는 경향이 있다. 따라서 COPD 환자들이 호흡을 하게 하는 주요 동기는 이산화탄소보다는 산소수준이다. 산소요법을 받는 모든 환자들의 원하는 목표는 안정적인 동맥혈산소포화도(saturation of oxygen: SaO_2)수치, 정상 호흡, 불안과 숨참의 감소이다. 이러한 목표는 최소한의 부가적인 산소공급을 통해 이루어져야 하며, 간호사는 지속적으로 산소요법중인 환자의 원하는 결과와 합병증(Box 10-2)을 점검해야 한다. 산소요법을 시작하기 위해서는 의사나 전문간호사의 처방이 필요하다.

1) 환자 사정

환자의 산소요구도 사정은 질병 경과와 저산소혈증의 심각성에 기반을 둔다. 간호사정은 환자의 의식수준, 활력

BOX 10-2
환자안전

산소요법의 합병증
- 호흡부전/ 호흡정지
- 고정끈과 마스크로 인한 피부 손상과 불편감
- 점막 건조, 비출혈, 또는 비감염
- 산소 독성
- 흡수성 무기폐
- 이산화탄소 혼수(의식수준 저하, 혼돈, 두통, 졸음증)

징후(호흡수와 깊이 포함), 손발톱색, 기도 개방성이나 인공기도의 유무, SaO_2, 동맥혈가스분석을 포함한다. 보조호흡근의 사용이나 복식호흡은 심각한 호흡곤란을 의미할 수 있고, 말을 못하는 것(또는 단음절을 이용하여 반응하는 경향)은 매우 위급한 징후이다. 양측성 천명이 있지만 완전한 문장으로 대화할 수 있는 천식환자는 꼿꼿이 앉아 질문에 오로지 고개만 끄덕이고, 호흡 시 어깨나 목 근육을 사용하는 천식환자보다 호흡곤란이 덜하고 삽관의 필요성도 적을 것이다. 전해질과 pH의 불균형의 교정을 위하여 혈색소, 적혈구용적률, 동맥혈가스분석, 단순 흉부방사선 검사를 포함하는 검사자료들이 필요하다. 저인산혈증(hypophosphatemia)은 횡격막을 비롯한 근육의 약화와 관련이 있으므로 환기에 영향을 준다. 혈색소의 수치가 낮으면 조직으로의 산소전달에 지장을 초래한다. 동맥혈가스분석을 포함한 전체적인 사정에는 시간이 걸리지만 활력징후, SaO_2, 호흡노력, 증상에 대한 평가는 빠르고 반복적으로 수행할 수 있다. 환자와 완전한 대화가 어려운 경우 평상 시의 활동내성과 호흡기능을 알아보기 위해 가족을 면담한다. 환자의 중증도를 결정하기 위해 천식이나 COPD를 가진 환자의 평상 시 증상과 현재의 증상을 비교하는 것이 필요하다. 호흡곤란과 저산소혈증이 있다면 산소요법을 시작해야 한다. 검사자료를 포함한 총제적인 환자 사정 후에 산소전달 방법을 조정할 수 있다.

기저질환의 중증도와 경과에 따라 산소 공급의 수준이 달라질 수 있다. 산소공급 방법의 선택은 환자의 증상과 사정 결과, 실내공기에서의 SaO_2, 그리고 원하는 목표에 기초한다. COPD를 가진 환자의 목표 산소 수준은 폐렴환자보다 훨씬 낮을 수 있다. 폐렴환자는 이산화탄소 혼수의

가능성이 있는 COPD환자보다 더 오래 고농도의 산소공급을 견딜 수 있다. 산소요법 후에는 환자를 재사정하여야 한다. 호흡수 감소, 편안해진 호흡양상, 증가된 SaO2, 불안과 호흡곤란이 감소되어 호흡이 나아졌다는 환자의 주관적인 판단은 개선의 징후들이다. 의식수준의 저하는 저산소혈증의 징후일 수 있으나 또한 pH, 전해질, 이산화탄소 변화 때문일 수도 있다. 간호사는 원하는 결과를 달성할 때까지 가능한 자주 환자의 호흡 상태를 사정한다. 특히 이산화탄소 정체나 지속된 기면 또는 진정된 환자 경우 동맥혈가스는 치료에 지침을 제공한다. 결국 동맥혈가스분석을 통해 저산소혈증을 교정하기 위한 노력의 성패를 확인할 수 있다.

2) 산소 공급 장치

산소를 공급하는 데는 몇 가지 방법이 있으며 환자상태에 따라 적절한 방법을 선택할 수 있다. 산소 공급 장치는 일반적으로 고유량(high-flow)과 저유량(low-flow) 장치로 나뉜다(Box 10-3).

BOX 10-3
산소전달 방법과 흡입산소 농도(FiO2)

비강 캐뉼라-저유량장치

유량(L/분)	FiO2
1	21~25%
2	25~28%
3	28~32%
4	32~36%
5	36~40%
6	40~44%

안면 마스크-저유량 장치

유량(L/분)	FiO2
1-40	21-100%

고유량 비강 캐뉼라(AquinOx, Vapotherm)는 동맥혈가스분석, SaO2, 호흡수에 따라 조절할 수 있으며 100% 습도를 공급하여 비점막의 건조를 예방할 수 있다. 다른 종류의 산소전달장치로 변경할 경우, 간호사는 매 30-60분마다 환자의 SaO2를 면밀하게 모니터해야 하고 동맥혈가스분석을 평가하고 환자의 견딤 정도를 확인해야 한다. 산소공급증가의 임상적 금기에 대해 알고 있어야 한다.

안면 마스크-저유량 장치

유량(L/분)	FiO2
5~6	40%
6~7	50%
7~10	60%

안면텐트-저유량 장치

환자 호흡에 따라 21%에서 50%까지 다양한 산소를 공급한다(압축된 공기로 21%, 분당 10L의 속도로 공급하면 50%까지). 마스크 내에서 공기가 산소와 혼합되기 때문에 가습과 함께 다양한 농도로 산소가 공급된다. 안면텐트는 마스크로 인한 폐소공포증의 느낌을 좋아하지 않는 환자에게 산소와 습기를 제공하기 위하여 사용된다.

벤트리 마스크-저유량 장치

산소 유량(최소한의 속도)	FiO2설정*
4 L/분	25%
4 L/분	28%
6 L/분	31%
8 L/분	35%
8 L/분	40%
10 L/분	50%

* FiO2설정은 선택한 벤트리 조절/어뎁터와 산소 유량에 기초를 둔다.

비재호흡 마스크-저유량 장치

비재호흡 마스크는 심한 저산소증이 있는 환자에게 고농도의 산소를 공급하기 위해 사용한다. 마스크의 한쪽에는 일방향밸브가 있어 이산화탄소를 배출 시킨다. 10 L/분의 유속으로 산소를 공급할 경우, 마스크와 얼굴 사이의 공간으로 들어오는 외부공기와 섞이게 되므로 환자 호흡의 속도와 깊이에 따라 80%에서 95%의 FiO2를 공급한다. 외부 공기와의 혼합을 예방하기 위하여 마스크는 얼굴에 딱 맞아야 한다.

기관절개 칼라와 T-piece-저유량 장치

T-piece는 기관내관 또는 기관절개관에 산소를 공급하기 위해 사용되어지는 T자 모양의 어댑터이다. 유속은 가습과 함께 적어도 10 L/분이 되어야 한다. 유량은 또한 인공호흡기에 의해 공급되어 질 수 있다. 기관절개관 칼라를 사용할 수도 있는데 T-piece보다 더 편하기 때문에 선호된다. 고정끈을 조절하여 기관절개관의 위에 칼라를 고정시킨다. T-piece와 기관절개관 칼라의 목적은 유입되는 외부 공기의 양을 최소화하기 위해 충분히 높은 유속을 제공하는 것이다.

저유량 산소 공급 장치는 환자의 흡기량보다 적은 유량인 1-10L/분의 속도로 산소를 공급한다. 그 양의 나머지는 외부공기로부터 보충한다. 산소와 외부공기가 혼합되기 때문에 실제 환자에게 공급된 흡입 산소농도(FiO_2)를 정확하게 계산하기가 어렵다. 저유량 산소 공급 장치는 정상적인 호흡양상, 호흡수, 환기량을 가진 환자에게 적절하다. 반면 고유량 산소 공급 장치는 흡기량의 2-3배까지 높은 유량인 1~40L/분의 속도로 산소를 공급한다. 고유량 장치는 100% 산소를 공급하고 100% 습도를 유지하여 비점막의 건조를 예방할 수 있음으로 고농도의 산소를 필요로 하는 환자에게 적합하다.

산소공급 장치마다 다른 농도의 산소를 전달하므로 FiO_2를 공급해 줄 수 있는 장치를 선택해야 한다. 예를 들어 폐렴으로 입원한 환자의 SaO_2가 88%인 경우 2L/분의 산소를 비강 캐뉼라로 공급한다면 원하는 수준까지 SaO_2를 향상시킬 수 있다. 그러나 동맥혈 산소분압(Partial pressure of arterial oxygen: PaO_2)이 52mmHg이고 SaO_2가 88%이며 보조 호흡근을 사용하는 환자에게는 비재호흡 마스크나 고유량 장치가 필요할 수 있다. 두 환자 모두 산소 공급 후 SaO_2, 호흡수, 호흡양상이 향상되는지 점검해야 한다. 만약 호흡곤란이 증가하거나 산소포화도가 저하되거나 또는 두 가지 모두 나타난다면 기관삽관과 같은 보다 침습적인 중재가 필요할 수 있다.

저농도의 산소가 필요할 경우 일반적으로 비강 캐뉼라를 선택한다. 비강캐뉼라의 경우 산소가 비인두를 채우고 있다가 흡입되기 때문에 입으로 호흡하는 사람에게도 사용할 수 있다. 정확한 흡입 산소농도는 환자의 일회호흡량(Tidal volume, V_T)에 달려 있다. 환자의 호흡이 저하되었다면 흡입 산소농도는 증가하게 되고, 반대로 과호흡을 하면 나면 다량의 외부공기가 유입되기 때문에 산소농도가 감소한다. 비강 캐뉼라로 공되는 산소량은 간단하게 계산하려면 21%의 대기 중 산소 값에 전달된 FiO_2 리터당 4%를 더하는 것이다(Box 10-3). 산소 공급 장치마다 산소유량 뿐만 아니라 사용되는 장치와 환자의 호흡 양상에 따라 다양한 FiO_2를 전달한다.

COPD 환자처럼 공급되는 산소의 농도가 일정해야 한다면 벤트리 장치(예, 벤트리 마스크)를 선택한다. 벤트리 마스크는 환자의 일회호흡량에 관계없이 정확한 비율의 산소를 공급한다. COPD 환자는 산소에 "민감"하므로 FiO_2가 조금만 증가해도 PaO_2의 상승과 호흡억제가 초래될 수 있다. COPD 환자는 PaO_2에 따라 호흡욕구를 가지게 되므로 FiO_2가 증가하면 환기가 감소하여 탄산과다증이 초래될 수 있다. 이산화탄소 수치는 연속적인 동맥혈가스분석 검사를 통해 알 수 있다 COPD 환자에게는 산소공급을 조금만 증가시켜도 $PaCO_2$가 큰 폭으로 상승할 수 있다.

고농도의 산소가 필요할수록 비강 캐뉼라는 마스크 장치로 대체된다. 단순 마스크는 가장 낮은 산소농도를, 고유량 비재호흡 마스크는 가장 높은 농도를 전달한다. 고농도의 산소가 필요한 환자에게 비재호흡 마스크 대신 고유량 비강 캐뉼라를 선택할 수도 있다. 예를 들어 인공호흡기를 방금 이탈하였고 산소포화도가 낮은 환자에게 습도(100%)를 제공하여 분비물 건조를 예방하고자 할 때, 운동에 대한 내성이 저하된 환자에게 호흡기 재활을 시도할 때, COPD와 천식을 동시에 가지고 있을 때 고유량 비강 캐뉼라를 사용하면 환자의 호흡수와 호흡곤란을 향상시킬 수 있다. 아직 인공호흡기에 의존하여 고농도의 산소를 필요로 하는 환자는 임상적 상황이 호전될 때까지는 삽관상태를 유지해야 한다. 고유량 비강 캐뉼라인 AquinOx 시스템은 가습된 산소를 35L/분의 빠른 속도로 공급한다. 이러한 고유량 캐뉼라는 착용이 편안하고 일정한 온도와 습도를 유지하면서도 튜브에 수분이 응결되거나 축적되지 않기 때문에 선호된다. 또한 환자의 산소 요구도에 따라 FiO_2를 100%까지 전달할 수 있다는 장점이 있다. 환자의 PaO_2와 SaO_2가 비재호흡 마스크로 유지될 수 없으면 삽관과 기계환기가 필요한 호흡부전이 임박하였음을 의미한다.

3) 산소공급의 합병증

산소공급은 불편감, 피부손상과 다른 합병증을 야기할 수 있다. 비강 캐뉼라로 장기간 산소요법을 받으면 비록 가습을 병행하더라도 점막건조, 비출혈이나 비공 감염이 초래될 수 있다. 비강 캐뉼라관, 안면 마스크, 기관절개관 고정끈은 얼굴, 콧등, 목 뒤나 귀 뒤를 따라 피부손상을 일으킬 수 있다. 튜브가 빠지면 산소공급에 실패할 수 있고 부정맥, 호흡곤란, 저산소증을 유발할 수 있다. 부종, 영양

불량인 환자의 피부는 더욱 손상되기 쉽다. 간호사는 오염된 산소공급 장치를 반드시 교체해야 한다. 기침할 때 분출되는 기도 분비물은 기관절개관 고정끈이나 다른 장치를 오염시킨다. 있다. 화재를 예방하기 위하여 산소요법 동안 모든 환자들에게 "금연"의 원칙을 반드시 강조해야 한다.

간호사는 피부손상 여부를 사정하기 위해 입과 비공의 피부와 점막을 정기적으로 살펴보아야 한다. 피부손상이 발생하면 피부 보호장치 또는 쿠션을 제공하고 가능한 다른 종류의 장치로 바꾸어 더 이상의 손상을 예방한다. 예를 들어 마스크가 콧등을 자극하면 비강 캐뉼라로 교체하는 것이 환자의 불편감을 감소시킬 수 있다. 마스크는 일부 환자들에게 질식감과 불안을 유발한다. 간호사는 모든 장치를 사용하는 환자의 안위를 확인해야 한다. 일회용 가습장치를 사용할 경우 감염을 예방하기 위해 제조회사의 설명서에 따라 교환해야 한다. 산소 가습장치는 적어도 매 72시간마다 정기적으로 교환해야 한다. 가장 중요한 것은 간호사가 산소지표를 적시에 정확하게 사정하고 치료 합병증을 모니터하는 것이다.

산소 독성은 25시간 넘게 50% 이상의 농도로 산소를 공급 받는 환자에게 발생할 수 있다. 따라서 장기간 고농도의 산소로 호흡하는 환자는 산소 독성의 위험이 있다. 산소 독성의 병리적 세포 변성을 예방하기 위해서는 PaO_2를 60mmHg 이상으로 유지할 수 있는 최소한의 FiO_2를 공급해야 한다. 수일동안 높은 FiO_2가 지속된다면 산소독성과 함께 폐포에서 병태생리학적 변성이 일어나고 모세혈관 유출, 폐부종, 그리고 급성 폐손상까지 진행될 수 있다. 일단 산소농도가 안전한 수준까지 감소하면 병태생리학적인 세포변성은 회복될 수 있지만 높은 FiO_2가 지속되면 영구적인 세포변성과 폐기능 손상이 초래될 수 있다.

산소농도에 매우 민감한 COPD 환자에게는 이산화탄소 혼수가 발생할 수 있는데, 이 경우 높은 FiO_2는 $PaCO_2$의 상승, 저환기, 호흡 억제 또는 호흡정지를 초래한다. 따라서 COPD 환자에게 산소를 공급할 때에는 매우 주의해야하고 호흡 억제를 예방하기 위해 저농도로 제공해야 한다. 높은 FiO_2로 산소를 공급하면 환자에게 질소가 부족한 공기를 전달하여 결국 흡수성 무기폐가 발생할 수 있다. 질소는 흡수가 되지 않기 때문에 정상적으로 폐포에

압력을 가하고 폐포를 열린 상태로 유지시킨다. 질소가 바닥나면 산소가 대체되어 흡수되므로 폐포허탈(무기폐)이 발생한다.

산소요법을 받고 있어도 호흡정지가 일어날 수 있다. 간호사는 환자의 전반적인 호흡상태, 신경학적 사정, SaO_2와 동맥혈가스를 포함한 활력징후를 점검하여 임박한 호흡부전의 징후를 평가하고 산소요법의 합병증을 예방한다. 호흡정지는 또한 기관기관지 기도가 점액으로 막히거나 혹은 기관절개관이나 기관내관이 막힐 때 발생할 수 있다. 호흡 부담 증가로 인한 피로 때문에 생기는 호흡부전은 COPD와 새로 발병한 폐렴 환자와 같이 폐가 취약한 환자에게서 빠르게 발생할 수 있다. 음식물이나 위 내용물의 흡인도 호흡정지를 유발하는데, 연하곤란(예, 뇌졸중 또는 성대 마비를 동반한 장기 삽관으로 인한)이 있는 입원환자에게서도 흔하게 발생한다. 간호사는 호흡부전이나 호흡정지를 유발할 가능성이 있는 동반질환을 가진 취약환자를 더 세심하게 모니터해야 한다.

3. 인공기도

기관지위생법을 철저하게 실시하고 산소요법을 주의 깊게 모니터하면 인공기도나 인공호흡기가 필요하지 않을 수 있다. 인공기도와 인공호흡기는 적절한 산소공급과 이산화탄소 제거가 실패할 때 필수적으로 사용된다. 인공기도의 목표는 다음과 같다:

- 기도의 확보
- 커프 팽창으로 기도 보호
- 기관내관과 기관절개를 통한 지속적인 환기 보조 제공
- 기도청결 촉진

기도의 개방성을 유지하고, 치료효과를 극대화하며, 환자의 기도 손상을 최소화하기 위해서는 정통하고 적극적인 간호가 필요하다.

적절한 인공기도를 선택하는 것은 매우 중요하다. 모든 인공기도는 기도 저항을 증가시키므로 삽관시 가능한 넓은 관을 사용해야 한다. 기관, 성대, 성문부위 손상을 최소화하기 위해서 기관내 커프와 기관절개관은 부드러운 재

질로 제작한다. 삽관 전에 먼저 커프의 기능을 확인한다. 대략 10mL의 공기를 커프에 주입하여 누출이 있는지 점검한다.

진정 상태의 환자가 똑바로 누워있거나 무의식 상태가 되면 혀와 기도근육의 긴장상태가 감소되고 결국 혀가 기도를 막는다. 구인두와 비인두 기도를 이용하여 공기의 출입을 유지한다고 해도 잠재적인 흡인 가능성을 없앨 수는 없다. 그림 10-3은 흔히 사용하는 인공기도들이다. 비인두기도유지기(nasal trumpet)는 유연한 관이고 기도 개방성을 유지하기 위해 코로 삽입되어 혀의 기저부까지 닿는다. 구토반사가 있는 환자에게는 경구기도유지기보다 비인두기도유지기가 적합하다.

1) 경구기도유지기

경구기도유지기(oropharyngeal airway)는 구토반사를 자극하여 구토 및 흡인을 유발할 수 있으므로 의식이 있는 환자에게는 절대로 사용하지 않는다. 간호사는 경구기도유지기를 삽입하기 전에 미리 기도폐색이 해결되었는지 확

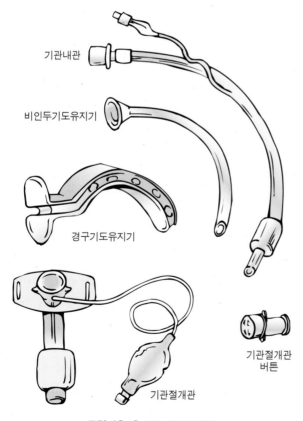

기관내관

비인두기도유지기

경구기도유지기

기관절개관

기관절개관 버튼

그림 10-3 인공기도의 종류

인한다. 경구기도유지기는 다음과 같은 절차로 삽입한다.

1. 손가락 교차법이나 변형된 턱밀기법을 이용하여 환자의 입을 부드럽게 벌린다.
2. 설압자로 혀를 아래로 누른 채 기도유지기 구부러진 끝을 입천장 쪽으로 위치시키고 180도로 돌리면서 부드럽게 집어넣는다.
3. 기도의 개방성을 확인하기 위해 환자를 자주 사정하고 호흡음을 청진한다. 구토나 구강분비물로 있다면 구강인두 흡인을 실시한다.

삽관환자의 경우 연하능력이 제한되기 때문에 구강위생을 유지하기 위해 구강 흡인을 실시해야 한다. 기도 문비물의 양이 많다면 구강위생과 안위를 유지하기 위해 기관내관이나 기관절개관으로 흡인한 후 구강 흡인을 실시한다.

구강 흡인은 양커(Yankauer)기구를 사용하여 수행한다. 양커 끝에는 넓은 구멍이 있어 일반 흡인 카테터보다 끈끈하고 양이 많은 분비물을 손쉽게 흡인할 수 있다. 일반 흡인 카테터는 부드러운 재질이라 입 안에서 말릴 수 있지만 양커는 딱딱한 재질이고 구개를 따라 기도의 윤곽을 따라가도록 구부러져 있다. 따라서 분비물이 고일 수 있는 후방의 구인두와 볼점막의 흡인을 용이하게 한다. 흡인 후 간호사는 끈적한 분비물을 제거하기 위해 양커관에 물을 통과시킨다. 경구기도유지기를 제거할 때에는 먼저 구강인두를 흡인하고 바로 기도유지기를 부드럽게 꺼낸다.

2) 비인두 기도

비인두 기도는 다음 단계로 삽입한다.

1. 외부에서 코끝에서 귓불까지의 길이를 재서 정확한 기도의 길이를 결정하고 선택한다. 환자의 비공에 맞는 가장 넓은 직경의 관을 사용한다.
2. 물, 수용성 젤리, 또는 리도카인 젤리를 관에 묻혀 환자의 불편감을 줄여준다.
3. 환자에게 삽입절차를 설명한다.
4. 기도를 비공으로 넣어 비관의 끝까지 삽입한다.
5. 환자에게 입을 다물고 숨을 내쉬게 한다(만약 관이 올바른 위치에 있으면 공기가 열린 끝으로 나오는 것

을 느낄 수 있다.)

6. 환자의 입을 벌려 혀를 누르고 관의 끝이 목젖 바로 뒤에 있는지 확인한다.

빈번한 비기관 흡인이 필요한 환자에서 비인두 기도를 삽입하면 반복된 흡인 카테터의 삽입으로 인한 코의 불편감과 기도 손상을 예방할 수 있다. 비기관 흡인 시에는 보다 유연하고 내구성이 좋은 고무 재질의 흡인 카테터를 사용한다. 비기관 흡인은 멸균적으로 수행해야한다. 카테터의 끝을 수용성 젤리로 윤활하고 비인두의 뒤쪽으로 지나가게 한다. 흡인 전과 각각의 흡인 사이에 추가적인 산소를 공급한다. 이 때 산소는 마스크가 달린 수동 소생백(manual resuscitation bag, MRB)을 사용하여 주고 높은 FiO2를 제공하기 위해 흡기에 맞추어 부드럽게 소생백을 짜준다. 벤트리 마스크와 같은 고유량 장치를 사용하여 산소를 공급할 수도 있다. 간호사나 호흡치료사는 환자에게 기침을 격려함으로써 후두개를 열어 카테터가 앞으로 나아갈 수 있도록 한다. 기침소리가 변하고 흡인 시 객담이 나온다면 카테터 끝이 기관 분기점을 통과하였음을 의미한다. 비기관 흡인은 어려운 절차이므로 경험 있는 전문가에 의해서만 시도되어야 한다. 신규 중환자실 간호사는 이러한 기술을 배우기 위해 경험 있는 의료진의 자문을 구해야 한다.

비인두 기도를 코에서 제거할 때에는 부드럽게 돌려야 한다. 비인두 기도 제거 시 잠재적인 비출혈과 출혈경향에 대비해야 한다.

3) 기관내관

기관내관(endotracheal tube: ETT)은 인공호흡이 필요하거나 기도흡인의 위험이 있을 때 삽입한다. Box 10-4의 기구들은 삽관 이전에 준비되어야 한다. 기관내관은 코나 입으로 삽입할 수 있다.

합병증 발생을 감소시키기 위해 반드시 훈련을 받은 의료인이 기관삽관을 실시해야 한다. 간호사는 환자와 가족에게 시술과정에 대하여 설명한다. 환자의 목을 과신전 시키고 기도가 열리도록 작은 담요를 환자의 어깨 아래에 놓는다. 기관내관의 커프가 손상되지 않았는지 확인하기 위해 삽입 전에 커프에 10mL 정도의 공기를 주입하였다가

BOX 10-4
기관내 삽관에 필요한 기구

- 날과 손상되지 않은 전구가 있는 후두경
- 양커 흡인기
- 정확한 크기의 기관내관과 탐침*
- 커프 팽창을 위한 10mL 주사기
- 접착테이프, 능직테이프, 또는 다른 기관내관 고정장치
- 마질겸자(비강 삽관에 필요함)
- 맥박산소포화도측정기
- 마스크와 수동 소생백
- 호기말 이산화탄소 측정 모니터 또는 일회용 탐지기
- 진정제와 마취제

*시술이 어렵지 않다면 보통 성인에게 사용하는 기관내관의 크기는 8.0mm이다. 환자가 작거나 어려운 삽관이 예상되는 경우에는 더 작은 크기의 관이 사용된다. 7.0mm 보다 더 큰 기관내관은 기관지내시경을 용이하게 한다.

다시 뺀다.

기관삽관 동안 간호사는 환자의 활력징후, 맥박산소포화도, 기관삽관과 흡인 기구들을 모니터하고 필요한 경우 다른 의료인들을 지원해준다.

절차를 시작하기 전에 간호사는 흡인기가 적절하게 작동하는지 확인하고 MRB와 마스크를 이용하여 환자에게 산소를 미리 공급한다. 의사는 빠르고 외상이 없이 삽관하기 위하여 국소마취제, 진정제 또는 단기작용 신경근 차단제를 사용할 수 있다. 작용의 시간이 짧은 정맥 마취제는 빠른 삽관을 용이하게 해준다. 삽관 시 신경근차단제를 이용한 진정이 반드시 필요하다.

간호사는 삽관 동안 환자의 심박동수와 혈압뿐 아니라 맥박산소포화도측정기로 SaO2를 모니터하고 필요할 때마다 흡인을 실시해야 한다. 삽관 중 SaO2가 90% 아래로 떨어지면 삽관을 중단하고 MRB로 환자에게 산소를 공급해야 한다. 삽관 중의 저산소혈증은 서맥, 저혈압, 부정맥과 같은 합병증을 야기할 수 있다.

기관내관이 제 위치에 삽입되면 커프를 부풀린다. 관이 우측 주기관지에 삽입되었는지 확인하기 위하여 양측 흉부를 청진하고, 식도 삽관 여부를 확인하기 위해 복부를 청진한다. 기관내관을 단단히 고정하기 위해 방수 테이프를 사용하고, 비기관의 경우 입술, 치아, 비공에 위치를 센

티미터로 표시한다. 기관내관이 왼쪽 폐허탈을 초래하는 우측주기관지에 삽입되었거나 저절로 발관되지 않도록 삽입 깊이를 반드시 표시한다. 삽관 직후 기관내관이 기관분기부 위 약 2~3cm 위치에 삽입되었는지를 확인하기 위해 이동흉부방사선 촬영을 실시한다.

기관내관의 합병증은 Box 10-5에 제시되어 있다. 우선 삽관하는 동안에는 저산소혈증, 위 삽관, 주기관지 삽관, 구강이나 기관 조직의 손상이 발생할 수 있다. 삽관중의 구토는 폐 손상을 야기하는 기도흡인을 초래할 수 있다. 삽관 전 환자가 장기간 저산소혈증 혹은 과탄산증 상태(어려운 삽관의 결과로도 발생할 수 있다)이었다면 서맥이나 빈맥과 같은 부정맥이 일어날 수 있으며 결국 혈역학적 불안정이 초래될 수도 있다.

일단 삽관을 한 후 잠재적인 합병증에는 튜브 분리, 인공호흡기 기능부전, 관의 폐쇄, 부비동염, 기관식도 누공이 포함된다. 성대마비나 후두나 기관의 협착 역시 발관 후에 나타날 수 있다. 중환자에게서 우발적인 발관은 피할 수 있는 사건이다. 가장 어려운 경우는 스스로 발관하려는 혼동 환자이다. 이때 우선적인 중재는 환자에게 기관내관의 필요성을 설명하고, 간호사가 환자의 안위를 위해 노력할 것이라는 확신을 주는 것이다. 경우에 따라 물리적 억제대 또는 화학적 억제(진정)가 필요할 수 있다.

기관내관을 안전하게 고정하고, 인공호흡기 튜브를 적절하게 유지하며, 필요할 때마다 흡인을 하면서 관리 프로토콜을 준수하면 대부분의 합병증을 예방할 수 있다. 합병증 예방에는 분비물을 제거하기 위하여 구강간호를 제공하고, 기도흡인을 막기 위하여 침상을 30도로 유지하는 것이 포함된다. 무균술 원칙을 준수하여 병원감염을 감소시키고, 적절한 커프 압력을 유지시켜 기관 미란을 예방한다. 장기간의 인공호흡을 위하여 72시간 이상 기관내삽관이 필요한 환자에게는 기관절개술이 필요할 수 있다.

(1) 흡인

기도에 튜브가 삽입되어 있으면 정상적인 성문 폐쇄에 방해를 받는다. 그 결과 정상적인 기도 청결 기전(예, 효과적인 기침)이 작동될 수 없다. 게다가 튜브와 같은 이물질은 분비물의 생성을 증가시킨다. 따라서 분비물을 제거하여 기도 개방성을 유지하기 위하여 흡인이 필요하다. 흡인은 위험한 절차이기 때문에 반드시 필요할 때만 실시한다. 흡인의 합병증은 Box 10-6에 제시되어 있다. 흡인의 적응증에는 기도에 분비물이 보이는 경우, 흉부 청진 시 분비물 또는 점액이 있다고 판단되거나, 기침, 최대기도압력의 증가, 압력환기 동안 일회호흡량의 감소, SaO_2와 같은 산소화의 악화가 포함한다.

흡인 절차는 Box 10-7에 있다. 흡인 시 멸균법과 기관의 프로토콜을 준수해야 한다. 장기간 인공호흡이 필요할 가능성이 있는 환자와 발관 실패 이후에 재삽관을 한 환자에게는 지속적인 성문하흡인(continuous aspiration of sub-glottic secretions, CASS)을 실시할 수 있다. 이 방법은 폐로 흡인될 수 있는 분비물이 성문하에 축적되는 것을 예방해

BOX 10-5
환자안전

삽관의 합병증
- 후두 경련
- 삽관 동안의 저산소혈증/ 과탄산혈증
- 발관 시 천명을 일으키는 후두의 부종
- 비강, 구강, 식도, 기관, 후두부의 외상/출혈
- 치아손상
- 병원감염(폐렴, 부비동염, 농양)
- 관의 이동(오른쪽 주기관지 삽관, 위 삽관)
- 구강 또는 위 내용물의 흡인
- 기관 협착/ 기관연화증
- 후두의 손상, 마비 및 괴사
- 부정맥, 고혈압, 저혈압

BOX 10-6
환자안전

흡인의 합병증
- 저산소혈증
- 부정맥
- 미주신경 자극(서맥, 저혈압)
- 기관지 경련
- 두개내압 상승
- 무기폐
- 기관 점막 손상
- 출혈
- 병원감염

BOX 10-7
흡인 절차

기구

멸균 흡인 카테터
멸균 장갑
필요시 세척을 위한 멸균 생리식염수
멸균 일회용 용기

기법

1. 흡인 전에 일상적인 간호를 수행한다: 약물을 투여하고, 기구를 준비한 후 환자에게 과정을 설명한다. 흡인하기 편안하도록 침대의 높이를 조절하고 흡인 압력을 준비한 후 손을 씻고 장갑을 착용한다.
2. 수동 소생백(MRB) 또는 인공호흡기를 사용하여 100% 산소를 공급함으로써 환자를 과산소화 시킨다. 만약 인공호흡기 적용 환자라면 적어도 2분 동안 미리 산소화를 제공해야 한다. 흡인이 완료된 후에 원래의 산소 공급 설정으로 돌아간다. 과산소화 후 흡인을 견디지 못하는 환자들에게는 MRB에 호기말양압(PEEP)을 부착하거나 폐쇄형 흡인장치를 사용하여 PEEP의 감소와 산소포화도 감소를 예방한다.
3. 흡인을 적용하지 않은 상태에서 카테터를 빠르게 부드럽게 그리고 가능한 깊이 인공기도 내로 삽입한다. 기관절개 환자의 경우 기관절개관까지만 집어 넣는다.
4. 카테터를 1~2cm 뺀 다음 간헐적 흡인을 적용한 상태에서 카테터를 돌리며 밖으로 뺀다. 이 때 흡인 압력은 80~120 mmHg으로 제한한다. 흡인은 10~15초를 초과해서는 안 된다(흡인 시간이 길어지면 심각한 저산소증, 혈역학적 불안정, 심지어 심정지를 초래할 수 있다).
5. 카테터의 삽입 전이나 후에, 그리고 인공호흡기에 재연결하기 전에 적어도 30초 동안 과산소화 시킨다.
6. 흡인하는 동안과 후에 심박동수와 리듬 그리고 맥박산소포화도측정기를 모니터한다.
7. 만약 부정맥, 서맥, 또는 SaO_2의 감소가 있다면 환자가 흡인을 견디지 못하다는 의미이므로 절차를 중단한다.
8. 기구를 제거한다.
9. 구강 위생을 수행한다. 흡인 관에 남아있는 분비물을 제거하기 위하여 물을 흡인한다.
10. 손을 씻는다.
11. 절차를 기록한다.

준다. 구체적인 내용은 인공호흡기 관련 폐렴(Ventilator-associated pneumonia: VAP) 부분에서 논의할 것이다.

(2) 과산소화와 생리식염수 주입

폐쇄형 흡인체계를 사용한다면 인공호흡기를 100%로 설정하여 반드시 과산소화를 시켜야 한다. 인공호흡기를 사용하지 않는 환자도 흡인 전에 과산소화가 필요하다. 100% 산소를 공급하는 동안 환자는 심호흡을 하도록 교육한다. 심호흡이 불가능한 환자는 마스크가 달린 MRB를 사용하여 환자의 호흡에 맞추어 주머니를 짜준다. 크룹이 있으면서 인공기도를 삽입하지 않은 환자에게는 어떤 종류의 흡인도 절대 금기이다. 흡인 전 기도에 생리식염수를 주입하는 절차는 더 이상 권장되지 않는다. 식염수와 객담은 기름과 물처럼 섞이지 않으므로 식염수를 주입한다고 해서 객담이 묽어지거나 쉽게 흡인되지 않는다. 오히려 식염수 주입이 산소화를 감소시키고 세균을 하부 기도에 옮겨 병원감염을 초래할 수 있다. 기관내관의 관리와 커프 압력에 대한 모니터는 인공호흡 환자의 사정 및 관리 부분에서 더 자세히 논의된다. 삽관환자는 쉽게 의사소통 할 수 없는데 의사소통 불능은 인공호흡 기간 동안 주요 스트레스원이 된다.

4. 흉관

흉관(chest tube)은 배액관이다. 흉관의 목적은 흉막강의 공기, 체액, 혈액을 제거하고, 흉막강의 음압을 회복하고, 허탈 혹은 부분 허탈된 폐를 재팽창시키고, 흉부내로 배액의 역류를 막는 것이다. 8장에서 제시한 폐의 해부 및 생리에 대한 내용이 흉관의 원리를 이해하는데 도움이 될 것이다.

1) 장비

흉관 삽입에 필요한 장비는 Box 10-8에 정리되어 있다.
대부분의 흉관은 여러개의 구멍이 있고, 간격과 방사선 비투과성 표식을 가진 투명한 관이다. 이 표식은 관이 흉막강 내에 위치해 있는지 단순 흉부방사선 촬영을 통해 확인할 수 있게 해준다. 피하조직이나 흉벽 밖으로의 공기누출을 예방하려면 관에 있는 모든 구멍들이 반드시 흉곽 내에 위치해한다. 흉관은 관 끝의 위치에 따라 흉막관 혹은 종격동관으로 분류된다. 환자는 흉관의 목적에 따라 다른 위치에 한 개 이상의 관을 더 가질 수 있다.

BOX 10-8
흉관삽입을 위한 장비

- 흉관세트 또는 개흉술세트(외과용 메스 포함)
- 흉관
- 1% 리도카인
- 소독제(povidone-iodine)
- 멸균장갑
- 크고 구부러진 지혈집게
- 봉합재(0-0 또는 2-0 실크)
- 항균연고 또는 바세린거즈
- 멸균 거즈(한쪽이 잘라져 있는)
- 테이프-넓은 것과 좁은 것 또는 폐쇄드레싱
- 흉부배액 체계와 흡인
- 밀봉배액체계를 위한 멸균수
- 통증과 진정을 위한 약물

큰 관(20~36 Fr)은 혈액이나 탁한 흉막강 분비물을 배액할 때 사용한다. 작은 관(16~20 Fr)은 공기를 제거할 때 사용한다.

2) 배액 체계

흉막강내 음압을 회복 시키기 위해서는 외부 공기가 배액체계 안으로 들어가지 못하도록 흉관을 밀봉해야 한다. 가장 간단한 밀봉은 수중 배액체계를 사용하는 것이다. 다공간체계(multichamber system)에 대한 복습은 흔히 사용되는 대부분의 일회용 배액체계를 이해하는데 기초를 제공한다. 이러한 배액체계에 대한 지식은 간호사로 하여금 복잡한 흉관배액 장치를 안전하게 관리할 수 있게 한다. 요즘 사용하는 흉관 배액체계는 일회용이며 2개나 3개의 공간으로 밀봉을 형성하도록 제작되어 있다. 2개의 공간체계(two-chamber system)에는 밀봉과 배액공간이 있고, 3개의 공간으로 구성된 체계(three-chamber system)에는 흡인 조절 공간이 추가된다.

(1) 공간 2개로 된 밀봉배액 체계

이 체계에서 첫 번째 공간은 배액병이고 두 번째는 밀봉 공간이다. 물이 필요한 일회용 체계에서는 밀봉을 위해 두 번째 공간에 멸균 증류수를 2cm까지 넣어야 한다. 이 높이는 음압을 유지시켜 물이 바깥 공기와 흉부배액

사이를 차단하는 일방향 밸브로 작용하게 한다. 밀봉은 바깥 공기가 흉강으로 들어가는 것을 막는 동시에 공기를 외부로 배출시킨다. 2cm 보다 액체의 높이가 높으면 흉막강의 음압이 증가하여 공기배출이 안되고 환자가 호흡하는 동안 더 높은 물기둥을 움직여야 하므로 호흡을 더 힘들게 만들 수 있다. 그림 10-4는 일회용 흉관배액체계를 보여준다.

환자의 흉관은 배액공간 위의 출구에 붙어있는 180cm 정도 길이의 고무관과 연결되어 있다. 두 번째 공간(밀봉공간)에는 흉막강의 공기가 나오는 배출구가 있어 공기방울을 볼 수 있다. 배출구 마개를 제외하고 배액체계는 흉관 삽입 부분으로부터 공간까지 밀폐되어있다.

밀봉공간에 있는 액체의 높이는 호흡하는 동안 오르내린다. 흡기 동안 흉막압은 더욱 음압이 되어 액체의 높이가 올라가고 호기동안은 양압이 되어 액체의 높이가 내려간다. 환자가 인공호흡기를 하고 있으면 이 과정이 반대로 적용된다. 공기방울이 발생는 것은 오로지 호기(또는 양압환기를 하는 흡기 동안) 동안 흉막강으로부터 공기와 체액이 배액되기 때문에 습식밀봉병에서만 관찰 수 있다. 지속적인 공기방울은 배액체계 혹은 기관지 흉막루로 공기가 누출되고 있음을 의미한다.

(2) 공간 3개로 된 밀봉배액 체계

이 체계에서는 공간 2개로 된 밀봉·배액체계에 흡인을 조절하는 공간이 추가되는데 이는 흡인량을 조절하기 위한 가장 안전한 방법이다. 일회용 배액체계에서는 흡인은 대개 -20cm로 처방된 수준까지 흡인 공간에 물을 넣음으로써 조절된다. 최근에 출시된 물이 필요 없는 배액체계의 경우 다이얼을 돌려서 원하는 흡인압으로 맞출 수 있다.

이 배액체계에서 흉관에 가해지는 흡인의 크기를 결정하는 것은 벽 흡인(wall suction)이 아닌 세 번째 병에 있는 물기둥의 높이이다. 벽 흡인이 액체기둥을 "들어올리기" 위해 필요한 힘의 크기를 넘어서게 되면 그 이상의 흡인력은 물을 통해 병의 꼭대기에 있는 배출구 마개로부터 공기를 간단히 끌어당긴다. 세 번째 병에 적용되는 벽 흡인 압력은 흡인 조절 공간내에 물기둥이 부드럽게 발생시킬 정도가 적당하다. 거친 공기방울은 물을 증발시키고, 흡인압을 변화시키며 또한 소음을 초래한다. 따라서 소실된 물의

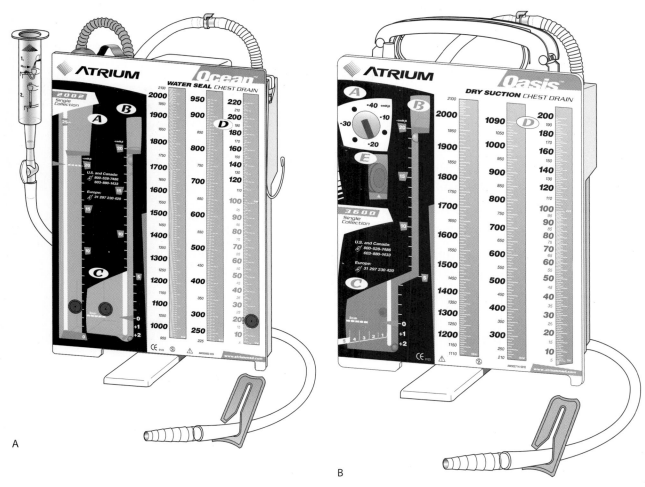

그림 10-4 흉관배액체계 **(A)** Atrium Ocean™은 배액 공간과 밀봉 공간으로 구성된 밀봉 흉부배액체계의 한 예이다. 흡인의 강도는 물기둥의 높이(보통 20cm)에 의해 결정된다. [A, 흡인 조절 공간; B, 밀봉 공간; C, 공기 누출 영역; D, 수집 공간]. **(B)** Atrium Oasis™진공조절, 물마개 공간, 그리고 배액 공간이 갖춰진 건식 흡인 밀봉체계이다. [A, 건식 흡인 조절 장치; B, 밀봉 공간; C, 공기 누출 모니터; D, 수집 공간; E, 흡인 감시 장치]

흉부배액유닛(chest drainage unit: CDU)은 위의 3개 공간체계와 동일하게 작동한다. 수집공간은 액체를 수집하고 공기를 배출시키는데 물을 이용한 밀봉장치가 있어 외부 공기가 환자의 몸으로 들어가지 못한다. 흡인조절 공간에서는 환자의 상태에 맞게 결정된 압력으로 흡인을 제공한다. 수집공간에서는 2,000mL까지의 액체를 모을 수 있다. 수집공간을 통해 배액의 종류, 양, 변화 속도를 평가할 수 있는데 일부 모델에는 검체를 채취할 수 있는 포트가 부착되어 있기도 하다. 밀봉공간은 기흉의 공기를 외부로 보내지만 외부의 공기는 안으로 들어오지 못하게 하는 일방향밸브이다. CDU에 흡인기를 연결하지 않으면 밀봉공간에는 -2cm의 음압이 유지되어 외부 공기가 유입되지 않는다. 흡인조절 공간은 건식 혹은 습식일 수 있다. 습식흡인은 물의 높이로 흡인을 조절한다. 흡인압이 지속적으로 높게 유지되면 물이 증발하여 물의 높이가 변하는데 물의 높이에 따라 흡인압도 조절된다. 간호사는 매일 물의 높이를 평가하고 필요한 만큼 채워 넣어야 한다. 건식흡인은 외부 흡인기 부착과는 무관하게 흡인을 조절해주는 기계장치를 이용한다. 건식흡인에 부착되어있는 감시장치(풀무) 창을 통해 흡인이 적절한지 확인할 수 있다. 미리 설정한 -10에서 -40cmH$_2$O의 압력이 유지되면 색깔이 있는 표식자가 올라간다. 흡인장치를 연결할 경우 압력을 -80mmHg로 설정해야 하는데 적정 압력이 걸리면 흡인밀본공간에 부드러운 공기방울이 지속적으로 발생한다. 모든 CDU는 이상과 같은 수집, 밀봉, 흡인조절기능으로 구성되어 있다. 간호사는 배액장치를 올바르게 설정하고 모니터하기 위하여 제조사의 설명서를 이해하고 준수해야 한다.

양을 사정하고, 처방된 흡인수준을 유지하기 위하여 필요한 만큼 멸균증류수를 보충해주어야 한다. 공기방울이 부드럽게 발생하는지와 물의 높이(-20cmH2O)를 매 8시간마다 혹은 환자의 임상양상에 변화가 있을 때마다 사정해야 한다.

(3) 흡인

건식흡인(물을 필요로 하지 않는)체계는 흡인량을 조절하기 위하여 탄력기전을 이용해서 좀 더 쉽게 설정한 높은 흡인압을 제공할 수 있다. 건식흡인체계는 -10에서 -40cmH2O 사이의 압력으로 설정할 수 있고 배액시스템이 우연히 넘어져도 안전하다. 이러한 일이 생긴다면 배액이 수집공간으로 자동으로 돌아가기 때문에 기구교체에 필요한 비용도 절감할 수 있다. 건식흡인체계는 높은 흡인압을 전달할 수 있어서 넓은 기관지흉막루, 출혈 또는 비만 환자에게 유용하게 사용할 수 있다.

벽 흡인 대신 Emerson Pleural Suction Pump를 사용할 수도 있다. 이것은 일회용 흉부배액체계뿐만 아니라 2개 또는 3개의 공간으로 된 밀봉배액체계를 사용하여 설치할 수 있다. 벽 흡인과 대조적으로 펌프 조절의 앞쪽에 있는 압력조절 손잡이로 흡인압을 조절한다. 압력의 크기는 흡인 숫자판에 기재되어 있다. 하임리히 밸브(Heimlich valve)는 외래나 응급의료 영역에서 기흉(대개 자연적이거나 외상성) 치료를 위해 이용된다. 밸브는 플라스틱 용기에 싸여있는 일방향 밸브에 붙어있는 좁은 내경의 흉관으로 구성되어 있다. 일방향 밸브 공기가 흉강 밖으로 배출되게 하나 흉막강내로 되돌아오지 못하게 한다. 하임리히 밸브는 체액 제거에는 적절하지 않다.

3) 흉관 삽입

폐와 흉강에 상해, 수술 또는 다른 파열이 있으면 흉관을 삽입해야 한다. 의원성 기흉은 중환자실에서 중심정맥관 삽입, 흉강천자, 높은 기계환기압, 심폐소생술이나 경기관지 폐생검 중에 발생할 수 있다. 흉관삽입을 위한 적응증은 표 10-1에 열거되어 있다. 흉관은 수술실, 응급실, 또는 병실에서 삽입할 수 있다. 흉관의 배치는 밀도와 무게 차이로 인해 공기는 뜨고 물은 가라앉는다는 원리에 근거한다. 공기 제거를 위한 흉관 삽입 부위는 쇄골중앙선을 따라 두

표 10-1	흉관 적응증
적응증	**원인**
혈흉	흉부 외상
	신생물
	흉막 파열
	과도한 항응고요법
	흉부수술 후/개방성 폐생검
기흉	
자발적: >20%	폐수포 파열
	증상이 있는 환자
	폐질환의 존재
긴장성	기계환기
	관통 상처
	흉관을 장기간 잠가둠
	흉부 배액 체계에서 밀봉의 부족
기관지흉막루	조직 손상
	종양(식도암)
	독성물질의 흡입
	뵈르하베증후군(자연파열)
흉막삼출	신생물
	심폐질환, 심부전
	염증 상태
	재발성 감염/폐렴
유미흉	외상 혹은 흉부수술
	악성종양
	선천성 기형

번째 늑간 근처이다. 체액 배액을 위한 흉관 삽입 부위는 중앙액와선을 따라 다섯번째 또는 여섯번째 늑간 근처이다. 때로 체액이 모일 수 있으므로 흉관 삽입 시 초음파나 CT 촬영이 필요할 수 있다. 심장수술 후 심장 주변의 혈액을 배출시키기 위해 종격동에 흉관을 삽입할 수 있다.

간호사는 환자와 가족에게 흉관 삽입 절차에 관해 설명하는 동시에 환자를 신체적으로 준비시킨다. 벽측 흉막에는 늑간신경과 횡격막신경이 분포되어 있어 흉관삽입 시 진통제가 필요하다. 환자는 좌위 혹은 반좌위를 취한다. 피부를 소독하고 국소 마취한 후 삽입 부위를 작게 절개한다. 흉막강(그림 10-5)을 관통하기 위해 지혈집게가 필요하다. 지혈집게로 통로를 만든 다음 멸균장갑을 착용한 손가락으로 벌린다. 흉관의 가까운 끝을 지혈집게로 잡고 흉강내로 삽입한다. 삽입이 어려우면 흉벽을 관통하기 위해

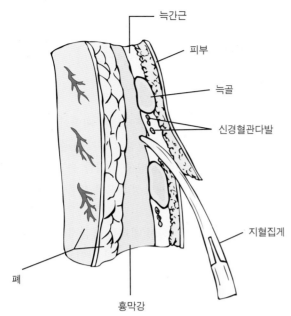

그림 10-5 흉관 삽입을 위한 통로를 만들기 위해 집게로 흉막강을 관통한다.

금속 투관침을 사용할 수 있으며, 이 때 원하는 위치에 도달하면 관을 남겨두고 투관침을 제거한다.

삽입 후에는 흉관의 바깥쪽 끝을 흉부배액장치(CDU)에 연결한다. 흉관과 배액체계관의 끝은 서로 연결되기 때문에 반드시 멸균상태여야 함을 기억하는 것이 중요하다. 관이 빠지는 것을 예방하기 위해 관을 삽입부위 주위의 피부에 봉합한다. 봉합사의 끝으로 관을 감싼 다음 묶는다. 항균연고나 바세린 거즈를 꿰맨 부위에 적용할 수 있다. 바세린 거즈는 공기 누출을 막아주기 때문에 선호되지만 피부를 약하게 만들어 감염을 발생하게 할 수 있다. 가운데가 잘려져 있는 4×4 거즈를 흉관 위에 두고 흉부에 폐쇄적으로 테이프를 붙인다. 삽입 부위로부터 배액체계로의 모든 연결이 분리되지 않고 또한 공기 누출을 예방하기 위해 테이프를 철저하게 붙인다. 관의 근위부에는 환자가 움직일 때 관과 봉합 부위가 당겨지지 않도록 테이프를 붙인다.

흉관 삽입 후 위치확인을 위하여 단순 흉부방사선 촬영을 실시해야 한다. 양쪽 폐를 청진하고 피하 공기 누출을 사정하기 위하여 삽입주변의 조직의 상태를 평가한다. 이러한 사정은 환자 상태의 호전이나 악화를 결정하는 기초

를 제공한다. 임상적 상태를 파악하기 위하여 필요하다면 매일 흉부방사선 촬영을 실시할 수 있다. 통증관리는 흉관을 가지고 있는 동안 내내 고려되어야 한다. 드레싱은 기관의 지침에 의거하여 또는 더러워지거나 느슨해질 때마다 교환한다.

배액양이 거의 없고 밀봉공간에 흉관을 연결한지 12~25시간이 지났으면 흉관을 제거한다. 흡인을 연결하지 않은 단순 밀봉공간에 흉관 끝을 연결하면 공기누출을 확인할 수 있고, 단순 흉부방사선 촬영을 반복적으로 실시하면 체액의 재축적을 확인할 수 있다. 흉관을 제거하기 위한 기타 적응증은 Box 10-9에 열거되어 있다. 관이 밀봉공간에 연결되어 있을 때 외부로의 공기배출이 용이하도록 흡인장치를 분리한다. 너무 빠른 흉관의 잠금이나 제거는 기흉의 재발을 초래할 수 있다. 흉관을 제거하기 전에 환자는 좌위 또는 반좌위 체위로 눕는다. 통증이나 불편감을 경감하기 위해 사전 투약이 권장된다. 삽입부위 위에 있는 드레싱을 제거하고 주변을 청결하게 한다. 봉합사를 자른다. 흉관의 작은 구멍을 통해 공기가 흉강으로 다시 들어가는 것을 막기 위해 흡기의 피크 혹은 호기 중에 제거한다. 제거 후 즉시 호흡음의 변화를 알기 위해 폐 부위를 청진하고 멸균 폐쇄드레싱을 적용한다. 일반적으로 남아있는 공기나 액체가 있는지 확인하기 위해 몇 시간 후에 흉부방사선 촬영을 실시한다.

4) 사정과 간호

간호사는 흉관배액체계의 개방성을 유지하고 적절하게 기능하도록 관리해야 한다. 주의 깊고 숙련된 간호는 흉관과 배액체계를 가지고 있는 환자에게서 발생할 수 있는 심

BOX 10-9

흉관 제거를 위한 적응증

- 공기 누출이 중단된 이후 하루
- 하루 50-100mL 보다 적은 배액
- 심장 수술 후 1~3일
- 흉부 수술 후 2~6일
- 농흉강의 소멸
- 흉관 삽입 부위의 주위로 장액혈액성 배액
- 흉관이 부분적으로 빠져나와 구멍이 보일 때(이 경우 대부분 재삽입이 필요함)

각한 합병증을 예방할 수 있다. 흉관과 수집용기를 연결해 주는 고무관은 침대에 느슨하게 고리모양으로 감아 꼬이지 않도록 하고, 또한 늘어진 부분에 혈액이나 배액이 고이지 않도록 주의한다. 흉관배액체계는 절대로 흉부보다 높게 올리거나 배액이 흉부내로 되돌아가게 하면 안된다. 배액, 흡인강도, 밀봉의 유지상태를 확인하기 위해 자주 흉관배액체계를 점검한다. 배액체계가 우연히 뒤집히거나 기흉이 재축적될 가능성을 예방하기 위해 환자의 침대 다리 쪽에 고정하거나 바닥에 테이프로 고정한다. 모든 관 연결은 우발적인 분리를 예방하기 위해 새는지 점검하고 테이프로 고정하여야 한다.

흉관의 개방성과 호흡주기에 따른 오르내림을 점검하기 위해 흡인은 반드시 잠깐 동안만 분리(흡인 없이 밀봉공간에만 연결된 배액체계-잠그지 않음)해야 한다. 배액체계의 문제를 해결하고 평가하기 위해 다음 단계를 활용한다:

1. 심폐상태와 활력징후를 매 2시간 그리고 필요시마다 사정한다.
2. 매 2시간 그리고 필요시마다 관의 개방성을 점검하고 유지한다.
3. 배액의 종류와 양을 감시한다.
4. 매시간이나 교대 시마다 배액량의 증가분을 표시하고 배출량 기록지에 기록한다.
5. 관이 바닥에 늘어지지 않도록 한다.
6. 밀봉 수준과 처방된 흡인 수준까지 멸균 증류수로 수계를 보충한다(증발된 양).
7. 호흡이나 인공호흡의 주기성에 따른 오르내림을 사정한다.
8. 공기 누출의 위치를 사정한다(밀봉공간에서 지속적으로 공기방울이 발생하는 것). 흡인 장치를 잠근다. 삽입부위에서 시작하여 배액장치에 도달할 때까지 각 연결 지점 아래의 흉관이나 배액관(잠시)을 폐쇄한다.
9. 모든 관의 연결이 안전하게 밀봉되고 테이프로 고정되어 있는지 점검한다.
10. 통증이 있는지 환자를 사정하여 필요하면 중재하고 적절하게 다시 사정한다.
11. 드레싱 교환 시 감염과 피하기종의 징후를 확인하

기 위해 실제 흉관 삽입 부위를 사정한다.
12. 더러워져 있거나 처방이 있을 때 격일 혹은 부서 지침에 따라 드레싱을 교환한다.

(1) 배액 모니터

간호사는 특별한 변화에 주의하며 배액의 색깔, 농도, 양을 사정하고 기록한다. 배액양의 증가는 출혈이나 이전에 폐쇄된 관의 갑작스런 개방을 의미할 수 있다. 다음과 같은 간호활동이 흉관의 개방성 회복에 도움이 된다:

- 환자의 체위를 변경하여 폐쇄를 경감시키는 시도
- 응괴가 보이면 흉부와 배액장치 사이의 관을 똑바로 하고 중력의 효과를 높이기 위해 관을 들어올린다.

연구들에 의하면 흉관 개방성을 유지하기 위해 관을 손으로 훑거나 짜는 기법이 이롭지 않을 수 있다고 한다. 이러한 기법들은 흉막강내압이나 폐내압을 과도하게 증가시켜 심실기능에 영향을 미치거나 흉관의 작은 구멍으로 폐조직을 흡인하여 외상을 초래할 수 있다. 그러나 실제 출혈이 진행되는 상황에서 심장이나 폐압전을 초래할 수 있는 관속의 혈괴를 예방하기 위해 이러한 기법들이 처방될 수도 있다.

(2) 밀봉 모니터

흉관배액체계의 밀봉 감시는 배액을 관찰하는 것처럼 중요하다. 눈으로 하는 점검은 밀봉병이 2cm 수준까지 차 있는지 확인하는 것이다. 흡인하는 경우 물은 시간이 경과하면 증발하고 적용중인 흡입량이 감소되기 때문에 흡인 공간에 있는 수위가 처방된 수치(대개 -20cmH₂O)에 있는지 확인한다. 오로지 멸균증류수만으로 보충해야 한다. Emerson Pleural Suction Pump가 사용되면 흡인 게이지를 점검한다. 공기 배출구는 절대 막혀서는 안된다. 병에 있는 수위를 정확하게 사정하기 위해 흡인관을 잠시 분리한다. 호흡 시마다 오르내리는 것은 밀봉공간에서 관찰할 수 있다. 오르내림이 없으면 폐가 다시 팽창하거나 배액체계에 폐쇄가 있음을 의미할 수 있다. 흡인 없이 밀봉공간에서 계속해서 강하게 공기 방울이 이는 것은 지속된 기흉 또는 관이 잘못된 위치에 있거나 분리되었거나 배액체

계가 손상되었음을 의미한다. 모든 배액 체계의 분리여부가 지속적으로 점검되어야 하며, 흉부 밖으로 흉관이 빠져나와 있는지 확인해야 한다. 높은 양과 압력으로 설정된 인공호흡기에서 기흉이나 다른 알려진 원인이 없을 때 지속적으로 공기방울이 이는 것은 기관지 흉막루를 시사할 수 있다.

(3) 체위

흉관을 가진 환자의 이상적인 체위는 반좌위이다. 공기와 체액 배출을 위해 환자의 체위를 매 2시간 마다 변경한다. 간호사는 환자에게 관 삽입 부위 근처의 흉부을 베개, 이불이나 팔로 어떻게 지지하는지 교육한다. 기침, 심호흡, 움직임을 격려한다. 이러한 활동을 하기 전에 진통제를 투여하여 통증을 감소시킴으로써 폐 팽창을 증가시킬 수 있다.

5) 합병증

흉관 삽입으로 인한 가장 심각한 합병증은 긴장성기흉이고 이는 흉관배액체계의 폐쇄로 인해 발생한다. 일상적인 간호를 수행하기 위해 흉관을 잠시 잠그게 되면 이러한 합병증을 초래하기 쉽다. 따라서 흉관을 잠그는 것은 오로지 다음의 두 가지 상황에서만 짧게 허용된다:

- 밀봉공간에서 공기방울이 발생할 때 공기 누출의 원인을 알아내기 위하여
- 흉관배액장치를 교환하기 위하여

관을 잠궈야 하는 경우에는 흉관이 절단되는 것을 피하기 위해 패드를 댄 지혈집게를 사용한다. 때때로 흉관이 우연히 빠질 수 있다. 그런 상황에서는 삽입부위를 빨리 바세린 거즈로 밀봉하고 마른 거즈로 덮은 후 공기가 흉강 내로 들어가지 않도록 테이프로 폐쇄 드레싱을 적용한다.

6) 흉관을 가진 환자의 이동

중환자를 옮기는 어떠한 상황에서도 지속적인 사정을 실시하여 의도하지 않은 흉관제거와 그에 따른 기흉 발생을 예방한다. 배액체계를 흉부아래에 두어서 흉부배액체계의 통합성을 유지한다. 침상의 발쪽에 장치를 두고 관이 구부러지거나 꼬이지 않도록 확인한다. 흉강을 비우기 위해 흡인이 필요하면 이동용 흡인기로 흡인한다. 환자와 배액체계의 사정은 공기 누출, 드레싱 보존, 밀봉 보존, 수위, 배액을 점검하기 위해 부서 지침과 필요에 따라 수시로 이루어져야 한다.

5. 약물

1) 기관지확장제 치료

천식은 다양한 자극(유해한 연기, 가스, 공기 오염물, 동물의 비듬, 극도의 추위 그리고 운동)에 대한 과민성과 반복적인 기도염증이 특징적인 질환이다. 과민성은 기도폐쇄를 초래하는 과민반응을 야기하고, 같은 사람에서도 다양한 증상들을 일으킨다. 천식은 반복적인 악화와 증상이 없는 시기가 반복되는 발작적인 질환이다. 따라서 천식 관리의 목적은 정상적인 활동을 유지하기 위해 증상을 조절하고, 악화를 방지하며, 약물의 부작용과 독성을 최소화하는 것이다. 약물 치료는 다양한 종류의 약물을 포함하는데 염증을 감소시키고, 급성 증상을 관리하고, 장기 및 단기 치료 계획을 유지하는 것을 목표로 한다. 기관지 경련은 COPD에서도 또한 발생하고 동일한 약물로 치료할 수 있다.

약물의 투약은 대부분 계량흡입기(metered-dose inhaler: MDI)처럼 발사되는 약물을 흡입하는 방식으로 이루어진다. 따라서 환자 호흡의 깊이, 흡입속도, 스페이서의 사용(입으로 직접 흡입하는 것과 비교할 때)에 따라 약물의 실질적인 전달에 차이가 날 수 있다. 흡입기 분사체와 밸브, 스페이서가 서로 잘 연결되어야하고 청결하게 유지될 필요가 있다. MDI를 사용할 때에는 스페이서를 사용하는 것이 좋은데 스페이서는 입과 분사체를 연결해주는 튜브로 환자가 숨을 들이 마실 때까지 분사된 약물을 보유하고 있는 역할을 한다. 많은 환자들이 스페이서를 MDI에 부착할 때 약물을 쉽게 흡입하였고, 폐까지 약물이 더 잘 전달되는 것으로 알려져 있다. 천식약물을 투약하는 또 다른 방법으로 건조파우더흡입기(dry powder inhaler: DPI)가 있다. DPI는 MDI와는 달리 분사체를 사용하지 않고 오로지 약물만을 전달한다. 따라서 폐까지 약물을 확실하게 전달하기 위하여 이 기구들을 사용하는 방법, 흡입속도를

일정하게 유지하는 법, 스페이서 사용법, 혹은 정확한 용량을 압에 직접 전달하는 법을 교육 받아야 한다. 환자의 나이는 5세 아동에서부터 노인까지 다양하고 이들은 약물을 흡입할만큼 강하게 숨을 들이마실 수 았어야 한다. MDI의 경우 제조사의 설명서를 준수하여 사용방법을 연습할 필요가 있다.

어떤 MDI는 지속성 기관지 확장제를 포함하고 있는데 이러한 약물은 급성 천식발작 치료에 적합하지 않다. 스페이서가 부착되지 않는 MDI를 사용할 경우, 환자는 천천히 심호흡을 하다가 10초 정도 숨을 멈춘 다음 천천히 내쉬어야 한다. 어떤 MDI(Diskus)는 마우스피스와 기구 전체를 물로 닦거나 담그면 안 되고 흡입 전 기구 안으로 숨을 내쉬는 것도 금지되어 있다.

(1) 기관지확장제

기관지확장제(bronchodilators)는 주로 기관지 평활근을 이완시켜 기도를 확장시킨다. 기관지 확장제 치료의 목표는 기도를 이완시키고, 분비물을 이동시키며, 점막 부종을 감소시키는 것이다. 기관지확장제는 스페이서가 부착된 MDI 혹은 분무요법으로 투약할 수 있다. 전달 방식과는 무관하게 약물 치료 전 · 중 · 후의 환자 사정은 필수적이다.

치료전과 후의 사정에는 호흡음, 맥박, 호흡수 측정이 포함된다. 기관지 확장 치료 동안 보통 맥박과 호흡수가 증가하고, 치료 후 1~1.5시간 동안 증가된 상태가 지속될 수 있다. 천식 환자에게는 기관자 확장제 투약 전후에 최대 유량계(peak flow meter)로 최대 호기유속을 측정하여 기도폐색의 개선 여부를 평가한다. 객관적인 평가도 중요하지만 주관적인 정보 또한 가치가 있다. 호흡의 호전, 천명음, 진전이나 심계항진과 같은 합병증에 대하여 질문함으로써 환자의 약에 대한 반응을 평가한다.

기관지확장제는 기전과 작용부위에 따라 3가지 종류, β_2 아드레날린성 작용제, 항콜린제, 메틸산틴으로 나눌 수 있다.

① β_2 아드레날린성 작용제

베타 아드레날린성 작용제(β_2-adrenergic agonists)의 기관지 확장 효과는 β_2-아드레날린성 수용체의 자극으로 유발된다. 이러한 약물들은 비만세포와 호염기구로부터 매개물질 방출을 감소시킬 수 있다. 또한 심장의 β_1-아드레날린성 수용체도 자극되어 원치 않은 심장 자극 효과를 초래할 수 있다. 최근에 출시된 β 효능제는 일부 β_1 활동을 가지고 있을지라도 β_2 수용체에 훨씬 더욱 특이적으로 작용한다.

β 작용제는 경구 혹은 흡입을 통해 투여되는데 유사한 기관지확장 효과를 나타내면서도 전신적인 부작용이 덜한 분무제 또는 흡입치료가 좀 더 선호된다. β 작용제는 빠른 작용 발현시간 때문에 급성 천식 발작 시 선택되는 기관지확장제이다. 천식이 아닌 COPD 환자에서는 β 작용제의 기관지 확장의 효과가 덜하다. Albuterol(생리식염수 3mL에 2.5~5mg이 희석된)은 위급한 상황에서 사용할 수 있는 기관지확장제이고 이후에는 필요시마다 투약할 수 있다. 얼마 전까지 모든 흡입용 β 효능제는 albuterol과 같이 짧은 효능 시간(4~6시간)을 가진 속효성이었다. Salmeterol은 처음으로 출시된 지속성 β작용제이고 12시간 동안 효과가 있다. Salmeterol은 느린 작용 발현시간 때문에 천식의 급성 악화기에는 사용할 수 없다. DuoNeb은 Albuterol과 ipratropium이 합쳐진 약으로 기관지확장제와 항콜린제의 상승작용을 기대할 수 있다. 지속성 β_2 작용제, salmeterol, 그리고 흡입형 코르티코스테로이드인 fluticasone propionate가 혼합된 Advair Diskus는 다른 천식 약물로는 조절되지 않는 환자에게 사용될 수 있다.

② 항콜린제

항콜린제(anticholinergic agents)는 기도에 대한 내인성 미주신경의 흥분을 감소시킴으로써 기관지를 확장시킨다. 또한 자극의 흡입으로 야기되는 반사적인 기관지 수축을 막는다. 아트로핀은 항콜린제이기는 하지만 잘 사용되지 않는다. 왜냐하면 호흡기도로 쉽게 흡수되어 원치 않는 전신 부작용을 야기기 때문이다(예, 시야가 흐려짐, 호흡기 분비물의 건조화, 빈맥, 불안). 반면에 이프라트로피움(ipratropium)은 호흡기도로 잘 흡수되지 않아 전신적 부작용을 덜 초래하기 때문에 아트로핀을 대신해 왔다. 이약을 규칙적으로 사용하면 COPD 환자에게 매우 효과적인데 점막하 선의 분비를 감소시키고, 기관지 평활근을 이완시킨다. 이프라트로피움은 β 작용제와 비교하여 발현시간이 느리기 때문에 급성 악화 시에는 단독으로 사용할 수 없다. 그러나 DuoNeb의 형태로 β 작용제와 혼합되어 분무하게 되면 천식지속상태(asthmations)를 효과적으로 해결할 수 있다.

③ 메틸산틴

기관지 경련성 기도질환의 치료에 있어 메틸산틴(methylxantines)의 사용은 논란의 여지가 있다. 이 약물의 작용기전은 아직 분명하게 밝혀지지 않았다. 메텔산틴은 일인산아데노신(adenosine monophosphate)을 분해하는데 있어서 촉매역할을 하는 효소인 포스포디에스테라제(phosphodiesterase)를 억제한다. 또한 어느 정도의 항염증 작용이 있고, 호흡 근육의 수축력을 강화시킬 수도 있다.

대표적인 메탈산틴인 테오필린(theophylline)은 만성 기관지 경련성질환 치료에 사용되지만 보통 3단계나 4단계에서 선택된다. β 작용제, 항콜린제, 항염증제로 조절되지 않는 심각한 질환을 가진 환자들 중 일부는 테오필린으로 효과를 볼 수 있다. 테오필린의 정맥주사 형태인 아미노필린은 급성 악화기에 효과적이라는 근거가 부족하므로 급성기에는 사용하지 않는다. 테오필린은 좁은 치료안전계수(therapeutic index)를 지니고 있다. 독성을 예방하고 효능을 확인하기 위하여 환자의 임상적 상황에 근거하여 테오필린의 혈청 농도를 감시해야 한다. 테오필린의 치료적 농도는 일부 문헌에서는 5~15mcg/mL로 제시하기도 하지만 일반적으로 10~20mcg/mL이다. 테오필린의 혈청 농도를 변화시키는 상호작용 약물에는 erythromycin, ciprofloxacin, cimetidine이 포함된다. 간질환이나 울혈성 심부전 환자의 경우 테오필린 배출 속도가 매우 느리므로 독성이 나타날 위험이 높다. 테오필린의 부하용량을 투여한 후 12~25시간에 혈청 농도를 확인하고 간과 신장 기능, 임상상태를 고려하여 자주 확인해야 한다.

(2) 항염증제

항염증제는 기관지 염증 발생을 차단함으로써 예방적 역할을 한다. 이들은 기도의 염증 진행을 감소시키거나 종결시킬 수 있다. 항염증제에는 코르티코스테로이드, 비만세포 안정제, 류코트리엔 수용체 길항제가 포함된다.

① 코르티코스테로이드

코르티코스테로이드는 가역적인 공기흐름 폐색을 치료하기 위한 가장 효과적인 항염증제이다. 코르티코스테로이드 치료는 작용이 발현하는 데에 6~12시간이 걸리기 때문에 기관지확장제 치료와 함께 시작되어야 한다. 이 약물은 비경구적 또는 분무로 투여될 수 있다. 급성 악화기에 고용량의 비경구적 스테로이드(예, 정맥주사용 methyl-prednisolone)가 사용되고, 이후 환자 상태를 고려하여 용량을 줄여야 한다. 급성 발작의 진행을 막기 위하여 단기간의 경구 치료를 선택할 수 있다. 장기간의 경구 치료는 전신적 부작용을 초래하므로 가능하면 피해야 한다. 만약 장기간의 스테로이드 치료가 필요하다면 프루티카손(Flovent)과 같은 흡입형이 전신적 부작용의 위험성이 적기 때문에 더 선호된다.

② 비만세포 안정제

비만세포 안정제(mast cell stabilizer)에는 cromolyn과 nedocromil이 있다. 이들은 점액막을 안정시키고 비만세포가 매개물질을 방출하지 못하도록 한다. 이 약들은 알레르기원(예, 운동, 찬 공기)에 노출된 후 발생할 수 있는 급성 기도협착을 예방해주기 때문에 천식의 급성 악화기에는 선택되지 않는다. 비만세포 안정제가 환자에게 효과가 있는지 알아보기 위해서는 4~6주간 투약해보아야 한다. 이 약물의 최종 목표는 천식 발작의 심각성과 빈도를 줄이고, 동시에 기관지확장제와 스테로이드의 치료 효과를 강화하는 것이다. 결과적으로 비만세포 안정제에 반응하는 환자는 기관지 확장제나 코르티코스테로이드의 용량을 줄일 수 있다.

③ 류코트리엔 수용체 길항제

몬테루카스트(montelukast)와 같은 류코트리엔 수용체 길항제(leukotriens receptor antagonists)는 운동으로 야기된 기관지경련, 천식, 알레르기성 비염, 두드러기를 조절하기 위해 사용된다. 이 약제들은 내인성 염증 매개물, 특히 류코트리엔과 같은 매개물질의 활동성을 막는다. 이러한 매개물질들은 혈관의 투과성, 점액 분비, 기도 부종, 기관지 수축, 다른 염증성 세포 매개성 활동을 증가시킨다. 류코트리엔 수용체 길항제는 하루에 1회 투약으로 증상을 조절한다. 이 약물은 급성 악화기용이 아니며 기존 치료 프로그램의 일부로 투여된다.

(3) 낭성 섬유증 약물

DNA분해효소(DNase)는 객담 배출을 용이하게 하기 위해 끈적끈적한 분비물 입자를 분해하고 세균이 성장할 배지를 줄여주므로 낭성 섬유증(cystic fibrosis) 환자에게 사용된다. 이 약물은 하루 1-2회 흡입으로 투약하며, 기도의 공기 흐름을 향상시킨다.

2) 항생제

폐렴의 경우 균배양의 결과와 민감도가 확인되기 전까지는 경험적으로 치료한다. 균 배양 결과가 나오면 특정 병원체를 제거하기 위한 항생제를 선택하여 투약한다(표 10-2). 일반적으로 광범위 항생제나 병합 요법이 사용된다. 중환자는 기계환기, 면역력 저하, 코르티코스테로이드의 사용, 전신 쇠약, 의료인에 의한 교차 감염 등으로 인해 폐렴에 걸릴 위험성이 높다. 항생제 남용을 예방하기 위해서는 기관의 프로토콜의 준수해야 하며 저항을 최소화하기 위하여 항생제 지침을 따라야 한다.

지역사회 획득 폐렴을 위한 경험적인 치료는 관련된 가장 일반적인 병원균체 대한 치료로 시작하며 흔한 미생물에는 폐렴 연쇄구균(Streptococcus pneumonia)과 인플루엔자균(Hemophilus influenzae)이 포함된다. 장기요양시설에 거주하다가 병원에 입원한 환자들의 경우 메티실린 내성 황색 포도상구균(Methicillin-resistant Staphylococcus aureus, MRSA) 감염을 의심할 수 있다. 심각한 다폐엽 폐렴 환자라면 레지오넬라(Legionella) 감염을 의심한다. 인간면역결핍바이러스(human immunodeficiency virus, HIV)에 감염된 환자에게는 주폐포자충폐렴(Pneumocystis carinii pneumonia)에 대한 경험적 치료를 제공할 수 있다.

병원 감염 폐렴은 종종 녹농균(Pseudomonas aeruginosa)과 같은 그람 음성간균에 의해 발생하거나 여러 종류의 균이 동시에 관련되어 있기도 하다. 입원 후 적어도 48시간 이후에 발생하는 폐렴에 대하여 병원 감염이라고 규정할 수 있으며 여기에는 인공호흡기관련 폐렴이 포함된다. 기계환기 환자나 자신의 기도를 보호할 수 없는 환자에게은 흡인(aspiration)이 문제가 된다. 흡인성 폐렴은 보통 방선균(Actinomyces species)과 같은 혐기성 균과 관련이 있지만 폐렴 미코플라스마(Mycoplasma pneumonia), 폐렴 클라미디아(Chlamydia pneumonia), 레지오넬라 종류(Legiolnella species)와 같은 비전형적인 균과 바이러스 감염도 고려해보야 한다. 환자가 입원하면 감염균을 밝히기 위하여 객담배양을 실시하는데 경우에 따라 기관지경을 이용하여 객담을 수집할 수도 있다.

폐렴치료를 위한 가이드라인은 지속적으로 개정되고 있다. 폐렴의 원인은 매우 다양하고 이 다면적인 원인들을 치료에 반영해야 한다. 다약제 내성균이 증가하고 항생제 요법도 진화하고 있으므로 가장 우선적으로 실시해야할 것은 객담배양을 통한 세균의 민감성 검사이다. 이 민감성 검사가 있어야만 적절한 항생제 치료가 가능하다.

3) 진정제

중환자는 종종 진통, 진정, 불안을 조절하기 위해 약물 및 중재를 필요로 한다. 기계환기를 용이하게 하기 위하여 약물을 선택할 때에는 초조의 원인(Box 10-10)과 기저질환, 가능한 부작용, 이전 약물 사용의 경력과 비용을 고려한다. 중환자실에서 가장 흔하게 사용되는 약물로는 아편유사제, 벤조디아제핀, 할로페리돌, 프로포폴(Diprivan)이

표 10-2	폐질환의 항생제 치료
폐감염	**경험적 치료**
지역사회 획득 폐렴(CAP)	
외래	Macrolide 또는 Doxycycline
CAP로 입원	베타락타마제억제제 그리고 Macrolide 또는 Doxycycline
MRSA 폐렴	Vancimycin, linezolid, 또는 항포도알균페니실린. 체중과 신기능을 고려하여 용량 조절
레지오넬라 폐렴	Fluoroquinolone, Azithromycin, 또는 Doxycycline
사람폐포차충 폐렴	설파계 약물: 체중과 신기능을 고려하여 용량 조절. 급성기에는 프레드니손 사용
병원성 폐렴(HAP)	베타락타마제억제제 또는 carbapenem에 더하여 Antipseudomonal quinolone
혐기성균(흡인성 폐렴)	베타락탐 또는 carbapenem
폐렴 미코플라스마	Macrolide, 테트라사이클린 또는 Fluoroquinolone

통증
기계환기
호흡곤란
저산소증
대사장애
알콜·약물의 금단
불안
수면부족
부동
패혈증
나이
스테로이드 투여
알츠하이머 병

소요된다. 프로토콜에는 약물주입의 감소와 중단, 그리고 하루 중 일정시간에 진정을 중단시키는 내용이 포함되어야 한다. 최근에는 중환자의 진정상태를 조절하는데 있어서 간호사가 주도하는 bispectral index monitoring이 효과가 있다는 연구 결과들이 보고되고 있다.

4) 신경근육 차단제

환자를 최대한 진정시켰음에도 불구하고 대사 요구와 호흡작업으로 인해 환기와 혈역학적 안정성에 계속 문제가 있다면 신경근육 차단제가 필요하다. 신경근육 차단제 치료의 목표는 산소화를 최대화하고 높은 환기입력에 의해 야기될 수 있는 압력손상과 폐포 파열 합병증을 최소화하는 것이다.

신경근육 차단제의 사용은 일반적으로 압력조절형 역비 환기 방식의 기계환기에서 필요하다. 신경근육 차단제 자체에는 진통 또는 진정 효과가 없다. 따라서 신경근육 차단제가 사용될 때에는 추가적인 진정제나 진통제가 필요하며, 환자와 가족에 대한 교육이 제공되어야 한다. 신경근육 차단제를 사용하고 있는 환자를 절대 혼자 방치해서는 안 된다.

신경근육 차단제를 사용한 후의 장기간 마비에 대한 최근 연구들은 신경근육 차단제를 시작하고 감시하며 중단하기 위한 프로토콜을 만들도록 촉구하고 있다. 프로토콜에는 신경근육 차단 수준을 사정하기 위한 말초 신경 자극제의 사용에서부터 신경학적 상태와 계속 투여의 필요성을 사정하기 위한 신경근육 차단제의 투여 중지까지 포함된다. 일반적으로 사용되는 신경근육차단제에는 vecuronium(Norcuron), atracurium(Tracrium), cisatracurium(Nimbex)가 있다. 각각은 함께 사용되는 약물의 효과, 기저질환, 비용과 관련된 장단점을 가지고 있다. Atracurium과 cisatracurium은 다른 신경근육 차단제에 비해 부작용이 적으며 또한 약물의 대사와 배설이 간 혹은 신기능과 무관하기 때문에 신부전 환자에게도 유용하게 사용할 수 있다. Atracurium과 cisatracurium은 급성 산증이나 저체온과 같은 상황에서 장기간 사용될 수 있으며 다장기부전 환자에게도 사용할 수 있다. Cisatracurium이 atracurium에 비해 히스타민 방출을 덜 촉진하는 경향이 있다.

있다. 특별히 할로페리돌은 섬망환자에게 사용되며 아편 유사제는 통증을 치료하기 위하여 선택된다.

이러한 약제들은 일시주입(bolus doses), 지속적 주입, 또는 두 가지 방법을 혼합하여 투여될 수 있지만 할로페리돌 같은 약물은 일시주입으로만 투약할 수 있다. 지속적 주입으로 진정제를 투여할 때에는 환자의 반응을 주의 깊게 관찰하고, 각 개인에게 맞는 용량으로 조절하는 것이 중요하다. 약물의 효능을 지속적으로 평가하고 기록하기 위하여 객관적인 진정 사정 도구를 이용하는 것이 좋다. 약물의 장기간 사용을 예방하고 통증 또는 초조 조절을 위해 필요한 누적 용량을 낮추기 위하여 프로토콜을 준수한다. 이러한 활동은 또한 입원기간을 단축하고 기계환기 기간을 감소시키는데 기여할 수 있다.

지속적 주입 중 약물 용량의 증가가 필요하면 적은 일회용량을 추가적으로 주사하여 새로 원하는 혈중 농도에 빠르게 도달할 수 있도록 한다. 2주 이상 많은 양의 아편 유사제나 벤조디아제핀을 투여받고 있는 환자는 금단 증상을 막기 위해 점차적으로 약물 용량을 줄여야 하는데 보통 하루에 20~25%정도 감소시킨다. 어떤 프로토콜은 혈액투여를 중단하기 전에 경구로 투약 경로를 변경하도록 권고하기도 한다. 장기간 진정제를 투여 받았던 환자에게 적절한 진정 수준을 유지시키면서도 진정제 사용을 중단하기 위하여 장내주입을 하기도 하는데 보통 7일 이상이

6. 환기 보조

지금까지 논의된 중재를 이용한 적극적인 관리에도 불구하고 환자가 기도 개방, 적절한 가스교환, 또는 두가지 모두를 유지할 수 없을 때에는 기관내 삽관이나 기계환기와 같은 훨씬 더 침습적인 중재를 고려해야 한다. 이 과정은 위험하고 환자와 가족에게 신체적, 심리적인 부담을 준다. 따라서 모든 노력을 하였지만 호흡곤란이 호흡부전으로 전환되는 시점에서 기계환기를 시작한다.

호흡부전은 동맥혈 내의 pH, $PaCO_2$, PaO_2로 측정한 결과 적절한 호흡을 유지하지 못하는 상태로 정의할 수 있다. 호흡부전은 저산소혈증 호흡부전과 저산소성 과탄산혈증 호흡부전으로 분류된다. 저산소혈증 호흡부전은 PaO_2가 60mmHg 미만인 경우이고, 저산소성 과탄산혈증 호흡부전은 PaO_2가 60mmHg 미만이면서 $PaCO_2$가 55mmHg 이상인 경우를 의미한다. 만일 동맥혈가스분석 결과가 이 지표들 보다 악화된다면 대개 기계적 환기 보조가 필요하다고 할 수 있다. 호흡에 관여한 어떤 기관이 손상되거나 기능에 문제가 있다면 환자에게 급성 호흡부전이 발생하기 쉽다(표 10-3). 호흡 부전이 발생할 위험도는 공기, 분비물, 산소화 혈액을 이동시키는 환자의 능력에 달려 있다. 급성 호흡 부전의 발생을 처음으로 인지하는 사람은 대부분 간호사이다. 간호사는 고위험 환자를 발견하고, 호흡상태를 지속적으로 관찰하고 평가하는 한편 환기 보조의 필요성을 예측할 수 있다. 기관내 삽관과 환기 보조 이전에 환자들의 증가된 산소 요구를 충족하기 위하여 FiO_2를 올리는 경우가 종종 있다.

환기 보조가 필요할 때 기계환기의 목적은 질병기간동안 환자를 지지하는 것이다. 기계환기의 임상적 목적은 저산소혈증의 회복; 급성 호흡성 산중의 회복; 호흡곤란의 경감; 무기폐의 예방이나 회복; 호흡 근육의 휴식; 전신적 산소 소모나 심근 산소 소모의 감소; 두개내압의 감소; 흉벽의 안정화 등이다. 기계환기는 병을 치료하는 것이 아니며 합병증을 야기할 수도 있다.

1) 생리학적 원리

기계환기의 효과를 이해하기 위해서는 정상 호흡과 폐

표 10-3	호흡 부전을 초래할 수 있는 사건들
신체 계통	**사건**
신경계	두부 손상
뇌간	소아마비(회색질척수염)
척수와 신경	경추(C1-C6)골절
	약물과다
근육계	
원발성-횡격막	중증근무력증
속발성-호흡기	길랑-바레(Guillain-Barre)
골격계	동요가슴(flail chest)
흉곽	척추측후만증
호흡기계	폐색
기도	후두 부종
	기관지염
	천식
폐포	폐기종
	폐렴
	섬유증
폐순환	폐색전
심혈관계	울혈성 심부전
	수분과다
	심장 수술
	심근 경색
위장관계	흡인
혈액계	파종성혈관내응고증
비뇨생식계	신부전

의 유순도에 대한 생리를 복습할 필요가 있다. 기계환기 동안 흡기와 호기 중의 폐내압은 역전된다. 인공호흡기는 환자에게 공기를 펌프로 넣어 전달한다. 그러므로 흡기 시에는 양압이 형성된다. 폐로 들어간 양압은 흉강압을 증가시키고 흡기 동안 정맥 귀환을 감소시킨다. 호기말 양압인 PEEP을 설정하면 한층 더 큰 압력이 흡기동안 발생된다. 호기 동안 폐의 압력은 "기준선"인 PEEP 수준까지 감소하고, 호기 동안 에도 내내 양압이 유지된다. 대부분의 환자들은 말초 정맥의 압력을 증가시켜 정맥귀환 감소를 보상한다. 만약 교감 반응이 감소된 상황(예, 혈류량 감소, 패혈증, 심질환, 약물, 노령)이라면 이 때 저혈압이 발생할 수 있다. 게다가 35cmH2O 이상의 압력을 유발하는 큰 일회호흡량(10~12mL/kg 이상)은 심박출량을 감소시킬 뿐만 아니라 기흉의 위험을 높인다.

양압은 압력손상을 일으킬 수 있다. 압력손상은 폐포에서 늑막강 내로 공기가 누출될 때 발생하는 데 이를 기흉이라고 한다. 폐 손상의 다른 형태를 용적손상이라고 하는데 이는 딱딱하고 잘 늘어나지 않는 폐를 가진 환자에게 많은 일회호흡량을 제공했을 때 발생한다. 용적손상에서는 폐포가 파열되어 수분과 단백질이 폐조직으로 스며나오게 된다. 이 현상은 심장과 관련없는 폐부종의 한 형태이다. 압력손상이나 용적손상으로 인한 폐 손상은 특히 영향을 받기 쉬운 환자(예, 천식이나 ARDS가 있는 환자)에게서 사망률을 증가시킬 수 있다. 폐 손상을 예방하기 위해서는 인공호흡기가 기도압을 최소화할 수 있도록 폐 유순도를 결정하는 것이 중요하다.

인공호흡기관련 폐손상(ventilator-associated lung injury: VALI)과 인공호흡기유발 폐손상(ventilator-induced lung injury: VILI)는 장기간의 인공호흡기 치료로 인해 발생하는 폐 손상을 지칭하는 용어이다. VALI와 VILI의 또 다른 이유에는 큰 환기압으로 인한 폐포의 과다확장과 폐포의 반복적인 개폐로 인해 발생하는 전단 손상인 무기손상(atelectrauma)가 포함된다. 게다가 장기간의 높은 흡입산소농도와, 높은 용적 및 압력은 폐조직과 폐포의 염증을 초래할 뿐 아니라 표면활성물질의 감소를 유발하고, 폐렴이나 흡인의 원인이 될 수도 있다. ALI나 ARDS 환자는 VALI와 VILI에 더욱 취약하다. 미국 의료계에서는 ARDS의 진단과 치료에 관한 연구시스템인 ARDSNet을 구축하였다. ARDSNet 프로토콜은 인공호흡기 치료를 받는 환자의 폐를 보호하기 위하여 다음과 같은 내용을 권고하고 있다:

- 고평부압력을 30cmH₂O 미만으로 유지
- FiO₂를 50%까지 낮춤
- 일회호흡량을 5-6mL/kg로 유지
- 호기말 폐포의 허탈을 예방하기 위하여 PEEP을 설정

(1) 유순도

유순도는 폐의 팽창 능력을 의미한다. 유순도를 설명하기 위하여 폐는 종종 풍선으로 비유된다. 처음에 팽창되기 전까지 풍선을 부풀리는 것은 어렵다(비탄성적). 반복된 팽창 이후 이 탄력적인 저항성이 소실되고(지나치게 탄성

적) 그 풍선은 터져 버리기 쉬운 상태가 된다. 염증이나 섬유화, 부종과 같이 폐의 탄력성이 감소된 상황에서는 폐를 부풀리기 위해 훨씬 더 큰 힘이 필요하다. 정상 폐를 가진 인공호흡기 환자는 거의 100mL/cmH₂O(정상)의 유순도를 가지고 있다. 반대로, "딱딱한" 폐(예, ARDS, 사르코이드증)를 야기하는 폐질환을 가진 인공호흡기 적용 환자의 유순도는 20~30mL/cmH₂O 정도로 낮은데 이는 폐가 심하게 손상되었음을 의미한다. 인공호흡기도 환자에게 공기가 전달됨에 따라 인공호흡기의 압력계는 천천히 0에서 최고흡기압(Peak Inspiratory Pressure, PIP)까지 올라간다. 압력의 상승은 기도의 저항성(공기의 흐름에 대한)뿐만 아니라 폐와 흉벽의 유순도에 의해서도 야기된다(Box 10-11). 시간에 따른 흡기 압력 그래프는 그림 10-6과 같다. 역동적인 압력과 PIP는 기도의 저항성과 폐의 유순도를 나타내고 있다.

(2) 정지압

정지압(static pressure) 또는 고평부압(plateau pressure)을 측정하여 유순도를 계산할 수 있다. 고평부압이란 최고 흡기 끝에 남아있는 압력으로 용적형 인공호흡기에 있는 흡기 말 유지 버튼을 누름으로써 측정할 수 있다. 이 버튼은 환자의 호기를 막아 환자의 흉부 안에 전달된 공기

BOX 10-11
유순도를 감소시키는 원인

기도요인

최대속도
기도의 크기
기도 폐색
외부의 폐색(인공호흡기 튜브가 꼬였거나 물이 고임)

폐 요인

폐의 탄력성(딱딱함)
자가 PEEP
단락(ARDS)

흉벽 요인

흉벽의 기형
환자의 자세
흉벽 또는 횡격막 대한 외부압력(복부 팽창, 비만)

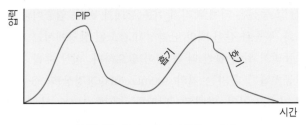

그림 10-6 최고흡기압(PIP) 그래프

를 붙들어 둔다. 이 방법을 취하면 PIP가 폐가 열려져 있기 위해 필요한 압력인 고평부압까지 떨어진다. 그림 10-7은 정지압(SP)와 PIP를 나타낸다. 일회호흡량을 고평부압에서 전체 PEEP을 뺀 숫자로 나누면 정적 유순도를 구할수 있다.

일회호흡량/(고평부압 - PEEP) = 정적 유순도

유순도가 높으면 폐가 훨씬 쉽게 팽창될 수 있음을 의미한다. 반면에 낮은 유순도는 폐가 뻣뻣하고 팽창되기 어렵다는 것을 의미한다. 다시 말하면, 유순도가 높을수록 더 좋은 것이다. ARDS의 딱딱한 폐, 제한적인 흉벽(예, 척추후측만증), 또는 부분적 경화로 인한 폐 허탈 시 발생하는 폐의 부분적 환기는 유순도를 낮추는 원인들이다. 연속적인 유순도 측정은 간호사로 하여금 기흉, 분비물로 인한 폐색, 폐부종으로 인한 갑작스런 유순도 감소에 대해 대비할 수 있게 해준다.

2) 장비

다양한 환기 보조 장치들이 이용가능하다. 급성 호흡부전과 같은 응급상황에서는 수동 소생기를 사용할 수 있다. 여러 종류의 인공호흡기가 사용되고 있으며 매우 다양한

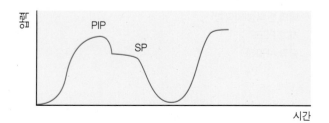

그림 10-7 정지압(SP)과 최고흡기압(PIP)을 보여주는 그래프

모드들을 제공한다.

(1) 수동 소생기

급성 호흡부전에 대한 간호사의 1차 방어선은 앰부백 또는 백-밸브장치로 일컬어지는 MRB(manual resuscitation bag)이다. 심폐 소생술이나 소생백을 통한 과환기, 인공호흡기를 가진 환자의 흡인 동안에는 저장 주머니가 있는 MRB를 사용하는데 이 때 74~100%까지 산소를 전달할 수 있는 산소공급원과 연결해야 한다. 저장 주머니가 없는 MRB는 낮은 FiO$_2$를 제공하지만 역시 산소 공급원과 연결되어야만 한다. 백에 대한 지식과 사용하는 기술은 매우 중요하다. 이 단순한 인공호흡기의 기능은 훨씬 복잡한 기계과 견줄만하다. 다음은 수동 소생기 사용과 관련된 지침들이다.

- 백을 짜는 힘은 환자에게 전달되는 일회호흡량을 결정한다.
- 1분 동안 손으로 짜는 횟수는 보조하는 호흡수를 결정한다.
- 백이 짜지는 힘과 횟수는 최고 유량(peak flow)을 결정한다.

MRB를 사용하는 동안 환기가 적절한지 그리고 위(복부)의 팽창을 발생시키지는 않는지 등을 확인하기 위하여 환자의 가슴 상승을 주의 깊게 관찰한다. MRB사용 시 느껴지는 저항은 폐의 유순도를 대략 암시한다. 환자가 환기에 대해 점차 힘들어한다면 분비물의 증가, 기흉, 기관지 경련의 악화 등 유순도를 저하시킬 수 있는 상태들이 존재하는지 확인해야 한다. 의식이 있는 환자에게 전달되는 호흡은 자발적인 흡기 노력과 일치할 수 있도록 시간이 맞아야 한다. 일치하지 않는 호흡으로 인한 불편감을 야기하고 환자는 부차적인 환기를 참아낼 수 없게 된다. MRB를 이용하여 호흡보조를 할 때, 간호사는 호흡들 사이에 공기 포착(자가 - PEEP)이 발생하지 않도록 완전하게 호기할 수 있는 시간을 주어야한다. 공기 포착은 특히 폐쇄성 기도 질환 환자에게는 저혈압과 압력손상의 원인이 된다.

(2) 인공호흡기

기계적 환기의 목적은 환자의 대사요구에 적절한 폐포

환기를 유지하고 저산소증을 교정하며 산소 운반을 극대화 하는 것이다. 인공호흡기는 음압 인공호흡기와 양압 호흡기 2가지로 구분된다. 사용하는 유형과 모델에 무관하게 간호사는 인공호흡기의 기능과 제한점에 익숙해야 한다. 다음의 내용은 인공호흡기 기술 발달과 임상에서의 적용에 관한 것이다.

(3) 음압 인공호흡기

초기의 음압 인공호흡기는 "철폐(iron lungs)"로 지칭되었다. 환자의 몸은 철 실린더로 둘러싸여 지고 흉곽을 확장시키기 위해 큰 피스톤으로 음압을 발생시켰다. 이 과정을 통해 폐포압을 떨어뜨려 공기가 폐로 흘러 갈수 있도록 압력 경사를 형성하였다. 철폐는 1930년대와 1940년대에 소아마비가 유행하던 동안에 흔히 사용되었으나 오늘날에는 거의 사용되지 않는다. 그러나 간헐적 단기 음압 환기는 간혹 만성질환을 가진 환자에게 사용되기도 하는데 인공 기도를 이용한 적극적인 기계환기의 대상이 아닌 환자에게 적용된다. 이들은 주로 COPD, 흉벽 질환(척수후 측만증), 신경근육질환(뒤시엔느 근위축증(Duchenne's muscular dystrophy), 근위축성 축상경화증(amyotrophic lateral sclerosis)을 앓고 있는 환자들이다.

철폐는 사용하기 번거롭고 매우 크다. 오늘날 사용하고 있는 대부분의 음압 인공호흡기는 훨씬 작고 이동이 가능하다. 이동성과 편안함을 개선하기 위해서 흉부를 밀봉할 수 있도록 거북이 등껍데기처럼 맞는 장치가 있다. 호스는 음압을 발생 장치와 껍데기를 연결한다. 흉곽은 문자 그대로 흡기를 시작하기 위해 밖으로 당겨진다. 그러나 실제 임상에서 음압 인공호흡기의 사용은 매우 제한적인데 그 이유는 이 호흡기를 적용하면 환자의 체위변경과 움직임이 매우 불편하고 인공호흡기를 환자 몸의 크기에 맞추기 어렵기 때문이다.

(4) 양압 인공호흡기

① 용적 인공호흡기

용적 인공호흡기는 중환자실에서 흔히 사용된다. 이 인공호흡기의 기본적인 원리는 정해진 공기의 양이 각각의 호흡 시 전달되는 것이다. 설정된 용량을 전달하기 위해 필요한 압력은 환자의 폐 유순도와 환자-인공호흡기 저항

요소에 달려있다. 그러므로 용적 방식에서는 매 호흡 마다 PIP가 다양하기 때문 PIP를 모니터해야 한다. 이 환기방식에서는 호흡수, 흡기 시간, 일회호흡량을 설정해야 한다.

② 압력 인공호흡기

중환자실에서 압력 인공호흡기의 사용이 점점 증가하고 있다. 전형적인 압력 방식은 설정된 공기압을 흡기 초기에 환자에게 전달하고 흡기 기간 동안이 압력을 유지한다. 흡기 내내 환자의 흡기 요구량을 충족시킴으로써 환자의 노력이 감소되고 편안함은 증가된다. 이런 방식에서 압력은 일정하게 유지되지만 용적은 그렇지 않다. 저항이나 유순도에 따라 제공되는 호흡용적은 변하게 된다. 그러므로 내쉬는 일회호흡량을 주의 깊게 모니터해야 한다. 압력 방식에서는 전달되는 압력 수준을 선택할 수 있고, 몇 가지 모드의 옵션과 호흡수 및 흡기시간도 설정해야 한다. 그림 10-8은 전형적인 컴퓨터 조절 체계를 갖춘 인공호흡기를 보여주고 있다. 이 인공호흡기에는 환기모드와 모니터할 데이터를 보여주는 몇 개의 스크린이 부착되어 있다.

③ 고빈도 인공호흡기

고빈도(High-Frequency) 인공호흡기는 산소와 이산화탄소의 농도 경사에 따른 확산에 의해 산소화를 수행한다. 이런 확산 움직임은 가스분자량의 운동 에너지가 상승할 때 더욱 증가한다. 고빈도 인공호흡기는 분당 100회 호흡보다 더 빠른 속도로 작은 일회호흡량(1~3mL/kg)을 제공한다. 고빈도 인공호흡기를 적용한 환자의 호흡양상은 매우 빠른 속도로 적은 용량의 기류만이 이동하므로 다소 헐떡거리는 개의 호흡과 같은 양상을 보인다.

이론적으로 고빈도 인공호흡기는 더 낮은 최고 환기압을 달성하기 위해 사용된다. 그러므로 압력손상의 위험이 낮은 상태에서 환기-관류 균형을 개선할 수 있다. 고빈도 인공호흡기의 사용으로 환자의 결과가 개선되었음을 보여주는 근거는 아직 부족하지만 정상 환기로 되돌아가는 능력과 산소화를 향상시킨다는 연구결과들이 보고되고 있다. 고빈도 인공호흡기와 관련된 잠재적 부작용에는 공기 걸림(air trapping)과 가습이 안된 상태로 인공호흡기를 적용할 때 발생할 수 있는 괴사성 기관지염이 있다.

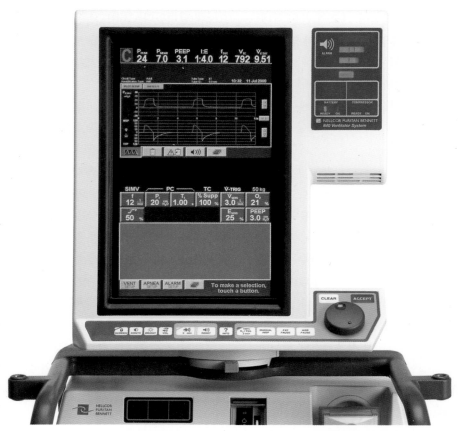

그림 10-8 Puriitan-Bennett 840™ 인공호흡기 장치는 성인 소아, 그리고 유아를 위해 설정된 용적, 압력 그리고 혼합 방식을 가진 양압 인공호흡기의 예이다.

3) 인공호흡기 조절방식

인공호흡기의 호흡을 조절하는 방식은 다양하다. 그림 10-9와 표 10-8에서 이들 방식을 비교하여 제시하였다. 먼저 용량조절방식은 보조조절방식(assist-control mode, AC)과 동시성 간헐적 강제환기방식(Synchronized intermittent mandatory ventilation, SIMV)을 포함하고 있으며, 압력조절형 방식은 압력지원방식(Pressure-support ventilation, PSV)과 압력조절방식(Pressure-controlled ventilation, PCV), 지속적 기도내 양압(지속적 기도내 양압환기(Continuous Positive Airway Pressure, CPAP)과 호기말 양압(Positive End Expiratory Pressure, PEEP), 비침습적 이중 양압환기(Bilateral Positive Airway Pressure Ventilation, BiPAP)를 포함한다. 호흡부전이 있는 환자를 관리하는데 있어 어떤 한 가지 방법이 가장 좋은 것은 아니며 각각의 방식이 이점과 단점을 가지고 있다.

(1) 용량 조절형 방식

① 보조 조절형 방식(Assist-control mode, AC)

A/C 방식에서는 강제적 또는 기계적 호흡수의 선택이 가능하다. 만약 환자가 호흡을 더 하고 싶은 요구가 있을 경우 기계를 유발하여 설정된 호흡량만큼 더 빠르게 호흡하는 것이 가능하다. 이 A/C 방식은 환자가 마취한 상태이거나 기관삽관을 한 초기, 또는 자발호흡이 너무 약한 경우에 환자의 호흡을 완전히 도와주기 위해 사용된다.

② 동시성 간헐적 강제환기 방식(Synchronized intermittent mandatory ventilation, SIMV)

SIMV에서는 호흡수와 일회호흡량이 미리 설정된다. 만약 환자가 설정된 호흡수 이상으로 호흡하기를 원할 때 적용이 가능할 것이다. 그러나 A/C모드와는 다르게 인공호흡기의 회로 내에서 설정된 기계적 호흡 이상으로 자발적

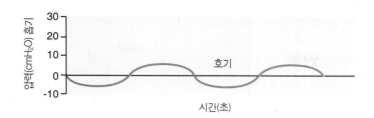

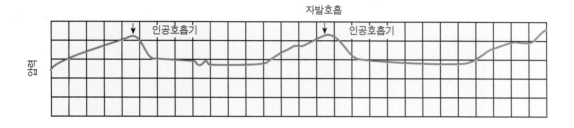

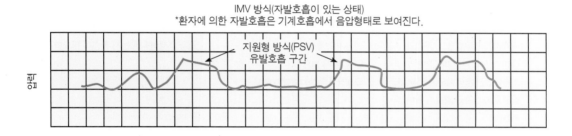

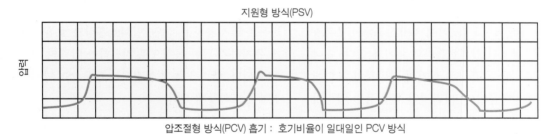

압조절형 방식(PCV) 흡기 : 호기비율이 일대일인 PCV 방식

그림 10-9 지속적 기도압모니터를 통한 인공호흡기 모드의 비교

표 10-8	인공호흡 모드 비교		
인공호흡기 모드	적응증	이점/단점	특수 모니터링
A/C	기계환기 초기에 주로 사용	이점: 매호흡마다 환기보조하며 동일한 호흡량 유지 단점: 과환기, 공기 주머니 형성 (air trapping)	민감도나 유량이 낮으면 호흡작업량이 증가할 수 있음
SIMV	기계환기 초기와 이탈 시에 사용	이점: 기계환기 사이에 자발호흡을 허용함, 기계환기수를 낮추면서 이탈이 진행됨 단점: 환자와 기계의 호흡 불일치가 일어날 수 있음	

표 10-8	인공호흡 모드 비교(계속)		
인공호흡기 모드	적응증	이점/단점	특수 모니터링
PSV	환자의 완전한 자발호흡이 필요함 이탈이나 호흡 불일치시에 사용	이점: 호흡작업량이 감소되어 환자가 편안함 단점: 급성 기관지경련에서는 사용 불가함	원하는 호흡수와 일회호흡량을 유지하기 위해서 PSV 수준을 조절해야 함
PCV	압손상이 유발되는 고평부압을 제한하기 위해 사용	단점: 환자와 기계사이의 불일치 가능, 진정과 근육이완 필요함	최소한 매 시간 호흡수와 일회호흡량의 감시가 필요함
IRV	PCV와 함께 사용, 산소화와 환기 개선을 위한 폐포복원을 위해 흡기:호기 비율을 증가시킴	단점: 거의 항상 근육이완이 필요함	Auto-PEEP, 압손상, 혈역학적 자료의 감시가 필요함
VGPO	일회호흡향을 보장하면서도 고평부압을 제한하는 장점을 가짐	이점: 일회환기량 보장 단점: 모드와 호흡곡선 분석에 대한 철저한 지식필요	
CPAP	환자의 자발호흡을 위해 직속적인 양압을 허용함	이점: 기관삽관과 관계없이 사용가능 단점: 어떤 장비는 호흡실조시 경고가 없기도 함	호흡작업량을 감시해야 함
비침습적 BiPAP	신경근 질환이나 흉곽기형, 폐쇄성 수면무호흡, COPD와 같이 야간의 저환기로 인한 기관내삽관을 예방하기 위해, 발관후 재삽관을 피하기 위해 사용함	이점: 환자가 가정에 있으면 비용감소, 인공기도 불필요 단점: 환자 불편감, 밀실공포증(claustrophobia)	복부팽만, 입에서 공기가 새어 나오는지 확인이 필요함

인 호흡을 하는 것이 가능하다. 이때 자발호흡들의 호흡량은 인공호흡기에 설정된 일회호흡량과 차이가 있다. 왜냐하면 자발호흡에 의한 호흡량은 환자의 자발적인 노력에 의해서만 결정되기 때문이다. 자발적인 호흡 동안 압력지원(pressure support)을 추가하면 호흡작업량이 증가할 위험을 최소화 할 수 있다. 과거에 SIMV는 흔히 인공호흡기 이탈방식으로 사용되어 왔다. 환자들의 인공호흡기 이탈 과정에서, 강제호흡을 점진적으로 감소시키면서 환자가 호흡작업량에 적응하도록 하여 점차 자발적 호흡을 증가시키는 것이다.

(2) 압력 조절형 방식

① 압력지원방식(Pressure support ventilation, PSV)

PSV 방식은 흡기 초기에 이미 설정된 압력으로 공기의 흐름을 전달해 주고 흡기 기간 중에 공기압을 유지해 줌으로써 환자에게 자발호흡이 가능하도록 도와주는 것이다. 이 때 환자의 노력에 따라 호흡수와 흡기 유량(inspiratory flow), 일회호흡량이 결정된다. 호흡 방식 중 PSV 방식만

단독으로 사용하는 경우, 일회호흡량과 호흡수를 적절하게 유지하기 위한 목적으로 지원하는 압력의 크기를 조정하게 된다. 압력을 높게 설정하는 경우 PSV 방식은 호흡량 전체를 도와주게 된다.

PSV의 특수한 목적은 환자의 안위를 촉진하고 인공호흡기와 환자 호흡의 동시성을 얻으며 기관내관에 대한 저항을 극복하고 호흡작업량을 감소함으로써 인공호흡기로부터의 이탈을 돕는 것이다. 이탈을 위한 도구로서 PSV는 자발 호흡기간 중의 신체적인 호흡 작업량과 산소 요구량을 줄임으로써 호흡 근육의 내성을 증가시키는 것으로 생각된다. 압력지원은 점차로 줄여가기 때문에 환자의 내구력을 증진시키게 된다.

PSV 방식에서 폐의 유순도의 변화를 감지하기 위해서는 흡입되는 일회호흡량과 호흡수를 자주 감시해야 한다. 일반적으로 폐 유순도가 감소하거나, 저항이 증가하면, 일회호흡량이 감소하고 호흡수는 증가한다. PSV 방식을 기관지경련이나 다른 반응성 기도 병변(reactive airway conditions)이 있는 경우 주의해서 사용해야 한다.

② 압력조절방식 (Pressure controlled ventilation, PCV)

PCV 방식은 폐 유순도가 감소되고, 압력손상의 위험도가 높은 ARDS와 같은 상황에서 고평부압 (plateau pressure)을 조절하기 위해 사용된다. 즉 높은 FiO_2와 PEEP이 높게 유지됨에도 불구하고 환자가 지속적인 산소화 문제가 있을 때 사용한다. 이 방식에서는 흡기압과 호흡수, 흡기와 호기 비율(I:E)을 설정해야 한다. 이때 일회호흡량은 폐 유순도와 기도 저항에 따라 변하게 되므로 일회호흡량을 주의깊게 감시해야 한다. 인공호흡기와 환자간의 호흡의 동시성이 이루어지지 않을 경우(환자-인공호흡기 비동시성) SaO_2가 현저한 하강을 보이기 때문에 진정제와 신경근육 차단제를 자주 사용하게 된다. 특히 흡기와 호기의 비율이 역전하는 것이 필요할 경우(inverse ratio) 더 확실하게 나타난다. 따라서 이 호흡방식에서 '부자연스런' 느낌이 있을 경우 환자와 기계환기의 동시성을 이루기 위해 근육이완제 사용을 필요로 한다.

대부분의 인공호흡기는 짧은 흡기시간과 긴 호기시간(1:2, 1:3 ratio)으로 작동된다. 이것은 정맥환류를 촉진하고, 공기가 폐에서 수동적으로 나갈 수 있는 시간을 허용한다. IRV(inverse ratio ventilation)방식은 이 비율을 뒤집어 흡기시간을 호기시간과 같게 하거나 혹은 길게 하는 것을 말한다(1:1에서 4:1). 흡기와 호기시간의 역전은 ARDS를 가진 환자의 뻣뻣한 폐포를 확장시켜서 좀 더 오랫동안 폐포가 확장되어 있도록 함으로써 산소화를 개선하며 가스교환의 기회를 늘리고 폐포허탈을 예방하고자 하는 목적으로 사용하게 된다. 이때 호기 시간이 감소하기 때문에 폐포의 과도한 팽창이나 auto-PEEP이 발생하는지를 모니터해야 한다. 과도한 PEEP 때문에 폐포의 국소적 과팽창이나 압손상도 발생할 수 있다. PCV방식이 사용될 때 평균 기도압과 흉곽내압이 올라가게 되어 심박출량과 산소전달이 감소할 가능성이 있다. 그러므로 환자의 혈역학 상태는 면밀히 감시되어야 한다.

③ 용적설정압력조절 방식(Volume-guaranteed pressure option, VGPO)

VGPO 방식은 "압 설정"에 의한 호흡을 하여 호기중 공기유량이 감속하는 형태(decelerating flow pattern)를 유지시키면서도 설정된 일회호흡량을 확보하는 것을 말한다. 환자의 자발호흡이나 강제호흡의 설정이 모두 가능하며, 인공호흡기에 따라 다른 방법으로 용량이 확보되게 한다. VGPO는 급성기 뿐 아니라, 안정적 상태 또는 인공호흡기의 이탈시기에도 사용 가능하다. Siemens 의료기에서의 용량 지원(volume support)과 압력 통제 용량 조절(pressure-regulated volume control) 선택기능과 Bear의 료기의 압력 증가(pressure augmentation) 방식이 여기에 해당한다.

급성이거나 불안정한 환자에게는 설정한대로 일회호흡량과 분당 환기량을 확보하면서 압력에 의한 호흡을 지원한다. 자발적으로 호흡하는 환자에게는 필요시 양압호흡을 제공함으로써 환자의 상태가 나빠지는 경우에 대해 안전장치로 사용한다. 야간(호흡수와 호흡량이 정상적으로 감소하는 시간)과 분비물이 문제가 되는 환자(분비물의 증가는 저항을 증가시키고 자발적 호흡시의 호흡량을 감소시키기 때문)에게 자발적 호흡을 하면서도 호흡량의 확보를 유지하는 방식의 사용이 중요하다.

(3) 지속적 기도내 양압/호기말 양압방식(Continuous positive airway pressure/positive end-expiratory pressure, CPAP/PEEP)

CPAP은 자발적 호흡과 함께 PEEP가 공급되었을 때 사용되는 용어이며, PEEP는 양압호흡을 할 때 호기말 양압이 주어진 것을 설명할 때 사용되는 용어이다. CPAP는 자발적 호흡을 하는 환자가 전 호흡 주기에 걸쳐 폐에 호기말 압력을 상승시킴으로써 산소화를 개선시키는 것을 도와준다. CPAP은 삽관을 한 환자나 하지 않은 환자에게 모두 사용이 가능하다. CPAP은 인공호흡기 이탈방식으로 사용되기도 하고 야간에 적용하는 인공호흡(비강 또는 마스크 CPAPs)으로 폐쇄성 수면무호흡이 있는 환자의 상기도를 열어줌으로써 상기도 폐쇄를 예방한다.

PEEP는 호기의 마지막에 적용되는 양압을 말한다. 기관내관이 삽관된 환자에게 낮은 수준의 PEEP(2 to $5cmH_2O$)을 사용하는 것은 일반화되어 있다. PEEP는 FiO_2가 50%를 넘는 경우에 $SaO_2(<90\%)$ 또는 $PaO_2(>60\sim70mmHg)$를 적정수준으로 유지하기 위해 $2\sim5cmH_2O$씩 증가하게 된다. PEEP는 ARDS처럼 치료가 어려운 저산소증이나 고농도의 산소를 공급함에도 불구하고 $PaCO_2$가 급격하게 악화되는 환자에게 흔히 적용된다.

PEEP은 폐포를 열린 상태로 유지시키며 폐포단위의 허탈된 부분을 전체 또는 부분적으로 복원시킨다. 이 호기말 양압은 허탈된 폐포를 재팽창시키고 개방된 상태로 유지시킴으로써 기능성잔기용적(FRC)을 증가시키고, 폐 유순도를 개선시켜 폐포단락을 감소시키고, 산소화를 개선한다. 또한 폐포의 개방이 계면활성제의 재생을 증진시킨다는 근거도 제시되었다. 높은 수준의 PEEP을 적용한 경우 이 압력이 낮아지지 않도록 지속적으로 유지해야 한다. 왜냐하면 폐포압이 떨어지면 다시 원래대로 복원되어 다시 FRC를 회복시키는데 몇 시간이 소요되게 되므로 그 동안 산소화가 어려워지게 된다.

순환 혈액량이 적절히 유지되지 않는 환자에게 PEEP을 적용하는 것은 심장으로 돌아오는 정맥환류량을 감소시키고, 심박출량을 감소시키며, 조직에 공급되는 산소를 감소시킨다. 만약 PEEP으로 인해 저혈압이나 심박출량이 감소되면 정맥으로의 수액주입을 통하여 순환 혈액량을 늘림으로써 저혈압을 개선할 수 있다. PEEP의 적용으로 인한 또 다른 심각한 합병증은 폐포의 압력손상이다. 이것은 기계적 인공호흡기를 적용하는 모든 환자에게 발생될 수 있으나 기도내압이 높으며 폐 유순도가 낮은 환자와 폐쇄성 폐질환을 가진 환자에게 높은 수준의 PEEP($>10\sim20$ cm H_2O 이상)을 적용할 때 흔히 발생한다.

(4) 비침습적 이중 양압환기모드(Noninvasive Bilateral Positive Airway Pressure Ventilation, BiPAP)

BiPAP(Respironics사)은 비강 마스크와 비캉 카테터, 또는 안면 마스크(full-face mask)를 사용하는 비침습적 기계환기의 형태이다. 만성 호흡부전이 있는 환자에게서 급, 만성 호흡실조의 치료를 위해 기관내 삽관을 하지 않으면서도 전통적인 인공 호흡기를 이용한 치료를 하는 경우에 적용되는 방법이다. 또 기계환기에서 이탈하는 과정에도 이용되며, 가정에서의 기계환기에 대한 대안으로도 사용된다. 이 방법에서는 두 수준의 양압을 선택하게 되는데 흡기압(Inspiratory pressure support level, IPAP)과 EPAP으로 불리는 호기압(PEEP/CPAP level)이다. BiPAP은 인공호흡기의 호흡수를 설정하여 흡기를 도와줌으로써 수면 중 기도폐색이 일어나는 환자나 환기가 감소하는 경우

에 적용할 수 있다. 즉 BiPAP은 점점 악화되는 환기저하가 있는 환자나 폐쇄성 무호흡이 있거나 양쪽 모두 있는 환자에게 도움이 될 수 있다. 또 호흡부전이거나 과탄산혈증이 있는 환자에게서 기도삽관을 피하고 싶을 때 또는 기관지 제거 후에 재삽관을 고려하는 경계부분에서 다시 삽관을 피하는 데에 유용하게 사용된다. 안면마스크를 사용하는 경우 기도 흡인과 이산화탄소의 재호흡 위험성을 증가시키므로 안면마스크를 이용한 기계환기는 주의해서 사용되어야 한다. 분비물이 진하거나 양이 많은 경우 또는 기침을 잘 못하는 경우는 BiPAP 사용의 금기 사항으로 고려될 수 있다.

4) 인공호흡기의 사용
(1) 기계환기의 설정

간호사는 환자에게 기계환기를 제공하기 전에 여러 가지 인공호흡기와 인공호흡 방식 그리고 조절방법과 감시하는 방법을 알아야 한다. 이 부분에서는 간호제공에 필요한 여러 가지 조절과 설정, 그들의 관계를 다루고자 한다. 간호사들은 환자들을 위해서 기계가 지원하는 방식과 적용법에 대해 전부 알아야 한다.

인공호흡기기의 설정은 환자의 반응에 따라 평가해야만 한다. 의료인의 부주의에 의해 야기된 합병증은 과환기(호흡성 알칼리증 초래)와 과소환기(호흡성 산증 또는 저산소혈증 초래)를 포함한다. 동맥혈가스 검사는 기계환기의 효과를 판단할 수 있게 한다. 그러나 만성적 폐질환 환자는 평상시의 정상적 동맥혈가스 수치를 유지하는 정도에서 환기되어야 한다. 이것은 일반적으로 높은 이산화탄소 수치, 평균보다 낮은 산소수치 또는 이 두 가지 모두를 어느 정도 허용하는 것을 의미한다.

① 흡입산소농도(FiO2)

대부분의 인공호흡기의 흡입산소농도 조절기는 회로 내에 장착되었거나 외부의 산소분석기를 이용하여 간호사들이 산소농도를 쉽게 조정할 수 있고 전달된 FiO_2를 확인하도록 해준다. FiO_2는 동맥혈가스(ABG)수치와 SaO_2의 결과에 따라 변경을 한다. 일반적으로 FiO_2는 90%이상의 $SaO_2(PaO_2 > 60mmHg$와 동등한 수준)를 유지하도록 조정한다. 60% 이상의 FiO_2가 24시간 이상 필요할

경우에는 산소 독성을 고려해야 한다. 그러므로 대부분의 의료진은 60% 또는 그 이하의 FiO_2를 유지하는 전략을 시도한다.

② 호흡수

환자에게 전달되는 분당 호흡수는 대부분의 인공호흡기에서 곧바로 다이얼을 돌려서 맞출 수 있다. 간호사는 인공호흡기의 설정과 환자의 반응, 기도 개방성이 적절한지 자주 확인해야 한다. 압력조절형 인공호흡기에서 흡기 시간은 공기유속(flow rate)을 조절함으로써 흡기 기간을 결정하게 된다. 공기유속이 높을수록 더 빠르게 기도 압력이 최고점에 도달하며 흡기시간이 짧아진다. 역으로 공기 유속이 낮을수록 흡기가 길어진다. 매우 높은 공기유속은 공기의 와류를 만들게 되고, 얕은 흡기를 일으키며, 호흡량이 폐 내에 고르게 배분되지 못하는 문제점을 야기한다.

호흡수와 일회호흡량을 곱하면 분당 호흡량과 같다(호흡수 × 일회호흡량 = 분당 호흡량). 바꿔 말하면 분당 호흡량은 폐포 환기량을 결정한다. 이 두 지표는 $PaCO_2$에 따라서 조정한다. 분당 호흡량의 증가는 $PaCO_2$을 감소시키며, 반대로 분당 호흡량의 감소는 $PaCO_2$을 증가시킨다. 특별한 경우에는 과호흡 또는 과소호흡이 요구된다. 예를 들어, 뇌손상이 있는 환자에서는 뇌압을 감소시키기 위해 뇌혈관을 수축시키는 호흡성 알칼리증이 요구되기도 한다. 이러한 경우에 $PaCO_2$를 조절함으로써 알칼리증을 일으키기 위해 일회호흡량과 호흡수를 증가시킨다. 이와 대조적으로 $PaCO_2$가 상승되어 있는 COPD 환자는 과환기를 하면 안 되며 $PaCO_2$의 기본 수준을 회복시키는 것에 목표를 두어야 한다. 이러한 환자들은 높은 탄산수치를 가지고 있어 갑작스럽게 이산화탄소 수준을 낮추면 경련을 일으킬 수 있다. 환자의 안정을 위해서나 호흡수 증가로 auto-PEEP이 형성되는 경우 호흡수를 조정할 수 있다.

③ 일회호흡량

인공호흡기에서 매 호흡시 전달되는 호흡량은 의료진에 의해 조절된다. 체중당 10~15mL/kg의 일회호흡량이 전통적으로 사용되었다. 많은 연구에서 기계환기가 필요하게 된 병리적 과정으로 손상된 폐에 큰 일회호흡량을 설정하는 경우 치료로 인한 폐손상(용량손상, VILI or VALI)이 더 악화될 수 있는 것으로 보고하고 있다. 이러한 이유로 최근에는 작은 일회호흡량 (5~8mL/kg)이 권고되고 있다.

④ 최대유량

최대유량(peak flow)은 단위 시간당 공기흐름의 속도이며 이것은 분당 리터로 나타낸다. 용량 조절형 인공호흡기에는 일반적으로 최대유속을 조정하는 다이얼이 분리되어 있다. 만약 auto-PEEP(부적절한 호기시간으로 인한)이 있다면 환자가 호기를 완전히 내쉴 수 있도록 흡기 시간을 줄이기 위해 최대유속을 높인다. 그러나 최대유속의 증가는 공기의 와류를 일으키므로 기도압의 증가가 올 수 있다.

⑤ 흡기압 한계치(Inspiratory pressure limit)

용량 조절형 인공호흡기에서 흡기 압력한계(IPL) 다이얼은 인공호흡기 회로에서 허용되는 최고 압력을 제한한다. 설정된 최고 제한 압력에 도달하면 흡기가 종료된다. 그러므로 반복적으로 압력한계에 도달하면 지정된 일회호흡량이 환자에게 전달되지 않게 된다. 이것은 기침이나 분비물 축적, 비틀린 인공호흡기 튜브, 기흉이나 폐 유순도 감소, 또는 압력제한이 너무 낮게 설정된 경우에 야기될 수 있다. IPL은 PSV방식을 사용할 때 자발호흡 중의 압력을 조정하기 위해 사용한다. 이탈과정에서 PSV 방식을 적용할 수 있는데 이때 IPL을 낮은 수치로 낮추게 되면 환자의 호흡작업량이 증가하게 된다.

⑥ 호기말 양압

호기말 양압(PEEP)은 호기말의 폐에 유지되는 압력을 말한다. PEEP와 CPAP는 호흡압력계기판이나 계기창에 표시된다. PEEP을 적용하면 호기말에 대기압인 '0'으로 돌아가는 대신 설정된 PEEP/CPAP 수준으로 떨어진다. 환자가 FiO_2 50% 이하에서 80~100mmHg의 PaO_2를 가지고 혈역학적으로 안정되어 있으며, 기저 질환이 안정적이거나 개선된다면 PEEP을 감소시킬 것을 고려해야 한다. PEEP의 효과가 이득이 되는지 판단하기 위해서는 동맥혈가스 결과, SaO_2, 유순도, 혈역학적 압력(심박출량, 혈압 포함)을 평가하는 것이 필요하다. PEEP를 바꾸기 이전에 기준치를 먼저 관찰해야 하며 변경시에는 일반적으로 2~5 cm H₂O씩 증가시킨다. 이때 환자에게 저혈압이나 부정맥과 같은 부작용이 있는지 감시해야 하며, 만약 이런 것들이 발생하면 PEEP를 줄여야 한다. 증가시킨 PEEP를 견딘다는 것은 약 15분 이내에 환자의 상태가 안정되는 것을 말하며, PEEP를 증가시킬 때마다 환자의 상태를 평가하며 부작용이 발생하는지 확인해야한다.

PEEP를 적용하고 있는 환자에서 혈역학 측정(심박출량, 폐동맥압, 중심정맥압, 폐동맥쐐기압)은 환자의 호기말에 측정해야 한다. 연속적인 기도감시에 의한 호흡곡선에서 정확한 호기말의 지점을 선택할 수 있다(그림 10-10).

혈역학 측정을 하기 전에 PEEP를 중지할 필요는 없다. 만약 PEEP 수치가 높거나 변환기(transducer)의 위치가 정맥기준축(phlebostatic axis)에 위치하지 않으면 혈역학 수치가 혈류량을 나타내는 수치로서 부정확할 수 있다. 폐혈관내의 카테터의 위치를 흉부방사선으로 확인해야 한다.

높은 PEEP를 사용할 때는 환자로부터 인공호흡기를 분리시키는 것을 최소화하는 노력을 해야 한다. 인공호흡기의 분리는 산소화를 방해하며 PEEP가 다시 효과를 발휘하여 회복되기까지 시간이 소모되기 때문이다. 그러므로 만약 환자가 수동재호흡백(MRB, manual rebreathing bag)를 사용하여 산소공급을 하고 있다면 PEEP 수준이 다이얼로 조정되는 밸브 장치를 사용해야 한다. 환자의 기도 분비물을 흡인할 때는 인공호흡기 회로에 장착되는 폐쇄적 흡인 장치를 이용하여 흡인으로 인해 PEEP를 떨어뜨리는 것을 예방하는데 도움을 줄 수 있다.

⑦ 민감성

민감성(sensitivity) 기능은 흡기 시 발생하는 기도 내 음압을 측정하여 흡기를 시작하는데 필요한 흡기압을 조절한다. 민감성을 증가시키면 환자가 처음 인공호흡을 시작할 때의 부담을 줄여주게 되며, 마찬가지로 민감성을 감소시키면 환자가 흡식에 필요한 음압을 높이게 되어 호흡 작업량을 증가시킨다.

(2) 경고음에 대한 반응

기계적 인공호흡기는 환자의 생명을 도와준다. 경보시스템은 간호사에게 문제가 발생되고 있음을 경고해주는데 필요하다. 경보시스템은 용량과 압력에 따라 높고 낮음으로 구분된다. 낮은 압력 경보는 환자와 인공호흡기의 분리 또는 회로가 새는 것을 경고한다. 높은 압력 경보는 압력이 증가하는 것을 알려준다. 전기적 오류에 대한 경보는 모든 인공호흡기에 필수적이다. 간호사 또는 호흡치료 담당자는 모든 인공호흡기 경보에 반응해야만 하며, 절대로 경보를 무시하거나 그냥 꺼버리면 안 된다. 표 10-9는 인공호흡기의 오작동과 관련된 원인과 해결방법을 제시하고 있다.

인공호흡기의 오작동은 심각한 문제를 일으킬 가능성이 있다. 간호사 또는 호흡치료 담당자는 매일 2~4시간 마다 인공호흡기의 기능을 확인해야 한다. 되풀이되는 경보는 의료진에게 기계에 문제가 있을 가능성을 알려준다. 기계 오작동이 의심되면, 간호사가 원인을 찾는 동안 다른 사람이 손으로 환자를 환기시켜주어야 한다. 만약 문제가

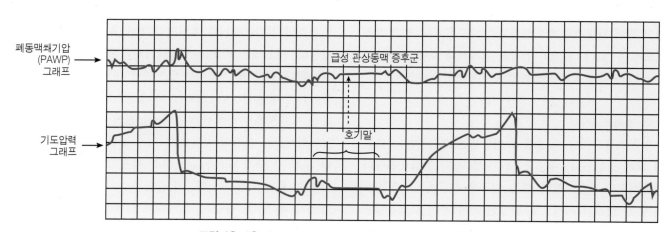

그림 10-10 지속적인 기도압 모니터링에서 호기말의 압력의 확인

표 10-9 | 인공호흡기 오작동 해결법

문제	가능한 원인	행동
용량, 압력 경보	환자관련	즉시 다시 연결함
	-환자가 기계에서 분리됨	기관내관 주변에서 공기가 새는지 목 주변에서 청진함
	-전달되는 일회호흡량의 감소	흉부방사선에서 기관내관의 위치를 확인함-너무 높을 수 있음,
		흉관을 통해 호흡량이 새는지 확인함
	-환자의 호흡시작이 저하	환자를 평가: 호흡수, 동맥혈가스, 마지막 진정제 사용
	-유순도 증가	분비물이나 모세기관지 경련일 수 있음
	기계관련	
	-누출 발생	연결부위를 확인함(환자에서 가습장치까지)
		인공호흡기 방식을 확인함(주의: 문제가 즉각 해결되지 않으면
		해결되기까지 앰부백으로 유지해야 함)
고압 또는	환자관련	
최대압력 경보	-유순도 감소	흡인함
	-동적 압력 증가	β-agonist 흡입제를 투여함
		갑작스러운 경우 기흉여부 확인함
		흉부방사선에서 기관내관의 위치가 오른쪽폐에 있는지 확인함
		환자가 기계에 못 맞추거나 관을 물면 진정시킴
	-정적 압력 증가	저산소증, 수액과다, 무기폐가 있는지 확인함
		호흡음을 청진함
	인공호흡기 관련	
	-튜브가 꺾임	튜브를 확인함
	-튜브에 물이 고임	물을 외부로 제거함(가습기에 역류시키지 않음)
	-환자와 기계의 비동조	민감도와 최대유량의 설정을 다시 확인함
		처방에 따라 진정제나 근육이완제를 사용함
비정상 동맥혈 가스	환자 관련	
저산소증	-분비물	흡인
	-질병의 악화	환자와 흉부방사선을 확인함
	-수분공급의 과잉	수분배설량을 확인함
저탄산증	-저산소증	동맥혈가스와 환자를 평가함
	-폐유순도 증가	수분배설량을 확인함
고탄산혈증	-진정제	호흡수와 일회호흡량을 확인함
	-피로	
저산소증	인공호흡기 관련	
	-FiO₂떨어짐	산소분석기로 인공호흡기를 평가함
저탄산증	-정확하지 않은 설정	호흡수, 일회호흡량 또는 분당 호흡량을 감소시킴
고탄산증	-정확하지 않은 설정	호흡수, 일회호흡량 또는 분당 호흡량을 증가시킴
가온기 경보	-가습기에 차가운 물 공급	기다림
	-설정 변경	재설정함
	-가습기에 차가운 공기 유입	공기흐름을 재조정함

인공호흡기를 조정해서 즉시 해결되지 못한다면 다른 기계를 조달해야 한다. 문제가 있는 인공호흡기는 교체하여 기술자가 분해하여 고치도록 해야 한다.

(3) 수분공급과 온도조절

기계적 인공호흡기는 상기도를 우회하기 때문에 흡인된 공기를 축축하고 따뜻하게 만드는 인체의 보호기전이 소용없게 된다. 따라서 온도 조절이 되는 가습방식이 인공호흡기 회로에 추가되어야만 한다. 인공호흡기에 의해 전달되는 모든 공기는 가습기내의 물을 통과하여 따뜻하게 되고 포화되어야 한다. 이 기능으로 인해 체내의 측정되지 않는 수분소실(insensible loss of water)이 줄어든다. 대부분의 경우에서 공기의 온도는 체온과 거의 같다. 드문 경우에(심각한 저체온증) 공기의 온도를 높게 할 수 있다. 그러나 높은 온도의 공기를 오래 흡인하는 경우 기관지 화상을 입을 수 있기 때문에 주의해야 한다. 가습기에 물이 비어있는 경우는 기도를 건조하게 하여 때때로 분비물이 딱딱하게 되어 딱지를 만들기도 하고 기도 분비물을 흡인하기도 힘들어 진다.

공기가 인공호흡기를 통해 환자에게 전달될 때 물이 주름진 회로 안에서 응축된다. 이 응축수는 오염된 것으로 간주하여 외부로 비워주어야 하며, 다시 멸균된 가습기내로 들어가는 일이 없도록 해야 한다. 회로내에 물이 계속 차게 되면 저항이 증가되며 PEEP이 걸리게 되기도 한다. 게다가 만약 수분이 기관내관 주변에 축적된다면 환자에게 이 물이 흡인될 수 있다. 따라서 간호사는 물이 응축되지 않도록 해야 한다. 가습기는 박테리아가 성장하기에 이상적인 환경이므로 병원에서는 정책적으로 인공호흡기 회로의 교체주기를 결정해야 한다.

5) 기계환기의 합병증

기계환기와 함께 발생할 수 있는 합병증은 Box 10-12에 정리되어 있다. 시간이 지나면서 이러한 합병증이 발생할 수 있다고 하더라도 예방을 위한 간호중재로 합병증 발생률을 최소화할 수 있다.

(1) 기도 흡인(aspiration)

흡인은 기관내 삽관 전이나 도중, 혹은 후에 발생할 수

BOX 10-12
기계환기의 합병증

기도의 문제
- 기도흡인
- 분비물 제거능력 감소
- 병원감염 또는 인공호흡기 관련 폐렴

기관내관의 문제
- 관의 꺾임 또는 막힘
- piriform sinus 파열
- 기관지 협착 또는 기관연화(tracheomalacia)
- 커프기능 상실
- 부비동염
- 후두부종

기계적 문제
- 무기폐가 있는 저환기
- 저탄산증과 호흡성 알카리증이 있는 과환기
- 압력손상(기흉이나 긴장성 기흉, 종격동 기종, 피하기종)
- 경보장치나 인공호흡기의 작동 오류
- 부적절한 분무나 가습
- 고체온을 초래하는 흡기 공기의 과열

생리적 문제
- 가습기와 염화나트륨(NaCl)의 축적으로 인한 수분과다
- 심장기능의 억제 및 저혈압
- 스트레스성 궤양
- 마비성 장폐색
- 위장팽만
- 영양실조
- 호흡양상의 비동조현상

있다. 만약 기도 흡인이 발생한다면, 병원감염 폐렴이나 ARDS의 발생 가능성에 대한 잠재성이 증가한다. 기관내관 삽관 후 흡인의 위험은 적절한 커프 팽창과 복부팽만의 해소, 구인두 흡인(특히 커프 공기 제거 전)과 환자의 침대 머리를 30도 또는 그 이상으로 올리면 최소화 될 수 있다. 침대 머리를 올리는 것은 환자가 대퇴부에 정맥주사 라인을 잡았을 때는 제한된다. 그러나 침대는 15-20도 가량은 올릴 수 있으며 그 후 트렌델렌버그 체위를 반대로 하여 30도까지 올릴 수 있다.

(2) 압손상과 기흉

기계적 인공호흡기는 흉곽을 채우고 있는 기도에 공기를 펌프하여 흡기동안 양압을 발생시키는 것이다. 만약 PEEP이 추가되면 압력이 더욱 증가되고, 이 압력은 호기 시에도 계속 유지된다. 이러한 양압은 폐포나 폐기종의 공기주머니를 파열할 수 있다. 이렇게 하여 공기가 빠져나가 늑막강내에 공기가 차게 되고 결국 폐를 허탈시키게 되기까지 축적된다. 결과적으로 허탈된 폐가 종격동의 구조에 영향을 주고 기관지를 누르게 되며 심장까지도 압박을 가하게 된다. 이것을 긴장성 기흉(tTension Pneumothorax)이라고 하며 그 증상과 징후는 Box 10-13에 정리하였다. 기흉의 징후는 극심한 호흡곤란과 저산소증(SaO$_2$ 저하), 갑작스런 PIP의 증가를 포함한다. 병변이 있는 부위의 호흡음이 감소하거나 소실될 수도 있다. 그러나 이 징후는 양압환기를 하는 환자에게는 신뢰하기 어렵다. 따라서 환자에게서 기관지가 반대편으로 이동하거나 갑작스런 피하에 공기주머니의 형성을 관찰한다. 대부분 긴장성 기흉을 알려주는 확실한 징후는 저혈압과 부정맥이며 적시에 의학적 중재를 하지 않을 경우 심정지를 일으키는 상황으로 악화하게 된다. 외과의사 또는 자격이 있는 의료인은 흉관을 삽입하기까지 먼저 주사바늘을 넣어 갇혀있는 공기를 밖으로 뺌으로써 흉곽내 압력을 줄일 수 있다.

BOX 10-13
긴장성 기흉의 징후 및 증상

- 빈맥
- 빈호흡
- 초조
- 발한
- 기관지 중앙선의 이동
- 심장운동이 약해짐
- 이환된 폐의 호흡음 감소
- 이환된 폐의 타진시 과공명음
- 인공호흡기 사용시 최대기도압 상승
- SaO$_2$ 또는 PaO$_2$ 의 감소
- 저혈압
- 심정지

---

(3) 인공호흡기 관련 폐렴(Ventilator-Associated Pneumonia, VAP)

VAP는 병원에서 얻어지는 감염 중 두 번째로 흔하다. 기관지 삽관을 한 환자의 병원감염성 폐렴 발생 비율은 10배 증가한다. 특히, 기계환기를 하는 중환자는 VAP를 일으킬 위험이 크다. 병원감염성 폐렴의 주 요인은 구인두내의 세균집락화, 위내 세균집락화, 기도흡인과 폐의 방어기전 약화이다. 기계환기, 반복되는 기관내 삽관, 자발적 발관, 비위관, 앙와위는 VAP를 일으키는 위험인자가 된다. 위내의 자연적인 위산 방어벽을 유지하는 것이 병원성 폐렴 발병률과 사망률을 낮추는 데에 중요한 역할을 한다. 중환자실 환자에게 스트레스성 출혈예방을 위해 사용되는 제산제 또는 히스타민 제 2형 감수기(H$_2$) 차단제(histamine type 2 receptor (H$_2$) blockers)는 위의 산도를 낮추기 때문(알칼리성 증가)에 박테리아가 알칼리의 환경에서 증식하게 하여 위장관 상부에 세균 집락화를 증가시키고 병원성 감염에 걸리기 쉽게한다.

VAP는 진단시점에 적어도 48시간 동안 기계환기(기관내 튜브 또는 기관절개를 통해)를 한 환자에게 폐렴이 발생한 경우에 병원성 폐렴으로 진단한다. 만약 흉부방사선에 새로운 병변이나 증가되는 병변이 있는 경우 VAP를 의심해야 한다. 다른 징후나 증상은 38℃ 이상의 고열이나 백혈구 증가, 화농성 분비물 또는 기침, 그리고 가스교환의 악화이다.

VAP 예방에 많은 전략이 있다. VAP 예방의 첫번째 단계는 구인도와 위, 십이지장 쪽에 병원균의 집락화를 막는 것이다. 철저하게 손을 씻는 것과 환자의 입 또는 기관을 통해 흡인할 때 장갑을 사용해야 하는 것은 필수적이다. 장갑은 폐쇄적 카테터를 통해 흡인할 때에도 반드시 착용해야 한다. 게다가 중환자들은 불량한 위생상태로 인해 미생물이 집락화할 위험이 증가하게 된다. 기계환기를 하는 환자들에 대한 구강간호에는 양치질(최소한 8시간마다), 항균액과 무알콜 구강세정제를 이용하여 입을 헹구는 것, 구강 점막을 보호하기 위해 수분을 공급하는 구강보습제를 사용하는 것과 구강 분비물의 완전한 흡인 등이 포함된다. 클로르헥시딘을 이용한 구강함수는 항균작용을 제공하는 것으로 여러 기관에서 사용되고 있다. 모든 성인 중환자실에서 최신의 연구와 실무에 기반하여 개발된 구강

간호 지침이 확립되어야 한다. 경장영양공급을 받는 환자에게 침대머리를 30~45도(금기가 아닌 경우)를 올리는 것은 흡인의 위험을 줄여준다. 장기간(3일 이상) 기관내관과 위관을 보유하는 경우 구강으로 삽입해야 한다(금기가 아니거나 환자가 견딜 수 있는 한). 이 중재는 환자가 감염성 상악 부비동염(열, 화농성 비강 분비물)에 걸릴 위험을 감소시키는데 이것은 VAP의 발병과 관련되어 있다. 마지막으로, 성문하 분비물의 지속적 흡인을 할 수 있는 입구가 있는 기관내관의 사용은 삽관 후 첫주에 VAP를 예방하는 것으로 보이고, VAP 발병률을 전반적으로 감소시킬 수 있지만 사망률이나 체류일수에 영향을 주지는 못한다. 설하분비물을 간헐적으로 제거하기 위해 기관 내관의 뒤쪽에 구멍을 가진 CASS 기관내관의 사용은 장기간동안 인공호흡기가 필요한 것으로 예상되는 환자에게 주로 사용된다.

인공호흡기 관련 표준처방(ventilator bundle of standard orders)은 위장관이나 심부정맥혈전 예방, 환자의 침상 밖 활동, 구강간호와 침대머리 각도를 30-45도로 유지하는 것이 많은 기관에서 VAP 발생을 줄이고 있어 활용되고 있다. 이러한 중재가 인공호흡기를 가진 환자의 간호를 위해 포함되어 있다.

(4) 심박출량 감소

저혈압으로 나타나는 심박출량 감소는 기계환기의 초기에 주의하여야 한다. 비록 이것이 삽관시 사용하는 약물(마약류, 진정제, 신경차단제는 모두 혈압을 감소시키는 약물임) 때문이라 해도 저혈압이 일어나는 가장 중요한 이유는 교감신경의 긴장이 소실되고 흉곽내의 양압으로 인해 정맥환류가 감소되기 때문이다. 저혈압을 포함해서, 설명되지 않는 초조불안, 의식수준의 감소, 소변량 감소, 약한 말초 맥박, 말초혈액순환의 지연, 창백, 피로와 가슴 통증 등의 증상이 있을 수 있다. 이런 상황에서 저혈량을 해결하기 위해 수액을 보충한다. 그러나 이러한 상황에서 혈관수축제(vasopressors)가 필요할 수도 있다.

(5) 수액불균형

심장으로 돌아오는 정맥환류량의 감소는 우심방에 위치한 미주신경감수기(vagal stretch receptor)에 의해 감지된다. 이렇게 감지된 저혈량은 뇌하수체 후엽에서 항이뇨호르몬(ADH)의 분비를 자극한다. 소변량을 감소시키는 심박출량의 저하는 레닌-안지오텐신-알도스테론 반응에 의해 자극되어 문제를 더욱 악화시킨다. 기계환기를 하면서 혈류역학이 불안정하여 다량의 수액을 필요로 하는 환자는 각막과 얼굴을 포함한 광범위한 부위에 부종을 경험한다.

(6) 부동과 관련된 합병증

기계환기를 하는 환자의 유병율과 사망률에 영향을 주는 합병증은 부동으로 인해 발생한다. 부동은 근육 손실, 위축, 피부통합성 장애, 폐렴, 폐색전을 유발하는 심부정맥 혈전(DVT), 변비, 장폐색을 초래할 수 있다.

(7) 위장관계 문제

위장관의 합병증은 기계환기로 인해 공기를 삼켜서 복부가 팽만되거나, 장운동의 감소나 장폐색(부동과 마약성 진통제 사용으로 인한), 구토, 정상적 영양 공급 결핍으로 인한 장점막 손상 등을 포함한다. 이러한 문제는 장내에서 혈류로 병원균이 이동하게 하여 장내 영양공급을 할 수 없는 환자에게 균혈증의 위험성을 높인다. 적절한 배변 습관을 유지하는 것은 호흡시 횡격막 확장을 방해하는 복부 팽만을 예방하는 데에 필요하다. 대부분의 기계환기를 하는 환자들은 만성적 질병으로 인해 영양부족을 이미 가지고 있다. 임상적 영양실조 상태가 폐합병증과 죽음으로 이끄는 많은 부작용(Box 10-14)을 일으키는 것이 여러 연구에서 증명되었다.

BOX 10-14
임상적 영양실조의 부작용

- 호흡근의 위축
- 단백질 감소
- 알부민 감소
- 세포중재 면역력 저하
- 계면활성제의 생성 감소
- 호흡상피세포의 복제 감소
- 세포내 ATP 부족
- 세포의 산소화 부족
- 호흡중추의 억제

(8) 근육 쇠약

다른 근육과 마찬가지로 호흡에 이용되는 근육도 약화된다. 그리고 오래 쓰이지 않으면 위축된다. 인공호흡을 하는 환자에서 특히 근육이완제, 다량의 안정제 또는 두가지 모두 사용되는 경우 환자의 호흡근육은 사용되지 않는다. 따라서 인공호흡기를 중지하기 전에 호흡근육을 강화시키고 운동하는 재훈련이 필요하다. 특히 스테로이드와 근육 이완제를 함께 쓴 경우 "중증 근육병증"의 위험성이 크다. 근육쇠약은 근육피로로 인해서도 발생한다. 기계환기를 하는 환자들은 흔히 한 가지 이상의 이유로 호흡작업량이 증가되어있다. 그 이유로는 이산화탄소의 생성, 생리적 사강(가스교환이 없이 공기를 통과만 시키는 공간) 또는 둘 다 증가하거나 폐 유순도의 감소, 기도 저항의 증가, 기관지경련이나 점도가 높은 분비물이 포함된다. 호흡작업량이 약화된 근육의 능력을 초과할 때 이러한 근육들의 비능률적인 사용으로 인하여 비정상적인 호흡기전이 발생된다. 이것은 종종 장기간의 인공호흡 후 이탈을 시도하는 동안 발생한다. 이런 상태에서 피로를 줄이기 위해서는 다시 인공호흡기를 적용하여 근육을 쉬게 한다. 그러나 이것은 후에 근육위축을 더욱 가중시킬 위험이 있다.

6) 사정과 관리

인공호흡기의 도움이 필요한 환자들은 일차적인 간호가 필요하다. 간호사가 호흡문제가 있는 환자의 비용이나 입원기간, 사망을 줄이기 위해 할 수 있는 방법은 합병증을 막거나 최소화 할 수 있는 중재를 제공하는 것이다. 기계환기는 치료적이라기보다는 보조적인 것이므로 기계환기를 받는 환자를 전체적인 초점에서 간호를 해야 한다. 간호사는 환자의 희망적인 결과를 위해 치료팀의 각 구성원들과 효과적으로 교류해야 한다. 인공호흡이 필요한 환자를 위한 간호 진단과 간호 문제의 예는 Box 10-15에 있다. Box 10-16은 인공호흡 환자의 간호를 요약하고 있다. 기계환기를 유지하기 위해 필요한 인공호흡기, 인공 기도와 간호는 다음과 같은 지식과 기술이 필요하다. 소아환자를 위한 특별 고려사항은 Box 10-17에 있다.

(1) 기관내관 간호

관이 움직이거나 이동, 또는 빠지는 것을 방지하기 위해

> **BOX 10-15**
> **인공호흡기 환자의 간호진단과 간호문제**
>
> - 비효과적인 적응
> - 가스교환 장애
> - 수액량 과다
> - 비효과적 호흡 양상
> - 비효과적 기도청결
> - 비효과적 말초조직순환
> - 심장조직순환 증가의 위험
> - 신체상의 변화(기도삽관이나 기관절개와 관련)
> - 활동내구성 저하 위험성
> - 비정상적인 사고과정 - 초조 또는 불안
> - 감염위험성의 증가
> - 기도흡인 위험성
> - 수면 장애
> - 인공호흡기 이탈 장애
> - 기계환기와 관련된 합병증 증가 위험
> - 기관절개와 관련된 합병증의 위험 증가

기관내관은 반드시 안전하게 고정해야 한다. 고정은 반창고나 상품화된 관 고정장치로 할 수 있다. 통상적으로 1~2일 마다 또는 더러워졌거나 불안정할 때 다시 고정한다. 구강으로 삽관된 환자는 구강 관리를 용이하게 하고 압력에 의한 괴사를 방지하기 위해 기관내관의 위치를 좌우로 변경해야 한다. 약한 피부를 가진 환자나 삽관기간이 긴 환자는 테이프를 여러번 다시 부착하게 되면 피부가 손상될 수 있다. 이런 상황이나 수염이 많은 환자에게는 twill tape로 대용할 수 있다. 사고로 관이 이동하는 것을 방지하기 위해 테이핑 할 때 두 사람이 함께 하는 것이 바람직하다. 비강삽관 환자는 부비강염이 흔히 발생하고 균혈증과 패혈증을 유발할 수 있다. 부비강염의 징후(발열, 화농성 비강 배액)는 즉각 보고해야 한다. 테이핑을 새로할 때 마지막 단계는 관의 위치를 이전 위치와 비교하는 것이다. 기관내관의 위치는 최초의 삽관 후 흉부방사선 검사를 통해 확인된다. 위치는 입술/치아 또는 코구멍에서의 cm 표시를 지난번 방사선 결과와 비교함으로써 확인한다. 관을 무는 것을 예방하기 위한 '구강깨묾 방지용 블록'은 관을 깨물어 기도를 가늘게 하는 것을 방지할 수 있다(인공호흡기의 고압 경보음이 울릴 것이다).

BOX 10-16
기계환기를 하는 환자들을 위한 포괄적인 간호지침

결과	중재

산소화/환기

환자의 기도를 유지한다.
청진시 폐가 깨끗하다.
무기폐의 근거가 없다.
최대기도압, 평균기도압, 고평부압이 정상이다.
동맥혈가스분압이 정상이다.

- 2~4시간 마다 또는 필요시마다 호흡음을 청진한다.
- 건성악설음, 기침, 산소포화도 저하가 있으면 흡인한다.
- 매 흡인 전후에 과산소화 및 과환기를 시킨다.
- 1~2시간마다 기도압을 측정한다.
- 흡인 후 기도압을 측정한다.
- 기관지확장제와 분비물 분해제를 처방에 따라 투여한다.
- 임상적 판단이나 흉부방사선상 필요 시 흉부물리요법(CPT)을 시행한다.
- 2시간마다 옆으로 돌려 눕힌다.
- 필요시 운동치료(kinetic therapy)나 복위를 고려한다.
- 환자가 안정적이면 의자나 침상 곁에 서도록 한다.
- 산소포화도와 호기말이산화탄소($ETCO_2$)를 감시한다.
- 비침습적 지표나 환자상태, 이탈지침에 따라 동맥혈가스를 감시한다.

순환/관류

혈압, 맥박, 심박출량, 중심정맥압, 폐동맥압이
기계환기시에도 안정적이다.

- 양압기계환기가 혈역학적으로 미치는 영향을 사정한다
(예, 정맥환류 및 심박출량 감소).
- 심전도상 저산소증과 관련된 부정맥이 있는지 감시한다.
- 기계환기의 변화가 혈역학 상태와 산소화 수치에 미치는 영향을 사정한다(흡기압, 일회호흡량, PEEP, FiO_2)
- 심장의 전부하를 유지하기 위해 처방에 따라 정맥 수액을 투여한다.

수액/전해질

수분섭취와 배설량이 균형적이다.
전해질 수치가 정상이다.

- 임상적 상태와 청진, 폐분비물의 양과 점도를 보아 체액수분상태를 사정한다.
- 체중, 섭취량/배설량, 뇨비중, 혈액 삼투압 농도를 보아 수액균형 상태를 사정한다.
- 의사의 처방에 따라 전해질을 (정맥 또는 위장으로) 투여한다.

운동성

환자는 운동성과 자가간호에 관련된 기능이 유지되거나 회복된다.
관절범위 운동이 유지된다.

- 환자의 운동을 증진하기 위해 물리치료사와 협동한다.
- 의자에 앉기, 침상옆에 서기, 보조를 받아 걷기 등 가능한 빨리 점차 활동량을 증가시킨다.
- 적어도 매 근무조마다 능동 또는 수동적 관절범위운동을 하도록 환자를 돕는다.
- 베개나 적절한 도구를 이용하여 환자가 생리적인 중립자세에 있도록 관절을 지지한다.

안전

기관내관이 적절한 위치에 있다.
기관내관의 커프가 적절하게 채워져 있다.
인공호흡기 경보체계가 작동되고 있다.

- 기관내관을 제자리에 안전하게 고정한다.
- 기관내관의 위치를 입술이나 치아 수준에서 cm로 기록한다.
- 병원지침에 따라 환자의 보호장치나 진정제 사용을 한다.
- 응급기도장비와 앰부백을 항상 사용할 수 있도록 준비한다.
- 커프는 최소누출기법을 적용하거나 25 mmHg 이하의 압력을 유지한다.
- 매 근무조와 필요시 마다 커프상태를 확인한다.
- 커프 공기주입장치가 손상받지 않도록 주의한다.
- 인공호흡기를 설정하고 경보확인을 4시간마다(최소한) 혹은 병원지침에 따라 시행한다.

피부통합성

환자는 피부손상이 없다.

- 최소한 매 근무조마다 피부통합성을 확인하고 기록한다.
- 2시간마다 돌려 눕히고 뼈 돌출부의 압력손상 여부를 사정한다.
- 환자가 침상 밖 의자에 있을 경우 최소한 1시간마다 앉는 부위의 압력을 줄여준다.
- 팔목보호 장치를 제거하고 병원지침에 따라 피부를 관찰한다.

영양

영양섭취량이 대사요구에 충족된다
(예, 기초대사소모량 계산공식).
환자는 규칙적인 배변양상을 가지고 있다.

- 영양사에게 대사요구량 사정과 권장량에 대해 의뢰한다.
- 장내 영양이나 정맥영양공급을 조기에 시행한다
  (삽관 후 48시간 이내에 시작한다.)
- 매일 수분섭취량과 함께 실제적 영양공급을 감시한다.
- 환자의 체중을 매일 측정한다.
- 배변유지를 위한 약물과 적절한 수분공급을 처방대로 투여한다.

안위/통증 조절

환자는 기계환기로 인한 불편감이나 통증이 적절히 해결되었다.

- 숫자화된 통증사정도구나 비슷한 도구를 이용하여 통증사정을 기록한다.
- 적절하게 진통제를 사용하며 매 투약마다 결과를 기록한다.
- 인공호흡기의 회로나 기관내관, 기관절개관이 당기거나 쳐지지 않도록 한다.
- 구강간호를 세심하게 1~4시간마다 시행한다.
- 처방에 따라 진정제를 사용한다.

정신사회적

환자는 자신의 일상생활 활동(자세변경, 목욕)과
관련된 자가간호나 의사결정에 참여한다.
환자는 의료진과 방문객과 의사소통한다.

- 환자가 침상에서 움직이고 자신의 기본적인 안위와 위생요구를 스스로
  시행하도록 한다.
- 매일 목욕, 침상 내려오기, 치료 등 환자의 활동 계획을 세운다.
- 환자에게 의사소통을 위한 필기도구나 도구를 제공한다.
- 방문자들이 환자와 편안한 목소리로 일상대화를 하도록 격려한다.
- 방문자들이 관절범위운동과 다른 단순한 간호에 참여하여 정상적인 접촉을
  하도록 돕는다.

교육/퇴원 계획

환자는 기계환기의 필요성을 이해하고 협조한다.
퇴원요구가능성에 대한 사정을 한다.

- 환자나 가족에게 기계환기의 사용 이유와 흡인, 기도간호 등의 기도청결
  간호에 대한 근거와 이탈 및 발관에 대한 계획을 설명한다.
- 각종 요구, 자원 및 지지를 위해 사회사업사와 초기에 접촉한다.

'깨묾 방지용 블록'의 사용시 중요한 점은 구강 내부를 확인할 수 있도록 시야를 확보해야 하며 위생을 유지하는 것이 중요하다. swivel connector(기계환기장치의 회로와 관을 연결해주는)를 사용하면 환자가 움직여도 관이 움직여지지 않은 채 유지가 가능하다. 지속적인 기침은 기관내관이 밀려들어가 용골에 부딪치게 할 수 있으므로 적절한 깊이까지 관을 빼줄 필요가 있다. 커프는 파열되지 않도록 보호한다. 커프가 파열하거나 점액 덩어리로 기관내튜브가 막히면 기관내튜브를 제거한 후 다시 삽관해야 한다.

어떤 이유로든 기관내튜브가 조기에 빠지면 기도를 개방된 채로 유지해야 한다. 필요시에는 MRB와 mask를 이용해서 산소공급과 환기를 유지해야 한다.

(2) 기관절개관 간호

장기간 기계환기가 필요한 환자에서는 기관지 협착과 성대마비 같은 기관내 삽관의 합병증을 막기 위해 어떤 시점에서는 기도유지를 기관절개술로 변경하게 된다. 장기간의 환기를 위한 기도관리를 위해서는 기관절개관의 사

BOX 10-17
기계환기를 하는 소아환자를 위한 고려사항

인공호흡기를 사용하는 소아를 돌보는 간호사는 생리적 안정과 함께 소아와 가족 구성원에게 적절한 정신적, 정서적인 지지를 해야 한다.

기도를 유지한다
- 기관내관의 위치를 매 근무조와 필요시 마다 확인하며 호흡곤란의 징후가 없는지 사정한다.
- 2일 또는 필요시마다 인공기도의 테이프를 교체하고 매 근무조마다 확인한다. 테이프가 있는 기관내관 위치를 표시하여 시각적으로 관의 깊이를 쉽게 확인이 가능하도록 한다.
- 자기 스스로 발관하지 않도록 필요시 부드러운 억제도구를 적용하여 아동을 보호한다.

환자와 기계의 동조를 돕는다
- 발달단계에 맞게 인공호흡기의 목적을 아동에게 설명하고, 가족에게도 알려주어 '기계와 함께 숨을 쉬도록' 격려한다.
- 임상적으로 필요시 환자를 안정시키고 인공호흡기로 충분히 호흡할 수 있도록 진통제와 진정제를 사용한다(인공호흡기를 사용

하는 어린 아동일수록 항상 진정제를 사용할 수 있어야 한다).
- 호흡치료 전담자와 협동하여 적절한 환기와 산소화를 유지시킨다. 환자상태가 허락하면 체계적인 이탈과정을 시작한다.

환자의 안위를 도모한다.
- 연령에 맞는 통증사정도구나 생리적 지표에 따라 진통제의 사용을 조절한다.
- 아동이나 가족을 평온하게 하고 위로하며 격려하는 안위방법을 사용한다.
- 급성 질환 및 중재와 관련된 신체적, 정신적 스트레스를 감소시키기 위해 불안해소나 잊는데 도움이 되는 약물을 투여한다.

아동과 가족을 위한 안전하고 지지적인 환경을 조성한다.
- 아동이 정상적인 사회생활과 정서상태를 유지할 수 있도록 가족이 침상곁에 있도록 격려한다.
- 적절한 시기에 간호계획을 세우고 시행하는데 가족을 참여시킨다.
- 가족구성원과 의료진 사이의 의사소통을 촉진한다.
- 필요시 종교인이나 사회사업가, 정신상담가 등에게 의뢰한다.

용이 추천된다. 여러 문헌에서 기관절개술을 위한 가장 유리한 시점에 대해 일치하지는 않지만 과거에는 대부분 기관내삽관 후 11일이후 21일까지를 권장하였다. 최근 실무는 기관내삽관 후 72시간에 시행하는 것을 추천한다. 조기에 기관절개술을 (인공호흡기 사용 후 3-7일 정도)하고 있다. 이는 기계환기 이탈 시기를 좀더 빨리 가능하게 하며, 특히 환자가 다양한 문제를 가지거나 이탈이 어려운 경우 또는 지속적인 인공기도를 필요로 하는 외상이나 신경학적 진단과 연관된 경우에 그렇다. 기관절개술은 또한 환자를 움직일 때 안위와 안전을 위해서도 이루어지며, 이는 인공호흡기 이탈시간을 감소시킬 수도 있다. 장기간의 인공호흡 이외에도 기관절개술의 적응증으로는 상기도 폐쇄, 과민증에 의한 기도부종, 삽관 실패, 기관내 삽관으로 인한 합병증, 기도 방어를 위한 반사기능 소실, 가정간호, 기관내 삽관이 불가능한 상태(안면 부종, 경부 골절) 및 안위 증진에 대한 환자의 요구 등이다. 기관내 삽관에 비해 기관절개술의 장점은 빠른 이탈(사강이 감소하므로)과 환자의 안위 증진, 원활한 의사소통과 구강내 감각을 느낄

수 있도록 해주는 것이다. 기관절개술은 직접 기관으로 삽입하므로 구강, 상기도, 성문으로의 접근을 피할 수 있고, 이는 기관내 저항이나 폐쇄를 일으키는 문제를 감소시킬 수 있다. Box 10-18에 기관절개술을 위해 필요한 장비를 열거하였다.

기관절개술의 단점으로는 출혈, 감염, 기흉 그리고 기관절개술 자체가 수술과정이므로 위험이 따른다. 기관절개술의 합병증은 Box 10-19에 있다.

가장 심각한 합병증으로는 무명동맥(innominate artery)이 침식되어 출혈을 일으키는 것이다. 만약 출혈이 일어난다면 응급수술을 하기 이전에 커프를 과팽창하여 출혈을 조절할 수 있다. 최근에는 사망률과 수술비용의 감소를 위해 점진적으로 구멍을 늘리는 방법을 이용한 경피적 기관절개술(bedside percutaneous tracheostomy)을 권유한다. 이 방법은 외과적인 기관절개술에 비해 이른 시기에 시도되므로 유병률이나 비용을 줄이는데 도움이 된다. 두가지 방법이 사망위험에는 차이가 없지만 인공호흡기 사용일수를 감소시킨다. 그 외에도 일반적인 기관절개술

BOX 10-18
기관절개술을 위한 기구

- 기관절개술 키트
- 외과적 수술포, 가운, 타올, 장갑, 수술실과 바늘, 베타딘 용액
- 흡인 기구
- 정확한 규격의 기관절개관
- 커프에 공기주입을 위한 10㎖ 주사기
- 반창고와 고정하는 끈
- 맥박산소측정기
- 산소공급 장치
- 수동 소생백과 마스크
- 호기말 이산화탄소 측정기 또는 일회용 감지기
- 진정제와 신경차단제
- 기관지 내시경 장치

BOX 10-19
기관절개술의 합병증

- 절개부위의 급성 출혈
- 공기색전
- 흡인
- 기관협착
- 큰 출혈을 동반한 무명동맥의 미란
- 기관절개관 커프의 기능 상실
- 후두신경 손상
- 기관절개관 관 폐쇄
- 기흉
- 피하 및 종격동 기종
- 연하장애
- 기관식도루
- 감염
- 우발적인 발관으로 인한 기도 손실

보다 출혈과 감염의 위험이 적다는 장점이 있다.

간호사는 기관절개관 간호를 하는 동안 환자의 반응을 평가함으로써 합병증을 예방할 수 있다. 기관절개관의 적절한 고정으로 기도내관의 움직임을 감소시키고, 기관벽이나 인두의 마찰에 의한 손상을 줄일 수 있다. 인공호흡기의 공기 누출을 막기 위한 커프압을 최소로 유지하여 기관지 벽에 과도한 압력을 주어 일으킬 수 있는 조직손상을 감소시킬 수 있다. 기관절개관은 단단히 고정되어야 하며 인공호흡기의 회로는 환자가 움직이거나 다른 간호중재를 제공하는 경우 기관절개관이 당겨지지 않도록 충분한 길이가 확보되어야 한다. 기관절개관의 끝에 회전이 가능한 연결기구(swivel connector, 굽은 회로가 있거나 또는 없는)가 있는 인공호흡기를 사용하는 경우에 기관절개관에 가해지는 긴장을 감소시킬 수 있다. 의식이 혼돈상태이거나 움직일 수 있는 환자는 쉽게 기관내관이 제거될 수 있으므로 기관내관의 발관사고를 예방하기 위해 억제하는 것이 필요할 수 있다. 억제를 적용하기 이전에 환자에게 인공기도의 필요성을 알려주고 진통과 진정제 사용을 먼저 시도해야 한다. 억제가 필요한 경우 의사의 처방이 요구된다. 억제를 하는 경우 억제함으로 인해 발생가능한 잠재적 손상을 반드시 감시해야 하며, 자주 억제대를 제거하여 순환상태를 점검해야 한다.

기관절개관 간호시 절개 부위의 지혈을 위해 첫 24-48시간까지 고정끈을 교환하지 않으나 이후에는 빈번하게 끈과 드레싱을 교환한다. 경피적 또는 외과적 기관절개술 모두 발관을 방지하기 위해 48-72시간 동안 또는 일주일까지(병원 프로토콜에 따라) 봉합은 남겨두어야 한다. 고정끈을 교환할 때는 두 사람이 함께 해야 한다. 끈은 손가락이 1-2개 정도 끈과 피부 사이에 들어갈 수 있도록 하여 기관절개관의 움직임은 최소화하고 편안함을 유지하도록 한다. 기관절개관은 주변 조직을 누르지 않도록 정중선을 유지해야 한다. 기관절개구(stoma)는 과산화수소를 약하게 하여 소독하고 상처가 아무는지, 출혈과 감염징후가 있는지를 관찰한다. 일회용 기관내관은 매일 교환할 수 있으나 기관내관의 세정이나 교환을 정기적으로 하는 것은 최근 연구에 의하면 필요하지 않다. 기관절개 시 정기적인 간호는 기관절개 부위를 8-12시간마다 또는 필요시 추가로 깨끗이 닦아주며, 매일 기관내관을 교환하거나 기관의 지침에 따른다. 또 더러워진 기관절개관 끈은 필요시 매일 또는 수시로 교환하는 것을 포함한다. 기관절개술을 시행한 뒤 분비물이 적은 경우 또는 7~10일이 경과한 뒤에는 교체 기간을 연장하기도 한다. 기관절개 간호는 병원에 있는 동안은 무균적으로 시행한다.

기관절개관 삽입 후 첫 7일 이내에 발관 되었으나 응급으로 안전하게 기관절개관을 재삽입할 수 없을 경우에는

기관내 삽관을 다시 해야 할 수도 있다. 따라서 항상 환자에게 맞는 규격의 새 기관절개관이 침상 곁에 준비되어 있어야 한다.

(3) 기관절개관의 커프압 측정

기관절개관의 커프압은 과도한 팽창과 기관지 점막에 압력을 가해 기도 협착과 같은 합병증을 야기할 수 있으므로 매 근무조마다 확인해야 한다. 인공호흡기를 한 환자에게 가장 좋은 압력은 흡기 호흡량의 손실이 없으면서 가능한 최소의 압력을 유지하는 것이다. 생리학적으로 20~30 mmHg 정도의 압력은 기도점막의 모세혈관의 순환을 막는다. 만약 커프가 새는 것이 의심된다면 커프의 윗쪽에 있는 목 부분에서 공기가 새는 소리를 청진하여 커프기능이 적절한지 판단할 수 있다.

커프의 용량을 유지하는 다른 방법으로 최소폐쇄용량 (minimal occluding volume)이 있다. 인공호흡기의 흡기 동안 공기를 천천히 넣으면서 기도 위에서 청진을 하여 공기가 새면서 "쉭"하는 소리가 더 이상 들리지 않을 때가 최소한으로 메울 수 있는 커프 용량에 도달한 것이며 이때의 커프 용량은 기도에 과도한 압력을 가하지 않으면서 기도를 폐쇄한다. 이 상태에서 추가로 공기를 더 넣지 않는다. 중환자실에서 가장 좋은 커프 유지방법은 압력계를 사용하여 커프압을 실제로 측정하는 것으로 이상적으로는 20 - 25mmHg를 유지하는 것이다. 만약 25mmHg 이상의 압력에서도 공기가 샌다면 관의 위치를 재조정하여 문제를 해결할 수 있다. 공기를 새지 않게 하기 위해 압력을 더 높여야 한다면 큰 규격의 기관절개관으로 바꾸는 것이 필요할 수 있다. 커프의 압력은 매 6-8시간마다 압력계로 측정하며 새는 것이 발견되면 커프 위쪽의 설하에 고인 분비물이 흡인되지 않도록 주의해야 한다. 커프가 새는 것이 발견되면 의료인이 확인해야 하며 반복적으로 새는 경우에는 관이 긴 것을 사용하거나 큰 규격을 필요로 할 수 있다.

(4) 퇴원계획과 환자교육

기관절개관을 가지고 집으로 퇴원하는 사람들에게는 퇴원계획이 필요하다. 기관절개관 간호에 필요한 항목은 기관절개구의 상처치유과정과 감염예방, 관의 개방상태 유지, 환자의 안위증진을 포함한다. 퇴원하기 전에 간호사는 반드시 다음의 교육을 시행한다.

- 환자와 보호자에게 집에서 기관절개관을 간호하는 근거와 과정을 설명한다.
- 퇴원하기 전에 가정에서 간호할 수 있도록 물품과 산소, 흡인에 필요한 장비를 갖춘다.
- 만약 기관절개관의 끈을 교환할 때 환자가 보조를 할 수 없어 추가 도움이 필요하다면 가정간호사를 연결한다.
- 응급상황에서 질문할 수 있도록 언제라도 연결이 가능한 연락처를 알려준다.
- 보호자가 배운 것을 숙지하고 수행하는 것을 점검한다.
- 보호자가 제대로 수행할 수 없을 경우 가정간호나 응급실에 연락하도록 한다.

가정에서 포장된 기관절개관 키트를 사용할 수 없다면 다음과 같이 준비하도록 한다.

- 과산화수소수(H_2O_2)의 병과 멸균생리식염수
- T자형 수직 테이프 또는 벨크로 테이프
- 일회용 멸균 솜면봉, 멸균 곡반, 기관내관의 세척을 위한 멸균 솔이나 관
- 가위, 장갑
- 흡인장비와 카테터, MRB와 마스크, 산소공급장치
- 멸균 4×4 거즈패드, 기관절개에 꼭 맞는 배액용 멸균 스폰지
- 멸균 되어있는, 규격화된 일회용 기관내관
- 보호안경과 마스크

기관절개관 간호를 환자와 가족에게 교육하는 것은 가정에서 스스로 간호하기 위해 필수적인 과정이다. 교육 전 의사소통과 격려로 불안을 감소시키고 협동을 증진시킨다. 기관 절개술을 가지고 퇴원하는 환자를 위한 환자교육 지침이 Box 10-20에 제시되어 있다.

(5) 영양보조

모든 몸의 근육과 마찬가지로 호흡근육은 일하기 위해

BOX 10-20
가정에서 기관절개술을 하고 있는 환자의 간호

기관절개관 간호의 순서 요소	근거	주의사항
1. 손 씻기	손에서 미생물 감소, 표준지침	분비물이 많으며 특히 기침이 심한 경우 보안경, 얼굴 마스크를 사용
2. 분비물제거가 필요 시 산소화와 흡인시행	기관절개간호 중 저산소증과 기침을 줄이기 위해 미리 산소화시킨다.	
3. 장갑을 끼고 젖은 드레싱을 제거함	미생물 감소	
4. 젖은 장갑을 벗고 새 물품과 과산화수소수 100ml, 생리식염수 준비		
5. 새 장갑을 착용	미생물 감소, 표준지침	
6. 기관절개관에 부착된 기구나 산소를 제거, 기관절개관 내관은 과산화수소수에 잠금 (일회용 또는 단일 기관캐뉼라인 경우는 불필요함)	내관을 새로 세정한다.	일회용 내관, 단일 구멍 기관캐뉼라 사용시 6-8, 10번 제외 분비물이 진할 경우 내관의 주기적인 세정과 교환이 필요한 것으로 생각되나 필요성에 대한 근거는 없음
7. 작은 브러쉬로 내관 세척함	진한 분비물과 찌꺼기 제거	
8. 생리식염수로 내관을 세척한 후 건조시킴	과산화수소와 찌꺼기 제거	
9. 절개구멍의 주위를 생리식염수로 적신 솜이나 거어즈로 깨끗이 닦음	절개구멍을 생리식염수를 사용하여 깨끗이 함 (과산화수소수는 피부와 점막을 자극함)	
10. 내관을 기관지캐뉼라 외관에 넣어 고정시킴	내관을 고정함	
11. 4*4거어즈를 캐뉼라 주변에 덧댄다.	건조한 피부는 미생물 증식과 피부손상을 줄임	
12. 새로운 캐뉼라 타이를 준비; 목둘레의 2배가 되도록 자른다.	목둘레에 적절한 길이로 적용	Velcro 기관타이는 유용하며 사용이 쉽다.
13. 환자나 보조자에게 캐뉼라를 잘 잡도록 한다.	뜻하지 않은 발관의 예방	
14. 사용하던 고정 테이프나 타이를 제거한다.	깨끗한 기관절개 타이를 제공	환자나 다른 의료인에게 도움을 받는다.
15. 테이프와 고정끈을 사용	재고정	가습된 산소와 공기는 분비물 건조로 인한 기관캐뉼라의 폐쇄를 예방함
16. 교체전과 동일하게 산소와 가습기 설치	가습된 산소를 공급	
17. 사용한 물품 제거 및 손 씻기	미생물 제거, 표준지침	

• 가정에서 응급하게 의료진을 찾아야 할 상황은 체온의 상승, 선홍색 출혈, 기관절개관이나 부위에서의 악취, 분비물의 색상이나 양의 증가이다.
• 폐쇄, 기관케뉼라의 제거, 호흡곤란, 심한 출혈, 발열상태에서의 심한 호흡곤란, 그 외 의학적 응급상황의 가능성이 있을 경우 즉시 응급구조를 요청한다(119).

에너지를 필요로 한다. 만약 에너지가 충분하지 못하면 근육피로가 오며, 호흡근육의 조화를 깨뜨려 일회호흡량을 유지하지 못한다. 저마그네슘혈증과 저인산혈증은 ATP 부족으로 인해 발생하는 근육피로에 영향을 준다. 전해질 불균형은 인공호흡기 이탈과정에서 적절한 근육기능을 유지하기 위해 매일 측정하고 필요시 교정해야 한다. 장기적인 영양실조 상태에서는 인체는 에너지 형성을 위해 늑간근과 횡격막 근육도 소모시킨다. 중환자의 신진대사 요구는 정상일 때보다 훨씬 높다. 기본 열량 요구량은 병원

생활과 치료와 관련된 스트레스로 인해 약 25% 증가한다. 기계환기로부터의 이탈을 위해서는 충분한 영양공급이 필수적이다. 영양 공급은 미리 계획되어야 한다. 만약 위장관의 기능이 정상이라면 경장영양을 우선적으로 시행하되 작은 구멍이 있는 위관을 통해 제공될 수 있다.

경장영양은 초기에는 서서히 시작하며, 혈당수치와 전해질 수준을 감시해야 한다. 간호사는 환자에게 설사 및 고삼투성 탈수 같은 부적응 증상이 있는지 관찰해야 한다. 만약 환자가 경장영양공급을 견뎌낸다면 목표량에 도달

할 때까지 점진적으로 횟수를 늘린다. 만약 경장영양을 감당하지 못한다면 정맥고영양주입법(parenteral hyperali-mentation)을 고려한다.

장기간 인공호흡기를 필요로 하는 환자들은 특징적으로 매일 단백질과 열량공급을 추가해야 할 필요가 있다. 장기간 기계환기가 요구되는 환자는 일일 2,000~2,500의 열량이 필요하다. 그러나 과도하게 많은 열량의 공급은 이산화탄소의 생산을 증가시키고 약화된 환자의 호흡피로를 촉진시킨다. 최근의 영양상태를 확인하기 위해서는 이전의 알부민 수준을 측정하는 것이 도움이 된다. 바람직한 방법은 신진대사표를 이용하여 개인별로 영양요구량을 사정하는 것이다. 따라서 영양사가 중환자들에게 열량 목표를 설정하고 열량 요구를 결정하는 것은 매우 중요하다.

(6) 눈 간호

기계환기를 하는 환자들의 눈 간호는 중요하다. 많은 중환자들은 혼수상태이거나 진정제 사용 또는 화학적인 마비상태이므로 눈을 완전히 감는 능력이나 눈 깜박이는 반사(blink reflex)가 소실되어 각막건조나 궤양을 야기한다. 눈 간호의 효율성에 대한 연구는 많이 이루어지지 않았으나 윤활액이나 연고를 점적하거나, 눈에 반창고를 붙이거나 눈가리개를 제공하거나 또는 가습기를 제공하는 것이 최근에 흔히 사용되는 방법이다. 각막부종은 인공호흡기를 사용하는 환자에게 가장 흔하며 환자의 침대머리를 올려줌으로써 감소시킬 수 있다.

(7) 구강간호

인공호흡기를 적용한 환자는 구강간호를 자주 해야 한다. 구강간호는 편안함을 증진시키고 갈증을 감소시킬 뿐만 아니라 구인두점막을 완전하게 보호한다. 손상되지 않은 점막은 치명적인 전신감염을 일으킬 수 있는 병원균의 감염과 집락화를 방어하는데 도움이 된다. VAP 논의에서 보고되었던 것처럼 근거기반연구에 의하면 인공호흡기를 한 환자의 VAP를 예방하기 위해서는 구강간호 프로토콜이나 임상지침을 활용할 것을 언급하고 있다. 간호실무지침에서는 치아가 있거나 없는 환자와 질병으로 일상적인 생활이 불가능한 경우에 사용하는 구강간호지침을 제공하고 있다. 그러나 이러한 일반적인 구강간호지침이 기관

내삽관을 한 환자에게 적당하지 않고 VAP예방에 도움이 되지도 않는다. 최신 문헌에서는 2시간, 4시간, 8시간 간격으로 칫솔질을 하는 것과 구강 및 설하 흡인하기, 보습제와 구강함수제의 사용에 대한 지침을 포함하고 있다. CDC에서는 모든 중환자실에서 구내 집락화를 예방하기 위하여 항구강 함수제를 사용하는 완전한 구강간호계획을 시행할 것을 권고하고 있다. 적절한 빈도와 제품, 구강함수제의 유형, 구강간호를 위한 제품등에 대한 분명한 연구는 없지만 VAP 예방을 위한 구강간호지침에는 VAP 프로토콜을 간호사에게 교육하고 실무를 변경하며 지속적인 감시로써 도움이 된다는 것을 제시하고 있다. 모든 중환자실에서는 최신의 구강간호지침을 검토하거나 새로운 프로토콜을 개발하여 적용해야 한다.

AACN(미국 중환자간호학회)에서는 중환자의 구강간호지침과 종양학회의 지침에 따라 다음과 같은 구강간호를 권장한다.

1. 구강점막의 체계적인 사정이 매일 이루어져야 하고, 깨끗한 상태로 있어야 한다.
2. 모든 간호중재 전후에는 손씻기를 해야 한다.
3. 8시간마다 정규적인 칫솔질을 하여 플라그를 제거한다.
4. 구강 집락화를 예방하기 위해 알코올이 없는 항균 함수제(클로르헥시딘)을 사용하여 8-12시간마다 구강을 깨끗이 한다. 심장수술환자는 수술 전 기간 중 1일 2회의 구강함수를 권고하지만 그 이외의 환자에게 정규적으로 사용하는 것을 권고하지는 않는다.
5. 기도흡인의 위험을 예방하기 위해 구강이나 설하분비물을 흡인하며 8-24시간마다 흡인세트를 교체하면서 뚜껑을 덮어야 한다.
6. 장기간 인공호흡을 하는 환자는 설하 분비물을 제거하기 위해 CASS 튜브를 사용할 수 있다.
7. 구강간호를 할 때마다 흡인을 막기 위해 설하 분비물을 흡인한다.
8. 구강점막의 건조를 예방하거나 구강점막의 통합성을 유지하기 위해서 구강보습제를 제공한다.
9. 칫솔은 부드러운 모이어야 하고 치약을 사용해야 한다. 출혈성 장애가 있거나 혈소판 수치가 낮은 환자

는 칫솔 대신 거품솔(toothette)을 쓸 수 있다.

10. 구강 함수제는 환자의 상태에 따라 사용할 수 있으며 맛, 알코올, 강도로 인한 통증을 일으켜서는 안 된다.

11. 환자는 개인별로 구강사정을 하여 필요성에 따라 구강간호계획을 세워야 한다.

(8) 정신적 간호

인공호흡을 하는 환자들은 중환자실이라는 환경에서 심리적, 감정적인 스트레스에 노출되어 있다. 정신적 장애는 수면박탈이나 감각의 과잉자극, 가족과 같은 필요한 자극의 박탈, 통증, 두려움, 언어소통의 장애나 일반적으로 사용되는 약물로 인해 발생한다. 치료는 종종 비인간적으로 보일 수 있다.

많은 경우 예후가 나쁘며 죽음의 가능성은 항상 존재한다. 무력감과 통제감의 상실은 환자가 감당하기 어렵다. 환자들은 종종 끊임없이 요구를 하거나 부적절한 행동을 표출함으로써 무언가를 통제하려 한다. 환자들이 적응기전을 통해 스트레스를 적절하게 해소하지 못할 경우 그들은 우울감, 무관심, 감정이입 불능 등의 문제를 나타낼 수 있다. 이런 반응은 정신의학적인 문제나 약물, 알코올 남용의 과거력을 가진 환자의 경우 더욱 악화될 수 있다.

기계환기 보조는 일차적인 호흡장애를 가진 환자에게 정신적인 의존성을 촉발시킬 수 있다. 환자가 질환을 가지고 지내다가 처음으로 기계호흡을 통해 대사 요구량을 충족시키기에 충분한 산소를 공급받아서 호흡이 힘들지 않게 된 경우 환자는 인공호흡기를 포기하는 것을 싫어하게 될 수 있다. 따라서 이런 환자들에게 인공호흡기의 이탈은 큰 스트레스가 될 수 있다.

(9) 의사소통의 촉진

기관내관이나 기관절개관을 가진 환자들과의 의사소통을 촉진하는 여러 중재들이 있다. 환자의 대화능력을 사정하기 전에 가능하다면 그들에게 안경이나 보청기를 제공하는 것이 필요하다. 환자에게 이루어지는 여러 시술에 대해 의료인들이 완전한 설명을 하는 것이 그들의 스트레스 감소에 도움이 된다. 간호사들은 언어적 비언어적인 대화 기술을 사용할 수 있다. 비언어적인 대화는 수화나 몸짓,

입술모양도 포함한다. 만약 환자가 이런 비언어적인 대화를 사용하지 못한다면 필기도구나 유리판, 그림이나 알파벳 문자판 등의 도구도 도움이 된다.

환자가 인공호흡기를 떼고 기관절개칼라(collar)를 사용하여 견딜 수 있다면 기관절개를 한 환자에게 관을 막아주는 "마개"를 사용하여 대화를 할 수 있다. 이 마개는 기관절개구를 통해 성대주위에 공기가 지나갈 수 있게 해준다. 마개의 종류에는 세가지가 있으며 Kirshner 마개는 기계환기 이탈과정에서 다시 다루어질 것이다. 다른 두가지는 'Passy-Muir valve'와 'Shiley speaking valve'가 있다. Passy-Muir valve는 일방향의 막이 있어 흡기 동안 공기가 들어가게 하고 호기에는 막혀서 성대로 공기가 흘러 소리가 나도록 해준다. 'Shiley speaking valve'는 Passy-Muir valve와 같은 방식이나 측면에 산소공급을 위한 주입구가 붙어 있어 기관절개 칼라가 없어도 산소공급을 가능하게 한다. 기도 분비물이 많은 경우는 이러한 밸브들이 막히는 원인이 되므로 매우 주의해서 관찰해야 한다. 더구나 기도 흡인의 위험이 크거나 후두나 인두의 기능실조가 있는 환자는 이러한 도구를 사용하기 전에 주의 깊게 환자를 사정해야 한다. 이 기구들은 상당히 고가이므로 보관함에 두어 환자의 이름을 기록하여 잘 보관해야 한다. 기침하는 동안 분비물이 많은 경우 마개를 제거해야 하며 다시 사용하기 전에는 깨끗이 해달라고 말하도록 환자들에게 교육해야 한다. 기관절개관을 가지고 이러한 기구를 사용하는 환자들은 대화하기 위해서 커프의 공기를 제거하기 때문에 기도흡인의 위험이 증가한다.

(10) 가족 간호

가족들은 사랑하는 가족의 질병으로 인해 생소한 환경에 처하며, 과중한 재정적 부담을 가지게 된다. 간호사는 가족들이 물리적인 환경에 익숙해지도록 도우며 면회방법과 환자상태, 치료과정에 대한 정보를 자주 제공하여 가족들이 적응할 수 있도록 도움을 주어야 한다.

많은 연구에서 환자가 입원기간 동안 가족의 참여가 증가할수록 환자의 결과에 도움이 된다는 것을 보여주고 있다. 이런 결과와 환자 및 가족의 만족도를 위해 많은 중환자실이 개방적인 면회정책을 시행하고 환자간호에 가족의 참여를 늘리고 있다. 중환자 특히 노인들인 경우 방문

시간을 증가했을 때 많은 이점이 있으며 면회의 증가로 인해 환자의 생리적인 상태에 해로운 영향을 주지는 않는다고 연구에서 지지되었다. 간호사들은 점점 더 환자를 위해 가족면회가 중요함을 인식하고 있다. 침습적인 시술이나 응급상황에서 가족들이 함께 있는 것은 긍정적인 결과를 주고 있으며 여러 연구에서 가족과 의료진이 모두 옆에 있는 것에 대한 장점이 많음을 보고하였다.

간호사는 환자나 가족과 개방적인 의사소통을 하며, 면회에 대한 조정을 요구하기 이전에 먼저 해주고, 가족들에게 정보를 제공한다. 영적이고 문화적인 지원과 가족과의 의사소통을 하는 모임의 계획, 가족방문에 대한 간호사의 교육, 그리고 개방적인 의사소통은 환자의 적응을 돕고 스

트레스를 감소시킨다. 자유로운 면회정책과 환자나 가족의 개별적 요구에 대한 융통성을 반영하는 조직은 치료적 환경을 조성하며 가족을 간호계획에 참여하도록 지지한다.

7) 기계환기로부터의 이탈

환자들이 기계환기를 시작할 때부터 이탈계획도 함께 세워야 한다. 이 과정은 호흡부전의 원인을 교정하고 합병증을 예방하며 생리학적이고 정신적인 기능을 유지하거나 회복시켜주는 것을 포함한다. 환자는 3일 이내의 단기간 기계환기를 하는 군과 3일 이상의 장기간 기계환기를 하는 두 가지 군으로 분류할 수 있다.

모든 환자에게 매일 자발호흡을 시도해 봄으로써 이탈

BOX 10-21
단기간의 기계환기에서 환자의 이탈 지침

환자들은 선택적 수술이나 시술 또는 긴급을 요하는 폐 손상 또는 외상으로 인한 호흡 장애로 종종 기관 삽관을 한다. 그 외의 기관 삽관을 하는 흔한 이유로는 기도 부종(예, 급성 흡인장애로 인한 결과) 또는 정신상태의 현저한 변화(예, CVA, 머리손상)로 인해 기도의 확보가 필요할 때이다. 시술이 끝나거나 환자가 안정된다면 가능한 빨리 발관해야 환자의 기도를 보호할 수 있다. 이탈 과정은, 인공환기의 지원을 감소시키면서 환자의 반응에 기초를 두고 빠르게 진행한다.

이탈 준비 평가지표

- 혈역학적 안정, 충분한 소생, 그리고 혈관수축제 사용이 필요치 않을 때
- FiO_2 40% 이하, PEEP $5cmH_2O$ 이하에서 SaO_2 92% 이상 유지
- 흉부방사선 검사상 호전 소견
- 혈액 지표(혈청 pH, 주요 전해질)의 정상 범위
- 헤마토크리트 25% 이상
- 체온 36℃ 이상 39℃ 이하
- 통증, 불안, 흥분의 충분한 관리
- 신경근육 마비가 없을 때
- ABGA가 정상범위이거나 환자의 기본 상태를 유지할 때

이탈을 위한 중재

- 인공호흡기 호흡수를 감소시키고 PSV(pressure-support ventilation)로 변화시킨다.
- 견딜 수 있다면 $10cmH_2O$ 이하로 PSV를 줄인다.
- 이상의 상태에서 최소 2시간이상 이탈성공지표와 발관지표를 충족하면 발관할 수 있다.
- 환자가 이탈 성공지표에 도달하지 못한다면 PSV를 올리거나 인

공호흡기의 호흡수를 안정상태(resting setting, 호흡수 <20회/분 이하로 일관되게 유지)에 도달할 만큼 올리고 교정 가능한 요인을 다시 점검한다.
- 휴식기간(적어도 2시간 이상)후 다시 PSV $10cmH_2O$로 이탈을 시도한다. 만약 환자가 다음 시도 에서도 실패한다면 rest setting 으로 돌아가고 long-term ventilation 이탈을 적용한다.

이탈 성공 지표(Threshold Criteria)

만약 환자가 다음과 같은 현상을 보이면 이탈을 멈추고 다시 "rest" setting으로 돌아가야 한다.

- 숨쉬는 횟수가 지속적으로 35회/분 이상일 때
- SaO_2 90% 미만
- 일회호흡량 5ml/kg 이하
- 지속적 분시 호흡량 200ml/kg/min 이상
- 호흡 또는 혈역학적 피로의 증가
  - labored respiratory pattern
  - 불안, 땀의 증가
  - 평소보다 HR이 20% 이상 증가
  - 수축기 혈압이 180mmHg이상 또는 90mmHg이하

발관 지표(Extubation Criteria)

- 정신상태: 명료하거나 명령에 반응할 수 있을 때
- 기침 또는 구역반사가 좋고 분비물로부터 기도를 깨끗이 유지 할 수 있을 때
- 기관 내 삽관 튜브의 커프공기를 빼거나 관 끝이 막히더라도 그 주변으로 공기흐름이 있을 때

(인공호흡기를 떼는 것)을 위한 준비가 되어 있는지 평가해야 한다. Box 10-21과 Box 10-22는 단기 및 장기적 기계환기에서 이탈하는 경우를 위한 지침을 제시하고 있다.

이탈을 시도하기 전에 이러한 것을 사정하고 이탈의 장애요인을 미리 설명하는 것은 중요하다. 이탈지표는 이탈준비가 되었는지를 예측하는 것을 강조하고 있다. 일부의 지표(흡기 음압[negative inspiratory pressure, NIP], 호흡기양압[positive inspiratory pressure, PEP])은 예외적으로 근육 강도와 내구성과 같은 호흡기계 요소를 평가한다. 다른 지표들은 이탈준비에 영향을 주는 광범위한 신체적 요인으로 구성되어 이러한 요인들은 단지 예측이 아니라 이탈과정에 직접 영향을 주는 요인을 확인하는 지표이다. 이탈지표에 대한 논의에서 이탈을 위해 어떠한 접근이 최선

인지 의견이 일치하지 않으며 이를 입증하는 근거나 합의는 제시되지 않았다. 어떤 임상의들은 이탈을 시도할 때까지 인공호흡기로 완전히 도와주며, 다른 사람은 간헐적으로 이탈을 시도하면서 점점 빈도와 기간을 증가시킨다. 이탈을 점진적으로 시도하는 것에 대한 이론적인 장점은 다음과 같다 :

1) 시간적으로 완전히 인공호흡기에 의한 호흡을 하는 경우보다 부분적인 인공호흡을 하는 환자들은 낮은 압력과 용량에 노출되므로 합병증의 위험을 줄일 수 있다. 2) 부분적으로 환자가 스스로 호흡을 하게 하는 것은 호흡근을 연습하게 함으로써 호흡근의 약화나 위축을 줄일 수 있다.

호흡의 부속근육뿐만 아니라 횡격막 운동도 근육의 강

BOX 10-22
장기간 기계환기로부터 이탈지침

환자가 급성 또는 만성의 복합적인 질병의 결과로 짧은 시간 내 이탈을 실패하여 인공호흡기를 72시간 이상 유지해야 할 경우 이런 환자들은 자발호흡의 성공적인 귀환을 위해 호흡근의 힘과 내구력을 위한 연습 기간이 필요하다. 이 과정을 위한 목표는 다음과 같다.
- 하루 2~3회 환자가 지치지 않는 범위에서 인공호흡기의 보조를 줄여 이탈을 시도한다.
- 이탈 사이와 밤 동안에는 환자가 충분히 쉴 수 있도록 호흡작업량을 최소화시키고 횡격막이 쉬도록 인공호흡기를 설정한다.

이탈준비지표(Readiness criteria)
- 단기 기계환기와 같다(Box 10-21). 이와 동시에 혈역학적 안정, 적절한 진통과 진정(점수확인), 정상범위내의 호흡량이 중요하다.

이탈을 위한 중재
- 압력조절형 인공호흡기로 변경하여 환자의 호흡수가 35회/분 이하가 유지되도록 한다.
- 30분 동안 실패한 조짐이 있는지 관찰한다(Box 10-21 참고).
- 유지된다면 2시간 동안 지속하고 그 다음에 "rest" setting 으로 돌아가거나 호흡수가 20회/분 이하로 유지되도록 PSV를 조절한다.
- 2시간 휴식 후 2~4시간 같은 PSV level로 반복하여 시도한다. 만약 환자가 최소기준(Box 10-21)을 초과한다면 이탈을 멈추고 "rest" setting으로 돌아간다. 이런 경우 다음 시도할 때에는 전에 실패했던 수준보다 높여 시도한다.
- 중환자상태기록지(flowsheet)에 각각의 이탈 결과에 대해 특수한 지표와 실패로 판단된 시간을 기록한다.

- 이탈의 목표는 이탈기간을 늘리고 PSV level을 점차 감소시키는 것이다. PSV level을 2~4cmH$_2$O로 낮추거나 기간을 1~2시간 늘리면서도 환자의 상태가 안정되게 유지되면 이탈은 성공한 것이다. 이 이탈 과정은 환자의 특성과 적응 정도에 따라 매일 달라질 수 있다. 이탈준비지표를 참고하여 교정될 수 있는 요소를 매일 사정하고 환자가 이탈을 실패할 때마다 원인을 재검토한다.
- 환자가 기계환기의 지원없이 이탈되기 정에는 적어도 밤 6시간 동안 "rest" setting으로 안정된 환기상태를 유지한다.

인공호흡기 중단
인공호흡기 설정이 FiO$_2$ 40% 이하, PSV 10cmH$_2$O 이하, PEEP 8cmH$_2$O 이하일 때 이탈할 수 있다. 일단 이 setting에 적응하면 환자는 CPAP 5cmH$_2$O 또는 기관절개 칼라(만약 기관절개가 있다면)로 바꿀 수 있다. 환자가 첫 5분 이상을 만족시키면 1~2시간 이상 지속시킬 수 있다. 이 최소한의 설정에서 환자가 충분히 환기하고 산소포화가 이루어지며 ABGA가 정상 결과를 보인다면 다음의 선택을 고려할 수 있다.
- 환자가 발관 지표에 맞는다면 다음 단계를 시도할 수 있다.
- 기관절개칼라를 가진 환자라면 하루에 2~3번, 매일 1~2시간 증가시키면서 하루에 인공호흡기를 중지하는 시간이 총 18시간까지 되도록 이탈을 시도할 수 있다.
- 이 상황에서 환자가 이탈성공지표를 초과하지 않고 24시간 이상을 유지한다면 기관절개 칼라만 남겨둘 준비가 된 것이다.
- 인공호흡기 이탈은 환자의 자발 호흡이 24시간 이상 유지될 때 성공적으로 생각한다(발관 또는 기관절개 칼라).

도와 내구성에 의존한다. 횡격막 수축의 효율성은 근섬유 휴식기(resting length)와 수축 속도를 나타낸다. 이 두가지 요소들은 횡격막의 안정시 위치에 영향을 주는 생리적 변화에 의해 영향을 받는다. COPD의 경우 휴식기는 더 짧고(수축력이 약화되어서) 횡격막 팽창, 복수 또는 병적인 비만의 경우 횡격막은 수축하면서 복강 내 장기들을 아래로 더 눌러야 한다. 반응성 기도질환(reactive airway disease)은 공기흐름에 대한 저항력이 증가하게 되어 호흡으로 인한 근육 작업량이 늘어난다. 이상과 같은 비정상적인 상황들은 호흡근에 상당한 피로와 호흡장애를 초래하게 된다.

호흡근의 피로는 이탈을 방해한다. 피로해진 호흡근의 회복은 절대안정상태에서 24시간 정도가 걸린다. 그러므로 밤에 환자가 쉴 수 있도록 인공호흡기의 보조를 증가시키는 것이 필수적이다. 이런 과정에서 환자에게 호흡부전이 증가하거나 피로의 증상이 보이면 이탈 시도는 중단된다. 이탈성공지표는 Box 10-21과 Box 10-22에 나와 있다. 이탈과정에 안정제나 마취제를 사용하는 것은 통증이나 불안을 조절하기 위해 명백하게 필요한 경우가 아니면 제한된다. 노인환자에게 인공호흡기 이탈시 특별히 고려할 사항은 Box 10-23에 있다.

이탈의 방법이나 접근방법에 관계없이 이탈의 성공에 긍정적인 영향을 미치는 요소는 환자 개개인의 평가에 근거한 포괄적인 치료 계획을 위한 협동적인 다학제팀, 환자 개개인의 사정에 따른 표준화된 이탈프로토콜의 적용, 임상진료경로(Critical Pathway)의 사용을 환자 개인에게 적용하는 것이다.

(1) 단기간의 기계환기로부터의 이탈

수술을 위해 단기간 기관내 삽관을 시행한 사람이거나 쉽게 회복이 가능한 급성 폐질환, 또는 급성 신경계 질환(약물중독)으로 인해 기도를 보호하기 위해 삽관을 하는 경우 단기간내에 이탈을 하는 것이 바람직하다. 왜냐하면 기계환기는 72시간 이내에 생리적인 변화를 유발하기 때문이다. 단기이탈의 성공지표로서 자주 사용되는 것은 -20cm H_2O 이하의 흡기음압(NIP, -30cm H_2O 이상), +30cm H_2O 이상의 흡기양압(PEP, +45cm H_2O까지), 자발적 분당호흡량이 최소 12L/min이다. NIP와 PEP는 호흡

BOX 10-23
노인환자의 기계환기 이탈시 극복해야 할 장애

기계환기를 유지하는 노인 환자의 경우 치료자의 특별한 의지가 필요하며, 성공적인 이탈을 위해서는 효과적인 간호중재가 필요하다.

- 수면과 휴식 양상의 변화: 환자의 정상적인 수면 습관을 파악하고, 편안한 주위환경과 적어도 밤에는 6시간 이상, 낮에는 2시간 이상의 휴식을 제공해야 한다. 취침 시 수면제가 필요하면 의사에게 의뢰한다.
- 영양과 수분보충: 가능한 빨리 영양사에게 의뢰하여 영양공급을 시작한다. 환자의 적응 정도를 사정하고 지시에 따라 목표를 증가시킨다. 섭취 및 배설량, 체중, 임상증상을 통해 수분 균형을 평가하고 필요 시 의사와 상의하여 섭취량의 조절 및 이뇨제 사용을 검토한다.
- 통증과 진정관리: 통증 척도 또는 생리적 지표를 사용하여 환자의 요구와 중재의 효과를 사정하고, 지시에 따라 진통제를 투여한다. 가능한 불안과 초조의 원인을 평가한다; 약물요법은 표준화된 진정척도를 사용하여 바람직한 반응을 얻으며 진정까지는 아닌 용량에 맞추어야 한다.
- 장 배설의 변화: 가능하면 평소 환자의 배변 양상을 확인한다; 규칙적인 장 운동을 유지하기 위해 적극적인 식이 요법이나 이와 유사한 중재를 시작한다. 장의 기능을 변화시킬 수 있는 요소(예, 약물)를 평가하고 충분한 수분 공급을 한다 (가능하면 위장을 통해).
- 활동과 운동 상태: 물리치료사에게 의뢰하여 신체 기능의 능력을 평가하고 적절한 치료를 시작한다. 가능한 조기이상을 시작하고 능동적인 관절운동과 일상생활 활동에 참여하도록 격려한다.

근육강도를 나타내는 지표이며 이탈방법의 선택에 따라 큰 변화가 없다.

이탈과정은 병원마다 약간은 다르지만 일반적인 지침은 동일하다. 예를 들어 이탈은 환자의 휴식이 끝난 후 아침에 시작한다. 환자는 편안해야 하며 간호사는 침대 머리를 올려주어야 한다. 기관지 확장제나 안정제와 같이 환자의 안정을 위한 약물을 사용할 수 있다. 간호사는 이탈과정을 설명함으로써 환자의 불안과 걱정을 덜어줄 수 있다. 이탈시도 전에 간호사는 필요하다면 환자의 기도를 확보하고 흡인을 한다. 또 이탈과정을 시작한 후 환자 곁에 머물러 줌으로써 환자의 불안과 염려를 줄여 줄 수 있다. 간호사는 이탈과정 중 환자의 반응을 평가하고 기록한다.

임상 연구에 관한 통찰

중환자실이 재원기간에 대한 문제에 직면하고 있는 동안 장기간의 기계환기에 대한 이탈이 더욱 도전이 되고 있다. 이 연구의 목적은 장기간 기계환기 치료를 받고 있는 환자의 결과를 향상시키기 위한 의사결정을 도모하고 의사소통을 보조하는 두 구조물의 효율성을 평가하는 것이다. 이 구조물은 이탈 게시판과 기록지이다. "장기간"은 7일 이상으로 정의하였다. 대상은 7일 이상 기계환기를 받고 있는 내과 중환자실에 입원한 모든 환자로 구성되었다. 중재는 "협동적 이탈 계획"으로 명명되었고, 다섯 개 부분으로 구성되었다 : (1) 다학제팀이 아침 회진 동안 이탈계획을 세운다: (2) 그리고 이탈 계획을 이탈 게시판에 기록한다 : (3) 이탈과정에 대한 자료와 각 이탈 시도에 대한 환자의 반응은 기록지에 기록된다 : (4) 모든 중환자팀의 구성원은 이탈 게시판 또는 기록지에 써 넣을 수 있다 : (5) 이탈을 위해 이용된 과정은 중재기간 동안에는 조정되지 않는다. 실험군은 82명, 대조군은 55명이었다. 결과는 기계환기 기간, 재원기간, 비용, 사망률, 재기계환기, 재입원과 같은 환자의 결과가 대조군에 비해 실험군에서 더 좋은 것으로 나타났다. 제한점에도 불구하고 이런 결과들은 환자 결과의 의미 있는 향상은 의료팀 구성원 간의 의사소통 향상에 목표를 둔 중재를 통해 얻어질 수 있다는 것을 보여준다.

(2) 장기간의 기계환기로부터의 이탈

환자가 기계환기를 길게 필요로 할 경우 폐포의 파괴와 폐포-모세혈관의 막이 새어 나오게 되는 용량-압력손상을 일으킬 가능성이 커진다. 장기간의 이탈 과정은 종종 수 주일이 소요된다. 대개 이 과정은 복잡하고, 수없이 연기되고 후퇴하게 된다. 장기간의 이탈과정에서 이탈의 시도가 실패하게 되며 또 다시 시도하기 위해서는 기계호흡에 의존하여 휴식해야만 한다. 안정기 동안 호흡근의 회복이 가능하다. 이탈시도에 실패한 환자는 호흡근의 쇠약과 관련되어 빠르고 얕은 호흡양상을 보인다. 다학제팀이 이탈계획을 정기적으로 재평가하고 필요시 환자와 가족과 함께 지속적으로 대화해야 한다.

(3) 기계환기에서의 이탈 방법

인공호흡기를 떼기 위한 다양한 방법이 연구되고 있다. 어떠한 방법이 최선인지에 대해 모두 반박의 여지는 있다. 가장 흔한 이탈의 방법으로는 T-piece나 지속적 기도내 양

임상 연구에 관한 통찰

미국에서 노인 수가 증가함에 따라 상해를 경험하고, 수술을 받은 노인의 수 또한 증가할 것이다. 미국에서 중환자실에 입원한 노인의 수는 42~48%이다. 집중치료가 필요한 노인이 많아짐에 따라 장기간 기계환기의 이용도 증가하고 있다. 이 연구는 장기간의 기계환기를 3일 이상 사용 시로 정의하였다. 이 예비 연구는 3일 이상의 기계환기가 필요한 60세 이상의 외과 환자 10명을 조사하였다. 이 연구의 목적은 이탈이 될 수 있는 환자와 그렇지 못한 환자 사이에 차이가 있는 지와 이런 차이를 야기시키는 체계적 요인(연령)이 있는지를 결정하기 위해 장기간 기계환기 치료를 받고 있는 노인 중환자의 이탈 과정을 기술하는 것이다. 대상자는 24시간 동안 성공적으로 이탈이 될 때까지 매일 감시하며 임상적 자료가 수집되고, 이런 자료와 the Burns Weaning Assessment Program(BWAP)를 이용하여 이탈 결정이 내려졌다. BWAP는 이탈 준비를 사정하기 위하여 이용된 일반적인 요소와 호흡 요소의 26항목으로 구성된 점검표이다. 이 예비 연구의 결과는 환기 보조로부터 이탈할 수 있었던 6명의 환자(평균 연령 70세 : 중앙 연령값 71.5세 :60~80세)는 이탈할 수 없었던 4명(평균 연령76세 : 중앙 연령값 80세 : 63~82세)보다 유의하게 더 어린 것으로 나타났다. 그러나 이탈할 수 있었던 환자는 중환자실에 입원한 지 11일에 준비가 되었고, 이탈할 수 없었던 환자는 17일까지 준비가 되지 않았다. 이 연구의 결과는 그리 놀라운 것이 아니며 다른 노인 연구들과 같은 결과를 나타내었다. 노인 중환자는 항상성을 회복하기 위해 손상이라는 스트레스 요소에 대해 막대한 적응 반응을 발생시켜야 한다. 노인은 호흡근육의 쇠약, 저산소혈증에 대한 호흡성 반응, 계면활성제의 생성 감소로 인한 무기폐의 증가, 감염에 대한 감수성의 증가를 포함하는 많은 장기간의 기계환기로부터의 이탈에 대한 이런 요소들의 다차원적이고 상호작용적인 효과는 젊은 환자에 비해 노인 환자에게 더 문제가 된다.

압(CPAP)을 적용하거나 조금씩 압력보조환기(PSV)를 감소하는 방법이 있다. 이탈에 대한 환자의 요구와 가능성 및 이탈 지표의 모니터링을 통한 종합적인 평가가 잘 이루어져야 성공적인 이탈이 가능하다. 이탈에 대한 전문적인 계획과 간호사의 감시를 바탕으로 하는 다학제팀의 종합적 접근이 있을 때 긍정적인 결과를 가져온다.

① T-piece

T-piece는 필요한 FiO_2(인공호흡기에서 설정된 것보다

약간 높은 정도)를 설정하여 환자에게 연결된다. 이탈에 대한 환자의 반응과 내성을 계속 관찰해야 한다. T-piece 를 사용하는 기간은 표준화되어 있지는 않으나 일부 임상 의들은 초기 30분간 동맥혈가스와 환자의 반응이 받아들 일 수 있는 정도이면 기관내관을 제거한다고 하였다. 일부 에서는 이탈의 빈도와 시간을 증가하면서 내성을 평가하 는 방법을 사용한다. 후자의 방법이 사용될 때 T-piece의 사용이 24시간이 지나게 되면 발관할 준비가 된 것으로 판 단한다.

② SIMV 방법

SIMV는 초기에 최선의 이탈방법으로 알려졌었다. 이는 (호흡근의 위축을 예방하는) 자발적 호흡을 허용한다. SIMV를 이용한 이탈은 기계환기의 호흡수(대개 분당 4회 정도)를 조금씩 줄이게 된다. 따라서 환자가 이탈이 가능 한 수준에 도달했을 때 관을 제거하면 된다. 그러나 횟수 가 낮은 SIMV(분당 4호흡이하)는 높은 피로와 호흡작업량 의 부하가 커질 수 있다. SIMV 와 PSV의 혼용은 대개 자발 적 호흡과 관련된 호흡작업량을 감소시킨다. 두 방법을 혼 용하는 것이 종종 이탈기간을 지연시키기도 하므로 결과 적으로 PSV가 이탈방법으로 더 선호된다.

③ CPAP

CPAP은 인공호흡기의 흐름에 작은 양(또는 0)의 양압 을 걸어 호흡을 일으킨다. 이탈을 위한 T-piece와 CPAP은 서로 상반된다. 종종 임상의의 선호도나 환자의 반응을 관 찰함으로써 둘 중에 하나의 방법을 결정하기도 한다.

④ PSV

낮은 수준의 PSV는 인공호흡기 흐름과 기도내관과 연 관되어 호흡작업량을 감소시킨다. PSV를 이용한 이탈은 적절한 일회호흡량(6-12 mL/kg)와 분당 25회 이하의 호흡 수를 유지하는 상태에서 IPL을 5-10 cmH$_2$O로 점차 감소 시키게 된다. PSV는 용량조절방식에서 보다는 호흡작업 량을 감소시키므로 장기적 이탈의 시도에 괜찮다. 5 cmH$_2$O의 IPL은 기관내튜브와 인공호흡기 회로로 인한 호 흡작업량을 극복하는 것으로 생각된다. 전형적으로 IPL은 매일 2 cmH$_2$O를 감소시키거나 인공호흡기의 변경에 대

한 환자의 반응에 따라 매일 2회 감소시킨다. PSV 를 이용 한 이탈의 성공은 호흡수와 SaO$_2$, 심박동수, 피로도의 변 화와 같은 환자의 반응으로 평가할 수 있다. 발관 전에 자 발호흡을 하는 동안 CPAP, T-piece, PSV는 이탈준비를 효 과적으로 지원하는 방법이다.

(4) 이탈과 관련된 부속기구들

장기간의 이탈에서 환자의 편안함과 이탈내성을 증가 시키기 위한 여러 기구들이 있다. 구멍이 있는 기관절개관 은 이탈 기간 동안 의사소통이 가능하게 하고 환자와의 상 호작용을 증진시킨다. 이 관은 외측의 케뉼라만 구멍이 있 고 내측의 캐뉼라에는 없다. 팽창된 커프와 내측 캐뉼라는 환자로 하여금 쉽게 인공호흡을 하도록 해준다. 이탈과정 동안 내측 캐뉼라는 제거되고 커프는 이완되고, 외측 캐뉼 라가 사용되며, 보조산소가 비강 캐뉼라에 의해 공급된다. 이 체계는 성대를 통한 공기의 출입을 가능하게 하고, 따 라서 환자가 말을 할 수 있다. 내측 캐뉼라가 사용되는 동 안 반드시 커프는 이완되어 있어야 하는데 이는 환자가 호 흡을 할 수 없게 되기 때문이다.

Kirshner button이나 Shiley speaking valve는 기관절개 관을 가진 환자를 위해 이탈기간 동안 의사소통을 가능하 도록 해준다. 이것들은 구멍이 있는 기관절개관보다 사용 이 용이하다. 또한 Shiley valve는 부착된 구멍을 통해 산 소공급이 가능하다. 기관절개 칼라의 가습화된 공기는 건 조를 막고 기도의 습기를 유지시켜준다. 7.0mm이상의 큰 기관내관은 호흡에 대한 저항과 호흡작업량을 감소시킨 다. 보다 큰 기관내관은 또한 필요시 기관지 내시경을 통 해 분비물 제거가 필요한 경우 도움이 된다. 많은 경우에 기관절개술은 환자를 보다 편안하게 하고 의사소통 및 구 강상태를 건강하게 유지하는데 도움을 준다.

8) 발관의 기준

이탈을 위해 어떤 방법을 채택하던지 단기 또는 장기 인공호흡기 사용에 따라 발관에 필요한 기준에 도달하기 전에 발관을 시행해서는 안 된다(Box 10-21, 22). 발관 전 에 환자는 반드시 스스로 기도 유지가 가능해야 하며, 적 절한 수준의 의식 및 기침이나 구토반사가 있어야 한다. 모든 환자에 있어서 특히 삽관이 어렵거나 반응성 기도질

환을 가진 환자는 발관 전에 반드시 "커프 누출 시험"이 이루어져야 한다. 이것은 구개인두의 흡인 후 관의 커프에서 공기를 제거한 뒤 기관내관을 막고 나서 환자가 흡기를 할 때 공기가 통하는지를 보는 것이다. 이 때 공기누출이 되지 않는다면 부종의 증거가 될 수 있으며, 발관 후 후두부 천명이 발생될 것이 예상된다. 커프 누출 시험에 실패했을 경우, 부종의 감소를 위해 환자에게 24~48시간 동안 부신피질호르몬을 투여한 후 다시 커프 누출 시험을 한다. 발관 이전에 부종이 해소되었는지 확인하기 위해 기관지경을 이용하여 직접 기관지를 관찰할 수도 있다.

환자가 발관을 이겨내지 못할 경우를 대비하여 응급으로 재삽관을 할 수 있는 전문가가 가능하지 않다면 발관해서는 안 된다. 발관을 위해서는 환자에게 미리 시행과정을 설명하고 철저히 준비가 된 후에 환자의 입안에서 기관내관과 구인두 뒷부분에 고인 분비물을 흡인해야 한다. 앰부백과 마스크를 준비하여 응급 시에 대비해야 하며 간호사는 기관내관의 반창고를 뗀 후 커프의 공기를 제거한다. 환자가 기침을 하기 이전에 기관내관을 빠르게 제거하고 입안에 고인 분비물을 흡인하여 기도로 넘어가지 않도록 한다. 이탈이 된 후에는 가습이 된 산소를 공급하며, 이 때 환자의 호흡곤란이 있는지 천명음의 유무와 산소포화도의 감소 등을 빠르게 평가해야 한다. 천명의 치료는 라세믹 에피네프린을 흡입하게 하며, 때로는 정맥으로 스테로이드를 투여한다. 스테로이드는 즉시 작용하지 않기 때문에 발관 이전에 미리 투여해야 한다. 만일 상황이 여의치 않을 경우 즉시 재삽관을 고려해야 한다.

9) 가정간호와 기계환기

침습적인 인공호흡기를 필요로 하는 환자들은 가정간호의 대상자가 될 수 있다. 가정에서의 인공호흡기 관리 대상이 되는 환자의 상태는 다음과 같다.

- 신경학적 질환(예, ALS, 길랑-바레 증후군, 다발성경화증, 근육성 이영양증, 중증 근무력증, 소아마비, 다발성근염, 척추손상)
- 억제성 질환(예, 간질폐섬유증, 척추후외측만증, 비만, 유육종증)
- 폐쇄성 질환(예, 기관지확장증, 기관지폐색증, 기관지폐형성장애, 만성기관지염과 폐기종, 낭포성섬유증,

수면성무호흡증후군)

가정에서 인공호흡기를 사용하는 환자를 위한 발관 지침은 Box 10-24에 있다.

10) 기계환기를 하는 환자를 위한 새로운 도전

인공호흡을 하는 환자는 간호사들에게 큰 도전이 된다. 그들은 부주의에 의한 합병증을 일으키기 쉬우며 사망률과 유병률이 높기 때문이다. 따라서 간호사들이 최신의 연구결과를 임상에 적용하는 것은 임상적으로나 재정적으로 결과를 개설할수도 있으므로 중요하다. 계면활성제, 부분적 액체 환기, 저용량 환기법, 급성 호흡곤란증후군에 있어 적절한 수액관리 등에 대한 연구는 임상실무를 담당하는 간호사에게 새로운 도전을 던지고 있다. 이탈팀의 활용이나 결과에 대한 사례 관리자, 이탈 프로토콜에 의한 호흡기의 이탈은 병원비용의 감소와 효과적인 이탈에 대한 긍정적인 결과를 보이고 있다. 이러한 체계는 인공호흡기의 사용과 수많은 합병증을 감소시켜 줄 것으로 기대된다. 또한 환자를 위해 양질의 서비스와 비용효과적인 측면에서 최선의 결과를 제시하게 될 것이다.

간호사들은 최신 정보와 연구를 익히기 위해 최신의 논문들과 인터넷을 이용할 수 있다. 신규 간호사들은 최신의 논문과 임상분야의 최신의 연구들을 얻기 위해 보건도서관의 데이터베이스에 접속해야 할 것이다. 최신 정보들로는 (1) AACN Procedures Manual for Critical Care, (2) AACN protocols for Practice: Care of the mechanically ventilated patient, (3) AACN Clinical Issues와 (4) Egan's Fundamentals of respiratory care 등이 있다. 이러한 자료는 인공호흡기에 대한 정보와 병태생리학 및 환자의 간호에 대한 정보를 제공한다. 간호사들이 그들의 새로운 지식을 꾸준히 갱신하고 노력함으로써 간호학에 관한 새로운 선구자가 될 수 있을 것이다. 우수한 간호의 비결은 근거기반의 실무를 하는 것이다. 신규 간호사들이 할 일은 호흡전반에 걸친 지식, 치료법, 부작용, 임상기술을 통합하는 일이다. 21세기의 계속 변화하는 기술과 연구는 간호사로 하여금 그들의 임상을 꾸준히 갱신하고 호흡관련 환자들에게 양질의 보호를 제공하도록 할 것이다.

BOX 10-24
기계환기보조를 받고 있는 환자의 가정간호

- 환자, 가족, 간호사 및 의사는 가정간호에 필요한 환자의 요구와 가족의 요구, 간호가 필요한 실질적인 교육계획을 퇴원 전에 마련해야 한다.
- 간호, 의학, 사회사업, 물리/작업치료, 호흡치료, 언어치료, 영양, 약물 등의 여러 전문분야의 전문가들이 모여 환자와 가족에게 제공할 체계적인 교육계획을 논의한다.
- 퇴원 전에 가정간호를 위한 적당한 재원이 있어야 한다.
- 가정간호를 위해 환자와 가족을 준비시키기 전에 환자 및 가족 자원뿐 아니라 광범위하게 환자의 신체 상태를 사정하는 것이 필수적이다.

환자의 신체 상태
- 급성질환이 치유되었는가? 만성질환이 조절되고 있는가? 모든 감염질환이 치료되거나 또는 명확한 치료를 하고 있는가?
- 환자는 안정된 폐기능을 가지고, 최소한의 기계환기 보조(낮은 FiO_2, 가장 단순한 환기 방식)를 받으며, 적절한 기침과 기도 흡인으로 폐 분비물을 조절하고 있는가?
- 환자는 대사 및 영양상태가 안정적이며, 약물과 영양요법이 간단한 것인가?

가족 지원
- 유용한 가족 자원이 여러 명인가?(최소 한 명 이상)
- 가족은 돌봄에 관심이 있고, 현실적이며, 융통성이 있고, 헌신적이며, 건강한가?

가정
- 인공호흡 장비를 이용할 수 있는 적절한 전기시설이 있는가?
- 난방, 냉방, 전화, 안전한 물 공급, 저장 장소가 충분한가?
- 응급상황에서 환자를 안전하게 대피시킬 수 있는 적절한 장소가 있는가?
- 환자와 가족의 목표를 확인하고 퇴원 전에 구체적으로 퇴원계획을 세워야 한다.
  - 인공호흡기, 수분공급, 투약 교육
  - 환자의 개인적 간호, 위생, 경피적 내시경위조루(percutaneous endoscopic gastrostomy) 간호, 장 및 방광간호 교육

- 환자의 힘과 유연성을 유지하는 기술
- 환자를 위한 기분전환 활동과 의사소통 기술
- 안전하게 환자의 자세를 유지하고 이동하는 기술
- 기관절개술과 인공호흡기의 고장의 발견 수리
- 급성질환의 징후, 만성질환 및 기저질환의 악화 파악
- 응급 상황을 대비하여 가족을 대상으로 심폐소생술 훈련
- 임종상황과 바램, 특수한 상황에 대해 환자 및 가족과 상의
- 가정간호가 이루어지지 않으면 환자 및 가족과 대안에 대해 상의
- 환자 및 가족의 심리적 요구를 충족시키기 위한 방법에 대한 상의
- 팀은 퇴원을 위한 환자 및 가족의 준비와 진행 정도를 평가하며 교육 계획과 그에 따른 퇴원 날짜를 조정한다.
- 퇴원 전과 퇴원
  - 병원에 있는 동안 의료진의 감독과 도움 아래 환자의 간호를 점차 가족에게 인계한다.
  - 가정간호사는 가정을 파악하여 장비의 이동 및 배치를 정한다.
  - 가정간호사는 퇴원 전에 환자에게 필요한 지역사회 자원(전기회사, 소방서, 응급구조대)을 파악하여 알려준다.
  - 가정간호사는 가정에서의 인공호흡기 관리에 대한 교육을 시행한다.
  - 퇴원 후에도 지속적으로 환자를 관리할 의사를 확인한다.
  - 응급시 병원에 연락할 사람을 확인한다(사례관리자, 담당 간호사).
  - 가정간호를 위해 필요한 것을 파악하여 제공한다(예, 물리/작업치료, 언어, 상담, 간호, 사회사업, 영양).
  - 적어도 퇴원 3일 전에는 가정에서 사용할 인공호흡기를 준비한다.
  - 가족은 퇴원 전에 기관절개관을 교환해본다.
  - 의료팀, 환자, 가족에 의해 퇴원날짜가 정해지면 교환의 이동방법을 계획하고 준비한다.
  - 가정으로의 이동을 위해 필요한 장비(예, 흡인기구, 인공호흡기)가 정확하고 안전하게 작동되는지 점검한다.
  - 적어도 퇴원 2일전에는 퇴원처방이 되어야 한다.
  - 퇴원 전 퇴원약이 준비되어야 한다.

11. 임상 적용

사례 연구

흡인성 폐렴

62세 남자인 김씨는 의식 저하와 오심 구토, 가쁜 호흡으로 응급실에 오게 되었다. 그는 고혈압과 흡연, COPD의 병력을 가지고 있다. 가족에 따르면 오늘 아침 구토 후에 갑작스럽게 호흡곤란이 발생하였으며 그날 아침 여느 때보다 깨우기가 더 힘들었다고 한다. 응급실에 왔을 때 그는 신음소리를 내며 호흡수는 28회/분으로 힘들어 보였고, 체온은 38.7℃, SaO_2는 대기상태에서 86%이었으며 다른 활력징후는 안정적이었다. 도착 직후 흉부방사선 검사에서 우측 하엽의 침윤이 있었다. 동맥혈가스검사에서 pH 7.30, $PaCO_2$ 62 mmHg, SaO_2 60 mmHg, 염기 19mEq/L, 염기결손 -2이다. 가족들과의 면담 후 흡인성 폐렴으로 추정하고 호흡작업량이 늘어남에 따라 기관내삽관을 하기로 결정하였다. 기관내삽관을 성공적으로 시행하고 흡인을 하였을 때 약간 녹색이면서 음식물이 섞인 분비물이 중간정도로 나와서 배양검사를 내보냈다. 혈액과 소변배양도 함께 시행하였다. 환자는 FiO_2 0.4, SIMV 8회, PS 10, PEEP 5 cmH_2O로 기계환기를 시작하였다. 72시간 항생제와 기도청결을 한 뒤 환자는 기계이탈과 발관에 성공하였다.

자가학습: 비판적 사고

1. 김씨가 이탈 준비가 되었는지 어떻게 사정하는가?

2. 일단 이탈준비가 되었다고 확인되면 어떤 계획을 세울 수 있는가?

3. 이 환자가 흡인을 일으키지 않도록 예방하기 위한 중재는 무엇인가?

4. 기계환기를 하는 환자에게 그 외의 어떤 중재를 해야 하는가?

Chapter 11

호흡기 질환

- 지역사회 폐렴, 병원 폐렴, 의료시설 폐렴의 원인, 병태생리, 사정, 관리 및 예방법을 비교한다.
- 중증 급성호흡증후군의 원인, 병태생리, 사정, 관리를 기술한다.
- 흉막삼출의 병태생리, 사정, 관리에 대하여 설명한다
- 기흉의 병태생리, 사정, 관리를 기술한다.
- 폐색전증의 병태생리, 사정, 관리 및 예방에 대하여 설명한다.
- 만성폐쇄성폐질환의 병태생리, 사정, 관리 및 예방을 설명한다.
- 만성 기관지염과 폐기종의 병리과정, 증상 및 징후, 관리를 비교한다.
- 가벼운 발작에서부터 천식지속증 상태까지 천식의 병태생리, 사정, 관리를 설명한다.
- 급성 저산소혈증 호흡부전과 급성 고탄산성 호흡부전의 병태생리, 사정, 관리에서 주요 특징을 설명한다.

1. 폐렴

폐렴(pneumonia)은 고위험군에 대한 선별방법 및 예방지침이 발전되었음에도 불구하고 지역이나 병원 어디에서나 찾아볼 수 있는 흔한 감염이다. 중환자 전문간호사는 폐렴이 급성 호흡부전으로 발전하거나 심각한 합병증을 동반한 상태의 환자를 만나게 된다. 미국의 경우, 폐렴은 감염성 질환으로 인한 사망의 주 원인이며, 두 번째로 흔한 병원감염이고, 사망원인 중 제 8위에 해당한다. 2006년 인구 10만명 당 56,326명(2.6%)이 폐렴 또는 인플루엔자로 사망하였다.

지역사회 폐렴(community acquired pneumonia, CAP)은 미국 내 감염성 질환으로 인한 사망의 주요 원인이다. CAP로 인하여 500,000명이 입원을 하고 약 45,000명이 사망한다. 또한 중환자실 입원의 가장 흔한 원인이다. 중증 CAP로 인한 중환자실내 사망률은 58%에 달하고 있으며, 지난 수년 동안 사망률 감소는 매우 미미한 수준이다. 통계보고에 의하면, CAP 환자 중 약 915,000명은 65세 이상의 노인으로, CAP로 인한 입원률은 45-64세 성인보다 4배

높다.

미국감염질환협회(Infecious Diseases Society of America, IDSA)에서는 CAP를 폐 실질의 급성 감염으로, 흉부 x-ray 상 급성 침윤이 발생하거나 폐렴 시 나타나는 호흡음이 지속적으로 청진되는 것으로 정의하고 있다. CAP는 증상 발현 최소 14일전 병원 입원이나 장기요양시설에 거주하지 않은 사람에게만 진단 내릴 수 있다. CAP는 폐렴의 주요 특징이 나타나지 않으며, 통원치료를 받는 환자의 사망률은 낮다(1-5%). 그러나 입원치료가 필요한 환자의 경우 사망률은 14%로 증가하며, 중환자실 입원이 필요한 환자의 사망률은 40%에 달한다.

폐렴환자 치료를 위한 두 가지 지침이 소개된 바 있다. 환자치료결과연구팀(Patient Outcomes Research Team)이 개발한 첫번째 지침에 의하면, 초기 치료 장소는이 세 가지 기준을 바탕으로 선택해야 한다. 세 가지 기준은

(1) 가정에서 돌봄을 받고 있던 환자의 안전을 위협할 수 있는 기존 상태에 대한 평가 결과
(2) 폐렴 중증도 지수(pneumonia severity index, PSI)계산
(3) 임상적 판단

BOX 11-1
환자치료결과연구팀의 폐렴 중증도 지수

환자치료결과연구팀의 폐렴 중증도 지수

1단계: 1번, 2번, 3번 질문에 응답하십시오. 만약 다음 3개의 질문에 모두 "아니오"라고 응답했다면 환자는 Ⅰ군 위험그룹에 속하며, 통원치료를 할 수 있다. 그러나 3개의 질문 중 "예"라고 응답한 문항이 있다면 환자의 위험그룹(Ⅱ-Ⅴ군) 결정을 위해 2단계를 시행한다.

질문 1. 환자의 연령이 50세 이상입니까?

질문 2. 환자가 다음과 같은 병력을 갖고 있습니까?

    (신생물성질환, 울혈성심부전, 뇌혈관질환, 신질환, 간질환)

질문 3. 신체검진 시 환자가 다음의 이상소견을 갖고 있었습니까?

    정신상태 변화, 125회/분 이상의 맥박, 30회/분 이상의 호흡수, 90mmHg 미만의 수축기혈압, 35℃ 미만 또는 40℃ 초과 체온

2단계: 다음의 특성을 사정한다.

특성	점수 배점	점수
인구학적 특성		
연령		
남성	연령(년)	
여성	남성 연령(년)-10	
요양시설 거주	+10	
동반질환*		
신생물성질환	+30	
간질환	+20	
울혈성심부전	+10	
신질환	+10	
신체검진 소견		
정신상태 변화+	+20	
호흡수 〉30회/분	+20	
수축기혈압 〈90 mmHg	+20	
체온 〈35℃ 또는 〉40℃	+15	
맥박 〉125회/분	+10	
혈액 검사 및 방사선 검사 소견 (검사가 시행된 경우)		
동맥혈 pH〈7.35	+30	
혈액요소질소(BUN) 〉30mg/dL	+20	
나트륨 〈130mmol/L	+20	
혈당 〉250 mmol/L	+10	
헤마토크리트 〈30%	+10	
동맥혈 산소분압 〈60 mmHg 또는 산소포화도 〈90%⧧	+10	
흉막삼출	+10	

총 점수는 각 항목 점수의 합계로, 이를 통해 환자의 중증도 점수를 확인하고 위험그룹을 결정한다.

*동반질환
- 신생물성 질환은 암으로 정의하며(피부의 기저세포암 또는 편평세포암은 제외), 증상 발현 시 활발히 진행되고 있거나 증상 발현 1년 이내에 진단받은 경우를 의미한다.
- 간질환은 간경변, 또는 만성 활동성 간염 같은 기타 만성 간질환을 임상적 또는 조직학적으로 진단받은 경우이다.
- 울혈성심부전은 건강력, 신체검진, 흉부 방사선 검사, 심초음파, 다발성간문성획득혈관조영술(multiple gated acquisition), 좌심실조영술(left ventriculo-gram)를 통해 확인된 수축기성 또는 확장기성 심실기능부전으로 정의한다.
- 뇌혈관질환은 자기공명영상, 컴퓨터단층촬영으로 확인한 뇌졸중 또는 일과성 대뇌 허혈성 발작 또는 뇌졸중으로 정의한다.

- 신질환은 만성 신질환 또는 비정상적 BUN 또는 크레아티닌의 병력을 갖고 있는 것을 뜻한다.
⁺ 정신상태 변화는 만성적 증상이 아니며, 혼미(stupor), 혼수(coma) 없이, 사람, 장소, 시간에 대한 지남력이 변화한 것으로 정의한다.
⁺ 폐렴 PORT의 코호트 연구에서 맥박산소측정(pulse oximetry) 시 산소포화도가 90% 미만이거나 입원에 앞서 기관내삽관을 하였다면 비정상적인 것으로 생각할 수 있다.

3단계: 환자의 위험그룹을 결정한다.

총점	위험그룹	사망률	추천되는 치료 장소
없음 (1단계 참고)	I 군	0.1%	외래 (통원치료)
<70	II 군	0.6%	외래 (통원치료)
71-90	III 군	0.9%	외래 (통원치료)
91-130	IV 군	9.3%	병동(입원치료)
>130	V 군	27%	병동(입원치료)

PSI는 환자를 5개 위험 그룹으로 구분하며, PSI의 점수가 높을수록 사망 위험, 중환자실에 입원할 위험, 재입원 및 재원일수가 증가할 가능성이 높다는 것을 의미한다. I군, II군, III군 위험그룹에 속하는 환자는 사망률이 낮고 통원치료를 통해 안전하게 치료 받을 수 있다. 그러나 IV과 V군 위험 그룹 환자는 입원치료가 필요하고, 특히 V 위험 그룹 환자는 중환자실에 입원하게 된다(Box 11-1).

미국흉부학회(American Thoracic Society, ATS)에서 개발한 두번째 지침에 따르면 중증 CAP 환자는 중환자실 입원이 필요하다. 중증 CAP는 2가지 주요(major) 기준 중 하나 이상이 존재하거나 3가지 부(minor) 기준 중 2가지 이상을 충족하는 것으로 정의한다(Box 11-2).

병원 폐렴(hospital acquired pneumonia, HAP), 인공호흡기 관련 폐렴(ventilator-associated pneumonia, VAP), 의료시설 폐렴(health care-associated pneumonia, HCAP)은 항균제와 대중요법의 발전에도 불구하고 사망과 질병 이환의 주요 원인으로 남아 있다. HAP는 입원 48시간 이후 발생한 폐렴으로 입원시점 잠복중이던 감염은 제외된다. HAP는 입원 환자 1000명당 5~10명 비율로 나타나며 인공호흡기를 갖고 있는 환자에서 유병률이 6-20배 증가한다.

VAP는 기관내삽관 48-72시간 후 발생한 폐렴으로 정의한다. 만약 환자가 기관내삽관과 인공호흡기가 필요한 심각한 HAP 상태라면, 이 환자는 VAP 환자에 준하여 치료해야 한다. HCAP는 발병 전 90일 안에 급성치료를 목적으

BOX 11-2
중증 지역사회 획득 폐렴의 진단을 위한 의기준

주요 기준(Major criteria)
- 침습적 기계환기
- 혈압상승제 치료가 필요한 패혈성 쇼크

부 기준(Minor criteria)
- 호흡수 >30회/분
- PaO_2/FiO_2 비 <50
- 다엽성 침윤
- 혼돈/지남력 장애
- 요독증(BUN >20mg/dL)
- 백혈구감소증(WBC <4,000 cells/mm³)
- 저체온증 (중심체온 <36°C)
- 적극적인 수액공급이 필요한 저혈압

로 2일 이상 병원에 입원한 경험이 있는 환자, 양로원, 장기요양시설에 거주하고 있는 환자, 최근 발병 전 30일 안에 정맥으로 항생제 치료, 항암제 치료, 상처 치료를 받은 환자 또는 병원과 혈액투석실에서 치료를 받은 경험이 있는 환자에게서 발생한 폐렴으로 정의한다.

ATS에서 발표한 HAP 지침에 의하면, CAP의 중증도를 정의하기 위해 사용한 기준은 HAP의 중증도 정의를 위해서도 사용할 수 있다. 중증 HAP는 중환자실 내에서도 발생할 수 있다. 특히 인공호흡기 치료를 받고 있는 환자는

발생위험이 매우 높으며, 이는 다시 중환자실 입원의 원인이 될 수 있다. HAP는 다른 원인 없이 단독으로 중증 환자의 사망률 증가 기여하며, HAP로 인한 사망률은 33-50%에 달한다.

1) 원인

세균, 바이러스, 마이코플라스마(Mycoplasma), 곰팡이 같은 기타 감염성 병원체, 그리고 이물질까지 모두 폐렴을 일으킬 수 있다. 구체적인 원인은 폐렴의 유형(CAP 또는 HAP)에 따라 매우 다양하다. 폐렴연쇄구균(Streptococcus pneumoniae, pneumococcus)은 CAP를 일으키는 병원균으로, CAP 발생의 30-60%가 이로 인한 것이다. 또한 입원 치료가 필요한 CAP 환자에게서 가장 흔한 원인균이다. CAP의 원인균으로 생각해 볼 수 있는 다른 병원균은 헤모필루스 인플루엔자(Haemophilus influenza), 황색포도구균(Staphylococcus aureus), 기타 그람 음성 간균이 있다. 원인균이 확인되지 않은 CAP 환자 중 약 50%에서 폐렴연쇄구균을 가장 주요한 원인균으로 여기고 있다. 약제 내성을 갖고 있는 폐렴연쇄구균은 65세 이상 노인에서 흔히 확인할 수 있다.

중환자실 입원이 필요한 중증 CAP의 원인균으로는 폐렴연쇄구균, 폐렴 클라미디아(Chlamydia pneumoniae), 황색포도구균(Staphylococcus aureus), 결핵균(Mycobacterium tuberculosis), 레기오넬라종(Legionella species), 호흡 바이러스(respiratory viruses), 풍토성 곰팡이(endemic fungi)를 생각해 볼 수 있다.

폐렴은 원인이 되는 요인에 따라 전형적(typical) 또는 비정형(atypical) 폐렴으로 구분할 수 있다. 폐렴연쇄구균, 화농성 연쇄구균(Streptococcus pyogenes), 황색포도구균 같은 병원체가 원인인 전형적 폐렴은 폐포내 삼출액의 축적과 염증을 유발하는 폐포내 세균의 복합작용에 의해 발생한다. 비정형 폐렴은 폐포 중격과 폐 간질에 염증성 변화를 일으키는 폐렴 마이코플라스마(Mycoplasma pneumoniae), 폐렴 클라미디아, 인플루엔자 바이러스(Influenza virus), 아데노(Adeno) 및 레기오넬라종이 원인균이다.

폐렴의 발병 시기는 HAP와 VAP 환자의 폐렴 원인균과 치료결과를 결정하는 중요인 요인이다. 병원 입원 후 4일 이내에 발생한(초기 발생) HAP와 VAP는 항생제에 민감한 세균에 의해 발생했을 가능성이 높다. 그러나 이후에 발생한(후기 발생) HAP와 VAP는 내성균에 의해 발생하기 쉽다. HAP는 황색포도구균 같은 그람양성균 뿐만 아니라 Escheria coli, 폐렴 막대균(Klebsiella pneumoniae), 녹농균(Pseudomonas aeruginosa) 같은 호기성 그람음성간균 등의 병원균의 복수감염에 의해 발생한다. 복수감염으로 발생한 HAP는 인공호흡기 치료를 받고 있는 환자(VAP)에서 흔히 발생한다(50% 이상). 내성이 강한 그람음성균(예, 녹농균(Pseudomonas aeruginosa), 아시네트박터속(Acinetobacter species)과 메티실린 내성 황색 포도상구균(methicillin resistant S. aureus, MRSA))는 후기 발생 HAP에서 흔히 볼 수 있다. 그러나 초기 발생 HAP도 이들 병원체 감염에 의해 발생할 수 있다. 잠재적 원인균은 다양한 요인(폐렴의 중증도, 합병증의 존재, 항생제를 포함한 이전의 치료, 입원기간 등)에 대한 사정을 통해 결정할 수 있다.

2) 병태생리

폐렴은 기도로 흡입되거나 흡인된 이물질, 또는 하기도에 침범한 미생물의 증식에 대한 염증반응으로 발생한다. 이러한 반응으로 인해 말초 세기관지와 폐포 안에 호중구와 기타 염증성 사이토카인(proinflammatory cytokine)이 축적된다. 인체의 해부학적, 기계적, 체액성, 세포성 방어체계는 기도 내로 들어가는 병원체를 제거하고 퇴치하도록 설계되어 있다. 그러나 많은 전신 질환들로 인해 호흡기계 방어기전이 변화되면 폐렴 발생 위험이 증가한다. 폐렴은 폐의 정상 방어기전이 손상되었거나 과부하 되고 이로 인해 미생물이 빠르게 증식할 때 발생한다. 폐렴의 중증도는 흡인 물질의 양, 병원균의 발병력, 흡인된 세균의 양과 숙주의 방어력에 따라 달라진다.

병원균은 흡입, 흡인, 원위부로부터의 혈행성 전파, 전위(translocation)를 통해 호흡기계 하기도로 들어간다. 이 기전이 발생할 위험성이 증가하는 상태는 (1) 구인두의 집락화(colonization)가 증진된 상태, (2) 이물질 흡인이 쉽게 발생하는 상태, (3) 기관내삽관이 장기간 필요한 상태, (4) 숙주의 상태이다. 구인두의 집락화(감염에 대한 임상적 근거 없이 정상 균주가 아닌 미생물이 존재하는 상태)는 HAP 발생의 단독 위험 요인으로 여겨진다. 그람양성 세균과 혐기성 세균은 정상적으로 구인두에 존재하며, 구인두 점막의 세균 결합 부위에 위치한다. 정상 구인두 균주가 파괴될 때, 이 세균 결합 부위에 병원균의 집락화가 발생할 가능성이 높아진다. 구인두 집락화에 대한 위험요인으로는 이전의 항생제 치료경험, 연령 증가, 치태(dental plaque), 흡연, 만성폐쇄성폐질환(COPD), 위식도 역류질환, 알콜중독, 당뇨, 영양실조 같은 만성질환을 들 수 있다. 위가 폐렴 발생과 관련하여 정확하게 어떤 역할을 하는지에 대해서는 아직 합의된 의견이 없다. 정상적으로 건강한 사람의 위는 염산의 살균작용으로 인해 무균상태이다. 그러나 항히스타민제(histamine-2 antagonists)와 스트레스성 궤양을 예방할 목적으로 사용한 제산제로 인해 위의 산도(pH)가 정상 이상으로 증가하면 미생물이 증식할 수 있다. 위장관 집락화는 구인두에 역행성 집락화를 유발해 폐렴 발생 위험을 증가시킨다. 위장관 집락화의 위험이 높은 대상은 노인, 무위산증(achlorhydria), 회장 또는 상부 위장질환자; 제산제 또는 항히스타민제 복용 환자 또는 장관영양 투여자이다. 구인두에 집락화 되어 있던 그람음성 또는 병원성 그람 양성균은 기관-기관지 분지로 쉽게 흡인된다.

흡인은 건강한 사람이 잠을 자는 동안 발생한다. 임상적으로 중요한 의미가 있는 흡인 위험은 기도 방어기전이 떨어져 있는 사람(알코올 남용 환자, 의식수준 저하가 있거나 연하곤란이 있는 환자, 기관내삽관을 하였거나 장관영양을 하는 환자)에게서 증가한다. 치태에 있는 세균을 흡인 하는 것 역시 폐렴의 주요한 원인으로, 이에 대한 관심이 증가하고 있다.

호흡보조 장비에 부착된 오염된 분무장비를 통해 세균을 흡입하는 것은 또 다른 세균성 폐렴의 잠재적 원인이다. 인공호흡기 회로 안에 모여 있는 응축액은 분비물에 의해 오염될 수 있으며 세균의 성장을 위한 저장소가 될 수 있다. 흡입을 통해 레기오넬라종, 결핵균, 특정 바이러스, 곰팡이 등이 효과적으로 유입된다. 병원균은 흡입된 작은 비말을 통해 기관-기관지 가지에서 하부 기도로 이동한다.

혈행성 전파도 폐렴 발생 기전 중 하나이다. 폐순환은 미생물이 들어가는 잠재적 문맥(portal)을 제공한다. 폐포벽에서 밀집된 망(network)을 형성하고 있는 폐모세혈관은 가스교환을 위한 이상적인 구조를 갖고 있다. 이 모세혈관 망을 통해 미생물이 최초 감염이 발생한 원위부에서부터 혈행성으로 전파되어 폐렴이 발생한다. (폐렴 역시 세균혈증(bacteremia)을 초래한다. 폐렴 이후에 발생하는 2차성 세균혈증은 폐렴 환자의 6~20%에서 보고되고 있다). 마지막으로, 세균독소를 장강(gut lumen)에서 부터 장간막 임파결절로, 마지막으로 폐로 이동시키는 전위 역시 세균성 폐렴을 일으킬 수 있다. 그러나 전위에 대한 병태생리적 기전은 아직 확인되지 않았다.

3) 사정
(1) 병력

위험요인과 증상을 확인하는 것은 CAP와 HAP의 병원체 규명에 도움이 된다. 객혈은 조직괴사를 의미하며, 화농성 연쇄상구균성 폐렴, 혐기성 폐농양, 황색 포도상구균, 괴사성 그람음성균, 침습적 아스페르길루스(Asperillus) 종 감염에서 좀 더 흔하게 나타난다. 폐외증상은 특이한 병원체가 있음을 의미한다; 설사, 복부 불편감은 레기오넬라종에서 나타나며, 중이염과 인두염은 폐렴 마이코플라스마 감염 시 발생한다. 노인에게 나타나는 임상증상은 젊은 사람에게 나타나는 전형적인 증상과는 약간 다를 수 있다(Box 11-3).

병력을 통해 얻은 정보는 CAP와 HAP 진단에 큰 도움이 될 수 있다. 동물 특히 새, 박쥐, 쥐, 토끼와의 접촉 여부를 확인하는 것은 히스토플라스마증(Histoplasmosis), 앵무새병(Psittacosis), 야생토끼병(Tularemia), 흑사병(Plague)을 진단하는데 도움이 된다. 또한 구강 위생에 대한 병력과 거주지를 포함한 완전한 병력 사정은 감별진단에 도움이 된다. 폐렴과 유사한 질병에는 울혈성 심부전, 무기폐, 폐색전증, 약물반응, 폐출혈, 급성 호흡곤란증후군(ARDS)이 있다.

(2) 신체검진

ATS의 주기준 및 부기준에 맞추어 심혈관 및 폐 사정이 광범위하게 이루어져야 한다(Box 11-2 참조). 간호사는 저산소혈증(거무스름한 피부색, 청색증)과 호흡곤란의 징후를 사정해야 한다. 환자들은 새로운 호흡기계 증상(예, 기침, 객담, 호흡곤란, 흉막성 흉통)과 함께 흔히 발열과

BOX 11-3
노인환자에게 고려해야 할 사항

폐렴

증상: 일반적 증상(발열, 오한, 백혈구 증가)은 거의 없다. 폐렴이 있는 노인환자에게서 혼돈과 빈맥은 흔한 증상이다. 노인환자에게 나타나는 또 다른 증상으로는 허약감, 기면, 성장실패, 식욕부진, 복통, 낙상, 실금, 두통, 망상, 비특이적 지남력 이상이 있다.

예방: 65세 이상 노인은 폐렴구균 예방접종(1회)과 매년 인플루엔자 예방접종을 받아야 한다.

오한을 동반한다.

흉부 시진 시에는 호흡양상과 호흡수를 사정하고 환자의 자세와 호흡 노력을 관찰하고 늑간 퇴축이 있는지 확인한다. 흉부 타진을 통해서는 엽성(lobar) 폐렴으로 인한 둔탁음(dullness)을 흔히 들을 수 있다. 청진을 통해 호흡음 감소를 확인할 수 있으며, 미세한 초기 수포음(crackles; 이전에는 rale로 부름) 또는 기관지 호흡음은 폐조직이 경화된 부위 위에서 청진할 수 있다.

폐외증상으로는 근육통, 위장관계 증상이 나타날 수 있으며, 노인환자의 경우 감지하기 힘든 혼돈이 발생할 수 있다.

(3) 진단검사

중증 CAP와 HAP의 진단을 위해 시행할 수 있는 검사는 유사하다. 진단검사는 다음의 두가지 이유 때문에 필요하다. (1) 환자의 증상이 폐렴으로 인한 것인지 확인하기 위하여 (2) 폐렴의 원인균을 결정하기 위한 최근의 ATS 권고안을 표 11-1에 요약하였다. 진단검사는 항생제 치료가 지연되지 않도록 빠르게 이루어져야 한다.

침윤 발생 여부와 침윤 위치를 확인하기 위하여 모든 환자에게 흉부방사선 검사(전후 및 측면 촬영)를 실시해야 한다. 흉부방사선 검사는 폐렴을 다른 질환과 감별진단하고 중증 폐렴(여러엽에 존재하고 빠르게 퍼지거나 공동을 형성하며 침윤이 나타난)을 확인하는데 도움을 준다.

하부기도 분비물을 이용하여 그람 염색과 객담 배양을 하는 것에 대해서는 아직 논쟁의 여지가 있다. ATS는 정규적으로 그람 염색과 객담배양을 권하도록 권장하지 않

으며, 그 검사 결과 역시 주의해서 해석해야 한다고 충고한다. 그러나 IDSA는 정규적으로 그람 염색과 객담배양을 하도록 권고하고 있다. 기관내삽관을 한 환자의 경우 기관내 흡인을 통하여 하부기도 분비물을 쉽게 채집할 수 있다. 비정량적 기관내 흡인물 배양은 특정 병원체를 원인균에서 배제할 수 있도록 도와주고, 초기 경험적 치료의 방법을 변경하는데 도움을 줄 수 있다. ATS, CDC, IDSA 모두 중증 폐렴에 있어 정량적인 침습적 진단기법(검체물 채집 솔이 달린 기관지경⟨bronchoscopy with protected specimen brush, PSB⟩이나 기관폐포 세척⟨bronchoalveolar lavage, BAL⟩)을 정규적으로 사용하지 말라고 충고하고 있다. 최근 지침에서는 BAL이나 PSB를 특정 상황(항균제, 면역억제제에 반응 없는 경우, 객담성 기침이 존재하는 결핵이 의심되는 경우, 의심되는 신생물이나 이물체를 가진 폐렴 또는 폐 생검을 요하는 질환과 같은)에서만 사용하도록 제안하고 있다. IDSA는 15-54세 사이의 사람들에게 HIV 검사를 하도록 권고한다. 또한 혈액배양검사에 더하여 폐렴구균성 소변항원 검사(pneumococcal urinary antigen assay)를 하도록 권장한다. 이 검사는 빠른 시간 안(15분 내)에 검사결과를 알 수 있다는 장점을 갖고 있다.

4) 관리

(1) 항생제 요법

항생제 요법은 CAP와 HAP의 기본 치료법이다. 질병 초기에는 질병의 중증도와 병원균을 근거로 경험적으로 치료를 하게 된다. 표 11-2는 ATS의 중증 HAP에 대한 치료 지침을 제시하고 있다. 또한 표 11-3은 HAP와 VAP에 대한 치료 지침을 제시하고 있다. 초기치료는 빠르게 시작해야 한다. 연구결과에 의하면 CAP 환자 중 병원 도착 후 8시간 이내에 항생제의 첫 용량을 투여 받은 경우 30일 후 사망률이 감소하였다. 중증 CAP 환자의 경우 항생제의 병용이 필요하다. 초기 치료는 상태가 점차 악화된다는 증거가 없거나 또는 처음 균 배양(혈액이나 기도분비물) 결과를 확인하였을 때 치료를 수정할 필요가 없는 한 처음 48~72시간 내에는 변경하지 않도록 한다.

항생제 치료기간을 결정할 때 고려해야 할 사항은 동반 질환, 항생제 치료 시작시점에서 폐렴의 중증도, 감염된 병원체, 다제내성의 위험, 임상적 반응 속도이다. 권고되

표 11-1	중증 CAP 또는 HAP) 환자를 위한 진단검사
검사	**근거**
흉부 방사선검사(전후, 측면)	폐렴이 있을 것으로 의심되는 환자의 감별진단을 보조하기 위함
	흉막삼출을 사정하기 위함
혈액배양검사를 위한 사전 처치(다른 부위에서 두개의 혈액검체를 얻음) CAP의 경우는: 불필요함; 환자가 중환자실에 입원, 통원치료를 통한 항생제 치료에 실패, 유강충(cavitary) 침윤, 백혈구 감소증, 활동적 알코올 중독, 중증 간질환, 무비증, 폐렴구균 소변항원 검사(UAT) 시 양성 반응, 흉막삼출이 있는 경우는 제외함	일반적인 항생제 치료에는 반응하지 않는 중증 CAP의 다양한 원인을 평가하고, 병원균에 따라 사용할 수 있는 항생제의 범위를 축소하기 위함
CBC, 혈청 전해질 검사, 신장 및 간 기능검사	다기관 기능부전을 확인하기 위함
	세균혈증 유병률 증가와 관련된 백혈구감소증을 평가하기 위함
	질병의 중증도 규명을 보조하기 위함
동맥혈가스(ABGs)	질병의 중증도를 규명하기 위함
	산소 공급과 기계환기의 필요성을 결정하기 위함
흉강천자 (측와위 흉부방사선 검사 상 흉막삼출이 10mm 이상인 것으로 확인된 경우) 흉막액 검사: 다음을 포함함 백혈구수 감별 그람 염색 및 항산 염색 세균, 곰팡이, 미코박테리아 (mycobacteria) 배양	농흉을 배제하기 위함
그람 염색과 객담 배양을 위한 사전처치	그람 염색 결과는 흔하지 않은 병원균의 초기 치료 범위를 확장하고, 객담 배양 결과를 입증하는데 도움이 됨
폐렴 레기오넬라(legionella pneumophila)와 폐렴연쇄구균을 위해 UAT를 시행함	레기오넬라와 연쇄구균 감염을 배제하기 위함

는 치료기간은 황색 포도상구균이나 인플루엔자균의 경우 7-10일; 폐렴 마이코플라스마(M. pneumoniae) 와 폐렴 클라미디아 감염 시 10-14일; 녹농균과 아시네토박터 감염의 경우 여러 엽에 침범, 영양결핍, 괴사성 그람음성균 감염이 있는 경우 8-14일이다.

(2) 지지요법

호흡기계 질환(폐렴) 환자에게 내릴 수 있는 간호진단은 Box 11-4에서 확인 할 수 있다.

적절한 가스교환을 유지하기 위해 산소요법이 필요하다. 저산소혈증을 교정하기 위한 기계환기는 중증의CAP와 HAP 모두에서 흔히 필요하다. 마스크 또는 기관내삽관을 통해 공급한 가습된 산소는 적절한 환기를 증진한다.

공격적인 폐 세척은 분비물을 이동시키고 막힌 폐포를 열어주고 산소화를 증진하기 위하여 사용한다. 적절한 영양 공급도 매우 중요하다. 또한 장관요법이나 비경구요법의 실시와 더불어 영양상담을 시작해야 한다.

5) 예방

미국의 경우 폐렴이 주요 사망 원인 중 일곱번째를 차지하고 있기 때문에 CAP와 HAP에 대한 예방은 매우 중요하다. CAP를 예방하기 위한 주요 방법은 인플루엔자와 폐렴 백신을 예방접종하는 것이다. 모든 50세 이상 면역적격 환자는 불활성화된 인플루엔자 백신을 접종 받아야 한다. 독성이 약화된 비강내 투여 생 인플루엔자 백신은 만성질환이 없는 5-49세 사람들에게 대체방법으로 사용할 수 있다. 65세 이상의 노인과 심혈관계 질환, COPD(천식 제외), 당뇨, 알코올 중독증, 만성 간질환, 뇌척수액 누출, 기

표 11-2 중증 지역사회 폐렴(CAP) 입원 환자에게 권고되는 치료법*

환자의 종류	치료법+, ‡
비 중환자실 입원 환자	Respiratory fluoroquinolone계 약물
	베타-락탐(beta-lactam)에 마크로라이드(macrolide) 추가
중환자실 입원 환자	베타-락탐(cefotaxime, ceftriaxone, 또는 ampicilline / sulbactam)에 아지스로마이신(azithromycin) 또는 respiratory fluoroquinolone계 약물(페니실린 알레르기가 있는 환자에게는 fluoroquinolone과 aztreonam이 권고됨)을 추가
녹농균 감염의 위험이 높은 환자	정맥용 항녹농균성 베타-락탐(cefepime, imipenem, meropenem, piperacillin / tazobactam)에 항녹농균성 quinolone(ciprofloxacin 또는 levofloxacin)을 추가
	또는
	정맥용 항녹농균성 베타-락탐(cefepime, imipenem, meropenem, piperacillin / tazobactam)에 정맥용 마크로라이드(azithromycin)와 아미노글리코시드(aminoglycoside)를 추가
	또는
	정맥용 항녹농균성 베타-락탐(cefepime, imipenem, meropenem, piperacillin / tazobactam)에 아미노글리코시드와 항폐렴구균성 fluoroquinolone(페니실린 알레르기가 있는 환자에게는 위의 베타-락탐 대신 aztreonam으로 대체함)
MRSA 감염성 CAP의 위험이 높은 환자	반코마이신 또는 linezolid를 추가함

*HIV 감염 위험이 높은 환자는 제외
+병용요법이 필요
‡특별한 지시가 없는 상태임

표 11-3 병원 폐렴(HAP) 또는 인공호흡기 관련 폐렴(VAP) 환자의 항생제 요법

다제내성 병원균에 대한 알려진 위험요인이 없고, 조기 발병하였으며, 중증이 아닌 HAP 또는 VAP 환자를 위한 초기 경험적 항생제 치료법

잠재적 병원균	권고되는 항생제
폐렴연쇄구균*	Ceftriaxone
인플루엔자균	또는
메티실린 감수성 황색포도상구균	Levofloxacin, moxifloxacin, 또는 ciprofloxacin
	또는
항생제 감수성 장내 그람음성간균	Ampicillin / sulbactam
- 대장균(Escherichia coli)	또는
- 폐렴 막대균(Klebsiella pneumonia)	Ertapenem
- 장내 균종(Enterobacter species)	
- 프로테우스종(Proteus species)	

*페니실린 내성을 가진 폐렴연쇄구균과 다제내성 폐렴연쇄구균의 발생 빈도가 증가하고 있다.; leofloxacin과 moxifloxacin은 ciprofloxacin과 새로운 quinolines의 역할을 할 수 있는 gatifloxacin으로 바꾸어 사용하는 것이 바람직하다. 그러나 아직 정립된 것은 아니다.

다제내성 병원균에 대한 위험요인이 있고, 후기 발병하였으며, 중증인 HAP, VAP 또는 HCAP 환자를 위한 초기 경험적 항생제 치료법

잠재적 병원균	항생제 병용요법*
위 표에 제시한 병원균과 다제내성 병원균	항녹농균성 세팔로스포린(cefepime, ceftazidime) 또는
- 녹농균	항녹농균성 카바페넴(mipenem 또는 meropenem) 또는
- 폐렴 막대균(ESBL)+	베타-락탐/ 베타-락타마아제 억제제(piperacillin / tazobactam)에 항녹농균성 fluoroquinolone(ciprofloxacin 또는 levofloxacin)+을 추가 또는
- 아시네토박테르종+	
- MRSA	아미노글리코시드(amikacin, gentamicin 또는 tobramycin)+에 반코마이신(vancomycin) 또는 linezolid를 추가함
폐렴 레기오넬라+	

*초기 항생제 치료는 치료에 대한 임상적 반응과 미생물학적 결과를 바탕으로 수정하거나 Streamlined함.
+MRSA 위험요인이 있거나 국소적으로 높은 유병률을 보임.
*폐렴 막대균 또는 아시네토박테르종 같은 ESBL strain이 의심된다면 카바페넴이 믿을 만한 항생제이다. 폐렴 레기오넬라가 의심되면 아미노글리코시드보다는 마크로라이드(예, azithromycin) 또는 fluoroquinolone(예, ciprofloxacin 또는 levofloxacin)를 포함한 항생제 병용요법이 이루어져야 한다.

- 폐 분비물과 관련된 비효율적 기도청결
- 호흡기능부전과 관련된 불안
- 환기-관류의 불균형과 관련된 가스교환장애
- 호흡곤란 및 발열과 관련된 체액부족 위험성
- 산소 요구량과 공급량간 불균형과 관련된 활동지속성장애
- 호흡근의 피로와 관련된 비효율적 호흡양상)
- 질병의 과정 및 치료와 관련된 지식부족
- 피로와 의학적 치료로 인한 2차적 식욕감소와 관련된 영양 불균형: 신체요구량보다 적은
- 감염의 위험
- 호흡곤란과 관련된 수면양상 변화
- 세포교환 감소와 관련된 비효율적인 말초조직관류
- 신체적 안녕감 저하와 관련된 사회적 고립

능적 또는 해부학적 무비증 같은 만성질환자 및 알레스카 원주민, 기타 북미 원주민, 또는 장기요양시설과 같은 특수한 사회적 환경에서 살고 있는 사람은 폐렴구균 백신을 접종 받아야 한다. ATS는 다음의 3개 표적집단에게 인플루엔자 백신을 추천하고 있다;

(1) 인플루엔자의 합병증이 발생할 위험이 높은 사람, (2) 고위험군에게 인플루엔자를 전파시킬 가능성이 높은 사람(예, 의료인), (3) 인플루엔자 감염기회를 줄이기 원하는 사람.

고위험군에는 65세 이상 노인, 장기요양시설 거주자, 만성 심혈관계 또는 폐질환자, 정기적인 진료를 요하거나 지난 1년 동안 입원경험 있는 자, 인플루엔자 유행시기에 임신 2기 또는 3기에 있는 임부가 포함된다. 흡연은 CAP와 HAP 환자 모두에게 위험요인이므로 금연은(특히 이전에 폐렴을 앓았던 환자에서는) 중요한 예방전략이다.

중환자 간호사가 폐렴 예방 중재전략을 개발하기 위해서는 HAP 발생균에 대하여 완전히 이해하고 있어야 한다. CDC, IDSA 및 ATS에서는 효과적인 감염관리 프로그램과 HAP 예방을 위한 기초는 교육이라고 생각한다. HAP 예방을 위해서는 엄격한 감염관리, 알코올 함유 소독제를 이용한 손 세척, 병원균에 대한 감시, 침습적 라인의 조기 제거가 중점적으로 이루어져야 한다. 미국중환자간호사협회(The American Association of Critical-Care Nurses,

AACN)에서는 AACN 행동 지침의 하나로 VAP 예방을 위한 지침을 출판했다(10장). AACN의 근거중심지침에 의하면 흡인의 위험이 큰 환자뿐만 아니라 기계환기를 받고 있는 모든 환자는 (1) 의학적으로 금기되지 않는다면 침상머리를 30-45도 상승시켜야 한다. (2) 기관내삽관은 지속적인 기관지 분비물의 배출을 위하여 커프 위의 등쪽 내강(dorsal lumen)을 갖고 있어야 한다. (3) 인공호흡기 회로는 정규적으로 교체하기 보다는 오염 여부를 바탕으로 교체한다.

CDC는 HAP 예방에 대한 포괄적 가이드라인을 출간하였다(CDC 가이드라인은 http://www.dec.gov에서 찾을 수 있다).

2. 중증 급성호흡증후군

중증 급성호흡증후군(Severe Acute Respiratory Syndrome, SARS)는 SARS-관련 코로나 바이러스(SARS-associated coronavirus, SARS-CoV)로 인해 발생한 바이러스성 하부 호흡기계 질환이다. 첫 사례는 2002년 11월에 중국 광동 지방에서 보고되었고, 연달아 홍콩, 베트남, 대만, 태국, 스위스, 독일, 싱가폴, 캐나다에서 환자가 확인되었다. 세계보건기구(WHO)는 2002년 11월부터 2003년 7월사이에 발생한 SARS 환자 8,098명 중 774명이 사망했다고 보고하였다. 미국 내 SARS 환자는 많지 않은 상황으로, 8명만이 SARS-CoV에 감염되어 입원치료를 받았다. 이 사람들의 대부분은 입원 전 10일 이내에 SARS 유행 지역을 여행한 경험이 있었다.

SARS 바이러스는 비말, 직접 또는 간접 접촉, 분변 내 바이러스 방출에 의해 사람에서 사람으로 전파된다. 비말은 SARS 환자가 기침을 하거나 재채기를 할 때 퍼져나가서 일반적으로 약 90 cm 안에 있는 사람의 입, 코, 눈 점막에 달라 붙는다. 직접 또는 간접 접촉에 의한 전파는 SARS 환자의 비말로 오염된 표면을 만지고 난 후 눈, 코, 입을 만질 때 발생한다. 바이러스는 빠르게 퍼져나가며, 특히 의료인들이 흔히 감염된다.

바이러스에 노출된 후 증상이 발현되기까지 기간, 또는 전구기는 10-14일까지 길어질 수도 있지만 일반적으로 2-7일이다. 첫번째 증상은 발열()38℃), 오한 및 경축이다.

다른 증상으로는 두통, 권태감, 근육통이 나타날 수 있다. 가벼운 호흡기 증상이 있을 수 있으며, 폐의 기저부에서 흡기 시 수포음을 들을 수 있다. 흉부 방사선검사 상 정상 소견 또는 말초 부위에 국소적 공간 침윤이 나타날 수 있다(그림 11-1). 초기 혈구 검사 상 호중구와 단핵구의 수는 흔히 정상 범위에 있지만 림프구 감소증이 나타난다. 객담과 혈액배양 검사는 폐렴 마이코플라스마, 폐렴 클라미디아, 인간거대세포바이러스(Human cytomegalovirus), 아데노바이러스, 호흡기세포융합바이러스(Respiratory syncytial virus), 인플루엔자 바이러스에 의한 다른 비정형성 폐렴을 배제하기 위하여 시행한다.

3-7일 후 부터 객담을 동반하지 않은 건조한 기침과 진행성 저산소혈증으로 인한 호흡곤란 같은 하부 호흡기 증상이 나타나기 시작한다. 환자의 최대 20%에서 기관내삽관과 인공호흡기가 필요한 중증 호흡기 증상이 나타난다. 국소적 침윤은 점차 광범위하게 진행되어 간질성 침윤과 경화가 발생한다. 흉부 컴퓨터단층촬영 시 말초부위에 간유리 혼탁(Ground glass opacification) 소견을 볼 수 있다. CBC 검사에서는 백혈구 감소증, 림프구 감소증, 혈소판 감소증을 확인할 수 있다. 또한 광범위한 폐 손상을 나타내는 혈청 알라닌 아미노전이효소(Serum alanine aminotransferase), 크레아틴키나아제(Creatine kinase, CK), 락트산탈수소효소(Lactate dehydrogenase, LDH) 상승이 나타날 수 있다. 연령 증가, 남성, CK 급상승, 높은 LDH 수치, 높은 호중구 수, 낮은 혈청 나트륨 수치는 중증 질병상태, 중환자실 입원과 사망을 예측하는 요인이다.

구체적으로 SARS가 확인될 때까지 의심 환자에게는 전형적 및 비정형성 병원균에 효과적인 경험적 항생제 치료가 이루어져야 한다.

리바비린(Ribavirin) 같은 항바이러스제와 코르티코스테로이드를 투여할 수 있다.

SARS 환자 110명을 대상으로 분석한 결과, 61%의 환자에서 용혈성 빈혈이 발생하였고, 51%에서 저칼슘혈증, 46%의 환자에서 저마그네슘혈증이 나타났다. 비침습적 양압 호흡기를 통해 환기보조가 이루어질 수 있으며, 환자 상태에 따라서 인공호흡기 사용을 위한 기관내삽관이 이루어질 수 있다.

SARS는 독성 병원균이기 때문에 환자 관리에서 가장 중

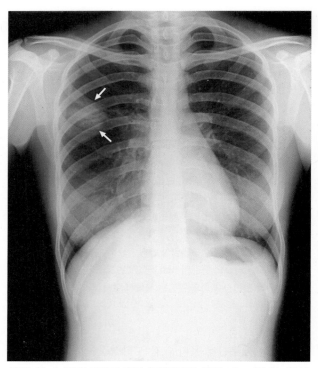

그림 11-1 25세 여성의 전면 흉부방사선: 질병으로 인한 공기공간 (air space)을 보여주는 음영

요한 부분이 엄격한 감염관리이다. 비말 및 접촉 전파 예방이 필요하기 때문에 환자와 접촉하는 사람들은 가운, 장갑, 외과수술용 마스크 일회용 미립자 호흡기(N95 disposable particulate respirator), 안면가리개 같은 개인 보호 물품을 착용해야 한다. 환자는 음압 기류가 유지되는 1인실에 입원 하도록 한다. 엄격한 손 씻기와 환자 관리 시 사용되는 장비에 대한 철저한 소독이 이루어져야 한다(그림 11-2). 환자가 퇴원할 때는 발열과 호흡기계가 증상이 사라지더라도 10일 이내에는 집 밖에서 다른 사람과 만나거나 공공장소에 가지 않도록 교육해야 한다.

3. 흉막삼출

흉막강은 폐와 내측 흉벽의 경계를 이루는 장측흉막과 벽측흉막 사이의 공간이다. 이 공간은 15 mL의 장액에 의해 윤활이 이루어진다. 장액은 벽측흉막에서 나오며 폐 림프관에서 흡수된다.

1) 병태생리

흥막삼출(pleural effusion)은 장액의 생성 증가, 장액의 흡수 감소, 또는 이 두가지 모두로 인해 흥막액이 축적되어 발생한다. 아래 다섯 가지 기전 중 최소 한 가지가 발생 원인이다.

- 폐 모세혈관압 증가(예, 심부전, 과도한 폐부종)
- 모세혈관 투과성 증가(예, 폐렴, 종양, 감염, 췌장염)
- 혈장 삼투압 감소(예, 저알부민혈증, 저단백질혈증, 간경화)

- 흥막내 음압 증가(예, 무기폐, 유폐된 폐(trapped lung) 염증으로 인해 폐포가 섬유층으로 대치되어 폐와 흥막이 붙어버린 것)
- 흥막강의 림프액 배액 장애(예, 흥막강내 종양 또는 감염)

(1) 누출액

일측 또는 양측의 누출성(transudative) 흥막삼출은 혈장이 초여과되어 발생한 것으로 흥막에는 질환이 없다. 누출성 흥막삼출 시 전신적 요인들에 의해 체액 축적이 발생

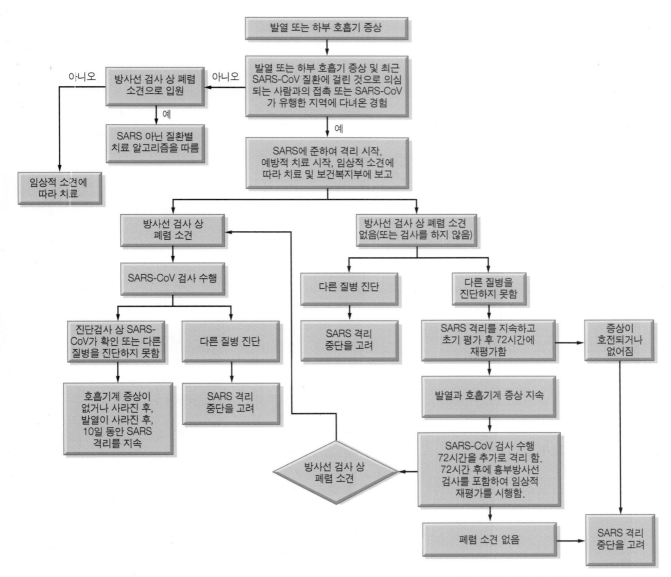

그림 11-2 사람과 사람 사이에 SARS-CoV 전파가 발생한 경우, 발열과 하부 호흡기 증상이 있는 환자 관리를 위한 알고리즘

한다. 매해 100만명이 넘는 흉막삼출 환자가 발생하며, 이 중 절반은 심부전으로 인해 흉막삼출이 발생한 경우이다.

심부전이 발생하면 폐정맥의 압력이 증가하며, 이는 흉막삼출을 일으킨다. 치료를 위해서는 이뇨제와 수축촉진제를 사용하여 후부하와 심장박출량을 감소 시켜야 한다. 누출성 흉막삼출의 또 다른 원인은 무기폐이며, 무기폐가 발생하면 흉막의 압력이 감소하여 흉막액이 축적된다. 체액은 벽측흉막 간질의 압력이 정상으로 돌아올 때까지 계속 축적된다. 이외에 누출성 흉막삼출의 원인으로는 간경화증, 신증후군, 복막투석이 있다.

(2) 삼출액

가장 흔한 흉막삼출의 형태는 삼출성(exudative)이다. 삼출성 흉막삼출은 흉막염, 흉막의 투과성 증가, 또는 림프관 폐쇄 같은 국소적인 요인에 의해 발생한다. Light's criteria로 알려진 기준 중 하나를 충족하면 삼출성 흉막삼출로 생각한다.

- 흉막액 대 혈청의 단백질의 비(ratio)가 0.5 이상이다

- 흉막액 대 혈청의 LDH의 비가 0.6 이상이다
- 흉막액의 LDH가 혈청 LDH의 정상 상한치 2/3에 있다

4백만명의 미국인이 세균성 폐렴에 걸리고, 이중 20%는 입원이 필요하다. 또한 입원 환자의 40%에서 흉막삼출이 발생한다. 악성 종양은 삼출성 흉막삼출을 일으키는 두 번째 원인이다. 만약 광범위한 삼출성 혼탁이 나타났다면, 전체 반측흉곽(hemithorax), 전이성 질환, 유미흉(chylothorax)을 의심해 볼 수 있다. 삼출성 흉막삼출의 또 다른 원인은 결핵, 외상, 췌장염, 중피종(mesotheliomas) 및 식도천공이다. 혈흉은 혈성의 삼출성 흉막삼출을 일으키고, 흉막삼출액 대 혈액의 헤마토크리트 비가 50% 이상이면 혈흉으로 진단한다. 외상은 혈흉의 가장 흔한 원인이다. 다른 원인으로는 침습적 시술(중심정맥관 삽입, 흉강천자)와 항응고요법을 들 수 있다. 농흉은 흉막강내에 발생한 큰 농으로 수술 또는 흉관을 통해 배액해야 한다. 유미흉은 흉막강내에 지방성 물질 또는 유미(chyle)가 존재하는 것을 뜻한다. 유미흉의 가장 큰 원인은 악성 종양, 수

표 11-4	흉막액 사정
검사	**설명**
적혈구수 〈 100,000/mm³	외상, 악성 종양, 폐색전증
헤마토크리트 〉말초혈액의 50%	혈흉
백혈구수	
〉50,000~100,000/mm³	농이 육안으로 보임, 그렇지 않으면 총백혈구수는 백혈구수 감별보다 유용하지 않다.
〉50% 중성구	급성 염증 또는 감염
〉50% 임파구	결핵, 악성
〉10% 호산구	가장 흔함; 혈흉, 기흉; 양성 소견
〉5% 중피 세포	석면 삼출, 약물반응, 폐흡충증(paragonimiasis); 결핵 가능성은 적음
혈당〈60mg/dL	감염, 악성 종양, 결핵, 류마티스, 혈흉, 폐흡충증, 초그-스트라우스 증후군(Churg-Strauss syndrome)
아밀라아제〉200units/dL	흉막염, 식도천공, 췌장 질환, 악성 종양, 파열된 자궁외 임신, 동위효소 프로필(Isoenzyme profile): 타액-식도질환(salivary-esophageal disease), 악성 종양 (특히 폐)
pH〈7.0	합병증을 동반한 부폐렴 삼출(parapneumonic effusion)
pH〈7.2	전신 산증, 식도 파열, 류마티스성 흉막염, 결핵성 흉막염, 악성 흉막질환, 혈흉, 폐흡충증, 또는 초그-스트라우스 증후군
중성지방〉110mg/dL	유미흉
미생물 검사	감염의 원인
세포검사	암 진단(선암종, 양성 또는 악성 중피세포)

술 및 외상이다.

2) 사정
(1) 병력과 신체검진
주관적 소견으로는 체액 축적량에 따라 호흡곤란, 흉막성 흉통이 확인된다. 객관적 소견으로는 빈맥, 저산소혈증(환기장애가 있을 경우), 타진 시 둔탁음, 이환 부위를 청진했을 때 호흡음 감소가 나타난다.

(2) 진단검사
진단을 위해 흉부 방사선검사, 초음파, 또는 CT scan을 시행할 수 있다. 그러나 측와위 흉부방사선 검사가 흉막액의 수위를 가장 잘 보여준다. 흉막삼출액이 20mL가 되면 측와위에서 보인다. 신체검진 결과 흉막삼출이 의심되고 방사선검사에서 확인이 되면 진단 목적으로 흉막강에서 체액을 흡인하여 흉막액을 채집한다. 흉강천자로 채집한 흉막액으로 실시할 수 있는 임상검사 목록은 표 11-4에 제시하였다. 누출성 흉막삼출과 삼출성 흉막삼출을 구별하기 위하여 흉막액에 대한 평가가 필요하다. 측와위 흉부방사선 검사상 흉막액의 경계선과 흉벽 내측까지의 거리가 1 cm 미만일 때는 흉강천자로 삼출물을 채집하기 어렵다. 이럴 경우 임상적으로 중요하지 않은 문제일 수 있으며, 흉강천자로 인한 기흉의 발생 위험이 흉강천자로 얻을 수 있는 이득보다 크다.

3) 관리
흉막삼출의 기저 원인을 치료할 필요가 있다. 흉강천자, 흉관 삽입, 또는 수술 등 삼출물을 제거하는 방법은 병인과 삼출물의 양에 따라 달라진다. 치료적 흉강천자의 일차 목적은 호흡곤란을 완화하는 것이다.

4. 기흉

기흉(pneumothorax)은 공기가 장측흉막과 벽측흉막사이의 흉막강으로 유입되었을 때 발생하며, 부분적 또는 완전 폐 허탈을 초래한다.

1) 병태생리
자연스럽게 호흡하는 동안 두 개의 반대되는 힘에 의해 흉막내 음압이 형성된다. 기도내 압력은 호기 동안은 양압 상태이고 흡기 동안은 음압 상태이다. 그러나 흉막압은 흡기와 호기 시 모두 대기압보다 낮다.

그러므로 기도내압은 호흡 주기 동안 흉막압 보다 높게 유지된다. 폐포 또는 외부 공기와 흉막 사이에 갑자기 소통이 발생하면 공기가 내부로 유입된다(그림 11-3).

흉막압이 상승하면 폐는 탄성에 의해 쪼그라들게 되며, 압력의 차이가 더 이상 존재하지 않거나 흉막 결손이 닫힐 때까지 계속 쪼그라든다. 폐 허탈로 인한 주요 결과는 폐 활량과 동맥혈 PO_2 감소이다. 또한 동맥혈 PO_2 수준이 낮아지면 폐포와 동맥혈 간의 산소분압 차(PAO_2-PaO_2)가 증가하며, 환기-관류의 비 감소 및 저산소혈증을 유발하는

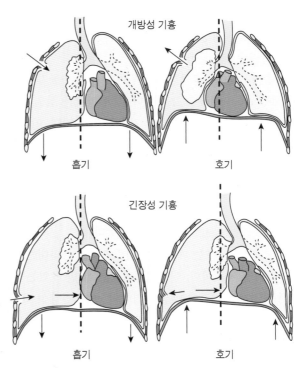

그림 11-3 개방성 또는 소통성 기흉(위) 및 긴장성 기흉(아래). 개방성 기흉에서는 흡기 시 공기가 흉곽 내로 들어가고 호기 시 밖으로 배출된다. 흉곽 밖으로 공기를 배출시키는 압력이 감소하였기 때문에 환측 폐에 약간의 팽창이 발생한다.
긴장성 기흉에서는 공기가 흉곽 내로 들어갈 수 는 있지만 밖으로 나올 수는 없다. 따라서 흉곽내압이 증가하게 되고 이로 인해 심장과 대혈관이 압박을 받고 종격동의 구조가 기흉이 발생한 흉곽 반대편으로 이동하게 된다. 정중선에 위치하던 기관도 환측 흉곽 반대편으로 이동하게 되고 정상 폐는 압박을 받게 된다.

폐내 단락(shunt)이 발생한다.

기흉에는 자발 기흉과 외상성 기흉의 두 가지 유형이 있다. 자발 기흉은 외상 없이 발생한 기흉을 칭하며, 원발성과 이차성 두가지의 형태로 나뉜다. 원발성 기흉은 원인이 되는 폐 질환 없이 발생하며, 이차성 자발 기흉은 COPD 같은 폐질환의 합병증으로 발생한다. 원발성 자발 기흉은 주로 키가 크고 젊은(20대 초에서 30대, 40대에는 드뭄) 남성에게서 주로 발생한다. 가족력(Birt-Hogg-Dube Syndrome-상염색체 우성질환)과 흡연은 중요한 위험요인이다. 이차성 자발 기흉은 주로 COPD, 폐 포자충 폐렴(Pneumocystis carinii pneumonia), 낭성 섬유증, 결핵 환자에게서 발생한다. 드문 원인으로는 천식, 말판증후군(Marfan syndrome), 폐암, 괴사성 폐렴, 류마티스성 관절염, 사르코이드증(sarcoidosis), 림프관평활근종증(lymphangioleiomyomatosis), 조직구증(hisriocytosis X)을 들 수 있다.

중환자에서 외상성 기흉의 가장 흔한 원인은 침습적 시술과 압력손상(barotrauma)이다.

침습적 시술 중 흉막강내로 우연히 유입된 공기는 의인성(iatrogenic) 기흉을 초래한다. 중심정맥관 삽입환자의 1-3.1%가 중심정맥관 삽입 중 기흉을 얻게 되며, 이는 1년당 약 36,000건에 달한다. 폐의 압력손상은 양압 인공호흡기 치료를 받는 환자의 1-15%에서, 그리고 ARDS 환자의 25-78%에서 발생한다. 압력손상에는 실질조직 사이의 가스, 종격동기종(pneumomediastinum), 피하기종, 기복증(pneumoperitoneum), 기흉이 포함된다.

폐 간질 가스 또는 폐기종은 압력손상을 나타내는 초기 방사선학적 지표이다. 인공호흡기 치료를 받고 있는 환자에게는 긴장성 기흉이 발생할 위험이 높다. 긴장성 기흉은 흉막내 공기의 압력이 대기압을 초과할 때 일어난다. 흉곽 압력이 증가하면서 종격동은 반대쪽으로 이동하고, 하대정맥의 위치가 비틀리고 심장의 오른쪽으로 들어가는 정맥귀환이 감소하게 된다(그림 11-3 참고).

2) 사정
(1) 병력과 신체검진
환자는 환부가 있는 폐에 국한하여 갑작스런 흉막성 흉통을 호소한다. 흉막성 흉통은 대개 숨참, 호흡 노력 증가,

호흡곤란을 동반한다. 흉벽의 움직임은 환측이 건강한 측만큼 팽창하지 못하기 때문에 대칭적이지 않다. 호흡음은 멀게 들리거나 들리지 않는다. 흉곽 타진 시에는 과도한 공명음이 들린다. 빈맥은 모든 유형의 기흉에서 빈번하게 발생한다. 긴장성 기흉은 호흡부전을 일으키는 생명을 위협하는 질환이다(Box 11-5).

(2) 진단검사
기흉을 확인하기 위해서는 환자가 똑바로 선 자세 또는 누운 자세에서 흉부 방사선검사를 해야 한다. 흉부 사진에는 반대쪽으로 이동한 종격동, 환측의 횡격막 압박 및 긴장성 기흉의 경우 환측 흉벽의 확장이 나타난다. 기흉의 크기를 확인하기 위하여 흉부 CT를 시행할 수 있다.

긴장성 기흉의 임상증상이 인공호흡기를 갖고 있는 환자에서 나타나면 방사선검사로 기흉 여부를 확인할 때까지 치료를 미룬다. 동맥혈 가스분석검사는 저산소혈증과 고탄산혈증을 사정하기 위해 이용한다.

3) 관리
산소가 흉막강의 공기 재흡수율을 증가시키기 때문에 기흉이 발생한 모든 환자에게는 산소 보충이 필요하다. 15-20%의 기흉이 발생한 경우, 별도의 의학적 중재는 필요하지 않으며 환자는 침상에서 휴식하거나 활동을 제한하게 된다. 기흉이 20% 이상이면 공기 제거를 돕기 위하여 흉관을 흉막강의 첨부와 전면부에 삽입한다. 흉관을 밀봉배액에 연결하는 것만으로도 기흉을 적절히 치료할 수 있다. 처음부터 흉관을 흡인기에 연결하면 허탈 된 폐가

BOX 11-5
환자의 안전

긴장성 기흉의 증상 및 징후
- 저산소혈증(초기 징후)
- 불안
- 호흡부전: 심한 빈호흡
- 최고 및 평균 기도내압 증가, 순응도 감소, 인공호흡기 치료를 받는 환자에서 자동 호기말양압(auto-PEEP) 발생
- 심혈관 허탈(다음 증상과 함께 심장박동 수 140회/분 이상: 말초 청색증, 저혈압, 무맥성 전기 활동)

빠르게 재팽창되어 재팽창성 폐부종의 위험이 생긴다. 밀봉배액을 하고 12-24시간 후에도 기흉이 지속되면 치료를 촉진하기 위해 15~20 cmH$_2$O 흡인을 적용해야 한다. COPD 환자의 약 1/3에서는 공기를 배출하기 위해 여러 개의 흉관이 필요하다.

긴장성 기흉은 즉각적인 치료를 요하는 생명 위협적인 질환이다; 치료하지 않으면 심혈관이 허탈 된다. 흉관을 즉시 삽입할 수 없으면 큰 구경(16~18게이지)의 바늘을 흉곽 전면부 제2 늑간에 삽입해야 한다. 바늘 삽입 후 흉관을 삽입하고 밀봉배액에 연결한다. 긴장성 기흉이 완화되면 치료 효과가 빠르게 나타나 산소화가 증진되고 심장박동수가 감소하며 혈압이 상승한다.

5. 폐색전증

대부분의 폐색전증(pumonary embolism)은 본래의 위치에서 떨어져 나온 혈전이 폐동맥으로 이동하여 폐 혈관의 일부를 막은 것이다(그림 11-4). 일반적으로 폐색전증은 하지에 발생한 심부정맥혈전증(DVT)으로 인해 발생한다. 혈액응고가 발생하는 또 다른 위치는 오른쪽 심장(치료받지 않은 심방세동으로 인한)과 골반 부위의 심부 정맥이다. 미국에서 정맥 혈전색전증을 처음 진단 받는 사람은 인구 100,000명당 약 100명이며, 이들 중 약 3분의 1은 증상이 있는 폐색전증을 갖고 있다. 폐색전증의 위험요인으로는 연령, 최근 수술력, 암, 혈전성향증(thrombophilia)를 들 수 있다. 정맥성 혈전색전증의 발생빈도를 증가하는 위험요인은 Box 11-6에 열거되어 있다.

1) 병태생리

몇 가지 연속적인 과정을 통해 혈전색전증이 발생한다. Virchow's triad(정맥혈 정체, 높은 혈액응고력, 정맥벽 손상)는 오래전부터 정맥 혈전색전증을 유발하는 병태생리로 알려져 왔다. 일반적으로 신체활동 동안 발생하는 하지 근육의 수축이 하지의 정맥귀환을 촉진한다. 그러나 부동, 심부전, 탈수 및 정맥류는 정맥귀환을 감소시키며, 정맥계의 역행성 압력을 증가시키고 혈액 정체를 일으켜 혈전이 생성된다.

정상적으로 응고인자 활성화와 혈전 생성을 예방하는 섬유소 용해체계는 균형을 유지하고 있다. 그러나 응고항진성은 외상, 수술, 악성 종양, 임신 또는 경구용 피임제 사용으로 인해 발생할 수 있다. 이러한 경우에 손상된 혈관의 내피밑층(Subendothelium)에서 콜라겐과 12번 혈액응고인자와의 접촉함으로 인해 혈관벽의 손상으로 인한 조직인자에 혈액이 노출된 경우에 혈관 손상 부위로 이동하는 단핵구의 활성화로 인하여 그리고 손상에 반응하여 혈소판이 활성화되어 응고가 시작된다. 혈액응고인자 10번(X)은 악성세포에서 배출한 물질과 저산소성 내피세포에서 배출한 물질에 의해 활성화될 수 있다.

정맥벽의 손상은 혈소판의 부착과 응고인자의 활성을 촉진한다. 혈전 형성은 흔히 양측에서 발생하며 증상이 없다. 대부분의 혈전은 종아리에서 형성되나 대부분의 폐색전(80~90%)은 하지의 몸쪽(근위) 정맥(오금 및 장골대퇴 부위) 내로 확산된 정맥성 혈전으로 인한 것이다. 이들 몸쪽(근위) 정맥에 정맥성 혈전이 있는 경우 색전증이 발생할 위험은 약 50%이다.

색전으로 인한 폐동맥 폐색은 폐와 혈역학에 변화를 일으킨다. 폐포의 경우 환기는 되지만 관류가 되지 않아 환기와 관류 간 불균형이 발생하는 부위가 생긴다. 그 결과로 환기가 잘 되는 폐포는 저관류로 인한 가스교환 문제가 발생한다(호흡사강 증가). 정상적으로 폐동맥혈에 존재하는 이산화탄소의 부족으로 인한 폐 혈관수축이 발생하며 저관류된 폐포로부터 환기 방향이 바뀐다. 동반되는 생리적 변화는 분당 환기 증가, 폐활량 감소, 기도 저항 증가, 확산능 감소이다.

폐색전증에서 혈역학적 변화의 정도는 기존의 심폐 상태뿐 아니라 색전의 크기와 폐혈관의 폐쇄 정도에 따라 달라진다. 이전에 심폐계 질환이 없던 환자에서는 폐동맥 폐쇄 정도와 폐동맥압 간에 정적인 관계가 유지된다. 우심실의 후부하 증가는 색전으로 인해 폐혈관이 폐쇄 되어 발생한다. 이전에 심폐질환이 없는 환자에서 폐혈관의 20% 미만이 폐쇄되면 혈역학적 부작용을 최소화하기 위한 보상 작용이 일어난다. 우심실의 일회 박출량과 심장박동수가 모두 증가하여 심장박출량이 유지되고, 폐혈관이 팽창하고, 폐동맥압과 폐혈관저항은 거의 정상에 가까워진다. 폐혈관 폐쇄 정도가 30-40%를 초과하면 폐동맥압이 증가하고 이에 따라 우심방압도 중정도로 증가한다. 폐동맥 폐쇄

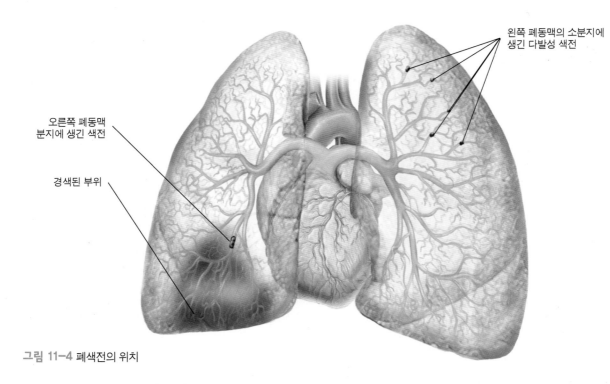

왼쪽 폐동맥의 소분지에
생긴 다발성 색전

오른쪽 폐동맥
분지에 생긴 색전

경색된 부위

그림 11-4 폐색전의 위치

BOX 11-6
혈전색전증의 위험요인

정맥 혈전색전증

강력한 위험요인

- 둔부, 골반, 다리 골절
- 고관절 또는 무릎 치환술
- 대수술, 심한 외상
- 척수손상

중간 수준의 위험요인

- 무릎 관절경 수술
- 중심정맥관
- 악성 종양
- 심부전 또는 호흡부전
- 호르몬대치치료
- 마비성 뇌졸중
- 산욕기
- 혈전성향증

약한 위험요인

- 3일 이상 침상안정
- 좌식생활로 인한 부동
- 연령 증가
- 복강경 수술
- 비만
- 분만전 기간
- 정맥류

수술로 인한 혈전색전의 위험성 분류

저위험

40세 미만인 환자가 혈전색전에 대한 다른 위험요인이 없으며, 수술 후 부동이 미미하며 합병증을 동반하지 않은 수술

중간 수준의 위험

- 40-60세가 환자가 받는 모든 수술
- 혈전색전에 대한 다른 위험요인 없는 40세 미만의 환자가 받는 대수술
- 하나 이상의 위험요인을 동반한 환자가 받는 간단한 수술

고위험

- 60세 이상의 환자가 받는 대수술
- 하나 이상의 혈전색전 위험요인을 동반한 40-60세 환자가 받는 대수술

초고위험

- 이전에 정맥 혈전색전증, 암 또는 알려진 과응고상태를 갖고 있는 40세 이상 환자가 받는 대수술
- 정형외과적 대수술
- 선택적 신경외과 수술
- 다발성 외상 또는 급성 척수손상

정도가 50-60%를 초과하면 보상작용이 더 이상 작용하기 어려워 심장박출량이 감소하고 우심방압이 급격히 증가한다. 이전에 심폐질환이 있던 환자는 색전성 폐색의 정도에 비하여 심한 폐고혈압을 갖고 있다. 따라서 폐혈류가 상대적으로 조금만 감소해도 심각한 폐고혈압이 발생할 수 있다.

2) 사정

폐색전증은 증상과 징후가 비특이적이기 때문에 진단하기 어렵다.

호흡곤란이 최근 갑자기 심해졌거나 특별한 원인 없이 저혈압이 지속된다면 폐색전증을 의심해 볼 수 있다. 그러나 DVT 또는 색전 역시 특이 징후가 없는 경우가 흔하며, 환자가 다른 이유로 영상검사를 하는 도중 우연히 발견된다.

임상적 평가는 폐색전증을 확진하거나 감별진단하기에 신뢰할 만 하지 못하므로 추가 검사가 필요할 수 있다. 폐색전증이 의심하는 환자를 진단하기 위한 알고리즘은 그림 11-5에 제시되었다.

환자가 신부전 또는 조영제에 알레르기 반응을 보인다면 흉부 CT 혈관조영술 대신에 환기-관류 스캔을 사용한다. 가슴경유심초음파검사(Transthoracic echocardiogram)는 주요폐 동맥 내에 발생한 폐색전증을 확인하기 위하여 사용한다. 폐색전증의 증상과 징후들은 Box 11-7에 열거되어 있다. 호흡곤란은 혈관조영술 상 폐색전증이 확인된 환자에게 나타나는 가장 흔한 흉상이다. 그 외 증상과 징후로는 발생빈도 순서에 따라 흉막성 흉통, 기침, 불안-걱정, 다리 부종, 통증이다.

3) 관리

폐색전증 치료를 위하여 헤파린과 혈전용해제가 사용된다. 미국흉부의학협회(the American College of Chest Physicians, ACCP)에서 제시한 정맥 혈전색전증에 대한 치료 지침은 표 11-5에서 볼 수 있다.

DVT나 폐색전증을 가진 환자는 정맥용 비분획된 헤파린(unfractionated heparin)이나 조정 용량 피하주사용 헤파린(adjusted-dose sabcutaneous heparin)으로 치료해야 한다. 그러나 헤파린을 피하로 주사했을 때 헤파린의 생체 이용률이 감소하기 때문에 피하주사용 헤파린은 흔히 사용하지 않으며, 선택 가능한 방법으로만 남아있다.

저분자 헤파린(Low molecular weight heparin, LMWH)은 DVT나 상태가 안정적인 폐색전증 환자에서 비분획된 헤파린(unfractionated heparin) 대신에 사용할 수 있다. 헤파린 또는 LMWH을 이용한 치료는 최소한 5일 이상 지속해야 하고, 최소한 4-5일은 경구용 항응고제와 함께 병용해야 한다(grade A1).

항응고제의 권장 치료기간은 환자의 연령, 합병증, 폐색전증이나 DVT의 재발 가능성에 따라 다르다. 와파린(wafarin)을 사용하는 항응고요법은 대부분의 환자에서 3-6개월 동안 지속해야 한다. 특발성 DVT가 처음 발생한 경우에는 최소 6개월 동안 치료가 필요하다. 새로 생긴 DVT와 위험요인(암, 억제인자 결핍상태) 또는 재발성 정맥혈전을 가진 환자는 무기한으로 치료해야 한다. 광범위하게 폐색전증이 발생했거나 심한 장골대퇴 혈전을 가진 환자는 헤파린요법이 장기간 필요하다. 수개월동안 전량(full-dose)의 피하주사용 헤파린을 이용한 항응고치료는 와파린 사용이 금지 되었으나(예, 임부), 헤파린에는 안전한 환자에게 효과적이다.

혈전용해요법은 혈역학적으로 불안정하고 출혈 경향이 없는 급성 광범위 폐색전증을 가진 환자에게 추천된다. 모든 혈전용해제는 전신에 작용하며 어디에서든 혈소판-섬유소 덩어리를 용해할 수 있어 출혈을 유발한다. 따라서 두개내 질환, 최근의 수술, 외상, 출혈성 질환 환자에게는 혈전용해요법이 금기이다. urokinase, streptokinase, 재조합형 조직플라스미노겐활성제(tissue plasminogen activator, tPA)는 폐색전증과 정맥 혈전색전증 치료를 위해 승인된 혈전용해제들이다. 헤파린은 혈전용해제와 동시에 투여하지 않으나, 혈전용해제는 헤파린, 와파린에 이어 투여할 수 있다.

하대정맥 여과기(filter)는 헤파린 치료에 금기인 환자(대량 출혈이나 약물 과민성의 위험)에서 폐색전증을 예방하기 위해 사용이 추천된다. 하대정맥 여과기 설치는 적절한 항응고 치료에도 불구하고 혈전색전증이 재발하였거나, 만성 재발성 색전증, 폐고혈압 환자 및 외과적 폐색전제거술 또는 폐동맥내막절제술을 받는 환자에 추천된다.

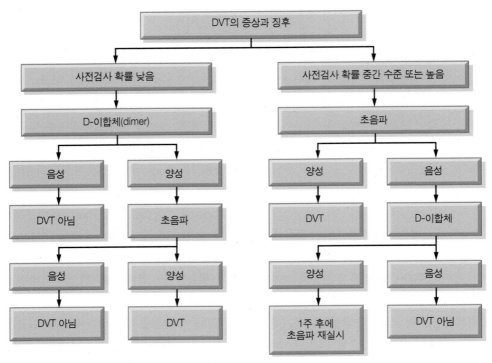

그림 11-5 급성 폐색전증이 의심되는 증상을 가진 환자의 진단 알고리즘.

BOX 11-7
폐색전증의 증상과 징후

작거나 중간 수준의 색전
- 호흡곤란
- 빈호흡
- 빈맥
- 흉통
- 미열
- 저산소혈증
- 불안-걱정
- 기침
- 발한
- 색전 발생 부위의 호흡음 감소
- 수포음
- 천명음

다량의 색전
위에 열거한 증상과 징후가 더 심하게 발현되면서 다음 증상이 더해진다.
- 청색증

- 안절부절
- 불안
- 혼돈
- 저혈압
- 차고 축축한 피부
- 소변량 감소
- 흉막성 흉통: 폐경색과 관련
- 각혈: 폐경색과 관련

중환자실 입원 환자의 폐색전증 징후
- 자발환기를 하는 환자에서 저산소혈증이나 저탄산혈증의 악화
- 조절환기를 하고 있는 진정된 환자에서 저산소혈증이나 고탄산혈증의 악화
- 호흡곤란, 저산소혈증의 악화, 만성 폐질환이 있는 환자와 이산화탄소 정체가 있는 환자에서 $PaCO_2$ 감소
- 원인을 설명할 수 없는 발열
- 혈역학 모니터를 하고 있는 환자에서 폐동맥압이나 중심정맥압의 갑작스런 상승

4) 예방

패색전증으로 인한 사망률과 이환률을 감소하기 위해서는 정맥 혈전을 예방하는 것이 매우 중요하다. 예방법은 환자가 갖고 있는 특정 위험요인에 따라 달라진다. ACCP가 권고하는 예방법은 표 11-6에서 볼 수 있다.

6. 만성폐쇄성폐질환

만성폐쇄성폐질환(chronic obstructive pulmonary disease, COPD)는 공기흐름이 완전히 가역적이지 못하여 특징적으로 공기흐름이 제한되는 질병이다. 공기흐름 제한은 대개 진행성이며, 독성 가스나 입자에 대한 폐의 비정상적 염증반응 또는 유전적인 알파-1 항트립신 결핍으로 인해 발생한다. COPD에는 폐기종과 만성 기관지염이 포함된다.

COPD는 만성 질환과 사망의 주요 원인으로, 미국의 경우 사망원인 중 4위를 기록하고 있다. 세계보건기구(WHO)는 COPD가 단일 사망원인으로 심장병, 뇌혈관질환, 급성 호흡기감염에 이어 4위이며, 다른 질환과 달리 COPD로 인한 사망률은 점차 증가하고 있다고 보고하였다. WHO에서는 COPD가 2020년에는 3번째 사망원인이 될 것으로 예상하고 있다.

1) 병태생리

COPD의 병리적 변화는 중심기도, 말초기도, 폐실질, 폐혈관계에서 발생한다. 질환이 진행되면서 병리적 변화는 점액 과분비, 섬모기능 장애, 공기흐름 제한, 폐 과팽창, 비정상적 가스교환, 폐고혈압, 폐심장증(Cor pulmonale) 순서로 발생한다. COPD 환자에서 주요 폐쇄 부위는 말초기도이다. 기도벽의 구조적 변화는 말초기도의 저항을 증가시키는 가장 중요한 원인으로, 기도 부종과 점액 과분비 같은 염증성 변화로 인하여 말초기도가 좁아진다.

점액 과분비는 커진 점액분비선이 자극되고 류코트리엔(leukotriene), 단백분해효소(proteinase), 신경펩티드

표 11-5 정맥 혈전색전증(VTE) 치료를 위한 권장사항(미국흉부의학협회)

항응고 지침	권장 치료
비분획된 헤파린	
VTE 의심 환자	• 기준이 되는 aPTT, PT, CBC 측정 • 헤파린요법에 대한 금기증 확인 • 헤파린 5,000U를 정맥내 투여 • 영상검사 처방
VTE 확진 환자	• 헤파린 80U/kg 또는 5,000U를 정맥내로 1회 재투여, 18U/kg/h 또는 1,300U/h로 유지용량 시작 • 치료 시작 후 6시간째 aPTT 확인; 치료 효과를 나타내는 헤파린 수준에 상응하는 범위를 유지하는지 확인 • 첫째날 5mg으로 와파린 요법 시작; 이후에는 INR에 따라 일일 용량 조정 • 24시간 동안 INR이 2.0(2.0~3.0) 이상 일 경우, 4~5일간 병합치료 후 헤파린요법 중단 • 최소 3개월간 와파린으로 항응고요법 시행(목표 INR 2.5; 2.0~3.0)
저분자 헤파린	
VTE 의심 환자	• 기준이 되는 aPTT, PT, CBC 측정 • 헤파린요법에 대한 금기증 확인 • 헤파린 5000U를 정맥내로 투여 • 영상검사 처방
VTE 확진 환자	• 저분자 헤파린(enoxaparin)을 12시간마다 1mg/kg을 피하로 투여 • 첫째날 5mg으로 와파린 요법 시작; 이후에는 INR에 따라 일일 용량 조정 • 치료 시작 후 3일과 5일 사이에 혈소판 수 확인 • 2일 연속 INR이 2.0 이상 일 경우, 4~5일간 병합치료 후 헤파린 중단 • 최소 3개월간 와파린으로 항응고요법 시행(목표 INR 2.5; 2.0~3.0), 이후 모니터링을 자주 하지 않으면서 저강도 치료(INR 1.5-1.9) 지속

activated partial thromboplastin time; PT, prothrombin time; INR, international normalized ratio; CBC, complete blood count

표 11-6	정맥 혈전색전증(VTE) 예방을 위한 권장사항(미국흉부의학협회)	

환자군	권장 치료	등급*
위험도가 낮은 일반 수술	조기 이상 및 잦은 보행	A1
중등도 위험도를 동반한 일반 수술	LDUH, LMWH, fondaparinux 투여	A1
위험도가 높은 일반 수술	LMWH, 하루 3회 LDUH 또는 fondaparinux 투여	A1
다양한 위험요인을 가진 위험도가 높은 일반 수술	LMWH, 하루 3회 LDUH, fondaparinux를 간헐적 공기압박 또는 탄력스타킹과 병용	C1
고관절 치환술	LMWH를 수술 12시간 전 또는 수술 12~24시간 후에 투여 시작, 또는 수술 4-6시간 후에 일반적 고위험군에게 사용하는 용량의 절반을 제공하고 다음날에 일반적 고위험군에 사용하는 용량으로 증가시킴 또는 fondaparinux (수술 6-24시간 후 2.5mg 투여) 또는 조정 용량 헤파린의 투여를 수술 전 또는 수술당일 오후에 시작함(목표 INR 2.5; INR 범위 2.0-3.0)	A1
무릎 치환술	LMWH(일반적 고위험군 사용 용량), fondaparinux, 와파린 (목표 INR 2.5; INR 범위 2.0-3.0)	A1
	간헐적 공기압박	B1
급성 척수손상	LMWH	B1
	탄력스타킹 및 간헐적 공기압박 제공과	B1
	LDUH 또는 LMWH 중 하나 투여	C1
혈전색전증의 위험요인을 확인할 수 있는 외상 환자	안전성이 확보되는대로 가능한 빨리 LMWH	A1
	또는 LMWH와 간헐적 공기압박	B1
	차선적 예방법을 사용해야 하는 고위험 환자에게는 간헐적 공기압박 또는 탄력스타킹을 사용하여 혈전 예방	B1
심근경색	UFH 또는 LMWH 또는 bivalirudin 또는 fondaparinux	A1
	헤파린 사용이 금기일 때는 간헐적 공기압박 또는 탄력스타킹 사용	C1
허혈성 뇌졸중 및 하지마비	저용량의 피하주사용 헤파린 또는 LMWH	A1
	항응고제 사용이 금기인 환자에게는 간헐적 공기압박 또는 탄력 스타킹	B1
VTE의 위험요인을 가진 내과 환자 (울혈성 심부전과 흉부 감염 포함)	LDUH, LMWH, fondaparinux 투여	A1
중심정맥관을 장기간 삽입하고 있는 환자	중심정맥관 관련 혈전을 예방할 목적으로 예방적 용량의 LMWH 또는 최소용량 와파린을 사용하지 않도록 권고됨	B1
척수천자 또는 경막외 카테터를 삽입하는 환자	혈전 예방 목적의 항응고제를 사용할 때는 사용 가능한 환자 선택 및 주의를 기울여야 함	A1

LDUH, low-dose unfractionated heparin; LMWH, low-molecular-weight heparin.

*A1: 연구방법 타당, 결과 일관적-무작위임상시험(randomized clinical trials, RCTs), 이질성 없음, 효과 명료함-이점이 위험에 비추어 가치 있는지(없는지) 확실
A2: 연구방법 타당, 결과 일관성 없음- RCTs, 이질성 없음, 효과가 애매함-이점이 위험에 비추어 가치 있는지 불확실
B1: 연구방법 타당, 결과 일관성 없음- RCTs, 이질성 있음, 효과가 명료함-이점이 위험에 비추어 가치 있는지 (없는지) 확실
B2: 연구방법 타당, 결과 일관성 없음- RCTs, 이질성 있음, 효과가 애매함-이점이 위험에 비추어 가치 있는지 불확실
C1: 연구방법 타당성 부족-관찰연구, 효과가 명료함-이점이 위험에 비추어 가치 있는지 (없는지) 확실
C2: 연구방법 타당성 부족-관찰연구, 효과가 애매함-이점이 위험에 비추어 가치 있는지 불확실

(neuropeptide)와 같은 염증 매개물에 의해 점액분비세포 (goblet cell)의 수가 증가하여 발생한다. 섬모상피세포는 편평상피화 되어 점액섬모 청소 능력에 장애가 발생한다. 이는 COPD에서 나타나는 첫 생리적 변형이다. 이 변형은 다른 변화가 발생하기 전까지 수년간 나타날 수 있다.

호기 시 공기흐름 제한은 COPD에서 중요한 소견이다. 질병이 진행되면서 1초간 강제호기량(forced expiratory volume in 1 second, FEV_1)과 강제폐활량(forced vital capacity, FVC)이 감소한다. 이것은 기도벽의 두께 증가, 폐포 흡착의 상실, 폐의 탄성 상실과 관련된다. 흔히 기도 흐름 제한의 첫 징후는 FEV_1/FVC 비의 감소이다. 2009년 세계 만성폐쇄성폐질환회(Global Initiative for Chronic Obstructive Lung Disease, GOLD)에 따르면, FEV_1/FVC 비가 70% 미만이면서 기관지확장제 투여 후의 FEV_1이 예측치의 80% 미만인 경우 완전히 회복할 수 없는 공기흐름 제한이 있다고 확진할 수 있다(표 11-7). 심한 COPD의 경우 공기는 강제 호기동안 폐에 갇히게 되고 이로 인해 비정상적으로 높은 기능적 잔기용량(functional residual capacity, FRC)이 나타난다. FRC가 증가하면 폐의 과팽창이 일어난다.

상당히 진행된 COPD의 경우 말초기도 폐쇄, 폐실질조직 파괴, 폐혈관의 비규칙적 구조로 인해 폐의 가스교환 용적 감소와 저산소혈증 및 고탄산혈증이 발생한다. 질병의 단계와 무관하게 COPD 환자에서는 저산소혈증 다음에 환기-관류 비의 불균형이 온다. 만성 고탄산혈증은 흡기 근육의 기능장애와 폐포의 과소환기가 발생하였음을 의미한다. COPD 말기에 저산소혈증과 고탄산혈증이 진행되면서 흔히 폐고혈압이 나타나며 이로 인해 폐심장증으로 알려진 우심실 비대가 발생한다. 우심부전은 정맥혈 정체와 혈전증을 유발하여 잠재적으로 폐색전증을 초래하고 폐순환을 위태롭게 한다. 마지막으로, COPD 는 전신성 염증 및 골격근 기능장애와 연관되어 운동능력을 제한하고 심장상태를 악화시킨다.

2) 사정

(1) 병력

COPD가 의심되거나 확인된 환자에게는 자세한 병력의 확인을 위해 다음 사항을 사정해야 한다.

유전학상 주목할점 11-1

알파-1 항트립신 결핍(Alpha-1 Antitrypsin Deficiency)

- 유럽계 1,500-3,500명 당 1명이 걸리는 질환이다. 아시안계에서는 흔하지 않지만 COPD 환자 중에는 흔히 발견된다.
- SERPINA 1유전자의 돌연변이가 알파-1 항트립신 결핍을 유발한다. 이 유전자는 호중구 엘라스타제(neutrophil elastase)라 불리는 효소로 부터 신체를 보호하는 알파-1 항트립신이라 불리는 단백질을 만들도록 지시한다.
- 알파-1 항트립신이 결핍되거나 단백질 형태가 비정상이면 호중구 엘라스타제를 통제할 수 없다. 충분히 기능할 수 있는 알파-1 항트립신이 없다면 호중구 엘라스타제는 폐포를 파괴하고 폐질환을 일으키게 된다.
- 알파-1 항트립신 결핍을 확인하기 위한 수많은 유전자 검사가 있다.

- 흡연, 오염 물질에 대한 직업 및 환경적 노출과 같은 위험요인에의 노출 여부
- 과거력: 천식, 알레르기, 부비동염이나 비용종, 아동기의 호흡기 감염, 기타 호흡기 질환
- 가족력: COPD나 기타 만성 호흡기질환
- 증상의 발현 양상: COPD는 전형적으로 성인에게 발생하며 대부분의 환자는 점점 숨쉬기가 힘들어지고 감기에 자주 걸리며 병원에 오기 수년전 부터 사회생활이 제한된다.
- 호흡기 질환의 악화 또는 호흡기 질환으로 인한 이전의 입원력: 환자는 COPD가 급성으로 악화되었다는 것은 알지 못하지만, 주기적으로 증상이 악화되고 있음을 의식할 수 있다. COPD가 급성 악화된 상태로 의료진의 사정과 입원이 필요함을 나타내는 지표는 Box 11-8에 열거되어 있다.
- 심장질환 또는 류마티스성 질환 같은 동반 질환: 이런 질환들이 동반되는 경우에도 활동 제한이 나타날 수 있다.
- 현재 치료의 적정성: 심장질환 치료를 위해 흔히 처방되는 베타차단제 같은 치료의 적절성을 평가한다. 베타차단제는 일반적으로 COPD 환자에게는 금기 약물이다.
- 질병이 환자의 삶에 미치는 영향: 활동제한, 실직, 경

제적 영향, 가족의 일상생활에 미치는 영향, 우울이나 불안
- 사회적 지지 및 가족지지
- 위험요인을 줄일 수 있는 방법, 특히 금연

(2) 신체검진

COPD가 진행된 경우, 두가지 양상이 나타난다(표 11-8). 이 양상은 질병이 진행되면서 더욱 명확해진다. 신체검진은 비록 환자 치료를 위해 중요하지만, 신체검진 소견을 바탕으로 COPD를 진단하는 경우는 거의 없다. 신체검진 시에는 시진, 촉진, 타진, 청진이 이루어져야 한다.

① 시진
- 중추성 청색증 또는 점막의 푸르스름한 변색: 매우 명확하게 나타나지만, 인종에 따라 그리고 인공 조명 아래에서는 발견하기 어려울 수 있다.

- COPD에서 볼 수 있는 폐의 과팽창을 나타내는 비정상적인 흉벽 모양(술통형 가슴, 돌출된 복부)
- 흡기 시 역설적으로 하부늑골 가장자리가 안으로 들어가 편측 횡격막이 편평해짐: 이로 인해 심장 둔탁음 부위가 감소하고 흉골검 각도(xiphisternal angle)가 증가한다.
- 휴식 시 호흡수가 20회/분 이상 증가. 호흡의 깊이는 얕다.
- 입술 오므리기 호흡(pursed-lip breathing): 호기의 흐름을 느리게 하고 좀더 효율적으로 폐를 비우게 한다.
- 휴식 시 호흡 보조근의 활성화: 호흡부전의 징후일 수 있다. 앙와위에서 COPD 환자는 흉쇄유돌근(sternocleidomastoid muscle)과 사각근(scalene)을 종종 사용한다.
- 발목 또는 하지 부종: 우심부전의 징후일 수 있다.

표 11-7	기관지확장제 투여 후의 FEV1을 바탕으로 한 COPD 중증도에 따른 폐활량 분류 및 권장 치료	
단계	**특징**	**권장 치료**
I: 경증 COPD	FEV₁/FVC <70%	적극적으로 위험요인을 피함; 인플루엔자 백신
	FEV₁ 예측치의 80%	필요 시 단기작용의 기관지확장제(short-acting bronchodilator) 투여
	증상은 있거나 없다.	
II: 중등도 COPD	FEV₁/FVC <70%	적극적으로 위험요인을 피함; 인플루엔자 백신
	FEV₁ 예측치의 50% 이상 80% 미만	필요 시 단기작용의 기관지확장제 투여
	증상은 있거나 없다.	1개 또는 그 이상의 기관지확장제를 사용한 정기적 치료 추가
		재활 치료 추가
III: 중증 COPD	FEV₁/FVC <70%	적극적으로 위험요인을 피함; 인플루엔자 백신
	FEV₁ 예측치의 30% 이상 50% 미만	필요 시 단기작용의 기관지 확장제 투여
		1개 또는 그 이상의 기관지확장제를 사용한 정기적 치료
		재활 치료
		증상과 폐기능 반응이 유의하게 악화된 경우 또는 악화가 반복될 경우
		흡입 스테로이드 사용
IV: 심한 중증 COPD	FEV₁/FVC <70%	적극적으로 위험요인을 피함; 인플루엔자 백신
	FEV₁ 예측치의 30% 미만 또는	필요 시 단기작용의 기관지확장제 투여
	만성 호흡부전이 있는 경우	1개 또는 그 이상의 기관지 확장제를 사용한 정기적 치료
		재활 치료
		증상과 폐기능 반응이 유의하게 악화된 경우 또는 악화가 반복될 경우
		흡입 스테로이드 사용
		호흡 부전이 있다면 장기간 산소치료 추가
		외과적 처치 고려

FEV₁, forced expiratory volume in 1 second; FVC, forced vital capacity.
환자에게 치료를 언제, 어떻게 이용하는지 가르쳐주어야 한다. 그리고 다른 질병에 대해 처방된 치료를 검토해야 한다. 베타차단제(안약 포함)는 피해야 한다.

② 촉진과 타진
- 촉진과 타진은 흔히 COPD에는 도움이 되지 않는다.
- 심첨 박동수: 폐의 과팽창으로 인해 발견하기 어려울 수 있다.
- 폐의 과팽창: 간의 위치가 아래로 내려와 실제로 간 비대가 없어도 간을 촉진할 수 있다.

③ 청진
- 호흡음 감소: COPD 환자는 흔히 호흡음이 감소한다.
- 천명음: 조용한 호흡음 사이 발생한 천명음은 공기흐름 제한을 나타내는 유용한 지표이다. 그러나 강제적 호기 후에만 들리는 천명은 진단적 의의가 없다.
- 흡기 시 수포음: 일부 COPD 환자에서 발생하나 진단적 의미는 거의 없다.
- 심음: 검상돌기 위에서 가장 잘 들린다.

COPD의 증상에는 기침, 객담, 활동 시 숨참이 포함된다. 급성 악화된 COPD 환자의 중환자실 입원이 필요함을 나타내는 지표는 Box 11-9에 열거되어있다.

(3) 진단검사
COPD에서의 임상병리검사와 진단검사는 표 11-9에 요약되어있다.

---

① 폐활량 측정법
호기 시 공기흐름 제한은 COPD를 진단하는 특징적 징후이다. 폐활량 측정법(spirometry)은 공기흐름 제한을 객관적으로 측정하고 결과를 재생할 수 있으므로 COPD를 진단하고 질병의 경과를 모니터링 하는 최적 표준이다. 폐활량 측정법은 호흡곤란은 없지만 만성 기침과 객담이 있는 환자에서 실시한다. 폐활량계는 최대 흡기 지점에서 흡기한 최대 공기량(FVC)과 이 호흡 운동에서 처음 1초동안 내쉬는 공기량(FEV_1)을 측정한다. 그런 다음 이 두 측정치의 비(FEV_1: FVC)를 계산한다. 폐기능검사를 통해 확인 할 수 있는 또 다른 의미 있는 검사 값은 폐의 일산화탄소 확산 능력(diffuse capacity of the lung for carbonmonoxide, DLCO)이다. 이 값은 폐에서 일어나는 가스교환의 양을 나타내는 지표이다. FEV_1과 DLCO 측정을 통하여 환자의 실제 호흡상태를 확인 할 수 있다. 폐활량계 측정값은 연령, 키, 성별, 인종에 근거한 준거 값과 측정 결과를 비교하여 평가한다.

그림 11-6은 정상 호흡곡선과 경도에서 중증도의 공기흐름 제한을 가진 COPD 환자의 호흡곡선을 보여주고 있다. COPD 환자는 FEV_1과 FVC가 감소하며, 호흡곡선의 비정상 정도가 질병의 중증도를 반영한다(표 11-8 참조). FEV_1: FVC 비는 공기흐름 제한을 측정하는 가장 민감한 수단이며, FEV_1이 정상(예측치의 80% 이상)인 환자에서 FEV_1: FVC 비가 70% 미만이면 공기흐름 제한의 조기 징후가 나타난 것으로 간주한다.

BOX 11-8
COPD의 급성 악화된 상태로 의료진의 사정과 입원이 필요함을 나타내는 지표*

- 증상의 강도가 현저하게 심해짐(예, 안정 시 호흡곤란이 갑자기 발생)
- 심각한 기저 COPD
- 새로운 신체검진 소견이 확인됨(예, 청색증, 말초부종)
- 초기 치료 후 증상 악화
- 주요 동반질환
- 잦은 증상 악화
- 새로 발생한 리듬장애(dysrhythmias)
- 진단이 불명확할 때
- 노인
- 가족 지지 부족

* 지역적 자원을 고려해야 한다.

표 11-8 진행된 COPD의 질병 양상

형태	A형	B형
일반적으로 사용되는 이름	분홍빛 숨찬 사람 (pink puffers)	청색 훈제 청어 같은 사람 (blue bloater)
관련 질환	현저한 폐기종	현저한 기관지염
주요 증상	호흡곤란	기침과 객담
외모	마름, 청색증이 없음	비만함, 청색증 동반
PO_2	↓	↓↓
PCO_2	정상 또는 ↓	정상 또는 ↑
폐의 탄성반동	↓	정상
확산능	↓	정상
헤마토크리트	정상	흔히 ↑
폐심장증	드뭄	흔함

② 동맥혈가스

동맥혈가스 분석은 중등도 및 중증 단계의 모든 환자(FEV₁이 예측치의 40% 미만) 또는 호흡부전이나 우심부전의 임상징후(예, 중추성 청색증, 발목 부종, 경정맥압 상승)가 있을 때 실시해야 한다. 호흡부전은 $PaCO_2$가 45 mmHg 이던 아니던 간에 해수면 높이에서 공기를 호흡하는 동안 PaO_2이 60mmHg이면 나타난다. 정확한 결과를 얻기 위해서는 몇 가지 주의를 해야 한다. 첫째, 환자가 검사 당시 산소를 공급받고 있다면 환자에게 공급되는 산소량을 기록해야 한다. 둘째, 흡입산소농도(FiO_2)를 변경한 경우, 20~30분 경과 후 가스분압을 재 측정해야 한다.

3) 관리

운동, 영양상담, 교육(약물요법, 산소 사용에 대한), 수술에 이르기까지 여러 치료법이 COPD를 치료하는데 효과적일 수 있다. COPD의 단계별 치료 지침은 표 11-7에서 확인할 수 있다. Box 11-10에는 COPD 환자를 위한 협력적 간호 지침이 제시되었다.

(1) 비약물요법

호흡재활의 주 목표는 증상 완화, 삶의 질 증진, 신체적, 정서적인 일상활동, 참여의 증가에 있다. COPD의 진단, 관리, 예방에 대한 COPD의 진단, 관리, 예방을 위한 2009 GOLD 지침에서는 포괄적인 폐 재활프로그램을 권고하고 있다.

①호흡재활

최근 COPD 관리에 있어 호흡재활의 가치가 인정받고 있다. 연구결과에 의하면 호흡곤란보다 근육의 피로가 COPD 환자의 상태를 악화시키는 것으로 알려지고 있다. 호흡재활은 비록 폐기능은 향상시키지 못하지만, 질병으로 인해 제한이 있는 상태에서 환자의 삶의 질과 기능상태를 최대화하는데 도움을 준다. 호흡재활은 운동 내성을 증가시키고 호흡곤란, 불안 및 우울을 감소시켜 삶의 질과 인지능력, 질병의 진행을 스스로 조절할 수 있다는 임파워먼트를 상승시키는 것으로 나타났다. 호흡재활 프로그램은 6-12주간 지속되며, 주당 3-4시간의 교육이 이루어진다.

② 영양상담

영양결핍은 COPD 환자에게서 나타나는 흔한 문제이며, COPD로 입원한 환자의 50% 이상에서 나타난다. 영양결핍의 발생빈도는 비정상적 가스교환의 정도에 따라 다양하다. 영양결핍은 호흡근의 소모를 초래하고 더 나아가 호흡근을 약화시킨다. 환자의 영양상태를 최대화하는 전략을 찾기 위해 영양사정이 완벽하게 이루어져야 한다. 체중 감소가 있는 COPD 환자의 경우 영양상태가 증진되면 호흡근의 근력이 강해질 수 있다.

③ 금연

금연은 단일 방법으로 COPD의 발병 위험을 감소시키고, 그 진행을 늦추는 가장 효과적인 방법이다. 또한 가장 비용효과적이다. 짧은(3분) 상담시간을 이용해 금연하도록 격려했을 때 5~10%의 금연율이 나타났다. 모든 흡연가는 외래를 방문할 때마다 금연 상담을 해야 한다.

금연 효과는 환자가 정신적으로 금연 할 준비가 되어 있어야 얻을 수 있다. 오늘날에는 금연에 효과적인 수많은 약물치료법이 있으며, 이 약물치료법에는 다양한 형태(흡입, 경구, 설하, 피하이식용)의 니코틴 대체품이 포함되어 있다. 금연에 효과가 있는 것으로 증명된 것 중 가장 효과적인 약물치료법은 바레니클린(varenicline, alpha-4-beta-2 neuronal nicotinic acetylcholine receptor partial antagonist)이다. 현재 바레니클린에 대한 많은 임상연구가 진행되고 있다. 그러나 연구결과에 의하면, 상담을 하면서 바레니클린을 투여하였을 때 금단현상을 감소시키고 금연을 돕는 것으로 나타났으며, 니코틴 대체품 또는 bupropi-

표 11-9	COPD 환자의 임상병리검사 및 진단검사
검사	근거
폐활량 측정법	FEV₁와 FVC 측정: 질병을 진단하고 경과를 모니터링 하는 최적 기준
기관지확장제 가역성 검사	진단 단계 동안 한번은 시행하며 다음의 이유로 유용하다: • 천식 진단을 감별하기 위함(기관지확장제 투여 후 FEV₁이 예측치의 정상 범위로 돌아오면 공기흐름 제한은 천식 때문일 가능성이 있다) • 검사하는 시점에 환자가 달성할 수 있는 최상의 폐기능을 확립하기 위함
흉부방사선검사	수포성 질환을 확인할 수 있다. 다음의 방사선 상 변화를 확인할 수 있다. • 측면 흉부사진에서 평평해진 횡격막 • 흉골 뒤쪽에 공기공간의 증가(과다팽창의 징후) • 폐의 과도 방사선투과 • 혈관 표시의 빠른 감소
컴퓨터 단층촬영과 환기-관류 스캔	수술 환자의 기도와 실질 질환을 시각화하여 평가하기 위함이며, 감별진단을 도울 수 있다.
동맥혈가스	FEV₁이 예측치의 50% 미만일 경우 또는 호흡부전이나 우심부전의 징후가 있으면 실시된다.
알파 1-항트립신 결핍 스크리닝	COPD가 45세 이전에 발병한 환자 또는 강한 가족력을 가진 환자에서 필요하다. (알파 1-항트립신 혈청 수준이 정상치의 15~20% 미만이면 동종접합성(homozygous) 알파 1-항트립신 결핍증을 강하게 암시한다.

FEV₁, forced expiratory volume in 1 second; FVC, forced vital capacity

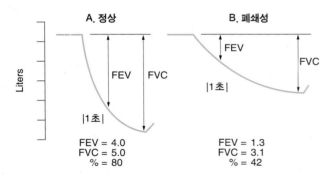

그림 11-6 강제호기의 정상, 폐쇄성 및 제한적 양상 (FVC, forced vital capacity; FEV, forced expiratory volume)

on(Wellbutrin)보다 우월한 것으로 여겨진다. 현재 치료 지침에 의하면 치료는 12주간 이루어진다.

(2) 약물요법

COPD 환자에게 시행되는 약물요법의 목표는 증상의 감소 및 예방, 악화 빈도와 중증도 감소, 운동내성 증가, 건강상태 증진이다. 2009 GOLD 지침에 의하면 상태가 안정된 COPD 환자에게 행해지는 약물치료에는 주로 기관지확장제와 베타 작용제, 항콜린제, 흡입 글루코코르티코이드가 포함된다. 이 약물들은 질병의 중증도와 치료반응도에 따라 단독으로 또는 병합하여 사용된다. 병용요법이 단독치료법에 비하여 효과적이며, 흡입이 약물 투여경로로 선호된다. 과거에는 전신 글루코코르티코이드, 점액작용제(mucoactive agents), 장기간 항생제 요법이 사용이 사용되었으나 상태가 안정적인 COPD 환자에게는 더 이상 사용하지 않는다.

① 기관지확장제

주로 베타 작용제 및 항콜린제인 기관지 확장제는 흡입 스테로이드와 함께 상태가 안정적인 COPD 환자의 약물 치료의 중심이 된다. 이 약물들을 단독 사용하거나 또는 병용한다. 기관지확장제는 장기간 증상을 완화하고 운동능력을 높이며, 삶의 질을 향상시킨다. 그러나 이 약물들은 다른 약물과 마찬가지로 COPD의 진행을 역행 시킬수는 없다. 일반적으로 환자에게는 지속성 기관지확장제(지속성 항콜린제인 tiotropium bromide(Spiriva))와 단기작용 기관지확장제(베타 작용제:albuterol(Ventoline))를 병용하여 사용한다. 지속성 항콜린제는 폐의 과팽창과 COPD 악화를 감소시키고 호흡곤란을 완화시키므로 지속

BOX 11-10
COPD 환자를 위한 협력적 간호지침

결과	중재
산소화 / 환기	
환자의 동맥혈가스가 정상 범위에 있고 맥박산소측정 값이 90% 이상이다.	• 호흡수, 호흡노력 및 호흡음을 매 2-4시간마다 사정한다. • 호흡부전의 증상이나 의사의 지시가 있을 시 동맥혈가스분석을 한다. • 맥박산소측정기로 산소포화도를 감시한다. • 비강 케뉼라 또는 안면 마스크로 가능한 가장 낮은 FiO_2와 속도로 산소를 공급한다. • 가습된 산소를 공급한다. • 필요 시 기관내삽관 및 기계환기를 실시한다
환자는 정상 호흡수와 호흡 깊이를 유지한다.	• 호흡수, 호흡양상 및 호흡노력(부속근 사용)을 감시한다. • 수면 시 호흡을 사정하며, 수면 무호흡 또는 교대성 무호흡(Cheyne-Stokes) 양상을 주목한다.
환자의 흉부 방사선은 깨끗하다.	• 매일 흉부 방사선 검사를 한다.
환자의 호흡음은 깨끗하다.	• 2-4시간마다 수포음, 천명음, 건성수포음 여부를 확인하기 위하여 호흡음을 청진한다. • 지시에 따라 이뇨제를 투여한다. • 가능한 경우 기관지확장제와 점액용해제를 투여한다.
무기폐와 폐렴이 없다.	• 기관내삽관을 하지 않은 환자에게 2-4시간 마다 또는 수시로 유발 폐활량계의 사용, 기침 및 심호흡을 하도록 격려한다. • 분비물의 양, 색깔, 점도를 사정한다. • 2시간마다 체위를 변경한다. • 침상에서 의자로 움직이도록 한다.
순환 / 관류	
혈압, 심장박동수 및 혈역학지표가 정상범위에 있다.	• 1-2시간마다 활력징후를 감시한다. • 폐동맥 카테터를 삽입하고 있다면 1시간마다 폐동맥압과 우심방압을 감시하고 6시간마다 심장박출량, 전신정맥저항 및 말초정맥저항을 감시한다. • 우심실 기능부전의 증상(예, 중심정맥압 상승, 경정맥 확장, 말초 부종)을 사정한다.
환자에게 리듬장애가 없다.	• 정맥주사용 통로를 유지한다. • 우심방 확장으로 인한 심방성 부정맥과 저산소혈증 및 저산소증으로 인한 심실성 부정맥을 감시한다.
혈청 젖산이 정상이다.	• 정상일 때 까지 젖산을 매일 감시한다. • 산소공급을 증가시키기 위하여 적혈구, 심근수축촉진제, 콜로이드 수액을 지시에 따라 투여한다.
체액 / 전해질	
신장 기능이 유지된다(소변량이 30mL/h 이상, 정상 진단검사 수치).	• 1-2시간 마다 섭취량과 배설량을 감시한다. • BUN, 크레아틴, 전해질, 마그네슘, 인산을 감시한다. • 지시 또는 프로토콜에 따라 칼슘, 마그네슘, 인을 보충한다. • 매일 체중을 측정한다. • 활력징후, 신체검진, 분비물의 점성에 기초하여 수액공급량과 이뇨제를 투여한다.
활동 / 안전	
근긴장도 또는 근력 상실이 없다.	• 가능한 빨리 침대 옆에 서기, 의자에 앉기, 도움 받아 걷기를 격려한다. • 활동 프로그램을 수립한다. • 활동에 대한 반응을 감시한다.
환자는 관절의 유연성을 유지한다.	• 물리치료사에게 의뢰한다. • 깨어있는 동안 4시간마다 수동적, 능동적 관절운동범위(ROM)를 실시한다.
감염이 없다	• 전신 염증반응증후군(SIRS의 기준을 바탕으로

백혈구 수가 정상이다.	• 백혈구 수 증가, 체온 상승, 빈호흡, 빈맥을 감시한다.
	• 시술을 수행하는 동안 엄격하게 무균술을 준수하고 다른 사람들을 감시한다.
	• 침습적 카테터의 무균상태를 유지한다.
	• 각 병원별 프로토콜에 따라 침습적 카테터 교환, 혈액배양, 수액교환을 실시한다.
DVT가 없다.	• 입원 24시간 이내에 DVT에 대한 예방적 치료를 시작한다.
	• 하지 통증, 발적, 종창을 감시한다.
피부 통합성 피부 손상이 없다.	• 2시간마다 체위를 변경한다.
	• 손목의 자가보호장치를 제거하고 병원별 정책에 따라 피부상태를 감시한다.
	• 객관적 도구(예, Braden 척도)를 사용하여 피부손상의 위험성을 사정한다.
	• 압박을 완화 및 감소하는 매트리스 사용을 고려한다.
영양 열량 및 영양소 섭취가 대사요구량을 만족시킨다 (예, 기초 에너지 소모량)	• 48시간 이내에 비경구적, 경구적 또는 장관 영양을 제공한다.
	• 영양사나 영양지원서비스팀에게 상담을 의뢰한다.
	• CO_2가 정체된 환자의 경우 고탄수화물 식사는 피한다.
	• 알부민, 전알부민, 트랜스페린, 콜레스테롤, 중성지방, 포도당 수치를 감시한다.
안위 / 통증 조절 환자는 편안함을 느끼고 통증 사정 시 통증 점수가 4점 미만이다.	• 4시간마다 통증/안위를 사정한다.
	• 진통제와 진정제를 조심스럽게 투여하고 호흡수, 호흡 깊이, 호흡양상을 주의 깊게 감시한다.
	• 약물 투여 전 불편감으로 인한 초조인지 저산소증으로 인한 초조인지 구별한다.
	• 호흡을 편하게 할 수 있도록 침상머리를 높여준다.
심리사회적 환자의 불안이 감소된다.	• 치료나 상담을 하는 동안 활력징후를 사정한다.
	• 조심스럽게 진정제를 투여한다.
	• 사회사업사, 성직자에게 의뢰한다.
	• 적절한 휴식과 수면을 제공한다.
	• 호흡곤란이 있는 동안 지지를 제공한다.

교육 / 퇴원계획
환자와 가족은 치료를 위해 필요한 시술과
   검사를 이해한다
가족은 질병의 심각성을 이해하고 적절한
   질문을 하며 잠재적 합병증을 예상한다
퇴원 준비를 하는동안 환자는 활동 수준,
   식이 제한, 약물 처방, 계량흡입기 사용법에
   대하여 이해한다
	• 흉부물리요법, 기관지경술, 폐동맥 카테터 삽입, 임상병리검사 같은 시술에 대비하여
	   환자와 가족을 준비시킨다.

	• COPD의 원인과 결과 그리고 폐렴이나 심장 기능이상 같은 잠재적 합병증에 대하여 설명한다.
	• 인공호흡기, COPD의 병태생리, 모니터링, 치료 등과 관련하여 가족이 질문하도록 격려한다.
	• 입원 초기에 적절한 의뢰와 상담을 제공한다.
	• 계량흡입기의 정확한 사용, 호흡부전의 증상과 징후 그리고 적절한 조치에 관한 가족 교육을 시작한다.

서성 베타 작용제보다 선호된다. 이 약물은 폐의 탄성 회복력보다는 기도 평활근의 근긴장도를 확장하여 FEV_1을 증가시킨다. 지속성 기관지확장제는 가장 사용이 편한 약물이다. 어떤 형태의 기관지확장제를 선택할지는 증상 완화 효과, 부작용, 이용가능성에 따라 달라진다. 단일 약제의 용량을 증가시키는 것보다 약제를 병용하는 것이 치료 효과를 높이고 부작용의 위험을 감소시킬 수 있다.

② 글루코코르티코이드

COPD는 전신과 기도내 염증이 특징적으로 나타나는 질환이다. 흡입 글루코코르티코이드의 치료 목표는 염증을 감소시키는 것이다. 연구결과에 의하면 흡입 글루코코르키코이드는 사망률 감소와 폐기능 개선에는 효과가 없지만 COPD 악화는 감소시키는 것으로 나타났다. 흡입 글루코코르티코이드는 단독으로는 사용할 수 없으며, 지속형 기관지확장제와 병용해야 한다. 흡입 글루코코르티코이드를 정규적으로 사용할 수 있는 환자는 FEV_1/FVC가 예측치의 70% 미만인 GOLD 단계상 III과 IV단계에 있는 환자 및 기관지확장제 치료에도 불구하고 증상이 심해지고 악화가 반복되는 환자이다.

③ 기타 약물

몇 가지 다른 약물이 유용할 수 있으나 일반적으로 추천되지는 않는다. 테오필린(theophylline) 같은 약물이 이에 속한다. 연구에 의하면 테오필린은 호흡곤란을 감소시키고 가스교환을 증진하지만, 몇가지 문제를 갖고 있다. 테오필린은 혈중 농도의 감시가 필요한 약물로, 간에서 대사되기 때문에 환자가 간 기능에 문제가 있다면 테오필린의 혈중 농도가 변하여 독성이 발생할 수 있다. 또한 테오필린은 수많은 다른 약물과 상호작용을 한다. 이로 인해 COPD 환자에 있어 테오필린이 선호되지 않는다. 항생제는 감염성 악화와 다른 세균성 감염이 있는 경우를 제외하고는 COPD 환자에게 사용해서는 안 된다. COPD 환자는 독감과 폐렴에 걸릴 위험이 높다. 따라서 정규적으로 독감 예방접종과 폐렴 예방접종을 받아야 한다. 최근 연구결과에 의하면 점액용해제는 이점이 적어 확대 사용이 추천되지 않는다. 점액용해 및 항산화제인 N-아세틸시스틴(acetylcysteine)은 흡인했을 때 기관지 수축을 유발하므로 더 이상 COPD 치료에 사용되지 않는다.

(3) 산소요법

산소요법은 중증 COPD 환자를 위한 주요 비약물 치료법이다. 산소요법은 저산소상태에 있는 환자의 장기 생존과 인지기능 및 삶의 질을 증진시킨다. 산소요법은 운동하는 동안 또는 급성 호흡곤란을 완화할 목적으로 장기간 지속할 수 있다. 장기 산소요법의 목표는 휴식, 수면, 운동 시 맥박산소측정법으로 측정한 산소포화도(SpO_2)를 최소 90%가 되도록 하는 것이다. 보조적 산소요법은 COPD가 진행되면서 저산소상태에 있거나 고탄산혈증 유무와 관계없이 PaO_2가 60 mmHg 이하거나 SaO_2가 90% 이하인 악화상태에서 회복되는 것으로 보이는 환자에게 사용할 수 있다. 또한 폐심장증 또는 다혈구증이 있고 PaO_2가 55-60 mmHg 이거나 SpO_2가 90% 이하인 환자에게도 사용할 수 있다.

역사적으로 COPD 환자에게 산소 투여를 망설였던 적이 있었다. 그러나 급성 악화 시에는 조직의 저산소증을 예방하는 것이 CO_2 정체보다 중요하다. 호흡성 산증이 악화되지 않았더라도 산소화(SaO_2 90% 이상)가 이루어지지 못하면 일반적으로 기관내삽관과 기계환기가 시행된다.

(4) 외과적 치료

외과적 중재로는 폐용량 감소, 수포제거술, 폐이식을 시행할 수 있다. 특정 선택된 COPD 환자들은 외과적 중재를 통하여 폐용적, 운동내성, 폐기능검사 결과, 삶의 질, 생존률이 증가하고 호흡곤란이 완화된다.

① 폐용적 감소술

폐용적 감소술(lung volume reduction surgery, LVRS)은 기능이 없거나 흉터가 심한 폐엽(일반적으로 상엽)을 절제하는 것으로, 폐용적이 감소하게 된다. LVRS는 정중 흉골절개(median sternotomy) 또는 비디오 보조 흉강경 수술(video-assisted thoracoscopic surgery)을 통해 이루어진다. LVRS가 COPD 치료로 효과적인 이유는 기능을 하지 않거나 흉터가 생긴 상엽을 제거하여 횡격막과 늑간근의 기계적 기능이 향상되기 때문이다. FRC가 감소하고 횡격막이 정상 만곡과 형태를 유지할 수 있는 길이로 회복된다. 따라서 수술을 통해 호흡역학이 좋아지고 호흡노력이 감소된다. 1990년대 후반 미국에서 수행된 국가폐기종치료연구(National Emphysema Treatment Trial, NETT)에서는 중증 폐기종 환자를 대상으로 LVRS와 내과적 치료 효과를 비교하였으며, 폐기종 환자는 LVRS를 받아야 한다고 결론 내렸다. 이 연구자료에서는 5개의 환자군이 확인되었으며, LVRS를 받기 어려운 환자군은 극도로 나쁜 폐기능을 가진 환자(FEV_1이 예측치의 20% 미만 및 DLCO 또는 확산능이 예측치의 20% 미만), 동종형 폐기종 환자이다. 이 환자군은 LVRS에 대한 고위험군이다. 두번째군은 상엽에 두드러진 비동종형 폐기종이 있는 환자로 수술 전 호흡재활 후 운동능력이 낮은 환자들이다. 세번째 군은 상엽에 두드러진 폐기종이 있으며, 수술 전 시행한 호흡재활 후 높은 운동능력을 갖고 있는 환자군이다. 네번째군은 동종형 폐기종이 있으며 호흡재활 후 운동능력이 높은 환자들이다. 마지막 다섯 번째군은 동종형 폐기종이 있으며 호흡재활 후 운동능력이 낮은 환자들이다. 자료분석을 통해 내과적 치료와 비교했을 때 LVRS를 통해 가장 큰 유익을 볼 수 있는 군은 상엽에 두드러진 비동종형 폐기종과 수술 전 시행한 호흡재활 후에 제한된 운동내성이 있는 환자로 나타났다. 이러한 환자들은 사망률이 감소하고 운동내성이 좋아지고 건강상태가 증진된다. 수술을 통해 상엽에 현저한 폐기종이 있고 호흡재활 후 운동내성이 좋아진 환자, 동종형 폐기종이 있으면서 호흡재활 후 운동내성이 낮은 환자는 운동내성과 건강상태가 좋아진다.

NETT 연구에서는 폐기종 관리를 위해 호흡재활이 중요하다는 것이 나타났다. 또한 LVRS는 내과적 치료 이상으로 생존율을 증가시키지는 못하지만 환자의 삶의 질을 향상시킨다고 결론 내렸다. 폐이식을 기다리는 환자에게 있어 LVRS는 이식을 기다리는 동안 증상을 관리하는 방법이 될 수 있다.

② 기타 수술

중증 COPD(III 단계) 환자에게는 수포제거술(bullectomy)과 폐이식이 고려될 수 있다. 수포제거술은 수포성 폐기종에 대한 수술로 호흡곤란을 완화시키고 전반적인 폐기능을 증진하는데 효과적이다. COPD가 상당히 진행된 환자는 폐이식 대상이 된다. 폐이식은 삶의 질과 기능적 능력을 증진하는 것으로 보고되고 있다. 그러나 장기 생존율 증가에 기여하는지는 아직 알 수 없다.

4) 예방

인플루엔자 백신은 COPD 환자의 약 50%에서 질병 악화와 사망을 감소시킨다. 생백신, 사백신, 비활동성 백신이 노인 COPD 환자에게 효과적이어서 추천된다. 백신은 매년 한번(가을)이나 두 번(가을과 겨울) 접종한다. 일부 전문가는 COPD 환자와 만성 기관지염 환자의 경우 1년에 한번, 비장이 없는 환자나 항체 수준이 감소할 위험에 있는 환자(예, 이식, 만성 신부전)의 경우 2년에 한번 폐렴구균 백신을 투여할 것을 추천하고 있다.

5) 만성 기관지염

만성 기관지염(chronic bronchitis)은 다른 내과적 원인 없이 연속 2년 이상 1년에 적어도 3개월간 객담성 기침이 있는 상태로 정의된다. 만성 기관지염의 악화상태 또는 급성 감염 발생으로 인해 환자는 천식과 유사한 공기흐름 폐색을 나타낼 수 있다. 그러나 천식과의 차이는 만성 기관지염에 있어서의 공기흐름 폐색은 천식과 달리 기도의 과민성 때문이 아니며, 환자가 공기 흐름 폐색 이후 기저 상태로 회복된 이후에도 임상 증상이 남아 있다는 것이다.

(1) 병태생리

기도 폐색은 만성 기관지염에서 주요 기관지와 작은 기관지의 염증반응으로 인해 발생한다(그림 11-7). 그 후, 점막하 점액선(submucosal glands)의 부종과 증식 그리고 기관지에서 과다한 점액 분비가 결과적으로 만성적 객담성 기침을 발생시킨다. 흡연은 만성 기관지염을 악화시키는 주요한 요인이다. 만성적인 기도 자극 요인으로는 공기오염과 산업장에서의 질소, 황화산화물, 균체내 독소(endotoxin)에 대한 노출 등이 있다. 호중구와 단핵구를 동반한 기도 점막과 점막하의 침윤, 평활근의 비대, 그리고 점막하 점액선의 비대를 포함한 폐의 비 특이적 변화 또한 만성 기관지염을 발생시킬 수 있다.

기도 내강이 분비물로 막히고 두꺼워진 벽으로 좁아지면 환자에게 공기흐름 폐색과 COPD가 발생한다. 급성 세균성이나 바이러스성 감염이 있는 만성 기관지염 환자는 기도와 실질의 손상이 증가되고, 만성적인 상피 손상과 세균의 집락형성은 증상을 악화시키고 기도를 폐색시킬 수 있다. 만성 기관지염 환자의 분비물에서 흔한 세균은 H. influenza, Haemophilus parainfluenza, S. pneumoniae, Moraxella catarrhalis, Klebsiella pneumoniae, Chlamydia

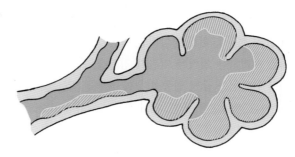

그림 11-7 기관지 염증과 비대는 기도를 좁게 한다. 선으로 표시된 영역은 분비물을 나타낸다.

trachomatis이다. 심지어 비흡연 환자에서는 급성 바이러스성 감염이 만성 기관지염의 특징인 만성적 기도의 염증 반응과 만성적 객담 배출을 발생시킬 수 있다. 폐기종과는 대조적으로 만성 기관지염은 만약 만성적 감염이나 기도 자극의 원인이 치료된다면 가역적인 부분이 있을 수 있다. 이러한 환자들은 일반적으로 과팽창이나 비정상적인 확산실험(diffusion test) 결과를 나타내지 않는다.

(2) 사정

과도한 기관지 분비물과 연속적인 기도 폐색, 혈관수축은 환기-관류 부조화를 야기한다. 환기를 증가시키는 것으로 보상을 못한 환자는 저산소혈증, 청색증, 그리고 결국 말초부종을 동반한 폐심장증으로 악화된다. 주요 신체 증상과 징후는 다음과 같다;

- 수면 후 기상 시 반복적인 객담 배출
- 일반적으로 점액성이고 종종 갈색으로 변색된 객담
- 백색에서 황색이나 녹색으로 객담의 색이 변하거나 양이 증가(기관 내 감염의 징후)
- 급성 악화기 동안의 객혈
- 감소된 호흡음과 천명음, 건성 수포음
- 휴식 시 분당 호흡수 16회 이상
- 지연된 호기시간(정상 수치인 4초 이상)

종종 환자들은 심각한 상태라고 느낄 때까지 병원을 찾지 않는다. 만성 기관지염의 심각한 악화기 증상들은 Box 11-11에 제시되었다.

(3) 관리

공기흐름 폐색이 없는 만성 기관지염 환자는 특정한 약물치료가 필요하지 않다. 중요한 예방법은 말초 기관지에서 세균의 성장을 위한 이상적인 여건을 제공할 수 있는 분비물을 제거하는 철저한 기관지 청결을 포함한다. 악화를 피하기 위해서는 급성 염증 반응의 진행을 막는 것이 중요하다. 다른 예방법은 금연, influenza virus와 S. pneumoniae에 대한 예방접종, 그리고 세균성 기관-기관지염으로 인한 급성 악화를 막기 위한 적절한 항생제의 사용이다.

공기흐름 폐색이 있는 만성 기관지염은 약물치료가 필

BOX 11-11
만성 기관지염의 심각한 악화 증상들

기본 증상
체온은 종종 정상 미만
백혈구 수 다양-약간↑, 정상이거나, ↓

중추신경계 장애 증상
두통
혼란
환각
우울
기면
졸음
혼수
유두부종

심혈관계 증상
발한
빈맥
혈압 다양: 정상, ↑, ↓
초기 혈관수축 후 혈관 확장

신경근육계 증상
미세 진전
자세고정 불능증
이완
경련

요하다. COPD를 동반한 만성 기관지염에서 약물치료의 중요 목적은 기도 폐색과 점막 부종의 진행을 중지시키거나 역행시키고, 분비물 양은 감소시키며, 기관지 평활근의 경련을 완화시키고, 기도의 염증을 감소시키는 것이다. 기본적인 약물은 흡입 기관지확장제(베타-2 아드레날린 작용제, 항콜린제, 코르티코스테로이드)와 테오필린이다. 효과적인 치료 방법으로 약물의 병용이 있다. 서로 다른 기전의 약물, 서로 다른 작용시간(지속성, 단기 작용)의 약물을 함께 사용함으로써 기관지 확장은 효과적으로 이루면서 동시에 빈맥, 안절부절, 약물독성 등의 부작용은 줄일 수 있다. 심한 기침과 기관지 점액 분비는 흔한 증상이지만 진해제나 점액용해제는 사용하지 않는다.

6) 폐기종

ATS는 폐기종을 명백한 섬유증없이 나타나는 폐의 신축성 상실과, 모세혈관망 및 폐포벽 파괴를 동반하는 원위부 세기관지에서부터 종말 세기관지까지의 공기공간(airspace)이 비정상적 영구적으로 비대된 상태라고 정의한다 (그림 11-8). COPD가 있는 대부분의 환자들은 "순수한" 기관지염이나 "순수한" 폐기종보다는 만성 기관지염(점액 과다 분비)과 폐기종이 함께 있다.

폐기종에는 다음의 세 가지 유형이 있다: 소엽중심성 폐기종(centrilobular emphysema), 범세엽성 폐기종(panacinar emphysema), 중격주위 폐기종(paraseptal emphysema)(그림 11-9). 소엽중심성 폐기종은 흡연자에게 흔하고 주로 폐 상엽에 국소적으로 나타난다. 범세엽성 폐기종은 알파 1 프로테아제 억제인자 부족증(1-protease inhibitor deficiency)이 있는 환자에게 가장 자주 발견되고 주로 폐 하엽에 국소적으로 나타난다. 중격주위 폐기종 역시 흡연자에게서 가장 흔히 발생하고 큰 수포의 형성과 함께 말초로 국소화 된다.

(1) 병태생리

폐기종에서 공기공간의 비대는 폐의 과팽창과 총폐용

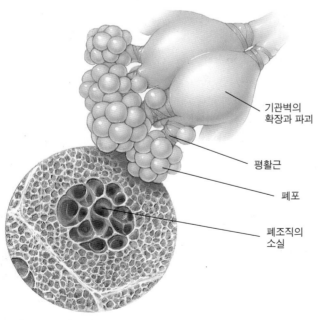

그림 11-8 폐기종에서 폐의 변화, 폐기종성 폐에서 공기공간이 확대된다.

량 증가의 결과이다. 폐기종은 소화단백질인 프로테아제라고 불리는 효소에 의한 엘라스틴(elastin) 파괴의 결과라고 믿어지고 있다. 이 프로테아제, 특히 엘라스타제(elastase)는 호중구, 폐포대식세포, 다른 염증성 세포들로부터 배출된다. 폐기종을 일으키는 두 가지 확인된 요인들은 흡연과 알파 1 항트립신 결핍이다. 흡연은 폐포에 염증세포를 증가시키고 호중구로부터 엘라스타제의 배출을 촉진시키며, 대식세포에서 엘라스타제의 활성화를 증가시키고 엘라스타제를 분비하는 비만세포들을 활성화시킨다. 알파 1 항트립신은 일반적으로 파괴적 염증세포들로부터 폐를 보호한다; 그러나, 탄력조직의 파괴 과정은 유전적으로 알파 1 항트립신 결핍이 있는 환자들에게서는 줄어들지 않는다.

40세 이전에 폐기종이 생긴 거의 모든 사람들은 알파 1 항트립신 결핍이 있다. 흡연이 알파 1 항트립신의 감소와 폐포벽에서의 대식세포 수를 증가시킴을 보여주는 근거들이 있다. 이러한 악순환은 호중구 수를 증가시킨다. 알파 1 항트립신의 유전적 결함은 모든 COPD의 약 1%에서 원인이 된다. 흡연과 반복적인 호흡기 감염은 알파 1 항트립신을 더욱 감소시키고, 알파 1 항트립신이 적은 사람들은 폐기종의 위험이 증가된다.

폐기종의 흔한 현상은 얇아진 실질의 파열로 인한 자발기흉이다. 폐 보존량에 따라 환자는 급성의 중증 호흡곤란과 호흡부전을 경험할 수 있다(기흉에서 압력손상 참조).

(2) 사정

폐기종을 가진 환자들은 일반적으로 그들의 산소 수준은 만족할만하고 피부가 여전히 분홍빛이기 때문에 "분홍빛 숨찬 사람(pink puffers)"이라고 불린다. 이것은 폐에서 환기와 관류 영역이 비례적으로 감소하기 때문이다. 중증 COPD에서 공기는 호기 시 폐 안에 갇히고 비정상적인 높은 잔기량을 발생시킨다. 이러한 환자들은 숨찬 호흡으로 발전한다. 흔한 신체검진 소견은 기본 호흡수의 증가; 술통 모양의 흉곽; 감소된 호흡음; 폐 저부의 부드럽고, 마른 수포음; 흉골 하에서 오른쪽 S_3 갤럽(gallop) 청진; 쇄골 상 소모와 코 벌름거림; 그리고 제2 심음의 증가, 경정맥 확장, 우심실 융기(heave)를 포함하는 폐고혈압의 증상들을 포함한다. 청색증은 진행된 폐기종

기관벽의 확장과 파괴

평활근

폐포

폐조직의 소실

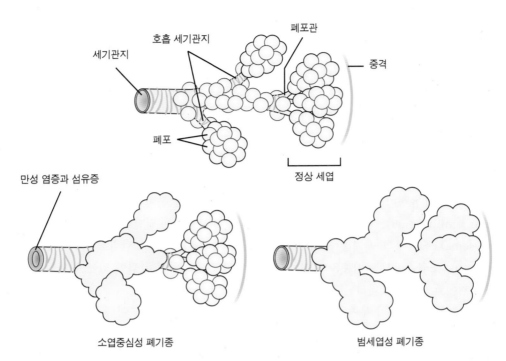

그림 11-9 폐기종의 유형. 세엽(acinus)은 가스교환을 하는 구조로 종말 세기관지, 호흡 세기관지, 폐포관, 폐포낭, 폐포로 구성되어 있다. 소엽중심성 폐기종은 호흡 세기관지가 주로 관련되어 있고, 중격주위 폐기종은 폐포낭이 주로 침범된 것이며, 범세엽성 폐기종은 세엽이 일정하게 손상된 것이다.

의 경우에서 나타날 수 있다.

(3) 관리

COPD에서 언급된 내과적, 외과적 치료법들이 폐기종을 가진 환자들에게도 적합하다(COPD 관리 참조). 예방법은 매년 인플루엔자 예방접종과 매 5년에서 10년마다 폐렴구균 예방접종이다. 내과적 치료법은 금연, 폐 재활 그리고 저산소혈증($PaCO_2$ 55mmHg 미만이거나 산소포화도 SaO_2 88% 미만)이 있는 모든 환자에 있어서의 산소요법이다. 약물치료는 기관지확장제(베타 2 작용제, 항콜린제, 테오필린), 점액용해제, 그리고 동형접합성 질환을 가진 젊은 환자들에게 알파 1 프로테아제 억제제를 보충해주는 것이다. 더불어 적절한 영양공급도 중요하다. 진행된 폐기종 환자들은(FEV_1 750mL 미만) 호흡동안 부속근육들의 사용과 일상생활 수행으로 에너지 소모의 증가와 열량 섭취의 감소로 인해 상당한 체중 감소를 경험할 수 있다. 과체중과 고탄산혈증이 있는 환자들은 호흡 부담을 감소시키기 위해 체중을 감소시켜야 한다.

폐용적 감소술(LVRS), 수포 절제술, 폐이식의 세 가지 외과적 치료법이 폐기종 환자에게 적용될 수 있다. 현재 LVRS가 중등도에서 중증의 폐기종인 경우 호흡기능을 증가시킬 수 있는 유일한 방법으로 알려져 있다(FEV_1, FVC, 동맥혈가스 수치와 운동능력). 말기 폐 기종인 경우 유일한 외과적 치료법은 단일 폐이식이다. 폐 기증자의 부족으로 인해 일반적으로 폐이식은 알파 1 프로테아제 억제인자 결핍이 있는 젊은 환자(60세 미만)들을 위해 이루어진다. 폐이식 후 운동수행과 동맥혈가스 수치가 향상된 것으로 보고되고 있다.

7. 흉부 수술

흉부 수술은 폐와 폐 관련 구조물들에 발생하는 다양한 질환들을 중재하는 방법의 하나로 사용된다. 폐의 일부를 잘라내는 구체적인 수술들로는 쐐기 절제술(wedge resection), 폐엽 절제술(lobectomy), 폐절제술 (pneumonectomy), 폐용적 감소술, 폐이식이 있다. 쐐기 절제술 또는 분엽 절제술(segmentectomy)은 양성 또는 악성 병변의 제거를 위해 시행된다. 분엽 절제술은 폐용적 감소로 위험성이 높을 때 사용한다. 수술 후에 출혈이 다량 발생할 수 있고 보통 두 개의 흉관을 삽입해서 공기 또는 혈액을 배출 시킨다. 폐엽 절제술은 악성 또는 양성 종양이나 기관지확장증, 결핵, 진균성 감염 등의 환자에게 시행된다. 폐절제술은 주로 원발성 암이나 심각한 감염에 사용하며 폐 한 개를 제거한다. 폐용적 감소술은 중등도에서 중증 폐기종에서 폐의 탄성복원력과 횡격막 기능 향상을 위해 시행되며 각 폐의 20~30% 용적을 감소시킨다. 폐이식은 한 쪽 또는 양쪽 폐에 적용될 수 있으며 심장-폐 이식의 일부를 의미하기도 한다. 폐이식 대상자로 고려되기 위해서는 환자는 다른 치료법에 반응하지 않으며 동반질환이 적은 사람이어야 한다. 폐이식 수술과 관련된 주요 염려는 이식 실패, 일생 동안의 면역억제제 사용, 장기 거부반응(organ rejection)이 있다.

8. 급성 천식

천식은 다양한 자극에 대한 기도의 과다반응, 가역적 공기흐름 제한, 기도 점막하 조직의 만성 염증으로 특징되는 만성 염증성 질병으로 정의된다. 이것은 자연적으로나 기관지확장제 투여 후 호전되는 다양한 기도 폐색으로 나타난다. 증상과 폐 기능에 기초하여 미국 국립 천식 교육 및 예방프로그램(National Asthma Education and Prevention Program, NAEPP)에서는 천식을 경증 간헐적(mild intermittent) 천식, 경증 지속적(mild persistent) 천식, 중등도 지속적(moderate persistent) 천식, 중증 지속적(severe persistent) 천식으로 분류하였다(표 11-10).

미국질병통제센터(Centers for Disease Control, CDC)에 의하면 천식은 전 세계적으로 유행하고 있는 질병이다. 천식은 미국 인구의 7% 즉 1700만명의 어른과 아이들에게 나타나고 있으며, 천식에 의해 연간 200만건의 응급실 방문, 50만건의 입원, 5천건의 사망이 발생하고 있다. 대부분의 사례들은 예방 가능할 수 있다고 보고 있다.

1) 병태생리

염증은 큰 기도에서 폐포까지 기관지 전체에서 나타날 수 있다. 이 염증은 비만세포 활성화, 염증세포 침윤, 부종, 표피박락과 기관지 상피의 파괴, 기본막 아래의 콜라겐 침착, 배상세포(goblet cell) 과증식 그리고 평활근의 비대가 특징적으로 나타난다(그림 11-10). 이러한 염증 과정은 기도의 과민반응, 공기흐름 제한, 병리적 손상과 연관된 호흡 증상들(천명음, 호흡곤란, 흉부조임(chest tightness))을 악화시킨다.

천식에서 공기흐름을 제한하는 요인들은 급성 기관지 수축, 기도 점막 부종, 만성적 점액마개(mucus plugs)의 형성, 그리고 기도개형(airway remodeling)이다.

T 림프구(T 도움세포, helper T(Th) cells)는 염증 과정에서 중요한 역할을 하는 것으로 여겨지고 있다. Th1 세포는

표 11-10	치료 전 증상에 따른 천식 증증도 분류		
	증상	야간 증상	폐기능
경증 간헐적 (mild intermittent)	증상 1주 1회 이하 단시간 악화	한달에 2회 이하	FEV$_1$ 또는 PEF 예측치 80% 이상 PEF 또는 FEV$_1$ 변이성 20% 이하
경증 지속적 (mild persistent)	증상 1주 1회 이상 그러나 1일 1회 미만 악화는 수면과 활동에 영향을 줄 수 있다.	한달에 2회 초과	FEV$_1$ 또는 PEF 예측치 80% 이상 PEF 또는 FEV$_1$ 변이성 20-30%
중등 지속적 (moderate persistent)	매일 증상 흡입 단기작용 베타 2 작용제의 매일 사용 악화 시 활동과 수면에 영향을 준다.	1주 1회 이상	FEV$_1$ 또는 PEF 예측치 60%-80% PEF 또는 FEV$_1$ 변이성 30% 초과
중증 지속적 (severe persistent)	매일 증상 잦은 악화 신체활동 제한	빈번함	FEV$_1$ 또는 PEF 예측치 60% 이하 PEF 또는 FEV$_1$ 변이성 30% 초과

FEV$_1$, Forced expiratory volume in 1 second; PEF, Peak expiratory flow

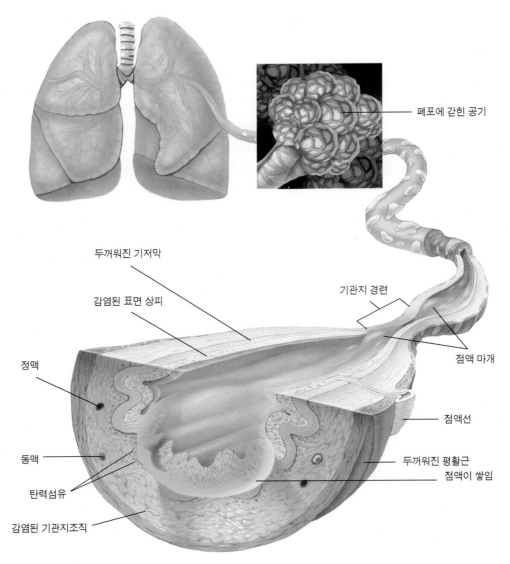

폐포에 갇힌 공기

두꺼워진 기저막

감염된 표면 상피

기관지 경련

정맥

점액 마개

동맥

점액선

탄력섬유

두꺼워진 평활근
점액이 쌓임

감염된 기관지조직

그림 11-10 천식성 기관지

기도 염증에 대해 보호 역할을 하고, Th2 세포는 만성 기도 염증의 진행을 진전시킨다. 최근 연구들은 어린시절 바이러스와 세균의 감염이 Th2 세포를 자극하여 그 결과 천식이 발생할 가능성을 제기하고 있다.

천식의 원인과 병인은 완전히 알려지지 않았다. 천식은 가족력이 관련되어 있으나, 한 가지 유전자와 함께 일정한 양상으로 나타나지는 않는다. 담배 연기, 무기성 먼지, 환경오염물질 같은 흡입자극제(irritants)가 흔한 촉진제이다. 이런 자극제들은 후두와 기관지 벽에 있는 자극수용체를 자극하여 중추신경계를 거쳐 다시 미주신경을 통해 돌아오는 반사를 나타낸다. 이것은 차례로 기관지 수축을 유발한다.

가장 흔한 급성 천식 발작(acute asthmatic exacerbation)의 촉진제는 상기도의 바이러스성 감염이다. 다른 잠재적인 감염성 유발요인들은 C. pneumonia 감염, 단순포진과 연관된 기관-기관지염, 그리고 일부 환자들에게 생명에 위협적인 천식 반응을 가져올 수 있는 아스피린이나 다른 비스테로이드성 항염증 COX 1 차단제(nonsteroidal anti-inflammatory cyclooxygenase-1 inhibitor)에의 노출이다. 운동에 의해 유발되는 천식(exercise-induced asthma)의 기전은 명확하지 않으나 기도 충혈과 차가워진 기도가 다시 따뜻해지면서 과민한 수용체들이 자극되는 것과 관련되어 있을 것이라 생각된다.

천식 발작의 흔한 유발요인은 Box 11-12에 제시되어 있다.

2) 사정

(1) 병력과 신체검진

병력은 다음의 영역에 대해 기술되어야 한다:

- 증상과 증상 양상
- 촉진 요인, 악화요인
- 질병의 진행
- 현재 치료
- 일상생활에 대한 증상의 영향
- 환자와 가족에 대한 천식 질환의 영향
- 질환에 대한 환자와 가족의 인식

신체검진은 다음의 영역을 중심으로 이루어져야 한다.

- 활력징후
- 신장/체중, 연령에 따른 정상치와의 비교
- 아토피 피부염이나 습진에 대한 피부 시진
- 구강 호흡
- 눈 밑의 검은 피부 착색("allergic shiners")
- 비 점막의 부종이나 창백
- 맑은 비강 분비물
- 편도선과 아데노이드의 비대
- 눈물과 안와 주위 부종 유무

- 천명음을 위한 폐 청진
- 흉곽의 과다팽창
- 부속근육의 사용
- 빈호흡 유무

증상과 징후들은 기관지 경련의 정도에 따라 다르다. 특히 수면 방해와 함께 늦은 저녁과 이른 아침시간 동안에 천명음을 동반한 호흡곤란을 호소한다. NAEPP에 따르면, 천식 증상은 빈도, 지속기간, 시간, 관련된 폐기능 수준에 따라 경증 간헐적, 경증 지속적, 중등도 지속적, 중증 지속적으로 분류할 수 있다(표 11-10).

추가적인 소견들은 빈맥, 퇴축(retraction), 안절부절, 불안, 흡기/호기 천명음, 저산소혈증, 고탄산혈증, 기침, 객담 생성, 호기 연장, 청색증, 그리고 기이맥(pulsus paradoxus, 흡기 시 보다 호기 시에 10mmHg 이상 수축기 혈압 증가)의 상승이며, 심한 발작이 있는 환자에게서 관찰될 수 있다. 급성 천식 악화의 중증도는 환자의 증상, 생리적 징후, 폐기능검사 결과에 따라 평가할 수 있으며, 이는 경증, 중등도, 중증도, 임박(impending) 호흡부전으로 분류할 수 있다(표 11-11).

(2) 진단검사

객관적인 천식 중증도의 진단과 측정은 폐활량 측정법과 폐기능검사로 이루어진다. 알레르기 검사는 유발 알레르기항원을 확인하기 위해 시행될 수 있다. FVC, FEV_1, FEV_1: FVC 비를 파악하기 위한 폐활량 측정은 단기작용 기관지확장제 사용 전과 사용 후에 측정되고, 이것은 공기 흐름 폐색이 존재하는지 그리고 그것이 가역적인지를 판단한다. 단기작용 기관지확장제 사용 후 FEV_1가 최소 12%와 200mL 이상 증가할 때는 가역성 천식을 의미한다.

FEV_1: FVC 비는 예측치 65% 미만이다. 기도 저항은 증가되고, FEV는 FVC 감소와 비례되지 않게 감소한다. 휴대용 최대유량측정기는 지속적인 폐기능 감시에 사용된다. 환자는 일상생활에서 최대유량 측정기를 사용함으로써 어떻게 큰 기도에서 공기흐름 폐색 정도의 지표인 최대 호기유량을 측정하는지 교육받는다.

3) 관리

치료 수준은 시간, 연령, 치료 이행도에 따라 변하는 환

표 11-11 천식 악화의 중증도 분류

	경증	중등도	중증	임박 호흡부전
증상				
호흡곤란	걸을 때, 누울 수 있음	말할 때, 앉는 것이 더 좋음	휴식 시, 앞으로 등을 구부림	휴식 시
말하기	문장	절	단어	
의식상태	안절부절 못할 수 있음	일반적으로 안절부절 못함	일반적으로 안절부절 못함	혼돈이나 기면
징후				
호흡수	증가	증가	종종 30회 이상/분	
부속호흡근의 사용	일반적으로 사용 안함	흔히 사용함	일반적으로 사용함	모순적 흉복의 움직임
호흡음	종종 호기 말의 중등도의 천명음	큰 천명음	일반적으로 큰 천명음	천명음 없음
심장박동수	<100	100~120	>120	서맥
기이맥(mmHg)	없음 또는 <10	있을 수 있음, 10~25	자주 있음, >25	종종 없음
기능 사정				
PEF(예측치 또는 개인 최고치)	>80%	약 60~80%	<60% 또는 치료에 대한 반응이 2시간 미만 지속	
SaO₂ (%, room air)	>95	91~95	<90	
PaO₂ (mmHg, 대기)	정상	>60	<60	
PaCO₂ (mmHg)	<45	<45	>45	

자의 천식 중증도 수준에 근거한다. 자주 중증도를 재사정하는 것이 적절한 치료법을 제공하는데 필요하다. 치료의 궁극적 목적은 만성적이고 다루기 힘든 증상들의 예방, 증상의 악화 방지, 정상 폐기능의 유지, 약물요법의 적정화와 부작용의 최소화 그리고 환자와 가족의 천식 치료 목적과 기대에 대한 충족이다.

순차적인 약물요법은 천식 환자를 치료하는데 추천된다. 주요 목적은 천식을 빠르게 조절하고, 이를 유지하기 위해 요구되는 가장 적은 약물 수준으로 "순차적으로 감소"시키는 것이다. 급속 완화를 위한 천식 약물들은 표 11-12에 열거되어 있다. 단계적 접근 흐름도는 그림 11-11에 제시되었다.

천식 교육과 자가 관리 훈련은 천식 환자가 기도 감염을 관리할 수 있게 돕는데 있어 중요하다. 세계 천식 기구(Global Initiatives for Asthma)의 2009 가이드라인은 천식 환자 교육의 중요한 요소들을 설명하고 있다. 천식 환자 교육프로그램의 한 가지 중요한 측면은 필수적인 천식관리 기술에 대한 훈련이다. 이러한 기술들은 적절한 약물 투여, 유지 약물치료의 필요에 대한 이해, 천식 발작의 조기 경고증상, 증상에 대한 자가 감시와 최대유량 결과에 따른 적절한 판단, 지속적인 환경적 천식 유발요인 관리(먼지 진드기, 털 있는 동물들) 등이다. 최근 연구들은 적절한 치료와 함께 구조화된 천식 교육이 확연하게 치료에 대한 단기간 이행도를 향상시키고 천식의 이환율을 감소시킨다는 것을 확인했다. 장기간 천식 관리는 전문가를 통한 정기적인 검진으로 적정한 천식 관리를 하고 예방 가능한 합병증들을 피하는 것이다.

4) 천식지속상태

천식지속상태(status asthmaticus)는 내과적 응급이다. 이것은 베타 2-아드레날린 약물이나 정맥 테오필린을 사용한 적극적 치료에도 반응하지 않는 급성 난치성 천식 발작이다. 환자는 급성 불안, 매우힘든 호흡, 빈맥, 발한을 나타낸다. 폐기능의 파괴는 연속적인 저산소혈증, 고탄산혈증, 산혈증을 동반한 폐포의 과다환기의 결과로 나타난다. 급성 천식 발작 환자에게서 PaCO₂의 증가는 종종 천식상태의 첫 번째 객관적 징후이다.

천식지속상태의 치료에는 다양한 치료 요법이 있다. 천

표 11-12 천식의 약물요법

	예	투약 경로	작용기전
기관지확장제			
단기작용 베타 2 작용제	Fenoterol Leavlbuterol Salbutamol(albuterol) Terbutaline reproterol	흡입, 경구, 주사 (약물에 따라)	아데닐레이트 사이클레이스(Adenylate cyclase의 자극을 통해 cAMP 를 증가시켜 기관지를 확장시키고 즉각적인 과민반응을 일으키는 매개체 발생 억제
지속성 베타 2 작용제	Terbutaline Salbutamol Bambuterol Formoterol		
크산틴	Theophylline	경구	아데노신 길항작용과 histone deacetylase 유도작용으로 염증을 일으키는 사이토킨 감소
단기작용 항콜린제	Ipratropium	흡입	Cyclic guanosine monophosphate 농도를 감소시키고, 미주신경의 원심성 경로를 차단함으로써 기관지를 수축시키는 콜린성 효과 차단
항염증제			
코르티코스테로이드	Prednisone Prednisolone Hydrocortisone Methylprednisolone	흡입, 경구, 주사 (약물에 따라)	다수의 염증성 유전자에 대한 직접적/간접적 차단효과
	Beclomethasone Triamcinolone Flunisolide Fluticasone Budesonide Ciclesonide	흡입	
Cromones	Sodium cromoglycate Nedocromil	흡입	비만세포로부터의 매개물질 방출 억제
특정 목표에 직접 작용 약물			
5-리폭시지네이스 억제제	Zileuton	경구	류코트리엔의 생성 감소
류코트리엔 길항제	Zafirlukast Montelukast Pranlukast	경구	Cysteinyl-류코트리엔 1 수용체 길항작용
항 IgE 항체	Omalizumab	주사	순환하는 IgE에 결합

cAMP : cyclic adenosine monophosphate

식지속상태의 모든 환자들은 저산소혈증을 나타내고 산소요법이 필요하다. 환자들은 또한 일반적으로 탈수되어 수액공급을 필요로 한다. 약물요법은 메틸산틴(methylxanthines), 교감신경흥분제(sympathomimetic amines), 그리고 코르티코스테로이드를 포함한다. 만약 폐기능이 향상되지 않고 호흡부전이 지속되면 기관내삽관과 환기 보조가 필요할 수 있다. 자발 기흉이 중증 급성 천식 발작 시와 양압 기계환기 시 발생할 수 있다(기흉, 관리 참조).

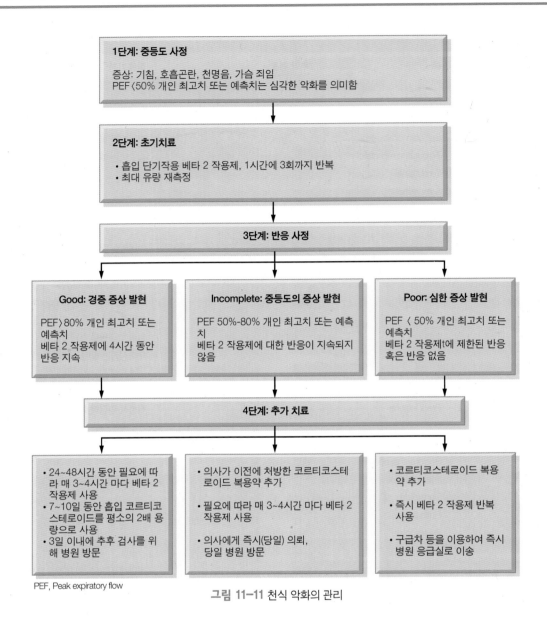

1단계: 중등도 사정

증상: 기침, 호흡곤란, 천명음, 가슴 죄임
PEF〈50% 개인 최고치 또는 예측치는 심각한 악화를 의미함

2단계: 초기치료

• 흡입 단기작용 베타 2 작용제, 1시간에 3회까지 반복
• 최대 유량 재측정

3단계: 반응 사정

Good: 경증 증상 발현

PEF〉80% 개인 최고치 또는 예측치
베타 2 작용제에 4시간 동안 반응 지속

Incomplete: 중등도의 증상 발현

PEF 50%-80% 개인 최고치 또는 예측치
베타 2 작용제에 대한 반응이 지속되지 않음

Poor: 심한 증상 발현

PEF 〈 50% 개인 최고치 또는 예측치
베타 2 작용제t에 제한된 반응 혹은 반응 없음

4단계: 추가 치료

• 24~48시간 동안 필요에 따라 매 3~4시간 마다 베타 2 작용제 사용
• 7~10일 동안 흡입 코르티코스테로이드를 평소의 2배 용량으로 사용
• 3일 이내에 추후 검사를 위해 병원 방문

• 의사가 이전에 처방한 코르티코스테로이드 복용약 추가
• 필요에 따라 매 3~4시간 마다 베타 2 작용제 사용
• 의사에게 즉시(당일) 의뢰, 당일 병원 방문

• 코르티코스테로이드 복용약 추가
• 즉시 베타 2 작용제 반복 사용
• 구급차 등을 이용하여 즉시 병원 응급실로 이송

PEF, Peak expiratory flow

그림 11-11 천식 악화의 관리

9. 급성 호흡 부전

급성 호흡부전(acute respiratory failure)은 일산화탄소의 축적과 부적절한 산소화로 인해 갑작스럽게 나타나는 생명에 위협적인 폐 가스교환의 파괴 상태이다. 급성 호흡부전은 지난 40년간 진단과 감시, 관리의 기술적인 발전에도 불구하고 중환자 치료환경에서 이환율과 사망률의 주요 원인으로 남아있다. 최근 1,400명 이상의 환자를 대상으로 한 연구에서 지난 20년간 중환자실 입원 치료가 필요한 급성 호흡부전으로 진단된 환자들의 44%가 병원에서 사망한 것으로 나타났고, 이 통계는 크게 변하지 않았다.

그러나 급성 호흡부전 환자의 사망률에 대한 최근의 연구들은 폐 보존 기계환기 치료로 인한 생존률의 개선을 보고하고 있다. 급성 호흡부전은 내과 중환자실 입원의 10~15%와 7일 이상의 중환자실 입원이 필요한 환자들의 50~75%에게서 입원의 원인이 될 수 있다.

1) 병태생리

급성 호흡부전은 55 mmHg 이하의 PaO_2, 50 mmHg 이상의 $PaCO_2$, 그리고 7.35 미만의 동맥혈 pH로 정의된다. 이러한 정의는 그 환자의 기본 동맥혈가스 수치가 정상이라고 가정할 수 있을때 유효하다. 만성 저산소혈증이나 고탄산혈증이 있는 환자에서는 절대적인 수치보다는 예전 검사기록과 비교하여 동맥혈가스의 급성 악화가 있을 때 급성 호흡부전으로 볼 수 있다. 만성 폐질환이 있는 환자들에서는 전형적인 급성 호흡부전에서 나타날 수 있는 동맥혈가스 수치가 질환의 진행 과정과 더불어 이 범위를 벗어나는 혈액가스 수준에 적응했기 때문에 나타나지 않을 수 있다.

급성 호흡부전은 다양한 폐질환과 비 폐질환에 의해 발생할 수 있다(Box 11-13). 호흡부전은 호흡중추의 기능부전, 호흡신경근육계의 비정상, 흉벽 질환, 기도 폐색, 폐실

질질환으로 인해 발생할 수 있다. 많은 요인들이 호흡부전을 야기하거나 악화시킬 수 있다(Box 11-14).

악성 양성 피드백 기전은 지속적인 저산소혈증과 고탄산혈증을 특징으로 한다. 저산소혈증은 모든 기관과 조직에 영향을 미치고 고탄산혈증은 세포기능을 손상시킨다. 호흡부전에서 저산소혈증은 여러 질환들이 단독으로 또는 다양하게 조합되어 초래될 수 있다: 표 11-13에는 저산소혈증의 원인들이 제시되었다. 고탄산혈증은 폐포의 저환기와 환기-관류 불균형(관류가 잘되는 부분에 환기 부족)으로 인해 발생한다. 급성 고탄산혈증에서는 동맥혈

BOX 11-13
급성 호흡부전의 원인

내재성 폐/기도 질환들

대기도 폐색
- 선천성 기형
- 급성 후두염, 후두개염
- 이물질
- 내재성 종양들
- 외재성 압력
- 외상성 손상
- 편도와 아데노이드의 비대
- 폐쇄성 수면 무호흡

기관지 질환
- 만성 기관지염
- 천식
- 급성 모세기관지염

실질 질환
- 폐기종
- 폐섬유증과 기타 만성 미만성 침윤 질환들
- 중증 폐렴
- 다양한 원인들에 의한 급성 폐손상(ARDS)

심혈관계 질환
- 심폐부종
- 광범위하거나 재발성 폐색전증
- 폐혈관염

폐외 질환

흉막과 흉벽의 질환
- 기흉
- 흉막삼출
- 흉막유착

- 흉벽 기형
- 흉벽의 외상성 손상: 동요흉
- 비만

호흡근과 신경근육 접합부 질환
- 중증근무력증과 근무력증 같은 질환
- 근퇴행위축
- 다발성 근육염
- 보툴리누스중독(botulism)
- 근마비 약물들
- 중증 저칼륨혈증과 저인산염혈증

말초신경과 척추신경의 질환
- 회색질척수염(poliomyelitis)
- 길랭-바레 증후군(Guillain-Barre syndrome)
- 척추신경 손상(사지마비)
- 근위축삭경화증(amyotrophic lateral sclerosis)
- 파상풍
- 다발경화증(multiple sclerosis)

중추신경질환
- 진정과 마취약물의 과다용량
- 두부손상
- 뇌저산소증
- 뇌혈관사고(cerebrovascular accident)
- 중추신경계 감염
- 간질성 경련: 간질지속증(status epilepticus)
- 대사질환과 내분비질환
- 연수회백수염(bulbar poliomyelitis)
- 원발성 폐포 저환기
- 수면무호흡증후군

BOX 11-14
급성 호흡부전을 일으키는 촉발 요인

- 기관기관지 분비물의 변화
- 감염: 바이러스성 또는 세균성
- 기관기관지의 청결 장애
- 약물: 진정제, 마취제, 마취, 산소
- 자극제, 구토물, 연기, 이물질의 흡입이나 흡인
- 심혈관계 질환: 심부전, 폐색전증, 쇼크
- 기계적 요인: 기흉, 흉막삼출, 복부 팽만
- 손상, 수술 포함
- 신경근육계의 비정상
- 알레르기성 질환: 기관지경련
- 산소요구도의 증가: 발열, 감염
- 흡기근의 피로

---

pH는 감소되어 급성 호흡성 산증이 나타난다. 진행된 COPD와 만성 고탄산혈증이 있는 환자들은 급성호흡부전 동안 $PaCO_2$가 급격히 높게 상승하고 혈액 pH는 감소하며, 혈중 중탄산염은 상당히 증가한다.

저산소혈증과 고탄산혈증은 다음과 같은 예상 가능한 결과를 나타낸다.

- 폐혈관저항 증가
- 폐심장증
- 우심부전
- 좌심실 기능 손상
- 심장박출량 감소
- 심장성 폐부종
- 호흡근육의 사용 증가로 인한 횡격막의 피로

2) 분류

급성 호흡부전은 급성 저산소혈증 호흡부전(acute hypoxemic respiratory failure), 급성 고탄산성 호흡부전(acute hypercapnic respiratory failure), 복합성 호흡부전(acute hypoxemic and hypercapnic respiratory failure)으로 분류된다. 급성 저산소혈증 호흡부전은 산소화의 직접적인 결함이다. 급성 고탄산성 호흡부전은 환기의 직접적인 결함이다. 과거에는 급성 저산소혈증 호흡부전과 급성 고탄산성 호흡부전을 각각 제 1형(type I) 호흡부전과 제 2형(type II)이라고 하였으나 최근 문헌들에서는 ARDS로 설명하고 있다.

(1) 급성 저산소혈증 호흡부전

급성 저산소혈증 호흡부전은 폐실질 질환에 의해 비정상적인 산소운반이 나타나는 상태로 증가된 폐포환기로 인해 $PaCO_2$가 낮다. 급성 저산소성 호흡부전에서 근본적인 문제점은 적절한 산소화를 이룰 수 없다는 것이다. 저산소혈증의 가장 흔한 원인은 FiO_2의 감소, 저환기, 확산장애(낮은 DLCO), 환기-관류의 부조화, 단락이다. 주의 깊게 동맥혈가스 분석을 하고 폐포-동맥간 산소분압차를 계산하는 것은 저산소혈증의 정도를 파악하는데 도움이 된다. 급성 저산소혈증 호흡부전의 주요 원인들은 표 11-14에 제시되어 있다.

(2) 급성 고탄산성 호흡부전

급성 고탄산성 호흡부전 즉 환기부전은 불충분한 폐포환기의 결과이고 산소화의 상대적보존과 관련된 이산화탄소의 증가로 특징지어진다. 저산소혈증은 폐포산소압(PaO_2) 감소로 인해 나타나고 고탄산혈증에 비례한다. 급성 고탄산성 호흡부전에 영향을 미치는 요인들은 다음과 같다: 운동 증가, 과식, 갑상선 기능항진, 화상, 열, 패혈증, 이산화탄소 제거능력 감소(호흡 구동 부족, 근육장애, 호흡 순응성 증가). 힘든 호흡은 COPD(사강의 증가)나 천식(기도 저항 증가)에서 흔히 발생한다. 또한 힘든 호흡은 기흉 또는 폐부종 같은 흉곽 이상 (폐 팽창 제한)에 의해서도 발생한다. 급성 고탄산성 호흡부전의 주요 원인들은 표 11-14에 제시되어 있다.

3) 사정

(1) 병력

입원 시 환자의 기본적인 호흡상태를 알기 위해 환자나 가족들로부터 완벽한 내과적, 사회적 병력을 얻어야 한다. 이러한 포괄적인 사정의 결과는 환자에게 높은 수준의 치료가 이루어지도록 하는 목표 설정, 중재, 평가에 사용된다. 자가 관리 항목들은 자가 간호를 위한 환자의 능력(신체적, 인지적, 사회적, 경제적, 환경적)을 의미한다. 의료진은 폐질환 환자의 지속적인 사정과정에서 이러한 내용들을 적정한 도구를 이용해서 찾을 수 있다.

(2) 신체검진

급성 호흡부전의 발현 양상은 기저질환 유발요인들, 저산소혈증 정도, 고탄산혈증이나 산증에 따라 매우 다양하다. 이것은 응급치료 방법으로 기관내삽관과 양압 환기의 필요 여부를 결정하는데 중요하다; 이것이 가장 중요한 사정 목적이다. 전형적으로 기도삽관과 환기는 의식저하나 혼수, 심한 호흡곤란, 매우 적거나 빈사 상태의 호흡수, 명백한 호흡근 피로, 말초 청색증이나 임박한 심폐정지가 있는 환자에게 필요하다. 의식저하 환자는 위장 내용물의 흡인 위험이 크다. 이 중 어떤 상황에서도 즉각적인 중재는 매우 중요하고, 동맥혈가스 결과나 흉부방사선 검사 결과를 기다리며 지연되어서는 안 된다.

비록 호흡중추의 억제로 인한 환기부전에서 완전히 나타나지 않는다고 하더라도 저산소혈증의 전형적인 증상은 호흡곤란이다. 저산소혈증의 다른 증상은 청색증, 안절부절, 혼동, 불안, 섬망, 빈호흡, 빈맥, 고혈압, 심부정맥, 그리고 진전이다. 피부, 입술, 손톱의 말초 청색증은 PaO_2 50 mmHg 미만의 심각한 동맥혈 저산소증을 의미한다.

고탄산혈증의 주요 증상은 호흡곤란과 두통이다. 고탄산혈증의 다른 임상증상들은 말초와 결막의 충혈, 고혈압, 빈맥, 빈호흡, 의식손상, 유두부종, 그리고 자세고정 불능

이다. 교정되지 않은 이산화탄소 중독은 의식의 명료성을 감소시키고, 지남력 장애, 두개내압 상승, 그리고 궁극적으로 의식소실을 초래한다. 다른 신체검진 소견으로 호흡 시 부속근의 사용, 늑간이나 쇄골 상 퇴축, 그리고 횡격막 위축이나 피로가 있다면 모순적 복부 움직임이 있을 수 있다.

(3) 진단검사

급성 호흡부전의 증상과 징후는 비특이적이고 민감도가 낮기 때문에(즉 증상과 징후로만 급성 호흡부전을 진단할 수 없으므로) 급성 호흡부전이 의심되는 경우 PaO_2, $PaCO_2$, 그리고 혈액 pH의 정확한 수준을 확인하기 위한 동맥혈가스분석을 해야 한다. 흉부방사선 검사, 객담검사, 폐기능검사, 혈관조영술, 환기-관류 스캔, CT, 독성 검사 전혈구수(CBC), 전해질 검사, 세포검사, 소변검사, 기관지조영상, 기관지경술, 심전도, 심초음파, 흉강천자를 포함하는 진단검사들은 급성 저산소혈증 호흡부전의 원인을 찾는데 필요하다. 급성 호흡부전에서 이런 진단검사들의 사용에 대한 자세한 내용은 표 11-14를 참조한다.

4) 관리

급성 호흡부전의 치료는 비정상적인 가스교환과 확인된 요인들을 교정하거나 보상하기 위한 즉각적 중재를 필요로 한다. 치료는 직접적으로 원인을 교정하고 저산소증과 고탄산혈증을 완화시키는 것이다. 특정한 질환의 병리과정에 따라 권장되는 치료중재가 달라 질 수 있음에도 불구하고 모든 급성 호흡부전 환자들에게 적용할 수 있는 일

표 11-13 급성 호흡부전에서 저산소혈증의 원인

기전	주요 가스교환 이상
조절 기능장애-신경계: 진정제 사용, COPD 및 간질성 폐질환, 독성과다, 수술 후 저체온, 뇌간 뇌졸중	저산소혈증과 고탄산혈증
근육조직(펌프) 기능장애: 약물-마취제, aminoglycosides, 스테로이드, 보툴리누스중독; 근육병, 근육염, 대사 이상(갑상선기능저하, 저인산염혈증); 중증근무력증	고탄산혈증
기도 기능장애: 천식, 폐기종/만성 기관지염, 세기관지염, 기관지 종양/덩어리/또는 협착	경증: 저산소혈증과 저탄산혈증 중증: 저산소혈증과 고탄산혈증
폐포 기능장애: 폐렴, 폐부종, 폐 출혈, ARDS, 약물 반응, 폐타박상	저산소혈증과 고탄산혈증
폐혈관 기능장애: 급성 폐색전증, 폐 고혈압, AVM 또는 심장내 단락	고탄산혈증을 동반하거나 동반하지 않는 새로운 저산소혈증 운동성 저산소혈증 산소요법에 반응하지 않는 저산소혈증

표 11-14 급성 호흡부전의 원인에 대한 평가와 치료

원인	중요 임상소견	중요 진단검사	특정 치료
중추신경계 기능장애에 의한 호흡부전			
중추신경계 억제제	약물 과다, 두부손상, 무산소 뇌병증의 병력	날록손에 대한 반응 독물 검사 심전도	투여 약물에 대한 해독제 신경학적 검사
갑상선기능저하증	점액수종	갑상선기능검사	신중한 갑상선 호르몬 대체요법
기아(starvation)	악액질 설사	알부민 감소 콜레스테롤 감소	영양
대사성 알칼리증	기면 혼돈	동맥혈가스검사 혈청전해질 검사	원인 치료
뇌간의 구조적 손상	국소적인 신경학적 이상		
종양	두통	CT, MRI, 뇌척수액 세포검사	방사선치료, 화학요법
감염	두통, 발열	CT, MRI, 심초음파	항생제 치료
일차성 폐포 저환기(온딘의 저주)	주간 졸림, 두통, 드물게 호흡곤란, 적혈구증가증, 폐심장증	흡입 공기의 CO_2 상승이나 O_2 저하에 대한 환기 반응이 무디거나 없음. 폐기능검사 정상	야간 인공호흡기 적용 전기자극횡격막 조율 Medoxyprogesterone acetate 산소 공급
중추 무호흡증	일차성 폐포 저환기와 동일	수면다원검사: 호흡노력 없는 무호흡 깨어있는 동안에는 CO_2, O_2에 대한 정상 반응	야간 인공호흡기 적용 전기자극횡격막 조율 산소 공급
말초신경 기능장애에 의한 호흡부전			
척수질환	C5 이상, 횡격막, 늑간과 복부 운동능력 파괴	척추 방사선검사, CT, MRI	지지요법. C5와 그 이하 손상인 경우 폐활량이 3개월 이상 지나면 향상되는 경향 보임
외상성	C5 이하, 횡격막 보전. 늑간과 복부 운동능력 파괴		횡격막 신경이 정상인 경추부 상부 손상인 경우 전기자극횡격막 조율 적용
스트리크닌(strychnine)	강한 근육 경련 무호흡 대사성 산증	독성 검사 임상 증상	지지요법 위세척, 숯
갑상선기능항진증	갑상선항진증, 열불내증 (heat intolerance), 빈맥, 반사항진	갑상선자극호르몬 검사, 갑상선기능 검사	Propylthiouracil, methimazole
갑상선기능저하증	점액수종, 냉불내증(cold intolerance) 반사저하, 서맥	갑상선자극호르몬 검사, 갑상선기능 검사	갑상선 호르몬 대체요법
호흡근 기능장애에 의한 호흡부전			
근퇴행위축	근위부 근육 약화와 위축 유전	근육 생검 CPK 상승 유전자 분석	지지요법 Duchenne: prednisone
주기적 마비(periodic paralyses)	저칼륨혈증, 고칼륨혈증 또는 정상 칼륨혈증 유전 운동, 감정적 분노, 추위, 알코올과 관련된 근육 쇠약	혈청 칼륨 가족력	촉발요인을 피하도록 함 탄산탈수효소억제제

표 11-14 급성 호흡부전의 원인에 대한 평가와 치료(계속)

원인	중요 임상소견	중요 진단검사	특정 치료
흉벽, 흉막, 상기도 질환에 의한 호흡부전			
척추만곡증	척추 만곡 120도 이상 몇 년에 걸쳐 점진적으로 나타나는 운동시 호흡곤란	척추 방사선검사 폐기능 검사	야간 인공호흡기 적용
동요흉	다수의 늑골 골절, 흉통을 동반하거나 동반하지 않는 모순 호흡(paradoxical respiration)	흉부 방사선검사	양압 기계환기
강직성 척추염	제한된 흉부 팽창 폐첨엽 섬유증(apical pulmonary fibrosis) 요추움직임 제한 만성 요통	폐기능검사(FRC 증가, TLC 감소) HLA-B27 척추와 천장골 방사선검사	항염증제 유연성 운동
혈관부종/아나필락시스	말벌에 쏘였거나 조영제 또는 약물 투여 후 협착음(stridor)	혈관부종/아나필락시스의 다른 근거들 보체검사	에피네프린 주사 윤상갑상연골절개술(cricothyroidotomy)
이물질 흡인	말을 못함 협착음 또는 무호흡	성대 아래로 이물질이 들어가 있을 때 방사선검사가 도움됨	하임리히법(Heimlich maneuver) 기관지내시경 윤상갑상연골절개술
폐내 원인에 의한 호흡부전			
심장성 폐부종	수포음, 발한	흉부 방사선검사: 폐부종 심초음파	적정한 말초관류 유지를 위한 수액관리(이뇨제/수액) 좌심실이완기말압(LVEDP)을 낮춤
성인호흡곤란증후군 (Adult respiratoy distress syndrome)	악설음 FiO₂ 60% 이상에서 PaO₂ 55mmHg 미만 PaO₂/FiO₂ 200mmHg 이하 (PEEP에 관계 없이) 발열	흉부 방사선검사: 양측성 침윤 CBC 폐동맥 카테터: 폐동맥폐쇄압(PAOP) 18mmHg 이하 또는 좌심방 고혈압의 임상적 근거가 없을 때	기저 원인 치료 폐혈관확장제 코르티코스테로이드 기계환기 표면활성제 대체
급성 폐손상(패혈증, 수혈, 폐렴, 흡인, 다발성 손상 등에 의한)	호흡곤란 PaO₂/FiO₂ 300mmHg 이하 (PEEP에 관계 없이)	흉부 방사선검사: 양측성 공기공간 질환 CT: 증가된 투과성으로 인한 폐 부종 동맥혈가스검사 폐동맥 카테터: PAOP 18mmHg 이하 또는 좌심방 고혈압의 임상적 근거가 없을 때	FiO₂ 증가시킴 PEEP 기관지확장제 흡입 산화질소 항생제
COPD	운동시 호흡곤란 강제 호기시간의 연장 천명음 호흡음 감소 과다팽창 모순 호흡 또는 호흡양상 변화가 새로 나타남	폐기능검사 동맥혈가스검사 흉부 방사선검사 CT 스캔	산소요법 기관지확장제 항생제 코르티코스테로이드 영양지원 금연

표 11-15 호흡부전의 치료

치료원칙	치료적 중재
적절한 기도의 확보와 유지	• 일시적 의식소실 동안 상기도 폐색에 대한 구인두관 또는 비인두관을 사용한다.
	• 기관내삽관은 흡인과 지속적인 기도 유지, 그리고 효과적인 흡인을 위해 필요할 수 있다.
	• 적절한 기관기도 청결에 대한 엄격한 관리(심호흡, 기침, 기관지 흡인)를 한다.
산소화	• 벤튜리마스크나 코삽입관(nasal cannula)로 산소를 공급함으로써 FiO_2를 증가시킨다.
	• 조직 산소화를 개선하기 위한 대사율 감소(발열 조절) 심장박출량 개선, 빈혈 교정을 한다.
	• 의식이 명료하고 협조적인 환자를 위해 비강이나 안면 마스크를 통한 지속적인 기도 양압이나 호기 기도 양압을 고려한다.
	• 기계환기는 난치성이고 진행되는 저산소혈증을 가진 중증인 경우 사용될 수 있다.
산-염기 장애 교정	• pH 교정: 산증을 동반한 급성 고탄산혈증인 경우 기계환기와 적절한 기도유지 확립, 기관지 경련 치료, 심부전과 발열, 패혈증의 치료를 통한 폐포 환기를 개선한다.
	• 급성 호흡성 산증이나 대사성 산증인 경우 중탄산염의 투여를 고려한다.
수분과 전해질 균형 회복	• 과다한 정맥 수액공급이나 수액공급 부족을 방지한다.
	• 주의깊게 수분 섭취량과 배설량을 감시한다.
	• 매일 체중을 측정한다.
	• 저칼륨혈증과 저인산혈증을 예방하고 신속히 치료한다.
심장기능 최적화	• 적절한 심장박출량을 유지한다.
	• 정확한 혈역학적 감사를 위해 폐동맥카테터의 사용을 고려한다.
교정 가능한 기저 상태와 촉발 요인들의 확인과 치료	• 호흡기계 감염(바이러스, 세균, 진균)을 예방하거나 치료한다.
	• 적절한 기관기관지 위생을 유지하여 잠재적 기도 폐색을 예방하며, 다양한 요인에 의한 기관지 분비물 증가와 특성 변화나 배출 문제를 인식한다.
	• 울혈성 심부전을 확인하고 치료한다.
	• 기관지확장제와 코르티코스테로이드로 기관지경련을 치료한다.
	• 중추신경계나 신경근육계의 기능에 영향을 미치는 장기나 대사 질환들에 대해 사정한다.
	• 만성 환기 부족이 있는 환자에게서 진정제, 수면제, 마취제에 대한 내성을 사정한다. 마취제 과용의 경우 적절한 해독제를 투여할 수 있다.
	• 산소 남용을 피한다; 이산화탄소의 축적이나 이산화탄소 중독을 초래할 수 있다.
	• 흉막강에 있는 공기나 액체를 제거한다.
	• 비위관 삽입으로 복부팽만을 예방하고 치료한다.
	• 외상과 외과적 환자를 위해 흉곽 움직임의 제한, 비효율적 기침, 부동, 심호흡 부족 등을 사정한다.
	• 대사를 증가시키는 발열과 기타 원인들을 조절한다.
	• 횡격막의 피로를 사정한다; 만약 있으면 근육들을 쉬게 하고 수축력을 회복시키기 위한 기계환기가 필요하다.
	• 저칼륨혈증과 저인산혈증, 저칼슘혈증을 즉시 확인하고 적절하게 치료한다.
잠재적 합병증의 조기 발견과 예방	• 이러한 합병증의 대부분은 기계환기 환자에게서 발생한다.
영양지원	• 장관영양은 장벽의 통합성이 유지되기 때문에 비경구적 섭취보다 선호된다.
	• 이산화탄소 생성을 제한하기 위해 고탄수화물보다 고지방 식이를 권장한다.
과정, 진행, 치료 반응에 대한 정기적 사정	• 자주 동맥혈검사 시행한다.
	• 맥박산소측정법에 의해 동맥혈 산소포화도를 관찰한다.
기계환기의 필요성 결정	• 지속적으로 환자의 호흡상태와 기계환기의 필요성을 사정한다.

반적인 치료 원칙이 있다. 표 11-15는 급성 호흡부전의 일반적인 원인별 특정 치료법들을 보여준다.

만약 폐포 환기가 호흡부전이나 신경계 부전과 관련하여 PaO_2나 $PaCO_2$를 유지하기 위해 충분하지 않으면 기도내삽관과 기계환기가 생명을 유지하는데 필요하다. 기계환기를 위한 최초의 사정과 의사결정이 확대된 저산소혈증(예, 심부정맥, 무산소 뇌병증)과 관련된 생명을 위협하는 합병증들을 최소화하기 위해 빨리 이루어져야 한다. 조절된 산소요법과 기계환기는 FiO_2를 증가시킴으로써 PaO_2를 증가시키고 분당환기량을 증가시킴으로써 pH를 정상화시키는데 사용된다.

급성 저산소혈증 호흡부전 환자들은 빨리 FiO_2를 올리고, SaO_2가 90% 이상 유지될 때까지 지속적인 맥박산소측정을 해야 한다. 급성 상태에서 저산소혈증의 교정은 저산소성 호흡 구동의 감소 가능성에 우선된다. 그러므로 저산소혈증이 교정되면 산소 공급은 저산소혈증의 교정과 이산화탄소의 축적 예방에 필요한 최소 수준으로 서서히 감소시킨다.

급성 고탄산성 호흡부전 환자들에 있어서는 진정이나 마취요법과 관련된 중추 호흡 구동 손상이나 천식 악화 또는 COPD에서 나타나는 기관지경련을 즉각적으로 사정해야 한다. 가역성 약물들(아편제 길항제, 예, 날록손)은 중추 호흡 구동이 손상된 경우에 사용되고, 흡입 기관지확장제와 전신 코르티코스테로이드는 기관지경련이 있는 경우에 사용된다.

Chapter 12

급성 폐손상과 급성 호흡곤란증후군

Objectives

- 급성 폐손상과 급성 호흡곤란증후군의 원인, 정의, 사정자료, 결과들을 비교한다.
- 급성 호흡곤란증후군의 사정과 진단적 결과들을 병태생리적 과정과 연관시킨다.
- 인공호흡기 관련 폐손상을 예방하기 위하여 사용된 기계환기요법을 기술한다.
- 급성 호흡곤란증후군을 가진 환자의 간호 관리와 중재에 대한 이론적 근거를 설명한다.
- 급성 호흡곤란증후군를 가진 환자의 치료 및 간호와 관련이 있는 중환자 간호 "묶음(bundles)"의 사용을 검토한다.
- 급성 호흡곤란증후군의 잠재적인 합병증과 관련된 중재들을 설명한다.

급성 호흡곤란증후군(acute respiratory distress syndrome, ARDS)은 단일 질환보다 복잡한 임상 증상을 나타내며 높은 사망률이 높다. 임상적 과정의 심각성, 결과의 불확실성, 치료를 위한 중환자 간호 자원들에 대한 의존은 전체적인 건강관리요원에게 도전이 된다. 1960년대 이후로 연구자들과 임상의들은 병리적 과정의 속성을 조사하였고, 호전된 결과를 목표로 치료방법을 연구해왔다. 실무에 새로운 연구결과들을 적용함으로써 예전의 방법들이 비효율적이었으며, 기계환기요법의 혁신, 진정, 영양, 약물 중재가 새로운 연구 분야로 대두되었다. 중환자 간호사의 중요한 역할은 ARDS의 조기 발견과 예방이다. 중환자 간호사들은 가능한 모든 위험인자들, 사정도구, 프로토콜, 예방 전략들을 아는 것이 필수적이다.

ARDS는 1967년에 처음으로 기술되었다. 성인에게만 발생하는 증후군이라는 잘못된 생각 때문에(급성보다) 성인 호흡곤란증후군이라고 명명하였으나 젊은 환자에서 이 증후군이 이환됨을 인지하고부터 현재 용어로 불리어졌다. ARDS는 급성 호흡부전으로 인한 저산소성 급성 폐손상(acute lung injury, ALI)의 가장 마지막 부분이다. 1994년에 American-European Consensus Conference 구성원들은 오늘날 연구자들이 널리 이용하고 있는 ALI와 ARDS의 정의를 제시하였다(표 12-1).

1. 원인, 진단 기준, 발생률

ARDS의 원인들은 많으며 다양하다. 이 증후군은 직접적 혹은 간접적 폐손상에 의해 유발될 수 있으며 예전에는 손상에 노출된 건강한 사람에서 생길 수 있었다(Box 12-

표 12-1 급성 폐손상(ALI)과 급성 호흡곤란증후군(ARDS)의 비교

기준	ALI	ARDS
PaCO2: FiO2 비율, PEEP 수준에 관계없이	<300	<200
단순 흉부방사선 검사	양쪽 침윤	양쪽 침윤
폐모세혈관쐐기압	<18mmHg 혹은 좌심방 고혈압의 징후 없음	<18mmHg 혹은 좌심방 고혈압의 징후 없음

1). ARDS는 발현이 빠르며, 증상들은 초기 손상 후 4시간부터 48시간에 걸쳐 전형적으로 진행되며 원인과 결과의 연관성을 찾는데 어려움이 있다. 최근에 일부 관련된 호흡질환에서 ALI의 임상적 징후를 보이고 있음을 발견했다. 이런 질환들이 결국 ARDS를 초래하고, 중증 급성 호흡곤란증후군(severeacute respiratory sundrome, SARS)과 수혈과 관련된 급성 폐손상(transfusion-related acute lung injury, TRALI)이 포함된다.

TRALI는 미국에서 수혈과 관련된 사망의 주요 원인이다. 이것은 수여자의 혈액과 공여자의 혈액간에 혈액저장 동안에 생산된 생리활성물질의 상호작용이 일어난다는 이론이다. 임상적 소견은 적혈구 또는 혈장 수혈 후 1~2시간 안의 호흡곤란의 갑작스런 발현이다. 최고 기도압력은 증가하고 기도내 분비물은 거품이 있고 흉부방사선 사진에서는 반점형(patchy) 침윤을 볼 수 있다. 환자관리는 지지요법으로 ARDS에 사용되는 똑같은 기계환기 원리를 적용하고 적극적인 이뇨는 피한다. 혈액은행에 TRALI의 사례를 보고하고 환자는 더 이상 그 공여자로부터 나온 혈액제재를 받지 않아야 한다.

ARDS는 다른 질병과 거의 유사하기 때문에 ARDS의 진단 기준을 정의하기는 어렵다. 진단검사는 다른 질병을 "배제(rule out)" 하는 방법을 사용하나 ARDS의 최종 진단은 크게 임상 증상에 근거를 둔다. 한 개의 검사가 아니라 방사선 검사를 포함하여 혈장뇌나트륨이뇨펩티드가 500pg/mL보다 작거나, 폐동맥폐쇄압(공식적으로 폐동맥쐐기압으로 알려짐)이 18 mmHg보다 작은 것이 ARDS의 진정한 진단 기준이다. 그러나 ARDS의 초기 특징이 광범위 폐포 손상(diffuse alvelar damage, DAD)이며, 최근 연구결과들이 기관지폐포액의 세포검사로 DAD진단을 확실히 보여주었다.

미국에서는 매년 약 190,600명의 ARDS 환자가 발병하며 사망은 74,500명으로 추정되고 있다. ARDS로 진행될 수 있는 위험이 있는 환자들은 심각한 급성질병(패혈증)이나 이미 앓고 있는 만성질환이 있는 65세 이상의 노인이다. 패혈증이 ARDS의 가장 흔한 원인이라 할지라도 ARDS의 잠재적인 원인들 중에 하나를 가진 개인도 이환

BOX 12-1
ARDS의 원인과 선행 질환

유전적 소인

직접 손상

- 흡인(위액, 익사에 가까움)
- 감염성 폐렴
- 외상으로 인한 폐좌상
- 독성 흡입
- 상부기도폐쇄
- 중증 급성 호흡곤란증후군(SARS) 코로나 바이러스
- 신경성 폐부종
- 급성 호산구폐렴*
- 폐쇄세기관지기질화폐렴(BOOP)
- 좁쌀 결핵*

간접 폐손상

- 패혈증
- 화상
- 외상
- 수혈(TRALI)
- 폐 혹은 골수 이식

- 약물 혹은 알코올 과다복용
- 약물반응
- 심폐우회술
- 급성 췌장염
- 다발성 골절
- 정맥공기색전증
- 양수색전증
- 췌장염

전신염증반응증후군(Systemic Inflammatory Response Syndrome, SIRS) 기준

SIRS는 아래의 기준에서 2개 혹은 그 이상의 소견을 보인다.

체온이 36℃보다 낮거나 38℃보다 높다.

심박수가 90회/분 이상이다.

호흡수가 20회/분 이상이거나 동맥혈 이산화탄소분압($PaCO_2$)이 32 mmHg보다 작다.

백혈구수가 12,000개/mm³ 이상 혹은 4,000개/mm³ 보다 작거나 미성숙형태(band)가 10% 이상이다.

*특수한 치료를 요함

될 수 있으므로 간호사들은 초기 위험 징후(Box 12-1)에 대한 주의가 필요하다. ARDS를 가진 대부분의 환자들은 수일 혹은 수개월 동안 기계환기를 필요로 한다.

2. 병태생리

1967년에 Ashbaugh와 동료들은 급성 빈호흡, 폐순응도(compliance) 감소, 단순 흉부방사선 검사 상 광범위 폐 침윤, 저산소증이 있는 12명 환자의 사례 보고에서 ARDS를 기술하였다. 최근 연구자들은 ARDS가 있는 환자의 폐조직 검사를 통해 다른 질병과 달리 폐섬유증을 보였다고 보고하였다. 이것으로 병리적 과정이 폐내피세포에 국한되지 않고 폐상피세포와 혈관조직의 변화, 유리질막(hyaline membrane)의 생성으로 인한 결과라는 새로운 이해하게 되었다. 폐혈관조직의 병리적 변화, 폐부종의 증가, 가스교환 손상이 병태생리적 특징이다. ARDS의 병리적 폐손상은 세포 매개체와 생화학적 매개체의 방출로 초래된 연속적인 사건들과 직접 관련된다. 생화학적 매개체의 활동, 상호작용, 여러 시스템의 작용들은 매우 복잡하다.

1) ARDS의 병리적 변화

그람 음성군 세균성 패혈증에서의 지질다당질(lipopolysaccharide)을 포함하여 직접적 혹은 간접적 손상의 결과로 방출된 매개체들이 ARDS를 유발시킬 수 있다. 임상 증상(산소 공급으로도 호전되지 않는 심각한 급성 저산소혈증, 빈호흡, 호흡곤란)과 생화학적 매개체 방출(인터루킨, 종양괴사인자-α(tumor necrosis factor-α, TNF-α), 혈소판 활성인자(platelet activating factor, PAF), 병리적 변화(미세혈관 투과성 증가, 폐고혈압, 폐내피세포 손상)들 사이에 관계가 있다. 일부 매개체가 ARDS 폐손상의 일차적 책임이

있으며, ARDS와 관련된 매개체들의 주요 작용들을 표 12-2에 제시하였다.

적절한 폐 가스교환은 기도가 개방되어 있고, 공기로 가득찬 폐포, 손상 받지 않는 폐포-모세혈관 막, 폐모세혈관을 통한 혈액 흐름에 의존한다. ARDS에서는 미만성 폐포모세혈관막 손상이 일어나며 막의 투과성이 증가한다. 폐포-모세혈관 막 통합성의 변화들은 체액을 혈액에서 간질과 폐포공간으로 이동시킨다. 결과적으로 간질과 폐포 부종이 생기고, 폐포 허탈은 산소화와 환기 모두에 손상을 준다. ARDS의 발병기전은 그림 12-1과 같다. 염증 매개체들은 폐혈관의 수축을 일으켜 폐고혈압과 폐로의 혈액 흐름을 감소시킨다. 혈액 흐름의 감소와 폐모세혈관에서 헤모글로빈의 감소 때문에 확산과 이동에 이용될 수 있는 산소가 감소되며 이것은 산소화의 손상을 더 초래한다.

병리적 변화들은 폐혈관, 가스교환, 폐와 기관지 기능에 손상을 준다(그림 12-2). 환기는 폐순응도의 감소와 기도저항의 증가 때문에 손상된다. 폐순응도는 폐에 물이 차고 공기가 없어져 감소된다. 허탈한 폐포와 물이 찬 폐포가 나란히 함께 있게 되면 흉부 방사선검사 상 전형적인 "반점" 또는 "불투명 유리(ground glass)" 모양이 나타난다. 표면활성제(정상적으로 폐포의 표면장력을 감소시켜 폐포의 허탈을 방해하는 물질)가 소실되어 폐포가 허탈된다. 매개체에 의해 초래된 기관지 수축은 기도를 좁게 만들어 기도 저항을 증가시키며 폐로 가는 공기의 흐름을 제한한다.

2) 전신염증반응증후군

전신염증반응증후군(SIRS)은 어떤 전신적인 상해 결과로서 신체에 일어나는 염증반응을 말한다. ARDS가 있는 대부분의 환자들은 SIRS를 정의하는 증상들을 나타낸다

표 12-2	생화학적 매개체에 대한 병리적 반응의 예	
반응	**생화학적 매개체들**
지속인 염증 반응	사이토카인: 인터루킨(IL-1, IL-6), 인터페론-, TNF-α, 보체, 트롬복산
내피 세포막 파괴	보체, 트롬복산, 키닌, TNF-α, 독성산소대사물, 류코트리엔, 프로스타글란딘(PGE$_1$과 PGE$_2$)
선택적인 혈관수축	트롬복산, TNF-α, 혈소판 활성인자, 독성산소대사물
전신 혈관확장	보체, 프로스타글란딘, TNF-α, IL-1, IL-6
심근 억제	보체, 류코트리엔, TNF-α, IL-1, IL-6
기관지 수축	보체, 트롬복산, 류코트리엔, PAF

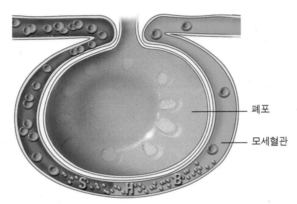

폐포

모세혈관

단계 1. 손상으로 인해 폐의 정상적인 혈액 흐름이 감소된다. 혈소판은 응집되고 히스타민(H), 세로토닌(S), 브라디키닌(B)을 방출한다.

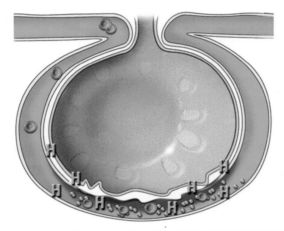

단계 2. 이런 물질 특히 히스타민은 폐포-모세혈관막에 염증을 일으키고 손상시키며, 모세혈관 투과성을 증가시킨다. 체액이 간질강으로 이동한다.

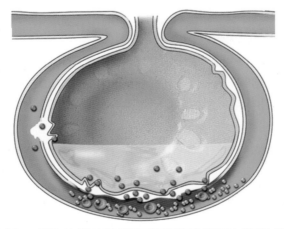

단계 3. 모세혈관 투과성이 증가함에 따라 단백질과 체액이 누출되고, 간질 삼투압이 증가하여 폐부종을 일으킨다.

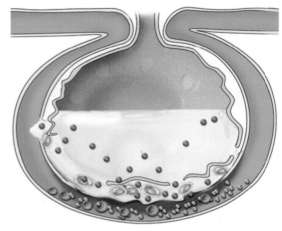

단계 4. 감소된 혈액 흐름과 폐포 안의 체액은 표면활성제를 손상시켜 더 생산할 수 있는 세포의 능력을 손상시킨다. 결과적으로 폐포 허탈, 가스교환 장애, 순응도가 감소한다.

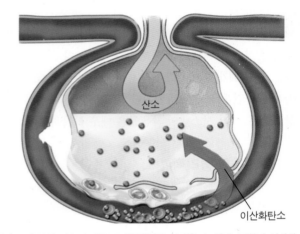

산소

이산화탄소

단계 5. 충분한 산소가 폐포-모세혈관막을 통과할 수 없다. 그러나 이산화탄소는 통과할 수 있으며, 매 호기 시 소실된다. 혈액에서 산소와 이산화탄소 수치가 감소한다.

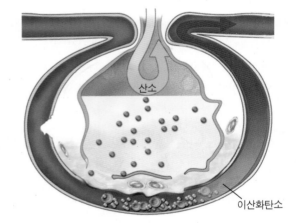

산소

이산화탄소

단계 6. 폐부종이 악화되고, 염증은 섬유화를 초래하여 가스교환이 더 손상된다.

그림 12-1 ADRS의 발병기전. 폐의 상피세포와 혈관내피세포의 변화는 체액과 단백질의 이동, 폐순응도의 변화, 저산소증을 동반한 폐포 파괴를 초래한다.

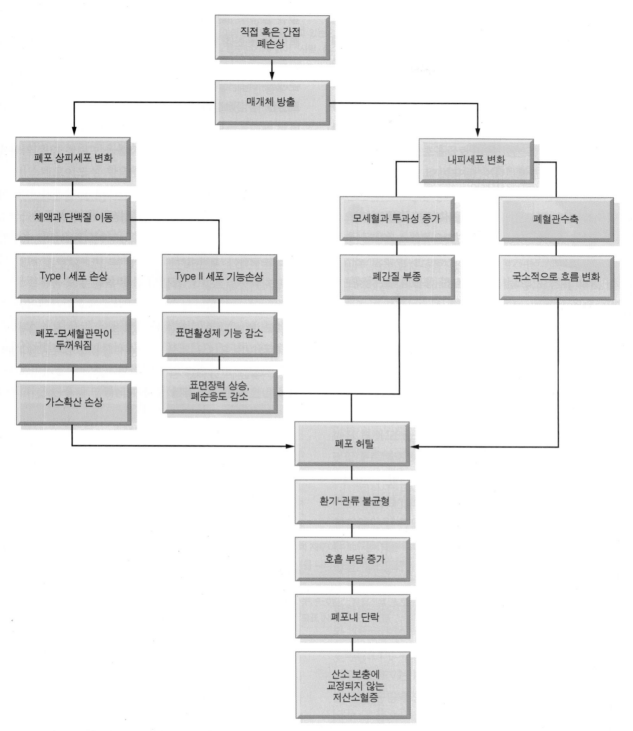

그림 12-2 매개체 방출을 초래하는 손상에 의해 시작되는 병태생리적 연속단계. 복합적인 결과들로 폐포, 혈관조직, 기관지의 변화가 초래된다. 최종 결과는 환기-관류 불균형과 교정되지 않는 저산소혈증이다.

(Box 12-1). 호흡기계는 전신적인 반응을 나타낼 수 있는 가장 일반적이며 가장 초기 기관계이다. 따라서 SIRS의 병태생리에 대한 이해와 SIRS의 치료에 사용된 중재에 대한 지식은 ARDS와 관련되어 매우 중요하다. 흔히 SIRS가 있는 환자들은 주로 간, 신장 등의 다장기 손상(multisystem organ dysfunction, MODS)으로 진행된다. 내피세포의 손상이 진행되고 심한 가스교환 장애로 조직의 저산소증이 초래함에 따라 염증반응이 지속되고 더 많은 매개체의 방출로 SIRS 연쇄반응은 심해진다. 그러므로 ARDS와 MODS는 악순환 부분이며, SIRS의 연속선이다.

3) ARDS의 단계

ARDS와 관련된 병리적 변화도 향상된다. 초기 단계에서 폐부종의 증가로 시작되어 염증, 섬유화증으로 진행되며 마지막 단계에서 손상이 회복된다(표 12-3). ARDS로 인한 형태학적 변화의 역동적인 본질을 인식하는 것은 간호사에게 중환자간호를 하는 동안 환자에게 행하는 신체 사정, 기계환기 전략, 치료의 변경들을 이해할 수 있도록 한다.

1 단계에서는 임박한 ARDS의 징후가 구별되지 않기 때문에 진단이 어렵다. 임상적으로 환자는 호흡곤란과 빈호흡이 증가하나 방사선검사 상 변화는 거의 없다. 이때에 중성구는 분리되나 세포 손상의 증거가 없다. 24시간(첫 치료의 중요한 시간) 내에 호흡부전의 증상들이 심해지며,

청색증, 양쪽 폐 청진 시 수포음(crackles)이 들리고, 방사선검사 상 반점형 침윤소견이 있다. 마른 기침이나 흉통이 있을 수 있다. 2 단계에서는 매개체의 유도에 의한 혈관 파괴가 간질과 폐포 부종을 증가시킨다. 내피세포와 상피세포에서 단백질의 투과성이 증가한다(삼출기). 저산소혈증이 산소 투여에도 별 호전이 없다면 흡입산소농도(FiO_2)에 대한 동맥혈산소분압 비율($PaO_2:FiO_2$ 비) 악화에 대처하기 위해 기계환기요법이 적용될 것이다.

3 단계 "증식기"는 손상 후 2일에서 10일까지이며, 이때 혈역학적 불안정, 전신 부종, 병원내 감염 발생, 저산소혈증의 증가, 폐 침범등의 SIRS 증상이 나타난다. 흉부방사선검사에서 공기기관지조영상(air bronchogram)이 나타나며 폐용적 감소와 광범위 간질 침윤이 보인다.

10일 후에 나타나는 "섬유화" 단계인 4 단계에서는 추가적인 방사선검사 상변화는 거의 없다. 다장기 손상의 증가, SIRS, 폐섬유증의 진행과 폐기종성 변화로 인해 사강이 증가됨에 따른 동맥혈 이산화탄소분압의 증가가 있다. 섬유화된 폐는 기도압의 증가와 기흉으로 환기관리를 어렵게 한다.

3. 사정

1) 병력

ARDS가 있는 환자를 위한 완전하고 정확한 병력 수집

표 12-3 ADRS의 임상 증상과 병리적 변화

방사선검사 상의 변화	임상 증상	병리적 변화
1 단계(첫 12시간) 정상 단순 흉부방사선검사	호흡곤란, 빈호흡	중성구의 분리, 세포손상의 증거 없음
2 단계- 삼출기(24시간) 반점형 폐포 침윤, 주로 아래쪽 폐 부위에 발생 심장 크기는 정상임	호흡곤란, 빈호흡, 청색증, 빈맥, 거친 수포음, 저산소혈증	중성구 침윤, 혈관 울혈, 섬유소 가닥들, 간질과 폐포의 부종 증가
3 단계- 증식기(2~10일) 광범위한 폐포 침윤, 공기기관지조영상, 폐용적 감소, 심장크기는 정상임	혈역학적 지표들의 과다 상승, SIRS 발현	제 2형 세포 침윤, 미세 색전 형성, 간질과 폐포의 염증성 삼출물 증가, 조기 콜라겐의 조기 축적
4 단계- 섬유화기(10일 이상) 지속적인 침윤, 새로운 폐렴 침윤, 재발하는 기흉	다장기 손상, 적절한 산소화 유지 어려움, 패혈증, 폐렴	제2 형 세포 과다형성, 섬유화, 대식세포, 섬유모세포로 간질벽이 두꺼워짐, 동맥 재구조화, 낭종 형성

이 매우 중요하다. 건강력은 유발원인을 제거하고 가능한 생화학적 매개체의 작용을 차단할 수 있는 중요한 정보를 제공할 수 있다. 그러나 환자의 심각한 상태와 이전의 원인을 ALI와 관련시키는 문제로 인해 철저한 병력을 얻는 것이 어려울 지도 모른다. 결과가 불확실하고 장기간 중환자실 입원을 필요로 하기 때문에 의료진은 환자와 가족 모두에게 지지를 제공하는데 중요한 역할을 한다. 초기에 관계를 발전시키는 것은(철저한 병력을 수집하는 동안) 입원기간 동안 간호를 도울 수 있다.

의료진은 병력에 대한 정보를 수집한다. 과거력에 대한 정보(약물, 수혈, 방사선 조영제), 의학적 보안대체치료 사용, 사회적 요인은 환자 간호에 도움을 줄 수 있다. 중요한 항목은 ARDS 발생의 위험인자(Box 12-1 참조) 사정, 위험 행동을 사정하기 위한 사회력(예, 사람면역결핍바이러스(HIV) 상태, 흡연, 물질 남용), 투약(비처방약물 포함), 보완대체치료(흡입을 포함한 모든 외적인 물질들)를 포함한다. 현병력, 현재 증상과 징후에 대한 정보도 얻는다.

2) 신체검진

급성 호흡부전은 초기 손상에 따라 몇 시간에서 몇 일 이내에 나타날 수 있으며 늘 ARDS로 진행되지는 않는다. SIRS 기준(Box 12-1)에 해당하는 환자를 감시하는 것은 ARDS로 진행될 위험을 가진 대상자들을 인지하는데 도움을 줄 수 있다. 설명할 수 없는 호흡수의 변화를 가볍게 생각해서는 안되는데, 이는 ALI 또는 ARDS의 임박함을 알리는 신뢰할 수 있는 초기 지표이기 때문이다. ARDS의 진행에 따라 활력징후는 다양하다. 그러나 일반적인 추세는 저혈압, 빈맥, 고체온증 혹은 저체온증이다. 호흡은 초기에 빠르고 힘들며, 기계환기가 적용되면 다양하다.

초기 호흡부전의 징후와 증상들은 빠른 호흡, 호흡곤란, 빈맥을 포함한다. 이 단계에서 호흡음은 종종 깨끗하다(표 12-4). 급성 호흡부전을 가진 환자들은 뇌의 산소화 손상과 관류로 인해 안절부절, 흥분과 같은 신경학적 변화를 보일 수도 있다. 호흡을 위해 호흡 부속근을 사용한다. 심혈관계 반응으로 부족한 조직 산소화를 보상하기 위하여 심장박출량을 증가시키기 위해 빈맥이 나타난다. 저산소증을 감소시키기 위한 이런 시도들은 교감신경계 반응으로 나타난다. ALI 혹은 ARDS 둘 다에서 저산소증을 감소

시키기 위한 노력들이 비효과적일 수 있으며, 이는 매개체들이 이미 순환하면서 일련의 전신 반응을 유발시키고 있기 때문이다.

병리적 변화가 진행됨에 따라 폐 청진 시 기도 분비물 증가와 좁아진 기도로 인해 이차적으로 수포음이 나타날 수 있다. 그러나 심인성 폐부종에 의한 거품이 섞인 수포음은 드물 수 있다. 사정은 발병되거나 질병의 시작 상태 내에서 고려되어야 한다. 예를 들어 ARDS의 위험 인자인 폐렴은 초기 단계에서 호흡음의 변화를 진단하는데 혼란을 줄 수 있다. 환자들은 저산소증에 의해 이차적으로 점점 안절부절하며 혼동을 보일 수 있다. 동맥혈 산소포화도의 감소는 임박한 보상실패의 초기 징후이다.

보상하려는 능력은 폐, 폐혈관, 기관지의 병리적 변화가 증가하면서 감소된다. 수분 축적과 폐포 허탈이 생김에 따라 손상 받은 폐 부위의 호흡음은 감소한다. 흥분은 기면으로 진행하며 이런 위험한 징후가 있으면 환기와 산소화를 위한 중재들이 즉시 필요하다. 질병 진행의 후기 단계는 조직 저산소증으로 인해 초래되며, 부정맥, 흉통, 신기능 감소, 장음 감소를 포함한다. 이것들은 다장기 손상의 표시들로 감소된 기능과 더불어 산소 운반의 감소에 대한 장기들의 반응이다.

ARDS의 마지막 단계에서는 기계환기요법이 필요하다. 액체가 찬 폐의 경화는 호흡음을 감소시킨다. 폐순응도는 감소되며 저항이 계속 증가함에 따라서 환기를 유지하기가 더 어려워진다. 설명할 수 없는 환기 변화(동맥혈 산소분압의 감소, 혹은 최고 흡기압의 증가와 같은)들은 줄여질 수 없는데, 왜냐하면 자발 기흉의 발생이 ARDS의 마지막 단계에 자주 발생하는 합병증이기 때문이다. 전도되는 소리, 모든 폐로 들어가는 공기 감소, 기계환기와 함께 수포음이 산발적으로 들려 호흡음을 사정하는 것이 어렵다. 더 심한 합병증은 심근 억제이다. 그래서 지속적인 빈맥이 있음에도 불구하고 심장박출량이 감소되고 저혈압이 발생한다.

3) 진단검사

ARDS의 단계에서 진단검사에 대한 신뢰는 매우 중요하다(표 12-4). 초기 단계에서 원인을 파악하기 위해서 혈액배양 검사, 기관지폐포 세척액 배양 검사, 농양(예, 복부

농양)에 대한 컴퓨터단층촬영술(CT) 같은 특수한 검사가 필요할 수 있다. 후기 단계에서는 병원내 감염의 초기 관리 중재를 하기 위한 경각심이 요구된다. 정규적인 혈액가스, 생화학검사에 대한 계속되는 감시가 대사 지표들의 안정과 최적화된 기능을 확인하기 위하여 행해 진다. 다른 임상검사들은 일반적으로 비특이적이며 백혈구 증가증과 젖산 산증을 포함할 수 있다.

(1) 혈액가스분석

중재에 불구하고 동맥혈가스 수치의 악화는 ARDS의 특징이다. 초기에 저산소혈증(PaO₂ 〈60 mmHg)은 산소 보충으로 호전될 수 있다; 그러나 결국 불응성 저산소혈증(산소보충으로 PaO₂의 개선 없음)과 지속적으로 산소포화도 저하가 발생한다. 급성 호흡부전 초기의 호흡곤란과 빈호흡은 PaO₂의 감소와 관련이 있다. 고탄산혈증은 가스교환과 환기의 손상이 증가함에 따라 점점 진행된다. 초기 단계에는 동맥의 pH가 높을 수 있다(〉7.45). 이 결과 수치는 낮은 PaO₂와 빠른 호흡에 의한 호흡성 알칼리증과 관련이 있다. 호흡과 환기부전 그리고 조직 저산소증, 혐기성 대사, 이로 인한 대사성 산증 때문에 ARDS의 동맥 pH 값은 전형적으로 낮다. 조직과 장기의 저산소증 정도에 따라 염기 과다와 결핍이 유사한 추세로 뒤에 나타난다.

동맥 젖산의 측정은 주로 조직 저산소증과 혐기성 대사의 지표로 종종 시행된다. 혈액 젖산 농도의 증가는 초기 ARDS에서 흔하며, 산소화가 호전됨에 따라 해결된다. 젖산의 측정은 산소화가 되어지고 있으면 최적이 아닐지라도 정규적으로 하지 않는다.

(2) 방사선 검사

ARDS의 초기 단계에서 단순 방사선검사의 변화들은 보통 무시된다. 며칠 내로 흉부방사선 검사 결과들은 보통 의존적인 폐 부위에서 양쪽으로 폐포의 반점형 침윤 소견이 보인다. 이것은 심인성 폐부종으로 오진할 수 있다. 시간이 지나서 이 소견들이 광범위 침윤, 경화로 진행된다.

표 12-4 ARDS 환자의 통합적 사정

단계	신체검진	진단검사 결과
1 단계(첫 12시간)	• 안절부절, 호흡곤란, 빈호흡 • 보조 호흡근의 중증도 혹은 과도한 사용	• 동맥가스: 호흡성 알칼리증 • 흉부 방사선검사: 변화 없음 • 혈액 화학: 유발 원인에 따라 다양함(예,백혈구 수 증가, 헤모글로빈 변화) • 혈역동학: 폐동맥압 상승, 폐동맥폐쇄압 정상 또는 감소
2 단계(24 시간)	• 심한 호흡곤란, 빈호흡, 청색증, 빈맥 • 양쪽 폐의 거친 수포음 • 의존성 폐 부분에 공기 진입 감소 • 흥분과 안절부절 증가	• 동맥혈가스: 산소 투여에도 불구하고 산소포화도 감소 • 흉부 방사선검사: 양쪽 폐 반점형 침윤 • 혈액 화학: 발병의 중증도에 따른(대사성) 산증 증가 • 혈역동학: 점차적으로 폐동맥압 증가, 폐동맥폐쇄압 정상 또는 감소
3 단계(2~10일)	• 양쪽으로 공기 진입 감소 • 반응 감소(기계환기를 유지하기 위하여 필요한 진정과 관련 될 수 있다) • 장 운동 감소 • 전신 부종 • 피부 통합성 장애와 파괴	• 동맥혈가스: 저산소혈증 • 흉부 방사선검사: 공기기관지조영상, 폐용적 감소 • 혈액 화학: 다른 장기 침범 징후: 혈소판과 헤모글로빈 감소, 응고 인자 비정상 • 혈역동학: 변화 없거나 혹은 점점 악화됨
4 단계(10일 이상)	• MODS 증상, 소변량 감소, 위 운동 감소, 손상된 응고장애 증상 혹은 • 점차적인 호전과 함께 호흡기계만 침범	• 동맥혈가스: 저산소혈증과 고탄산혈증 악화 • 흉부 방사선검사: 공기기관지조영상, 기흉 • 혈액 화학: 다른 장기 침범 징후 지속: 혈소판과 헤모글로빈 감소, 백혈구 수 증가, 응고 인자 비정상 • 혈역동학: 변화없거나 점점 악화됨

흉부 CT에서도 역시 폐의 침윤과 경화 부분이 보인다. 매일 시행하는 흉부방사선 검사는 ARDS의 예후와 치료에 대한 계속적인 평가와 잠재적인 합병증 특히 기흉의 사정을 위해 중요하다.

(3) 폐내 단락 치료

폐내 단락(intrapulmonary shunt)은 환기/관류 불균형의 한 종류이다. 그것은 허탈되거나 수분 축적으로 환기되지 않는 폐포(생리적 단락), 혹은 환기된 폐포에 혈액 흐름이 없는(폐포 사강), 혹은 이 두 조건의 결합으로 인해 산소화되지 않은 폐혈류 때문에 산소화되지 않은 심장박출량의 백분율로 정의된다. 정상적으로, 3~5%의 폐내 단락은 모든 사람에게서 나타난다. 증가된 폐부전과 ARDS는 혈액 흐름의 병리적 변화, 내피 손상, 폐포 허탈로 인해 15% 혹은 그 이상의 단락이 있다. 폐내 단락이 15% 이상 증가함에 따라 기계환기요법을 포함한 더 적극적인 중재가 요구되며, 이는 단락의 수준은 심각한 저산소혈증과 관련되어 생명을 위협할 수 있기 때문이다.

폐내 단락율(Os/Qt)은 동맥혈산소농도(CaO_2), 혼합산소농도(CvO_2), 모세혈관 산소농도(CcO_2)를 이용하여 계산된다. 산소농도는 헤모글로빈, 산소포화도, 산소분압과 폐모세혈관, 전신 동맥계, 폐동맥으로부터 오는 혼합 정맥에서 산소농도를 계산하여 측정된 것에 의해 결정된다. 폐내 단락율은 단순한 계산으로 측정할 수 있다. 즉 흡입된 산소에 대한 동맥혈산소의 비율이다(예, PaO_2:FiO_2). 일반적으로 PaO_2:FiO_2 비율이 300보다 더 큰 것이 정상이다. 200은 15%~20%의 폐내 단락을 나타내며, 100은 20% 이상의 폐내 단락을 나타낸다.

(4) 폐순응도, 기도 저항과 기도내압

ARDS에 의해 폐역학은 변화되고 결과적으로 폐포 환기와 폐 가스교환의 감소를 초래한다. 폐순응도는 폐포가 액체로 차거나 혹은 허탈되기 때문에 감소된다. 폐가 점점 더 "경직"되므로 공기가 폐안으로 들어가기 위해서는 더 많은 노력과 압력이 요구된다. 추가적으로 폐 안으로 공기가 들어가고 나오는 저항은 분비물의 축적과 매개체에 의한 기관지 수축으로 증가된다. ARDS가 있는 환자들은 산소요법과 환기를 위해 기계환기가 필요하기 때문에 환기,

폐순응도와 기도 저항은 인공호흡기의 압력과 일회호흡량의 변화를 사정함으로써 평가할 수 있다.

평균 기도내압, 최대 흡기압, 편평압(plateau pressure)을 포함한 기도내압에 대한 주의 깊은 감시는 ARDS 환자의 사정에서 매우 중요하다. 일회호흡량이 정상적인 $PaCO_2$를 이룰 수 있도록 유지되었을 때 이런 압력들의 증가는 폐순응도의 감소와 기도 저항이 증가됨을 나타낸다. 기도내압이 증가함에 따라 폐 상피가 손상 되고 결과적으로 폐 조직이 손상된다. 계속적으로 상승된 기도내압에 의한 용적손상(폐 상피 손상)은 환기와 산소화에 더 나쁜 영향을 미친다. ARDS 환자를 위한 가능한 간호진단이 Box 12-2에 제시되어 있다.

4. 관리

실제로 ARDS 환자의 치료 방법은 알기 어렵다. ARDS의 많은 잠재적 원인들이 있다할지라도 치료 원칙은 비슷하다. 치료는 보존적이다. 즉 유발 요인들을 교정하거나 제거하며, 폐가 치유되는 동안 더 이상 손상되지 않도록 간호하는 것이다.

덧붙여 광범위한 작업으로 "묶음(bundles)"을 만들어가고 있다. 이것은 중환자실에서 특별한 중증질환의 관리와 치료에 대한 핵심요소이다. Box 12-3에 ARDS 관리에 적용할 수 있는 필수적인 중환자간호 묶음이 제시되어 있다. 발병 초기 단계에서 치료는 진정(sedation) 프로토콜과 같은 장기간 합병증 예방과 조기 목표지향적 수액 소생

BOX 12-2
ARDS 환자를 위한 간호진단의 예

- 저산소혈증과 폐포 모세혈관 손상으로 생긴 폐간질/폐포 누출과 관련된 가스교환 장애
- 분비물 생산 증가 및 섬모운동 감소와 관련된 비효율적 기도 청결
- 부적절한 가스교환, 분비물 증가, 두려움, 피로, 산소화 능력 감소와 관련된 비효율적 호흡양상
- 중증 질병, 죽음에 대한 공포, 역할 변화, 영구적인 활동장애와 관련된 불안
- 침습적 감시 기구와 기관내관과 관련된 감염 위험성

같은 예방이다. 중환자 간호사의 가장 중요한 역할 중의 하나가 사망을 막고 회복을 증진시키기 위해 이런 요소들에 대해 주의하는 것이다.

1) 산소화와 환기

(1) 산소 운반

ARDS의 현저한 특징 중의 하나는 불응성 저산소혈증이다. 그래서 산소 운반을 개선하기 위한 주의가 가장 중요하다. 전략은 산소 운반 지표들, 즉 헤모글로빈, 심장박출량, 산소포화도를 정상적인 범위로 유지하는 것이다. 산소운반(DaO_2)은 매분마다 장기와 조직에 전달된 산소의 양을 의미하는데 이것은 조직에 흐르는 산소화된 혈액흐름에 달려있다. DaO_2는 헤모글로빈, 동맥혈 산소화, 심장박출량에 의해 결정된다.

적절한 DaO_2($\rangle$800 mL O_2/min)는 조직의 산소 요구를 충족시키는데 필수적이며, 그러므로 SIRS를 촉발하고 지속시키는 혐기성 대사와 저산소증을 예방한다. ARDS가 있는 중환자들은 장기의 기능을 유지하기 위하여 산소에 대한 요구도가 매우 높다.

BOX 12-3
중환자 간호에서 간호 "묶음"

기계환기 : 인공호흡기 관련 폐렴 "묶음" 기초
- 30~45도 침상머리 상승
- 매일 이탈(weaning) 사정(자발 호흡 시도)
- 매일 진정제 보류하기
- 이탈 프로토콜
- 심부정맥혈전증 예방
- 소화성 궤양 예방

패혈증 "묶음" 기초
- 적절한 항생제 치료
- 조기 목표지향적 수액 소생(목표 지향적)
- 스테로이드 투여
- 활성화 단백질 C
- 심부정맥혈전증 예방
- 소화성 궤양 예방

추가할 수 있는 기타 프로토콜
- 엄격한 혈당 조절
- 유문 위관영양
- 성문하 흡인
- 전해질 교정

산소와 결합된 헤모글로빈이 산화헤모글로빈이다; 그래서 충분한 양의 헤모글로빈이 산소를 세포로 운반하기 위하여 필요하다. SIRS 혹은 ARDS가 있는 환자에서 정상 혹은 헤모글로빈의 증가가 요구된다는 개념을 지지하기 위한 연구는 거의 없다. 수혈 요구에 대한 최근 연구들에서 약 헤모글로빈 8.0g/dL의 값이 심장질환을 가진 환자를 제외한 중환자에게 충분한 것으로 나타났다.

심장박출량은 SIRS, 심근에 대한 저산소혈증의 영향, 기계환기로 인한 정맥환류의 감소 때문에 ARDS에서는 전형적으로 변화한다. 심장박출량의 평가는 산소 운반을 사정하고 적절한 중재를 시작하기 위하여 중요하다. 심장박출량을 최적화하기 위한 치료들은 전부하와 심근 수축력을 증가시키고 후부하를 감소시키는 쪽으로 이루어진다. 산소 운반과 소모를 사정하기 위한 열희석 폐동맥카터(thermodilurtion pulmonary artery catheter)의 일상적 사용은 지난 10년 동안 감소하였으나 ARDS 환자에서 적절한 중재들이 이루어졌는지 확인하기 위해 사용될 수 있다. 정맥혈 산소농도를 측정하기 위해 환자의 중심정맥관을 사용할 뿐 아니라 환자의 동맥압력을 이용하여 심장박출량을 측정하는 다른 덜 침습적 방법이 있다. 이런 방법들은 덜 정확하지만 이용하고 있는 추세이다.

수액관리는 ARDS와 관련된 보상기전 상실과 부종을 관리하기 위해 필요한 수액의 종류를 조화시키기 위한 노력으로 수년동안 이용되어 왔다. 질병이 시작되면 조기 목표지향적 수액소생이 추천된다. 이뇨제와 수액 투여 감소로 부종을 감소시키기 위해 연구되어왔다. 이뇨에 따른 보존적 수액관리, 덧붙여 저단백혈증 환자에게 알부민 투여는 산소화를 적당히 개선시킨다.

도부타민 같은 심근 수축촉진제(positive inotropic agents)는 심장의 수축력을 증가시켜 심장박출량을 향상시키기 위해 사용된다. 노르에피네프린 같은 혈관수축제들은 SIRS로 인한 혈관 확장을 막기 위하여 치료에 추가될 수 있다. 그러나 혈관수축제들은 많은 혈관들 특히 폐 혈관들이 저산소증과 SIRS 매개체의 결과로 수축되어 있기 때문에 조심스럽게 투여해야 한다. 수축촉진제 혹은 혈관작용제가 투여되는 환자들은 심장박출량과 다른 혈역학 수치에 대한 평가가 필요로 하며 동맥혈압을 지속적으로 감시해야 한다.

(2) 기계환기

치료 목표는 조직의 산소화와 환기를 향상시키는 것이다. 산소를 적절한 수준으로 전달하고 이산화탄소를 제거하기 위한 방법은 기계환기와 체위(positioning)이다. 기계환기와 관련된 폐손상(ventilator associated lung injury, VALI)를 예방하는 기술들은 적은 일회호흡량(<6mL/kg), 높은 FiO_2의 사용과 산소 독성의 위험을 감소시키기 위한 적당한 호기말양압(PEEP)의 사용과 편평압을 $30cmH_2O$로 제한하는 것이다. 체외 폐 보조 기술, 고빈도자동환기(high-frequency oscillation ventilation, HFOV)를 포함한 모든 다른 기계환기요법이 ARDS 환자의 결과에서 일관된 개선을 나타내지 않았지만 불응성 저산소혈증으로부터 생명을 구할 수는 있을 것이다.

기계환기의 다양한 방법은 호흡부전이 있는 환자를 지지하는데 이용할 수 있다. 일반적으로 "해가 없다"는 원리는 FiO_2를 가장 낮게 사용하고 기도내압을 최소화하기 위해 가장 적은 일회호흡량(<6 mL/kg)을 사용하는 것을 포함한다. 따라서 비교적 정상 범위의 $PaCO_2$를 유지하면서 폐 손상(압력손상, 용적손상)을 감소시키거나 예방할 수 있다. 적은 일회호흡량으로 인해 호흡수가 증가하는 것을 막기 위해 고탄산혈증의 허용(permissive hygpercapnea)이 필요할 수 있다. 추천되는 PEEP의 값은 10~15 cmH$_2$O 이며, 20 cmH$_2$O 이상의 수치는 흡입 산소 요구를 줄이기 위하거나 혹은 적당한 산소화를 유지하기 위하여 받아들여질 수 있다.

고탄소혈증의 허용은 천천히 일회호흡량 감소를 통해서 $PaCO_2$를 서서히 정상 이상으로 상승시키는 전략이다. 그래서 편평압과 최고 기도압을 제한한다. 55와 60 mmHg 사이의 $PaCO_2$와 7.25~7.35의 pH는 점차적으로 이루어질 때 견딜 수 있다. 너무 빠른 상승을 예방하기 위하여 $PaCO_2$의 증가를 감시하는 것이 필요하다. 그리고 심폐 기능의 잠재적 영향 때문에 전반적으로 수치가 80~100 mmHg를 넘지않아야 한다. 이런 방법들은 심장이나 신경계 질환이 있는 환자에게 사용하지 않는다.

기계환기의 여러가지 방식은 전통적인 용적 조절 기계환기(volume-controlled mechanical ventilation)와 관련이 있는 의인성 폐손상의 기도내압을 최소화 하도록 되어있다. 입력 조절 기계환기(Pressure-controlled mechanical ventilation)는 정해진 수준으로 최고 흡입압을 제한한다(폐 안으로 정해진 용적을 이동시키기 위해 필요한 압력에도 불구하고 정해진 일회호흡량을 운반하는 용적 조절 기계환기와는 상반되게). 압력 조절 기계환기는 필요한 일회호흡량을 운반하는 동안 최고압을 최소화하기 위하여 흡입된 공기 흐름을 감소시키는 패턴을 사용한다. 압력 조절 기계환기를 하는 환자는 전형적으로 인공호흡기와 자발적 호흡의 불일치를 예방하기 위하여 진정이 필요할 수 있다. 역비환기(Inverse ratio ventilation)는 폐포동원(alveolar recruitment)을 위한 또 다른 전략이다. 정상적인 흡기: 호기 비율(I:E 비율)을 2:1 혹은 3:1로 역전시킴으로써 흡기 시간을 연장해서 완전한 호기를 예방한다. I:E 비율의 역전은 기계환기의 조작을 통해서 가능하다. 증가된 호기말 용적은 외인적 PEEP에 추가하여 자동 PEEP(내인적 PEEP)을 만든다. 이론적인 이점은 폐포 압력과 전반적인 PEEP의 수준을 감소시키는 것이다. 이 치료 시에는 환자가 견딜 수 있도록 마비 혹은 진정제의 투여가 필요하다. 기도압해제환기(airway pressure release ventilation)도 유사하게 I:E 비율을 역전시킨다. 그러나 환자가 호흡을 개시하도록 하는 이점을 가지고 있다. 그래서 이런 환자들은 압력제한환기(pressure limited ventilation) 같은 똑같은 수준의 진정과 마비가 필요하지 않으며 폐포를 호전시킬 수 있다.

(3) 새로운 환기전략

HFOV는 3-15Hz 또는 분당 호흡수보다 초당 횟수의 속도로 전달되는 매우 적은 일회호흡량(1-46 mL/kg)을 사용하여 기도내압을 감소시키고 압력손상을 줄인다. HFOV의 유해한 효과는 폐포에서 공기걸림(trapping)(자동-PEEP)을 증가시키고, 일부 환자에서는 평균 기도압을 많이 증가시키는 것이다. HFOV는 기도내압의 변화가 있으면 진동이 멈출 수 있기 때문에 진정과 마비가 필요하다.

체외 폐 보조기술(extracorporeal lung assist technology)은 환자로부터 혈액을 제거하기 위하여 큰 혈관 삽입관(cannula)을 사용한다. 펌프 기구와 회로는 혈액을 순환시키고, 하나 혹은 두개의 "인공 폐"는 이산화탄소를 제거하여 혈액을 산소화시킨다. 체외막 산소공급(extracorporeal membrane oxygenation, ECMO)과 체외 이산화탄소 제거(ECCO₂R)는 ARDS의 관리에 효과적일 수 있다. 그러나 현재로 이런 방법의 사용은 논란이 있다. 이 방법은 매우 침습적이며 매우 위험한 기술로 가스교환이 인공 폐에서 일어나는 동안 거의 무호흡 환기 혹은 적은 일회호흡량과 느린 호흡수로 기도내압을 크게 감소시키기 때문에 폐를 "쉬게" 할 수 있다. 집중적인 자원과 고도의 전문 기술을 가진 인력이 필요하고 위험한 합병증들(특별히 두개내 출혈)이 잠재되어 있으며 ARDS 환자에게 결정적인 유익성의 부족함으로 인해 체외 폐 보조기술의 사용은 제한적이다.

(4) 체위

잦은 체위 변경은 무기폐를 예방하고 기도에서의 분비물 제거를 촉진할 수 있는 수단이 된다. ARDS의 치료가 아닐지라도 환자의 침상머리를 30도 올리는 것은 인공호흡기 관련 폐렴(VAP)을 예방하는데 필요한 간호이다.

환자의 침대 혹은 Stryker frame 혹은 Roto-Prone을 이용한 복위는 폐 가스교환을 증가시키며 등쪽 폐부위에서 폐 배액을 촉진시킨다. 또한 경화된 폐쪽 폐포 특별히 등쪽 폐 부위의 용해를 돕는다(앙와위에서). 현재 ARDS의 가장 흔한 중재가 된 복위의 효과에 대한 증거는 다양하다. 복위와 관련된 산소화 개선에 대한 보완적인 설명이 있으며, 산소화의 개선이 오래 지속되는지에 대한 의문은 논쟁이 되고 있다. 이 기술과 관련된 위험들은 심폐소생술의 어려움, 압력 부위의 증가, 안면 부종, 혈관통로 제거, 우발적인 발관으로 인한 기도 유지의 어려움 등을 포함한다. Box 12-4에 복위 단계에 대한 권장사항이 제시되었다.

2) 약물 치료

항생제 치료는 밝혀진 미생물이 존재할 때 적절하나 예방적 차원에서는 사용하지 않아야 한다. SIRS의 징후는 감염 징후와 유사하다(빈맥, 열, 백혈구 수 증가). 따라서 항균 요법으로 SIRS 환자를 치료하고자 하는 유혹이 생긴다. 항생제 투여를 시작하기 전에 감염의 원인(혈액, 상처, 폐 혹은 다른 배양에서 균을 분리)을 규명하는 것이 필수적이다. 예방적인 항생제 치료는 결과를 향상시키지 못하였다. 특히 침습적 혈관 카테터와 기계환기(VAP)의 사용과 관련된 병원내 감염같은 감염 예방이 강조된다.

BOX 12-4
복위를 위한 주요 단계

1. 다학제팀이 환자의 상태를 평가하고 복위의 시도가 안전한지를 평가한다.
2. 복위와 복위 동안의 환자 간호와 시술에 친숙한 팀을 조직한다.
   - 병원의 근거 중심 간호를 사용한다.
   - 기구를 준비한다.
   - 복위 동안 팀의 역할을 분담하고 명확히 한다.
3. 환자에게 복위 준비를 한다.
   - 환자와 가족에게 설명한다.
   - 필요한 때 위관영양과 비위관영양관의 삽입을 고려한다.
4. 복위 전 환자상태를 사정하고 기록한다.
   - 혈역학과 기계환기 지표들, 피부, 혹은 상처 상태 등
5. 환자의 기도를 보호하고 유지한다.
   - 기관내관을 안전하게 한다.
   - 사전에 준비되어 있지 않으면 관내(in-line) 흡입을 적용한다.
6. 복위를 하는 동안 체위를 안전하게 하기 위하여 안전 지침을 사용한다.
7. 적당한 진정제와 진통제를 투약한다.
8. 프로토콜대로 복위를 끝낸다. 주의: 복위로 하는 동안 우발적인 발관 혹은 정맥주사선의 제거 위험이 높다.
9. 환자 상태를 사정, 평가, 감시한다.
10. 압력 받는 부위, 눈, 피부를 위한 예방 간호를 시행한다.

기관지확장제와 점액용해제는 ARDS에서 기도내 분비물 축적과 염증 반응을 감소시키고 기도 개방을 유지하기 위하여 사용된다. 치료에 대한 반응은 기도 저항과 기도내압, 폐순응도를 감시함으로써 평가된다.

ARDS의 처음 발병 후 14일 이내에 지속적인 저용량~중간 용량의 스테로이드의 정맥 주입은 산소화를 개선시키며, 이것은 국제전문가 집단에서 추천하고 있다. 메타분석에서 저용량의 스테로이드가 유해반응 없이 사망률과 이환률의 개선을 가져온 것으로 나타났다. 설계와 연구결과에서 이런 방법이 ALI과 ARDS에 유효한 치료임을 일관성 있게 제시하였다.

산화질소는 선택적으로 폐혈관을 확장시켜서 심각한 폐고혈압을 감소시키는 흡입 가스이다. 최근에 산화질소는 치료 첫 24시간을 지나서는 사망률 혹은 산소화를 개선시키지 못하는 것으로 나타났다. 산화질소는 기계환기를

최대화한 후 생명을 위협하는 불응성 저산소혈증을 가진 환자에게 적용해야 한다. 흡입 프로스타사이클린(prosta-cycline)도 산화질소와 유사하게 폐를 확장시키므로 약물로 고려될 수 있다.

3) 진정

호흡 노력을 감소시켜 안위를 증진시켜 결과적으로 산소 요구량을 줄여주므로 효과적인 진정제 사용은 ARDS 환자를 간호하는 간호사에게 매우 중요하다. 신경근 차단제와 프로포폴과 같은 일반적인 마취제는 진정제는 아니라 할지라도 ARDS를 가진 환자의 환기를 촉진시키고 호흡에 대한 부담을 감소시키기 위하여 사용된다. 신경근 차단제는 화학적으로 마비된 환자의 의식명료를 차단하기 위해 진정제를 함께 사용하는 것이 필요하다. 신경근 차단제와 진정제의 적정성에 대해 자주 사정하는 것은 중요한 간호중재이다. 신경근 차단제는 스테로이드와 동시에 투여할 때 중증의 다발 신경병증과 다발 근육병증을 일으킬 수 있다.

통증, 불안, 섬망은 약물치료를 필요로 한다. 그리고 각각 다른 약물 중재를 필요로 하기 때문에 중증 간호 대상자가 약물 중재를 요구하는 이유를 구별하는 것은 중요하다. 약물의 투여 목적과 과다 복용 시 장기 합병증이 무엇인지를 이해하는 것이 필수적이다. 이러한 고려들이 산소 요구도를 감소시키고, 강도 높은 환기관리와 잠재적으로 고통스러운 시술을 경험할 환자에게 안위를 제공해야 할 필요성과 균형을 이루어야 한다.

4) 영양관리

초기에 영양 보충을 시작하는 것은 ARDS가 있는 환자에서 중요하다. 왜냐하면 영양은 중환자에서 회복을 시키는데 중요한 치료적 역할을 하기 때문이다. SIRS에서 치료적 중재로 초기 경장급식을 사용하는 두가지 중요한 이유가 있다. 매개체들(TNF-α, IL-1)은 골격근에서 단백질 대사를 자극하는 단백질 용해 효소의 방출을 자극한다. 지속적인 단백질 손실은 모세혈관 누출을 통한 간질 손실과 알부민 같은 혈장 단백질을 합성하는 메신저 RNA의 하향 조절에 의해 악화된다. 이 장의 초기에 저산소증에 대한 교감신경계 반응으로 인해 순환 방법의 변화를 초래한다고

제시하였는데, 이런 방법으로 장의 관류가 감소한다. 소생 이후 중성구의 방출이 증가하여 손상된 조직을 더 손상시키고, 투과성이 증가된 혈관을 통하여 결장이 재관류된다. 따라서 정상적인 장내세균이 전신 순환으로 방출되어 복막염, 폐렴, 패혈증의 빈도를 증가시킨다. 장관영양이 결과를 향상시킨다는 기전은 아직 증명되지 않았지만 장관영양이 공급된 중환자에서 사망률이 감소되는 것은 이 방법이 일반적으로 유익함을 나타낸다.

균형잡힌 열량, 단백질, 탄수화물과 지방 섭취량은 특정 아미노산, 지질, 탄수화물 섭취에 특별히 주의하여 대사 요구량을 기초로 하여 계산된다. SIRS 혹은 ARDS 환자들은 보통 35~45kcal/kg/day를 필요로 한다. 고 탄수화물 수액은 이산화탄소의 과도한 생산을 막기 위해 피한다. 면역 반응에서 아미노산의 역할 때문에 아미노산 보충에 대해 최근 고찰되고 있다. ARDS 환자에서 항산화제와 오메가-3 지방산이 환자 회복에 유익한지를 조사하고 있다.

간호사가 직면하는 문제는 감소된 장운동에 대항하여 장으로 영양을 운반하는 능력이다. 소장까지 영양관을 삽입하는 것이 고려될 수 있다. 완전 비경구영양은 논란의 여지가 있어 일부 임상들은 드물게 단독 혹은 장관영양과 혼합하여 사용한다. 장관영양과 관련된 흡인의 위험을 평가하고 흡수와 장기능에 대한 주의 깊은 감시가 필수적이다.

ARDS 환자를 위한 통합적 간호 지침이 Box 12-5에 제시되어있다.

5. 합병증 예방

ARDS의 합병증은 주로 중증 질환으로 인한 부동, SIRS, VALI와 관련이 있으며, 이 중에서 가장 심한 것은 저산소혈증, 저산소증, 지속적인 염증 반응으로 기인된 MODS이다. 모든 잠재적인 합병증이 중환자에게 존재한다. 중환자 간호 포럼들은 근거중심프로토콜을 모아 2개의 중요한 중환자 간호 상황인 VAP와 패혈증을 위한 묶음을 만들었다(Box 12-3 참조). 중환자 간호에서 간호묶음의 소개는 합병증을 감소시키기 위한 근거의 적용을 도와준다. 간호묶음의 실행은 재실기간과 기계환기 기간을 감소시키나 일관되게 적용하기 위해서는 팀워크와 감시가 필요하다.

BOX 12-5
ARDS를 가진 환자를 위한 통합적 간호 지침

결과	중재
산소화/환기 기도개방이 유지될 것이다. $PaO_2:FiO_2$가 200:300, 혹은 그 이상으로 유지될 것이다.	• 매 2~4시간마다 필요할 때마다 호흡음을 청진한다. • 산소화와 환기를 유지하고 호흡 부담을 감소시키기 위해 기관내삽관을 한다. • 적절할 때 기관내 기도흡인을 한다(10장, Box 10-16, 기계환기를 하는 환자를 위한 포괄적인 간호지침 참조). • 흡인 전과 후에 과환기한다.
폐보호 환기요법전략이 사용될 것이다. 적은 일회호흡량(6mL/kg), 편평압 ≤30 cmH_2O, 압력-용적 곡선에 적정한 PEEP를 유지된다.	• 매 1~2시간 기도내압을 감시한다. • 흡인 후 기도내압을 감시한다. • 기관지확장제와 점액용해제를 투여한다. • 적절한 산소운반을 결정하기 위하여 PEEP 결과를 본다. • 용적손상을 예방하기 위한 기계환기 방식의 변화를 고려한다.
무기폐, 인공호흡기 관련 폐렴, 압력손상의 위험이 감소되며, 산소화는 개선될 것이다.	• 2시간 마다 체위변경을 한다. • 견딜 수 있다면 매 4시간 마다 흉부물리요법을 실행한다. • 침상머리를 30도 올린다. • 매일 단순 흉부방사선 검사를 한다.
산소화가 최대가 될 것이다(PaO_2가 55~80 mmHg 혹은 SaO_2가 88~95%).	• 맥박산소포화도와 호기말 이산화 탄소농도를 감시한다. • 비침습적 지표들의 변화가 나타날 때 동맥혈가스를 감시한다. • 폐내 단락을 감시한다(Qs/Qt와 $PaO_2:FiO_2$ 비율) • 가능한 가장 낮은 FiO_2를 사용하여 폐내 단락을 감소하기 위하여 PEEP와 FiO_2를 증가시킨다. • 산소화를 최대화시키기 위하여 고탄산혈증의 허용을 고려한다. • 용적손상, 특히 기흉의 징후를 관찰한다. • 지속되는 고산소혈증을 감시하고 가능한 빨리 FiO_2를 65% 이하로 감소시킨다.
순환/관류 혈압, 심장박출량, 중심정맥압과 폐동맥압이 기계환기와 관련하여 안정상태로 유지된다.	• 기계환기의 시작으로 인한 혈역학적 변화(정맥환류와 심장박출량 감소)를 사정한다. • 저산소혈증으로 인한 부정맥을 위해 심전도를 감시한다. • 심장박출량과 산소운반에 대한 기계환기 설정 변화에 대한 효과를 사정한다. • 전부하를 유지하기 위하여 혈관내 수액을 투여한다.
혈압, 심장박동수, 혈역학 지표들이 치료 목표에 적절하다.	• 매1~2시간마다 활력징후를 감시한다. • 매시간마다 폐동맥압과 우심방압을 감시한다. 폐동맥카테터가 설치되어 있으면 심장박출량, 전신혈관저항, 말초혈관저항, DaO_2, 산소소모(VO_2)를 6~12시간마다 감시한다. • 실제로 혹은 상대적 저혈량이 나타날 때 혈관내 용적을 늘리고 반응을 평가한다.
혈청 젖산수치가 정상이다.	• 정상 수치가 될 때까지 필요시 마다 젖산을 감시한다. • 산소운반을 증가시키기 위하여 처방에 따라 적혈구, 심근 수축촉진제, 콜로이드를 투여한다.
체액/전해질 체액량이 정상이다. 소변량이(0.5mL/kg/hr)이상이다.	• 폐 분비물의 점성을 감소시키기 위하여 수화상태를 감시한다. • 섭취량과 배설량을 감시한다. • 신독성 물질의 사용과 이뇨제의 과다사용을 피한다. • 혈관내 용적과 신 기능을 유지하기 위하여 수액과 이뇨제를 투여한다.
전해질 불균형 또는 신장 기능장애가 없다.	• 처방대로 전해질을 보충한다. • 필요하면 소변량, 혈액요소질소(BUN), 크레아티닌, 크레아티닌 청소, 혈청 삼투압, 소변 전해질을 감시한다.

활동/안전

침상안정, 부동과 관련된 합병증이 없다.

- 심부정맥혈전증 예방을 시작한다.
- 자주 체위변경을 한다.
- 혈역학적 안정과 항상성이 이루어 졌을 때 의자로 이동한다.
- 물리치료사에게 의뢰한다.
- 가능할 때 관절운동범위와 근력운동을 실행한다.

지체 없이 생리적 변화들이 발견되고 치료된다.

- 매 1~2시간마다 기계환기 알람, 설정, 환자지표(일회호흡량)들을 감시한다.
- 혈역학, 심장박동수, 맥박산소측정기 알람의 설정을 확인한다.

감염이 없다; 백혈구 수치가 정상이다.

- SIRS 기준(백혈구 수 증가, 체온 상승, 빈호흡, 빈맥)을 감시한다.
- 시술 동안 엄격한 무균술을 사용하고 다른 사람들을 감시한다.
- 침습적 카테터와 관을 무균상태로 유지한다.
- 흉관과 드레싱, 침습적 카테터를 교환한다.
- 그것들을 교환할 때 혈액과 기타 체액, 관 끝을 배양한다.

피부통합성

피부는 정상일 것이다.

- 매 4시간마다 피부를 사정하고 그 때마다 환자의 체위를 변경한다.
- 매 2시간 마다 환자를 돌린다.
- 압력 제거/감소 침요, 운동요법침대, 혹은 복위를 고려한다.
- 욕창 정도를 사정하기 위하여 Braden 척도를 사용한다.

영양

열량과 영양소 섭취는 계산에 의한
대사요구량(기초에너지 소모량)을
만족시킬 것이다.

- 24시간 내에 장관영양을 제공한다.
- 영양사 혹은 영양지원서비스에 의뢰한다.
- 장관영양을 위한 위장관운동에 문제가 있다면 소장영양관을 고려한다.
- 지질 섭취량을 감시한다.
- 알부민, 전알부민, 트렌스페린, 콜레스테롤, 중성지방, 포도당 수치를 감시한다.

안위/ 통증 조절

환자는 안정된 활력징후 혹은 치료 또는 시술에
협조적일 만큼 편안할 것이다.

- 통증 척도를 사용하여 안위/통증을 객관적으로 사정한다.
- 사정에 의해 지시된대로 진통제와 안정제를 제공한다.
- 기계환기 조절을 위해 신경근 차단제를 투여받는다면
- 약리적 마비를 사정하기 위하여 말초신경자극제를 사용한다.
- 정규적으로(매 1~2시간 마다) 혹은 계속적으로 안정제와 진통제를 정맥 투여한다.

심리사회적

환자의 불안이 감소한다.

- 치료, 대화 동안 활력징후를 사정한다.
- 조심스럽게 안정제를 투여한다.
- 적절할 때 사회단체, 종교단체에 의뢰한다.
- 적절한 휴식과 수면을 제공한다.

교육/퇴원계획

환자/가족은 치료를 위해 필요한 시술과
검사를 이해한다.

- 기관지내시경, 폐동맥카테터 삽입, 임상병리검사 같은 시술에 대하여
  환자/가족을 준비시킨다.
- ARDS의 원인과 결과, 패혈증, 용적손상, 신부전과 같은 합병증에 대하여 설명한다.

가족들은 질병의 심각성을 이해하고,
적절한 질문을 하며, 잠재적인 합병증을 예상한다.

- 가족들이 기계환기, ARDS의 병태생리, 감시, 치료들과 관련된 질문을 하도록 격려한다.

BOX 12-6
ARDS가 있는 노인환자에 대한 고려

- 65세 이상의 사람들은 복합 다장기 손상으로 인해 ARDS로부터 회복이 더 어렵다. 그래서 노인에서 사망률이 증가한다.
- 노화로 면역억제가 증가하기 때문에 노인들은 감염의 위험에 더 많이 노출된다. 그래서 비뇨기계 감염, 인공호흡기 관련 폐렴과 같은 병원내 감염들이 더 흔하다.
- 혈역학적 불안정성은 이미 감소된 신장 기능에 대사성 손상을 더 하므로 신부전이 되기 쉽다.
- 일회박출량 감소, 관상동맥질환, 죽상경화증과 말초 혈관저항 증가는 혈역학적 회복을 변화시킨다.
- 감소된 폐 용적과 관련된 최대 산소섭취량 감소는 노인 환자들에게 인공호흡기 관련 폐손상의 위험성을 증가시킨다.
- 노화와 관련된 근육량 감소는 장기간 부동으로부터 회복을 더 어렵게 만든다. 그래서 ARDS가 있는 노인은 장기간 재활이 필요할 수 있다.

- 전신 말초 부종, 다양한 침습적 검사들, 장기간의 침상안정은 노화와 관련된 피부 통합성을 감소시켜 노인에게 욕창 발생 위험을 증가시킨다.
- ARDS가 있는 노인들은 노화 때문에 젊은 환자와 똑같은 질과 양으로 치료와 간호를 받지 못할 위험성이 있다. 환자의 나이는 결과와 예후에서 고려하는 요소이다.
- 인슐린 비의존성 당뇨병과 관상동맥 질환과 같은 병적 상태의 발생빈도는 나이가 들어감에 따라 증가한다. 연구들에서 동반된 질환이 ARDS를 가진 환자의 사망위험을 증가시키는 것으로 나타났다.
- 환자와 가족은 예전에 표현한 의사에 근거하여 소생술을 하지 않거나 조기에 중단할 것을 요구할 수 있다. 환자의 삶의 경험 혹은 사망률이 높은 장기간의 질병과 관련된 위험 인식은 이 결정에 영향을 줄 수 있으며, 이런 의사들은 존중되어야 한다.

높은 수준의 PEEP, 많은 일회호흡량을 가진 기계환기, 용적 조절 방식들은 ARDS 환자들에게 용적손상을 일으킨다. 용적손상은 기흉, 종격동기종(pneumomediastinum) 또는 피하 혹은 간질 폐기종으로 나타날 수 있다. 기흉이 있을 때는 즉각적인 흉관 삽입이 필요하다. 기계환기의 압력 제한 방식을 사용해서 가능하면 가장 낮은 기도내압, PEEP, 일회호흡량을 유지함으로써 용적손상을 예방할 수 있다.

VAP의 발생 감소와 예방은 관내 흡인 카테터를 사용함으로써 이루어질 수 있다. 성문 아래에 고인 분비물의 제거가 가능한 기관내관의 사용이 VAP를 감소시킨다. 부비동염도 VAP와 관계가 있다. 중환자실 간호사는 코 분비물을 감시할 필요가 있으며, 비위관 혹은 위관영양관과 같은 기구들이 VAP와 관계될 때 제거해야 한다. 구강간호는 폐로 이동할 수 있는 구강 미생물의 양을 감소시키기 때문에 VAP 예방에 필수적 요소이다. 중환자에게 침상머리를 30도 올리고 postpyloric feeding관으로 영양공급을 하는 것은 미생물과 VAP을 감소시키는 것으로 나타났다.

침상안정, 진정, 약물 마비로 인한 부동은 다양한 효과를 나타낸다. 병원내 폐렴은 기도 내 분비물의 축적과 부동으로 인한 무기폐와 더불어 기관내관을 통한 세균 침범으로 발생한다. 언급했듯이 흉부물리요법에 의한 잦은 체위 변경은 분비물의 정체를 감소시키고 제거를 촉진한다.

심부정맥혈전증과 폐색전은 생명을 위협하는 부동으로 인한 합병증이다. 입원 48시간 내에 심부정맥혈전증 예방을 시작하는 것은 심부정맥혈전증의 위험을 최소화시킨다. 저용량 헤파린, 탄력 스타킹, 외부 공기압박장치, 잦은 움직임, 보행은 심부정맥혈전증의 형성을 줄이는데 유용하다.

생리적 노화과정이 ARDS 합병증과 대사성 손상의 중증도를 악화시킨다(Box 12-6).

6. 임상 적용

사례 연구

담석증이 있는 52세 강씨가 급성 췌장염으로 병원에 입원하였다. 그녀는 괴사성 췌장염으로 점점 진행되어 쇼크가 발생하였다. 그녀는 중환자실로 전실되었으며, 중환자실 도착 후, 심장호흡부전으로 기관내삽관이 되었으며, 바소프레신 0.04unit/min, 노로에피네피린 10mcg/min이 투여되었다. 그녀는 1.00의 FiO_2를 요구하는 산소포화도 저하가 여러번 있다. 호흡수 20회/분, 일회호흡량 6mL/kg, PEEP 10cmH$_2$O의 보조 조절환기(assist-control ventilation)가 적용되었다. 그녀의 호흡음은 수포음 혹은 천명 없이 깨끗하다. 체온은 38.4℃이다. 기관지 세척을 실행하였으며, 기도에 농, 체액, 혈액은 없었다. 시간이 갈수록 강씨는 환기가 어려워졌고, fentanyl 주입과 midazolam (Versed) 주입으로 진정시켰다. 또한 cisatracutium (Nimbex)으로 신경근 차단이 필요하였다. 그녀의 심장지수는 4이며, 심장박동수는 120회/분, 중심정맥압 8mmHg, 폐동맥폐쇄압 10mmHg, 전신혈관저항 지수 900 dynes/s/m^2/cm^{-5}이다. 동맥혈가스는 pH 7.36, PaO_2 68 mmHg, $PaCO_2$ 39 mmHg, 중탄산염 18mEq/L, 산소포화도 95.5%이다.

다음날 강씨는 FiO_2가 100%에서 계속 악화되었다. 그녀는 양쪽 폐에서 경미에서 중간의 천명이 들렸다. 흉부방사선 검사 상 작은 양쪽 삼출이 있으나 다른 부분은 깨끗하였다. PaO_2는 65mmHg로 낮게 유지되었다. 혈액, 객담, 소변 배양검사가 시행되었고, 경험적 광범위 항생제 투여를 시작했다. 동맥혈가스는 호전이 없으며, 폐동맥압은 상승하고(47/16mmHg), 산화질소 투여를 10ppm으로 시작하였다.

폐색전을 배제하기 위해 다음날 흉곽 CT 검사를 했으며 양쪽에 불투명한 공기층이 보였다. 이것은 다음날 흉부방사선 검사에서도 보였다. 강씨의 리파제 수치를 감시하는 동안 postpyloric 영양관이 삽입되어 장관영양이 시작되었다.

입원 후 7일째, FiO_2는 100%로 유지되고, 산소화에 대한 호전없이 산화질소는 계속 10ppm이다. 체온은 39.1℃로 상승하였고 백혈구 수는 12,000/mm^{3}이며, 모든 배양검사는 음성이다. 흉부 방사선 검사 상 양쪽 폐에서 불투명한 흰색과 오른쪽 폐 상엽의 허탈이 보였다. 오른쪽 상엽에 대해 기관지경 검사를 하였으며, 많은 분비물을 제거하였다. 폐를 확장시키기 위해 몇가지 간단한 폐복원을 시도하였으나 여전히 호전되지 않았기 때문에 강씨는 복위를 하고 있다. 복위로 있을 때 산소화가 개선되었다.

다음 며칠에 걸쳐 강씨는 아직 고농도의 산소가 필요하지만 산소화가 조금 향상되었다. 경피적 기관지 생검이 시행되었으며, 감염 소견 없이 DAD와 기질화된 폐렴이 보였다. 이때 저용량의 스테로이드를 3주간 정맥투여 했고 3개월 걸쳐 용량을 점차 줄였다.

강씨는 스테로이드 투여 후 호전되었다. 그러나 기계환기를 제거하기 전에 여러번 VAP이 발생하였다.

병원에서 4개월 후 강씨는 집으로 퇴원을 했다. 추후 검사에서 그녀는 입원 전 상태의 60% 정도 회복되었다. 폐기능 검사에서 경미한 폐손상만 나타났다. 흉곽 CT에서는 비의존성 폐영역에는 흉터와 섬유화, 의존성 폐에서는 약간의 기관지 확장증 소견이 보였다. 이것은 비의존성 영역에서는 신장손상(stretch injury)과 관련된 인공호흡기 관련 폐손상이 그리고 의존성 기도에서는 기도외상으로 해석된다.

1. 강씨에게 ARDS의 발생을 알리는 초기 증상은 무엇인가?
2. 조기 장관영양이 강씨를 지지하기 위해 사용되었다. 간호사는 강씨의 합병증을 감소시키기 위하여 무슨 간호를 해야 하는가?
3. ARDS가 있는 환자의 치료에 있어 스테로이드가 긍정적인 이점이 있다는 근거는 무엇인가?

Chapter 13

순환 · 호흡기계 특이 손상

1. 특이 손상의 사정 및 관리

이 부분의 내용은 신체의 특정 부위와 관련된 외상 손상에 관한 것이다. 그러나 간호사는 각각 외상 환자들에게 head-to-toe 사정의 필요성을 반드시 인지하고 있어야 한다. 각 기관의 신체사정은 이 책 전반에 걸쳐 제시하였다.

1) 흉부외상

흉부손상은 단순 찰과상에서 생명을 위협하는 흉강의 타박상에 이르기까지 다양하다. 흉부손상은 높은 사망률과 관련이 있지만 대부분은 단순 흉관 삽입, 기계환기, 집중통증관리 및 기타 지지요법으로 치료될 수 있다. 하지만 대정맥 외상이나 심장파열은 즉각적인 사망의 원인이 되며, 심장압전, 긴장성 기흉, 흡인 또는 기도폐쇄는 조기사망(외상후 30분에서 3시간 이내)과 관련이 있다.

즉각적으로 생명을 위협하는 손상은 일차조사 시 상태평가와 치료가 필요하다. 이러한 손상에는 기도폐쇄, 긴장성 기흉, 대량 혈흉, 동요흉(flail chest) 등이 포함된다(그림 13-1). 흉부 대동맥 파열, 기관기관지 파열, 심근좌상(myocardial contusion), 외상성 횡격막 손상, 식도 파열 및 폐 타박상(pulmonary contusion)과 같은 잠재적으로 생명을 위협하는 손상은 이차조사 동안 확인되어야 한다.

흉부손상에서 가장 우선순위는 항상 기도관리이다. 이는 즉각적인 기도관리뿐만 아니라 적절한 산소화 및 흡인 예방을 포함한다. 기도폐쇄는 다른 손상이나 일차문제로 인해 발생할 수 있다. 가장 흔한 기도폐쇄의 원인으로는 허, 뽑힌 치아, 의치, 분비물 및 혈액 등이 있으며, 그 외에도 기관, 갑상연골 및 윤상연골의 손상이 원인이 된다.

(1) 기관기관지 외상

기관이나 기관지의 손상은 둔상이나 관통상에 의해 야기되기도 하고, 종종 식도 및 혈관 상해가 수반된다. 파열된 기관지들은 종종 늑골 상부의 골절 및 기흉과 함께 나타난다. 심한 기도 기관지의 손상으로 인한 사망률은 매우 높으나, 입원 전 치료와 환자 이송의 지속적인 발전으로 다수의 환자가 생존하게 되었다.

기도 손상은 미세한 경우가 많은데, 발현증상은 호흡곤란, 객혈, 기침, 피하기종, 불안, 쉰소리, 협착음, 공기부족, 저환기, 부속근 사용, 흉골 및 견갑골하 수축, 횡격막 호흡, 무호흡, 청색증 등이 있다. 청색증은 말기 징후로, 외상환자는 종종 빈혈증을 보이며 헤모글로빈이 충분하지 않아 청색증이 나타난다. 진단은 보통 흉부방사선 검사를 통해 할 수 있으나, 보통 기관지경 검사나 수술 도중에 진단하기도 한다. 기흉과 지속적인 공기 누출이 동반되면 기관기관지 손상을 의심한다.

작은 폐열상 또는 흉막열상은 전통적으로 기관내관이나 기관절개술을 통해 기계환기를 하여 치료할 수 있다. 손상 부위가 큰 경우 외과적인 시술이 필요하고 동시에 분리 폐환기가 사용되기도 한다.

간호 중재는 적절한 폐 간호와 함께 산소화와 가스교환 사정을 포함한다. 처음 몇 일 동안 의사는 회복 부위를 보고 효과적으로 분비물을 제거하기 위해 기관지경검사를 한다. 폐렴은 단기내 발생가능한 합병증이며, 기관협착증은 후기에 발병된다.

(2) 골성 흉곽 골절

늑골 골절, 흉골 골절, 그리고 동요흉은 외상환자에게

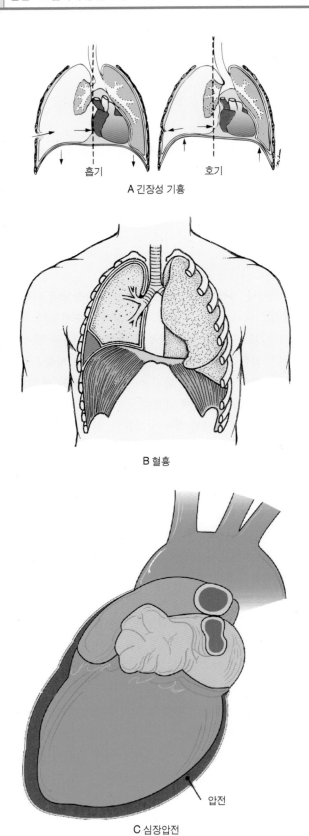

A 긴장성 기흉

B 혈흉

압전

C 심장압전

그림 13-1. A. 긴장성 기흉. B. 혈흉. C. 심장압전

혼히 발견되는 흉부 골절로, 강도를 초과하는 힘이 가해졌을 때 발생한다. 늑골 골절은 흔히 발생한다. 늑골 골절은 임상적으로 중요한데 왜냐하면 (1) 두드러진 중증의 흉각내 및 복부 손상징후이고, (2) 심각한 통증의 원인이며, (3) 폐 악화의 예측인자이기 때문이다. 늑골 골절과 흔히 기흉, 혈흉, 폐 타박상 등의 흉부외상과, 빈번하게는 간, 비장과 같은 복부장기 손상이 동반된다. 이와 같은 상해를 입은 환자들을 돌보는 간호사의 최대 관심은 통증, 비효과적인 환기 및 분비물 조절이다. 보통 1번과 2번 늑골은 쇄골, 견갑골, 상완골 그리고 둘러싸고 있는 근육층에 의해 보호된다. 그러나 만약 이 늑골이 골절되면 큰 충격으로 인한 외상에 의해 대동맥, 흉곽, 척추 등의 손상이 있음을 의미하므로 조사가 이루어져야 한다. 4번부터 10번 사이의 늑골은 대부분 둔상에 의해 골절되며, 이러한 늑골의 골절은 종종 폐손상과 관련된다. 그리고 하부 늑골(8~12번 늑골)의 골절은 간이나 다른 복부장기들의 손상과 관련 되며, 흉골 골절은 둔상과 관련이 있다.

동요흉은 복합 늑골 골절을 포함하는 손상으로, 골절은 앞, 뒤 및 측면에서 발생하며 흔히 흉골 골절이 함께 나타난다. 흉부의 안정성이 없어지고 흉곽도 제각각 움직이게 된다. 동요흉은 각기 다른 늑골 2개의 골절 시 진단을 내리게 된다. 늑골의 골절 손상 부분은 호흡근육의 움직임에 반응하기 보다는 흉강 내 압력의 변화에 따라 움직이게 된다. 동요 부위는 모순된 움직임이 있기 때문에 모순호흡이라 부른다. 동요 부위는 흉부에 전형적인 음압을 감소시켜 환기가 저하되고 저산소혈증의 원인이 된다. 동요 부위는 호흡근육의 움직임보다는 흉강내 압력에 따라 움직이기 때문에 환자의 호흡기계 상태가 악화되면 모순된 움직임이 증가하게 된다. 처음에는 근육의 고정으로 대상자가 피곤함을 호소하기 전까지는 손상을 입었는지 모르기도 한다. 이러한 대상자에게는 기관내삽관과 기계환기가 필요하다.

골성 흉곽 골절 환자의 초기 관리는 기도관리, 통증관리, 그리고 적절한 산소포화를 유지하기 위한 산소요법을 포함한다. 간호사는 반드시 손상 부위의 기저 구조와 그들에게 일어날 수 있는 손상을 고려해야 한다. 동요흉의 치료에는 산소공급을 늘리기 위하여 손상 부분을 아래로 하는 것이 포함되지만, 경추 고정이 필요한 환자에서는 적용하기 어렵다. 다른 치료 방법은 내부고정과 기관내 삽관 후 양압환기를 유지하는 것이다. 가끔 개흉술(thoracotomy)이 필요한 경우에는 외과적 복원을 시행한다. 외과적 복원은 장기적 기계환기의 필요성을 감소시키는데 도움을 줄 수 있다.

(3) 흉막강 손상

흉막강 손상은 기흉(흉강내 공기가 모여 있는 것), 혈흉(흉강내에 혈액이 모여 있는 것), 그리고 혈기흉(흉강에 공기와 혈액이 모여 있는 것)을 포함한다. 흉막강 손상은 공기와 혈액이 흉막층에 축적되어 흉곽 내 구조를 파괴하여 나타난다. 따라서 흉막강 손상 시 흉곽내 음압이 감소하게 된다. 때때로 공기와 혈액이 흉곽에 지속적으로 축적되어 긴장이 증가하여 긴장성 기흉, 긴장성 혈흉을 초래하기도 하며, 둔탁하거나 관통한 외상은 흉막강의 손상을 초래할 수도 있다.

간호사는 손상기전으로 대상자의 흉막강 상처를 짐작할 수 있다. 예를 들어 안전벨트를 하지 않은 운전자가 핸들에 가슴을 부딪친 경우 흉막강 손상을 입을 가능성이 높다. 이러한 환자는 환기 변화와 함께 호흡곤란이 명확하게 나타나고 가스교환 장애가 나타난다. 가스교환 장애의 증상은 안절부절 못하고, 불안하며, 빈호흡, 산소포화도 감소, 피부/입술 색 변화, 그리고 발한 등의 증상으로 나타난다. 비록 손상 자체는 작아도 이것이 커질 수 있고 생명을 위협하는 응급상황을 초래할 수 있으므로 간호사는 지속적으로 환자를 재사정해야 한다.

단순 흉부방사선 검사는 흉막강 손상을 진단할 때 흔히 쓰인다. 흉강의 20% 미만에서 기흉이 있을 경우 단순 흉부방사선 검사에 나타나지 않는 수 있으며, 더 작은 흉막강 손상은 주로 흉부 CT 촬영으로 발견된다.

흉막강 손상의 치료는 환자의 기도, 환기 및 산소화의 적절한 관리를 포함한다. 폐를 재확장시키고 고인 공기와 혈액을 배출하기 위해 종종 40-Fr의 큰 흉관을 삽입한다. 관은 중간액와선 상의 4~5번째 늑간 사이로 삽입하지만, 단순 기흉 외상 환자는 쇄골중간선 상의 2번째 늑간 사이에 흉관을 삽입한다. 일단 흉관이 삽입하고 나면 밀봉방법(underwater seal system)으로 흡인기에 부착된다. 치료효과는 흉부방사선 검사, 신체 사정과 산소화의 향상 정도로 평가한다. 종종 밀봉흉관 배액장치에서 공기 누출이 있으나 수일 이내 멈춘다.

간호사는 흉관배액장치로 나오는 혈액의 양을 관찰한다. 한 시간에 250 mL 이상 2시간 연속적으로 배액될 경우 이는 발견하지 못한 손상이 있음을 의미하거나 추후 진료의 필요성을 나타내므로 반드시 보고 해야 한다.

대량 혈흉은 흉부 내 1.5 L~4 L의 혈액이 손실되었을 때를 의미하며, 지속적인 혈액손실 시 생명에 위협적일 수 있다. 대량 혈흉은 심한 흉부 손상에 의해 생기고, 신체기관의 주요 혈관 또는 종격동에서 출혈이 발생한다. 대량 혈흉 환자들은 응급실이나 외상 심폐소생실로 내원하게 되는데, 출혈을 조절하기 위해 즉각적인 개흉술이 필요하다. 심폐정지가 없는 환자들은 저혈량 쇼크, 호흡곤란, 빈호흡 그리고 청색증의 증상이 나타나며, 이들 환자들에 대한 초기 관리는 쇼크 치료가 포함된다. 이 경우 두 개의 굵은 정맥주입통로를 반드시 확보하고 소생을 위한 수액을 주입하는데, 수액량은 환자의 상태에 따라 다르다.

대량 혈흉은 오른쪽보다 왼쪽에 흔하며 종종 동맥파열을 수반한다. 흉강은 환자의 순환하는 혈액 대부분을 수용할 수 있을 정도로 크기 때문에 흉강의 압력이 손상된 혈관의 압력과 같아지거나 커질 때에만 출혈이 멈추게 된다. 대량 혈흉이 있는 환자에게 흉관을 삽입하면 폐쇄성 흉부 손상으로 인해 야기되었던 압전이 해결되면서 실혈이 야기될 수 있다. 만약 의도하지 않게 흉관을 삽입하였다면 탐색적 개흉술을 수행할 때까지 잠궈놓아야 한다.

긴장성 기흉은 즉각적인 발견을 요하는 생명을 위협하는 상태로, 흉부 손상 또는 기관지 손상이나 기계환기와 관련된 지연된 합병증에 의해 나타난다. 긴장성 기흉은 흉막강으로 들어가 공기가 갇혀서 초래되며, 일방향 밸브 통제시스템이 실행되어 흉곽내 하나 이상의 구조(기관지, 심장, 폐, 그리고 대혈관들)를 압박함으로써 적절한 기능을 저해한다. 그 결과 환기 부전과 불충분한 정맥 귀환 및 심장박출량 저하가 초래된다.

손상 환자는 다른 손상이 있거나 쇼크 상태에 있기 때문에 긴장성 기흉을 진단하기가 힘들며, 환자가 대상부전 상태에 이르러서야 진단을 내리게 된다. 간호사는 환자의 기도가 개방되어 있어도 산소공급이 힘들다는 것을 알 수 있어야 한다. 종종 환자의 산소화가 떨어지기도 하기 때문이다. 긴장성 기흉의 다른 증상들은 흉곽 불균형, 기관 이동, 목정맥 이완(저혈량 환자가 아닌 경우), 손상 받은 쪽의 호흡음 감소, 또는 심장박출량의 감소(혈압이 낮아지고, 세포 관류 저하)를 포함한다.

긴장성 기흉의 치료는 갇힌 공기의 즉각적 감압이다. 보통 2번째에서 4번째 사이의 전늑간에 14-Fr 또는 16 게이지 바늘을 삽입하면 즉각적으로 대량의 공기가 빠져 나오고 환자의 환기는 향상된다. 감압을 하기 전에 환자에게 보충적 산소를 제공한다. 응급 감압을 한 후에 바늘을 흉관으로 교환하여 폐의 확장을 돕고 재발을 예방한다. 마지막으로 긴장성 기흉의 원인을 파악하기 위하여 간호사는 환자를 지속적으로 사정 및 재사정해야 한다.

(4) 폐 타박상

폐 타박상은 폐실질 부위의 타박상으로 종종 둔기 외상에 의해서 발생된다. 이는 종종 흉부방사선 검사와 CT 검사 시 부위 불명의 경계가 불명확한 회색의 불투명한 부위로 확인된다. CT는 최근 24시간 이내의 타박상을 보여주기 때문에 폐 탁박상의 진단 시 더 민감한 검사방법이다. 하지만 견갑골 골절, 늑골 골절 또는 동요흉이 있을 때에는 폐 타박상의 가능성을 의심해봐야 하며, 실제로 폐 타박상은 강한 힘에 의한 둔상 시 나타날수 있다. 가장 흔한 폐 타박상의 기전은 자동차 충돌이다.

폐 타박상은 빠른 감속으로 모세혈관 벽이 파열될 때 발생하며, 폐포와 세포 사이의 공간으로 출혈이나 혈장과 단백질의 유출을 초래한다. 이것은 무기폐와 폐조직의 경화를 초래하여 폐 내 단락과 저산소혈증을 유발한다. 발현되는 증상과 징후는 호흡곤란, 수포음, 객혈, 그리고 빈호흡이다. 심한 타박상은 최고 기도내압을 상승시키고, 저산소혈증과 호흡성 산증을 증가시킨다. 폐 타박상은 급성 호흡곤란증후군(ARDS)과 유사한 반응을 나타내는데, 두 질환 모두 고 흡입산소농도(FiO_2)에 잘 반응하지 않는다. 폐 타박상의 정도가 클수록 환기장애의 정도도 커진다.

폐 타박상은 지지요법으로 치료한다. 경증 타박상 환자는 빈번하게 동맥혈 가스검사 또는 맥박산소포화도를 측정하면서 집중 관찰을 한다. 부가적으로 간호중재는 자주 호흡을 사정하고 폐를 간호하고 통증을 조절하는 것이다. 흉부물리요법과 경막외 지속진통요법 또한 효과적이다.

보통 동맥혈 가스검사, 혈류역학, 그리고 호흡지표(산소운반, 산소소비 및 폐내 단락)를 용이하게 감시하기 위해 산소 측정용 폐동맥카테터와 동맥선을 삽입한다.

심한 폐 타박상은 호기말양압(PEEP)으로 환기 보조가 필요하다. PEEP로 폐포 환기가 향상되기는 하지만 폐포로의 혈액 흐름이 감소되어 폐내 단락이 증가하게 된다. 최적의 조직 관류와 산소화의 최적화를 위해 PEEP의 변화가 있을 때마다 단락의 상태, 산소 운반, 그리고 다른 조직 관류의 지표들(심장박출량, 혈압, 소변량)를 사정하는 것이 필요하다. 적절한 통증 관리가 필요하고, 경우에 따라 경막강 또는 늑간으로의 국소마취제 삽입 또는 흉막내 신경 단절 등이 요구되기도 하는데, 호흡기능이 심하게 저하된 경우 에너지 소비와 산소 요구를 감소시키기 위해 진정제나 마취제를 증가시키기도 한다. 회전 침대(rotation bed) 또한 폐의 훈련과 가스교환을 향상시키기 위해 고려되며, 한쪽에 심하게 생긴 타박상의 경우 손상 부위를 위로 하여 환자 체위를 유지하는 것이 좋다. 드문 경우지만 환자가 전통적인 기계환기에 반응하지 않을 때는 복위와 고빈도 제트 환기법이 사용된다. 다른 환기 방법으로 흔하게 사용되는 것은 기도압해제 환기법(airway pressure-release ventilation)이다.

수액 관리 또한 중요하다. 섭취와 배설, 매일 체중 측정, 중심정맥압, 그리고 폐동맥과 모세혈관 쐐기압을 관찰하여 수액투여량을 조절한다. 과다한 수액섭취를 보상하기 위해 투약 농도를 증가시킬 수 있고, 이뇨제를 주기적으로 투여할 수 있다. 수액제한은 심하지 않아야 하며, 대신 최상의 심장박출량과 산소 운반을 돕기 위하여 정상 혈량이 유지되어야 한다. 타박상을 입은 폐는 72시간 안에 방사선 사진 상 징후가 개선되어야 하며, 지속적으로 침윤이 있으면 폐렴이나 ARDS 같은 합병증이 있음을 나타낸다. 장기 후유증에는 기능적 잔기량의 지속적인 감소, 호흡 곤란 그리고 섬유증이 있다.

(5) 심장 둔상

심장 둔상(blunt cardiac injury, BCI)은 무증상의 심장 타박상부터 사망에 이르기까지 임상증상이 다양하며, 심장벽 파열, 심장 판막의 파열, 관상동맥 박리 및 심좌상을 포함한다. 표 13-1은 손상에 따른 BCI의 분류를 기술한 것이다. 심장 둔상의 증상과 징후는 거의 없다. 가장 흔한 증상은 흉통이며, 그 외 증상(예, 호흡곤란, 흉벽의 반상출혈, 동요흉)은 흉부 손상에 따라 이차적으로 발생한다.

심좌상은 심장 둔상의 가장 흔한 형태로 보통 급격히 감속하는 동안 심장이 흉골에 부딪히면서 발생하는 둔기외상에 의해 초래되며, 또한 심장이 흉골과 척추 사이에 눌려서 생기기도 한다. 심좌상의 증상은 보통 심부전이나 심장성 쇼크의 증상이 전혀 없는 것부터 매우 심한 것까지 다양하다. 외상 후 흉부 통증은 매우 주의 깊게 평가해야 한다. 여러 형태의 부정맥을 포함한 비특이성 심전도 변화도 종종 나타날 수 있다. 심방 부정맥과 전도 장애는 오른쪽 심장에 손상을 입을 때 나타나고 심실 장애는 왼쪽 심장에 손상을 입은 후에 나타난다.

심좌상은 환자가 앞쪽으로 심하게 둔상을 입은 적이 있거나 흉벽 타박상 또는 늑골이나 흉골의 골절을 당했을 때 의심된다. 유도심전도는 전기적인 변이를 발견하기 위해 사용하는데, 심좌상을 입은 환자들 대부분에서 심전도 변이가 나타난다. 이러한 환자들은 지속적인 심장 관찰과 심장의 동종효소(isoenzyme)와 트로포닌 혈액검사를 한다. 비록 심장효소가 진단적 측면에서 특이성이 떨어지지만, 치료요법의 방향을 결정하기 위해 시행한다.

손상에 대한 진단 및 치료의 표준이 정해지지 않았기 때문에 심좌상 환자 간호의 표준은 논쟁의 여지가 있다. 따라서 부정맥의 증상, 특히 심실 불안정과 전도 결함에 대한 평가를 위해 지속적인 관찰을 반드시 해야 한다. 심장 초음파 검사 또는 multigated angiography (MUGA)는 모든 종류의 근육 결함이나 손상을 평가하는데 필요하다. 일반적으로 증상을 완화시키기 위한 치료가 제공된다.

(6) 심장 관통상

대부분의 경우 심장 관통상을 입은 환자는 병원에 오기 전에 사망하며, 사망하지 않은 환자는 심장압전이 나타난다. 심장압전과 저혈량 쇼크는 흔히 나타나는 징후이다. 오른쪽 심실은 전면에 위치하기 때문에 빈번히 손상을 받는다. 때때로 심실에 생긴 작은 자상은 두꺼운 심실 근육으로 스스로 치유되기도 한다. 혈역학적으로 안정된 환자들의 치료는 여전히 논쟁의 여지가 있다. 예를 들어 연속적인 CT 촬영이나 심장막과 흉막 초음파로 환자를 감시하

표 13-1	손상 결과에 따른 심장 둔상의 분류
분류	**내용**
1	심장벽 파열을 동반한 심장 둔상
2	중격 파열을 동반한 심장 둔상
3	관상동맥 손상을 동반한 심장 둔상
4	심부전을 동반한 심장 둔상
5	복합 부정맥을 동반한 심장 둔상
6	최소한의 심전도 혹은 심장효소 이상을 동반한 심장 둔상

는 것은 허용된다. 다른 환자의 경우 흉강경으로 심장막에 창을 내는 것이 지속적인 출혈을 진단하는데 도움을 주고 심장막의 배액을 용이하게 한다. 진행성 출혈이나 쇼크가 있는 경우 손실된 혈액양을 보충하고 즉시 환자를 수술실로 이송하여 정중흉골절개(median sternotomy)하여 조사한다. 상태가 심한 경우는 응급실에서 개흉술을 하여 생명을 보존한다.

외과적 복원이 끝난 후 적절한 중심정맥관과 동맥선을 삽입하여 혈역학적 감시를 하고, 적절한 심장박출량을 유지하기 위해 혈압상승제 또는 수축촉진제를 투여한다. 수분 및 전해질 균형과 심장 리듬을 면밀히 관찰해야 한다. 심음은 심잡음을 발견하기 위해 사정하는데, 심잡음은 심장판막이나 중격결손, 울혈성 심부전증을 의미한다. 또한 흉관과 종격동 관의 배액을 자주 기록하며, 응고장애를 교정하기 위해 처방에 따라 신선냉동혈장과 혈소판을 투여한다. 합병증으로 지속적인 출혈과 심장절개술 후 증후군(postcardiotomy syndrome)이 포함된다.

(7) 심장압전

심장압전은 증상이자 손상으로 관통상이나 둔기외상으로 인해 발생한다. 이는 생명을 위협하는 손상으로 즉각적인 사정과 치료를 요한다. 심장압전은 심장막에 혈액이 고여 심장을 압박하게 되며, 심장 내 혈액량이 감소하여 심장박출량이 감소되므로 결과적으로 쇼크에 빠진다. 심낭에 고이는 혈액(혈심낭) 또는 작은 심장막 파열은 심장막의 압력 정도에 따라 심장압전의 원인이 되거나 되지 않기도 한다.

심낭은 정상적으로 체액의 25mL 정도를 보유하여 심장의 충격을 흡수하거나 보호한다. 심장막내압을 증가시키

는데는 소량의 심장 혈액(50~100mL)으로 충분하다. 지속적인 출혈은 압력을 빠르게 증가시키고 환자는 심장압전의 증상과 징후를 보인다.

전통적인 증상은 혈압 저하, 심음 저하, 그리고 목정맥 팽창(Beck's trial)으로 나타나는 중심정맥압 상승을 포함한다. 그 외 주요 징후로는 흡기 시 수축기압이 10mmHg 정도 감소하는 기이맥박(pulse paradox)이 있는데, 이는 심장박출량을 저하시킨다. 이러한 증상은 저혈량 손상 환자에게서는 모호하기 때문에 전흉부의 외상 병력이 있는 환자는 반드시 주의 깊게 관찰하여야 한다. 심장압전의 진단은 쉽지 않다. 심전도는 가장 유용하고 쉽게 시행할 수 있지만, 심장압전은 임상적 진단이다. 치료에는 기도관리, 산소화, 혈역학적 지지, 치료센터로의 전원 등이 포함된다. 신속한 정맥 수액주입은 정맥압을 높이고 심장박출량을 개선시켜 중재를 준비할 시간을 벌게 한다. 하지만 궁극적인 심장압전의 치료법은 심낭에서 혈액을 배액하는 것(심장막천자, pericardiocentesis)으로, 이는 유일하게 생명연장을 위한 중재이다. 한편 심장압전 환자를 위한 간호 중재에는 기도 보호, 환기 지지, 혈역학적 지지 및 중재 보조 등이 있다.

(8) 대동맥 손상

대동맥 파열의 75%~90%는 즉각적으로 사망한다. 대동맥 혈류의 붕괴는 주요 기관 및 사지로의 관류를 저해하기 때문에 파열 부위와 크기는 매우 중요하다. 대동맥 둔상은 보통 갑작스런 감속 또는 압박과 관련이 있다. 이러한 손상의 일차적 원인은 자동차 충돌사고로, 사고 이후 병원에 내원한 환자의 75%는 혈역학적으로 불안정하며, 50%는 복원되기 전에 사망한다. 뿐만 아니라 많은 환자들이 다른 심각한 손상을 가지고 있다. 대동맥 손상을 진단하는데 경식도 심초음파와 흉부 CT의 역할이 증가하고 있지만 절대 표준은 대동맥조영술이다.

혈관 파열이 잘 일어나는 곳은 세 부위로 다음과 같다. 흉부 대동맥은 잘 움직이기 때문에 파열은 주로 고정된 부분에서 일어나며, 가장 흔한 부위는 대동맥 협부로 왼쪽 쇄골하동맥의 말단이며 흉벽에 동맥관 인대로 부착되어 있다. 다른 부위는 상행 대동맥으로 대동맥이 심낭을 떠나 횡격막으로 들어가는 부위이다. 혈관 내층은 감속에 따른

영향으로 찢어지지만, 혈관 외층은 손상되지 않은 채로 부풀어 올라 가성 동맥류가 나타난다. 부분 주위 혈종(partial circumferential hematoma)은 주위 조직이 압박하기 때문에 일정 시간동안 생명을 유지할 수 있다.

사고력을 통해 대동맥 손상을 의심을 할 수 있다. 둔기 외상으로 인한 종격동 관통상 또는 흉부손상, 1번 또는 2번 늑골 골절, 상부 흉골 가장자리의 쇄골 골절, 그리고 왼쪽 부위의 다량의 혈흉이 있는 경우 대동맥 손상을 의심할 수 있다.

대동맥 파열로 인한 주요 생리적 문제는 주 혈관의 파열로 인한 효과적인 혈액 운반의 상실이다. 사정의 목표는 대동맥 병변 부위의 부적절한 관류를 확인하는 것이다. 대부분의 환자들은 증상에 대한 자각이 없다. 대동맥 손상과 관련된 결과는 Box 13-1에 제시되어 있다.

앙와위 자세의 흉부방사선 검사는 대동맥 손상의 진단을 위해 시행한다. 척추손상이 아닌 것이 확인되면 똑바로 한 자세의 흉부방사선 검사를 한다. 만약 확장된 종격동이 흉부방사선검사에서 발견되면 중재를 위해 추가적인 평가가 필요하다. CT 스캔을 통해 대동맥 파열이 발견되기도 하나 최종 진단을 위해 대동맥 조영술이 사용된다.

대동맥 조영술의 양성 결과는 외과적 시술이 필요함을 시사한다. 파열된 대동맥은 단단연결(end to end anastomosis)을 하거나 또는 흔히 합성혈관을 이식한다. 심폐우회로(cardiopulmonary bypass)는 상행 대동맥이나 대동맥궁을 복원할 때 필요하다. 그러나 하행 흉부 대동맥의 봉합은 대동맥 교차결찰 동안 하게 되는데, 이는 말단의 혈류를 차단하기 때문에 30분 이내로 가능한 짧은 시간 내

BOX 13-1

대동맥 손상의 증상과 징후

- 모든 부위 특히 왼팔이나 하지의 맥박결손,
- 다른 손상으로 설명하기 어려운 저혈압
- 하지에 비해 높은 상지의 고혈압
- 견갑골간 통증 또는 흉골 통증
- 손상 부위의 동요로 인한 전흉부 또는 견갑골간의 수축기 심잡음
- 대동맥궁 주위의 혈종 압력에 의한 쉰목소리
- 호흡곤란
- 하지 신경근육 및 감각 결핍

에 이루어져야 한다. 봉합한 곳이 새지 않도록 하기 위해서 수술 후 혈관확장제를 투여하여 후부하를 줄이며, 혈관 내 혈액이 보충된 후에는 적절한 혈압 유지를 돕기 위해 혈압상승제를 투여하기도 한다. 간호 중재는 폐동맥카테터를 통한 혈역학적 감시와 적절한 혈압을 유지하기 위한 적정한 투약에 초점을 두며 자가 수혈도 필요할 수 있다.

합병증은 파열의 정도나 관류의 변화 정도에 따라 다르다. 관류 저하나 열상 이하 수준의 조직 손상은 손상 자체나 봉합동안 교차결찰 시간의 지연으로 인해 발생한다. 교차결찰의 지연으로 인해 초래되는 심각한 합병증은 신부전, 장허혈, 사지무력증 또는 사지의 영구마비 등이 있으며, 이외에도 급성 호흡곤란증후군이나 파종혈관내응고 등이 출혈성 쇼크나 반복적인 수혈의 결과로 초래될 수 있다.

2) 심장성 쇼크

(1) 원인

심장성 쇼크(cardiogenic shock)는 실제로 극단적인 울혈성 심부전이며, 심장의 중대한 수축기능 소실로 인해 발생한다. 일반적으로 심장성 쇼크는 전신과 호흡기계 혈역학적 변화로 진단되고 부적절한 심장박출량과 조직 관류로 인해 초래된다. 전형적으로 심실의 40% 이상이 손상되었을 때 나타난다. 가장 흔한 심장성 쇼크의 원인은 광범위한 좌심실 심근경색이다. 심도자술, 경피적 관상동맥중재술이나 개심술 등의 조기 재관류 도입 이후에 감소되고 있으며 재원사망률은 40-60%이다. 심근경색 증상 발생 후 수시간 내에 발생한 심장성 쇼크라 하더라도 이는 입원 이후에 흔히 나타난다. 심인장성 쇼크의 다른 원인에는 유두근 파열, 심실중격파열, 심근병증, 급성 심근염, 판막질환, 부정맥 등이 있다.

Box 13-2는 심장성 쇼크의 발생에 대한 독립적 예측인자들이다. 5개의 위험인자를 모두 가진 환자는 심장성 쇼크의 발생 가능성이 50% 이상이다. 심장성 쇼크의 발생 위험을 파악하고 예방적 전략을 세우는 것이 가장 중요하다.

(2) 병태생리

심장성 쇼크는 심실 수축력의 소실이 원인이고 이 때문에 일회박출량과 심장박출량이 감소한다(그림 13-2). 뒤에

> **BOX 13-2**
> 재원 환자의 심장성 쇼크 발생 위험인자
>
> • 노인
> • 입원 시 좌심실박출계수 35% 미만
> • 광범위 심근경색
> • 당뇨 이력
> • 이전 심근경색

나오는 저혈량 쇼크 부분에서 자세히 설명될 신경내분비 보상기전은 나트륨과 수분의 정체로 전부하가 증가되어 활성화된다. 혈관수축제는 후부하(전신혈관저항)도 증가시킨다. 증가된 전부하때문에 심실충만압은 증가하지만 수축력 결핍이 온전한 박출을 막는다. 심실이 팽창되고 효과적인 수축은 더 손상되고 계속해서 심장박출량이 감소된다. 보상기전은 심장이 적절한 양의 혈액을 순환으로 박출할 수 없게 되는 것과 결합되어 심실충만압과 전신혈관저항 증가의 악순환을 지속시킨다. 폐순환에서 폐울혈이 일어나게 혈액이 정체된다. 폐포에서 폐모세혈관으로 산소 확산을 방해하고 혈액에서 산소분압을 감소시키는 폐모세혈관은 압력이 증가되고 체액이 간질과 폐포로 이동한다.

이미 심근기능이 극도로 허약해진 상태에서 추가적으로 세포로 관류를 증가시키기 위해서 더욱 보상기전이 자극되면서 심장박출량이 감소하기 때문에 세포는 허혈상태가 된다. 증가된 교감신경자극이 심지어 심장박동수를 증가시켜 더욱 심근 산소요구를 증가시키고 위기를 악화시킨다. 관련된 저혈압은 심근조직의 적절한 산소화를 막아서 심근조직의 무산소성 대사를 악화시키고 심장의 수축상태를 감소시킨다. 기능이 저하된 심장에 대한 이런 스트레스원은 심근경색의 확대를 초래할 수도 있다.

(3) 사정

심장성 쇼크의 고위험군인 환자는 집중적인 모니터링이 필요하다. 사정지표는 울혈성 심부전의 증상과 징후와 유사하지만 더욱 극심하다. 간호사가 심장성 쇼크의 시작을 표시하는 미세한 변화를 인식하게 하려면 사정결과는 시간을 두고 추적해야 한다.

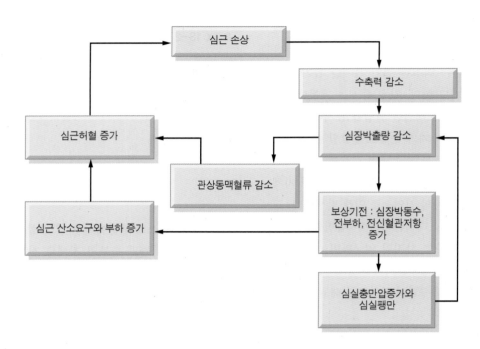

그림 13-2 심장성 쇼크

① 병력

철저한 병력은 심장성 쇼크로 발전할 위험이 있는 환자를 예측하기 위해 필요한 정보를 제공한다. 심장성 쇼크는 흔히 광범위한 심근경색이 있었거나 입원시 박출계수가 35% 미만 또는 당뇨 환자, 노인 환자들에게 나타난다(Box 13-3). 이러한 선행요인 여부가 의료진이 쇼크의 초기 단계를 사정해서 신속하고 생명을 보존하기 위한 중재를 하기 위해 주의를 기울이게 한다. 치료를 시작하기 전에 심장박출량 감소의 다른 원인들을 배제시키는 것이 중요하다. 급성 심근경색 환자는 혈전용해제를 이용한 빠른 혈관재형성이나 경피적 관상동맥중재술, 심장수술이 필요하다.

② 신체검진

심장성 쇼크와 관련된 임상적 특징은 Box 13-3에 제시되어 있다. Box에서 제시된 증상과 징후 외에 심장성 쇼크 환자는 재발되는 흉통을 경험하고 이는 경색의 확대를 의미할 수 있다. 그 외의 임상 결과들은 심장박출량 감소와 직접적으로 관련이 있다.

③ 진단검사

진행성 혈역학적, 임상적 악화와 관련되어 상승된 심근 조직지표는 광범위한 심근 괴사의 특징이며, 이것은 심장성 쇼크로 치닫게 할 수 있다.

죽은 심근조직을 나타내는 검사실 검사는 지속적으로 심근결합 크레아티인산(myocardial bands of creatine phosphate, MB-CPK)과 심근 트로포닌(troponin) I가 순환으로 지속적인 분비되는 것을 보여준다. 이들 심장 표지자는 심장세포가 죽어감에 의해 혈류로 배출된다. 각각의 표지자는 심근 손상의 최고 수준을 나타내는 시간 경과가 있다. 또다른 검사실 분석으로 평가되는 심장 표지자인 뇌나트륨이뇨펩티드(brain natriuretic peptide, BNP)는 압력과 부하로 심실이 늘어났을 때 심실에서 생성되고 분비된다. 뇌나트륨이뇨펩티드는 심부전 유무와 중증도를 함께 판단하는 데 도움이 되기 위해 활용될 수 있다.

(4) 관리

관리는 심근에 산소전달을 증가시키고 심장박출량을 극대화하며 좌심실부하를 감소시키는 것을 목표로 한다. 치료의 첫 목적은 가역적인 문제를 교정하고, 허혈성 심근을 보호하고 조직 관류를 개선하는 것이다. 초기 치료는

BOX 13-3
심인성 쇼크의 임상적 특징

혈역학적 결과

수축기 혈압 90mmHg 미만

평균동맥압 70mmHg 미만

심장지수 2.2L/min/m² 미만

폐동맥폐쇄압(폐동맥쐐기압) 18mmHg 이상

전신혈관저항 1,400dynes/s/cm⁻⁵

비침습적 결과

가늘고 빠른 맥바

좁은 맥압

정맥혈관 확장

부정맥

흉통

차고 창백하고 축축한 피부

핍뇨

의식수준 감소

호흡기계 결과

호흡곤란

호흡수 증가

흡기시 수포음, 천식음 가능

동맥혈가스분석 시 동맥혈산소분압 감소

호흡성 알칼리증

방사선 결과

심비대

폐울혈

심근을 보존하기 위해 반드시 해야 한다. 저산소혈증과 산증을 역전시키는 것은 다른 치료에 대한 반응을 향상시킬 수 있다. 수액은 심실의 과팽만 없이 적절하게 충만압을 형성하기 위해 제공되어져야 한다. 좌심실충만압은 자주 증가되므로 최적의 전부하가 되게 하기 위해 이뇨제나 질산염 주사가 필요할 수 있다. 전해질 특히 칼륨, 칼슘, 마그네슘이 손상된 심근이 최적 상태가 되게 하기 위해 보충이 필요할 수 있다.

심장성 쇼크 환자에 대한 간호 관리는 심근 에너지를 보존하고 심장의 부하를 감소시키는 것에 집중된다. 교감신경계 반응을 최소화하기 위한 마약성 진통제와 진정제의 사용이 정맥용량을 증가시키고 박출에 대한 저항을 감소시킬 수 있다. 마약성 진통제는 허혈성 통증도 완화시킨다. 흡입 공기의 산소농도를 증가시키는 것은 단순하지만 중요한 단계로 기계환기의 시작이 필요할 수 있다. 간호사는 심근 에너지 소모를 최소화하기 위해 신체적 간호와 휴식시간을 제공하는 것이 필요하다.

부정맥은 급성 심근경색이나 허혈, 산염기 불균형에서 흔히 발생하고 심장박출량을 더욱 감소시킨다. 항부정맥제나 동율동전환, 박동조율기로 이러한 문제를 교정하는 것이 안정적인 심장리듬을 보존하고 심장박출량의 증가를 도울 수 있다. 적정 충만압은 심장박출량 보존을 돕지만 주의해야 한다. 앞서 언급한 바와 같이 좌심실충만압이 증가하고, 이런 압력을 감소시키기 위해 이뇨제가 사용된다. 좌심실충만압이 너무 낮다면 수액이 사용되지만 충만압이 심장박출량의 증가로 연결되지 않는다면 중단해야 한다. 일반적으로 전부하(좌심실이완기말압)가 14-18%로 유지되어야 한다. 수액과 이뇨제를 사용하여 "적정충만압"을 달성하는 것이 항상 쉬운 것만은 아니다. 서서히 수액을 주입하거나 이뇨제를 하용하는 것이 중재의 효과를 판단하기 위해 필요하다. 수액 상태를 침습적으로 평가하는 것이 폐동맥카테터나 중심정맥카테터 또는 특수센서가 있는 동맥카테터를 가진 환자에게서 시행될 수 있다. 이러한 기술은 충분한 정보를 제공할 수 있지만 환자의 결과를 향상시킨다는 증거는 거의 없다. 이러한 이유로 우수한 임상 검진기술이 필수적이고 혈압이나 의식상태, 소변량과 같은 비침습적 측정이 매우 중요하다.

약물이 심장박출량을 증가시키기 위해 사용될 수 있지만 매우 주의해서 사용해야 한다. 많은 약물들이 심장박출량에 대한 주목할 만한 효과를 가지지 않고도 심근 산소소모량을 증가시킬 수 있다. 어떤 약물을 사용할 것인지에 대한 결정은 전반적인 위험과 효과에 기초해서 고려한다. 교감신경흥분제인 노르에피네프린과 에피네프린이 수축력이나 심장박동수, 전신혈관저항을 증가시켜 심장박출량을 증가시킬 수 있지만 동시에 심장 일(work)을 증가시킨다. 게다가 에피네프린에 의한 베타2 수용체 자극은 말초혈관상의 이완을 초래한다. 저용량 도파민, 도부타민, 암리논(amrinone), 밀리논(milrinone) 등의 혈관긴장도에 대한 영향이 적은 수축촉진효과를 가진 약물이 자주 성공적

표 13-2 쇼크 시 사용되는 약물

약물	심장박동수	수축력	전신혈관저항	주의사항
Dopamine	↑	↑↑	↑	약 용량에 따라 혈역학적 효과가 달라지며, 심근 산소소모량이 증가할 수 있다.
Epinephrine	↑↑	↑↑	↑	심실성 부정맥을 초래할 수 있으며, 심근 산소소모량이 증가할 수 있다. 베타2 수용체에 작용하여 말초혈관을 이완시킬 수 있다.
Norepinephrine (Levophed)	↑	↑	↑↑↑	말초순환을 주의깊게 관찰한다. 심근 산소소모량이 증가할 수 있다.
Phenylephrine			↑↑	부정맥을 초래할 수 있다.
Vasopressin (Pitressin)		↑	↑↑	말초순환을 주의깊게 관찰한다. 심근산소소모량이 증가할 수 있다.
Sodium nitroprusside(Nipride)	↑		↓↓	약물 용량에 따라 혈역학적 효과가 달라진다. 서서히 용량을 조절한다.
Nitroglycerine (Tridil)	↑		↓	약물 용량에 따라 혈역학적 효과가 달라진다. 서서히 용량을 조절한다. 내성이 생길 수 있다.
Angiotensin-converting enzyme inhibiors	↑		↓	
Amrinone(Inocor)	↑	↑	↓	심근 산소소모량이 증가할 수 있다.
Milrinone (Primacor)	↑	↑↑	↓	심근 산소소모량이 증가할 수 있다. 빈맥성 부정맥을 관찰한다.
Dobutamine (Dobutrex)	↑	↑↑	↓	심근 산소소모량이 증가할 수 있다. 빈맥성 부정맥을 관찰한다.

으로 사용된다. 표 13-2는 쇼크 상태의 환자를 치료하는 데 사용되는 약물들이다.

좌심실의 부하를 감소시키는 것은 약물적으로 후부하를 감소시키거나 기계적 보조장치로 가능할 수 있다. 소디움니트로프루시드(sodium nitroprusside)나 니트로글리세린, 안지오텐신전환효소억제제와 같은 혈관확장제가 심장

박출량을 증가시키고 좌심실 기능을 개선하기 위한 노력으로 전신혈관저항과 좌심실이완기말압력을 감소시키기 위해 권장된다. 심실부전에 대한 기계적 보조에는 대동맥내풍선펌프(intraaortic balloon pump)와 좌심실보조장치(left ventricular assist device)가 있다. 두 가지 장비는 펌프 능력을 보충함으로써 좌심실의 부하를 감소시킨다.